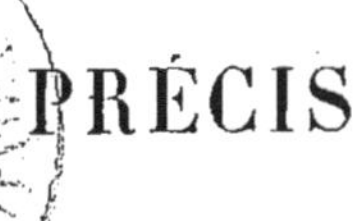

PRÉCIS

DES

EXAMENS DE LABORATOIRE

EMPLOYÉS EN CLINIQUE

COLLECTION DE PRÉCIS MÉDICAUX

OUVRAGES SPÉCIALEMENT DESTINÉS

AUX ÉTUDIANTS EN MÉDECINE ET AUX MÉDECINS PRATICIENS

Volumes petit in-8°, cartonnés toile souple.

Précis de Dissection, par P. POIRIER, professeur à la Faculté de Paris, chirurgien des hôpitaux, et A. BAUMGARTNER, prosecteur à la Faculté de Paris. Un vol. avec 169 figures. . . . . 6 fr.

Précis de Physique biologique, par G. WEISS, professeur agrégé à la Faculté de Paris. Un vol. avec 543 figures. . . . . 7 fr.

Éléments de Physiologie, par MAURICE ARTHUS, professeur de physiologie à l'Université de Lausanne. *Deuxième édition revue et corrigée.* Un vol. avec 122 figures.. . . . . 9 fr.

Précis de Chimie physiologique, par MAURICE ARTHUS. *Cinquième édition revue et augmentée.* Un vol. de 428 pages avec 111 figures et 2 planches en couleurs . . . . 6 fr.

Précis de Microbiologie clinique, par FERNAND BEZANÇON, professeur agrégé à la Faculté de Paris, médecin des hôpitaux. Un vol. avec 82 figures. . . . . 6 fr.

Précis de Médecine légale, par A. LACASSAGNE, professeur à l'Université de Lyon. Un vol. avec 112 figures dans le texte et 2 planches hors texte en couleurs. . . . . 10 fr.

Précis de Médecine infantile, par le Dr P. NOBÉCOURT, professeur agrégé à la Faculté de médecine de Paris. Un vol. de 744 pages, avec 77 figures et une planche en couleurs. . . . . 9 fr.

Précis de Chirurgie infantile, par E. KIRMISSON, professeur à la Faculté de Paris, chirurgien de l'hôpital des Enfants-Malades. Un vol. avec 462 figures. . . . . 12 fr.

Précis de Diagnostic médical, par P. SPILLMANN et P. HAUSHALTER, professeurs à la Faculté de Nancy, et L. SPILLMANN, professeur agrégé à la Faculté de Nancy. Un vol. de 532 pages, avec 153 figures en noir et en couleurs. . . . . 7 fr.

Précis d'Ophtalmologie, par le Dr MORAX, ophtalmologiste de l'hôpital Lariboisière. Un vol. de xx-640 pages avec 339 figures et 3 planches en couleurs. . . . . 12 fr.

Précis des Examens de Laboratoire employés en clinique, par L. BARD, professeur à la Faculté de médecine de Genève, avec la collaboration de MM. G. HUMBERT et H. MALLET. Un vol. de xx-622 pages avec 138 figures en noir et en couleurs.

(Octobre 1907.)

---

59 103. — Imprimerie LAHURE, rue de Fleurus, 9, à Paris.

PRÉCIS

DES

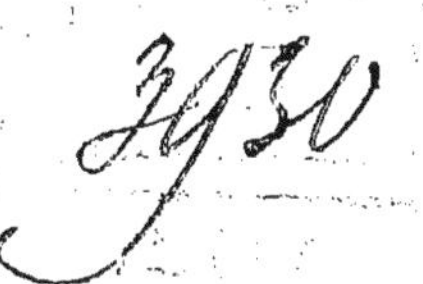

EXAMENS DE LABORATOIRE

EMPLOYÉS EN CLINIQUE

PAR

L. BARD

Professeur de Clinique médicale à l'Université de Genève,
Correspondant de l'Académie de Médecine de Paris.

AVEC LA COLLABORATION DE

MM. G. HUMBERT ET H. MALLET

Anciens chefs de clinique médicale,
Médecins adjoints de l'hôpital cantonal de Genève.

PARIS

MASSON ET Cie, ÉDITEURS

LIBRAIRES DE L'ACADÉMIE DE MÉDECINE

120, BOULEVARD SAINT-GERMAIN

—

1908

PRÉFACE

Les progrès des sciences médicales ont considérablement étendu, au cours de ces dernières années, le champ des examens de laboratoire appliqués aux études cliniques, et même à la médecine pratique. Indispensable à tous ceux qui veulent entreprendre des recherches scientifiques, leur connaissance s'impose déjà et s'imposera toujours davantage aux praticiens, tous devant être à même de les utiliser dans la mesure où le comporte l'intérêt des malades qui se confient à leurs soins [1].

Pour atteindre ce but, le médecin ne peut pas se contenter de connaître vaguement l'existence des méthodes de laboratoire qu'il veut mettre à contribution, ni même de savoir dans quel cas il peut avoir recours à chacune d'elles, il faut encore qu'il en comprenne les principes, qu'il connaisse les traits généraux de leur technique, qu'il n'en ignore pas les variations, les diversités, les causes d'erreurs, conditions nécessaires pour juger du degré de confiance qu'il pourra accorder aux résultats obtenus dans chaque cas particulier. Par contre, il est rarement nécessaire, souvent même tout à fait inutile qu'il puisse appliquer la méthode de ses propres mains et la réaliser par ses seuls moyens; la grande majorité de ces examens pouvant être pratiqués à loisir et à distance, dans des laboratoires appropriés, il peut suffire que le

[1] L. Bard, Du rôle des examens de laboratoire en médecine pratique. Congrès des médecins suisses. *Revue médicale de la Suisse romande*, 20 juillet 1903.

praticien soit au courant des moyens préparatoires qui lui permettront de recueillir et d'envoyer à destination, dans des conditions convenables, les produits à examiner. Dans l'intérêt même de la diffusion de ces méthodes, il est d'ailleurs heureux qu'il en soit ainsi, car non seulement l'expérience, impossible à maintenir pour des manipulations trop rarement répétées, mais encore l'outillage et le temps risqueraient de manquer à la fois aux plus convaincus.

La pénétration des méthodes de laboratoire dans la médecine pratique n'est pas nouvelle; elle date du jour déjà lointain où la recherche de l'albumine dans les urines a pris place dans les habitudes quotidiennes de tous les médecins. Pendant longtemps l'urologie a constitué presque seule la contribution des sciences accessoires à la médecine pratique; mais depuis ce moment le champ s'est élargi dans tous les domaines; les investigations physiques et chimiques se sont étendues à toutes les humeurs normales et pathologiques; l'histologie, la bactériologie, l'expérimentation même ont donné naissance à des méthodes d'investigation clinique qui ne peuvent plus être ignorées.

Par contre, il est difficile aux praticiens et aux étudiants d'aller chercher ces méthodes dans les monographies particulières et dans les ouvrages spéciaux où elles se trouvent dispersées; il leur est difficile surtout de se rendre compte, par une vue d'ensemble, des secours qu'ils peuvent leur demander; par là se justifie l'idée de leur faciliter cette tâche en réunissant dans un seul Précis les multiples examens de laboratoire nés de l'application à la médecine des sciences diverses qui lui ont apporté leur collaboration féconde.

Ce précis n'est d'ailleurs à aucun titre un traité de diagnostic; il diffère de ces derniers en ce qu'il ne fait aucune incursion dans la séméiologie ni dans les éléments généraux de l'examen des malades, en ce qu'il suppose toujours connues les notions de pathologie proprement dites, pour se restreindre exclusivement à la description des procédés techniques et aux seules données nécessaires à leur compréhension et à leur emploi. Les descriptions elles-mêmes s'adressant à des médecins, nous nous sommes contentés de détails sommaires et d'indications générales, lorsqu'il s'agissait de méthodes ou de procédés complexes et délicats, accessibles aux seuls spécialisés, alors que nous sommes entrés, au contraire, dans tous les détails nécessaires à leur mise en œuvre, toutes les fois qu'il s'agissait de méthodes susceptibles d'être employées par des médecins quelque peu entraînés aux recherches de laboratoire.

Par le fait même de la multiplicité des disciplines scientifiques auxquelles ressortissent les divers examens de laboratoire, un Précis de cet ordre ne saurait remplacer, pour son objet particulier, aucun de ceux qui sont consacrés à une branche scientifique spéciale. Il ne vise à servir de guide ni aux instructions scientifiques des premières années d'études, ni aux recherches spécialisées d'un ordre déterminé; il s'adresse aux médecins et aux assistants des services hospitaliers, aux étudiants avancés comme aux médecins praticiens, dans la mesure où les uns et les autres ne demandent aux examens scientifiques que d'être les adjuvants de la médecine et de la pratique; il est le manuel des laboratoires de clinique, il n'est pas celui des laboratoires spécialisés de chimie, de physique ou de bactériologie médicales, non plus que celui des laboratoires d'histologie ou de médecine expérimentale.

Il a été rédigé avec la préoccupation dominante des intérêts cliniques, et ce point de vue est seul entré en ligne de compte, aussi bien dans les divisions adoptées et dans le groupement des matières, que dans le choix à faire entre les diverses méthodes qui ont été proposées.

D'une manière générale, les procédés les plus simples et les plus faciles à exécuter ont paru les plus dignes d'être accueillis, bien qu'ils soient souvent assez vivement condamnés par les représentants autorisés des sciences dont ils relèvent. Par ce fait que les examens cliniques doivent se contenter souvent de quantités fort minimes des substances à étudier, par cet autre qu'ils ne doivent exiger ni instruments trop coûteux, ni connaissances techniques trop hautes, ils ne peuvent prétendre à de bien grandes précisions ; aussi les scientifiques purs, habitués à poursuivre avec ténacité les plus lointaines décimales, considèrent-ils volontiers leurs résultats comme des approximations grossières, indignes de leur confiance ; dans leur désir de voir employer exclusivement les méthodes difficiles, qu'ils qualifient seules de scientifiques, ils en arrivent à disqualifier toutes celles qui sont accessibles aux praticiens.

Les cliniciens au courant des besoins réels de la pratique ne sauraient partager ces dédains ; ils savent par expérience qu'ils n'ont que faire de procédés capables de déterminer au millième près des valeurs qui varient de 5 à 10 pour 100, sans cause appréciable et sans signification spéciale. Bien plus ils renversent volontiers les termes de ces conclusions, et ils dédaignent à leur tour les méthodes trop précises ou trop sensibles, car ils ont appris à l'école de la clinique à se défier des finesses excessives : ce qu'ils veulent déceler ce sont les phénomènes vraiment pathologiques, les variations significatives, et nullement les phénomènes indifférents, les variations individuelles ou contingentes. Il faut être intransigeant sur la sécurité d'un procédé, sur la certitude qu'il ne comporte pas des erreurs systématiques échappant aux corrections ; mais on peut être indulgent sur le degré de précision ; si faible soit-il, il est presque toujours supérieur aux différences créées par les variations spontanées des phénomènes qui sont l'objet des recherches cliniques. Tels sont les motifs pour lesquels, à côté des méthodes plus rigoureuses, nous avons toujours fait une place aux procédés expéditifs et sommaires, si précieux pour la pratique courante.

Nous n'avons pas cru devoir laisser en dehors de notre cadre un certain nombre de méthodes nouvelles qui n'ont pas fait encore toutes les preuves désirables de maturité, et cela, bien que, parmi elles, il y en ait qui sont appelées sans doute à n'avoir qu'un succès éphémère. La tâche du médecin est trop ardue et ses responsabilités trop hautes pour qu'il n'accueille pas avec faveur tous les secours qui peuvent venir à son aide, d'autant qu'il est impossible de prévoir, à l'aurore d'une donnée nouvelle, quelles seront les conséquences de ses perfectionnements successifs; toute l'histoire des sciences est là pour prouver que l'échec même d'une première application ne doit jamais faire porter un jugement sans appel. Dès que l'observation des malades a montré qu'une méthode peut rendre des services, il faut se garder d'être trop exigeant sur l'importance, sur l'étendue et sur la sécurité de ces services; les signes traditionnels les plus précieux et les plus incontestés ont eux-mêmes leurs causes d'erreurs et leurs défaillances; de quel droit serait-on plus sévère pour les examens du laboratoire?

Dans le double but d'éviter de nombreuses redites dans les descriptions techniques et de réunir en un seul groupe les diverses applications d'une même méthode de recherches ou d'un même procédé d'analyse, nous avons renoncé à établir nos divisions, comme on le fait d'ordinaire, sur la nature des objets soumis aux recherches, pour les baser au contraire sur la nature des recherches elles-mêmes. De là, la division de ce Précis en six grandes parties, suivant que les méthodes ou les procédés envisagés ressortissent à la physique, à la chimie, à l'histologie, à la bactériologie, à l'expérimentation sur les animaux ou à l'analyse physiologique d'une fonction spécialisée.

Ce plan avait l'inconvénient de disperser dans toutes les parties du livre les résultats des divers modes d'investigations auxquelles peut donner lieu un même objet, le sang ou les urines par exemple ; mais cet inconvénient, facile à corriger par une table alphabétique des matières suffisamment détaillée, nous a paru largement compensé par les avantages de concision et de clarté qui résultent de la séparation nette des disciplines scientifiques et du rapprochement des multiples applications des mêmes méthodes et des mêmes appareils.

Nous avons fait suivre la description de chaque méthode d'investigation de paragraphes en petit texte, consacrés à l'indication des applications cliniques dont elles sont susceptibles, et aux réflexions que l'expérience et la pratique nous ont inspirées sur leur utilité clinique réelle. Il faut se garder en effet de déduire cette dernière de l'application des principes théoriques qui ont donné naissance à la méthode considérée ; il faut s'en remettre uniquement au contrôle supérieur de la pratique, c'est-à-dire demander à l'observation impartiale des malades de préciser les cas dans lesquels les constatations du laboratoire concordent à peu près sûrement avec la réalité objective des faits cliniques. Cette subordination systématique des recherches de laboratoire à l'observation clinique des malades, qui est une des meilleures et des plus fécondes traditions de la science française, est tout particulièrement nécessaire ici, car, s'il faut se garder d'abaisser outre mesure la valeur des examens de laboratoire, il faut également se garder d'étendre sans preuves suffisantes la portée de leurs conclusions.

Aux yeux de bien des gens, voire même de quelques cliniciens, les examens de laboratoire profitent outre mesure du prestige qui s'attache aux sciences dites exactes et aux méthodes expérimentales. En réalité, transportés en clinique, les divers procédés doivent renoncer aux prétentions de précision absolue des sciences mères dont ils se réclament; ils subissent, comme tous les autres signes, les difficultés qui s'attachent à la complexité des faits biologiques; aussi n'en est-il aucun qui soit absolument fidèle, qui ignore toute exception et toute défaillance. Qu'on s'en réjouisse ou qu'on s'en afflige, il ne suffit pas de glisser une goutte de quelque humeur dans une couleur sur une lamelle, ou sur de l'agar dans une étuve, pour obtenir une solution directe et *ne varietur* du diagnostic en suspens.

Aussi ne faut-il faire appel aux examens du laboratoire qu'après tous les autres, lorsque ceux-ci ont déjà posé et énoncé le problème, lorsque le choix n'est plus à faire qu'entre les deux termes d'un dilemme étroit, ou lorsqu'il ne reste à préciser que le stade d'évolution ou le degré de gravité du mal.

Le merveilleux essor pris par toutes les sciences de laboratoire, pendant la seconde moitié du siècle passé, ne doit pas faire oublier que des progrès équivalents ont été réalisés dans tous les domaines scientifiques. Dans la clinique proprement dite, dans la description des maladies, dans les études pathogéniques, le rôle de l'observation pure peut supporter toutes les comparaisons; l'expérimentation exagère sa part quand elle revendique pour elle les admirables progrès de la pathologie tout entière.

En médecine pratique, il y a bien plus de dangers que d'avantages à faire un appel trop précoce à un examen de laboratoire; avoir recours à lui prématurément, c'est limiter fatalement la connaissance de son malade à un détail, au lieu d'en poursuivre la synthèse, c'est se contenter d'un diagnostic global et impersonnel de sa maladie, au lieu de pénétrer les détails individuels, qui révèlent seuls sa caractéristique particulière.

Il importe donc que, dans tous les cas, le médecin mette d'abord en œuvre toutes les ressources de son observation et de sa dialectique; l'interrogatoire, les anamnestiques, l'étude attentive des phénomènes objectifs à l'aide de tous nos sens, restent encore et resteront sans doute toujours les bases fondamentales de la médecine pratique.

A plusieurs reprises on a pu voir les vieilles méthodes cliniques près d'être dédaignées et délaissées au profit des méthodes expérimentales, qui croyaient détenir le monopole de la rigueur et de la précision. L'époque est encore récente où l'élite des jeunes générations médicales était arrivée à croire que la piqûre du bout du doigt ou le prélèvement d'une goutte de pus, préfaces de colorations et de cultures, pouvaient remplacer avec avantage une observation attentive et une exploration méthodique des organes. De ce côté, bien des illusions sont déjà tombées, mais la chimie biologique est à l'aurore de ses prétentions et de sa puissance, et la clinique n'aurait pas beaucoup à gagner à ce que la cornue du chimiste vînt remplacer dans son rôle prestigieux le ballon du bactériologue.

Toutes les méthodes de laboratoire, les plus récentes comme les plus anciennes, les plus sûres comme les plus discutables, ne doivent jamais prendre le pas sur les méthodes traditionnelles de l'observation directe des malades; leurs résultats ne doivent jamais être considérés isolément; ils doivent seulement prendre place au milieu du faisceau des signes fournis par les autres procédés d'investigation, pour être discutés et interprétés avec eux dans chaque cas particulier.

Lorsque des examens de cet ordre sont demandés par le médecin à un laboratoire spécialisé, ceux qui les pratiquent doivent savoir se réduire, ce qu'ils oublient souvent il faut bien le dire, au seul rôle par lequel ils soient utiles en pareil cas, celui d'une main fidèle, pratiquant avec exactitude un examen défini, fournissant un résultat de fait, mais en se gardant de formuler des conclusions hâtives, et en laissant au praticien lui-même le soin d'en faire état dans l'ensemble des données qu'il a pu recueillir.

Pour qu'il puisse en être ainsi, il faut que les médecins se familiarisent avec les méthodes de laboratoire, d'où la nécessité d'accorder à ces dernières, dans l'enseignement médical, une place plus large que celle qui leur est attribuée aujourd'hui. Toutefois il ne nous semble pas que le but puisse être atteint en développant encore la part de l'enseignement préparatoire des branches scientifiques, assuré à juste titre par des savants spécialisés, rompus avec toutes les difficultés de leurs branches particulières; les applications de ces mêmes sciences à la médecine, loin de pouvoir être une préface des études médicales, doivent en être le couronnement: leur utilisation en médecine pratique est tout aussi complexe et tout aussi délicate que celle des vieilles méthodes cliniques, et elle ne peut être envisagée avec fruit, et comprise comme il convient, que par des étudiants déjà suffisamment au courant de la pathologie et de l'observation des malades.

De plus, confier l'enseignement de ces méthodes à des savants spécialisés, le plus souvent étrangers aux choses médicales, ou n'en ayant acquis qu'une connaissance superficielle, destinée à s'effacer plus ou moins vite dans les brumes du passé, ce serait l'exposer à être détourné de son but utilitaire essentiel. Il y a tout à gagner à faire donner cet enseignement dans des laboratoires annexés aux chaires de clinique médicale, participant à leur œuvre quotidienne, imprégnés comme elles du sentiment des exigences de la pratique, seuls à même d'individualiser comme il convient les applications aux malades des diverses méthodes scientifiques, seuls à même également de soumettre ces méthodes elles-mêmes au contrôle immédiat de l'observation des malades et au jugement souverain de la clinique.

Telle est la conviction profonde qui nous a soutenu dans toute la rédaction de ce manuel ; c'est elle qui nous excusera d'avoir entrepris un Précis des examens de laboratoire sans posséder à leur égard de compétence technique particulière. Nul doute qu'il n'eût gagné en précision et en valeur scientifique à être écrit par des spécialistes, mais il y eût peut-être perdu en utilité pratique pour les médecins.

L. BARD.

TABLE ANALYTIQUE DES MATIÈRES

PREMIÈRE PARTIE

EXAMENS CHIMIQUES

PREMIÈRE SECTION. — Substances minérales.

DEUXIÈME SECTION. — Matières organiques.

TROISIÈME SECTION. — Pigments.

QUATRIÈME SECTION. — **Ferments du sang.**

CINQUIÈME SECTION. — **Calculs.**

DEUXIÈME PARTIE

EXAMENS PHYSIQUES

PREMIÈRE SECTION. — **Mensurations.**

DEUXIÈME SECTION. — **Propriétés moléculaires.**

TROISIÈME SECTION. — **Propriétés optiques.**

TROISIÈME PARTIE

EXAMENS HISTOLOGIQUES

PREMIÈRE SECTION. — Examens des humeurs.

DEUXIÈME SECTION. — Examens du sang.

TROISIÈME SECTION. — Parasites supérieurs.

QUATRIÈME PARTIE

EXAMENS BACTÉRIOLOGIQUES

PREMIÈRE SECTION. — Microbes pathogènes.

DEUXIÈME SECTION. — **Recherche des microbes par coloration.**

TROISIÈME SECTION. — **Recherche des microbes par cultures.**

QUATRIÈME SECTION. — **Sérodiagnostic.**

CINQUIÈME PARTIE

ÉPREUVES EXPÉRIMENTALES

PREMIÈRE SECTION. — **Recherches de virulence.**

DEUXIÈME SECTION. — **Mesures de toxicité.**

SIXIÈME PARTIE

ÉPREUVES FONCTIONNELLES

PREMIÈRE SECTION. — **Estomac.**

DEUXIÈME SECTION. — **Intestin.**

TROISIÈME SECTION. — **Foie.**

QUATRIÈME SECTION. — **Pancréas.**

CINQUIÈME SECTION. — **Reins.**

SIXIÈME SECTION. — **Séreuses.**

PRÉCIS
DES
EXAMENS DE LABORATOIRE
EMPLOYÉS EN CLINIQUE

PREMIÈRE PARTIE
EXAMENS CHIMIQUES

PREMIÈRE SECTION
SUBSTANCES MINÉRALES

CHAPITRE PREMIER
ACIDITÉ ET ALCALINITÉ

I. — RECHERCHE QUALITATIVE

La recherche de la *réaction*, c'est-à-dire de l'acidité ou de l'alcalinité des liquides organiques, doit se faire le plus tôt possible après leur prélèvement. Ils contiennent en effet presque tous des substances qui se transforment sous l'influence des ferments et des microbes et peuvent, de ce fait, donner lieu à des changements de réaction du liquide.

I. ***Emploi du tournesol***. — La teinture de tournesol a la propriété de prendre une couleur rouge intense en milieu acide, bleu violet en milieu alcalin ; si le milieu est neutre, elle prend une couleur mixte, mélange de rouge et de bleu violet, ou n'est pas modifiée. Elle est utilisée en nature ou, plus commodément, sous forme de papier buvard imprégné de teinture soit rouge, soit bleue, qu'on trouve dans le commerce.

Si le liquide à examiner est clair et transparent, il suffit de prendre deux morceaux de papier de tournesol, l'un rouge, l'autre bleu; on laisse tomber une goutte du liquide sur chaque papier et on attend quelques secondes.

Quatre phénomènes peuvent se produire :

1° Le papier de tournesol rouge devient bleu, le bleu reste intact : le liquide est *alcalin*;

2° Le papier de tournesol bleu devient rouge, le rouge reste intact : le liquide est *acide* ;

3° Les deux papiers de tournesol restent intacts : le liquide est *neutre*;

4° Plus rarement, il peut arriver que les deux papiers changent de couleur, le rouge devient bleu et le bleu devient rouge : le liquide est *amphotère*.

Avec les liquides troubles ou opaques, tels que le sang, le pus ou les selles, le changement de teinte du papier de tournesol se voit mal. On se sert alors du papier de tournesol glacé qui se trouve aussi dans le commerce; on laisse tomber une goutte du liquide sur le côté glacé du papier et, après l'y avoir laissée quelques minutes, on l'essuie avec un linge; le liquide a agi sur le papier et on voit alors plus nettement le résultat.

Le tournesol doit sa propriété à un acide organique, ayant une très faible acidité; tous les liquides dont l'acidité est inférieure à la sienne n'influencent pas sa couleur. Le procédé n'est donc pas absolument exact, mais il est généralement suffisant pour les besoins de la clinique.

II. **Emploi de la phénolphtaléine**. — La phénolphtaléine, en solution alcoolique à 1 pour 100, a la propriété d'être incolore en milieu acide; dès qu'elle se trouve en milieu alcalin, elle se colore en rouge vif. Elle n'est cependant pas influencée par les liquides très faiblement alcalins.

On en prépare une solution incolore en milieu très légèrement acide et une solution rose en milieu légèrement alcalin. A deux échantillons du liquide à examiner placés dans des tubes à essai, on ajoute 5 à 6 gouttes de chaque solution. Le mélange reste incolore lorsque le liquide est acide; il se colore en rose plus ou moins vif lorsqu'il est alcalin.

Ce procédé est moins exact que l'emploi du tournesol, car il ne permet pas l'appréciation exacte des liquides neutres. Il a de plus l'inconvénient de former un léger précipité blanchâtre avec les liquides albumineux.

II. — DOSAGE DE L'ACIDITÉ

I. ***Méthode générale.*** — On effectue le dosage en ajoutant au liquide, en présence d'un indicateur, la quantité d'une solution titrée d'alcalin nécessaire pour le rendre neutre; on emploie à cet effet les solutions dites *normales*, très exactement titrées, de telle sorte qu'elles soient exactement neutralisées à volume égal par les solutions d'acide correspondantes; diluées à 1/10e, elles sont dites *décinormales.*

Les solutions normales contiennent, par unité de volume du dissolvant, un nombre de grammes de la substance active égal à son équivalent chimique.

La *solution décinormale de soude* est composée de 4 grammes de soude caustique pure dans 1 litre d'eau distillée. 1 centimètre cube de cette solution doit être exactement neutralisé par 1 centimètre cube de la solution décinormale d'acide oxalique et contient 0^{gr},004 d'hydrate de soude.

La *solution décinormale de potasse* est composée de 6^{gr},50 de potasse caustique pure dans 1 litre d'eau distillée. 1 centimètre cube de cette solution doit être neutralisé par 1 centimètre cube de la solution décinormale d'acide oxalique et contient 0^{gr},0065 de potasse caustique.

Technique. — Une quantité connue bien mesurée, en général 10 à 100 centimètres cubes, du liquide à examiner, reconnu acide au papier de tournesol, filtré si cela est nécessaire, est additionnée de 5 à 6 gouttes de la solution de phénolphtaléine, dans un « becherglas » (fig. 1); le liquide reste incolore.

On ajoute ensuite, goutte à goutte, la solution neutralisante. Pour cela on se sert d'une burette de Mohr (fig. 1). C'est un tube de verre, très exactement calibré, divisé en centimètres et dixièmes de centimètres cubes, d'après une échelle fixée derrière lui ou gravée sur le verre lui-même. Son extrémité supérieure est légèrement évasée en entonnoir pour faciliter le remplissage. L'extrémité inférieure est terminée par un robinet et une pointe effilée. Toutes les mesures doivent être prises à la base du ménisque supérieur que forme le liquide dans le tube. On remplit la burette de Mohr de la solution titrée de soude ou de potasse, en notant exactement la hauteur à laquelle atteint la partie concave du ménisque. Il faut faire attention que toute la partie effilée de la burette contienne du liquide.

On laisse tomber goutte à goutte, en ouvrant le robinet, la solution dans le liquide à examiner; à chaque addition, le liquide prend une couleur rouge plus ou moins intense, qui disparaît après agitation. Il faut agiter continuellement pour bien répartir l'alcalin dans tout le liquide. On laisse couler jusqu'à ce que le mélange présente une couleur rose persistante qui indique que le liquide a pris une réaction alcaline. Pour bien percevoir cette couleur rose, il faut placer le « becherglas » sur un fond blanc. Il suffit alors de lire exactement sur la burette l'affleurement du ménisque; la différence avec le chiffre du début donne, en centimètres cubes de la solution alcaline décinormale, le taux de l'acidité du liquide.

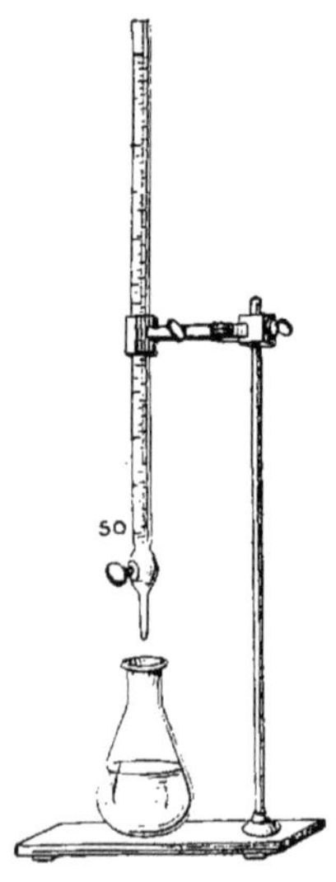

Fig. 1.
Burette de Mohr.

Les Allemands se servent souvent directement de cette notation pour les recherches sur le suc gastrique. Il est préférable d'exprimer l'acidité en grammes d'acide chlorhydrique; il suffit pour cela de multiplier ce nombre de centimètres cubes par 0,00365, équivalent chimique de la solution. Au lieu d'employer la solution de phénolphtaléine, on peut se servir comme indicateur du papier de tournesol; après chaque addition de la liqueur titrée d'alcalin on prélève alors, à l'aide d'une baguette de verre, deux gouttes du mélange, qu'on dépose sur deux morceaux de papier de tournesol, l'un bleu, l'autre rouge. La réaction est terminée, lorsque les deux papiers ne changent plus de couleur.

Cette méthode a l'inconvénient d'être plus longue que la précédente et d'enlever un peu de liquide à chaque prise.

La recherche de la réaction de la *salive* a une certaine utilité clinique; la constatation de son acidité pathologique, dans le diabète et certaines maladies accompagnées de cachexie, peut faire craindre l'apparition d'infections buccales, telles que le muguet.

D'après Gauthier, à l'état physiologique et dans certaines conditions de régime (3 jours de régime lacté), la réaction des *matières fécales* doit être neutre. Lorsqu'on soupçonne l'absence du suc pancréatique, la constatation d'une réaction fortement alcaline confirme cette hypothèse.

L'acidité des fèces est souvent due à de l'hyperchlorhydrie.

II. ***Acidité de l'urine.*** — L'acidimétrie de l'urine comporte certaines difficultés qui proviennent des éléments mêmes de l'acidité urinaire.

Cette acidité est formée, en effet, d'une part, par des sels acides : le phosphate monosodique PO^4H^2Na, provenant de l'action de l'acide urique sur le phosphate disodique et les urates acides; d'autre part par des acides organiques très faibles : l'acide urique, l'acide hippurique, certains acides aromatiques, des traces d'acides gras et de l'acide carbonique libre ou combiné. Or ces divers corps ne réagissent pas de même sur les indicateurs, les uns sont acides au tournesol, et alcalins à la phénolphtaléine et vice-versa. De plus les trois phosphates sodiques, agents principaux de la réaction urinaire, ont des réactions différentes, le phosphate trisodique est très alcalin, le disodique l'est aussi mais à un moindre degré, et le monosodique est nettement acide. Les rapports des quantités de ces divers phosphates étant extrêmement variables suivant l'alimentation, il est difficile de titrer directement et d'une manière exacte l'acidité urinaire.

En outre l'urine fermente très rapidement et sa réaction change très vite. Au début, il se produit une augmentation de l'acidité contemporaine du dépôt de l'acide urique et des urates, puis, sous l'influence de la fermentation microbienne ammoniacale, l'urine devient alcaline. On peut empêcher cette fermentation ammoniacale en ajoutant à l'urine du thymol, en solution à 1 pour 100 dans l'alcool, à raison de 1 centimètre cube pour 100 centimètres cubes d'urine. Cette addition ne change pas la réaction de l'urine.

Pour éviter les difficultés énoncées ci-dessus, on a proposé d'alcaliniser en proportion connue une certaine quantité d'urine, de manière à transformer tous les sels acides, et de doser ensuite l'excès d'alcalin avec une solution titrée d'acide chlorhydrique.

A l'état normal, l'acidité de l'urine est de $1^{gr},40$ par litre et de $1^{gr},83$ par 24 heures, exprimée en acide chlorhydrique.

Le dosage de l'acidité urinaire par les procédés ordinaires donne le COEFFICIENT d'acidité urinaire. En multipliant ce chiffre par le nombre de centimètres cubes que comportait l'émission des urines sur lesquelles on a fait le dosage, on obtient la valeur de l'acide total qu'elle contient, valeur pour laquelle Labbé propose le nom d'*acidie*. Si on a soin de conserver au frais ou par l'addition de thymol l'urine des 24 heures, on peut y faire le dosage de l'acidité; le coefficient obtenu est multiplié par la quantité totale de l'urine en centimètres cubes et on obtient ainsi en acidies la quantité d'acide éliminé en 24 heures.

L'alimentation du sujet joue un très grand rôle. En effet, sans régime fixe, chez l'homme sain, en ne tenant pas compte du volume de chaque émission, le coefficient est très variable et oscille entre 1gr,5 et 8. Au contraire, le patient étant soumis à un régime strict, la quantité d'acidies éliminées en 24 heures est très fixe à l'état normal, pour le même individu restant au même régime.

Lorsque la diminution de l'acidité urinaire provient de lésions vésicales, elle ne tient pas à l'état initial de l'urine, mais aux modifications et aux ermentations que celle-ci subit dans la vessie; elle est de même indépendante du régime du malade.

Elle peut en outre provenir de troubles de la nutrition, ceux-ci pouvant donner soit de l'hyperacidité soit de l'hypoacidité urinaire. Mais dans ces cas, il faut soumettre les patients à des régimes très stricts toujours identiques pour avoir des résultats certains et comparables.

L'acidité urinaire serait augmentée chez les diabétiques et les goutteux; ses variations, observées régulièrement avec un régime fixe, permettraient de suivre la marche de ces affections.

III. — DOSAGE DE L'ALCALINITÉ

1. ***Méthode générale***. — Pour le dosage de l'alcalinité, comme pour celui de l'acidité, on ajoute au liquide à examiner la quantité d'une solution titrée d'acide nécessaire pour amener le mélange à une réaction neutre.

La *solution décinormale d'acide oxalique* contient 6gr,3 d'acide oxalique cristallisé dans 1 litre d'eau distillée; 1 centimètre cube contient 0gr,0063 d'acide oxalique et neutralise exactement 1 centimètre cube de la solution décinormale de soude ou de potasse.

La *solution décinormale d'acide chlorhydrique* est obtenue en diluant la solution d'acide chlorhydrique normal (1 : 5) suffisamment pour que 1 centimètre cube de la nouvelle solution soit exactement neutralisée par 1 centimètre cube de la solution de soude décinormale. 1 centimètre cube de cette solution contient exactement 0gr,00365 d'acide chlorhydrique.

Technique. — On introduit 10 à 100 centimètres cubes de

liquide clair, reconnu alcalin au papier de tournesol, dans un récipient de verre à fond plat; on ajoute 5 à 6 gouttes de la solution de phénolphtaléine; le liquide prend immédiatement une belle couleur rouge. A l'aide d'une burette de Mohr, et avec les mêmes précautions qui ont été indiquées pour le dosage de l'acidité, on laisse couler goutte à goutte la solution décinormale d'acide oxalique ou chlorhydrique. Petit à petit, au fur et à mesure de l'addition, le mélange se décolore; dès que la dernière trace de couleur rouge a disparu, après avoir attendu quelques minutes, pour s'assurer qu'elle ne réapparaît pas, on lit sur la graduation de la burette le nombre de centimètres cubes employés. Il suffit alors de multiplier le chiffre obtenu par $0^{gr},004$ pour avoir en grammes de soude la quantité d'alcalin contenue dans la quantité de liquide examinée.

Il est évident qu'on peut aussi, comme pour l'acidité, utiliser le procédé de la touche au papier de tournesol, au lieu d'employer la phénolphtaléine.

II. ***Alcalinité du sang.*** — Le dosage de l'alcalinité du sang ne peut pas se faire par les procédés ordinaires, d'une part à cause de sa couleur, qui empêche de juger de l'action sur les indicateurs, et d'autre part à cause de sa coagulation; de plus son alcalinité est due à un mélange de sels plus ou moins alcalins et à des composés albuminoïdes et ammoniacaux n'agissant que très peu sur les réactifs.

Le dosage exact exige des procédés très compliqués et qui sont loin d'être à l'abri des causes d'erreurs; pour les besoins de la clinique on peut se contenter du procédé suivant :

Procédé des godets. — On prépare deux solutions : acide oxalique pur $2^{gr},1$ dans 1000 grammes d'eau distillée et sulfate de soude pur 10 grammes dans 1000 grammes d'eau distillée.

Dans une rangée de 10 godets, on verse de gauche à droite des quantités croissantes de la solution d'acide oxalique et décroissantes de la solution de soude, de manière à avoir le même volume dans chaque godet.

Godet n^{os}	1,	2,	3,	4,	5,	6,	7,	8,	9,	10
Gouttes de solution d'acide oxalique . .	10,	9,	8,	7,	6,	5,	4,	3,	2,	1
— de sulfate de soude.	1,	2,	3,	4,	5,	6,	7,	8,	9,	10

Le sang recueilli est alors réparti, le plus vite possible, pour éviter la coagulation, dans les godets ainsi préparés. On en laisse tomber une goutte dans chaque godet et on agite légèrement. On laisse reposer quelques minutes et on essaie le contenu de chaque godet au papier de tournesol. Les godets de gauche font tourner au rouge, ceux de droite au bleu; il en est un qui a une réaction neutre. Le nombre de gouttes d'acide oxalique que contient ce godet indique l'alcalinité du sang pour le volume qui y a été déposé.

Le sang est toujours alcalin et résiste à toutes les tentatives faites *in vivo* pour l'acidifier; toutefois son alcalinité même est sujette à de grandes variations physiologiques, provenant pour la plupart de l'alimentation.

Les auteurs, qui attachent une importance pathologique à ces variations, ont trouvé que l'alcalinité du sang était toujours très diminuée dans le choléra surtout et, en général, dans les maladies infectieuses et dans les intoxications. Cette diminution serait passagère dans les cas légers et bénins, persistante et progressive dans les cas graves ou mortels. Il y aurait ainsi un certain rapport entre l'alcalinité du sang et l'état d'immunité ou de résistance.

CHAPITRE II

RÉSIDU SEC ET CENDRES

I. ***Méthode générale.*** — Le *résidu sec* d'un corps ou d'un liquide est le poids des substances organiques ou inorganiques qu'il contient, lorsqu'il a été privé de toute son eau.

Les *cendres* sont le poids des substances inorganiques qu'on obtient après calcination du résidu sec.

1. Résidu sec. — Les liquides ou substances prélevés sont recueillis dans des récipients tarés, dont on connaît exactement le poids. On les pèse soigneusement dans ces récipients, de manière à connaître le poids exact de substance en expérience. On détermine ensuite l'évaporation de l'eau. A cet effet, on porte le récipient à 100 degrés, jusqu'à ce que l'évaporation soit complète. Ce procédé par *ébullition* est le plus rapide, mais il a l'inconvénient de volatiliser certains sels et, par conséquent, de donner des résultats trop faibles.

On peut aussi avoir recours à l'*évaporation dans le vide* ou *dans un exsiccateur*. Pour cela, on place le récipient sous la cloche d'une pompe pneumatique dans laquelle on fait le vide, ou dans un exsiccateur contenant de l'acide sulfurique ou du chlorure de calcium. Ce procédé est plus long, mais plus sûr.

Quel que soit le procédé choisi, chauffage à 100 degrés ou évaporation à froid, il faut interrompre l'opération de temps en temps, peser le récipient, voir la modification de poids qu'il a subie et recommencer l'évaporation jusqu'à ce que le poids ne change plus. Il suffit alors de soustraire du poids obtenu le poids connu du récipient, pour avoir le poids du résidu sec de la quantité de substance mise en expérience.

2. **Cendres.** — Pour trouver le poids des cendres, il suffit de *calciner* le résidu sec. Pour cela, il faut chauffer suffisamment pour détruire toutes les substances organiques, mais pas assez pour volatiliser les corps inorganiques. On tient avec des pinces spéciales le récipient (une capsule de platine) dans lequel se trouve le résidu sec, et on le promène doucement au-dessus de la flamme d'un bec de Bunsen ; on commence par le tenir dans la partie blanche de la flamme, puis on descend graduellement dans la partie bleue ; il faut éviter avec soin les projections de parcelles de substance, qui se font facilement, et la production de vapeurs blanches, qui indiquent la volatilisation de certains sels inorganiques. Pour éviter les projections et faciliter la calcination, on peut ajouter au résidu sec quelques cristaux de nitrate de soude (salpêtre), qui ne changent pas le résultat définitif.

Causes d'erreur. — Les causes d'erreur proviennent le plus souvent d'erreurs de pesage très difficiles à éliminer d'une façon absolue.

En outre, la dessiccation par le chauffage a l'inconvénient d'amener l'évaporation de certains corps, tels que l'ammoniaque, l'urée, etc. La dessiccation par le vide est très lente, et dès qu'on sort le récipient de la cloche ou de l'exsiccateur, l'eau de l'air ambiant se condense sur lui et à sa surface et vient augmenter d'autant son poids.

Enfin, certaines substances ne se dessèchent jamais complètement par les moyens physiques. il faut alors avoir recours à des procédés chimiques, lavages à l'alcool, etc., pour les déshydrater complètement.

II. ***Recherche dans l'urine.*** — On prélève quelques centimètres cubes du mélange de l'urine des vingt-quatre heures, après avoir eu soin de bien l'agiter pour répartir également le dépôt qui s'est produit dans le vase.

1. **Évaluation approximative.** — Connaissant la densité de l'urine, on peut calculer approximativement le poids des matériaux solides qu'elle contient. On a montré, en effet, qu'il suffit de multiplier par le coefficient fixe 2,33 les deux derniers chiffres du poids spécifique de l'urine, pour avoir en grammes le poids du résidu sec par litre. Par exemple, une urine, qui a une densité de 1022 à 15 degrés, a $22 \times 2,33 = 51^{gr},26$ de résidu sec par litre.

Ce procédé, très rapide, n'est pas très exact, surtout pour les urines concentrées. C'est pourquoi Amann a établi un tableau, calculé par progression, des poids de résidu sec correspondant aux diverses densités.

2. **Dosage du résidu sec.** — L'évaporation par la chaleur de 10 centimètres cubes d'urine est le procédé le plus employé, mais, comme on l'a vu plus haut, l'urée, sous l'influence de la chaleur se transforme en partie et se volatilise. Pour obvier à cet inconvénient, on peut doser l'urée avant et après l'opération. Pour cela, on dose l'urée dans l'urine fraîche, on rapporte à 10 centimètres cubes d'urine. On évapore 10 centimètres cubes d'urine et on ajoute au résidu sec autant d'eau distillée qu'il faut pour faire 10 centimètres cubes ; on fait un nouveau dosage d'urée dans ce mélange. La différence entre les deux dosages donne la quantité d'urée volatilisée, dont le poids est à ajouter à celui du résidu sec.

Pour éviter cette même cause d'erreur, Sahli a proposé le procédé suivant : on place 5 centimètres cubes d'urine dans un verre de montre taré, on pèse, on additionne l'urine d'une goutte d'acide acétique pour fixer l'ammoniaque ; on place le verre de montre sur de l'acide sulfurique sous une cloche pneumatique, et on fait le vide jusqu'à dessiccation complète et poids constant. L'ammoniaque et l'urée restent intactes.

Pour aller plus vite, on peut aussi prendre 50 centimètres cubes d'urine, y ajouter 2 à 3 gouttes d'acide acétique, et chauffer au bain-marie à 60 degrés, jusqu'à ce que le mélange ait pris une consistance sirupeuse; on achève alors la dessiccation dans le vide sur l'acide sulfurique. Il est très important que la température à laquelle on chauffe ne dépasse pas 60 degrés.

3. **Dosage des cendres.** — On l'obtient facilement en calcinant le résidu sec, comme nous l'avons vu plus haut. Mais,

pendant la calcination, il se fait une volatilisation de certains sels, surtout des chlorures. Pour corriger cette erreur, on peut, comme pour l'urée, faire un dosage des chlorures dans l'urine fraîche et un autre dans les cendres dissoutes dans 10 centimètres cubes d'eau distillée La différence entre les deux résultats est additionnée au poids trouvé de cendres.

Huguet, pour éviter cette cause d'erreur, recommande d'ajouter au résidu sec de 10 centimètres cubes d'urine 4 centimètres cubes de la solution normale d'acide sulfurique ; on laisse dissoudre en agitant un peu, on évapore à siccité et on calcine légèrement. Le charbon ainsi obtenu est imbibé avec 1 centimètre cube d'acide azotique au 1/4 ; on calcine alors fortement. On pèse après dessiccation à l'exsiccateur sur l'acide sulfurique. Les cendres ainsi obtenues sont les cendres sulfuriques, c'est-à-dire que tous les sels ont été transformés en sulfates ; pour estimer leur poids en poids réel de cendres, il suffit, d'après les calculs, de multiplier le poids obtenu par 35. Cette méthode serait plus exacte que la précédente.

III. ***Recherche dans le sang***. — Pour le SANG, il faut, après ponction de la veine du pli du coude, recueillir 1 à 2 centimètres cubes de sang dans un verre de montre taré.

Pour le SÉRUM SANGUIN, on laisse coaguler une portion du sang, retiré par ponction veineuse et on prélève 1 ou 2 centimètres cubes de sérum clair non coloré par l'hémoglobine.

Pour le sang total ou le sérum sanguin. on peut procéder par chauffage ou par dessiccation dans le vide. On prélève 1 ou 2 centimètres cubes dans un verre de montre taré, on pèse et on chauffe à l'étuve à 110 degrés jusqu'à poids constant. Ou bien on met à l'exsiccateur en présence d'acide sulfurique ou de chlorure de calcium sous une cloche pneumatique ; ce procédé est beaucoup plus long.

Les **cendres** s'obtiennent en calcinant le résidu sec en présence de quelques cristaux d'azotate de potasse.

A l'état normal, d'après Grawitz, le sang de l'homme contient $21^{gr},6$ pour 100 de résidu sec, celui de la femme $19^{gr},8$ pour 100 ; le sérum sanguin $9^{gr},56$ pour 100 chez l'homme et $10^{gr},01$ pour 100 chez la femme. Les cendres, d'après Schmidt, représentent pour le sang complet $8^{gr},3$ à $8^{gr},57$ pour 1000.

Dans toutes les anémies chroniques, surtout dans la chlorose, il y a augmentation de l'eau du sang ou hydrémie qui se révèle par un grand abaissement du poids du résidu sec du sang ; celui-ci peut tomber jusqu'à 13 grammes pour 100.

Au contraire, dans la leucocythémie et dans les hyperglobulies, il y a augmentation du résidu sec par augmentation du volume et du nombre des cellules.

La détermination des cendres du sang n'a pas de signification clinique.

IV. ***Recherche dans les selles.*** — On prend 5 à 6 centimètres cubes des selles moulées, recueillies après un repas d'épreuve (voy. *Exploration de l'intestin*). Il ne faut pas en prendre une trop grande quantité, le dessèchement serait trop lent.

1. **Résidu sec.** — La quantité de selles fraîches prélevée est placée dans une capsule de porcelaine tarée, puis pesée et chauffée à 96 ou 97 degrés. Il faut avoir soin d'agiter continuellement, pour éviter la production de croûte sèche à la surface, qui empêche la dessiccation de la profondeur. On chauffe continuellement, jusqu'à poids constant.

On a proposé (Hoppe-Seyler) un autre mode de prélèvement, évitant la perte de l'ammoniaque par le dessèchement, et permettant de faire longtemps après le prélèvement des analyses exactes. Pour cela, les selles fraîches sont recueillies dans une capsule de porcelaine tarée et pesées. Puis, on chauffe au bain-marie, très doucement, pendant 4 à 6 heures, jusqu'à ce que la consistance soit devenue visqueuse. A ce moment, on ajoute 50 centimètres cubes d'alcool absolu. On chauffe doucement, en faisant tomber au fond de la capsule toutes les matières qui sont restées adhérentes à ses bords. L'alcool évaporé, on en ajoute une nouvelle dose, et ainsi de suite jusqu'à ce que les selles séchées et refroidies se réduisent en poussière très fine. Cette poussière, conservée dans des flacons bouchés hermétiquement, peut servir pour toutes les analyses.

On prélève alors une petite quantité de cette poudre, 2 ou 3 grammes, et on lui fait subir l'évaporation à 100 degrés.

2. **Cendres.** — Pour la détermination des cendres, on calcine le résidu sec des selles, obtenu lui-même par un des procédés ci-dessus.

CHAPITRE III

PRINCIPES ÉLÉMENTAIRES

I. — PHOSPHORE

La plus grande quantité du phosphore se trouve dans l'urine à l'état de phosphates. Une petite partie est combinée à des substances organiques; on admet généralement que ces combinaisons organiques sont surtout formées de glycérophosphate de chaux.

Les dosages sont toujours exprimés en valeur d'acide phosphorique. On calcule approximativement que le chiffre de l'acide phosphorique multiplié par 2 donne le chiffre des phosphates.

I. ***Recherche qualitative.*** — On traite le liquide à examiner par le réactif ammoniaco-magnésien dont la composition est la suivante :

Sulfate de magnésie.	30	grammes.
Chlorhydrate d'ammoniaque.	30	—
Ammoniaque liquide.	130	—
Eau distillée.	130	—

Ce réactif précipite les phosphates sous forme de cristaux de phosphate ammoniaco-magnésien facilement reconnaissables au microscope (voy. fig. 60).

II. ***Évaluation approximative.*** — On peut avoir une idée très approximative de la quantité de phosphates contenus dans une urine en employant un instrument spécial nommé *phosphatomètre*. On introduit dans le tube une quantité fixe d'urine et une quantité fixe du réactif ammoniaco-magnésien, puis on laisse déposer pendant 24 heures. D'après la hauteur qu'atteint le dépôt sur l'échelle on juge de la quantité des phosphates.

III. ***Dosage total.*** — Les phosphates en dissolution dans un liquide acidifié par l'acide acétique sont complètement précipités par une solution de nitrate ou d'acétate d'urane. On se rend compte de la fin de la réaction, soit par le ferrocyanure de potassium qui donne avec les sels d'urane un précipité brun rouge, soit par la teinture de cochenille qui donne une coloration verte.

Réactifs. — 1° Une solution titrée de nitrate ou d'acétate d'urane dont 1 centimètre cube correspond à 0gr,005 d'acide phosphorique.

2° Une solution d'acétate de soude ainsi composée : acétate de soude 10 grammes; acide acétique cristallisable 5 centimètres cubes; eau distillée q. s. pour 100 grammes.

3° Une solution de ferrocyanure de potassium au 1/20e.

4° De la teinture de cochenille.

Technique. — On introduit dans un ballon ou dans une capsule de porcelaine 50 centimètres cubes du liquide à examiner débarrassé, le cas échéant, de son albumine. On ajoute 5 centimètres cubes de la solution d'acétate de soude acétique, puis on porte à l'ébullition.

D'autre part, on dispose sur le fond d'une soucoupe légèrement huilée quelques gouttes de la solution de ferrocyanure de potassium.

Dès que le liquide à examiner est entré en ébullition, on introduit avec précaution, au moyen d'une burette de Mohr, la *solution titrée d'urane.* Il se forme un précipité; lorsque la formation de celui-ci devient moins abondante, on commence les essais à la touche.

A cet effet, on prélève avec une baguette de verre une goutte de liquide qu'on met en contact sur la soucoupe avec une goutte de ferrocyanure. L'apparition d'un léger précipité rouge brun indique la fin de l'opération.

Au lieu d'employer le ferrocyanure de potassium, on peut ajouter simplement au liquide, additionné d'acétate de soude acétique, 15 à 20 gouttes de *teinture de cochenille.* L'apparition d'une laque verte indique la fin de la réaction.

Le moment précis du virage au vert n'étant pas facile à saisir, on peut combiner les deux procédés en ajoutant au liquide la teinture de cochenille et en ne commençant les essais à la touche qu'au moment où le liquide prend une coloration gris verdâtre. On évite ainsi des tâtonnements inutiles.

L'opération terminée, on note exactement le nombre de centimètres cubes de la solution d'urane employée. On multiplie ce chiffre par 0gr,005. On obtient ainsi, exprimée en acide phosphorique, la quantité de phosphates contenus dans 50 centimètres cubes de liquide. Il suffit de multiplier ce chiffre par 20 pour avoir la quantité pour mille.

Par exemple, si l'on a employé 22 centimètres cubes de la solution d'urane, on a : $22 \times 0^{gr},005 = 0^{gr},11$ pour 50 centimètres cubes, soit $0^{gr},11 \times 20 = 2^{gr},2$ pour 1000.

IV. ***Séparation des phosphates alcalins et terreux.*** — Avec le procédé ci-dessus, on dose tous les phosphates contenus dans le liquide. Or, dans l'urine, les phosphates s'éliminent sous forme de phosphates alcalins (phosphates de soude, de potasse, d'ammoniaque) et sous forme de phosphates terreux (phosphates de chaux et de magnésie). Il peut être intéressant de doser séparément ces deux groupes de phosphates.

50 centimètres cubes d'urine sont additionnés d'ammoniaque liquide jusqu'à réaction nettement alcaline; on agite au moyen d'une baguette de verre et on laisse reposer pendant une heure. Au bout de ce laps de temps les phosphates terreux sont précipités. On filtre. Dans le liquide filtré on dose les phosphates alcalins par le procédé décrit ci-dessus.

D'autre part, le précipité resté sur le filtre est dissous dans l'eau distillée acidifiée par l'acide acétique. On dose dans le liquide ainsi obtenu les phosphates terreux.

La somme des phosphates terreux et des phosphates alcalins doit donner la quantité d'acide phosphorique total.

Lorsque le liquide à examiner ne contient que de petites quantités de phosphates, il est préférable d'employer la précipitation par le molybdate d'ammoniaque, particulièrement nécessaire pour le dosage des phosphates dans le sérum.

V. ***Phosphore organique.*** — On verse dans une capsule 50 centimètres cubes du liquide à examiner, auquel on ajoute 4 grammes de nitrate de potasse et 1 gramme de carbonate de soude. On chauffe sur un bec de Bunsen jusqu'à calcination complète. On reprend ensuite par 50 centimètres cubes d'eau distillée. On acidifie par l'acide acétique cristallisable jusqu'à cessation de l'effervescence.

Le dosage s'effectue comme plus haut.

Chez l'individu sain, avec une alimentation ordinaire, l'urine des 24 heures contient en moyenne de 2 à 4 grammes d'acide phosphorique.

Cette quantité varie beaucoup selon le genre de nourriture. Les variations d'origine alimentaire sont généralement parallèles à celles de l'urée.

L'élimination des phosphates urinaires est augmentée par la désassimilation des tissus nerveux. L'hyperphosphaturie peut se rencontrer dans toutes les maladies nerveuses ; dans l'épilepsie on observe souvent après les crises de véritables décharges phosphatiques.

L'augmentation des phosphates urinaires est de règle dans les affections fébriles. Dans le diabète, la quantité est souvent augmentée.

Dans l'ostéomalacie, dans le rachitisme, on a signalé une hyperphosphaturie portant surtout sur les phosphates terreux.

Dans les néphrites, les phosphates varient généralement dans le même sens que les chlorures.

L'urine des 24 heures ne contient que 0gr,04 à 0gr,05 de phosphore organique. Celui-ci proviendrait surtout de la désintégration des nucléines.

II. — CHLORE

Le chlore se trouve dans l'urine presque en totalité sous forme de chlorures, surtout de chlorure de sodium.

Pratiquement, on exprime la quantité de chlore en valeur de chlorure de sodium.

I. ***Recherche qualitative.*** — Le principe de la recherche des chlorures repose sur leur précipitation par le nitrate d'argent. On verse dans une éprouvette 5 à 10 centimètres cubes du liquide à examiner qu'on acidifie avec 4 ou 5 gouttes d'acide nitrique pour éviter la précipitation ultérieure des phosphates. Si le liquide contient de l'albumine, il se produit un précipité dont on se débarrasse par filtration. On ajoute au liquide acidifié quelques gouttes d'une solution de nitrate d'argent. Il se forme un précipité blanc de chlorure d'argent, qui disparaît lorsqu'on ajoute de l'ammoniaque et qui réapparaît par addition de quelques gouttes d'acide nitrique.

II. ***Évaluation approximative.*** — Pour le dosage des chlorures dans l'urine, on peut employer un tube gradué spécial imaginé par Achard et Thomas. Dans ce tube, on introduit une quantité déterminée de nitrate d'argent, auquel on ajoute un peu de chromate de potasse qui donne la réaction rouge du chromate d'argent. On verse alors graduellement l'urine à examiner jusqu'à ce que la teinte rouge brun disparaisse pour faire place à une teinte jaune clair. De la quantité d'urine qu'il a fallu ajouter, quantité qui est indiquée par la graduation, on déduit la quantité de chlorure contenue dans l'urine.

La principale cause d'erreur réside dans la difficulté de saisir le moment précis du virage.

On peut aussi employer le *chloromètre* d'Ekeborn, plus compliqué et à peine plus exact.

III. **Dosage**. — On verse dans un verre à réaction 10 centimètres cubes du liquide à examiner. On ajoute 40 centimètres cubes d'eau distillée et 2 ou 3 gouttes d'acide acétique dilué au 1/10e.

Dans une burette de Mohr, on introduit une solution titrée de nitrate d'argent contenant 29gr,075 de ce sel pour 1000: chaque centimètre cube de cette solution correspond à 0gr01 de NaCl.

Sur une soucoupe légèrement huilée, on a préparé d'autre part quelques gouttes d'une solution à 5 ou 6 pour 100 de chromate jaune neutre de potassium.

Après chaque addition de nitrate d'argent, on agite et on porte avec une baguette de verre une goutte de liquide sur une des gouttes de chromate de potassium.

On s'arrête au moment où il se produit un précipité rouge au contact du chromate. La réaction est alors terminée. Pour éviter les tâtonnements et pour aller plus vite, on peut au début réserver 5 ou 6 centimètres cubes du liquide dilué; si l'on a dépassé la limite en ajoutant trop de nitrate d'argent, on revient en arrière en ajoutant cette petite quantité de liquide.

En opérant ainsi sur 10 centimètres cubes de liquide, on évite tout calcul par le fait que le chiffre des centimètres cubes employés donne directement en grammes la quantité de NaCl pour 1000, puisque chaque centimètre cube de la solution de nitrate d'argent correspond à 0gr,01 de NaCl. Si l'on a employé, par exemple, 7cc,5 de nitrate d'argent, on sait que 10 centimètres cubes du liquide renferment 0gr,075 de NaCl; un litre en renferme 100 fois plus, soit 7gr,5.

Causes d'erreur. — Les matières organiques des liquides de l'économie, acide urique, créatinine, pigments, fixent une certaine quantité d'argent. Par contre, une certaine quantité de chlore combiné aux substances organiques échappe à la précipitation.

Pour obtenir des résultats plus exacts, on peut ajouter au liquide à examiner du nitrate d'argent en excès et doser cet excès, ou détruire les matières organiques avant de doser les chlorures au moyen du nitrate d'argent.

1. ***Nitrate d'argent en excès.*** — *Réactifs* : 1° une solution de nitrate d'argent, comme ci-dessus;

2° Une solution saturée à froid d'alun de fer ammoniacal;

3° Acide nitrique pur (exempt de chlore) d'un poids spécifique de 1,2;

4° Une solution de sulfocyanure d'ammonium contenant 12gr,984 de sulfocyanure pour 1000 (1).

Dans un ballon jaugé de 100 centimètres cubes, on introduit 10 centimètres cubes du liquide à examiner, on ajoute 20 à 30 gouttes d'acide nitrique, puis 2 centimètres cubes de la solution d'alun de fer ammoniacal; si la solution est trop colorée, on ajoute goutte à goutte une solution au 1/10e de permanganate de potasse, jusqu'à ce que la liqueur ait une coloration jaune clair. On laisse ensuite couler dans le liquide, d'une burette de Mohr, la solution titrée de nitrate d'argent, jusqu'à ce qu'on soit sûr qu'il ne se forme plus de précipité; on remplit avec de l'eau jusqu'à la marque 100, on agite puis on filtre sur un filtre sec. On prend 50 centimètres cubes du filtrat dans lequel on dose le nitrate d'argent en excès au moyen de la solution de sulfocyanure jusqu'à coloration persistante. La quantité de solution de sulfocyanure d'ammonium multipliée par 2 est soustraite de la quantité de solution de nitrate d'argent; chaque centimètre cube du reste correspond à 10 milligrammes de NaCl.

Exemple : Si l'on a employé 12 centimètres cubes de nitrate d'argent et 2 centimètres cubes de sulfocyanure, ce dernier chiffre est multiplié par 2, puisqu'on n'opère que sur la moitié de la liqueur filtrée 12 — 4 = 8 centimètres cubes. Les chlo-

(1) Ce sel étant très hygroscopique, on ne peut préparer la solution par pesée. Pour la préparer, on dissout environ 15 grammes de sulfocyanure d'ammonium dans 1 litre d'eau distillée, puis on procède de la manière suivante : on mélange 10 centimètres cubes de la solution titrée d'argent avec 200 centimètres cubes d'eau et 5 centimètres cubes de la solution de fer ammoniacal, puis on ajoute goutte à goutte, en agitant, de l'acide nitrique pur, jusqu'à décoloration complète du liquide. La solution de sulfocyanure est alors introduite goutte à goutte, au moyen d'une burette de Mohr et en agitant constamment, jusqu'à persistance d'une légère coloration brune. Il est bon de faire plusieurs dosages, de manière à bien préciser le moment où tout l'argent est précipité. On étend d'eau distillée la solution de sulfocyanure jusqu'à ce que les deux solutions se précipitent exactement. Une fois préparée, cette solution se conserve en flacon bien bouché pendant plusieurs mois.

rures contenus dans 10 centimètres cubes de liquide ont été précipités par 8 centimètres cubes de la solution d'argent; 1 centimètre cube de celle-ci correspond à $0^{gr},01$ de NaCl, les 10 centimètres cubes de liquide contiennent donc $0^{gr},08$ de NaCl, soit 8 pour 1000.

2. ***Destruction des matières organiques.*** — a. *Par calcination.* — *Réactifs* : 1° une solution titrée de nitrate d'argent, comme ci-dessus [1]; 2° une solution de chromate neutre de potassium au $1/10^e$.

On verse 10 centimètres cubes du liquide à examiner dans une capsule de porcelaine ou un creuset de platine; on ajoute 1 à 2 grammes de nitrate de potasse pur; on évapore le mélange à siccité sur un bain de sable ou au bain-marie. Puis, saisissant la capsule entre les mors d'une pince, on chauffe jusqu'à ce que toutes les substances organiques soient brûlées; il ne reste plus alors dans la capsule qu'une substance incolore en fusion. On laisse refroidir; il se forme une masse cristalline blanchâtre. Lorsque le refroidissement est complet, on dissout cette masse dans de l'eau distillée en ajoutant quelques gouttes d'acide nitrique jusqu'à réaction acide; si la dissolution se fait trop lentement, on chauffe un peu pour aller plus vite. On neutralise ensuite la solution par du carbonate de chaux en excès. La liqueur est prête pour la titration; la filtration est absolument inutile, car le carbonate de chaux ne gêne nullement la réaction. On ajoute à la solution 3 ou 4 gouttes de la solution de chromate neutre de potassium. Au moyen d'une burette de Mohr, on laisse couler dans le liquide, lentement et avec précaution, la solution titrée de nitrate d'argent. Le liquide est agité continuellement avec une baguette de verre.

Au point de contact des deux liquides, il se produit une coloration rouge de chromate d'argent qui disparaît très rapidement au début. L'opération est terminée dès que la liqueur a pris une coloration légèrement brunâtre, brique claire. On note alors la quantité de nitrate d'argent employée et l'on calcule comme ci-dessus.

Causes d'erreur. — Si l'on chauffe le liquide trop rapidement, une petite quantité jaillit de la capsule pendant l'ébullition et les chlorures sont diminués d'autant.

[1] On peut aussi employer une solution décinormale de nitrate d'argent, dont 1 centimètre cube correspond à $0^{gr},00585$ de NaCl.

En élevant trop brusquement la température, une certaine quantité de chlorures se volatilise.

Pour obvier à ces inconvénients, il suffit de chauffer lentement et de passer la capsule dans la flamme d'un côté à l'autre. En employant la dose de nitrate de potasse que nous indiquons, on n'a pas de déflagration trop brusque.

b. *Par le permanganate de potasse.* — Dans une capsule de porcelaine on verse 10 centimètres cubes de liquide filtré. On ajoute 10 centimètres cubes d'une solution de permanganate de potasse à 1/200e et 3 ou 4 gouttes d'acide sulfurique pur. On porte à l'ébullition; au bout de quelques minutes, le liquide est décoloré. On ajoute alors du carbonate de chaux en excès pour neutraliser l'acidité de la liqueur, puis on dose comme ci-dessus avec la solution titrée de nitrate d'argent et de chromate de potassium.

La quantité des chlorures éliminés par l'*urine* dépend de la quantité des chlorures ingérés. On admet généralement qu'avec une alimentation ordinaire le chiffre des chlorures urinaires atteint 10 à 15 grammes par 24 heures. D'après Achard, il n'y a pas de parallélisme entre le taux des chlorures et la concentration moléculaire.

Lorsque la perméabilité rénale est diminuée, l'augmentation des chlorures ingérés ne se traduit plus par une augmentation des chlorures excrétés : il y a rétention chlorurée.

Dans les maladies aiguës fébriles dont la pneumonie est le type, on constate généralement, au début et à la période d'état, une diminution plus ou moins marquée des chlorures urinaires. Cette rétention est suivie d'une décharge chlorurique à la période de déclin.

Dans le *sérum sanguin*, les chlorures atteignent le chiffre de 5,5 à 7,5 pour 1000. Cette concentration est assez fixe. Les variations à l'état pathologique sont peu marquées.

Le *liquide céphalo-rachidien* contient environ 6 pour 1000 de chlorures (5,25 à 7,06 selon Achard et Lœper, 6,15 à 7,20 selon Sicard). Dans la méningite tuberculeuse on a noté un abaissement de ce chiffre (Widal).

III. — SOUFRE

Le soufre se trouve dans les divers liquides de l'économie sous trois formes différentes :

1° Sulfates minéraux ordinaires : de chaux, de magnésie, de soude et de potasse;

2° Ethers sulfoconjugués de la série aromatique (sulfates conjugués, sulfo-phéniques, sulfindoxyliques, scatol-sulfoniques, etc...);

3° Corps sulfurés difficilement oxydables : taurine, cystine et composés sulfurés résultant de la désassimilation des matières protéiques.

I. ***Recherche dans l'urine***. — 15 centimètres cubes d'urine sont acidifiés avec quelques gouttes d'acide acétique pour empêcher la précipitation des phosphates.

1. **Recherche qualitative**. — On ajoute à l'urine acidifiée un excès de la solution à 1/10e de chlorure de baryum. Il se produit un précipité par la double décomposition des sulfates minéraux préformés. On chauffe légèrement pour favoriser l'agglomération du précipité, on filtre jusqu'à ce que le liquide passe absolument clair. On ajoute alors au liquide filtré 15 à 20 gouttes d'acide chlorhydrique concentré et on fait bouillir jusqu'à ce que le mélange prenne une couleur brune. Sous l'influence de l'acide chlorhydrique, les éthers sulfoconjugués sont décomposés et il se produit un nouveau précipité de sulfate de baryte.

On peut ainsi se rendre compte d'une façon approximative, d'après l'abondance relative de ces deux précipitations successives, de la prédominance de l'une ou de l'autre de ces combinaisons soufrées.

Pour rechercher le soufre difficilement oxydable, il suffit de filtrer le dernier liquide obtenu ci dessus, de l'évaporer et de l'incinérer en présence de nitrate de potasse; s'il en existe, il se produit une nouvelle quantité d'acide sulfurique, qui, en reprenant le résidu avec de l'eau distillée et du chlorure de baryum, donne un nouveau précipité.

2. **Dosage**. — a. *Par pesees*. — On précipite tous les sulfates minéraux avec une solution concentrée de chlorure de baryum. Le précipité est recueilli sur un filtre taré et pesé; 1 gramme de précipité correspond à une quantité connue de sulfates minéraux. Pour doser les éthers sulfoconjugués on refait la même manœuvre sur le liquide filtré après calcination. Cette méthode est trop compliquée pour être utilisée en clinique.

b. *Par volume*. — Pour ce dosage on se sert de solutions fixes et titrées. On dose d'une part les sulfates minéraux, d'autre part le soufre total; il est facile de faire par soustraction la recherche des éthers sulfoconjugués.

On prépare une solution titrée de chlorure de baryum cristallisé et desséché par compression entre deux feuilles de papier buvard :

Chlorure de baryum ainsi préparé.	37gr,5
Eau distillée.	1000 grammes.

Dans cette solution, 1 centimètre cube représente 0gr,01 d'acide sulfurique anhydre et, par conséquent, une division de la burette de Mohr (un dixième de centimètre cube) représente 0gr,001 de cet acide. On se sert comme *touche* d'une solution de sulfate de potasse ou de soude à 1 pour 100, qui donne un précipité blanc avec le sulfate de baryum.

50 centimètres cubes d'urine non albumineuse, ou déféquée, sont introduits dans un récipient; on y ajoute 2 pour 100 d'acide chlorhydrique pur et on chauffe au bain-marie. Au moyen de la burette de Mohr remplie de la solution titrée de chlorure de baryum, on laisse tomber goutte à goutte cette solution dans le liquide bouillant. Chaque goutte qui tombe produit un précipité plus ou moins abondant. Quand le précipité ne se produit presque plus et que l'on croit être arrivé au bout de la réaction, on laisse déposer le précipité au fond du récipient en arrêtant le chauffage et on prélève une goutte du liquide surnageant avec une baguette de verre. On dépose cette goutte sur une plaque de verre noirci à côté d'une goutte de la solution de sulfate de soude; on les mélange. Tant qu'il ne se produit pas de précipité, la réaction n'est pas terminée, il n'y a pas de sulfate de baryte en excès. On continue l'addition de la liqueur titrée jusqu'à l'apparition d'un très léger précipité avec la touche. Il suffit alors de lire sur la graduation de la burette de Mohr, la quantité de la solution titrée employée et de se souvenir que chaque dixième de centimètre cube correspond à 0,001 d'acide sulfurique.

Pour le *soufre total*, on évapore dans une capsule de platine 25 centimètres cubes d'urine à laquelle on ajoute 4 grammes d'azotate de potasse. Quand il ne reste plus de liquide, on ajoute 3 grammes d'hydrate de potasse pur, on chauffe avec précaution de manière à obtenir la fusion de la masse, sans projections; si le liquide ne s'éclaircit pas, on projette quelques petits cristaux d'azotate de potasse. L'opération est terminée quand le liquide est parfaitement clair, la matière organique étant détruite. On laisse refroidir, puis on dissout dans un excès d'acide chlorhydrique. On dose les sulfates avec la solution titrée de chlorure de baryum, à l'aide de la burette de Mohr et en faisant la touche. On obtient ainsi le poids du soufre total de l'urine; il est facile, en en soustrayant le poids des sulfates minéraux, de connaître le poids des éthers sulfo-conjugués.

Moins exact que le procédé par pesées, le procédé volumétrique, beaucoup plus rapide, est très suffisant pour les besoins de la clinique.

A l'état normal, l'homme élimine environ 2 grammes d'acide sulfurique par 24 heures. Les 9/10e de cet acide sont formés par les sulfates minéraux surtout de potasse et de soude. Le dernier 1/10e est formé par les éthers sulfo-conjugués et le soufre difficilement oxydable; ce dernier représente 0gr,25 dans l'urine des 24 heures (Lépine).

Les sulfates minéraux suivent, en général, dans l'urine la courbe d'élimination de l'urée dans les maladies fébriles; ils entrent pour une certaine part dans la constitution des coefficients de déminéralisation.

La constatation d'une forte augmentation des éthers sulfoconjugués d'une urine indique un trouble du fonctionnement de l'intestin, soit mécanique, soit chimique; elle serait due à la décomposition de l'albumine dans le tube digestif.

Le soufre difficilement oxydable augmente beaucoup dans certaines maladies fébriles, surtout dans la pneumonie; il peut même dépasser le poids des sulfates minéraux.

II. ***Recherche dans le sang.*** — Le dosage des sulfates dans le *sang* et *le sérum sanguin* est très rarement fait en clinique, d'autant plus qu'il réclame des quantités trop grandes de liquide.

Pour les doser, on prélève 50 centimètres cubes de sang par saignée ou ponction veineuse. On fond cette quantité de sang dans un creuset de platine, en présence d'un mélange à parties égales de carbonate de soude et d'azotate de potasse, qui facilite la calcination et qui n'influe pas sur les résultats. La calcination terminée, on reprend par l'eau et on évapore à sec, puis on reprend avec de l'acide chlorhydrique concentré, et on dose avec la solution titrée de baryum.

Pour le sérum sanguin, où le soufre ne se trouve que sous forme de sulfates minéraux, on prend 50 centimètres cubes qu'on calcine en présence d'azotate de potasse; on reprend par l'eau distillée, on évapore à sec deux ou trois fois et on reprend par l'acide chlorhydrique. Le dosage se fait de même.

A l'état normal, on trouve dans le sang complet 0gr,2039 pour 1000 d'acide sulfurique et dans le sérum 0gr,282 pour 1000.

Il faut se rappeler que l'alimentation peut faire varier beaucoup la quantité de soufre éliminée; les recherches devront donc se faire avec un régime fixe, toujours le même. De plus, elle peut faire varier beaucoup le rapport entre les sulfates minéraux et les éthers sulfoconjugués. Certains médicaments peuvent agir également de la même manière.

Le dosage du soufre dans le *sang* n'a pas d'importance clinique.

IV. — CARBONE ET AZOTE

Le carbone de l'urine provient de la destruction des albumines. A l'état normal, les trois quarts du carbone s'éliminent par le poumon.

L'azote se rencontre dans de nombreux produits urinaires. Il provient aussi de la désintégration des albumines.

1 gramme d'azote urinaire correspond à la destruction de 6gr,736 d'albumine qui contenaient 3gr,61 de carbone.

De la quantité d'azote on déduit assez facilement la quantité de carbone et vice versa.

1. ***Dosage du carbone total***. — On introduit 10 centimètres cubes du liquide à examiner dans un ballon à large col, d'une contenance de 100 centimètres cubes, dont le bouchon rodé livre passage :

1° A un réfrigérant à boule, disposé à reflux, destiné à condenser la vapeur d'eau qui se dégage;

2° A un tube recourbé à angle droit, qui amènera vers la fin de l'opération le courant d'air nécessaire pour entraîner l'acide carbonique resté dans l'appareil :

3° A un tube à brome, qui permettra d'introduire 8 grammes d'acide chromique, dissous dans le moins d'eau possible, et, peu à peu, 30 centimètres cubes d'acide sulfurique concentré.

On chauffe doucement le ballon sur un bec de Bunsen allumé en veilleuse, de manière à pouvoir compter les bulles d'acide carbonique et à n'élever la température jusqu'à l'ébullition que vers la fin du dégagement gazeux.

On cesse alors de chauffer et on établit dans l'appareil, à l'aide d'un aspirateur, un courant d'air modéré qui doit durer 20 minutes environ. Cet air est dépouillé de l'acide carbonique par son passage dans une éprouvette à pied contenant de la chaux iodée et dans un tube en U, à ponce potassique. A la suite du réfrigérant le gaz se dessèche dans un autre tube en U, sur de la ponce sulfurique, puis se rend dans un deuxième tube semblable où il rencontre du ferrocyanure de potassium et du borate de soude desséchés ; ces sels retiendront le chlorure de sodium contenu dans le liquide. Le gaz vient enfin se fixer dans un tube de Liebig suivi d'un tube témoin, le premier renfermant une solution de potasse à 40 degrés Baumé, le second de la ponce potassique. Un dernier tube en U, à ponce sulfurique, empêche l'eau de l'aspirateur d'altérer, par son évaporation, le résultat du dosage, qui est obtenu par la pesée du tube Liebig contenant la potasse.

II. ***Dosage de l'azote total.*** — On appelle azote total la somme des quantités d'azote que contiennent les différents produits azotés d'un liquide.

1. **Procédé de Kjeldahl.** — Les substances organiques sont détruites par chauffage avec de l'acide sulfurique concentré ; l'azote apparaît sous forme de sulfate d'ammoniaque. On dose ensuite l'ammoniaque, après l'avoir mise en liberté par addition de soude ou de potasse, par distillation dans une quantité donnée d'acide titré.

Réactifs. — 1° acide sulfurique concentré (on trouve dans le commerce un acide spécial contenant 1/6e de son volume d'anhydride phosphorique) ; 2° solution 1/2 normale d'acide oxalique ; 3° solution 1/2 normale de soude ; 4° oxyde de mercure pulvérisé ; 5° soude caustique (poids spécifique, 1,34).

On introduit dans un ballon spécial à large col en verre de Bohême, dit ballon de Kjeldahl, 10 centimètres cubes de liquide (5 centimètres cubes s'il est très concentré) ; on ajoute 10 centimètres cubes d'acide sulfurique concentré et 0gr,40 d'oxyde de mercure. On bouche le flacon avec une boule de verre, puis on chauffe à feu doux jusqu'à décoloration complète du liquide. L'oxydation est généralement terminée dans l'espace de trois heures.

Il faut surveiller l'opération au début, en réglant la flamme, pendant les 15 ou 20 premières minutes, de façon à empêcher la mousse de monter dans le col du ballon ; on laisse ensuite l'oxydation se continuer toute seule.

Lorsque le liquide est complètement décoloré, on le laisse refroidir ; puis on le transvase dans un ballon à distillation, on lave le ballon de Kjeldahl avec environ 100 centimètres cubes d'eau distillée ; on ajoute cette eau de lavage au liquide, puis on introduit 40 centimètres cubes de soude caustique.

On met ensuite le ballon *a* (fig. 2) en communication avec le tube à distiller *b*; le tube passe à travers un réfrigérant *c* et plonge par son extrémité inférieure dans un flacon d'Erlenmeyer *d* contenant 20 centimètres cubes de solution 1/2 normale d'acide oxalique.

On ajoute à l'acide oxalique une certaine quantité d'eau distillée de façon que l'extrémité du tube plonge dans le liquide. On distille jusqu'à ce que le liquide qui s'écoule ne contienne plus d'ammoniaque. On s'en assure en approchant une baguette de verre plongée dans l'acide chlorhydrique. Tant que le liquide contient encore de l'ammoniaque, il se forme des vapeurs, au voisinage de l'acide.

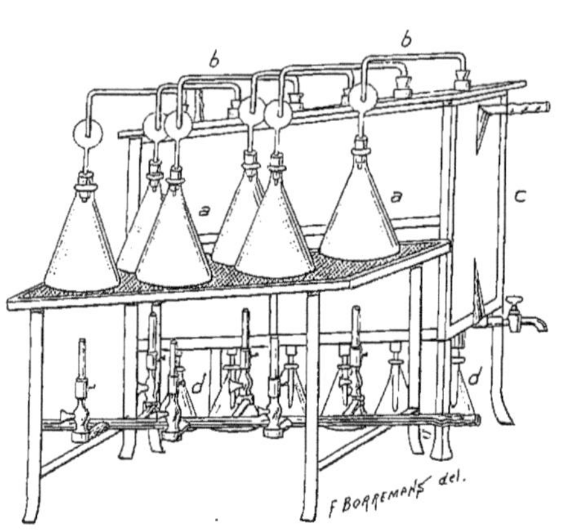

Fig. 2. — Appareil de Kjeldahl.

Lorsque l'opération est terminée, on ajoute quelques gouttes de phénolphtaléine à l'acide oxalique et on titre au moyen de la solution 1/2 normale de soude. On retranche le nombre des centimètres cubes employés des 20 qu'il aurait fallu sans neutralisation partielle; on multiplie le chiffre trouvé par 0,07; on obtient ainsi la quantité d'azote pour 1000.

Le dosage peut se faire avec n'importe quel appareil à distiller. mais il est plus commode d'employer l'appareil spécial connu sous le nom d'*appareil de Kjeldahl* et représenté par la figure 2. On peut ainsi faire en même temps toute une série de dosages.

2. **Procédé de Henninger.** — On procède à l'oxydation comme ci-dessus [1]. Lorsque le liquide est décoloré, on ajoute,

[1] Au lieu de 10 centimètres cubes d'acide sulfurique spécial et de 0.4 d'oxyde de cuivre, on peut introduire dans le ballon avec le liquide 5 centimètres cubes d'acide sulfurique pur et 10 centimètres cubes d'une solution à 30 pour 100 d'oxalate neutre de potasse. L'opération se fait ainsi en 30 minutes au lieu de 3 heures.

avant refroidissement, un peu d'eau distillée tiède, puis on complète, avec les eaux de lavage du ballon, au volume très exact de 50 centimètres cubes; 10 centimètres cubes de cette solution correspondent à 2 centimètres cubes du liquide primitif.

Dans la liqueur obtenue, l'azote est transformé en sulfate d'ammoniaque. Il suffit alors de doser celui-ci dans un uréomètre par l'hypobromite de soude.

Le rapport du volume au poids de l'azote variant avec la température, la pression barométrique et la tension de la vapeur d'eau, il faut faire les corrections nécessaires.

Il est généralement plus simple de doser l'azote par comparaison, en opérant en même temps et dans les mêmes conditions sur une solution titrée de sel ammoniacal, par exemple la solution suivante : chlorhydrate d'ammoniaque 7gr,6211 ; eau distillée q. s. pour 1000 centimètres cubes (la réaction doit être absolument neutre).

On introduit dans l'uréomètre 5 centimètres cubes de cette solution, qui correspondent à 0gr,01 d'azote; on décompose par l'hypobromite et l'on note le nombre de divisions trouvées. Sachant ainsi combien de divisions représente 0gr,01 d'azote, il est facile de déterminer à quel poids correspond le volume d'azote dégagé par le liquide à examiner.

Par exemple, si 5 centimètres cubes de la solution ammoniacale contenant 0gr,01 d'azote dégagent 10 divisions, et que 10 centimètres cubes du liquide dilué dégagent 25 divisions, il en résultera que

$$x = \frac{0,01 \times 25}{10} = 0^{gr},025,$$

quantité contenue dans 2 centimètres cubes du liquide primitif et correspondant à 12,5 par litre.

Dans l'**urine**, on compte en moyenne par 24 heures 12 à 15 grammes d'azote total; cette détermination n'a pas une grande importance à elle seule, il est surtout utile de connaître l'azote total pour établir le coefficient azoturique qui fait partie des *Rapports urologiques*.

Dans le **sérum** sanguin, l'azote de rétention (azote total moins les albuminoïdes) est de 0,20 à 0,35 pour 1000 (Strauss). L'azote de l'urée en représente le 75 pour 100.

La recherche de l'azote dans les matières fécales n'offre pas d'intérêt clinique; le 30 pour 100 de l'azote proviendrait, d'après Schmidt, des sécrétions propres de l'intestin.

COMPOSITION MOYENNE DE L'URINE DES 24 HEURES (ADULTE)

Volume. .	Homme.	1200 à 1500 centimètres cubes.
	Femme.	1000 à 1200 —
Densité.		1014 à 1024
Extrait sec.		46 à 56 grammes.
Matières organiques.		30 à 35 —
Matières minérales.		16 à 21 —
Urée $[CO(NH^2)^2]$.		25 à 35 —
Acide urique $(C^5H^4C^4O^3)$		0gr,30 à 1 gramme.
Créatinine $(C^4H^7N^3O)$		0gr,40 à 1 —
Chlorure de sodium (NaCl)		10 à 15 grammes.
Acide phosphorique (P^2O^5)		2 à 4 —
Acide sulfurique (SO^3)		2gr.80 à 3 —
Ammoniaque (NH^3).		0gr,30 à 1gr,20
Azote total.		12 à 15 —

Rapports urologiques. — A l'état normal, les éléments constituants de l'urine sont reliés les uns aux autres par des rapports assez fixes qui peuvent fournir des indications sur le fonctionnement des divers organes de l'économie.

Rapport azoturique. — C'est le quotient qu'on obtient en divisant l'azote de l'urée AzU par l'azote total AzT. Chez l'individu sain, ce rapport varie entre 0,80 et 0,99, il est en moyenne de 0,85.

L'urée est le produit d'oxydation le plus parfait des albuminoïdes. On admet que les autres corps azotés éliminés par l'urine constituent des éléments en cours d'oxydation. Plus la quantité d'azote de l'urée est grande, plus la nutrition est active. On peut donc, suivant que le rapport azoturique est trop faible ou trop fort, conclure à une combustion organique trop faible ou trop forte.

Le rapport azoturique est nettement influencé par la quantité d'aliments ingérés. Il s'abaisse d'autant plus que l'individu se nourrit davantage, sans toutefois dépasser 0,80. L'ingestion d'une forte quantité d'eau l'augmente.

Le rapport azoturique donne des renseignements dans les affections du foie. Il mesure l'intensité de la fonction hépatique et l'intensité des échanges cellulaires (Albert Robin). Lorsqu'il y a hyperfonctionnement de la cellule hépatique, le rapport azoturique augmente. Il diminue au contraire dans les cas d'insuffisance hépatique.

Dans le diabète, le rapport azoturique est généralement élevé parce que les combustions organiques sont très fortes.

Rapport de l'acide urique à l'urée. — A l'état normal, ce rapport est en poids de 1/40e environ.

On pense actuellement que l'acide urique ne représente pas une étape incomplète de la transformation uréique, mais qu'il provient de la destruction des nucléines cellulaires.

Ce rapport diminue lorsque l'acide urique est retenu dans l'organisme (arthritisme); il augmente lorsqu'il y a destruction intense des noyaux cellulaires (leucémie).

Rapport de l'urée aux matériaux solides (coefficient de Bouchard). — A l'état normal, ce rapport est de 50/100e environ.

Il donne à peu près les mêmes renseignements que le rapport azoturique, c'est-à-dire qu'il fournit la mesure approximative des oxydations élémentaires (Bouchard). Il est utile par suite de déterminer ce rapport lorsqu'on ne peut pas procéder au dosage exact de l'azote pour établir le rapport azoturique.

Ce rapport indique en outre si l'urée est excrétée en quantité trop forte ou trop faible par rapport aux autres éléments.

Rapport du carbone total CT *à l'azote total* AzT. — La plus grande quantité du carbone des albumines s'élimine par le poumon. L'urée est très pauvre en carbone.

Lorsque l'urine renferme une quantité trop grande de corps incomplètement transformés, il y a augmentation relative du carbone par rapport à l'urée. Plus ce rapport est faible, meilleure est la qualité de l'élaboration des albuminoïdes (Bouchard).

Rapport du carbone-urée CU *au carbone total* CT. — Pour déterminer ce rapport, il faut savoir que 1 gramme d'azote provient de la destruction de $6^{gr},736$ d'albumine qui contiennent $3^{gr},61$ de carbone. Connaissant l'azote de l'urée, on calcule donc facilement le carbone de l'urée.

Ce rapport renseigne d'une part sur l'élaboration des albuminoïdes, d'autre part sur le fonctionnement du foie, puisque c'est surtout l'activité de cet organe qui diminue le carbone urinaire.

Rapport de l'acide phosphorique à l'urée. — Ce rapport est à l'état normal de 1/8e à 1/10e. Comme on le sait, l'acide phosphorique de l'urine provient surtout de la désintégration des nucléines. Lorsque ce rapport augmente, on peut conclure à la phosphaturie. Celle-ci se rencontre souvent dans les maladies nerveuses.

Rapport de l'acide phosphorique à l'azote total. — Ce rapport est normalement de 18/100e. Il a à peu près la même signification que le précédent. Quand il dépasse 20/100e, on peut conclure à la phosphaturie (A. Robin).

Cette phosphaturie est absolue lorsque le taux de l'acide phosphorique dépasse la moyenne physiologique; elle est relative lorsque la quantité d'acide est normale et l'urée diminuée. La phosphaturie relative indiquerait une désassimilation exagérée des organes riches en phosphore (A. Robin). La phosphaturie absolue ou relative s'observe surtout dans les maladies nerveuses.

Rapport des phosphates terreux aux phosphates alcalins. — A l'état normal ce rapport est de 1/2 à 1/3.

Il augmente et peut atteindre 1/1 dans les maladies nerveuses.

Coefficient d'oxydation du soufre. — C'est le rapport entre le soufre total et le soufre neutre exprimés tous deux en acide sulfurique. A l'état normal il est de 17/100e environ. Il a généralement une marche parallèle à celle du rapport azoturique.

Rapport des sulfo-conjugués aux sulfates. — A l'état normal ce rapport est voisin de 10/100e, les deux chiffres étant exprimés en acide sulfurique. Il augmente surtout dans les cas de fermentations intestinales.

Rapport de l'acide sulfurique à l'urée. — Le soufre urinaire provient surtout de la désintégration des albuminoïdes. Ce rapport qui, à l'état normal, se rapproche de 1/8e sert donc à mesurer le degré de perfection de cette désintégration.

Rapport du chlorure de sodium à l'urée. — Ce rapport est normalement de 42/100. Comme on le sait, l'élimination du chlorure de sodium et celle de l'urée ne marchent pas parallèlement. Il en résulte que ce rapport varie lorsqu'il y a rétention chlorurée, soit par défaut de perméabilité rénale, soit dans les maladies aiguës fébriles (pneumonie)

Rapport des chlorures au résidu fixe. — Ce rapport (0,66 chez les normaux) varie surtout selon que la perméabilité aux chlorures est normale ou non.

Rapport des substances minérales aux substances totales dissoutes. — C'est le coefficient de déminéralisation de A. Robin. A l'état normal il est de 25 à 30 pour 100.

Il indique l'équilibre qui existe entre la désassimilation minérale et la désassimilation générale. Il est surtout utile à connaître dans les troubles de la nutrition. Il est notamment élevé dans le diabète (10 pour 100).

On peut distinguer une déminéralisation totale, portant sur tous les éléments minéraux et une déminéralisation partielle portant sur un seul élément salin (A. Robin).

CHAPITRE IV

MÉDICAMENTS ÉLIMINÉS

I. — SUBSTANCES MINÉRALES

1. **Iode.** — *a.* On acidifie fortement l'urine avec de l'acide nitrique ordinaire; on plonge dans le mélange un fragment de papier amidonné ou de pain azyme. Celui-ci devient bleu par formation d'iodure d'amidon.

b. On ajoute à l'urine une petite quantité d'amidon, on porte à l'ébullition pour dissoudre et, après refroidissement, on verse le long des parois de l'éprouvette de l'acide nitrique concentré; au point de contact, il se forme un anneau bleu violet.

c. On ajoute à l'urine de l'acide nitrique nitreux (5 à 10 gouttes); puis on agite avec du chloroforme qui s'empare de l'iode et prend une coloration rouge carmin.

Les mêmes procédés sont applicables à la salive.

2. **Brome.** — On ajoute à l'urine quelques gouttes d'acide chlorhydrique et d'hypochlorite de soude. On agite avec du chloroforme ou du sulfure de carbone. Celui-ci se colore en jaune brun.

3. **Mercure.** — *Procédé de Merget.* — 200 ou 300 centimètres cubes d'urine sont additionnés de 8 à 10 pour 100 d'acide nitrique, puis évaporés jusqu'à un petit volume. On introduit l'urine dans une éprouvette étroite qu'elle doit remplir presque entièrement. On ferme imparfaitement au moyen d'un bouchon dans lequel on implante un ou plusieurs fils de cuivre, de 1 millimètre environ de diamètre, dont on fait plonger 1 centi-

mètre 1/2 au plus dans l'urine. Les fils doivent avoir été décapés par l'acide nitrique puis lavés à grande eau; on peut même les aplatir un peu au marteau pour leur enlever leur forme trop régulière. L'immersion varie selon la richesse en mercure; il est en tout cas inutile de la prolonger au-delà de trente-six heures.

Au bout de ce temps la partie du fil qui plonge dans l'acide est amalgamée. Pour être tout à fait sûr qu'on a affaire à du mercure, on peut procéder de la manière suivante :

Les fils sont lavés avec une solution faible de soude caustique pour enlever l'acide urique, puis avec de l'eau distillée. On sèche sur du papier à filtrer, puis on introduit les fils roulés dans un tube de verre étiré à la lampe. On chauffe sur une petite flamme la partie où se trouvent les fils en tenant en l'air l'extrémité capillaire. Le mercure se volatilise et va se condenser dans cette extrémité capillaire en gouttes fines reconnaissables à l'œil nu ou à la loupe.

4. **Plomb.** — On introduit dans l'urine un fragment de magnésium et on l'y laisse pendant plusieurs jours. Le plomb se dépose sur le magnésium. On dissout le dépôt dans l'acide nitrique; on précipite par l'acide chlorhydrique; ce précipité est soluble dans l'eau chaude.

Lorsque l'urine ne contient que de petites quantités de plomb, il faut en traiter une grande quantité par l'acide chlorhydrique et le chlorure de potassium pour éliminer les substances organiques, évaporer et chercher le plomb dans le résidu.

5. **Arsenic.** — On évapore 50 centimètres cubes d'urine; au résidu on ajoute un mélange de carbonate et d'azotate de soude et l'on fait déflagrer le tout. La masse refroidie est reprise par une petite quantité d'eau acidulée par HCl et la solution introduite dans un vase à précipitation chaude d'assez grandes dimensions.

On y verse lentement une solution chlorhydrique d'hypophosphite de soude de Bougault.

Hypophosphite de soude	20 grammes.
Eau distillée.	20 —
Acide chlorhydrique pur	200 centimètres cubes.

Il se produit une forte réaction avec dégagement de vapeurs nitreuses due à la réduction de l'acide nitrique des nitrates. Lorsque le dégagement de vapeurs nitreuses a cessé après une addition suffisante de réactif, on ajoute un excès de celui-ci. On verse le tout dans un large tube à essai qu'on place au bain-marie bouillant pendant une demi-heure.

On reconnaît l'arsenic à la teinte brune que prend le liquide; il peut même se produire un fort précipité noirâtre. Cette réaction permet de déceler la présence de traces d'arsenic (un centième de milligramme).

Pour rechercher les *cacodylates* on peut employer le procédé suivant : On mélange 10 centimètres cubes d'urine et 10 centimètres cubes du réactif de Bougault; on bouche le flacon contenant le mélange et on abandonne le tout à la température ordinaire pendant 12 heures. Le mélange dégage alors l'odeur alliacée caractéristique.

II. — SUBSTANCES ORGANIQUES

1. **Acide salicylique.** — *a.* L'urine est additionnée de quelques gouttes de perchlorure de fer; elle se colore en violet.

b. On peut encore laisser tomber sur du papier à filtrer une ou deux gouttes d'urine acidifiée par l'acide chlorhydrique; à proximité on laisse tomber une goutte de solution de perchlorure de fer, de manière à ce que les deux liquides arrivent en contact; il se forme une ligne de démarcation violette.

c. Pour rechercher des traces d'acide salicylique, on procède de la manière suivante : 100 centimètres cubes d'urine sont acidifiés avec 8 ou 10 gouttes d'acide chlorhydrique; on agite avec 20 ou 30 centimètres cubes d'éther, on sépare, puis on évapore l'éther; on reprend le résidu avec un peu d'eau et on ajoute une ou deux gouttes de perchlorure de fer qui donne une coloration violette.

2. **Phénol.** — L'urine contenant une forte proportion de phénol prend à l'air une coloration noirâtre, ce qui est dû à l'oxydation de l'hydroquinone et de la pyrocatéchine.

On distille l'urine additionnée de 50 pour 100 d'acide sulfurique. Le distillat, additionné de quelques gouttes de perchlorure de fer prend une coloration bleu violet; elle devient bleue avec l'ammoniaque, rouge par le réactif de Millon.

3. **Alcool.** — On distille 200 centimètres cubes d'urine neu-

tralisée, de manière à recueillir 10 centimètres cubes d'urine qu'on divise en deux portions.

Sur la première, on verse une goutte de solution de bichromate de potasse à 1 pour 100 et 2 gouttes d'acide sulfurique concentré. On porte à l'ébullition. S'il y a de l'alcool, la liqueur jaune passe au vert et il se dégage une odeur d'aldéhyde.

Pour caractériser l'aldéhyde, on ajoute, à 1 centimètre cube de solution de nitrate d'argent à 1/10e, 10 gouttes d'ammoniaque et 5 gouttes de lessive de soude; on y plonge une baguette de verre qu'on porte dans l'axe du tube ci-dessus en le retirant du feu. S'il s'est formé de l'aldéhyde, l'extrémité de la baguette de verre imprégnée de réactif se colore en noir par réduction du nitrate d'argent.

La deuxième portion du distillat est additionnée de 1 centimètre cube de solution d'iodure de potassium à 10 pour 100 et de 10 gouttes d'ammoniaque, puis d'une solution d'hypochlorite de soude versée goutte à goutte.

Si l'urine ne contient pas d'acétone, on ne doit pas obtenir d'iodoforme, mais seulement un précipité noir d'iodure d'azote. On ajoute alors 5 gouttes de lessive de soude et on porte le tube au bain-marie bouillant pendant quelques minutes. S'il y a de l'alcool, l'iodoforme apparait à ce moment; on le reconnaît, s'il est nécessaire, au microscope.

4. **Antipyrine**. — *a*. L'urine, préalablement décolorée par le sous-acétate de plomb, se colore en rouge pourpre par addition de quelques gouttes de perchlorure de fer.

b. Si l'on ajoute à l'urine décolorée quelques gouttes d'acide nitrique fumant et qu'on chauffe, le liquide prend une coloration verte; si l'on ajoute un excès d'urine, à l'ébullition la couleur vire du vert au rouge.

c. A 6 centimètres cubes d'urine acidifiée, on ajoute 5 gouttes d'iodure de potassium iodé; il se produit un précipité rouge obscur; la réaction est encore sensible lorsque l'urine renferme 1/100 000 d'antipyrine.

5. **Quinine**. — *a*. L'urine est additionnée d'une quantité égale d'iodure de potassium iodé; il se forme un précipité jaune marron.

b. On alcalinise environ 500 centimètres cubes d'urine avec de la potasse caustique; on agite avec 50 ou 60 centimètres cubes d'éther pendant 5 minutes environ. La quinine, précipitée par la potasse, se dissout dans l'éther ; celui-ci est séparé et évaporé ; le résidu est repris par un peu d'eau acidulée par 1 goutte d'acide chlorhydrique. On ajoute une petite quantité d'eau de chlore et d'ammoniaque. Il se produit une belle coloration verte.

6. **Antifébrine**. — On porte à l'ébullition, pendant 3 ou 4 minutes environ, 20 centimètres cubes d'urine acidifiée par 4 ou 5 centimètres cubes d'acide chlorhydrique concentré ; le liquide refroidi est mélangé avec 4 ou 5 centimètres cubes d'une solution de phénol à 3 pour 100 et quelques gouttes d'une solution à 1 pour 100 d'acide chromique. Le liquide se colore en rouge ; lorsqu'on alcalinise avec de l'ammoniaque, il vire au bleu.

7. **Phénacétine**. — L'addition de quelques gouttes de perchlorure de fer donne à l'urine une coloration rouge bourgogne. Cette coloration vire au noir au bout d'un certain temps.

8. **Copahu et santal**. — *a*. L'urine donne un précipité avec l'acide nitrique, comme une urine albumineuse, mais ce précipité est soluble dans l'éther et dans l'alcool.

b. L'urine réduit la liqueur de Fehling, mais non le bismuth.

c. Lorsqu'on ajoute à l'urine de l'acide chlorhydrique goutte à goutte, il se produit un précipité d'acides résineux et une coloration rougeâtre ou violacée.

9. **Santonine**. — La santonine s'élimine par l'urine sous forme d'un produit mal défini, la xanthopsine. L'addition d'un peu de lessive de soude ou d'ammoniaque donne à l'urine une coloration rouge. Si l'on agite avec de l'alcool amylique, celui-ci prend une coloration rouge intense et l'urine se décolore.

10. **Rhubarbe. Séné**. — Ils se retrouvent dans l'urine sous forme d'acide chrysophanique ; la lessive de soude ou l'ammoniaque donnent la même réaction qu'avec la santonine ; mais l'alcool amylique ne se colore pas en rouge.

De plus, en mélangeant l'urine, contenant de l'acide chrysophanique, avec de l'eau de baryte, il se forme un précipité rouge ; lorsqu'on filtre, le liquide est incolore ou jaune. Traitée de la même manière, l'urine contenant de la santonine donne un précipité blanc ; le liquide filtré est coloré en rouge.

DEUXIÈME SECTION
MATIÈRES ORGANIQUES

CHAPITRE PREMIER
SUBSTANCES ALBUMINEUSES

I. — ALBUMINE

L'*urine* doit être examinée aussi fraîche que possible. Si elle est trouble, il faut la filtrer.

Le *sang* est recueilli de préférence par ventouses scarifiées. La ponction veineuse avec application de lien élastique pourrait fausser les résultats à cause de la stase. Le sang est immédiatement mesuré, avant la coagulation, dans un récipient spécial.

Pour recueillir le *sérum*, on attend la formation du coagulum et l'on mesure la quantité voulue.

Pour les autres *liquides coagulables*, on mesure de même la quantité à examiner, avant la coagulation.

Les *fèces* sont délayées dans une certaine quantité d'eau additionnée d'acide acétique ; on évapore un peu l'extrait aqueux et on filtre à plusieurs reprises, jusqu'à ce que le liquide soit clair. C'est dans celui-ci qu'on recherche l'albumine.

On procède de même pour les *crachats*.

1. — Recherche qualitative.

I. ***Albumine totale.*** — L'albumine proprement dite comprend deux variétés différentes : la sérine et la globuline. Nous indiquerons d'abord les réactions qui leur sont communes, ensuite celles qui permettent de les distinguer.

1. **Chaleur.** — On verse le liquide à examiner dans une éprouvette, de manière à la remplir au 1/3 environ. Quelle que soit la réaction du liquide, on ajoute 2 ou 3 gouttes d'acide acétique au 1/10e. Cette addition a le double but d'empêcher la

précipitation par la chaleur des phosphates et carbonates alcalins, dissous à la faveur des gaz carboniques, et de neutraliser les alcalis qui pourraient entraver la coagulation.

Lorsque l'addition d'acide acétique produit un trouble, c'est que le liquide contient de la nucléo-albumine. Il faut, dans ce cas, filtrer avant de commencer à chauffer.

On chauffe ensuite sur une lampe à alcool ou sur un bec de Bunsen la partie supérieure du liquide. Il est bon de chauffer lentement, en faisant rouler le tube entre les doigts, de façon à éviter que le liquide jaillisse au dehors au moment de l'ébullition. Lorsque le liquide contient de l'albumine, on voit se produire, selon la quantité, ou bien un coagulum blanchâtre, ou bien seulement un léger louche. Le précipité n'est pas dissous par l'addition de quelques gouttes d'acide nitrique pur.

La comparaison avec la partie non chauffée facilite la constatation du trouble. En cas de doute, on regarde par transparence sur fond noir.

Causes d'erreur. — Lorsqu'on emploie de l'acide acétique trop concentré ou qu'on dépasse la dose de 2 ou 3 gouttes, il arrive qu'on empêche la coagulation de petites quantités d'albumine par leur transformation en acidalbumine.

Pour éviter cet inconvénient, on a proposé de remplacer l'acide acétique par l'acide trichloroacétique au 1/4. Un excès de cet acide n'entrave pas la coagulation, mais l'acide trichloroacétique précipite non seulement la nucléo-albumine, mais encore l'albumose.

On peut procéder d'une façon différente, chauffer d'abord la partie supérieure du tube jusqu'à ébullition et ajouter alors seulement deux ou trois gouttes d'acide acétique au 1/10e; on reporte ensuite sur la flamme et on chauffe jusqu'à ébullition. Un trouble même léger permet d'affirmer la présence d'albumine.

Cette manière de procéder a l'avantage de permettre de distinguer l'*albumine acéto-soluble*. Il arrive, en effet, dans quelques cas, que l'addition d'acide acétique entraîne la dissolution immédiate du précipité, et que l'urine redevient absolument limpide.

On a affirmé que l'acéto-solubilité n'était pas une propriété particulière de l'albumine, mais qu'elle était seulement fonction de la composition du milieu et plus spécialement de sa faible teneur en chlorures. Il y a donc lieu, lorsqu'on a constaté qu'un précipité se redissolvait par addition d'acide acétique, de refaire la réaction après addition de quelques centimètres cubes d'une solution de chlorure de sodium, pour s'assurer que le phénomène est indépendant de la composition du milieu (J. Teissier, Vandeuvre).

Au lit du malade, lorsqu'on n'a à sa disposition ni éprouvette ni réactif, on se contente parfois de porter à l'ébullition une petite quantité de liquide dans une cuiller de fer; mais, c'est là un mauvais procédé, qui expose à des erreurs dans les deux sens, car un liquide non albumineux peut donner un précipité dû aux phosphates et aux carbonates alcalins; d'autre part, un liquide albumineux peut ne pas donner de précipité par l'action des alcalis.

Il est préférable de procéder ainsi : le liquide est chauffé dans la cuiller de fer avec addition d'une pointe de couteau de sel de cuisine; lorsqu'il commence à bouillir, on ajoute un peu de vinaigre de table; s'il y a de l'albumine, il se produit un trouble. Il faut ajouter du sel de cuisine, parce que, suivant la quantité ou la force du vinaigre ajouté, l'albumine pourrait se dissoudre ou n'être pas coagulée par la chaleur. L'addition de sel prévient cette erreur.

Il va de soi que cet examen grossier sera toujours complété ultérieurement par une recherche plus précise.

2. **Acide nitrique** (réaction de Heller). — On verse dans une éprouvette ou un verre à réaction quelques centimètres cubes du liquide à examiner, puis on laisse couler lentement le long des parois du verre quelques centimètres cubes d'acide nitrique ordinaire. Comme l'acide est plus lourd que le liquide, il gagne le fond du verre. Il est préférable de se servir d'une pipette et d'introduire directement au fond du récipient quelques centimètres cubes d'acide.

Linossier conseille d'employer pour cette recherche de l'acide nitrique à 40 degrés Baumé qui, plus dense que l'acide nitrique du commerce, se mélange moins au liquide à examiner.

Lorsque le liquide contient de l'albumine, il se forme dans la zone de contact un trouble blanchâtre, en forme d'anneau plus ou moins épais. Quelquefois, lorsqu'il n'y a que des traces d'albumine, l'anneau n'apparaît qu'au bout de 2 ou 3 minutes.

Causes d'erreur. — Lorsque le liquide contient beaucoup d'urates ou d'acide urique, il peut se produire un anneau blanchâtre dû à la précipitation de l'acide urique. En cas de doute, il suffit de chauffer légèrement, sans attendre l'ébullition. Si le précipité est dû à l'acide urique, il se redissout. On peut encore diluer le liquide dans deux ou trois fois son volume d'eau, de manière à empêcher la précipitation de l'acide urique.

En général, l'anneau produit par l'acide urique est plus large et moins net à sa limite supérieure que celui de l'albumine. Comme il se trouve plus haut que celui-ci, il arrive, lorsqu'un liquide albumineux est très riche en acide urique, qu'on observe deux anneaux blanchâtres l'un au-dessus de l'autre, séparés par une zone claire.

Lorsque le liquide est très riche en urée, il peut se former un léger précipité blanchâtre de nitrate d'urée sur la ligne de séparation du liquide et de l'acide ; mais c'est un précipité cristallin, clair, qui se distingue assez facilement de l'anneau albumineux ; il est, du reste, facilement soluble dans l'eau chaude.

Le copahu, la térébenthine donnent aussi un précipité blanchâtre avec l'acide nitrique. Mais ce précipité se distingue de celui de l'albumine par le fait qu'il est soluble dans l'alcool. En cas de doute, il suffit donc d'ajouter au mélange de liquide et d'acide nitrique deux fois son volume d'alcool.

L'albumose et la nucléo-albumine sont aussi précipitées par l'acide nitrique, mais le précipité de nucléo-albumine se redissout dans un excès de réactif, celui d'albumose se redissout par la chaleur.

3. **Acide acétique et ferrocyanure de potassium.** — On acidifie le liquide avec le 1/10e environ de son volume d'acide acétique concentré, puis on ajoute 6 à 8 gouttes de ferrocyanure de potassium au 1/10e. Lorsque le liquide contient de l'albumine, il se forme immédiatement un précipité blanchâtre plus ou moins compact.

Pour rendre la réaction plus sensible, on peut procéder de la même façon qu'avec l'acide nitrique, c'est-à-dire qu'après avoir acidifié le liquide par l'acide acétique on laisse couler le ferrocyanure le long des parois de l'éprouvette, de telle façon que les deux liquides ne se mélangent pas. Si le liquide contient de l'albumine, il se forme un anneau grisâtre au point de contact ; quelquefois, l'anneau ne se forme qu'au bout de deux ou trois minutes. Pratiquée ainsi, cette réaction est très sensible ; elle permet de déceler des traces d'albumine.

Causes d'erreur. — Cette réaction donne un précipité avec tous les corps albuminoïdes, moins les peptones.

Le précipité dû à l'albumose se distingue de celui de l'albumine par le fait qu'il est soluble par la chaleur.

Le précipité dû à la nucléo-albumine est redissous par addition de quelques gouttes d'acide acétique concentré à froid.

4. **Réactif picro-citrique.** — On prépare ce réactif en dissolvant à chaud 1 gramme d'acide picrique et 2 grammes d'acide citrique dans 100 grammes d'eau distillée ; la solution doit être filtrée après refroidissement.

On mélange dans un vase à réaction ou dans une éprouvette un volume du réactif avec un demi-volume du liquide à examiner. Lorsque ce liquide contient de l'albumine, il se forme immédiatement un précipité jaune. Pour rendre la réaction plus sensible, on peut procéder comme pour la recherche par l'acide nitrique, c'est-à-dire introduire les deux liquides sans les mélanger. Si le liquide contient de l'albumine, il se produit un anneau jaunâtre, opaque, au point de contact.

Causes d'erreur. — Ce réactif précipite aussi les peptones. Le précipité dû aux peptones se redissout par la chaleur et par l'acide nitrique.

Il donne de même un précipité avec le santal et le copahu.

Il précipite aussi les alcaloïdes , en particulier le sulfate de quinine et l'antipyrine. Comme celui des peptones, ce précipité se redissout par la chaleur et par l'acide nitrique.

5. **Réactif de Tanret.** — Il est composé comme suit :

Iodure de potassium	3gr,22
Bichlorure de mercure	1gr,35
Acide acétique	20 centimètres cubes.
Eau distillée q. s. pour.	64 —

Pour pratiquer la réaction, on verse le liquide à examiner dans un tube à essai ; on incline légèrement et on laisse couler lentement le réactif sur les parois du tube. Si le liquide contient de l'albumine, il se produit à la surface de séparation des deux liquides un anneau blanchâtre plus ou moins opaque.

Causes d'erreur. — Le réactif de Tanret précipite, outre l'albumine, les peptones, l'acide urique, l'antipyrine, les alcaloïdes, entre autres le sulfate de quinine.

En cas de doute, il faut chercher si le précipité ne disparaît ni par la chaleur ni par l'alcool ; s'il ne disparaît pas, on peut être sûr qu'on a affaire à de l'albumine.

II. ***Globuline***. — Lorsque le liquide à examiner est acide, on l'additionne de quelques gouttes d'ammoniaque jusqu'à réaction neutre ou faiblement alcaline, dans le but de précipiter les phosphates qui pourraient ultérieurement donner un trouble. On filtre. Le filtrat est additionné d'un égal volume de solution saturée à froid de sulfate d'ammoniaque. Si le liquide contient de la globuline, il se produit un précipité.

Ce précipité peut aussi être dû à l'albumose. Pour le différencier, on procède de la manière suivante :

On laisse le précipité au repos pendant une heure au minimum, puis on filtre et on lave avec une solution à demi saturée de sulfate d'ammoniaque, jusqu'à ce que le filtrat ne contienne plus d'albumine. Le précipité est dissous dans l'eau, filtré, puis chauffé au bain-marie. La globuline et l'albumose se coagulent. Le précipité est filtré, lavé à l'eau et digéré au bain-marie. La solution est neutralisée avec précaution par l'acide acétique. Si le liquide contient de la globuline, il se produit un précipité d'albuminate qui ne se dissout pas par addition d'une solution de chlorure de sodium. Par contre, si le liquide contient de l'albumose, ou bien il ne se produit pas de précipité par l'acide acétique, ou bien ce précipité se redissout par addition d'une solution de chlorure de sodium.

III. ***Séparation de l'albumine***. — Il est souvent nécessaire, avant de procéder à certains dosages, d'urée, de sucre, etc., d'éliminer toute l'albumine que contient un liquide.

Il suffit généralement, lorsque le liquide est acide, de le chauffer jusqu'à coagulation de l'albumine, puis de filtrer. Lorsque le liquide est alcalin ou neutre, il faut l'acidifier faiblement par l'acide acétique avant de le chauffer.

Lorsque la coagulation n'est pas massive, l'albumine peut n'être pas totalement précipitée, ce qui peut provenir aussi bien d'une réaction trop faiblement acide que d'une réaction trop fortement acide. Après avoir filtré le liquide, on doit donc s'assurer qu'il ne contient plus d'albumine, par la réaction du ferrocyanure et de l'acide acétique.

Il est plus simple de mélanger parties égales du liquide à examiner et de la solution suivante : sulfate de soude, 50 grammes ; acide acétique glacial, 10 grammes ; eau distillée, 150 centimètres cubes. On porte à l'ébullition et on filtre. Le liquide filtré est neutralisé avec quelques gouttes de solution de soude ou de potasse caustique. Il est alors prêt pour l'analyse.

La recherche de l'albumine permet de constater si un liquide normalement dépourvu d'albumine présente une modification pathologique.

En outre, elle peut servir à différencier certains liquides les uns des autres. C'est ainsi qu'elle permet de distinguer le contenu d'un kyste hydatique d'un épanchement péritonéal ou pleural, ou encore une hydrorrhée nasale vraie d'une fausse hydrorrhée.

Urine. — La question de l'origine de l'albuminurie et de sa valeur séméiologique est trop importante pour que nous puissions la traiter ici. Rappelons seulement qu'on a attaché une certaine importance clinique à quelques caractères spéciaux de l'albumine urinaire :

Rétractilité. — Si l'on soumet une urine albumineuse à l'action successive de la chaleur et d'un acide faible, le coagulum peut, ou bien gagner le fond du tube sous forme de flocons plus ou moins volumineux (albuminurie rétractile), ou bien rester sous forme de nuage homogène en suspension dans le liquide (albuminurie non rétractile).

Certains auteurs admettent que l'albuminurie rétractile est l'indice d'une néphrite, que la non rétractile indique une intégrité relative du rein.

On a objecté à cette manière de voir qu'il était facile de transformer une albumine rétractile en albumine non rétractile, par la simple addition d'eau à l'urine, et que, d'autre part, on rendait à volonté l'albumine rétractile ou non en ajoutant un peu de sel ou d'acide à l'urine.

Aspect de l'anneau. — D'après Linossier, l'aspect de l'anneau qui se forme par la réaction de Heller dans une urine de néphrite a une physionomie spéciale. Il est opaque, très nettement limité sur ses deux faces ; il se forme très rapidement ; il se produit exactement au point de contact de l'urine et de l'acide.

Linossier admet de plus qu'on peut tirer de la réaction de Heller certains éléments de pronostic. Le retard dans la formation de l'anneau, sa diffusion plus grande, son opacité moindre, sa formation dans la partie élevée du verre à expérience seraient des signes de pronostic favorable.

Acéto-solubilité. — Teissier admet que, dans les cas où l'acéto-solubilité ne dépend pas du taux des chlorures ou des phosphates, elle est la plupart du temps attribuable à la malaria ou à la syphilis, ou bien elle relève d'une altération primitive du foie.

Liquide céphalo rachidien. — A l'état normal, le liquide céphalo-rachidien ne contient pas d'albumine vraie, mais seulement des traces de globuline précipitable par le sulfate de magnésie ou le sulfate d'ammoniaque. Par la chaleur, il ne se produit pas de précipité, mais seulement une opalescence légère.

Dans les affections inflammatoires aiguës des méninges, le liquide céphalo-rachidien devient albumineux ; il peut contenir parfois plusieurs grammes d'albumine pour 1000.

Fèces. — A l'état normal les fèces ne contiennent pas d'albumine. Lorsqu'on en trouve chez un individu dont le régime n'est pas trop riche en albuminoïdes, on peut conclure à un mauvais fonctionnement de l'intestin

2. — Évaluation approximative.

I. **Procédé d'Esbach.** — Ce procédé est basé sur la précipitation de l'albumine par le réactif picro-citrique. Le volume du précipité est mesuré dans un tube spécial gradué, l'albuminimètre d'Esbach (fig. 3).

Le liquide à examiner, légèrement acidifié par 2 ou 3 gouttes d'acide acétique dilué, est introduit dans le tube jusqu'au trait marqué U. La densité de ce liquide ne doit pas dépasser 1,006 à 1,008; si elle est plus élevée, il est nécessaire de diluer le liquide. On ajoute ensuite le réactif picro-citrique jusqu'au trait marqué R. Le tube est bouché avec un bouchon de caoutchouc. On mélange les deux liquides par renversements répétés du tube, sans agiter brusquement, puis on place l'instrument sur un porte-tubes et on le laisse au repos, à la température de la pièce, pendant 24 heures. Au bout de ce laps de temps, on lit sur l'échelle du tube la hauteur du précipité d'albumine en se guidant sur le milieu de la surface. Le chiffre indique directement la quantité d'albumine pour 1000.

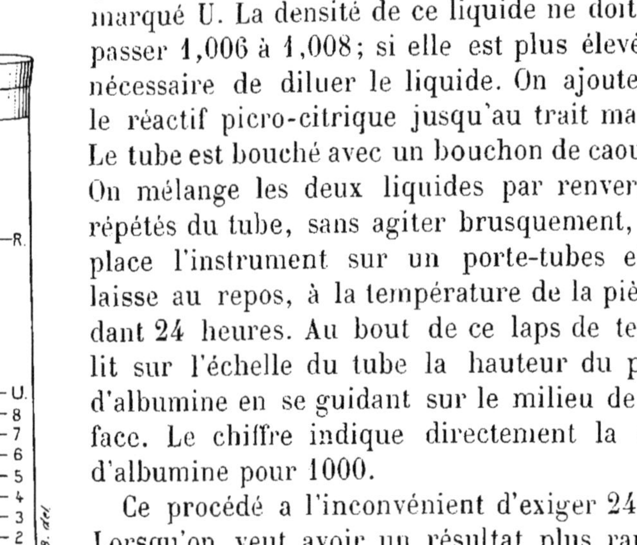

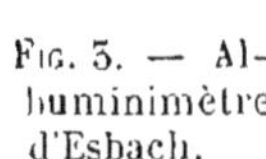

Fig. 3. — Albuminimètre d'Esbach.

Ce procédé a l'inconvénient d'exiger 24 heures. Lorsqu'on veut avoir un résultat plus rapide, on peut procéder de la façon suivante : on mélange dans le tube d'Esbach le liquide et le réactif dans la proportion ci-dessus, puis on chauffe jusqu'à l'ébullition; on laisse déposer pendant 20 minutes; au bout de ce laps de temps, le précipité s'est rassemblé au fond de l'instrument et l'on n'a plus qu'à lire sa hauteur sur l'échelle.

La plupart des tubes d'Esbach portent une graduation allant jusqu'à 12; mais, lorsque le liquide contient une trop grande quantité d'albumine, la sédimentation du précipité s'opère de façon irrégulière. Il s'ensuit que, pour avoir un résultat exact lorsqu'une première estimation a montré que le liquide contient plus de 4 pour 1000 d'albumine, il faut le diluer à 1/2 ou 1/4. De cette façon, l'estimation est exacte à 1 pour 100 près.

Lorsque le liquide contient moins de 1/2 pour 1000 d'albumine, le résultat n'est pas exact non plus, car la sédimentation se fait mal. Il faut alors, si l'on veut avoir un résultat précis, recourir à un autre procédé.

On trouve dans le commerce des tubes d'Esbach à extrémité inférieure conique. Ce dispositif est destiné à permettre une lecture plus facile des fractions au-dessous de 1 pour 1000. Ces albuminimètres ne doivent pas être employés; en effet la rétraction du coagulum s'y fait mal et les indications sont inexactes.

Causes d'erreur. — Le réactif picro-citrique précipite, outre l'albumine, les peptones, les alcaloïdes, en particulier le sulfate de quinine, le santal, le copahu. Il faut donc, avant d'effectuer le dosage, s'assurer par d'autres moyens que le liquide à examiner ne contient aucune de ces substances.

La graduation de l'albuminimètre étant faite empiriquement pour une température moyenne de 15° centigrades, lorsque la température est trop élevée ou trop basse, les chiffres ne sont plus exacts.

De plus, la densité du liquide jouant un certain rôle, pour avoir des résultats comparables il faudrait avoir toujours des densités à peu près égales.

Ce procédé est peu apprécié des chimistes qui prétendent que les résultats obtenus sont absolument erronés, que la quantité d'albumine qu'il indique peut varier du 1/3 au 3/1 de la quantité réelle, car la constance du rapport entre le poids et le volume de l'albumine ne serait qu'une illusion (Patteïn).

Malgré ces objections, les cliniciens continuent à employer ce procédé à cause de sa commodité. Il est certain que les chiffres obtenus ne sont qu'approximatifs, mais ils ne sont pas dénués de valeur comparative et ils ont l'avantage de permettre de suivre facilement les variations du taux de l'albumine chez un même sujet.

II. **Procédé des dilutions.** — On peut encore doser l'albumine par le procédé des dilutions successives. L'observation apprend qu'un liquide contenant 0gr,033 pour 1000 d'albumine donne un anneau au bout de 2 1/2 à 3 minutes. On cherche le degré de la dilution qu'il faut faire subir au liquide pour obtenir la première apparition de l'anneau dans ce laps de temps et on calcule ainsi la teneur initiale.

3. — Dosage.

I. **Albumine totale.** — Pour faire un dosage exact on procède par pesées. On place dans une étuve à air chaud, réglée à 105°, un pèse-filtre contenant un filtre Berzélius roulé. Le pèse-filtre ne doit pas être bouché, mais le bouchon doit être placé dans l'étuve à côté du tube; au bout de 1/2 heure environ la dessiccation est achevée. On ouvre alors l'étuve, on bouche le pèse-filtre, puis on le place dans un dessiccateur à acide sulfurique jusqu'à complet refroidissement. On pèse alors exactement sur une balance de précision.

On verse ensuite dans une capsule de porcelaine 100, 50 ou 25 centimètres cubes de liquide, selon qu'il est plus ou moins riche en albumine. On s'est assuré par une épreuve préalable de la quantité approximative d'albumine, car il faut, pour avoir des résultats exacts, que la quantité d'albumine à peser ne dépasse pas 0gr,20 à 0gr,30. Lorsqu'on emploie de petits volumes de liquide, il faut les diluer en ajoutant une égale quantité d'eau distillée pour éviter une coagulation à gros flocons et pour faciliter le passage des sels à travers le filtre.

On ajoute au liquide 2 ou 3 grammes de chlorure de sodium et une petite quantité d'acide acétique, dilué à 1 pour 10, jusqu'à ce que la réaction soit acide au tournesol. Comme un excès d'acide acétique risque de redissoudre une petite quantité d'albumine, on peut, au lieu de sel et d'acide acétique, ajouter simplement au liquide 10 centimètres cubes d'acide trichloroacétique au 1/4. Si le liquide contient de la nucléo-albumine, il se trouble; dans ce cas on le filtre.

On chauffe sur toile métallique jusqu'à l'ébullition en remuant constamment; on maintient à l'ébullition pendant 2 à 3 minutes; puis on laisse refroidir et on attend que le précipité se soit rassemblé au fond de la capsule. On recueille alors sur le filtre préparé; on enlève l'albumine qui reste dans la capsule en la lavant à l'eau distillée bouillante; cette eau est naturellement recueillie sur le filtre. On lave ensuite le précipité sur le filtre à plusieurs reprises à l'eau distillée bouillante pour éliminer les sels, puis à l'alcool et à l'éther pour déshydrater

On place ensuite le filtre avec son contenu à l'étuve à 105° ainsi que le pèse-filtre. Lorsqu'on juge la dessiccation complète, on introduit rapidement le filtre dans le pèse-filtre et on laisse le tout à l'étuve pendant 1/4 d'heure encore. Puis on bouche le pése-filtre, on laisse refroidir dans le dessiccateur et l'on pèse.

On replace encore le tout à l'étuve pendant 10 minutes ou 1/4 d'heure en débouchant le pèse-filtre, puis on pèse de nouveau après avoir rebouché et laissé refroidir au dessiccateur. La dessiccation est complète lorsqu'on obtient deux fois de suite le même poids.

La différence avec le poids du filtre vide représente le poids de l'albumine dans la quantité de liquide analysée. Un calcul élémentaire donne la quantité pour 1000.

Cause d'erreur. — Lorsque le liquide albumineux contient du sucre, il est nécessaire de laver longuement le coagulum sur le filtre à l'eau distillée bouillante. Sans cela le sucre resterait pris dans le coagulum et fausserait le résultat.

On a proposé récemment (Morel et Péju) de remplacer la filtration par la décantation, activée par centrifugation, sous la double influence de l'eau bouillante et de l'alcool-éther. Cette manière de procéder serait plus rapide et en même temps le lavage serait plus parfait.

Procédé indirect. — On peut encore, pour le dosage de l'albumine dans les liquides coagulables, riches en fibrine, le sang et les sérosités pathologiques par exemple, employer un procédé indirect qui n'exige qu'une petite quantité de liquide, 10 centimètres cubes au minimum.

Dans 5 centimètres cubes de liquide, on dose l'azote total par la méthode de Kjeldahl. D'autre part, on fait le même dosage dans la même quantité de liquide débarrassé de son albumine. On soustrait le deuxième chiffre du premier; le résultat, multiplié par le facteur 6^{gr},25, indique la quantité d'albumine contenue dans le liquide.

II. **Globuline.** — Pour doser séparément la globuline, on précipite celle-ci en solution neutre par le sulfate d'ammoniaque ou le sulfate de magnésie. On filtre, on lave le filtrat avec une solution saturée de sulfate de magnésie ou à demi saturée de sulfate d'ammoniaque.

On pèse ensuite avec les précautions que nous avons indiquées plus haut. Le poids indique la quantité de globuline.

La différence du poids de la globuline avec le poids de l'albumine totale représente la **sérine.**

Le *sang* contient à l'état normal environ 29 pour 100 d'albumine (von Jaksch). Le sérum sanguin en contient à lui seul 7 à 7,6 pour 100.

La quantité d'albumine du sang est diminuée lorsqu'il y a augmentation relative de la quantité d'eau (hydrémie) jusqu'à 9 pour 100. Elle est diminuée aussi dans le sang des cancéreux (8,46 pour 100 et au-dessous).

Elle est au contraire augmentée dans les maladies qui s'accompagnent de grandes pertes d'eau (choléra, diarrhées); elle serait souvent augmentée aussi dans les cas de tumeur cérébrale, d'après von Jaksch.

Dans la néphrite épithéliale, la plupart des auteurs ont trouvé une diminution notable de la quantité d'albumine du sérum. Strauss a montré qu'elle était diminuée de moitié environ.

La quantité d'albumine peut quelquefois permettre de différencier les *exsudats* des *transsudats*. Dans les premiers, en effet, elle atteint généralement 6 à 8 pour 100, tandis que dans les seconds elle n'est le plus souvent que de 4 à 5 pour 100. Dans les épanchements purulents, la quantité d'albumine est élevée (8 pour 100 en moyenne).

Dans les *crachats* on trouve toujours une certaine quantité d'albumine Cette quantité est notablement augmentée dans l'expectoration albumineuse de l'œdème pulmonaire aigu.

II. — MATIÈRES ALBUMINOÏDES

I. ***Nucléo-Albumine.*** — A 10 centimètres cubes de liquide on ajoute 5 à 10 gouttes d'acide acétique cristallisable. On chauffe légèrement vers 30° pour éviter la précipitation de l'acide urique. Il se forme un précipité nuageux.

En cas de doute, on peut vérifier en incinérant le précipité et en recherchant le phosphore par le réactif molybdique.

La nucléo-albumine n'est pas coagulable par la chaleur.

II. ***Mucine.*** — La *mucine* possède les mêmes réactions que la nucléo-albumine; on la recherche de la même façon que celle-ci. Pour l'en distinguer, on peut faire bouillir le précipité avec 5 centimètres cubes d'eau acidulée avec 5 à 8 gouttes d'acide chlorhydrique. Ce liquide neutralisé réduit la liqueur de Fehling.

III. ***Albumose.*** — a. *Recherche par la chaleur* (Bence-Jones). — Le liquide à examiner doit être aussi frais que possible; s'il est trouble, il doit être filtré. On en introduit quelques centimètres cubes dans un tube à essai, puis on chauffe progressivement. Si le liquide renferme des albumoses, il se produit un trouble, un précipité; dès que le liquide entre en ébullition, le précipité se redissout; dès qu'on laisse refroidir, il réapparaît.

L'albumose est précipitée par l'acide nitrique et par le ferrocyanure acétique; mais le précipité se redissout par la chaleur.

b. *Recherche par l'éther* (Jacquemet). — Le liquide, fraîchement recueilli, est traité par un excès de chlorure de sodium, puis filtré; ensuite, il est acidifié légèrement par l'acide acétique; on le porte à l'ébullition; puis, après refroidissement, on le filtre une seconde fois; le liquide est ainsi débarrassé de la nucléo-albumine, de l'albumine, des phosphates, corps qui pourraient ensuite donner un coagulum avec l'éther.

On introduit dans un tube à essai 30 centimètres cubes du liquide ainsi préparé; on ajoute 10 centimètres cubes d'éther sulfurique; on mélange l'éther et le liquide en imprimant au tube bouché avec le pouce un mouvement de succussion. Si le liquide contient des albumoses, il apparaît sur les parois du tube des gouttelettes d'aspect gélatineux ou graisseux. Lorsque le tube est placé verticalement, ces gouttelettes montent comme des bulles à travers le liquide. Au bout d'un quart d'heure à une demi-heure, tout l'éther a traversé le liquide; il s'est formé, à la partie supérieure de l'éprouvette, un coagulum d'une consistance telle qu'il est possible de retourner le tube sans que le liquide s'écoule.

La recherche de l'albumose n'offre d'intérêt que dans l'urine.

Les deux réactions que nous venons de décrire ne s'appliquent certainement pas au même corps :

Avec la première, on trouve de l'albumose surtout dans les cas d'ostéosarcomatose et de myélomatose, dans la leucémie lymphatique (Askanazy). On en trouve plus rarement dans certaines néphrites; il semble que l'albumose ne soit dans ces derniers faits que de l'albumine modifiée.

Avec la seconde, on a trouvé de l'albumose dans de nombreuses affections fébriles (grippe, pneumonie, rhumatisme, etc.); mais, d'après Piéry, on constaterait cette réaction dans la moitié des cas chez les normaux.

D'autre part, on ne peut pas compter sur cette réaction pour déceler les albumoses dans les diverses humeurs de l'organisme, de sorte que sa signification clinique reste à préciser.

IV. **Peptones**. — Pour la recherche des peptones, l'*urine* doit être fraîche; en effet, si on laisse longtemps au contact de l'air une urine albumineuse, une partie de l'albumine peut se transformer en peptones par l'action des bactéries et des ferments.

L'*urine* est traitée d'abord par quelques gouttes d'acide acétique dilué. S'il se produit un trouble dû à la nucléo-albumine, on filtre. Si l'urine contient de l'albumine ordinaire, il est nécessaire de l'en débarrasser par le procédé habituel.

Les *matières fécales* sont mélangées avec de l'eau jusqu'à ce qu'elles aient pris la consistance d'une bouillie claire, puis elles sont soumises à la coction et filtrées à chaud. Le produit filtré est traité par l'acide acétique et porté de nouveau à l'ébullition.

Le *sérum* est additionné de quelques gouttes d'acide acétique, porté à l'ébullition, puis filtré. L'albumine est ainsi éliminée.

Les peptones ne précipitent ni par l'acide nitrique ni par le ferrocyanure acétique.

1. **Réactif d'Esbach.** — On mélange 10 centimètres cubes du liquide à examiner avec 20 centimètres cubes de réactif picro-citrique d'Esbach. S'il ne se produit pas de précipité, c'est que le liquide ne renferme ni albumine ni peptones. S'il se forme un précipité, on répartit le mélange dans trois tubes à réaction. Le premier tube sert de témoin, le deuxième est porté à l'ébullition, le troisième reçoit de l'acide nitrique. Le précipité dû aux peptones se redissout dans les deux derniers tubes. Ce procédé est d'autant plus sensible qu'il y a moins d'albumine et plus de peptones.

Causes d'erreur. — Les alcaloïdes, le sulfate de quinine et l'antipyrine donnent, avec le réactif d'Esbach, un précipité qui se redissout par la chaleur et par l'acide nitrique. Il est donc nécessaire, avant de conclure à la présence de peptones, de s'assurer que le malade n'a pris aucun de ces médicaments.

En cas de doute à ce sujet, on peut traiter, au préalable, le liquide par le réactif de Bouchardat, dont la composition est la suivante : iode, 2 grammes; iodure de potassium, 4 grammes; eau distillée, 100 grammes. Ce réactif précipite les alcaloïdes et non les peptones.

2. **Réactif de Tanret.** — On procède comme avec le réactif d'Esbach, c'est-à-dire que, si l'on constate la formation d'un précipité, on répartit le mélange dans trois tubes. Le premier sert de témoin, le second est porté à l'ébullition, le troisième reçoit de l'alcool. Le précipité dû aux peptones se redissout dans les deux derniers tubes.

Les *causes d'erreur* sont les mêmes que ci-dessus.

3. **Réaction du biuret.** — Cette réaction se produit non seulement en présence des peptones, mais encore en présence

de l'albumine vraie. Avec les premiers, on observe une coloration rose; avec la seconde, une coloration violette.

Malgré cette différence de nuance, il est préférable, pour rechercher les peptones, de débarrasser le liquide à examiner de toute son albumine vraie, soit par l'ébullition après addition d'acide acétique, soit, de préférence, en saturant par le sulfate d'ammoniaque le liquide neutralisé. Le liquide, débarrassé de son albumine, est prêt pour la réaction. On en verse dans une éprouvette 5 à 10 centimètres cubes, on ajoute quelques gouttes de lessive de soude et d'une solution de sulfate de cuivre à 2 pour 100. Il se produit une coloration rose.

Cause d'erreur. — Un liquide contenant une grande quantité d'urobiline peut donner une coloration semblable à celle des peptones. Pour éviter cette erreur, le plus simple est d'extraire au préalable l'urobiline en traitant le liquide par l'alcool amylique.

Dans l'*urine*, on peut trouver des peptones en cas d'insuffisance hépatique, au déclin de certaines infections (pneumonie), par suite de la résorption d'exsudats riches en éléments figurés, etc. Mais la peptonurie se rencontre surtout dans les cas d'infection des voies urinaires, par transformation de l'albumine en peptones sous l'action des ferments.

Dans les *matières fécales*, toutes les fois qu'on trouve des peptones on peut conclure à un mauvais fonctionnement de l'intestin.

Dans le *sérum* sanguin, on peut trouver une quantité assez considérable de peptones (jusqu'à 12 pour 100) dans les cas de leucémie.

CHAPITRE II

SUBSTANCES DE DÉSASSIMILATION

I. — URÉE $CO(NH^2)^2$

I. **Recherche qualitative.** — 20 ou 30 centimètres cubes de liquide sont évaporés au bain-marie jusqu'à consistance sirupeuse; après refroidissement, on ajoute quelques gouttes d'acide nitrique; au bout de quelques heures, il se forme un précipité cristallin de nitrate d'urée. Les cristaux se présentent sous forme de lamelles rhomboïdales facilement reconnaissables au microscope.

Lorsque le liquide à examiner contient de l'albumine, il est nécessaire, après son évaporation, de reprendre le résidu par l'alcool, de filtrer et d'évaporer à nouveau; on ajoute ensuite l'acide nitrique.

La recherche de l'urée peut permettre de différencier certains liquides organiques, de distinguer, par exemple, l'urine, riche en urée, de liquides kystiques qui en contiennent fort peu.

La recherche de l'urée ne permet pas cependant de distinguer à coup sûr le liquide d'hydronéphrose d'un autre liquide kystique, car souvent on n'y trouve point d'urée, ou seulement des quantités minimes.

II. ***Évaluation.*** — Dans l'urine, on peut estimer approximativement la quantité d'urée d'après le poids spécifique, pourvu que le liquide ne contienne ni albumine ni sucre.

On admet qu'une urine, dont le poids spécifique est de :

1014	contient	1	gramme pour 100 d'urée	environ.
1014 à 1020	—	1,5	—	—
1020 à 1024	—	2 à 2,5	—	—
1028 à 1030	—	3	—	—

Les chiffres ci-dessus sont inexacts dans les maladies fébriles et dans les états cachectiques où les chlorures sont très diminués; la densité dépendant alors presque exclusivement de l'urée, ces chiffres se trouvent trop faibles.

III. ***Dosage.*** — Les procédés chimiques de dosage de l'urée reposent sur le principe suivant : L'urée est décomposée par l'hypobromite de soude en volumes égaux d'azote et d'acide carbonique, avec formation de bromure de sodium et d'eau.

$$CH_4N_2O + 3BrONa = 3BrNa + CO_2 + N_2 + 2H_2O.$$

Le réactif employé contient un excès de soude, de sorte que l'acide carbonique se combine avec elle en formant du carbonate de soude; l'azote seul se dégage, et son volume est mesuré dans un appareil spécial.

Mais il faut savoir que cette méthode, pratique et rapide, comporte deux causes d'erreur en sens inverse : d'une part, l'hypobromite ne décompose pas toute l'urée; d'autre part, il ne décompose pas uniquement l'urée.

1° Pour éviter la première cause d'erreur, on ajoute au liquide à examiner 1 centimètre cube de solution de glycose à 25 pour 100; de cette façon, on empêche la formation de cyanate et, en outre, la chaleur provoquée par la décomposition de la glycose, sous l'influence de l'hypobromite de soude, suffit à expulser du liquide la totalité du gaz qui y était retenu mécaniquement.

2° L'hypobromite de soude agit encore sur d'autres corps que l'urée : l'acide urique, la créatinine, le glycocolle, la leucine, la tyrosine, les sels ammoniacaux, tous corps azotés qui mettent en liberté une partie de l'azote qu'ils contiennent.

On peut, pour corriger l'erreur résultant de ce fait, diminuer de 4,5 pour 100 le chiffre de l'urée obtenu.

Il est préférable, cependant, de déféquer le liquide. Pour cela on peut employer, ou bien le sous-acétate de plomb qui précipite l'acide urique, ou bien, de préférence, l'acide phosphotungstique qui élimine en outre la créatinine et les sels ammoniacaux.

Pour déféquer par le sous-acétate de plomb, on additionne le liquide de 1/10e de son volume du réactif, puis on filtre. Il suffit ensuite d'augmenter de 1/10e les chiffres obtenus.

Pour déféquer par l'acide phosphotungstique, on procède ainsi : on verse 10 centimètres cubes du liquide (10cc + 10cc d'eau distillée si la quantité d'urée dépasse 20 pour 1000), dans un ballon de verre. On ajoute 1 centimètre cube d'acide chlorhydrique et 4 ou 5 centimètres cubes d'acide phosphotungstique du commerce. On filtre après avoir laissé reposer 24 heures. Le précipité est lavé à l'eau distillée. Dans le liquide filtré on introduit une goutte de phénolphtaléïne. On ajoute de la lessive de soude jusqu'à coloration rose. Par addition d'eau distillée, le volume est amené à 100 centimètres cubes. On décolore avec quelques gouttes d'acide sulfurique. Le liquide est alors prêt pour l'analyse. Comme il est dilué à 1/10e il suffira de multiplier le résultat obtenu par 10.

Ces précautions sont indispensables lorsqu'il faut obtenir des résultats exacts, pour l'établissement des rapports urologiques par exemple. Dans la pratique journalière, on peut s'en passer.

Lorsque le liquide à examiner contient de l'albumine, il faut l'en débarrasser au préalable.

Réactif bromhydrique. — On a proposé un nombre considérable de formules. Toutes sont bonnes, à condition que le réactif soit suffisamment concentré et suffisamment alcalin.

Nous recommandons les deux formules suivantes :

I.	Brome	10 centimètres cubes.	
	Lessive de soude.	100	—
	Eau distillée.	100	—

(Méhu, Mercier).

II.	Soude caustique pure à 1,33 . .	120 centimètres cubes.	
	Eau distillée.	60	—
	Brome	10	—

(Moreigne).

Le réactif doit être préparé au moment du besoin ou en tout cas le jour même, car son titre oxydant varie de 0,86 pour 100 en 24 heures.

En outre, il doit être préparé à basse température pour éviter la formation de bromate alcalin. On commence par mélanger l'eau à la lessive de soude, puis on refroidit dans un courant d'eau froide ou dans un mélange réfrigérant; enfin on ajoute le brome par petites quantités en évitant avec soin tout échauffement du liquide.

Il ne faut pas préparer le réactif dans le laboratoire même, à cause du dégagement des vapeurs irritantes du brome; il faut opérer sous une chapelle ou à défaut en dehors d'une fenêtre.

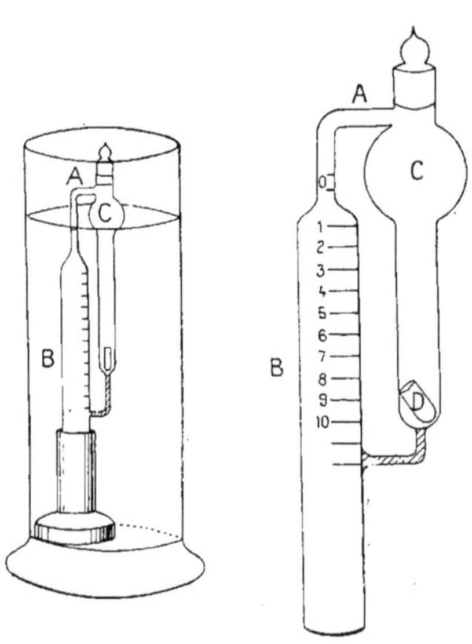

Fig. 4. — Uréomètre d'Esbach.

IV. ***Uréomètres***. — Il existe un nombre considérable d'appareils destinés au dosage de l'urée par la mesure volumétrique de l'azote dégagé; nous ne décrirons que les plus usuels.

1. **Uréomètre d'Esbach** (fig. 4). — Cet appareil se compose de deux parties : le gazogène (C) et le gazomètre (B), ouvert à sa partie inférieure. Le gazogène est constitué par un tube cylindrique renflé en boule vers son tiers supérieur, fermé à son extrémité inférieure, laquelle est reliée au gazomètre par

une tige de verre plein. Le mélange s'effectue dans le gazogène. Le gaz formé passe dans le gazomètre par le tube A.

L'instrument débouché est introduit dans une large éprouvette pleine d'eau ; il y est maintenu par un support spécial. On ajoute de l'eau dans l'éprouvette jusqu'à ce que son niveau corresponde au trait le plus élevé du gazomètre. Au moyen d'une pipette, on introduit dans le réservoir à boule 9 ou 10 centimètres cubes de réactif bromhydrique.

On introduit d'autre part, au moyen d'une pipette exactement graduée, 1 centimètre cube du liquide à examiner, plus 1 centimètre cube de solution de glycose au 1/4, dans un petit godet de verre D. Ce godet, tenu entre le pouce et l'index de la main gauche, est descendu le plus avant possible dans le réservoir à boule contenant le réactif bromhydrique : on pose alors sur les bords du godet l'extrémité inférieure de la tige du bouchon de verre et on laisse échapper le godet en fermant brusquement l'appareil.

Le dégagement de gaz commence sur-le-champ. On soulève l'appareil de la main gauche pour faire aspiration et aider au dégagement de l'azote, tandis que de la main droite on agite le liquide pour assurer le mélange.

Au bout de 3 à 4 minutes environ le dégagement de gaz a cessé et il ne reste plus qu'à procéder à la lecture. L'appareil tenu verticalement est enfoncé dans l'eau jusqu'à ce que le niveau de celle-ci soit le même dans le gazomètre et dans l'éprouvette. On note alors le nombre de centimètres cubes occupés par le gaz en ayant soin de faire la lecture à la partie convexe du ménisque. Le chiffre obtenu indique le volume de l'azote dégagé.

Causes d'erreur. — Si le bouchon de l'appareil n'est pas introduit assez rapidement, une petite quantité de gaz peut s'échapper au dehors. Il en est de même si la fermeture n'est pas absolument hermétique. Pour plus de sûreté, on peut enduire le bouchon de paraffine. Théoriquement, le dégagement de l'azote n'est complet qu'au bout de 15 minutes environ. Mais, en pratique, on peut considérer que ce volume n'augmente plus que d'une quantité négligeable au bout de 4 minutes.

2. **Baroscope.** — Pour obtenir la quantité d'urée en fonction de la quantité d'azote dégagé, il faut tenir compte de trois facteurs : la température, la pression barométrique et la ten-

sion de la vapeur d'eau. Un appareil spécial, le baroscope, donne la résultante de ces trois facteurs (fig. 5).

Cet appareil se compose d'une boule de verre A reliée à un tube en U portant une graduation de 620 à 760 millimètres.

La boule de l'instrument contient un gaz chimiquement indifférent. Ce gaz est séparé de l'extérieur par une colonne de mercure B au-dessus de laquelle se trouve une petite couche d'eau destinée à maintenir saturé de vapeur le gaz contenu dans la boule. Il suffit de lire, au moment du dosage, la hauteur qu'atteint le mercure sur l'échelle.

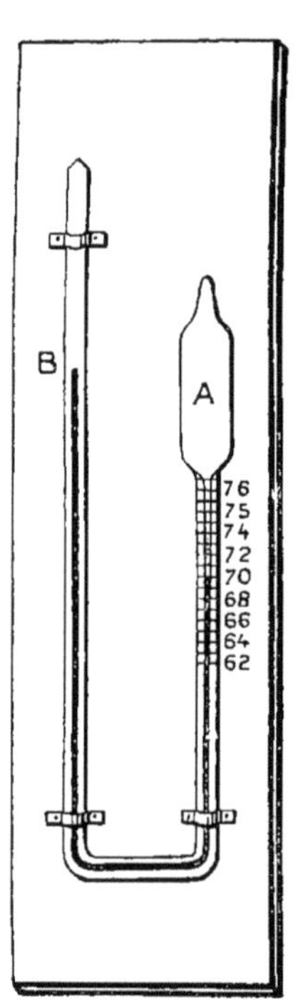

Fig. 5. — Baroscope.

Des tables baroscopiques spéciales traduisent directement le volume d'azote en grammes d'urée par litre. Ces tables portent en abscisse le chiffre de l'azote et en ordonnée les chiffres du baroscope.

Lorsqu'on n'a pas de baroscope à sa disposition, on procède de la manière suivante : on prépare une solution composée de 1 gramme d'urée (desséchée à l'exsiccateur) et 2 grammes de glycose dans 100 centimètres cubes d'eau. Chaque centimètre cube de cette solution contient 0,01 d'urée.

On introduit dans l'appareil 10 centimètres cubes de réactif bromhydrique et 1 centimètre cube de cette solution ; au bout de 3 ou 4 minutes, on note quel est le chiffre du déplacement de la colonne d'eau dans le gazomètre, puis on répète la même opération avec 1 centimètre cube du liquide à examiner. Ce dernier chiffre est divisé par le premier ; le résultat multiplié par 10 donne le poids de l'urée contenue dans un litre de liquide.

Exemple : 1 centimètre cube de la solution d'urée à 1 pour 100 donne 32 ; 1 centimètre cube du liquide donne 44. Le premier chiffre indiquant la quantité d'azote dégagée par 0,01 d'urée, on a 44 : 32 = 1,374 ; chaque centimètre cube du liquide contient 0,01374 d'urée soit 13,74 pour 1000.

3. **Uréomètre de Leune à température constante.** — Il

se compose (fig. 6) d'un gazogène A muni à sa partie supérieure de deux robinets D et E ; en bas est soudé un gazomètre B gradué en 1/5e de centimètre cube, se terminant par un robinet F et pénétrant par son extrémité supérieure effilée O dans le gazogène. Au-dessous du robinet D se trouve soudé un tube plus large C.

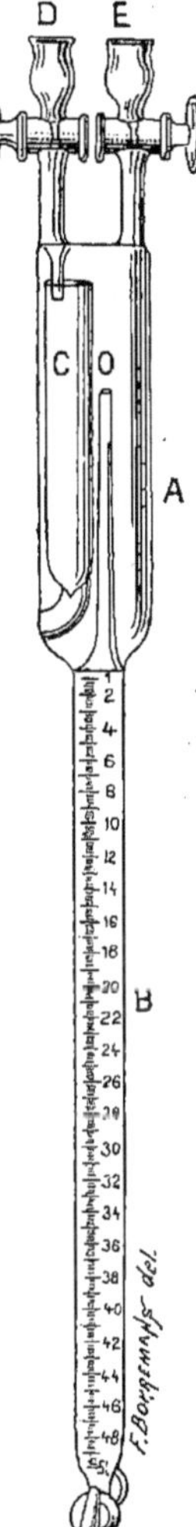

Fig. 6. Uréomètre de Leune.

Technique. — Les trois robinets D, E et F étant ouverts, on remplit d'eau le gazomètre en reliant par un tube de caoutchouc le robinet F à une conduite d'eau. Lorsque l'eau arrive au point O, on ferme le robinet F.

On introduit ensuite, par le robinet E, 25 centimètres cubes d'hypobromite de soude [1] et par le robinet D, 5 centimètres cubes du liquide à examiner (pour une densité de 1,020 à 1,023, seulement 4 centimètres cubes d'urine et 3 centimètres cubes de 1023 à 1027). Le liquide coule dans le tube C ; on y ajoute 3 à 4 centimètres cubes d'une solution de glycose à 1/100e pour favoriser le dégagement de l'azote.

On plonge alors l'appareil pendant 5 minutes dans une éprouvette pleine d'eau, de telle sorte que le liquide arrive à la naissance des robinets D et E ; au bout de ce laps de temps, en maintenant l'appareil dans l'eau, on ferme les robinets D et E. On retire l'uréomètre de l'éprouvette et on le retourne complètement, le robinet F en haut ; on agite trois ou quatre fois de bas en haut, puis on replace l'appareil dans sa position primitive. On ouvre alors le robinet F ; une partie de l'eau contenue dans le gazomètre s'écoule au dehors ; cette quantité d'eau est égale au volume de l'azote dégagé.

En laissant le robinet F toujours ouvert, on replace l'uréomètre dans l'éprouvette remplie d'eau et l'on attend de nouveau 5 à 10 minutes. On procède alors à la lecture de la manière suivante : on soulève l'instru-

(1) L'auteur recommande la formule suivante : brome 1 centimètre cube, eau distillée 10 centimètres cubes et lessive de soude 15 centimètres cubes.

ment de façon que l'eau soit au même niveau dans le gazomètre B et dans l'éprouvette; on note la division atteinte. Celle-ci indique le nombre de centimètres cubes d'azote dégagés par la quantité de liquide examinée.

On note d'autre part la température de l'eau de l'éprouvette et la pression barométrique. On cherche sur la table *ad hoc* accompagnant l'appareil le poids, à 0° et à 760 millimètres de pression, de 1 centimètre cube d'azote. Ce poids multiplié par le volume de l'azote obtenu donne le poids de l'azote du liquide introduit; en le divisant par la quantité de ce dernier (5, 4, ou 5 centimètres cubes) on obtient directement en grammes le poids de l'azote de 1 litre de liquide. En multipliant ce poids de l'azote par 2,15 on obtient le poids de l'urée contenue dans ce litre de liquide.

Exemple. — Pour 5 centimètres cubes de liquide on a obtenu $20^{cc},7$ d'azote. La température de l'eau est de 10 degrés, la pression atmosphérique de 770 millimètres. La table indique que dans ces conditions 1 centimètre cube d'azote pèse 1,211 ; les $20^{cc},7$ pèsent $1,211 \times 20,7 = 25,06$. En divisant par le nombre de centimètres cubes du liquide, on obtient $25,06 : 5 = 5,01$. Le liquide contient donc 5,01 d'azote par litre.

En multipliant ce chiffre par 2,15 on a le poids de l'urée, soit $10^{gr},77$. Le liquide contient donc $10^{gr},77$ d'urée par litre.

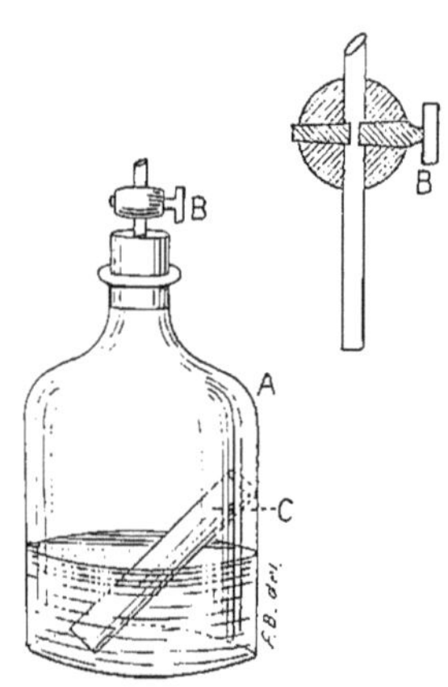

Fig. 7. — Uréomètre de Linossier.

4. **Uréomètre de Linossier** (fig. 7). — Il se compose d'un flacon A à large goulot de 100 centimètres cubes environ, sur lequel on a gravé un trait correspondant sensiblement à une capacité de 55 centimètres cubes. Le bouchon de caoutchouc B est traversé par un tube de cuivre à robinet, comme le montre la figure. Dans ce flacon on peut introduire un tube de verre C à parois épaisses, fermé à l'une de ses extrémités, et d'une capacité de 5 à 6 centimètres cubes.

Technique. — On introduit dans le flacon vide 55 centimètres cubes environ (jusqu'au trait marqué) d'une solution d'hypobromite de soude. Linossier recommande la formule suivante :

Lessive des savonniers	100	centimètres cubes.
Eau.	200	—
Brome	5	—

Dans le tube de verre on laisse couler exactement 2,5 centimètres cubes du liquide à analyser, puis on introduit ce tube dans le flacon en évitant tout mélange du liquide avec le réactif.

Laissant le robinet ouvert, on assujettit fortement le bouchon. On ferme le robinet et on renverse le flacon. Le liquide et l'hypobromite se trouvant en contact réagissent et il se produit un dégagement d'azote qu'on favorise par une agitation modérée. Pendant l'opération il faut avoir soin de tenir l'appareil par le goulot de manière à ne pas échauffer la masse gazeuse avec la main.

Dès que le dégagement de gaz est terminé, ce qui ne demande que quelques secondes, et sans qu'il soit nécessaire d'attendre la disparition de la mousse, on porte l'appareil renversé au-dessus d'un cylindre gradué et on ouvre le robinet : l'azote dégagé déplace un volume de liquide égal au sien. Ce liquide est recueilli et mesuré dans le cylindre : chaque centimètre cube correspond à 1 gramme d'urée par litre du liquide examiné.

Pour obtenir plus de précision, on peut prendre les précautions suivantes :

1° Avant de fermer le robinet au début de l'opération, et avant de l'ouvrir la réaction terminée, plonger quelque temps l'appareil dans une même masse d'eau pour éliminer l'influence de l'échauffement produit par la réaction.

2° Faire deux opérations identiques, l'une avec le liquide à examiner, l'autre avec une solution d'urée titrée à 2 pour 100, et calculer la proportion d'urée contenue dans le liquide par le rapport des volumes d'azote dégagés dans l'une et l'autre opération.

3° Tenir compte de la dépression de la masse gazeuse provoquée par la petite quantité de liquide resté dans l'appareil. Pour ce faire, après l'écoulement de l'excès de liquide, fermer le robinet, redresser l'appareil, ouvrir le robinet et le refermer. Renverser de nouveau l'appareil au-dessus de l'éprouvette graduée. Il s'écoule quelques dixièmes de centimètre cube de liquide qu'il faut retrancher du nombre précédemment obtenu. Cette correction n'est nécessaire que si les volumes d'azote dégagés par la solution titrée d'urée et par l'urine sont très différents.

Les chiffres indiqués sont calculés pour un liquide non déféqué, en tenant compte de la décomposition incomplète de l'urée par l'hypobromite, de la décomposition partielle de corps azotés autres que l'urée, des corrections moyennes de température et de pression.

Il va de soi que les résultats ne peuvent être rigoureusement exacts, attendu que la quantité d'urée décomposée par l'hypobromite est variable, et que, d'autre part, la proportion des éléments azotés autres que l'urée varie aussi. Néanmoins, cet appareil donne des résultats comparables entre eux et suffisamment exacts pour les besoins courants de la clinique.

5. **L'uréomètre de B. Teissier**, un peu plus perfectionné, est basé sur le même principe que celui de Linossier.

L'appareil de *Southall* fréquemment employé par les cliniciens anglais n'est pas d'une exactitude parfaite, mais il a l'avantage d'être portatif.

Dans l'*appareil d'Yvon*, le dégagement de l'azote déplace une colonne de mercure.

V. ***Dosage indirect par la méthode de Kjeldahl*** (Mörner). — Lorsqu'on a besoin de résultats très précis, pour la détermination du rapport azoturique par exemple, on peut éliminer d'abord les corps azotés autres que l'urée, puis doser l'azote de celle-ci par la méthode de Kjeldahl.

Réactifs. — 1° Une solution saturée de chlorure de baryum contenant 5 pour 100 d'hydrate de baryum ; 2° un mélange de 1 volume d'éther avec 2 volumes d'alcool à 97 degrés.

Marche de l'opération : 5 centimètres cubes du liquide à examiner, débarrassé le cas échéant de son albumine, sont additionnés de 5 centimètres cubes de la solution de baryum et de 100 centimètres cubes du mélange d'alcool-éther. Le tout est laissé au repos pendant 24 heures dans un ballon fermé. Au bout de ce laps de temps les corps azotés autres que l'urée sont précipités. Le précipité est filtré, lavé à l'alcool-éther. On ajoute au filtrat un peu de magnésie calcinée pour chasser l'ammoniaque ; on évapore l'alcool-éther en chauffant au voisinage de 55° jusqu'à réduction à 10-15 centimètres cubes.

C'est dans ces 10-15 centimètres cubes qu'on dose l'azote par le procédé de Kjeldahl ; on multiplie le chiffre de l'azote par le facteur 2,143 pour avoir la quantité d'urée contenue dans les 5 centimètres cubes de liquide analysés.

Urine. — Ce qui importe, en clinique, c'est de doser la quantité totale éliminée dans les 24 heures. Le dosage de l'urée n'a aucune signification s'il ne porte pas sur l'urine d'un nyctémère.

Avec une alimentation normale, un individu sain élimine en moyenne 25 à 35 grammes d'urée dans les 24 heures, lorsqu'il se livre à des occupations normales; mais nombreux sont les facteurs qui peuvent faire varier cette quantité même chez l'individu sain.

L'alimentation tout d'abord joue un rôle important dans l'excrétion de l'urée. Le régime carné produit de l'hyperazoturie alimentaire; inversement, un régime végétal donne lieu à de l'hypoazoturie alimentaire.

Le travail musculaire, la fatigue augmentent notablement le taux de l'urée.

Il est donc nécessaire, avant d'attribuer une signification pathologique aux variations de l'urée, de tenir compte de ces divers facteurs.

A l'état de maladie, de repos et d'alimentation réduite, on n'en trouve d'ordinaire que de 15 à 20 grammes, sans qu'il y ait lieu d'en tirer des conclusions plus générales. En clinique, du reste, on ne tient généralement compte que des écarts considérables.

La diminution du taux de l'urée peut tenir surtout à des lésions du foie et du rein.

Dans les *néphrites*, et surtout dans la néphrite interstitielle chronique, on constate en général une diminution notable de la quantité d'urée; à certaines périodes cependant il se produit de véritables décharges uréiques. En moyenne, la quantité d'urée par 24 heures ne dépasse pas 8 à 10 grammes.

Lorsque le rein est normal et qu'on constate une hypoazoturie persistante, on peut conclure à un fonctionnement défectueux du foie, à l'*insuffisance hépatique*. Dans ces cas, on voit quelquefois le taux de l'urée descendre à 3 ou 4 grammes, même 0gr,50 (Bouchard) et 0gr,20 (Quinquaud) par 24 heures. La production de l'urée est en effet sous la dépendance du foie; toutes les fois que cet organe ne fonctionne plus normalement, il y a diminution du taux de l'urée. Pour que la constatation de ce phénomène ait une valeur diagnostique, il faut qu'elle soit faite à plusieurs reprises dans un laps de temps un peu long, le malade étant soumis à un régime fixe contenant un taux connu d'éléments azotés.

Il faut, en outre, avoir constaté que la digestion et l'absorption intestinale se font régulièrement. De plus pour l'urée, comme pour toutes les substances qui nous restent à examiner, les variations constatées n'ont de valeur au point de vue hépatique, que si l'on s'est assuré de l'intégrité absolue de l'élimination rénale. Il est évident que si les reins sont touchés, les substances urinaires ne sont pas éliminées suivant les règles physiologiques.

Dans les *hépatites aiguës*, il y a souvent une augmentation très considérable de la quantité d'urée (120 grammes et plus en 24 heures).

Dans les *états cachectiques*, lorsqu'il y a ralentissement de la nutrition, le taux de l'urée est diminué.

Dans le *diabète*, la quantité d'urée est généralement augmentée. Elle l'est surtout dans le diabète azoturique.

Dans les *maladies aiguës fébriles*, il y a le plus souvent augmentation de l'urée avec hyperazoturie.

Le rythme d'élimination de l'urée est, en général très irrégulier; il présente des variations très considérables.

Sang. — Le sérum sanguin normal contient de 0,16 à 0,35 pour 1000 d'urée. Cette quantité est notablement augmentée dans l'urémie (allant à 1 à 2 pour 1000 et jusqu'à 5 et même 8 pour 1000). Le taux de l'urée du sérum est inversement proportionnel au taux de l'urée urinaire.

La quantité d'urée du sérum est très généralement augmentée dans la néphrite interstitielle chronique (0,5 à 1,16 pour 1000).

Dans le diabète azoturique, on trouve des chiffres variant entre 0,90 et 1,70 (Lœper).

Dans les maladies infectieuses l'urée du sérum est en général augmentée.

Liquide céphalo-rachidien. — Le liquide céphalo-rachidien normal contient de 0,15 à 0,35 pour 1000 d'urée. Dans l'urémie ce chiffre est augmenté (0,40 et au-dessus).

Sécrétions. — Dans l'urémie on peut constater encore une augmentation de l'urée dans la salive et dans le suc gastrique (von Jaksch).

Il en est généralement de même dans la sueur.

II. — AMMONIAQUE

I. ***Recherche qualitative***. — Lorsqu'elle est en assez grande quantité, l'ammoniaque se reconnaît à son odeur. Pour la déceler en quantités plus faibles, il suffit d'approcher du liquide à examiner une baguette de verre plongée dans l'acide chlorhydrique : il se dégage à son contact des vapeurs blanches caractéristiques.

II. ***Dosage***. — On place sur la plateforme d'un exsiccateur un petit cristallisoir en verre contenant 25 centimètres cubes du liquide à examiner filtré. Sur celui-ci, on place à l'aide d'un support triangulaire en verre un récipient plus petit dans lequel on met 20 centimètres cubes d'acide sulfurique au 1/4 normal. On ajoute alors au liquide à examiner au moins 10 centimètres cubes de lait de chaux, puis on place rapidement la cloche de l'exsiccateur; on rend la fermeture aussi hermétique que possible en saupoudrant de talc les bords de la cloche.

Au bout de 3 à 4 jours, toute l'ammoniaque du liquide a été absorbée par l'acide sulfurique. Il ne reste plus alors qu'à doser dans celui-ci l'acidité restante au moyen d'une solution décinormale de soude. Si l'acide sulfurique était pur, on emploierait 50 centimètres cubes de solution décinormale de soude pour neutraliser les 20 centimètres cubes de la solution normale au 1/4. Mais comme une partie de l'acide a été déjà neutralisée par l'ammoniaque absorbée, il en faudra moins. A chaque centimètre cube en moins des 50 centimètres cubes, correspond 1gr,7 d'ammoniaque.

Causes d'erreur. — Pendant le temps qui s'écoule entre l'introduction du lait de chaux dans le liquide et la fermeture de la cloche, une petite quantité d'ammoniaque peut s'échapper. D'autre part, on n'est jamais sûr que la fermeture soit absolument hermétique. En outre, il se dépose toujours sur les parois de la cloche une certaine quantité d'eau qui absorbe de l'ammoniaque, ce qui retarde d'autant l'absorption totale par l'acide sulfurique.

Appareil de Schlösinger. — C'est pour obvier à ces inconvénients qu'on a imaginé l'appareil représenté par la figure 8. Il se compose essentiellement d'une cloche de verre A, reposant sur un cristallisoir contenant une couche de mercure B. La cloche est fermée par un bouchon de caoutchouc C percé de deux trous. Par l'un de ces trous passe la tubulure inférieure d'un appareil à déplacement D; par l'autre passe un tube de verre E relié à un tuyau de caoutchouc qu'on peut fermer à volonté au moyen d'une pince.

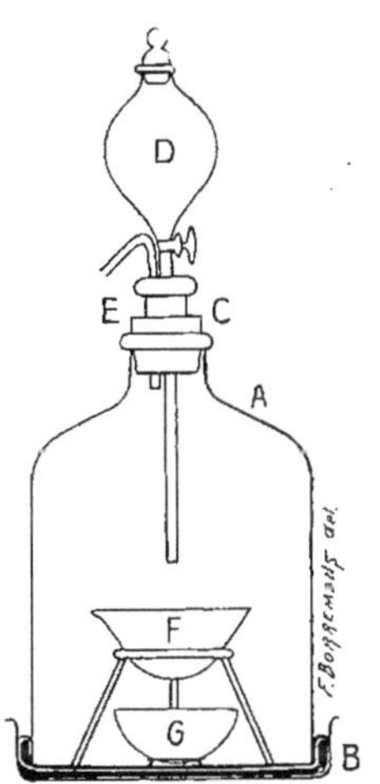

Fig. 8. — Appareil de Schlösinger pour le dosage de l'ammoniaque.

Le liquide à analyser se place dans le récipient supérieur F. L'inférieur G contient l'acide sulfurique. Les liquides étant en place, on pose la cloche sur le mercure, on aspire une petite quantité d'air par la tubulure latérale, puis on ferme avec la pince. On met alors 10 centimètres cubes de lait de chaux dans l'appareil à déplacement, puis on le laisse couler directement dans le liquide du récipient F en ouvrant le robinet.

Causes d'erreur. — Avec une urine fraîche, on constate que le lait de chaux suffit à empêcher la fermentation ammoniacale. Néanmoins certains auteurs recommandent d'ajouter à l'urine 2 à 3 pour 100 de phénol ou 1/5 de son volume de chloroforme. L'urine ainsi traitée donnerait environ 10 pour 100 d'ammoniaque en moins que l'urine pure.

Avec une urine albumineuse ou très concentrée, l'absorption de l'ammoniaque par l'acide peut n'être pas complète au bout de 4 jours. Pour savoir si l'absorption est terminée ou non, on peut enlever l'acide sulfurique et le remplacer par du frais; on verra au bout de 24 heures s'il y a eu neutralisation partielle.

A l'état normal, l'URINE des 24 heures contient de 0gr,3 à 1gr,2 d'ammoniaque, en moyenne 0gr,7 (Neubauer). Ces chiffres s'entendent pour les urines fraîches, acides au moment de l'émission.

L'ammoniaque est d'origine alimentaire. Chez l'individu normal, les sels ammoniacaux sont transformés en urée par le foie. Lorsque celui-ci fonctionne mal, la quantité d'ammoniaque augmente parce que cette transformation est incomplète (insuffisance hépatique).

Dans le SANG, l'ammoniaque n'existe qu'à l'état de traces chez les individus normaux (1mgr,3 à 1mgr,7 pour 100). Dans certains cas d'urémie, ce chiffre peut atteindre jusqu'à 30 milligrammes (von Jaksch).

III. — ACIDE URIQUE

I. *Recherche qualitative*. — 1. **Procédé du fil.** (Garrod). — Dans une capsule de porcelaine, on place 10 centimètres cubes du liquide à examiner; on ajoute 1 centimètre cube d'acide acétique cristallisable dilué à 28 pour 100. Dans ce mélange on plonge deux fils provenant d'un tissu de toile un peu vieux. La capsule est abandonnée pendant 2 à 3 jours dans une pièce à la température de 15° à 18°, jusqu'à ce que le liquide soit presque complètement évaporé. A ce moment on retire les fils qui sont garnis de cristaux d'acide urique ($C^5H^4N^4O^3$), facilement reconnaissables au microscope, si le liquide en contient une certaine quantité (au moins 0gr,025 pour 1000) (fig. 9).

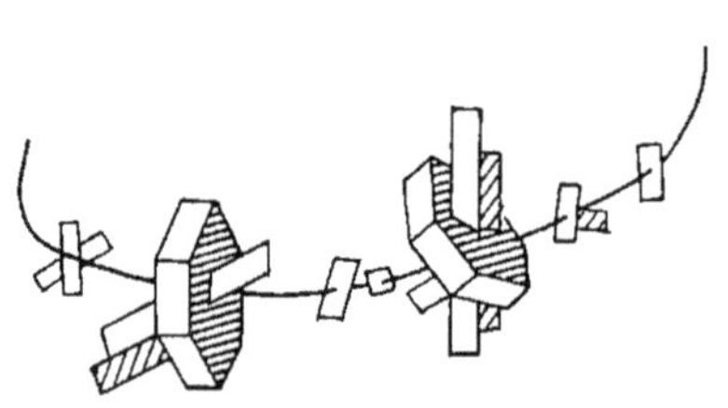

Fig. 9. — Cristaux d'acide urique. (Procédé du fil.)

La valeur de ce procédé est très discutée. Pour le sérum sanguin, en particulier, il donne souvent un résultat négatif alors que des procédés plus précis permettent de trouver des quantités très appréciables d'acide urique.

2. **Précipitation par l'acide chlorhydrique.** — Lorsque le liquide à examiner contient de l'albumine, on commence par l'en débarrasser. Puis on ajoute de l'acide chlorhydrique concentré dans la proportion de 2 pour 1000; on agite forte-

ment, puis on abandonne au repos au frais pendant 24 heures. Lorsque le liquide contient de l'acide urique, celui-ci se dépose sous forme de cristaux caractéristiques. Si l'on veut rechercher de très petites quantités d'acide, il est bon de réduire au préalable le liquide par évaporation.

3. **Réaction de la murexide.** — Pour être sûr que les cristaux formés sont bien des cristaux d'acide urique, on peut les soumettre à la réaction de la murexide. Pour ce faire, on en prend une petite quantité qu'on dépose dans une capsule de porcelaine ; on ajoute 3 ou 4 gouttes d'acide nitrique, puis on évapore en chauffant doucement. Lorsque l'évaporation est complète, le résidu forme au fond de la capsule une tache jaune rougeâtre. Si on touche cette tache avec une baguette de verre plongée dans l'ammoniaque, il se produit au point de contact une coloration pourpre violacé. On obtient le même résultat en exposant l'intérieur de la capsule aux vapeurs ammoniacales.

II. ***Évaluation approximative.*** — Avec l'uricomètre de Ruhemann on cherche quelle est la quantité d'urine qu'il faut ajouter à une solution d'iode dans le sulfure de carbone pour la décolorer ; d'après cette quantité, on juge de la teneur en acide urique.

III. ***Dosage.*** — Procédé de Otto-Folin. On prépare une solution de permanganate de potasse exactement titrée à 1 gramme pour mille, on introduit dans un ballon 100 centimètres cubes du liquide à examiner non filtré, mais débarrassé, le cas échéant, de son albumine ; on ajoute 10 grammes de sulfate d'ammoniaque; on agite, puis on laisse deux heures au repos.

On jette le précipité sur un filtre, on lave avec une solution à 10 pour 100 de sulfate d'ammoniaque.

Le précipité est dissous à chaud dans de l'eau légèrement alcalinisée par du carbonate de soude ; on reçoit le tout dans un verre gradué, puis on laisse refroidir. En ajoutant de l'eau distillée, on porte le volume du précipité dissous à 100 centimètres cubes. On ajoute 15 centimètres cubes d'acide sulfurique pur.

Au moyen de la burette de Mohr on laisse tomber goutte à goutte dans le verre la solution à 1/1000e de permanganate, jusqu'à obtention d'une teinte rose persistante. La réaction est alors terminée. Chaque centimètre cube de la solution de permanganate correspondant à 0gr,00222 d'acide urique. il suffit de multiplier le chiffre trouvé par 10 pour obtenir la quantité d'acide urique pour mille.

On peut aussi employer une dilution à 1/20e de solution normale de permanganate de potasse dont 1 centimètre cube correspond à 0,00361 d'acide urique.

La fin de la réaction n'est pas toujours très nette. Pour avoir des résultats plus exacts, on peut, avant l'analyse de l'urine, faire avec la solution de permanganate un dosage comparatif d'une solution exactement titrée d'acide urique.

En prenant ces précautions on peut obtenir un résultat exact à 0,5 milligramme près pour l'urine normale.

On peut encore doser l'acide urique par *pesées* en le précipitant sous forme d'urate d'ammonium par addition de chlorure d'ammonium.

Urine. — A l'état normal, l'urine contient de 0gr,3 à 1 gramme d'acide urique dans les 24 heures. Il est représenté soit par de l'acide en nature, soit par des urates de soude, de chaux, de magnésie.

On n'est pas encore absolument fixé actuellement sur l'origine de l'acide urique. Pour certains auteurs l'urée se formerait dans le foie aux dépens de l'acide urique sous l'influence d'un ferment uropoïétique.

A l'état physiologique, la quantité d'acide urique augmente avec une *alimentation* exclusivement carnée.

A l'état pathologique, cette quantité est augmentée dans la *leucémie* (jusqu'à 4 et 5 grammes).

Dans les *maladies du foie*, on constate en général une notable augmentation de l'acide urique, qui coïncide souvent avec une diminution de l'urée (voir *Rapports urologiques*).

Dans les *maladies du cœur* ou du poumon qui s'accompagnent de gêne respiratoire, dans les *maladies fébriles*, cette quantité est aussi augmentée.

Par contre, l'acide urique est diminué dans la *néphrite interstitielle chronique* et dans le *diabète*.

Dans la *goutte*, l'acide urique est diminué pendant les accès, tandis qu'il augmente souvent vers la fin de l'attaque.

Sang. — Le *sérum* de l'homme sain ne contient pas d'acide urique (von Jaksch) ou n'en contient que des traces (Abelès).

La plupart des auteurs n'en ont pas trouvé dans le sang des leucémiques.

Dans la *goutte*, on en a trouvé de 0,067 à 0,0915 pour 1000 (Klemperer).

Dans les *néphrites*, surtout dans l'interstitielle chronique, on en trouve jusqu'à 0,05 pour 1000.

On en trouve aussi de petites quantités dans les maladies qui s'accompagnent de dyspnée (von Jaksch).

Sécrétions. — Dans les FÈCES on en trouve à l'état normal avec une alimentation mixte et surtout avec une alimentation carnée; la quantité est augmentée dans la leucémie.

La SALIVE et le SUC GASTRIQUE en contiennent des traces dans les cas d'urémie (Boucheron).

On en trouve presque toujours de petites quantités dans les exsudats ou transsudats (von Jaksch), surtout dans les exsudats pleuraux qui s'accompagnent de dyspnée.

Le **liquide de vésicatoire** ne contient pas d'acide urique chez les normaux; il en contient assez souvent dans la goutte, dans l'urémie, dans les néphrites, surtout dans la forme interstitielle, dans la pneumonie, dans les affections cardiaques et les pleurésies.

IV. — ACIDE HIPPURIQUE

I. ***Recherche qualitative.*** — L'urine à examiner doit être fraîche, car lorsqu'elle fermente l'acide hippurique fixe de l'eau et se transforme en glycocolle et acide benzoïque.

a. On peut se contenter de rechercher dans le sédiment urinaire les *cristaux* caractéristiques d'acide hippurique :

$$\begin{array}{l} CH^2 - NH - CO - C^6H^5 \\ | \\ COOH \end{array}$$

Mais on n'en trouve pas toujours facilement, alors même que l'urine contient de l'acide hippurique en excès, car une partie de celui-ci est soluble dans 600 parties d'eau froide.

b. On mélange l'urine avec de l'acide nitrique concentré, puis on évapore au bain-marie; on chauffe ensuite le résidu sec dans une éprouvette. Il se dégage une odeur d'amandes amères due au *nitro-benzol.*

La même réaction se produit avec l'acide benzoïque.

II. ***Dosage.*** — *a.* Par *pesées* (Hoppe-Seyler). On ajoute à 300 centimètres cubes d'urine 30 grammes de charbon animal; on agite puis on filtre. On prend 200 centimètres cubes de l'urine filtrée qu'on évapore jusqu'à 50 centimètres cubes. On ajoute 200 centimètres cubes d'acide chlorhydrique concentré, puis on laisse le mélange au frais pendant 48 heures. Le précipité est alors recueilli sur un filtre, lavé à l'eau froide, séché et pesé.

Comme une partie d'acide hippurique est soluble dans 600 parties d'eau froide, il faut ajouter au résultat obtenu 0,01 par 6 centimètres cubes d'eau de lavage.

b. On peut encore employer *le procédé de Meissner.* On pèse également l'acide précipité par l'acide chlorhydrique, mais après avoir éliminé du liquide à examiner les sulfates, les phosphates, les chlorures et les succinates.

A l'état normal, l'urine humaine contient de 0gr,50 à 1 gramme d'acide hippurique par 24 heures. L'ingestion de certains fruits (mûres, prunes, myrtilles) l'augmente considérablement.

L'ingestion d'acide benzoïque produit une forte augmentation d'acide hippurique lorsque les reins sont normaux. Lorsqu'ils sont altérés l'acide benzoïque s'élimine tel quel.

Dans le diabète on a trouvé une augmentation de l'acide hippurique.

CHAPITRE III

GRAISSES

I. ***Recherche qualitative***. — a. *Macroscopique*. — Dans les liquides normaux ou pathologiques qui contiennent de la graisse on peut voir, par simple dépôt, se former à la surface des taches graisseuses, comme des taches d'huile, ou même une véritable couche formée par une substance blanche jaunâtre qui surnage. La centrifugation hâte la formation de ce dépôt et le rend plus évident.

Pour l'identifier il suffit d'y ajouter : soit quelques gouttes d'une solution d'acide osmique à 1 pour 100 qui le colore en noir; soit de l'éther, du chloroforme ou du xylol qui le dissolvent.

b. *Microscopique*. — Au microscope, on voit de nombreuses gouttelettes plus ou moins fines, très réfringentes, libres dans le liquide, ou contenues dans l'intérieur des cellules. Pour les caractériser on peut faire passer entre la lame et la lamelle un courant d'acide osmique à 1 pour 100, qui les colore immédiatement en noir.

II. ***Dosage direct***. — On prépare le réactif suivant : ammoniaque pure, 50 centimètres cubes; alcool à 90°, 855 centimètres cubes; eau distillée 1000 centimètres cubes. 100 centimètres cubes de ce mélange ajoutés à 110 centimètres cubes d'éther à 65 degrés constituent la *liqueur d'Adam*.

Dans un entonnoir à séparation, portant des traits de jauge à 10 et à 52 centimètres cubes, on introduit 10 centimètres cubes du liquide à examiner sans préparation préalable, et de la liqueur d'Adam jusqu'au trait de jauge supérieur. On mélange et on agite sans secousse, le robinet et l'ouverture de l'entonnoir étant bien fermés. On laisse reposer 1/4 d'heure; le liquide se sépare en deux couches, dont la supérieure contient toutes les graisses. On ouvre le robinet et on laisse couler la couche inférieure, on rajoute une petite quantité d'éther et on décante à nouveau; on réunit alors l'éther et la liqueur d'Adam dans une capsule, on évapore et on pèse, après avoir séché à 100 degrés. Le poids obtenu multiplié par 100 donne la quantité de graisse par litre.

Ce procédé a l'avantage de ne pas faire subir trop de manipulations au liquide à examiner, opérations pendant lesquelles il se perd toujours un peu de graisse. Il est surtout employé pour les urines, le sérum sanguin et le lait.

III. **Dosage après dessiccation.** — *Prélèvements.* — Pour l'urine, on opère sur 100 centimètres cubes au moins. Le résidu sec, préparé comme il a été indiqué plus haut, est broyé au pilon avec du sable fin. On prépare de même le résidu sec de 10 centimètres cubes de lait ou de 20 centimètres cubes de sang ou de liquide d'épanchement.

Pour les selles, on prélève la totalité des matières fécales excrétées après le régime d'épreuve (voy. *Épreuves fonctionnelles de l'intestin*), facilement délimitées grâce au procédé du carmin. Du mélange de ces matières, on prend une certaine quantité, très exactement pesée, dont on prépare le résidu sec, en la desséchant à l'étuve. Le résidu est broyé dans un mortier avec du sable et des morceaux de verre.

Technique. — Le mélange de résidu sec et de sable est alors placé dans un entonnoir à séparation et agité avec de l'éther. L'agitation doit se faire doucement sans à-coups pour ne pas produire d'émulsion. L'éther est décanté; le résidu est traité de même à plusieurs reprises par l'éther; on réunit alors toutes les solutions éthérées, qui sont évaporées dans une capsule tarée, le résidu est desséché à 100 degrés et pesé.

Le poids obtenu donne en grammes la quantité de graisse pour la quantité de liquide examiné.

Appareil de Soxhlet. — Pour faciliter l'extraction de la graisse du résidu on se sert de l'appareil de Soxhlet (fig. 10); il se compose d'un cylindre de verre (*a*), portant deux tubulures latérales aboutissant, l'une (*b*) à son sommet, l'autre (*c*) à sa base et toutes deux à des hauteurs différentes sur son extrémité inférieure étirée en tube. Cet instrument est placé sur un ballon de verre (*d*) et assujetti par un bouchon de caoutchouc. Sur l'extrémité supérieure se place le réfrigérant d'un appareil à distiller (*e*). Le résidu sec mélangé au sable, ou le liquide lui-même est placé dans le cylindre dans une petite capsule de papier, allant avec l'appareil, ou dans un moule de plâtre; on ferme avec le réfrigérant. Dans le ballon on met une petite quantité d'éther et on chauffe au bain-marie pendant 2 fois 24 heures. L'éther s'évapore par une des tubulures latérales, monte dans le réfrigérant et retombe dans le ballon; on remet de temps en temps un peu d'éther. A la fin de l'opération, très longue, on laisse condenser tout l'éther qui se réunit dans le ballon, on évapore et on pèse. Le poids obtenu est celui des graisses, des acides gras, des savons, des lécithines, et de certaines matières colorantes, mais les résultats sont néanmoins très suffisants pour les besoins de la clinique.

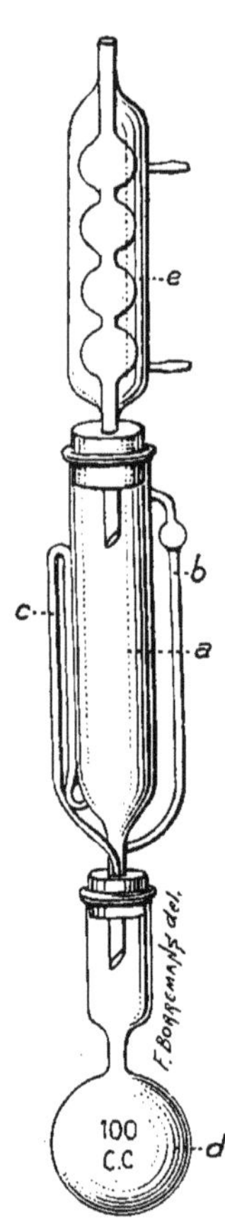

Fig. 10. — Appareil de Soxhlet.

IV. ***Dosage du beurre dans le lait.*** — Dans des flacons à long col, étirés et gradués, on met 10 centimètres cubes de lait. On centrifuge avec une machine faisant 3200 tours à la minute; la vitesse doit être très régulière et toujours la même.

Au bout de 5 minutes, la graisse s'est réunie dans la partie effilée du tube, et il suffit de lire sur la graduation au 1/10e de centimètre cube le volume occupé par elle. Pour faciliter cette lecture, on peut ajouter au lait, avant la centrifugation, quelques gouttes d'une solution à 3 pour 100 de bleu d'indigo. Après la centrifugation, le lait est incolore et la graisse est colorée en bleu.

1/10e de centimètre cube de dépôt pour 10 centimètres cubes de lait = 3 grammes de beurre par litre.

V. ***Dosage des espèces de graisses dans les selles.*** — Le chiffre total des graisses dans les selles importe peu en clinique, c'est surtout celui des différentes espèces de graisses qui a de l'importance. Pour l'obtenir, le résidu sec des selles est agité à plusieurs reprises avec du sable, des morceaux de verre et de l'éther additionné d'acide chlorhydrique. L'éther évaporé, on pèse le résidu, et on a le poids total. On divise ensuite en deux parties ce résidu de graisse redissous dans de l'éther, et on soumet chaque partie aux opérations suivantes :

1° **Acides gras.** — Dans la première portion, on ajoute quelques gouttes de la solution de phénolphtaléine (voy. *Acidimétrie*), et, à l'aide d'une burette de Mohr, on y fait couler doucement une solution alcoolique de potasse à 1/10e jusqu'à apparition de la couleur rose persistante. 1 centimètre cube de la solution alcoolique de potasse au 1/10 neutralise 0gr,0284 d'acide stéarique. Il suffit donc de multiplier par ce chiffre le nombre de centimètres cubes employés pour avoir en poids la quantité d'acides gras.

2° **Savons.** — Dans la deuxième portion de liqueur éthérée, on extrait, en y ajoutant de l'eau, les savons d'alcalis qu'elle contient et qui sont solubles dans l'eau. On les précipite par l'addition d'une solution concentrée de chlorure de baryum jusqu'à ce qu'il ne se produise plus de précipité.

Le précipité est recueilli sur un filtre, puis séché et pesé ; il ne reste plus qu'à rapporter ce poids à la quantité de fèces mise en expérience.

3° **Graisses neutres.** — Par simple différence entre le total de ces deux dosages et le premier poids, celui du résidu total, on obtient le poids des graisses neutres.

VI. ***Recherche de la glycérine dans l'urine.*** — On a donné (Camonidge) une méthode spéciale pour reconnaître la présence de glycérine dans l'urine. Elle consiste à transformer la glycérine en glycérose, par l'ébullition de l'urine en présence d'acide chlorhydrique, et à déceler la présence de celle-ci par les cristaux qu'elle forme avec la phénylhydrazine.

Urine. — L'urine normale ne contient jamais de graisse.

A l'état pathologique, en dehors de toutes causes d'erreur (graisse introduite dans le canal de l'urèthre par sondage, ou se trouvant dans le vase contenant l'urine), elle peut en contenir sous deux formes différentes :

La *lipurie* est caractérisée par la présence de taches huileuses à la surface même de l'urine ; elle est très rare, se reconnait à l'œil nu ; elle serait un signe d'insuffisance pancréatique assez avancée.

La *chylurie* est caractérisée par la présence de la graisse en gouttelettes très finement émulsionnées dans toute la masse de l'urine. Elle est également très rare, se reconnaît à l'œil nu par l'aspect laiteux qu'elle donne à l'urine, et au microscope par la multitude de très fines gouttes très réfringentes. Elle est pathognomonique de la filaire sanguine et ne se rencontre que dans les pays chauds. L'urine chyleuse est toujours albumineuse et contient en même temps beaucoup de pus et de sang.

On peut, en outre, observer la présence de graisse dans l'urine dans certains cas de diabète grave, de lipémie, de néphrite et surtout d'embolies graisseuses à la suite de fractures.

La présence de la *glycérine*, dont la recherche est assez délicate, aurait une certaine importance, en ce qu'elle permettrait d'affirmer l'insuffisance pancréatique.

Lait. — Le dosage du beurre du lait a une grande importance clinique au point de vue de l'alimentation des nourrissons. Nous n'insisterons pas ici sur les chiffres et les quantités désirables. Nous ne ferons que rappeler que pour pouvoir estimer la valeur nutritive d'un lait de femme, la prise doit être faite à des heures différentes et à des moments différents de la tétée pour que le dosage ait de la valeur.

Sang. — A l'état normal, le *sang* contient 1,5 à 2 pour 100 de graisse. L'alcoolisme chronique, les infections, les empoisonnements par le phosphore et l'oxyde de carbone en augmentent beaucoup la proportion. Chez les diabétiques et chez les obèses cette quantité est doublée ou même triplée.

Il est actuellement démontré (Jousset, Lenoble) que l'aspect des *sérums* sanguins, dits *opalescents*, est dû à la présence de gouttelettes de graisse très finement émulsionnée. On avait attribué cette opalescence à de petits corpuscules albuminoïdes en suspension, mais on a démontré qu'ils se dissolvaient dans un mélange de 1 partie d'alcool et de 3 parties d'éther; l'éther s'élève à la surface du liquide en formant une couche crémeuse qui se colore en noir par l'acide osmique.

On rencontre le sérum opalescent surtout dans les néphrites chroniques et dans le diabète, sans qu'aucun signe puisse y faire penser.

Épanchements des séreuses. — Les épanchements des grandes séreuses contiennent très peu de graisse lorsqu'ils sont séreux. Ils en contiennent beaucoup lorsqu'ils sont *chyleux*, *chyliformes* ou *purulents*.

Les épanchements pleuraux ou péritonéaux *chyleux* sont dus à des ruptures du canal thoracique ou des chylifères, qui peuvent être provoquées par des lésions brusques, chute, coups, etc., ou par certaines maladies (filaire sanguine). Ils sont constitués par du chyle pur, ou presque pur, qui se caractérise par sa teneur élevée en graisse (20 grammes pour 100) et par la présence de sucre en notable proportion.

On a proposé un procédé spécial pour les distinguer des épanchements chyliformes : on fait absorber au malade, porteur d'une ascite ou d'une pleurésie chyleuse, une certaine quantité de graisse animale facilement reconnaissable dans le chyle et ne se transformant pas sous l'influence des sucs digestifs (graisse de mouton, etc.). Si on retrouve cette graisse dans le liquide épanché, on a affaire à un liquide réellement chyleux, si on ne la retrouve pas, à un liquide chyliforme.

Les *épanchements chyliformes* contiennent 8 à 15 grammes de graisse pour 100; ils ne contiennent pas de sucre. Leur étiologie est encore incertaine. Certains auteurs les considèrent comme indiquant nettement une lésion tuberculeuse ou cancéreuse; d'autres, au contraire, pensent qu'ils ne sont dus qu'à la présence d'un grand nombre de cellules en dégénérescence graisseuse. Ils sont moins troubles et moins épais que les épanchements chyleux vrais et, au repos, se déposent en deux couches : une inférieure, ayant l'apparence d'un liquide séreux légèrement bleuâtre; une supérieure, jaune blanchâtre formée par de la graisse.

Les *épanchements purulents* contiennent environ 7 pour 100 de graisse.

La plèvre contient quelquefois des épanchements chroniques à apparence chyliforme, tenant en suspension des globules de pus, ayant subi la transformation graisseuse, ce sont les EMPYÈMES GRAISSEUX. Les globules de pus sont très pâles, riches en granulations graisseuses dont quelques-unes sont libres dans le liquide. Ces épanchements se caractérisent par le fait qu'ils ne contiennent pas de microbes et qu'ils présentent une grande résistance à la putréfaction ; on peut les laisser plusieurs jours à l'air, sans qu'ils se putréfient.

On peut en distinguer deux sortes : l'une, avec beaucoup de cellules, provenant d'une pleurésie purulente passant à l'état chronique; l'autre avec peu de cellules et beaucoup de liquide opaque rappelant la couleur d'un bain sulfureux; il s'agit alors d'une pleurésie primitivement séreuse, arrivant directement à cet état spécial graisseux sans passer par la suppuration.

Selles. — Gauthier a montré, par l'emploi d'un régime spécial dont on connaît exactement la quantité de graisse, que, à l'état normal, les 3/4 des graisses ingérées sont dédoublées et peuvent donc être considérées comme facilement absorbables.

Si l'absorption intestinale se fait bien, les 3/4 de la graisse ingérée sont absorbés et on n'en retrouve que 1/4 dans les selles. Si l'absorption se fait mal, la quantité de graisse utilisée est moindre, mais la quantité dédoublée peut rester considérable, atteindre presque les 2/3.

En cas d'absence de bile, l'utilisation des graisses diminue, mais c'est surtout le dédoublement qui ne se fait plus; il tombe à 1/3. En cas d'absence de suc pancréatique, l'utilisation est très faible et le dédoublement presque nul. L'absence simultanée de bile et de suc pancréatique entraîne une utilisation nulle, et le dédoublement atteint à peine 1/3.

CHAPITRE IV

SUCRES ET DÉRIVÉS

I. — SUCRES

1. — Glycose.

I. ***Recherche qualitative.*** — Le sucre existe le plus souvent dans l'organisme sous forme de glycose ; celle-ci est douée de propriétés réductrices pour les métaux lourds, c'est-à-dire qu'une solution de glycose, bouillie en présence d'une solution alcaline d'un sel métallique, fait précipiter le métal. Plusieurs réactions sont basées sur ce principe :

1° *Réaction de Fehling (Trommer).* — Elle est basée sur la réduction d'une solution alcaline de sel cuivreux par la glycose.

On prépare les solutions suivantes :

1° Sulfate de cuivre cristallisé	34gr,65
Eau.	200 centimètres cubes.
2° Tartrate double de sodium et de potassium (sel de Seignette).	173 grammes.
Lessive de soude à 12 p. 100 D = 1,14.	480 centimètres cubes.

On mélange les deux solutions et on ajoute de l'eau pour faire un litre.

Dans un tube à essai, on verse 3 à 4 centimètres cubes de ce mélange qu'on fait bouillir sur la flamme d'un bec de Bunsen. On s'assure que la couleur bleue du liquide persiste bien après ébullition, et que la liqueur ne s'est pas spontanément réduite, ce qui arrive quelquefois lorsqu'elle est vieille. Pour éviter cet inconvénient, on peut conserver les deux solutions dans des flacons séparés; au moment de l'usage on les mélange à parties égales et on dilue avec de l'eau.

Le liquide à examiner, qui ne doit pas être trop foncé, ni contenir de l'albumine en trop grande quantité, est versé à la surface de la liqueur bleue. On reporte à l'ébullition la partie supérieure du tube. Si le liquide contient de la glycose, le mélange prend à la partie supérieure une couleur d'abord jaunâtre, puis orangée, puis rouge brique vif, d'autant plus intense et plus rapide que le liquide en contient plus. L'activité de la réduction du sucre est proportionnelle à la quantité de glycose. On peut donc d'après l'intensité de la réaction se rendre à peu près compte de cette quantité.

Cette réaction peut aussi se faire à froid. On prépare dans un tube à essai quelques centimètres cubes du mélange des deux solutions, on ajoute deux centimètres cubes du liquide à examiner et on laisse reposer pendant 24 heures. Si le liquide contient de la glycose on trouve au fond du tube un dépôt rougeâtre de cuivre, tandis que le liquide qui surnage est décoloré.

Causes d'erreur. — Le précipité obtenu, soit par l'ébullition soit par le dépôt à froid, doit, pour être caractéristique, être d'un beau rouge. L'acide urique ou la créatinine par exemple peuvent provoquer des dépôts et des précipités, blanchâtres ou brun rougeâtre, qui ne sont pas dus à la précipitation du cuivre et gênent la réaction.

Quelques substances et certains médicaments ont la propriété de réduire aussi le cuivre, mais leur action est beaucoup moins énergique que celle de la glycose ; ce sont le chloroforme, le chloral, le salol et ses dérivés, les asperges et l'acide asparagique.

2° *Réaction du bismuth* (*Nylander*). — On mélange un centimètre cube de sous-nitrate de bismuth en poudre avec 4 centimètres cubes d'une solution de potasse caustique au 1/10e ; on dilue avec 3 ou 4 centimètres cubes d'eau. On peut aussi employer 3 ou 4 centimètres cubes de la solution suivante :

Sous-nitrate de bismuth.	15 grammes.
Glycérine.	30 —
Lessive de soude D = 1,30.	70 centimètres cubes.
Eau distillée	150 grammes.

On ajoute au réactif 1 ou 2 centimètres cubes du liquide à examiner et on fait bouillir ; s'il y a de la glycose, le mélange prend une coloration noire due au dépôt du bismuth au fond du tube et contre ses parois.

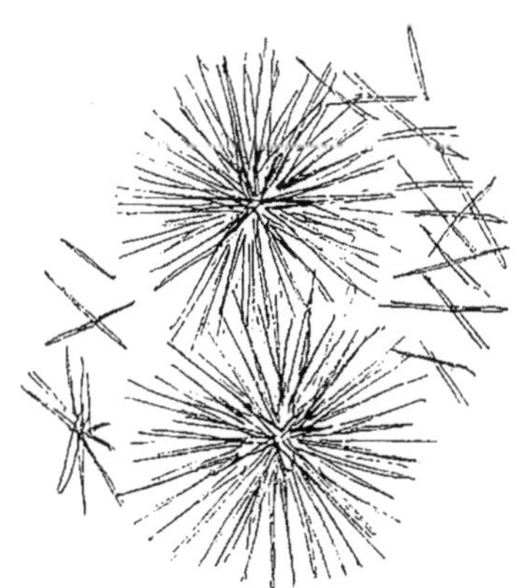

Fig. 11.
Cristaux de phénylglycosazone.

Cette réaction est caractéristique de la glycose, la seule cause d'erreur est que l'acide salicylique et ses dérivés la donnent également.

3° *Procédé de la phénylhydrazine*. — Dans un tube à essai on met 15 centimètres cubes du liquide à examiner ; on y ajoute 0,05 centigrammes de chlorhydrate de phénylhydrazine et 0,20 centigrammes d'acétate de soude ; on chauffe pendant une demi-heure au bain-marie bouillant et on verse le tout dans un verre conique. Par refroidissement, il se forme un dépôt floconneux, qui examiné au microscope montre des cristaux de *phénylglycosazone*, sous forme de petits cristaux soyeux, réunis en houppes d'un beau jaune d'or (fig. 11).

Si le précipité est amorphe, le liquide à examiner ne contient pas de glycose. Ce procédé est le plus sûr et le plus exact pour la recherche de très petites quantités de sucre.

4° *Procédé de la fermentation.* — En présence de levure de bière, la glycose fermente et se décompose en alcool éthylique et en acide carbonique. $C^6(H_2O)^6 = 2(CH^3CH_2OH) + 2CO_2$.

On mélange 5 à 6 centimètres cubes du liquide à examiner avec 2 à 3 grammes de levure de bière fraîche. On met à l'étuve à 37 degrés pendant une heure. S'il existe de la glycose ou d'autres sucres dans le liquide, on verra des bulles de gaz se dégager plus ou moins rapidement.

5° Il existe une recherche *polarimétrique* que nous décrirons aux *Examens physiques*.

Il ne faut pas oublier que la glycosurie peut être passagère et n'apparaître qu'à certaines heures ou pendant les périodes digestives; il est donc parfois nécessaire, pour pouvoir affirmer l'absence de glycose chez un malade, de faire la recherche qualitative dans toutes les différentes émissions d'urine des 24 heures.

Il peut être utile dans certains cas de distinguer les diverses espèces de sucre que l'on peut rencontrer dans l'urine et, suivant les réactions obtenues, d'en tirer des déductions d'origine. On a signalé par exemple des cas de pentosurie ou de lévulosurie intenses et il est important de pouvoir distinguer ces divers sucres.

II. **Évaluation approximative dans l'urine.** — Les urines sucrées présentent toujours une densité augmentée, au-dessus de 1020; elles sont pâles, abondantes, et présentent une coloration verdâtre. L'augmentation de la densité et du résidu sec est alors due à la présence de matières extractives, dont la glycose forme presque la totalité.

Se basant sur ce fait, on a donné un procédé pour évaluer approximativement la quantité de glycose contenue dans une urine : il suffit de prendre le poids spécifique de cette urine, et de multiplier ses deux derniers chiffres par 2,2 et par le volume de l'urine des 24 heures. Ainsi une urine ayant une densité de 1032 et un volume de 3 litres contient à peu près : $32 \times 2,2 \times 3 = 211^{gr},2$ de glycose. Ce procédé n'est qu'approximatif mais peut rendre des services.

III. **Dosage dans l'urine.** — Pour pouvoir doser exactement la quantité de glycose que contient un liquide, ce liquide ne doit pas être trop coloré et ne doit pas contenir d'albumine, c'est pourquoi il doit être déféqué. C'est surtout pour l'urine que cette précaution est nécessaire ; nous verrons plus loin les procédés spéciaux employés pour le sang et les sérosités pathologiques.

1. **Défécation de l'urine.** — a. *Par le sous-acétate de plomb.* — On emploie la solution de sous-acétate basique de plomb, extrait de Saturne du commerce (sous-acétate basique de plomb 20, eau 1000).

Dans un ballon jaugé ou une éprouvette graduée, de plus de 150 centimètres cubes, on verse 100 centimètres cubes d'urine et 10 centimètres cubes de la solution de sous-acétate de plomb ; on agite, il se produit un abondant précipité blanc composé de tout l'acide urique et de ses sels, de l'albumine, des sulfates, des phosphates, d'une partie des chlorures et des pigments que contient l'urine. On ajoute 2 grammes de carbonate de soude pour enlever l'excès de plomb et on filtre. Le liquide filtré doit être limpide et presque incolore.

Dans les calculs ultérieurs, il faut se rappeler que l'urine a été ainsi diluée de 1/10e.

b. *Par les sels mercuriques.* — 1° On ajoute à un volume d'urine les 19/20e de son volume de chlorure mercurique en solution saturée à froid et 1/20e d'acétate de sodium en solution saturée. Il se forme un précipité blanc jaunâtre qui se dépose ; on filtre. On fait bouillir le liquide filtré pendant 5 minutes, on filtre à nouveau, on ajoute un peu d'ammoniaque, on refiltre.

Le liquide obtenu est absolument clair ; il suffit de le ramener avec de l'eau distillée au volume primitif et de se rappeler le taux de la dilution.

2° Tanret a proposé un procédé plus sûr : on prépare le réactif de la manière suivante : on mesure dans une éprouvette 200 centimètres cubes de nitrate acide de mercure, on ajoute 600 centimètres cubes d'eau distillée et quelques gouttes de lessive de soude jusqu'à formation d'un précipité d'oxyde jaune. On complète à un litre et on filtre.

A 50 centimètres cubes d'urine on ajoute goutte à goutte la solution ci-dessus jusqu'à ce qu'il ne se forme plus de précipité. On ajoute ensuite de la lessive de soude jusqu'à réaction légèrement alcaline, on filtre. L'urine ainsi traitée contiendrait encore des traces de mercure. Pour les éliminer il faut, d'après

Patein et Defau, faire bouillir la liqueur avec quelques cristaux d'hyposulfite de soude, et ajouter ensuite 2 centimètres cubes de la solution de sous-acétate de plomb pour en enlever l'excès. On filtre et on dilue à 100 ou 150 centimètres cubes.

2. **Dosage par la liqueur de Fehling.** — On a vu que l'intensité de la réaction avec la liqueur de Fehling était proportionnelle à la quantité de glycose dans le liquide à examiner.

C'est sur ce principe qu'est basé le procédé le plus clinique de dosage de la glycose. Il faut se servir de solutions parfaitement titrées et conservées séparément dans deux flacons différents. On prend 5 centimètres cubes de chaque solution (voy. plus haut p. 72), que l'on met dans un récipient en verre à fond plat pouvant être chauffé. Ces 10 centimètres cubes sont exactement réduits par 0,05 centigrammes de glycose. On y ajoute 10 à 15 centimètres cubes d'eau distillée et on fait bouillir. Après une première ébullition on observe si la liqueur a bien conservé la couleur bleue; si ce n'est pas le cas, il faut prendre d'autres réactifs plus frais.

On prépare d'autre part l'urine à examiner. Pour cela, on se rend compte approximativement, par un essai qualitatif, de la quantité de sucre qu'elle contient; d'après cet examen on opère sur l'urine pure, déféquée, si elle en contient peu; on la dilue simplement au 1/10e, ou au 1/20e si elle en contient beaucoup. L'urine ou sa dilution est versée dans une burette de Mohr et on note avec soin la hauteur à laquelle atteint la partie convexe du ménisque.

La liqueur de Fehling bouillante est alors placée sous la burette et on y fait couler une certaine quantité d'urine. On fait bouillir, le précipité rouge d'oxydule de cuivre se produit et la liqueur se décolore. On ajoute de nouveau de l'urine par petites quantités, en agitant soigneusement, jusqu'à ce que tout le cuivre soit précipité et la liqueur entièrement décolorée. On fait bouillir quelques instants entre chaque addition.

La décoloration complète étant souvent difficile à percevoir, on fait la *touche* en se servant d'une solution de ferrocyanure de potassium à 1 pour 100, additionnée de 2 ou 3 gouttes d'acide acétique. Après chaque addition d'urine à la liqueur de Fehling, on prélève à l'aide d'une baguette de verre, une goutte du liquide surnageant au-dessus du précipité de cuivre, qu'on dépose sur un fond blanc; on fait tomber à côté une goutte de la solution de ferrocyanure : tant que tout le cuivre de la liqueur de Fehling n'a pas été réduit, il se produit un précipité jaune chamois au contact des deux gouttes. L'intensité de ce précipité est proportionnelle à la quantité de cuivre qu'il reste à réduire ; lorsqu'il ne se produit plus, la réaction est terminée.

Il suffit alors de lire très exactement sur la burette de Mohr la quantité d'urine qui a été nécessaire pour réduire les 10 centimètres cubes de liqueur de Fehling. Par une simple règle de trois, on trouve la quantité de glycose contenue dans l'urine examinée, puisqu'on sait que les 10 centimètres cubes de liqueur de Fehling sont réduits par 0,05 de glucose.

Par exemple : s'il a fallu 20 centimètres cubes d'urine pour réduire les 10 centimètres cubes de liqueur de Fehling, on aura :

$$\frac{x}{100} = \frac{0,05}{20} \quad \text{soit} \quad x = \frac{0,05 \times 100}{20} = 0^{gr},25 \text{ pour } 100.$$

Si l'urine a été diluée ou déféquée il faut tenir compte de la dilution. Dans le cas de la défécation simple il suffit d'ajouter 1/10e au résultat, soit 0,025, dans l'exemple choisi.

Procédé de Violette. — Pour éviter la touche, qui est longue et enlève chaque fois un peu de liqueur, on mélange le ferrocyanure à la liqueur même. Pour cela, à 100 centimètres cubes de liqueur de Fehling fraîchement préparée, on ajoute 2 grammes de ferrocyanure de potassium que l'on fait dissoudre ; la liqueur garde sa belle couleur bleue. A mesure qu'on ajoute dans cette liqueur bouillante l'urine sucrée, elle se décolore sans qu'il y ait de cuivre précipité, car celui-ci reste en solution. La liqueur reste transparente et à la fin de la réaction elle est complètement décolorée.

Procédé de Pawy. — Ce procédé, légèrement modifié par Sahli, consiste à employer une solution de sulfate de cuivre plus faible que celle de Fehling, dans laquelle le précipité d'oxydule de cuivre reste en solution par l'addition d'ammoniaque. On ajoute de l'urine diluée jusqu'à décoloration complète de la liqueur bouillante, c'est-à-dire disparition complète de la teinte bleue. Ce procédé est beaucoup plus sensible que celui de Fehling, car 10 centimètres cubes de la solution sont réduits par 0,005 de glycose.

5. **Dosage dans une très petite quantité de liquide.** — Pour les cas où l'on n'a qu'une très petite quantité d'urine à sa disposition, *Linossier* a proposé le procédé suivant :

On introduit dans un petit ballon : 20 centimètres cubes du mélange à parties égales des deux solutions de Fehling (I et II) ; 20 centimètres cubes d'une solution de ferrocyanure de potassium à 1,1 pour 100 (quantité nécessaire pour maintenir en dissolution l'oxyde cuivreux) et 40 centimètres cubes d'eau.

On porte le mélange à l'ébullition et, sans interrompre celle-ci, on y laisse couler goutte à goutte au moyen d'une burette de Mohr une solution de glycose renfermant 5 grammes de glycose pure par litre. Le liquide bleu se décolore peu à peu. Quand la décoloration paraît complète, l'addition d'un léger excès de la solution sucrée provoque le développement d'une coloration vert foncé, dont l'apparition, très nette même à la lumière artificielle, marque la fin de la réaction. Cette première opération sert à indiquer la quantité de la solution de glycose nécessaire pour réduire les 20 centimètres cubes de liqueur de Fehling ; elle est faite une fois pour toutes.

Pour doser la glycose dans l'urine, on ajoute au mélange préparé de liqueur de Fehling, de ferrocyanure et d'eau, porté à l'ébullition, un volume d'urine insuffisant pour le décolorer entièrement (1 à 5 centimètres cubes selon la richesse de l'urine en glycose) et on termine la décoloration avec la solution de glycose à 5 pour 1000 titrée précédemment, versée au moyen de la burette de Mohr, jusqu'à l'apparition de la teinte verte.

Le calcul du résultat est des plus simples. Si, par exemple, l'essai préalable avec la solution de glycose a établi qu'il en fallait 19 centimètres cubes pour réduire les 20 centimètres cubes de liqueur de Fehling, et que, après addition de 1 centimètre cube d'urine, il n'en a plus fallu que 7 centimètres cubes, on en déduit que 1 centimètre cube d'urine contient la même quantité de glycose que $19 - 7 = 12$ centimètres cubes de la solution titrée de glycose. Or, celle-ci est préparée de façon à en renfermer 0gr,005 par centimètre cube, 1 centimètre cube d'urine renferme donc $0^{gr},005 \times 12 = 0^{gr},06$ de glycose. Il ne reste plus qu'à multiplier par 1000 pour rapporter au litre le résultat qui devient 60 grammes pour 1000.

Il importe d'opérer toujours dans le même temps pour éviter la cause d'erreur provenant de la réduction lente de la liqueur de Fehling par le ferrocyanure. L'avantage de ce procédé est que la présence de l'albumine dans l'urine ne change pas le résultat et ne gêne en aucune manière; elle masque légèrement la décoloration de la liqueur mais n'empêche pas la production de la teinte verte. Pour conserver et empêcher de fermenter la solution titrée de glycose il suffit de l'additionner de quelques gouttes d'acide chlorhydrique.

4. **Dosage par la fermentation.** — *a.* On fait fermenter un poids connu d'urine avec de la levure de bière, à l'étuve à 38 degrés; au bout de quelques heures, on pèse à nouveau; d'après la perte de poids qu'à subie le mélange, on calcule la quantité de glycose qui s'est décomposée, suivant la formule

$$x = \frac{P \times 48,888}{100}.$$

b. Au lieu de calculer la perte de poids on peut aussi recueillir le gaz qui s'est formé et mesurer son volume.

Lohnstein a construit dans ce but un appareil (fig. 12) qui se compose d'un petit tube de verre en U (A) maintenu sur un pied (B). Une de ses branches, la plus grande, étroite à sa partie inférieure, s'élargit plus haut et est coiffée par un support de bois, portant une échelle (D); l'autre branche, très courte, est évasée en une grosse boule (E), fermée à son extrémité supérieure par un bouchon de verre (F), percé d'un trou latéral, pouvant être mis en communication avec un trou correspondant percé dans le col. Sur le bouchon se place un couvercle de métal très lourd pour le maintenir en place. Le bouchon de l'appareil doit être légèrement enduit de vaseline pour être parfaitement hermétique.

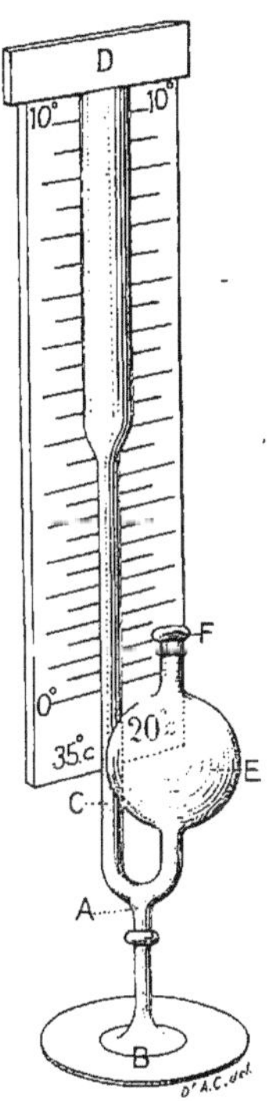

Fig. 12. — Appareil à fermentation de Lohnstein.

On remplit la boule de mercure, de telle sorte que le ménisque supérieur dans la longue branche de l'U vienne affleurer presqu'au 0 de l'échelle.

D'autre part, on prépare, dans un récipient de porcelaine, gros comme une noisette de levure de bière fraîche, avec deux fois son volume d'eau. Les levures de bière sèches ne donnent pas de bons résultats. Si l'urine ne contient que très peu de sucre, il faut faire une dilution plus forte de la levure, 1 partie pour 10 ou 15 parties d'eau.

A l'aide d'une seringue graduée, à pointe effilée, on prend 0,5 centimètre cube de l'urine à examiner, très exactement mesuré. On introduit l'extrémité de la seringue dans le trou latéral du col de la boule et on tourne le bouchon de manière que son trou communique avec celui du col; on injecte le 1/2 centimètre cube d'urine sur le mercure; après avoir nettoyé avec soin la seringue, on prélève 0,2 centimètre cube du mélange de levure de bière préparé et on l'injecte de la même manière au-dessus de l'urine.

On s'assure alors que le ménisque du mercure dans l'autre branche monte bien jusqu'au 0 de l'échelle. Si ce n'est pas le cas on injecte avec la seringue un peu d'eau distillée pour refouler le mercure.

On tourne rapidement le bouchon pour fermer hermétiquement et on le recouvre du couvercle métallique. L'appareil est alors laissé à la température de la chambre pendant quelques heures (6 à 8), ou placé à l'étuve à 38 degrés pendant une dizaine de minutes.

L'acide carbonique produit par la fermentation se développe au-dessus du mercure, mais, ne pouvant s'échapper, il le refoule dans la grande branche, où il montera plus ou moins haut suivant la quantité de glycose qui produit le gaz.

Il suffit de lire sur l'échelle, de droite si le tube a été placé à l'étuve à 38 degrés, de gauche si on l'a laissé à la température de la chambre, la hauteur à laquelle s'est arrêté le mercure, pour avoir en grammes la quantité de glycose pour 100 dans l'urine.

L'appareil, d'un emploi facile et rapide, donne des chiffres très suffisamment exacts. Le nettoyage du mercure après chaque essai doit se faire très soigneusement, en faisant passer un courant d'eau à sa surface.

5. **Chromosaccharomètre** (Benedix). — Cet appareil utilise la couleur brune qui se forme dans une urine sucrée bouillie avec de la potasse ou de la soude caustique.

Il se compose (fig. 15) d'un étalon liquide contenu dans une éprouvette de verre fermée à la lampe (B), ayant une teinte brune fixe; d'une éprouvette de verre de même diamètre (A), graduée en centimètres cubes portant une échelle spéciale et fermée par un bouchon de verre ; d'une pipette de 5 centimètres cubes (D) et d'un colorimètre (C). Le colorimètre est en caoutchouc durci ; sa face antérieure est échancrée par deux fentes parallèles pour laisser voir l'étalon et l'éprouvette placés côte à côte à l'intérieur ; sa face postérieure est fermée par un verre dépoli, pour obtenir une lumière diffuse et blanche.

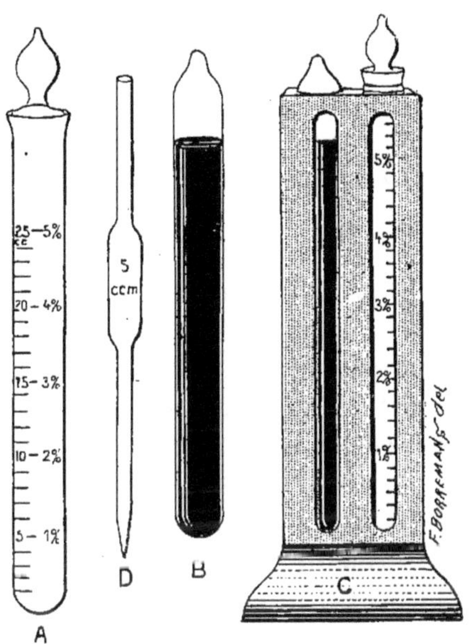

Fig. 13. — Chromosaccharomètre de Benedix.

Technique. — On mélange dans un tube à essai parties égales de l'urine à examiner, dans laquelle la recherche qualitative du sucre a été positive, et d'une solution de potasse ou de soude caustique à 10 ou 15 pour 100. On fait bouillir ce mélange pendant une minute.

A l'aide de la pipette, on prélève 5 centimètres cubes de ce mélange coloré en brun plus ou moins foncé qu'on laisse couler dans l'éprouvette (A). On place l'éprouvette dans le colorimètre, à côté de l'étalon et on compare la couleur. On ajoute de l'eau avec la pipette jusqu'à ce que l'égalité de teinte soit obtenue entre l'éprouvette et l'étalon. Il ne reste plus alors qu'à lire sur l'échelle gravée sur l'éprouvette le chiffre qui correspond au niveau atteint par le liquide analysé ; ce chiffre indique directement la quantité de sucre pour 100 d'urine.

Avec cet appareil, on ne peut pas doser des quantités de sucre au-dessous de 1 pour 100 ni au-dessus de 5 pour 100. Si l'urine en contient plus de 5 pour 100, il faut la diluer de moitié, avant de la chauffer avec la potasse caustique, et multiplier par 2 le résultat trouvé.

Causes d'erreur. — Les médicaments donnant à l'urine une

coloration foncée peuvent induire en erreur. Ainsi les phénols, la purgatine, etc., faussent les résultats.

Les causes d'erreur inhérentes à la colorimétrie entrent toutes en jeu avec cet appareil ; toutefois il peut rendre de grands services en clinique, car sa simplicité permet de l'indiquer au malade lui-même, qui pourra ainsi suivre régulièrement la marche de son affection. Il permet en effet de faire des dosages fréquents et son exactitude est suffisante pour suivre l'évolution d'une maladie, mais il ne doit pas être employé pour des recherches précises.

III. ***Dosage dans le sang***. — La glycose ne peut pas être dosée directement dans le sang : il faut d'abord débarrasser celui-ci de sa coloration et des autres matières organiques.

1° Le procédé suivant qui a été indiqué par Lépine est le meilleur : dans une capsule de porcelaine tarée, contenant 50 centimètres cubes d'une solution d'acide tartrique à 1/1000e, on reçoit 50 grammes de sang. On agite et on fait tomber le mélange dans une autre capsule, chauffée à 80 degrés, contenant aussi 50 centimètres cubes de la même solution d'acide tartrique. On lave la capsule à l'eau distillée, et on complète à 250 centimètres cubes. On fait bouillir pendant dix minutes. Le liquide doit être légèrement acide et incolore ; si ce n'est pas le cas, on ajoute quelques gouttes d'acide tartrique concentré et on fait bouillir. On filtre et on lave le filtre à plusieurs reprises à l'eau bouillante. On reprend le résidu du filtre et on le fait bouillir 10 minutes avec 250 centimètres cubes d'eau. On filtre et on refait la même opération avec le résidu qui reste sur le filtre.

Les liqueurs filtrées et toutes les eaux de lavage des filtres sont réunies, acidifiées avec de l'acide tartrique concentré, et réduites par évaporation au bain-marie à 20 centimètres cubes. On verse le tout dans une éprouvette graduée, on dilue à 50 centimètres cubes avec l'eau de lavage de la capsule, on filtre et le liquide est prêt pour le dosage. Le résultat du dosage donne directement la quantité de glycose dans le sang, puisque toutes les liqueurs ont été concentrées à 50 grammes, quantité de sang mise en expérience.

Le dosage se fait soit à la liqueur de Fehling soit à la liqueur de Violette. Cette liqueur, dont 1 centimètre cube est réduit par $0^{gr},005$ de glycose, se compose de deux solutions :

1°	Lessive de soude à 24° B.	500,00	grammes.
	Sel de Seignette	200,00	—
	Eau distillée à 50°	200,00	—
2°	Sulfate de cuivre	36,46	—
	Eau distillée	140,00	—

On mélange ces deux solutions à parties égales; à 100 centimètres cubes du mélange, on ajoute 1 gramme de ferrocyanure de potassium.

Le dosage se fait comme avec la solution de Fehling ferrocyanurée; la limite est indiquée par la décoloration de la liqueur.

Lépine emploie aussi pour le dosage de la glycose dans le sang un procédé au permanganate de potasse, mais ce procédé est trop compliqué pour trouver sa place ici.

2° Une autre méthode pour détruire les matières organiques du sang est la suivante :

On verse 25 centimètres cubes de sang dans un récipient contenant un poids égal de cristaux de sulfate de soude, pour empêcher la coagulation; le mélange est porté à l'ébullition jusqu'à ce que la masse ne présente plus ni coloration ni reflet rouge. On ramène au volume primitif avec de l'eau distillée. On obtient ainsi une liqueur sulfatée qu'on exprime du précipité albumineux par pression à travers un linge.

Par des expériences directes, on sait que 25 centimètres cubes de sang traités ainsi donnent 40 centimètres cubes de liqueur sulfatée. Connaissant cette proportion, on fait le dosage du sucre dans la liqueur avec le liquide de Violette et on en déduit la quantité de glycose dans le sang.

A l'état normal, le sang de l'homme contient de 1 gramme à $1^{gr},50$ de glycose par litre. Cette faible quantité, comparée aux nombreuses manipulations qu'on est obligé de faire subir au sang pour la doser, laisse planer des doutes sur l'exactitude des résultats du dosage; cependant, en opérant toujours de même, on peut obtenir des chiffres comparables entre eux.

Les mêmes procédés de dosage peuvent être employés pour les épanchements pathologiques séreux.

IV. ***Dosage dans le liquide céphalo-rachidien.*** — Le liquide céphalo-rachidien contient à l'état normal de très petites quantités de glycose; à l'état pathologique, ces quantités ne sont jamais très grandes; leur dosage comporte donc de grandes précautions.

Le liquide doit être soigneusement centrifugé, et déféqué s'il contient de l'albumine. Comme on n'a, en général, que très peu de liquide à sa disposition, il faut se servir de très petites quantités de réactif. On prend 1 centimètre cube de la solution de Fehling ferrocyanurée, qu'on ne dilue pas, pour pouvoir bien apprécier la décoloration.

On peut aussi employer le procédé de Linossier qui permet de n'opérer que sur 1 centimètre cube de la liqueur.

Sang. — Le dosage de la glycose dans le sang peut avoir une certaine importance pour déceler des *glycémies* latentes, ou masquées par l'existence de néphrites rendant les reins imperméables. L'absence de glycosurie avec une glycémie élevée fera penser à l'imperméabilité rénale.

L'*hyperglycémie*, en dehors des diabètes graves où elle peut atteindre 6 à 7 grammes pour 1000, se rencontre souvent dans les infections graves.

L'*hypoglycémie*, au-dessous de 1 pour 1000, se trouve dans certaines cachexies.

Le dosage de la glycose dans le sang trouve aussi son application pour l'étude *in vitro* de la glycolyse.

Liquide céphalo-rachidien. — Il contiendrait à l'état normal, d'après Gérard, 0,40 à 0,50 pour 1000 de sucre.

Dans les *diabètes*, il y a toujours augmentation de glycose, surtout lorsqu'ils s'accompagnent de troubles cérébraux; cette augmentation est proportionnelle à celle de la glycosurie. Achard en a trouvé jusqu'à 5,5 et 6 grammes pour 1000 dans des diabètes graves avec coma.

La glycose augmenterait aussi d'après Gérard dans la *coqueluche* et les *tumeurs cérébrales*; au contraire elle diminuerait dans les *méningites cérébro-spinale* et *tuberculeuse*. On pourrait attribuer cette diminution à la présence anormale des leucocytes qui donnerait lieu à de la glycolyse.

Épanchements — La teneur en glycose des épanchements pathologiques n'a pas de valeur clinique directe; cependant elle peut fournir un signe différentiel entre les liquides chyleux et les chyliformes.

2. — Sucres rares.

I. ***Lévulose***. — La lévulose est un sucre lévogyre, $\alpha = -89{,}9$. Elle réduit la liqueur de Fehling, mais d'une manière moins énergique que la glycose; si, par exemple, 1 volume de glycose réduit 100 parties de liqueur de Fehling, 1 volume de lévulose n'en réduit que 96. Elle fermente comme la glycose.

Sa recherche et son dosage se font par le polarimètre; ils ne rencontrent de difficultés que si la lévulose se trouve mélangée de glycose, déviant le plan de polarisation à droite, ou d'acide glycuronique, qui le dévie à gauche.

Le **diabète lévulosurique** est en général léger et Lénin d'après Lépine; il est assez rare.

A la suite d'absorption de grandes quantités de fruits, on peut voir apparaître une lévulosurie passagère. On a utilisé la lévulosurie alimentaire pour l'exploration fonctionnelle du foie.

II. ***Lactose***. — La *lactose* ou *galactose* est dextrogyre, presqu'au même degré que la glycose $\alpha_1 = +52,5$. Elle ne réduit que 70 volumes de la liqueur de Fehling, elle ne fermente pas avec la levure de bière. On se base sur ce dernier fait pour la reconnaître et la doser. Il suffit de faire fermenter une urine sucrée; si, après fermentation, elle réduit encore la liqueur de Fehling et dévie le plan de polarisation à droite, elle contient de la lactose; si elle ne le fait plus, c'était de la glycose pure.

La lactose fermente cependant lorsqu'elle a été dédoublée, c'est-à-dire transformée en alcool et glycose, dédoublement qu'on obtient en faisant bouillir l'urine.

La lactosurie se rencontre fréquemment chez les nourrices dont la lactation a été arrêtée brusquement; ces conditions la feront facilement reconnaître.

On peut la rencontrer aussi chez les femmes enceintes ou en pleine lactation. Elle n'a aucune importance au point de vue pronostique et ne donne pas de troubles particuliers.

III. ***Pentose***. — La pentose est un sucre qui ne dévie pas le plan de polarisation, réduit très peu la liqueur de Fehling et ne fermente pas avec la levure de bière.

D'après Salkowski, les urines qui réduisent la liqueur de Fehling et ne dévient pas la lumière polarisée renferment de la pentose. Elles donnent les réactions suivantes : on met 5 centimètres cubes d'urine, 5 centimètres cubes d'acide chlorhydrique pur et une trace de phloroglucine dans un tube à essai; on obtient, en chauffant avec précaution, une belle couleur rouge; si on ajoute de l'alcool amylique, la coloration passe dans l'alcool. Au lieu de phloroglucine, on peut employer l'orcéine; la couleur obtenue est alors bleu verdâtre.

De plus, dans les urines contenant de la pentose, la réaction au Fehling n'est jamais très nette, le précipité a toujours une teinte verdâtre.

Tous les caractères que nous venons d'indiquer s'appliquent tout aussi bien à l'acide glycuronique, aux phénols et aux dérivés aromatiques; la recherche de la pentose est donc quelquefois rendue très difficile par la présence de ces corps.

Les pentosuries sont le plus souvent d'origine *alimentaire*; Lépine en a constaté un cas après l'ingestion d'oignons. Elles peuvent être parfois *constitutionnelles* et donner lieu à des troubles de nutrition marqués, en général peu graves, mais touchant souvent le système nerveux.

Il est important d'en faire le diagnostic, le cas échéant, car le régime antidiabétique ordinaire est plus funeste qu'utile à ces malades.

Tableau comparatif des sucres.

SUCRES.	RÉACTION DE FEHLING.	POLARISATION.	FERMENTATION.
Glycose .	réduit 100 volumes.	dextrogyre $\tau_{i} = +52,6$	fermente.
Lévulose.	réduit 96 volumes.	lévogyre $\tau_{i} = -89,9$	fermente.
Lactose .	réduit 70 volumes.	dextrogyre $\tau_{i} = +52,5$	ne fermente pas.
Pentose .	réduit très peu.	pas d'action.	ne fermente pas.

II. — PRODUITS DÉRIVÉS

I. — Acétone.

La recherche et le dosage de l'acétone ne se fait, en clinique, que dans l'urine et les matières vomies; sa recherche dans le sang est trop compliquée et demande de trop grandes quantités de liquide. Pour les vomissements, le liquide est filtré et c'est sur le filtrat qu'on opère les réactions.

I. **Recherche qualitative**. — 1. *Recherche directe.* — On prépare extemporanément une solution faible de nitroprussiate de soude dans l'eau, qui doit avoir une coloration légèrement jaunâtre. Dans un tube à essai, on met 3 à 4 centimètres cubes d'urine ou du liquide à examiner; on ajoute quelques gouttes de la solution de nitroprussiate de soude et quelques gouttes d'une solution de potasse caustique au 1/10e. Il se produit alors une belle couleur rouge, qui pâlit rapidement: elle passe du rouge pourpre au rouge carmin après addition de quelques gouttes d'acide acétique, s'il y a de l'acétone. Si après l'addition d'acide acétique le liquide prend une coloration verte, il n'y a point d'acétone, mais de la créatinine.

2. *Recherche après distillation.* — La réaction se fait non plus sur le liquide même, mais sur le distillat.

On distille 250 centimètres cubes du liquide à étudier, additionnés de 5 centimètres cubes d'acide acétique. On recueille les 20 premiers centimètres cubes qui passent à la distillation; si le liquide contient de l'acétone, elle aura passé dans ces 20 centimètres cubes. On opère alors les recherches suivantes :

a. En ajoutant à ce distillat quelques centimètres cubes d'une solution alcoolique d'iode et quelques gouttes d'ammoniaque, on obtient un précipité noir, formé d'un mélange d'iodoforme et d'iodure d'azote; ce dernier disparaît peu à peu, et il ne reste plus au fond du tube que des cristaux jaunes d'iodoforme, reconnaissables au microscope à leur forme hexagonale.

b. A quelques centimètres cubes du distillat on ajoute une solution aqueuse d'orthonitrobenzaldéhyde, puis quelques gouttes de lessive de soude; le liquide se colore en bleu, par suite de la formation d'indigo en présence de l'acétone.

c. On décolore par excès d'acide sulfurique une solution de fuchsine, on ajoute quelques centimètres cubes du liquide distillé; s'il contient de l'acétone, le mélange reprend une belle teinte rouge.

II. ***Dosage***. — Il exige des méthodes un peu compliquées.

1. **Procédé de Martz**. — Ce procédé consiste à mélanger une solution iodo-iodurée de titre connu à une certaine quantité du produit de distillation de l'urine à examiner. L'acétone se combine à l'iode pour former de l'iodoforme. Il ne reste plus qu'à doser, à l'aide d'une solution titrée d'hyposulfite de soude, la quantité d'iode qui reste en liberté.

La quantité de la solution titrée nécessaire pour obtenir la décoloration du mélange donnera exactement la quantité d'acétone dans le liquide examiné.

2. **Procédé rapide**. — On ajoute, aux 20 premiers centimètres cubes de la distillation de 250 centimètres cubes d'urine, de la soude en excès et 2 centimètres cubes de la solution iodo-iodurée (Lugol). On agite ce mélange dans un entonnoir à séparation, puis on l'additionne de 5 à 6 centimètres cubes d'éther privé d'alcool, on agite de nouveau; il se produit de l'iodoforme, qui se dissout dans l'éther. On le décante et on l'évapore à froid dans un exsiccateur au-dessus de l'acide sulfurique dans un verre de montre taré. Quand le résidu est bien sec, on pèse. Un gramme d'iodoforme correspond à $0^{gr},147$ d'acétone.

A l'état normal, l'urine ne contient jamais d'acétone. Dans certaines conditions : alimentation carnée exclusive ou ingestion abondante de graisses, elle peut en contenir des traces. Quand elle en contient beaucoup il y a *acétonurie*.

L'acétonurie se rencontre surtout dans le diabète, conjointement avec l'acide diacétique et l'acide oxy-β-butyrique ; elle semble être sous la dépendance de troubles de la nutrition.

Le taux de l'acétone dans l'urine diabétique est d'autant plus élevé que l'état est plus grave. Dans la période précomateuse, l'urine devient moins abondante, plus colorée et prend une odeur d'acétone caractéristique ; sa teneur en sucre diminue tandis que l'acétone augmente. On en trouve alors de 4 à 6 grammes dans les 24 heures.

On peut aussi observer, surtout chez les enfants, une acétonurie dyspeptique avec état fébrile. On peut dans ce cas en trouver dans l'urine 8 à 10 grammes par jour. Les vomissements en contiennent autant.

On peut enfin constater une légère acétonurie, $0^{gr},50$ par litre, dans certaines maladies aiguës : éclampsie puerpérale, variole, rougeole, fièvre typhoïde, etc.

En somme, l'acétonurie serait un indice d'autophagisme.

2. — Acide acétylacétique ou diacétique.

I. ***Recherche qualitative.*** — A quelques centimètres cubes d'urine fraîchement émise et claire, on ajoute quelques gouttes de la solution officinale de perchlorure de fer et on filtre ; s'il y a de l'acide diacétique le liquide filtré présente une belle couleur rouge (Réaction de Gerhardt). L'urine doit être fraîchement émise, car cet acide s'évapore très rapidement.

Il faut s'assurer que le malade ne prend pas d'antipyrine, qui donne la même réaction.

II. ***Dosage***. — *Procédé de Martz.* — Deux cas peuvent se présenter :

1° L'urine est exempte de tout médicament donnant la même réaction que l'acide diacétique avec le perchlorure de fer.

On prend deux éprouvettes de même calibre, on met dans la première 100 centimètres cubes d'urine fraîche, filtrée, traitée par 5 centimètres cubes de la solution officinale de perchlorure de fer. Dans la deuxième éprouvette, on met 20 centimètres cubes d'une solution de 1 gramme d'éther acétylacétique dans 100 centimètres cubes d'eau distillée, et 5 centimètres cubes de la solution de perchlorure de fer. On compare la teinte des liquides dans les deux éprouvettes et on dilue la deuxième avec de l'eau distillée autant que cela est nécessaire pour obtenir l'égalité de teinte. Connaissant la quantité d'eau ajoutée, on trouve, par une simple proportion, la quantité d'acide diacétique contenue dans l'urine examinée.

2° L'urine contient avec l'acide diacétique des médicaments donnant la même réaction par le perchlorure de fer.

On fait une première détermination, comme il a été dit plus haut. Puis on fait bouillir, pendant quelques minutes, 100 centimètres cubes d'urine, on laisse refroidir et on ramène à 100 centimètres cubes. On fait un nouveau dosage. La différence obtenue entre le premier et le deuxième dosage, donne la quantité d'acide diacétique, parce que ce dernier a été chassé de l'urine par l'ébullition, tandis que les médicaments y sont restés.

L'acide diacétique ne se trouve que dans les urines diabétiques; sa signification clinique est importante, car sa présence, lorsqu'elle est continue et en quantité progressive, peut faire prévoir et affirmer l'imminence du coma diabétique. On en trouve de grandes quantités dans les diabètes graves; on a cité des chiffres très élevés, 26 grammes par litre d'urine avec 15 grammes d'acétone.

L'acide diacétique concourt avec l'acide oxy-β-butyrique à rendre l'urine et le sang très acides. Pour Lépine il ne semble être, avec l'acétone, qu'un des éléments du dédoublement de l'acide oxy-β-butyrique; si ce dernier ne se dédouble plus, l'acétone et l'acide diacétique disparaissent de l'urine. Si, au contraire, il s'oxyde trop, l'acétone et l'acide diacétique augmentent. Comme pour l'acétone son augmentation dans l'urine peut être imputée à la privation alimentaire d'hydrates de carbone (Lépine).

3. — Acide oxy-β-butyrique.

I. ***Recherche qualitative.*** — Lorsque, dans une urine sucrée, on trouve par le dosage au Fehling un chiffre supérieur à celui du dosage polarimétrique, on doit penser à la présence d'acide oxy-β-butyrique qui est lévogyre. C'est un signe de probabilité, mais non de certitude, car la lévulose peut produire le même effet, c'est-à-dire une déviation du plan de polarisation contraire à celle de la glycose.

Pour éviter la cause d'erreur de la lévulose, on détruit cette dernière en faisant fermenter l'urine par de la levure de bière; après la fermentation, le liquide déféqué et filtré est examiné au polarimètre; s'il continue à présenter une dérivation nette à gauche, il contient de l'acide oxy-β-butyrique.

L'acide glycuronique peut cependant encore induire en erreur, car il a aussi un léger pouvoir rotatoire à gauche.

II. **Dosage**. — Le dosage s'opère au polarimètre, dans un tube de 10 centimètres de long, sur le liquide obtenu comme il a été dit plus haut, après fermentation de l'urine et défécation.

La rotation à gauche du plan de polarisation de l'acide oxy-β-butyrique est de 23°,4. Donc, dans les conditions énoncées ci-dessus, un liquide déviant à gauche de 1 degré le plan de polarisation contient 5 pour 100 d'acide oxy-β-butyrique.

Bergell a proposé un autre procédé : on évapore au bain-marie, jusqu'à consistance sirupeuse, 200 centimètres cubes d'urine additionnée de carbonate de soude jusqu'à réaction légèrement alcaline. On refroidit et on ajoute un excès d'acide phosphorique concentré, 25 grammes de sulfate de cuivre desséché et 25 grammes de sable fin. On obtient une poudre sèche qu'on épuise par l'éther dans l'appareil de Soxhlet. L'éther est évaporé, le résidu est dissous dans l'eau, desséché et pesé. On a ainsi la quantité en poids d'acide oxy-β-butyrique contenu dans 200 centimètres cubes d'urine.

L'acide oxy-β-butyrique n'existe pas à l'état normal dans l'urine; il se rencontre toujours en même temps que l'acétone et l'acide diacétique dans les urines diabétiques. On peut le considérer comme la cause de la présence des deux premiers. C'est sous l'influence de son dédoublement que ces deux corps apparaissent; lorsqu'il ne se dédouble pas, l'acétone et l'acide diacétique sont peu abondants et sa proportion peut devenir très forte, jusqu'à 20 grammes pour 1000; s'il se dédouble très activement, l'acétone et l'acide diacétique augmentent, sa quantité diminue, l'acidité du sang augmente, l'*acidose* se constitue, le coma diabétique est proche.

On peut encore rencontrer l'acide oxy-β-butyrique, accompagné d'acétone dans certaines maladies; on en trouve de petites quantités dans la scarlatine, la rougeole, le scorbut, mais à titre exceptionnel.

TROISIÈME SECTION

PIGMENTS

I. — HÉMOGLOBINE

Sa recherche chimique, exclusivement qualitative, est utilisée pour les liquides normaux ou pathologiques de l'organisme, qui n'en contiennent que des quantités très petites.

Prélèvements. — Les *liquides pathologiques* et l'*urine* doivent être examinés le plus vite possible après leur prélèvement, en effet, la fermentation, ou même l'évaporation, peuvent changer les résultats. Ils sont soigneusement et longuement centrifugés, de manière à éloigner complètement tous les globules rouges qu'ils contiendraient en suspension. Les réactions s'effectuent sur le liquide surnageant parfaitement clair et contenant l'hémoglobine dissoute.

Pour les *selles* et les *crachats*, on en dilue quelques centimètres cubes avec de l'eau distillée, contenant 1/3 de son volume d'acide acétique ; on les triture pendant un certain temps, puis on ajoute au mélange quelques centimètres cubes d'éther, on agite doucement pour éviter la formation d'une émulsion. On décante l'éther contenant la dilution d'hémoglobine et on le soumet aux réactions.

1° *Réaction du gaïac.* — Préconisée par Almen et Schönbein, Boas, etc.

On mélange à parties égales de la teinture de gaïac fraîche et de l'essence de térébenthine. ozonisée par vieillissement à l'air ou par agitation ; à défaut on peut utiliser de l'eau oxygénée à 12 volumes. Ce mélange doit être fait extemporanément. On le fait couler à la surface du liquide à examiner dans un tube à essai. A la limite de séparation, une partie de la résine de gaïac se précipite et forme un anneau blanc grisâtre, qui petit à petit devient jaune sale puis verdâtre. S'il existe de l'hémoglobine dissoute, la partie inférieure de cet anneau blanchâtre se colore, au plus tard au bout de quelques minutes (5 à 10). Il prend une teinte bleue plus ou moins intense ; selon la quantité d'hémoglobine que le liquide contient, la teinte va du bleu violet au bleu vert pâle. Si on agite le tube il se forme une émulsion entièrement colorée en bleu. Si le liquide reste trouble on peut l'éclaircir avec quelques gouttes d'alcool.

Il faut se souvenir que quelques substances végétales, la gomme arabique par exemple, peuvent donner la même réaction.

2° *Réaction de l'aloïne.* — A quelques centimètres cubes du liquide à examiner, on ajoute 1 centimètre cube d'une solution alcoolique d'aloïne à 1 pour 100. Si le liquide contient de l'hémoglobine, le mélange, agité, prend une belle coloration rouge, d'autant plus intense que le liquide contient plus d'hémoglobine (Scherer et Rossel).

3° *Réaction de la soude* (Heller). — On mélange quelques centimètres cubes du liquide à examiner avec de la lessive de soude, on porte à l'ébullition; si le liquide contient de l'hémoglobine, le mélange prend une coloration vert bouteille.

4° *Réaction de la benzidine.* — Ces diverses réactions ne sont pas très sensibles, elles sont cependant suffisantes pour les besoins de la clinique. O. et B. Adler, en ont préconisé une autre beaucoup plus sensible qui indiquerait la présence d'hémoglobine même à 1 pour 250 000. On ajoute au liquide à examiner 2 centimètres cubes d'une solution extemporanée de benzidine dans de l'alcool à 90° concentrée à chaud et une quantité égale d'eau oxygénée à 12 volumes. S'il existe du sang, même en quantité très petite, le liquide prend une coloration vert foncé intense, qui passe petit à petit au vert sombre, au bleu, puis au brun sale.

Cette réaction n'est pas absolument caractéristique de l'hémoglobine, elle se produit avec les sels de fer et en présence de certains liquides de l'organisme, même lorsqu'ils ne contiennent pas de sang (salive, mucus).

5° *Réaction des cristaux d'hémine.* — Pour cette réaction, on n'emploie plus le liquide surnageant après centrifugation, mais au contraire le culot. Pour les selles et les crachats, il suffit d'en prélever une parcelle.

On prend une petite quantité du culot ou de la substance à étudier qu'on dépose sur une lame de verre porte-objet; on dessèche à une douce température et on humecte avec une goutte d'une solution à 1 pour 10 de sel marin; on dessèche de nouveau et on recouvre d'une lamelle. On fait alors passer entre la lame et la lamelle un courant d'acide acétique cristallisable, en déposant une goutte de cet acide près du bord de la lamelle et en plaçant de l'autre côté, contre le bord opposé, un morceau de papier buvard, qui détermine le courant. On chauffe alors à 80° environ, pour faire évaporer tout l'acide acétique. Par refroidissement, en cas de présence d'hémoglobine, il se forme des cristaux d'hémine. Ces cristaux sont examinés au microscope : ils sont caractérisés par leur couleur, variant du rose au rouge brun et au rouge brun foncé, quelquefois presque noir, et par leur forme, rhomboïdique allongée. Ils sont quelquefois isolés, ou entrecroisés deux par deux ou en étoile. Si on a trop chauffé, les cristaux sont très petits et noirs, sans forme caractéristique. Pour faciliter la formation des cristaux, on recommande de placer sur la lame, avant de poser la lamelle, un fil ténu ou un cheveu, sur lequel ils viennent se former. Pour conserver la préparation ainsi obtenue, il suffit de faire passer de la glycérine sous la lamelle, et de luter au baume.

Cette réaction est très sensible, mais elle est longue et minutieuse ; elle a l'avantage de permettre d'opérer sur une très petite quantité de matière.

La recherche chimique de l'hémoglobine est utilisée en clinique dans tous les cas où la couleur même du liquide examiné n'indique pas la présence de sang, parce qu'il s'y trouve en trop petite quantité.

Sécrétions. — Dans les *crachats*, les réactions positives peuvent faire penser à de petites lésions pulmonaires ; dans le *suc gastrique*, à un ulcère ou à un cancer de l'estomac ; dans les *selles* à une lésion du tube digestif; dans le cancer de l'estomac par exemple, on trouve (Boas) presque constamment des traces de sang provenant des ulcérations : il en serait de même dans la fièvre typhoïde (Müller).

Il est évident qu'un régime spécial est nécessaire pour les recherches dans les selles, car toutes ces réactions sont également positives avec le sang provenant des viandes ingérées.

Épanchements. — Pour les ÉPANCHEMENTS pleuraux ou péritonéaux la présence de sang en minime quantité peut faire penser à des épanchements histologiquement hémorragiques, qui, d'après Dieulafoy, sont plus exposés que les autres à la suppuration.

Du fait que le sang est laqué ou non, c'est-à-dire, que l'hémoglobine est dissoute dans le liquide, ou encore contenue dans les globules rouges, on peut tirer un élément de diagnostic. Si le liquide centrifugé contient de l'hémoglobine dissoute, il faut penser à un cancer (Bard), si, au contraire, elle est contenue dans les globules rouges, il faut songer plutôt à la tuberculose.

Urine. — L'hémoglobine peut s'y rencontrer souvent à l'état de dissolution dans les cas pathologiques. Dans les hémoglobinuries, paroxystiques ou symptomatiques, l'urine est rouge ou noire suivant la quantité d'hémoglobine qu'elle contient et suivant les altérations que le pigment a subies dans la vessie. En cas d'hémoglobinurie on a pu rencontrer jusqu'à 12 pour 1000 d'hémoglobine dans les cas graves, 7 pour 1000 dans les cas moyens.

L'hémoglobinurie essentielle s'accompagne toujours d'hémoglobinhémie, c'est-à-dire de la présence d'hémoglobine dissoute dans le sérum sanguin ; préparé par les méthodes ordinaires, celui-ci présente alors une coloration rouge vif et donne toutes les réactions de l'hémoglobine.

En outre, on rencontre encore dans l'urine de l'hémoglobine dissoute, mais en moins grande quantité, dans les cas de néphrite épithéliale aiguë ; la destruction des globules rouges doit tenir alors à l'existence d'une lysine particulière.

Toutes les réactions indiquées plus haut permettent, en les utilisant après centrifugation, de distinguer l'hématolyse vraie de la présence de globules rouges en suspension.

La présence de globules rouges dans l'urine sans dissolution de l'hémoglobine n'a pas de valeur diagnostique caractéristique, car elle peut tenir à trop de causes différentes.

II. — ÉLÉMENTS BILIAIRES

I. **Recherche des pigments biliaires.** — *Prélèvements.* — Lorsque les *urines* contiennent beaucoup de pigments biliaires, leur couleur, jaune brunâtre, jaune verdâtre ou verte les fait facilement reconnaître. Lorsqu'elles en contiennent peu, les réactions destinées à les déceler peuvent être faites directement sur l'urine; mais, lorsqu'il n'existe que des traces de ces pigments, il est quelquefois nécessaire de les isoler au préalable de la façon suivante : on acidifie 50 centimètres cubes d'urine qu'on agite avec du chloroforme dans un entonnoir à séparation jusqu'à ce que ce dernier ne se colore plus. On reprend le chloroforme et c'est dès lors avec lui, chargé de tous les pigments biliaires, qu'on effectuera les réactions.

Les urines doivent toujours être examinées fraîches, les pigments biliaires se transformant à la lumière et à l'air.

Pour faire la réaction sur le *sérum du sang*, on recueille environ 4 à 5 centimètres cubes de sang, soit par ponction veineuse, soit par ventouses scarifiées, soit simplement par piqûre du bout du doigt.

Le sang est reçu dans une petite éprouvette à fond plat, qu'on place bien bouchée dans un endroit frais. 24 heures après on recueille, à l'aide d'une pipette effilée, le sérum qui s'est formé, en ayant soin de ne pas toucher au caillot.

On peut aussi recueillir le sang dans un tube à centrifuger et centrifuger rapidement avant la coagulation. Le sérum est repris de la même manière.

Le *liquide céphalo-rachidien* est recueilli tout de suite après la ponction et centrifugé. On fait les réactions sur le liquide clair qui surnage.

On agit de même pour les liquides de *pleurésie* ou d'*ascite.*

1. *Réaction de Gmelin.* — La réaction de Gmelin est basée sur la coloration caractéristique que prend la surface de contact d'une couche d'acide azotique nitreux avec un liquide contenant des pigments biliaires. L'acide azotique doit être très légèrement nitreux, car s'il contient trop de vapeurs nitreuses, il se fait dans l'urine une décomposition de l'urée, qui produit un dégagement gazeux nuisible à la netteté de la réaction. Il faut employer l'acide qu'on obtient en exposant simplement

l'acide azotique pur à la lumière, qui ne tarde pas à le jaunir.

On peut aussi, pour préparer cet acide extemporanément, mettre dans un tube à essai quelques centimètres cubes d'acide azotique pur, y jeter un morceau d'allumette en bois et faire bouillir quelques minutes. L'acide azotique à chaud attaque le bois et produit des vapeurs nitreuses. On arrête l'ébullition lorsque l'acide est suffisamment jaune.

On peut encore faire la réaction avec un mélange d'acide azotique pur et d'acide sulfurique à parties égales.

Gilbert et Herscher recommandent le mélange suivant, surtout pour la réaction de Gmelin dans le sérum sanguin : acide azotique pur à 36°, 200 grammes ; eau distillée, 100 grammes ; nitrate de soude, 0gr,05 ; à conserver dans un flacon noir bien bouché.

Technique. — Dans un verre à expérience conique ou dans un tube à essai, on verse une certaine quantité, 3 à 4 centimètres cubes, d'acide azotique nitreux ou du réactif choisi, de façon à remplir le 1/3 inférieur du récipient. A l'aide d'une pipette effilée, appliquée le long de la paroi interne du verre, on laisse s'étaler sur l'acide 5 à 6 centimètres cubes du liquide à examiner. Au bout de quelques minutes, s'il existe des pigments biliaires dans le liquide examiné, on voit apparaître à la surface de contact des deux liquides des anneaux diversement colorés dans l'ordre suivant : un premier anneau inférieur, en contact direct avec l'acide ou le réactif, teinté en vert plus ou moins intense, c'est l'anneau caractéristique des pigments biliaires ; un deuxième anneau, superposé, jaunâtre ; un troisième rougeâtre au-dessus, et enfin un quatrième qui n'existe que dans les urines contenant des quantités assez grandes d'indican. De tous ces anneaux colorés un seul, le vert, a la signification caractéristique de la présence des pigments biliaires et permet d'affirmer la présence de bile dans le liquide examiné.

Lorsque le liquide contient de l'albumine, la réaction change un peu d'aspect. Au contact de l'acide ou du réactif, il se produit trois phénomènes : 1° coagulation en masse de l'albumine ; 2° coloration jaunâtre de l'albumine, débutant à la surface de contact et remontant graduellement jusqu'au sommet du coagulum ; 3° apparition à la surface de contact d'un liséré bleuâtre, très net et caractéristique, remontant lentement tout le long du caillot d'albumine (*Réaction de Hayem*). Gilbert et Herscher affirment et ont prouvé que cet anneau était bien dû à la présence de pigments biliaires. Il apparaît lentement; il faut l'attendre quelquefois une demi-heure.

Causes d'erreur. — La réaction de Gmelin, lorsqu'elle est positive, indique la présence d'une assez grande proportion de pigments biliaires, 1/40000e environ; négative, elle ne prouve rien, car sa sensibilité n'est pas assez grande pour déceler des traces de bile.

La présence d'iode ou d'urobiline en grande quantité dans le liquide à examiner trouble la réaction, et l'empêche de se manifester; par la production d'un anneau brunâtre très coloré au point de contact du liquide et du réactif. L'addition d'alcool ou d'éther au liquide fausse la réaction, car ces deux liquides en contact avec l'acide azotique nitreux donnent également un très bel anneau vert.

La réaction de Gmelin est la plus simple et la plus pratique pour la recherche des pigments biliaires, soit dans l'urine, soit dans le sang. Quoiqu'elle ne soit pas d'une extrême sensibilité, elle est très suffisante pour les besoins de la clinique.

2. *Réaction de Trousseau.* — Cette réaction ne doit se faire que sur les liquides non albumineux. L'urine, si elle contient de l'albumine, en sera débarrassée par la chaleur. Dans un tube à essai, on verse 5 centimètres cubes d'urine filtrée, puis à sa surface, à l'aide d'une pipette effilée, on laisse s'étaler deux centimètres cubes de teinture d'iode fraîche (au 1/10e ou au 1/12e) diluée de moitié avec de l'alcool à 95 degrés. En présence de pigments biliaires, il apparaît un bel anneau vert intense au point de contact.

Cette réaction serait plus sensible que celle de Gmelin, elle ne comporterait pas de cause d'erreur.

3. *Réaction de Huppert-Salkowski.* — 20 centimètres cubes d'urine sont alcalinisés fortement par l'addition de quelques gouttes d'une solution de soude caustique. On ajoute ensuite une dizaine de gouttes d'une solution aqueuse concentrée de chlorure de calcium. On filtre pour retenir le précipité. Ce précipité est lavé à l'eau à plusieurs reprises sur l'entonnoir. On le reprend ensuite et on le fait dissoudre dans 10 centimètres cubes d'alcool contenant 5 pour 100 d'acide chlorhydrique. Le liquide ainsi obtenu est porté à l'ébullition; s'il y a des pigments biliaires, il prend une belle couleur vert bleu; il reste incolore s'il n'en contient pas.

La sensibilité de cette réaction est très grande, elle décèle des traces de bile. Il est du reste facile d'opérer sur de plus grandes quantités d'urine.

4. *Réaction de Grimbert.* — A 10 centimètres cubes d'urine filtrée on ajoute 5 centimètres cubes d'une solution de chlorure de baryum à 10 pour 100, on agite et on centrifuge; le précipité qui se forme est composé de sulfates, de phosphates et de bilirubinate de baryum. Ce précipité est alors délayé dans 4 centimètres cubes d'alcool à 90 degrés, contenant 5 pour 100 de son volume d'acide chlorhydrique. On porte pendant une minute dans un bain-marie bouillant. On laisse déposer le précipité formé et on examine la couleur du liquide surnageant. Trois phénomènes peuvent être constatés suivant les cas:

1° Le liquide est incolore, cela indique qu'il n'y a pas de pigments biliaires.

2° Le liquide a une coloration vert foncé, cela indique qu'il y a des pigments biliaires, la réaction est positive.

3° Le liquide a une coloration brune, cela indique que la proportion de l'acide chlorhydrique dans l'alcool n'était pas suffisante pour transformer et oxyder les sels de baryum. Il suffit alors d'ajouter au liquide quelques gouttes d'eau oxygénée à 10 volumes, de chauffer à nouveau au bain-marie et la coloration verte apparaît. Si elle n'apparait pas après l'addition d'eau oxygénée, c'est qu'il existe dans l'urine des pigments anormaux, qui ne sont pas des pigments biliaires.

Dans les liquides pathologiques où le chlorure de baryum ne donne pas un précipité assez intense, on peut faciliter cette précipitation en ajoutant quelques gouttes d'une solution de sulfate de soude au 1/10e.

L'avantage de cette réaction est d'être très sensible et de n'employer qu'un seul réactif.

5. *Emploi des solutions colorées.* — Nous ne citons que pour mémoire les procédés de Constantin Paul avec le violet de méthyle, de Monckton avec le bleu de méthylène et de Baudoin avec la fuchsine. Ces auteurs ont montré qu'avec des solutions très diluées de ces substances, ajoutées à des urines contenant des pigments biliaires, on obtenait un changement de couleur du mélange : que, avec le violet de méthyle, il prenait une coloration rouge pourpre, avec le bleu de méthylène, une teinte verdâtre et avec la fuchsine une couleur orangée caractéristique.

En réalité ces réactions ne sont pas dues à de véritables combinaisons, mais à de simples superpositions de couleur (Roch), car :

1° On peut employer tout autre colorant que ceux indiqués ci-dessus, pourvu qu'ils aient à peu près la même teinte : au lieu de la solution de violet de méthyle du violet de gentiane, au lieu du bleu de méthylène de la solution de Fehling, au lieu de la fuchsine de l'éosine, et on obtient les mêmes résultats.

2° Il n'est pas nécessaire de mélanger l'urine et le réactif colorant pour avoir le changement de teinte ; il suffit de plonger dans l'urine un tube à essai contenant la solution colorée. En regardant par transparence, on a le changement de couleur.

3° Il est facile de prouver, en examinant les mélanges au spectroscope, que le changement de couleur se produit par la simple superposition des absorptions effectuées.

4° Enfin, les urines ictériques ne produisent pas seules ces réactions, il suffit qu'elles soient suffisamment colorées; on peut, en effet, obtenir d'aussi belles réactions avec une solution de brun de Bismarck ou de réactif picro-citrique.

II. **Recherche des acides biliaires.** — *Réaction de Pettenkofer.* — On place le liquide qui contient les acides biliaires dans un verre à pied, additionné de quelques gouttes (X) d'une solution de sucre au 1/5e. Puis on fait tomber un petit filet d'acide sulfurique concentré; en même temps on agite avec une baguette de verre; la chaleur dégagée par le mélange d'acide sulfurique et d'eau est en général suffisante pour provoquer la réaction; si ce n'est pas le cas, on chauffe doucement au bain-marie. La coloration du mélange d'abord violette passe au pourpre. Si on ajoute trop d'acide, ou si on a mis trop de sucre, la couleur passe très rapidement au noir à cause de l'action de l'acide sur le sucre. Les liquides qui contiennent de l'albumine doivent en être débarrassés car cette substance trouble la réaction.

Sérum sanguin. — La présence des pigments biliaires dans le sérum sanguin a été beaucoup étudiée ces dernières années par Gilbert et ses élèves; ils l'ont constatée dans nombre d'états pathologiques divers et même chez des individus normaux. Ils ont décrit une sorte d'entité morbide familiale (présence de pigments biliaires dans le sérum sanguin, état hépatique, taches brunâtres sur les muqueuses et sur la peau) à laquelle ils ont donné le nom de *cholémie familiale*.

La présence de pigments biliaires dans le *liquide céphalo-rachidien* a été constatée dans des cas d'ictère grave avec somnolence (Gilbert).

La recherche des acides biliaires dans l'*urine* n'a pas d'importance clinique. Elle en a davantage pour la détermination de la nature de certains calculs biliaires à distinguer de ceux de cholestérine.

III. ***Dosage des pigments biliaires dans le sérum sanguin.*** — Gilbert et Herscher ont décrit pour le dosage de la biliverdine dans le sérum sanguin un procédé auquel ils ont donné le nom de *cholémimétrie*. Ce procédé est basé sur la recherche de la réaction de Gmelin. Cette réaction, faite dans certaines conditions, avec leur liquide spécial (voy. p. 95), est très sensible. L'anneau bleu limite se produit déjà dans une solution à 1 pour 40 000 de biliverdine. Il est donc facile de rechercher quelle est la dilution du sérum examiné qui donne cet anneau limite.

On a construit pour cette réaction de petits appareils, accompagnés des indications nécessaires, comprenant des échelles donnant directement la concentration en biliverdine d'une dilution fixe de sérum sanguin.

D'après Gilbert et Herscher, le sérum sanguin normal contient toujours une certaine quantité de biliverdine, 1/36500e en concentration absolue, soit 0,081 pour 1000 de sang ou 0,027 pour 1000 de sérum.

Gilbert a trouvé dans l'ictère simple 1/6750e, dans la cholémie familiale 1/15000e, dans la cirrhose biliaire 1/3000e, dans la pneumonie 1/15000e et dans les néphrites interstitielles 1/20000e.

III. — PIGMENTS MODIFIÉS

1. — Urobiline.

La recherche de l'urobiline se fait en clinique surtout dans l'urine, le sérum sanguin et les selles.

Nous verrons plus loin les procédés spectroscopiques utilisés pour sa recherche dans l'urine et le sérum sanguin ; pour ce dernier ce sont les seuls employés, les procédés chimiques demandant de trop grandes quantités de liquide. Pour les selles, nous indiquerons des procédés spéciaux.

Le dosage de l'urobiline n'a pas grande importance, le seul fait de sa présence en quantité notable indique un état pathologique. Il n'existe pas de procédé simple de dosage chimique; nous verrons plus tard les procédés spectroscopiques.

I. **Recherche dans l'urine.** — Tous les procédés chimiques de recherche de l'urobiline dans l'urine sont basés sur la propriété de ce corps de donner, lorsqu'il est en solution en présence de sels de zinc, une belle couleur dichroïque fluorescente, verte par réflexion et rose pâle par transmission.

a. Procédé rapide. — A quelques centimètres cubes d'urine, en général 5, on ajoute 2 à 3 gouttes d'ammoniaque et un volume égal d'une solution alcoolique d'acétate de zinc à 1 pour 1000. Il se forme un précipité abondant, on filtre ; s'il existe de l'urobiline en quantité notable le liquide filtré prend la couleur caractéristique.

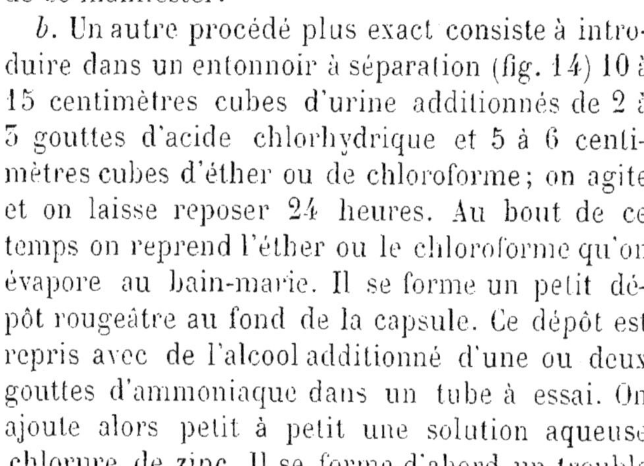

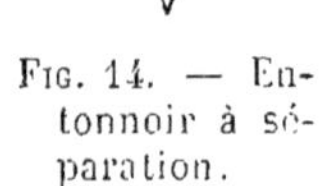

Fig. 14. — Entonnoir à séparation.

Ce procédé simple et très rapide a l'inconvénient de ne pas être très exact, parce qu'il n'isole pas le pigment et que par suite les autres pigments urinaires peuvent empêcher des traces d'urobiline de se manifester.

b. Un autre procédé plus exact consiste à introduire dans un entonnoir à séparation (fig. 14) 10 à 15 centimètres cubes d'urine additionnés de 2 à 3 gouttes d'acide chlorhydrique et 5 à 6 centimètres cubes d'éther ou de chloroforme ; on agite et on laisse reposer 24 heures. Au bout de ce temps on reprend l'éther ou le chloroforme qu'on évapore au bain-marie. Il se forme un petit dépôt rougeâtre au fond de la capsule. Ce dépôt est repris avec de l'alcool additionné d'une ou deux gouttes d'ammoniaque dans un tube à essai. On ajoute alors petit à petit une solution aqueuse concentrée de chlorure de zinc. Il se forme d'abord un trouble qui s'éclaircit au fur et à mesure qu'on ajoute de l'alcool ; en même temps apparaît la fluorescence caractéristique.

c. Procédé de Denigès. — A 20 centimètres cubes d'urine, on ajoute 10 centimètres cubes du réactif suivant : oxyde mercurique, 5 grammes ; acide sulfurique, 20 grammes ; eau, 100 grammes. On agite, on laisse reposer quelques minutes, on filtre ; le filtrat ne contient plus que l'urobiline, tous les autres pigments ont été précipités.

On ajoute la solution de chlorure de zinc et la fluorescence apparaît. On peut aussi examiner le filtrat au spectroscope.

d. Procédé de Gilbert et Herscher. — A 50 centimètres cubes d'urine, on ajoute 4 gouttes d'acide chlorhydrique et 5 centimètres cubes de chloroforme, on agite, on laisse reposer quelques minutes, on décante le chloroforme, auquel on ajoute une égale quantité du réactif suivant : Acétate de zinc, 0gr,10 ; alcool à 95°, 100 grammes. La fluorescence apparaît.

De tous ces procédés, les deux premiers sont très suffisants pour les besoins de la clinique ; pour des recherches spéciales et très exactes les derniers sont plus précis.

Cause d'erreur. — Il faut se souvenir que l'urobiline peut exister dans l'urine sous forme de chromogène. Si donc la recherche a été négative par un de ces procédés, il est bon de refaire l'expérience après avoir transformé en urobiline le chromogène que l'urine peut contenir; pour cela il suffit d'additionner l'urine de quelques gouttes de la solution iodo-iodurée (Lugol) ou d'acide chlorhydrique.

II. **Recherche dans les selles.** — *a.* On mélange dans un verre de montre une parcelle de selle fraîche avec une solution concentrée aqueuse de sublimé; on laisse reposer 24 heures. On prélève une goutte du dépôt au fond du verre et on examine au microscope. Les parties contenant de l'urobiline sont colorées soit en rose, soit en rose rouge; celles qui contiennent de la biliverdine sont vertes.

b. On agite une petite quantité de selles fraîches avec de l'alcool additionné de quelques gouttes d'acide sulfurique, on filtre et on concentre en chauffant à 45 ou 50°. On mélange à un volume égal d'eau, on agite avec du chloroforme dans un entonnoir à séparation. On reprend le chloroforme, on y ajoute de l'alcool et de la solution de chlorure de zinc comme pour l'urine ; la fluorescence apparaît si les selles contiennent de l'urobiline.

c. On agite les selles avec de l'eau et de l'acide sulfurique à 2 pour 1000. On précipite par l'addition d'une solution concentrée de sulfate d'ammoniaque. On reprend le précipité par l'alcool sulfurique et on fait la réaction avec le chlorure de zinc. On élimine ainsi tous les autres pigments des selles.

Urine. — A l'état normal, l'urine contient toujours des traces d'urobiline ou de son chromogène. Seule une exagération manifeste et continue de sa quantité a une valeur clinique.

Cette exagération peut avoir deux causes : l'une est la transformation en ce pigment du pigment sanguin ; on trouve toujours de l'urobilinurie après les grandes hémorragies, surtout lorsque celles-ci se sont produites dans une cavité close où le sang épanché a séjourné longtemps.

L'autre provient de troubles hépatiques. Pour quelques auteurs, notamment pour Hayem, l'urobiline est le pigment du foie malade. Par contre, d'après Gilbert, l'urobiline peut se former au niveau de la substance médullaire du rein, aux dépens de la biliverdine contenue dans le sérum sanguin. Pour lui il n'y aurait jamais d'urobilinurie sans présence de pigments biliaires dans le sérum sanguin et s'il n'y a pas d'urobiline dans l'urine, lorsqu'il existe une quantité marquée de biliverdine dans le sérum, c'est qu'il existe une altération rénale. Pour lui, la présence d'urobiline dans le sérum sanguin serait seule l'indice d'une altération du foie, sa présence dans l'urine ne serait qu'un indice de plus de cholémie.

Selles. — La présence d'urobiline dans les selles indique toujours des troubles digestifs.

2. — Cholestérine.

La cholestérine se rencontre à l'état normal dans les centres nerveux, dans le jaune d'œuf, etc.

A l'état pathologique elle se trouve dans les liquides de certains kystes dermoïdes, dans les urines chyleuses; elle forme certains calculs de provenance hépatique.

1. **Recherche microscopique.** — Au microscope, la cholestérine se présente sous forme de cristaux caractéristiques, ayant la forme de tablettes rhombiques très minces, très transparentes et reconnaissables à leurs angles brisés (voy. fig. 61).

2. **Recherche chimique.** — Le liquide à examiner est débarrassé de son albumine et évaporé. Le résidu est épuisé par l'éther. On l'évapore et le résidu est repris avec un mélange d'alcool-éther; par évaporation il se dépose des cristaux caractéristiques de cholestérine.

Pour les identifier, on les fait dissoudre dans une petite quantité de chloroforme, auquel on ajoute ensuite quelques gouttes d'acide sulfurique pur. En présence de cholestérine, le mélange prend une coloration rouge sang, qui peu à peu passe au violet, puis au bleu, au vert et disparaît.

3. — Indol et scatol.

La recherche de ces substances ne s'opère en clinique que dans l'urine. On a cité cependant quelques cas où elles existaient dans la sueur. On trouve le scatol presque toujours en même temps que l'indol, dont il n'est du reste qu'un degré plus élevé d'oxydation.

I. ***Recherche qualitative.*** — Les procédés pour rechercher l'indol et le scatol sont très nombreux ; on peut les diviser en deux classes, ceux qui donnent une coloration bleue et ceux qui donnent une coloration rouge.

1. *Coloration bleue.* — Ces procédés sont nombreux, les principaux sont les suivants :

1° On verse, dans une éprouvette, 20 centimètres cubes d'urine et le même volume d'acide chlorhydrique, on ajoute 4 à 5 centimètres cubes de chloroforme et 2 à 3 gouttes de la solution d'hypochlorite de soude (eau de javel) ou à défaut 6 centimètres cubes d'eau oxygénée à 12 volumes. On agite, en retournant plusieurs fois l'éprouvette fermée avec le pouce ; on laisse reposer.

Si l'urine renferme de l'indol, le chloroforme qui se dépose au fond du tube est coloré en bleu d'autant plus intense que la richesse en indol est plus grande. Si l'urine contient aussi du scatol, le liquide qui surnage au-dessus de la couche bleue prend une coloration rouge brunâtre. Il ne faut pas ajouter trop de la solution d'hypochlorite de soude, sans quoi il se fait une décoloration de l'indol.

La présence d'iode dans l'urine, communiquant dans ces conditions au chloroforme une couleur rouge, empêche de voir la coloration bleue de l'indol. Pour éviter cet inconvénient il suffit de laisser tomber dans l'éprouvette quelques petits cristaux d'hyposulfite de soude, qui décolorent l'iode et permettent de voir la couleur bleue de l'indigo pendant la réaction.

2° On fait bouillir quelques centimètres cubes d'urine dans un volume égal d'acide chlorhydrique, on ajoute par petites quantités du chlorure de chaux ; puis, après refroidissement, on agite avec du chloroforme, que l'indol colore en bleu.

3° On ajoute 3 à 4 gouttes d'acide chlorhydrique à l'urine dans un tube d'essai, on mélange ; après une heure de contact, le liquide prend une coloration mauve violet plus ou moins intense.

4° A 20 centimètres cubes d'urine filtrée on ajoute 5 à 6 gouttes d'acide sulfurique, 5 centimètres cubes de chloroforme et 5 centimètres cubes d'une solution de sulfate de fer à 1/10e. On agite. Le chloroforme se dépose coloré en bleu.

5° Dans un tube à essai on verse parties égales d'acide azotique et d'acide sulfurique ; à l'aide d'une pipette on fait couler à la surface 1 centimètre cube d'urine. S'il existe de l'indican on voit apparaître, à la surface de séparation, un bel anneau bleu acier.

2. *Coloration rouge.* — Nous ne citerons que deux procédés : 1° A quelques centimètres cubes d'urine on ajoute 1 centimètre cube d'alcool et quelques gouttes d'acide azotique concentré, il se produit immédiatement une belle coloration rouge foncé s'il existe de l'indol ou du scatol dans l'urine.

2° Dans un tube à essai, on fait bouillir quelques centimètres cubes d'urine, on ajoute goutte à goutte pendant l'ébullition de l'acide azotique; s'il y a de l'indol le liquide prend une coloration rouge de plus en plus foncée, jusqu'à devenir rouge bourgogne. Par contre, l'écume qui se produit par l'ébullition est colorée en bleu.

II. **Dosage**. — D'après l'intensité des réactions précédentes, on peut estimer l'abondance de l'indican dans l'urine. Cela est très suffisant pour les besoins de la clinique. Pour les recherches plus exactes, on peut employer les méthodes colorimétriques ou procéder par pesées.

Pour cela, on place, dans un entonnoir à séparation, 20 centimètres cubes d'urine, additionnés du même volume d'acide chlorhydrique; on ajoute 5 à 6 gouttes d'une solution aqueuse concentrée de chlorure de chaux, fraîchement préparée, et quelques centimétres cubes de chloroforme. On agite et on laisse reposer. On décante le chloroforme, on en ajoute de nouveau, on agite et on décante, et ainsi de suite jusqu'à ce que le chloroforme ne se colore plus en bleu.

Toutes les quantités de chloroforme bleu sont alors réunies et agitées avec un mélange à parties égales d'alcool et d'éther, l'indican s'y dissout; on reprend l'alcool-éther, on l'évapore à froid dans une capsule tarée et on pèse le résidu.

L'indican existe en petite quantité dans l'urine normale.

Sa présence en quantité plus considérable indique une exagération des processus de putréfaction dans l'intestin grêle. La présence de scatol indiquerait plutôt une stase ou une obstruction de l'écoulement des matières fécales dans le gros intestin. On a même tenté de se baser sur leur présence ou leur abondance pour régler les régimes à suivre.

L'augmentation de l'indican serait aussi un signe d'insuffisance hépatique en révélant un défaut de désinfection de l'intestin par la bile.

Dans des cas de troubles gastro-intestinaux graves, on aurait même retrouvé de l'indol dans la *sueur* (Amann).

La présence d'indol dans certaines cultures microbiennes a été donnée comme un signe distinctif de quelques espèces. Ainsi les cultures de bactérium coli en bouillon peptonisé donnent de l'indol, tandis que celles du bacille de la fièvre typhoïde n'en donnent pas.

4. — Phénols

I. ***Recherche qualitative.*** — Amann a proposé l'emploi des réactions suivantes :

On met 60 centimètres cubes du liquide à examiner dans un matras, avec 2 à 3 centimètres cubes d'acide sulfurique; on distille sur feu doux; les 30 premiers centimètres cubes qu'on recueille renferment tous les phénols contenus dans le liquide. Aux 30 centimètres cubes du distillat on ajoute 20 centimètres cubes d'eau et 20 gouttes du réactif de Millon, obtenu en traitant du mercure, entre 50° à 60°, avec son poids d'acide azotique concentré et en étendant la liqueur obtenue avec le double de son volume d'eau. On chauffe jusqu'à l'ébullition. On refroidit et on filtre; la couleur obtenue, s'il existe des phénols, est rouge cerise, plus ou moins intense suivant leur quantité.

II. ***Dosage.*** — On peut faire le dosage colorimétrique par le même procédé avec des étalons préparés d'avance.

Avec l'acide diazobenzolsulfonique on procède ainsi : le distillat refroidi est dilué de 20 centimètres cubes d'eau et additionné de quelques gouttes d'une solution saturée de carbonate de soude chimiquement pur et de 3 centimètres cubes d'une solution aqueuse à 2 pour 100 d'acide diazobenzolsulfonique. Le dosage se fait de même avec des étalons colorés préparés d'avance.

La présence des phénols dans l'urine aurait une importance pour la mesure des auto-intoxications gastro-intestinales (Combes).

IV. — RÉACTIONS D'EHRLICH

I. — Diazoréaction.

Réactifs. — On prépare les deux réactifs suivants :

Solution A : eau distillée, 1000; acide chlorhydrique, 50; acide sulfanilique, q. s. pour saturer.

Solution B : eau distillée, 100 grammes; nitrite de sodium, 50 centigrammes.

Cette solution doit être très exactement préparée, car une solution trop faible ou trop forte changerait le résultat de la réaction. Il faut se rappeler que le nitrite de sodium du commerce ne contient souvent que 50 pour 100 de nitrite.

Lorsqu'on a plusieurs réactions à faire à la suite, on mélange 50 volumes de la solution A à 1 volume de la solution B, pour avoir le réactif tout préparé; mais lorsqu'on ne fait que de rares réactions, à intervalles éloignés, il est préférable de conserver les solutions séparées et de ne les mélanger qu'au moment même.

Technique. — A un certain volume d'urine, 10 à 20 centimètres cubes, placé dans un tube à essai de gros calibre, on ajoute un volume égal du réactif ci-dessus; on alcalinise fortement avec de l'ammoniaque; ou bien, si les deux réactifs sont séparés, on ajoute aux 10 centimètres cubes d'urine un volume égal de la solution A, et, avec 10 gouttes de la solution B, 6 gouttes d'ammoniaque.

Lorsque la réaction est positive, le mélange prend une belle coloration rouge, qui se communique à l'écume lorsqu'on agite vivement le liquide. La coloration plus ou moins intense de l'écume est seule caractéristique, celle du liquide n'a pas de valeur.

En laissant déposer le mélange pendant 24 heures, on constate, en cas de réaction positive, un dépôt plus ou moins abondant dont la totalité ou seulement la couche supérieure est colorée en vert. Ces trois phénomènes doivent être pris également en considération dans cette réaction.

1° Coloration du liquide. — La diazoréaction consiste donc en une couleur rouge du mélange d'urine et de réactif, mais qui ne se produit que par l'addition de l'ammoniaque. Si on a la précaution d'ajouter l'ammoniaque doucement goutte à goutte, de sorte qu'elle ne se mélange au liquide examiné que dans une zone étroite, on constate au point de contact des deux liquides une bande rouge; en agitant le tout, le liquide devient tout entier rouge.

Le rouge peut être de teintes variables allant du rouge écarlate jusqu'au rouge vermillon et au rouge orangé. On peut distinguer 4 variétés de teintes comme suit :

a. R. 3, teinte rouge écarlate, parfois bordeaux ;

b. R. 2, intermédiaire entre *a* et *c* ;

c. R. 1, teinte rouge vermillon ;

d. R. μ, teinte rouge orangé.

La réaction n'est positive que lorsqu'on obtient une de ces teintes; lorsque la coloration est orangée, brune ou jaune, ce qui est le cas dans les urines normales, la réaction est négative.

La réaction R μ est quelquefois difficile à distinguer de la réaction orangée; il faut l'examiner à la lumière réfléchie, la couleur rouge se voit alors plus facilement. Cette teinte ne peut être considérée comme positive que lorsqu'elle se présente quelques jours avant ou après les autres teintes. La coloration du liquide est d'ailleurs moins importante que celle de l'écume.

2° **Coloration de l'écume.** — Lorsque la réaction est positive, l'écume formée par l'agitation du tube prend toujours une coloration rouge plus ou moins intense. Ce seul fait suffit pour déclarer la réaction positive. Les urines normales donnent une écume blanchâtre ou légèrement jaunâtre. La moindre coloration rose de l'écume est un signe suffisant pour affirmer que la diazoréaction est positive, même si, ce qui est rare, la coloration du liquide n'est pas très caractéristique.

La coloration de l'écume est souvent d'ailleurs beaucoup plus facile à constater que celle du liquide puisqu'elle se manifeste sur un fond blanc, tandis que celle du liquide se trouve mélangée au jaune de l'urine.

3° **Coloration du dépôt.** — Après 24 heures, dans les urines normales, le dépôt est blanchâtre, légèrement jaunâtre. Tandis que, lorsque la réaction est positive, tout ou partie du dépôt est coloré en vert ou en noir violacé. On peut distinguer dans l'intensité de coloration de ce dépôt 4 degrés.

a. D. 3, coloration verte envahissant tout le dépôt ;

b. D. 2, coloration limitée au 1/3 environ du dépôt;

c. D. 1, coloration n'occupant qu'une mince couche à la surface du dépôt ;

d. D. μ, coloration ne portant que sur de petits amas disséminés à la surface du dépôt.

Le plus important et le plus certain des trois phénomènes caractéristiques d'une réaction positive est assurément la coloration de l'écume. Cependant dans les cas douteux, avec une coloration orangée de l'écume par exemple, l'examen du dépôt après 24 heures est utile pour lever tous les doutes.

Causes d'erreur. — La coloration noire ou violette du dépôt peut être due à des impuretés, ou au mélange du dépôt rouge des urines normales avec la couleur verte.

Dans quelques cas l'écume a une coloration brunâtre, en même temps le mélange est coloré en brun. Ces pseudo-colorations semblent tenir à un réactif de nitrite de soude trop concentré ou à de l'acide sulfanilique cristallisé impur. Il est bon, pour les éviter, de faire renouveler souvent, surtout en été, la solution B et de ne se servir que d'acide sulfanilique chimiquement pur.

La naphtaline et la créosote absorbées par les malades donnent à leurs urines une diazoréaction positive. Il faut donc s'assurer que le patient n'en a pas fait usage.

La diazoréaction ne correspond pas à la présence d'un corps défini dans l'urine. Elle n'est jamais positive dans les urines normales.

A l'état pathologique, c'est dans la *fièvre typhoïde* qu'on la trouve le plus souvent positive; elle y est presque constante, dans 97 pour 100 des cas. Elle apparaît du deuxième au septième jour; elle a une marche progressive, augmentant journellement d'intensité et atteignant son maximum pendant la deuxième semaine; elle disparaît au cours de la troisième semaine et réapparaît pendant les rechutes. L'augmentation et la diminution de l'intensité de la réaction se fait régulièrement, sans à-coups. Plus la réaction est intense et prolongée plus l'infection éberthienne serait grave.

La diazoréaction est positive aussi dans plusieurs formes de *tuberculose*. Elle est presque constante dans la granulie, les poussées granuliques discrètes et presque toutes les poussées aiguës, mais elle manque dans les formes chroniques. Une réaction positive, constatée pendant plusieurs jours chez un malade apyrétique, doit faire penser à la tuberculose. Son apparition serait donc d'un fâcheux pronostic.

La diazoréaction est encore quelquefois positive dans certains cas de rougeole, d'érysipèle, de diphtérie et de pneumonie. Dans ces maladies, l'apparition de la réaction doit être considérée comme un symptôme grave.

2. — Nouvelle réaction d'Ehrlich

Réactif. — On prépare une solution à 2 pour 100 de diméthylamidobenzaldéhyde dans un mélange à parties égales d'acide chlorhydrique et d'eau. Avec de l'aniline, ce réactif doit donner une belle couleur rouge foncé.

Technique. — A quelques centimètres cubes d'urine fraîchement émise, on ajoute quelques gouttes de ce réactif; si la réaction est positive, l'urine prend immédiatement une belle coloration rouge foncé plus ou moins intense. L'urine doit être fraîchement émise, car la substance qui donne la réaction est très volatile et disparaît en quelques heures. En chauffant légèrement une urine ne donnant pas la réaction, on obtient souvent une petite coloration rose. La présence de phénols ou de créosote dans l'urine rend la réaction positive.

La réaction positive se trouve toujours dans des urines à densité augmentée. Elle existe souvent à l'entrée des malades à l'hôpital et disparaît ensuite très rapidement.

Cette réaction est toujours négative dans les urines normales, elle n'existe que dans les cas où il y a des troubles digestifs marqués; elle n'est cependant pas en relation avec la présence d'indol ou de scatol.

Nous l'avons trouvée très positive dans des cas où l'urine contenait beaucoup d'urobiline, mais toutes les urobilinuries ne la donnent pas.

Cette réaction, si son exactitude est confirmée, pourrait donc être utilisée pour dépister les intoxications gastro-intestinales puisqu'elle n'existe qu'à l'état pathologique. Sa présence et son intensité renseigneraient sur l'existence et l'importance des troubles digestifs.

QUATRIÈME SECTION
FERMENTS DU SANG

1. — Fibrin-ferment.

On décrit sous le nom de **fibrin-ferment**, de **thrombine** ou de **plasmase**, le ferment du sang sous l'influence duquel se fait la coagulation. Ce ferment est un ferment soluble. C'est lui qui agit sur le fibrinogène du plasma pour le transformer en fibrine.

En effet, pour qu'un liquide se coagule, il ne suffit pas qu'il contienne du fibrinogène; s'il ne contient pas aussi une trace de fibrin-ferment, il ne se coagule pas.

La plasmase n'existe ni dans les globules rouges, ni dans le plasma, elle semble provenir des globules blancs seuls. Elle a la propriété de faire coaguler instantanément tous les liquides qui contiennent du fibrinogène, et cela à dose infinitésimale.

Son action ne peut se produire qu'en présence de sels de chaux, à leur défaut la coagulation n'a pas lieu.

Préparation. — On peut préparer ce ferment en précipitant un volume de sérum sanguin par 20 volumes d'alcool à 95 degrés ; on laisse en contact plusieurs jours, on renouvelle l'alcool et on abandonne pendant cinq à six semaines. Le résidu pulvérisé est desséché dans le vide à la température ordinaire ; traité ensuite par l'eau il lui cède le ferment. Le liquide ainsi obtenu possède la propriété de faire coaguler les liquides de transsudats contenant du fibrogène et non spontanément coagulables.

Certains sels et certaines substances ont la propriété de s'opposer à l'action de la plasmase, ce sont, par exemple, les oxalates alcalins (1 pour 100) ou les fluorures solubles (2 pour 100), qui empêchent la coagulation en précipitant les sels de chaux.

L'*extrait de têtes de sangsues* entrave également la coagulation, il contient une **thrombase** ou antifibrin-ferment.

Dans le sang circulant, il doit exister des thrombases, chargées de s'opposer à l'action du fibrin-ferment développé par les globules blancs qui se détruisent constamment dans l'organisme ; ces thrombases paraissent être sécrétées par le foie. Dans ces conditions, si pour une raison ou pour une autre, la production de la plasmase prend, dans certains états pathologiques, une prépondérance plus grande que la production de la thrombase, il peut se produire des coagulations dans les vaisseaux, pour peu que ceux-ci présentent quelque altération. Au contraire, si la production de thrombase prend une extension trop grande, le sang se coagule difficilement et on peut voir des hémorragies se produire ; c'est ce qui arrive dans certaines affections hépatiques (purpuras, ecchymoses, épistaxis). Dans certaines maladies aiguës (rhumatisme articulaire aigu) la production de fibrin-ferment est très augmentée, la coagulation se fait très rapidement. On peut baser sur ces signes le *fibrino-diagnostic* dont nous verrons plus tard la valeur.

2. — Catalase.

La catalase est un ferment oxydant ou **oxydase**, capable de décomposer le peroxyde d'hydrogène H^2O^2 en mettant en liberté de l'oxygène. Ce ferment a pu être extrait de certains organes d'animaux et étudié à part. Il présente toutes les propriétés d'un véritable ferment. Il existe à l'état normal dans presque tous les organes et est constant dans le sang.

Son étude physiologique a été faite par Battelli.

Technique. — 5 centimètres cubes du liquide à examiner (sang, urine, sérosité) ou du résidu de broyage avec du sable d'un certain poids d'organe, sont placés dans un flacon fermé par un bouchon à deux ouvertures : l'une portant un tube descendant jusqu'au milieu du flacon ; l'autre un tube restant à sa partie supérieure. Le tube long est en communication avec une burette de Mohr, contenant une solution à 1 pour 100 de peroxyde d'hydrogène. L'autre tube est relié par un tube de caoutchouc à un eudiomètre, formé d'un tube gradué plein d'eau et retourné dans un récipient également plein d'eau. L'oxygène dégagé dans le flacon arrive dans le tube retourné et en chasse l'eau.

On commence par introduire dans le flacon où se trouve le liquide à examiner 50 centimètres cubes de la solution de H^2O^2 au moyen de la burette de Mohr ; puis, on agite aussi longtemps qu'il se produit un dégagement de gaz. On mesure alors sur le tube gradué de l'eudiomètre la quantité de gaz dégagé, et on rapporte au poids ou au centimètre cube de substance examinée le nombre de centimètres cubes de gaz dégagé.

La *préparation* de la catalase décrite par Battelli est trop compliquée pour prendre place ici.

Battelli et Stern ont montré que le sang et certains extraits d'organes contenaient une substance empêchante de l'action de la catalase, à laquelle ils ont donné le nom d'**anticatalase**.

Toutes ces recherches ont été effectuées surtout chez les animaux. Pour l'urine seule on a fait quelques recherches chez l'homme (Neuhaus). D'après ces expériences il semble que la présence de la catalase dans l'urine dépende des éléments cellulaires qu'elle contient (globules de sang, de pus, cylindres). Elle se montre d'autant plus abondante que ces éléments sont plus nombreux. A l'état physiologique la recherche de la catalase dans l'urine, suivant le procédé ci-dessus, donne pour 10 centimètres cubes d'urine 4 à 5 centimètres cubes d'oxygène dégagé en 10 minutes ; dans les néphrites épithéliales avec de nombreux cylindres, cette quantité peut monter dans les mêmes conditions à 38 centimètres cubes.

La catalase passe des éléments figurés dans l'urine et ne peut en être séparée même par filtration. L'albumine urinaire, après l'exclusion des cellules, ne contient point de catalase.

On a encore décrit ces dernières années sous le nom de *ferments du sang* les propriétés que possède le sang, ou le sérum sanguin, de transformer quelques substances *in vitro* dans certaines conditions. Sans vouloir préjuger de leur véritable nature, nous décrirons ces actions sous le nom de *pouvoirs*, laissant à l'avenir le soin de distinguer ceux qui sont dus à de véritables ferments.

3. — Pouvoir glycolytique.

Le sang contient une certaine quantité de sucre à l'état physiologique, mais il est facile de se rendre compte par des dosages successifs, que, dès qu'il est hors des vaisseaux, il en contient d'autant moins qu'il est conservé plus longtemps. Jusqu'à une certaine proportion, le sucre se détruit ainsi très rapidement. C'est cette propriété du sang de détruire spontanément son sucre qu'on a appelé son *pouvoir glycolytique.*

Technique. — Pour le rechercher, on recueille par saignée ou par ponction de la veine 30 à 50 centimètres cubes de sang, auxquels on ajoute un peu d'extrait de têtes de sangsues pour empêcher la coagulation. On prélève immédiatement une petite quantité de ce sang dans laquelle on fait le dosage chimique du sucre. Ce premier dosage doit être fait le plus vite possible après la prise du sang; il donne la quantité initiale de sucre que contient ce dernier.

Le reste du sang est placé à l'étuve à 37 degrés dans un récipient stérilisé; pendant tout le temps des opérations le liquide doit être conservé le plus possible stérile, pour empêcher la pullulation de microbes qui pourraient donner lieu à de la glycolyse. Au bout de 5, 7 et 15 heures de séjour à l'étuve, on prélève de nouveaux échantillons de sang, dans lesquels on fait de nouveau le dosage du sucre.

Pour faciliter ce dosage, qui porte sur de très petites quantités de sucre, Lépine a proposé d'ajouter au sang dès sa sortie des vaisseaux une quantité connue de glycose. Opéré ainsi sur des doses plus fortes, le dosage est plus exact. La destruction serait toujours proportionnelle.

Une série de dosages du pouvoir glycolytique du sang, pour pouvoir être comparative, doit toujours être faite en opérant aux heures fixes indiquées plus haut.

A l'état physiologique, le sang d'un homme sain a un pouvoir glycolytique de 33 pour 100 au bout de 15 heures, c'est-à-dire qu'après 15 heures de séjour à l'étuve, 33 pour 100 du sucre qu'il contenait primitivement est détruit par l'effet de la glycolyse.

4. — Pouvoir lipasique.

Le sérum sanguin a la propriété de dédoubler les graisses en acides gras et glycérine; c'est ce qu'on a nommé le *pouvoir lipasique*. On peut doser ce pouvoir en évaluant la quantité d'acides gras produit en un temps déterminé par une certaine quantité de sérum sanguin agissant sur une graisse.

Technique. — On prélève environ 10 centimètres cubes de sang, soit par ponction de la veine, soit par ventouses scarifiées. On laisse reposer et coaguler dans un endroit frais et on attend la séparation du sérum. On le décante avec précaution et s'il n'est pas parfaitement clair, on le centrifuge. D'autre part, on fait un mélange à 1 pour 100 de *monobutyrine*, éther de la glycérine, légèrement acide, dans de l'eau distillée. On prend 10 centimètres cubes de ce mélange, auquel on ajoute, dans un récipient de verre, 1 centimètre cube de sérum clair et quelques gouttes (2-3) de la solution alcoolique de phénolphtaléine à 1 pour 100. On porte le tout à l'étuve à 37 degrés.

Au bout de 20 minutes, on sort de l'étuve et on dose l'acidité, produite dans le mélange par la formation d'acides gras, avec une solution de carbonate de soude à 2gr,12 pour 1000, dans une burette de Mohr donnant exactement 20 gouttes au centimètre cube. On exprime l'activité lipasique d'un sérum en nombre de gouttes de la solution de carbonate nécessaire pour doser l'acidité produite en 20 minutes.

Ce premier dosage fait, la neutralisation étant exacte, on remet le mélange à l'étuve pendant le même temps, et on fait ensuite un nouveau dosage, et ainsi trois fois de suite. Pour obtenir le résultat définitif, on prend la moyenne du nombre de gouttes des trois examens.

A l'état physiologique, chez l'homme, le sérum sanguin a un pouvoir lipasique de 15 gouttes de la solution de carbonate de soude.

Un excès de la solution de carbonate de soude hâte et augmente le pouvoir lipasique, il faut donc avoir soin de ne pas dépasser la teinte exactement limite de la phénolphtaléine.

L'activité lipasique n'est pas proportionnelle au temps : vingt minutes est le temps de choix; en laissant plus longtemps à l'étuve il y aurait surproduction d'acides qui arrêteraient le dédoublement.

La recherche du pouvoir lipasique doit être faite avec les plus grandes précautions d'asepsie, car les pullulations microbiennes peuvent fausser les résultats.

Il est bon de se rappeler que la monobutyrine est un corps très altérable ; il faut la conserver à l'abri de l'air et de la lumière. A la longue, par le fait seul du temps, elle se dédouble spontanément. La solution doit être fraîchement préparée et le taux de son acidité fréquemment contrôlé.

De plus, nous avons remarqué qu'on pouvait constater chez un même individu de grandes différences du pouvoir lipasique, suivant que le sang avait été recueilli par ventouses scarifiées ou par ponction de la veine. Il est donc bon, dans une série d'expériences, d'effectuer toujours la prise de sang de la même manière.

5. — Pouvoir amylolytique.

On désigne sous ce nom le pouvoir que possède le sérum sanguin de saccharifier l'amidon.

Technique. — On met dans un flacon d'Erlenmeyer 2 centimètres cubes du sérum sanguin à examiner, préparé comme on l'a vu plus haut pour le pouvoir lipasique, avec 50 centimètres cubes d'une solution stérilisée d'amidon à 1 pour 100 et 1 centimètre cube d'une solution alcoolique de thymol au 1/5e. On porte le tout à l'étuve à 37°. Grâce au thymol, le liquide reste aseptique. Après vingt-quatre heures, on ramène avec de l'eau distillée le volume du mélange à 53 centimètres cubes. On ajoute alors 5 centimètres cubes de la solution de sous-acétate de plomb pour déféquer, et on filtre. On dose ensuite le sucre qui s'est produit dans le liquide avec la solution de Fehling, titrée de telle sorte qu'un centimètre cube de la solution soit réduit par 0,005 milligrammes de sucre ; on se sert, pour la touche, de la solution de ferrocyanure, comme d'habitude.

La plus grande difficulté de cette recherche est d'éviter suffisamment les pullulations microbiennes, dont la présence pourrait changer les résultats. De plus, le dosage de très petites quantités de sucre est souvent sujet à caution et peut être la cause d'erreurs considérables.

A l'état physiologique, le sérum sanguin d'homme sain, dans les conditions ci-dessus indiquées, transforme l'amidon en sucre de telle sorte qu'on trouve en moyenne, après vingt-quatre heures, 152 milligrammes de sucre.

6. — Pouvoir antiprésurant.

Le sérum sanguin peut arrêter l'action de la présure sur le lait; en effet, si on ajoute un peu de présure à du lait, il se coagule; mais si on ajoute au lait, avant la coagulation, du sérum sanguin, cette coagulation ne se produit pas ou est très retardée. Pour mesurer ce pouvoir, on opère de la façon suivante :

Technique. — On prépare une série de 20 tubes à essai contenant chacun 10 centimètres cubes de lait frais. On ajoute à chacun de ces tubes un nombre croissant de gouttes d'une solution aqueuse à 1/400e de présure Hansen. On laisse le premier tube comme témoin, et on ajoute à tous les autres un 1/2 centimètre cube de sérum sanguin. On porte le tout à l'étuve à 37° pendant une demi-heure. Au bout de ce temps, on retire les tubes et on cherche quels sont ceux dans lesquels le lait s'est coagulé. Pour que la coagulation soit jugée complète, il faut pouvoir retourner le tube sans que le liquide s'écoule.

Sans addition de sérum, le lait se coagule en une demi-heure ; deux gouttes de présure suffisent pour faire coaguler 10 centimètres cubes. Il faut cependant savoir que tous les laits ne réagissent pas de la même manière, et il est bon de faire une ou deux expériences préalables sans sérum pour bien déterminer ce point. Après addition de 1/2 centimètre cube de sérum sanguin normal, la coagulation dans les tubes, en une demi-heure, n'a plus lieu qu'avec 10 à 12 gouttes de la solution de présure.

On exprime le pouvoir antiprésurant du sérum sanguin en nombre de gouttes de la solution de présure nécessaires pour faire coaguler 10 centimètres cubes de lait, en présence de 1/2 centimètre cube de sérum sanguin, en une demi-heure de séjour à l'étuve à 37°.

Le pouvoir antiprésurant physiologique est de 10 à 12 gouttes.

Ces divers pouvoirs du sérum sanguin et du sang ont été considérés comme de véritables ferments (Lépine, Achard, etc.), mais plusieurs auteurs (Arthus, Morat, Doyon) se sont efforcés de démontrer que ces propriétés étaient dues à des altérations des globules blancs au moment de leur mort et n'avaient pas d'importance physiologique.

Quoi qu'il en soit, au point de vue clinique, il semble prouvé que les variations de ces divers pouvoirs peuvent avoir une certaine importance soit pour le diagnostic, soit pour le pronostic.

Lépine a montré que le *pouvoir glycolytique* du sang était toujours aboli ou très diminué dans les diabètes pancréatiques et que l'intensité de cette diminution était proportionnelle à la destruction du pancréas. Il l'a prouvé par de nombreuses expériences sur le chien.

Achard a démontré de son côté que :

1° Le *pouvoir lipasique*, normal entre 15 et 20 gouttes, devenait *hypolipasique* avec 10 à 15 gouttes dans toutes les affections graves et mortelles et *hyperlipasique* dans le diabète pancréatique avec 20 à 30 gouttes.

2° Le *pouvoir amylolytique*, normal avec 0gr,120 à 0gr,166, tombait à 0gr,104-0gr,125 dans le diabète pancréatique et à 0gr,07-0gr,10 dans les maladies cachectisantes mortelles.

3° Le *pouvoir antiprésurant*, normal à 10 ou 12 gouttes, était diminué, de 4 à 6 gouttes, dans les maladies entraînant la mort prochaine et au contraire exagéré, de 18 à 20 gouttes, dans le diabète pancréatique.

Ainsi une diminution du pouvoir glycolytique et du pouvoir amylolytique, ou une augmentation du pouvoir lipasique et du pouvoir antiprésurant peuvent aider à assurer le diagnostic de diabète pancréatique.

L'abaissement très marqué des pouvoirs lipasique, amylolytique et antiprésurant sont d'un très mauvais pronostic *quoad vitam*, quelles que soient les affections dans lesquelles on le rencontre.

CINQUIÈME SECTION

CALCULS

CHAPITRE PREMIER

CALCULS DES SELLES

I. ***Recherche des calculs.*** — Les selles dans lesquelles on veut rechercher les calculs doivent être recueillies et rassemblées dans un bocal; après les avoir diluées avec de l'eau, on les passe au tamis fin. Le plus simple est d'utiliser le filtre de Boas (voy. fig. 83), dans lequel on place les selles; on laisse couler l'eau jusqu'à ce qu'il ne reste sur le tamis que les éléments durs de celles-ci. Le résidu est lavé à l'eau encore une fois, puis, à l'aide d'une baguette de verre, on recherche les parties dures qui peuvent être des calculs.

II. ***Caractères macroscopiques.*** — On peut rencontrer dans les selles plusieurs espèces de calculs qui diffèrent entre eux d'aspect et de consistance.

1° **Calculs biliaires.** — Ils peuvent être de grandeur très différente, de celle d'un grain de millet à celle d'un œuf de pigeon. Ce sont de petites masses, soit très dures d'aspect muriforme, soit molles et faciles à réduire en poussière.

Suivant leur composition chimique, ils sont blancs, grisâtres ou verdâtres (cholestérine), *ou* bruns et noirâtres (pigments biliaires).

2° **Calculs pancréatiques.** — Ces calculs sont, en général, nombreux dans les selles; ils sont de volume variable, allant de celui d'un grain de sel à celui d'une petite noisette. Ils sont, en général, ovoïdes, légèrement arrondis; mais en se moulant sur les canaux pancréatiques, ils sont quelquefois allongés et minces. Le plus souvent, ils sont blanc grisâtre, quelquefois jaunâtres.

En général, ils sont très durs et résistants, mais peuvent être quelquefois très mous et s'écraser sous le doigt. Ils sont toujours composés de phosphate de chaux.

3° **Entérolithes ou calculs intestinaux.** — Ce sont des concrétions du volume d'un grain de sable à celui d'une noix. Ils sont constitués par un corps étranger central, autour duquel sont venus se déposer en couches concentriques des sels de chaux et de magnésie avec des matières grasses et organiques. Souvent ils sont très petits, sous forme de grains de sable et constituent le *sable intestinal.*

4° **Coprolithes.** — Ce sont de grosses concrétions, brun noirâtre, formées de matières fécales durcies, faciles à distinguer par leur aspect des autres calculs.

5° **Calculs étrangers.** — On peut encore rencontrer dans les selles de gros calculs, dûs à l'accumulation dans l'intestin de masses de substances médicamenteuses solides, telles que la magnésie, le soufre, le salol, le bismuth, etc.

III. ***Caractères chimiques.*** — *a.* On pulvérise le calcul ; on en met une pincée dans un tube à essai avec 1 centimètre cube d'acide acétique cristallisable, et on chauffe à l'ébullition pendant une demi-minute. Si le liquide se colore en rouge ou en vert, on doit soupçonner la présence de pigments biliaires. Pour s'en assurer, on prélève la moitié de la dilution ci-dessus à laquelle on ajoute 1 ou 2 gouttes d'eau oxygénée. Il se produit alors une belle coloration verte persistante s'il y a de la *biliverdine*.

b. On met une goutte de la solution acétique du calcul sur une lame de verre. On laisse évaporer et on arrose d'alcool; on évapore à nouveau, on met une lamelle et on examine au microscope. On trouve, le cas échéant, de beaux cristaux en lamelles rhomboïdales dentelées de *cholestérine*.

c. 2 ou 3 gouttes de la solution acétique avec 1 goutte de solution de saccharose à 1 pour 100, 1 centimètre cube d'alcool et 1 centimètre cube d'acide sulfurique sont placés dans un tube à essai. Il se produit une coloration violette ou rouge violet en présence de *sels biliaires*, pourvu que les calculs ne contiennent pas de cholestérine.

d. On met dans un tube à essai une pincée du calcul à examiner avec 2 centimètres cubes d'eau et 2 centimètres cubes du réactif de Denigès (voy. *Défécation*, p. 75), on fait bouillir et on filtre. Le liquide filtré est agité avec du chloroforme, qu'on reprend ensuite et auquel on ajoute goutte à goutte une solution alcoolique d'acétate de zinc au 1/1000e jusqu'à limpidité complète du mélange. Si le liquide présente la fluorescence caractéristique, le calcul contient de l'*urobiline*.

e. Une partie du calcul est pulvérisée et traitée par 2 à 3 gouttes d'acide azotique et autant d'eau. Il se produit une effervescence, si le calcul contient des *carbonates*.

f. On fait bouillir le mélange précédent, on ajoute 2 à 3 centimètres cubes d'eau distillée et on filtre. Le filtrat, additionné de réactif molybdique, donne le précipité jaune caractéristique s'il contient des *phosphates*.

g. Le reste de la liqueur azotique est additionné d'un volume d'acétate de soude à 25 pour 100; on fait bouillir et on ajoute un excès d'oxalate d'ammoniaque; s'il se forme un précipité, le calcul contient de la *chaux*.

h. A une partie de ce liquide bouillant on ajoute de l'ammoniaque pour neutraliser, puis du phosphate d'ammoniaque ou de soude; s'il se forme un précipité cristallin de phosphate ammoniaco-magnésien, facile à reconnaître au microscope (fig. 60), le calcul contient de la *magnésie*.

La recherche des calculs dans les selles s'impose après toute colique hépatique même légère, lorsque les symptômes n'ont pas été bien caractérisés. Il faut rechercher les calculs non seulement dans la selle qui suit la fin de la crise, mais encore dans celles des jours suivants, pendant 5 ou 6 jours au moins.

Les *calculs biliaires*, formés de pigments ou de sels biliaires, indiquent soit une altération des voies biliaires, soit un changement de la fluidité de la bile. Ceux au contraire qui sont formés de cholestérine pure indiquent qu'il existe une lésion de la cellule hépatique elle-même, qui ne peut plus sécréter le pigment normal.

Les *calculs pancréatiques* trouvés dans les selles sont un précieux indice de l'insuffisance pancréatique et peuvent attirer l'attention sur l'origine pancréatique de crises douloureuses méconnue jusqu'alors.

Le *sable intestinal* se rencontre souvent dans les colites muco-membraneuses. Il ne présente pas d'intérêt clinique par lui-même, mais il doit être soigneusement différencié du sable biliaire.

Les *coprolithes*, *entérolithes* et *pseudo-calculs* d'origine médicamenteuse ne présentent pas d'intérêt clinique direct; il suffit de connaître leur existence pour pouvoir les différencier facilement des autres calculs.

CHAPITRE II

CALCULS DES URINES

I. ***Recherche des calculs.*** — Le malade sent le plus souvent passer les calculs à travers l'urèthre, avec une douleur plus ou moins forte ; mais le sable urinaire peut très bien être éliminé sans attirer l'attention du patient.

La colique néphrétique met le malade en éveil, on lui recommande de garder son urine, qu'on filtre soigneusement ensuite. Sur le filtre, restent les calculs et le sable, qu'on peut recueillir et examiner. Les calculs peuvent séjourner très longtemps dans la vessie et y grossir beaucoup au point d'exiger la lithotritie ou la cystotomie.

II. ***Caractères macroscopiques***, —Les calculs urinaires sont de volumes très différents, de celui d'un grain de sable à celui d'une noix. Ils sont arrondis et lisses, ou rugueux avec des aspérités. Lorsqu'ils sont réunis en grand nombre dans une cavité, ils s'usent par frottement réciproque et présentent alors des facettes plus ou moins nombreuses.

Leur couleur peut déjà mettre sur la voie de leur composition chimique :

Les calculs d'acide urique sont jaune ocre ou rougeâtres,

ceux d'urates et surtout d'urate d'ammoniaque sont gris ocreux.

Ceux qui sont constitués par des phosphates calcaires ou magnésiens, sont de couleur blanche, terne, homogène ; ceux composés de phosphates ammoniaco-magnésiens sont aussi blancs, mais de texture cristalline.

Les calculs d'oxalate de chaux sont bruns ou verdâtres, presque noirs; enfin, les calculs de cystine sont légèrement jaunâtres, translucides, comme cireux, leur cassure est rayonnée.

Il est rare qu'un calcul d'une certaine grosseur soit formé d'une seule substance; il est, le plus souvent, constitué par des couches concentriques de substances différentes. Pour s'en rendre compte, il faut faire une section du calcul. Pour cela, on utilise les scies fines, employées pour les découpures dans le bois. Le calcul étant maintenu fortement dans un étau, sans l'écraser, on le fend par le milieu à petits coups de scie. Sur la coupe, on peut voir les différentes couches concentriques.

III. *Caractères chimiques.* — Si la section du calcul a montré des couches concentriques, on racle séparément les différentes couches pour faire l'examen chimique de chacune d'elles.

a. On prend gros comme une tête d'épingle du calcul ou de la couche à examiner, on place le fragment dans un tube à essai, on y ajoute 2 gouttes d'acide azotique, on évapore sur la flamme d'un bec de Bunsen. Le résidu devient rouge vif et passe au violet avec une goutte d'ammoniaque, ou au bleu violet avec de la soude, s'il contient de l'*acide urique* ou des *urates* (réaction de la murexide).

b. On calcine une partie semblable du calcul sur une lame de platine; s'il n'y a pas de résidu, c'est de l'*acide urique pur* ou de l'*acétate d'ammoniaque*. Pour reconnaître ce dernier, on ajoute à une parcelle du calcul 2 gouttes de lessive de soude, on chauffe pour dissoudre et on étend à 10 centimètres cubes; on ajoute alors 1 centimètre cube d'une solution d'iodure de potassium à 10 pour 100 et, goutte à goutte, un excès d'hypochlorite de soude; il se forme un précipité noir d'ammoniaque.

c. Si la partie calcinée du calcul a laissé un résidu, on le dissout dans de l'eau acidulée avec de l'acide chlorhydrique et on y recherche la *soude* ou la *potasse* par la coloration de la flamme (coloration jaune ou violacée suivant le cas).

d. Pour la recherche des phosphates, de la chaux et de la magnésie, on utilise les mêmes réactions que celles que nous avons indiquées pour les calculs des selles.

e. Les calculs d'*oxalate de chaux* sont insolubles dans l'acide acétique, mais solubles dans l'acide azotique ou chlorhydrique. Leur solution dans ces acides est précipitée lorsqu'on l'additionne d'un excès d'une solution d'acétate de soude à 25 pour 100.

f, Les calculs de *cystine* sont solubles dans l'ammoniaque et dans l'acide chlorhydrique. La solution ammoniacale, évaporée lentement à l'air libre, laisse déposer des cristaux caractéristiques de forme hexagonale. Chauffés sur une lame de platine, ils brûlent sans fondre, répandent une odeur piquante et laissent un charbon volumineux.

DEUXIÈME PARTIE

EXAMENS PHYSIQUES

PREMIÈRE SECTION

MENSURATIONS

CHAPITRE PREMIER

MESURES DE SURFACES

I. ***Surfaces limitées.*** — La mensuration des surfaces limitées ne rencontre pas d'autres difficultés que celles que peut présenter la délimitation des surfaces à mesurer par les procédés cliniques appropriés. Cette délimitation opérée, on découpe sur cette surface du papier quadrillé ; le nombre des carrés donne la surface totale.

Potain employait, à cet effet, un papier résistant et souple, non quadrillé et il déterminait la surface par le poids du fragment nécessaire pour la recouvrir.

Dans quelques cas, on peut déterminer la surface en fonction de certaines de ses dimensions par l'emploi d'un coefficient déterminé à l'avance. C'est ainsi que Potain évaluait la surface du cœur en multiplant par le coefficient 0,85 le produit de la hauteur et de la largeur de la matité cardiaque.

II. ***Surface totale du corps.*** — La mensuration de la surface totale du corps est nécessaire pour les études calorimétriques et pour certaines recherches sur la nutrition.

1. **Mesure directe.** — Elle peut être effectuée à l'aide d'un instrument dû à Bordier, auquel il a donné le nom d'**intégrateur de surface** (*fig.* 15). C'est une sorte de curvimètre qui,

au lieu de mesurer des longueurs, mesure des surfaces. On peut l'assimiler à deux curvimètres accolés l'un à l'autre, représentés par deux roulettes (*a* et *b*), séparées par un écartement fixe de trois centimètres et mesurant ainsi des bandes dont la largeur est donnée par l'écartement, et la longueur par le nombre de tours des roues. La circonférence des roulettes est enduite d'encre par deux tampons imbibés (*c* et *d*), contre lesquels les roues viennent frotter. Par un système d'engrenage, le nombre de tours est enregistré automatiquement sur un

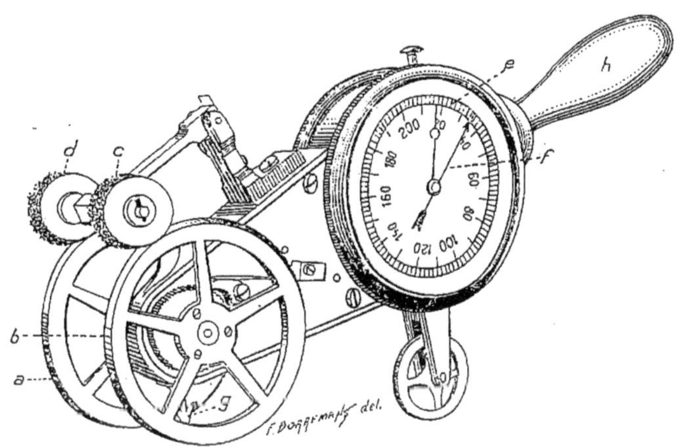

Fig. 15. — Intégrateur de surface de Bordier.

cadran, par deux aiguilles indiquant, en centimètres et en décimètres carrés, la surface recouverte. Un degré de la petite aiguille (*e*) indique 2 centimètres carrés; un tour de cadran de la grande aiguille (*f*) donne 2 décimètres carrés. On peut, à l'aide d'un bouton, faire revenir au zéro les deux aiguilles. En lisant les deux chiffres marqués par les aiguilles sur le cadran, on peut donc facilement savoir, à chaque instant, la surface parcourue. Une flèche (*g*) placée entre les deux roulettes, indique l'inclinaison suivant laquelle l'instrument doit toujours être manœuvré.

Pour délimiter avec cet instrument une surface quelconque, il faut d'abord ramener au zéro les deux aiguilles ou tout au moins la grande et noter avec soin la position de la petite. Tenant alors l'appareil de la main droite, par le manche (*h*), on le promène sur la surface à délimiter. On place une des roulettes sur la limite externe de la surface et on fait avancer en suivant exactement tous les contours. Arrivé à l'extrémité de la surface, on refait la même opération, en plaçant la même roulette sur la ligne tracée par l'autre, la juxtaposition devant être très exacte, et on continue ainsi jusqu'à ce que toute la surface soit recouverte. Pendant l'opération, on doit tenir l'instrument de telle sorte que la flèche entre les roulettes soit toujours exactement perpendiculaire au plan de la surface à déterminer. Cela fait, la position des aiguilles sur les cadrans indique en décimètres et en centimètres carrés la surface recouverte.

Pour relever avec cet instrument la surface totale du corps, Bordier recommande de se conformer à la marche suivante :

Technique. — 1er *Temps.* — Appliquer les roulettes de l'intégrateur sur le bout des doigts rapprochés et étendus ; faire un tour complet de la main, en faisant attention que la flèche soit bien perpendiculaire ; 2° après un tour, appliquer l'intégrateur parallèlement à lui-même en faisant coïncider la roulette inférieure avec le trait coloré, tracé par l'autre le tour précédent et ainsi de suite jusqu'à l'épaule ; 3° on fait de même pour le pied, la jambe et la cuisse jusqu'au pli de l'aine ; 4° Tracer une bande verticale avec l'intégrateur, en plaçant une des roulettes sur la ligne médiane du tronc en avant (pubis, ombilic, saillie thyroïdienne), et en arrière sur la ligne des apophyses épineuses des vertèbres. On couvre par des bandes verticales toute la surface de la moitié du tronc jusqu'au cou. On lit alors sur le cadran la surface recouverte et on multiplie par 2.

Une mensuration complète pratiquée ainsi ne prend guère que 25 à 30 minutes.

La tête est laissée de côté, on peut en évaluer la surface par les procédés anthropométriques ; on n'en a, du reste, pas besoin lorsque, ce qui est le cas le plus fréquent, la surface du corps est relevée pour des recherches calorimétriques.

2. **Évaluation approximative.** — Elle repose sur des formules dans lesquelles entrent soit le poids, soit la taille, soit le périmètre du sujet.

La formule donnée par *Mach* est : $S = 12,3 \sqrt[3]{P^2}$ dans laquelle P est le poids du sujet en kilogrammes.

La formule de *Bouchard* est plus compliquée, mais aussi plus exacte. Il donne pour l'homme :

$$S = 0,48\,CH + 8,33\,\frac{P}{C} + 3,47\,H\sqrt[2]{\frac{P}{3,14H}}$$

et pour la femme :

$$S = 0,48\,CH + 6,44\,\frac{P}{C} + 3,03\,H\sqrt[2]{\frac{P}{3,14H}}$$

S = surface totale en décimètres carrés ; P = poids en kilogrammes; H = hauteur du sujet en décimètres; C = tour de taille en décimètres.

Ces formules sont calculées pour une corpulence moyenne. Bien qu'elles ne permettent qu'une approximation très relative, elles suffisent pour les besoins de la clinique.

CHAPITRE II

MESURES DE VOLUME

I. ***Épanchements liquides***. — On peut calculer le volume total d'un épanchement par la comparaison colorimétrique ou chimique de deux échantillons du liquide épanché, retirés par ponction exploratrice, l'un avant toute manœuvre, l'autre après injection dans la cavité, soit d'eau distillée destinée à diluer l'épanchement, soit d'une substance colorée ou non, susceptible de se mélanger intimement à lui.

L'application de ce procédé n'a été faite en clinique qu'au contenu de l'estomac et aux épanchements pleuraux ; nous ne décrirons que cette dernière.

Mesure des épanchements pleuraux. — Niclot a proposé la méthode suivante : on prépare, soigneusement stérilisés, 2 verres coniques, 1 pince hémostatique, 1 compte-goutte, une solution de bleu de méthylène au 1/10e, une seringue de Roux de 20 centimètres cubes avec son tube de caoutchouc, 2 tubes à essai, un récipient gradué.

Technique. — 1er *temps.* — On ponctionne avec l'aiguille emmanchée à la seringue par le tube de caoutchouc ; on aspire le liquide; lorsque la seringue est pleine, on applique sur le tube de caoutchouc la pince hémostatique, l'aiguille restant en place. On vide alors la seringue dans un des verres et on refait deux fois la même opération. *Le liquide de la dernière seringue* est mis dans le second verre, où on lui ajoute 10 gouttes de la solution de bleu de méthylène.

2e *temps*. — On injecte dans la cavité pleurale, par l'aiguille restée en place, le mélange de liquide pleural et de bleu de méthylène qu'on vient de préparer, en ayant soin d'aspirer et de refouler le liquide à plusieurs reprises, pour effectuer un mélange bien intime. On retire alors l'aiguille et on oblitère le petit orifice. On laisse ensuite le malade se reposer pendant 5 minutes, en lui recommandant de bouger et de se retourner plusieurs fois pendant ce temps.

3e *temps*. — On ponctionne de nouveau loin de l'endroit choisi pour l'injection. On prélève une certaine quantité du liquide retiré que l'on met dans un des tubes à essai. Dans l'autre tube, on met 6 gouttes de la solution de bleu de méthylène et 9 gouttes du liquide pleural pur, retiré par la première ponction. On compare la coloration des deux liquides et on dilue le deuxième avec du liquide pleural pur jusqu'à ce qu'on obtienne la même coloration dans les deux tubes.

Il ne reste plus alors qu'à mesurer dans un récipient gradué la quantité du liquide contenu dans le tube à essai que l'on a dilué, et à le multiplier par 100, pour avoir, en y ajoutant les 40 centimètres cubes prélevés au cours des deux ponctions, le volume total du liquide pleural.

Ce procédé est assez peu fidèle. Au cours de ponctions évacuatrices faites après l'injection indiquée, on constate, en effet, que les diverses parties de liquide recueillies successivement présentent des colorations très inégales, et que, par conséquent, le mélange n'a pas été homogène, le liquide étant toujours plus ou moins visqueux. Toutefois, si l'on a soin de faire l'injection une demi-heure avant la prise d'échantillon, et non quelques minutes comme le conseillait Niclot, on peut obtenir un mélange assez homogène : sans arriver encore pour cela à des résultats bien exacts, tant parce que les parois pleurales enflammées fixent et absorbent une certaine quantité de bleu de méthylène, que parce que le dosage colorimétrique est très défectueux par le fait de la superposition des couleurs de l'épanchement jaune et de la solution bleue.

Ce procédé serait plus exact appliqué à un liquide pathologique incolore et fluide tel que celui d'un kyste de l'ovaire ou d'un kyste à échinocoques.

L'emploi de ce procédé peut mettre en évidence le cloisonnement de la plèvre, soit directement par la différence de coloration des liquides obtenus par des ponctions faites en des points éloignés, soit indirectement par de grosses discordances entre le volume calculé par ce procédé et celui qui résulte des procédés cliniques ordinaires. Il importe d'ajouter que la technique compliquée de ce procédé expose, malgré toutes les précautions d'asepsie, à la suppuration facile de l'épanchement.

II. ***Épanchements gazeux***. — **Volume de la cavité d'un pneumothorax**. — En cas de pneumothorax ouvert à l'extérieur, complètement fermé, ou même à soupape, on peut mesurer son volume en déterminant celui des gaz qu'il contient. A cet effet, nous avons indiqué un procédé utilisant la loi de Mariotte sur le rapport constant qui existe entre les changements de volume des gaz et les variations de leur force élastique, révélées par les modifications de la pression qu'ils exercent.

En vertu de cette loi : *a*, la pression d'un mélange gazeux est égale au total des pressions propres à chacun des gaz qui le composent; *b*, dans un mélange gazeux, chaque gaz présente la même pression que s'il occupait seul le volume total; *c*, une quantité donnée de gaz développe une pression inversement proportionnelle au volume qu'elle occupe.

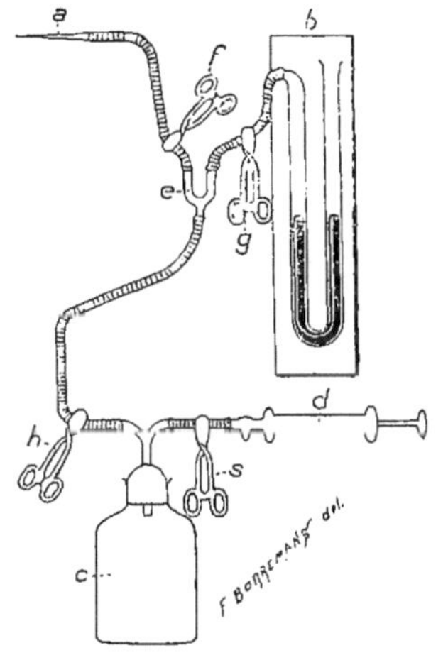

Fig. 16. — Dispositif pour la mesure de la cavité d'un pneumothorax.

Appareils. — Les instruments nécessaires sont (fig. 16) :

1° Une canule ou aiguille longue (*a*) pour un pneumothorax fermé, ou bien, après pleurotomie, un drain à parois épaisses, suffisamment large pour entrer à frottement dans la plèvre;

2° Un manomètre à mercure (*b*) permettant de mesurer des pressions positives et négatives;

3° Un flacon (*c*) de volume connu, de préférence en rapport avec le volume probable de la cavité, d'un litre environ pour les grandes cavités, de 300 centimètres cubes pour les petites;

4° Un appareil à aspiration de Potain, ou une simple seringue (*d*) permettant de faire à volonté du vide ou de la surpression dans le flacon;

5° Un raccord de verre en Y (*e*) avec des tuyaux de caoutchouc suffisamment longs, reliant l'aiguille, ou le drain, avec le manomètre et le flacon;

6° Des pinces à pression (*f*, *g*, *h*, *s*) permettant de régler les communications entre les différents organes de l'appareil en écrasant les tuyaux de caoutchouc.

Il faut avoir soin, avant de commencer l'expérience, de déterminer le plus exactement possible la contenance des tuyaux de caoutchouc et du tube en Y; pour cela, il suffit de les remplir d'eau, en évitant les bulles d'air, et de laisser écouler cette eau dans une éprouvette graduée. On note avec soin cette quantité.

Technique. — 1er *temps.* — Le drain ou la canule étant en place, on prend la pression des gaz intrapleuraux, en interrompant la communication avec le flacon avec la pince à pression (*h*). Lorsque les respirations sont devenues tranquilles, on lit sur le manomètre les pressions extrêmes, inspiratoire et expiratoire; on en prend la moyenne, et on a la pression initiale des gaz pleuraux que nous appellerons p. Il est évident que si l'on a affaire à un pneumothorax ouvert à l'extérieur, il est inutile de prendre cette pression qui sera toujours égale à 0.

2e *temps.* — On interrompt ensuite la communication avec la plèvre, à l'aide de la pince (*f*) placée sur le tuyau. On fait alors, au moyen du Potain ou de la seringue, une dépression dans le flacon, de 60 millimètres de mercure environ; après s'être assuré qu'il n'y a pas de fuite et après avoir noté soigneusement l'indication du manomètre, qui donnait la dépression du flacon que nous appellerons p', on interrompt la communication avec le manomètre au moyen de la pince *g*. On fait revenir le manomètre au 0, en enlevant le tube de caoutchouc et en le remettant, le 0 une fois obtenu.

3e *temps.* — On enlève toutes les pinces : la plèvre, le flacon et le manomètre étant en communication, les pressions s'égalisent. On lit alors, sur le manomètre, la moyenne des pressions inspiratoires et expiratoires pendant les respirations tranquilles. Cette moyenne représente la pression terminale du mélange des gaz pleuraux et du flacon que nous désignerons par P.

On renouvelle ensuite les mêmes mensurations, dans une seconde épreuve, en faisant au 2e temps, au lieu d'une dépression dans le flacon, une surpression qui doit être un peu plus forte, 90 à 100 millimètres de mercure. Il est bon de faire deux ou trois lectures, tant avec dépression qu'avec surpression, et de prendre la moyenne des résultats respectifs.

Pour obtenir le volume du pneumothorax, il suffit alors :

1° De multiplier le volume connu du flacon F par la différence entre la pression connue du flacon p' et celle également connue de l'ensemble P;

2° De diviser ce produit par la différence entre les pressions, également connues, de l'ensemble et de la plèvre p.

Soit d'appliquer la formule : $x = \frac{F(p' - P)}{P - p}$.

En effet, en considérant ces différentes données connues, et en représentant par a la pression inconnue que possèdent les gaz de la plèvre dans le mélange, et par b celle des gaz du flacon dans le même mélange, on établit les relations suivantes :

1° Le volume de la plèvre (x) est au volume de l'ensemble ($F + x$) comme la pression des gaz de la plèvre dans cet ensemble (a) est à leur pression initiale dans la plèvre (p), soit : $\frac{x}{F + x} = \frac{a}{p}$;

2° Le volume connu du flacon (F) est au volume de l'ensemble ($F + x$) comme la pression des gaz du flacon dans cet ensemble (b) est à leur pression initiale dans le flacon seul (p'), soit : $\frac{F}{F + x} = \frac{b}{p'}$;

3° La pression des gaz réunis, dans l'ensemble du flacon et de la plèvre (P), est égale à la somme des pressions présentées dans cet ensemble par les gaz propres de la plèvre (a) et du flacon (b); soit : $P = a + b$.

Des deux premières formules, on tire :

$$a = \frac{px}{F + x}; \qquad b = \frac{p'F}{F + x}.$$

La troisième devient alors :

$$P = \frac{px}{F + x} + \frac{p'F}{F + x} = \frac{px + p'F}{F + x};$$

d'où :

$$x = \frac{F(p' - P)}{P - p}.$$

Il faut se rappeler que, pour obtenir les différences des pressions, les chiffres indiqués par le manomètre doivent être retranchés l'un de l'autre lorsqu'ils indiquent des pressions de même sens, soit positives, soit négatives, et qu'au contraire ils doivent être additionnés lorsqu'ils indiquent des pressions de signe contraire, c'est-à-dire l'une positive et l'autre négative.

La moyenne des deux résultats obtenus, l'un en faisant de la dépression, l'autre de la surpression dans le flacon, donnera le volume cherché de la cavité du pneumothorax. Il faut se rappeler toutefois que la capacité des tubes de caoutchouc étant ainsi comptée avec celle de la cavité pleurale, on devra, pour connaître le volume réel, retrancher du volume trouvé celui des tubes de caoutchouc déterminé au début.

Causes d'erreur. — Les causes d'erreur de ce procédé sont de deux ordres : les unes relèvent des causes physiques générales de l'expérience, les autres sont la conséquence des mouvements respiratoires de la plèvre.

1. Parmi les causes du premier groupe, les unes sont impossibles à éviter, mais heureusement négligeables, et les autres, plus graves, peuvent être corrigées par certains artifices.

a. Les premières, inévitables, proviennent de la température et du degré hygrométrique des gaz, qui ne sont jamais les mêmes dans la plèvre et dans le flacon alors que la loi de Mariotte n'est applicable qu'à des gaz permanents et restant à la même température. En fait, ces deux influences sont négligeables pour les approximations dont se contente la clinique. La quantité de vapeur d'eau est très faible, et la différence de température entre la plèvre à 37 ou 40 degrés et l'air de la chambre à 15 ou 20 degrés n'est pas assez grande pour jouer un rôle important dans la dilatation des gaz. Nous avons, du reste, fait l'expérience, en nous servant d'un flacon maintenu à 37 degrés, sans obtenir des résultats sensiblement différents. L'erreur qu'on corrige ainsi est très petite, et l'on risque fort de la remplacer par de plus importantes, par suite de la difficulté d'obtenir une température et une pression constantes.

b. D'autres causes d'erreur peuvent provenir de l'insuffisance de précision des mesures manométriques, lorsque les écarts des pressions sont exprimés par des chiffres trop faibles, ou quand il existe une disproportion trop accusée entre le volume de la plèvre à mesurer et celui du flacon qui lui est comparé.

Nous avons vu, par des expériences répétées, qu'il faut prendre un flacon dont la capacité se rapproche le plus possible de celle du pneumothorax examiné. En effet, les erreurs provenant de la disproportion entre la cavité et le flacon peuvent être assez élevées si le rapport de leurs volumes dépasse le 25 pour 100 l'un de l'autre.

Enfin, une erreur de détermination ou de lecture commise sur la prise de la pression de l'ensemble produit un effet double de la même erreur commise sur la détermination de l'une ou de l'autre des deux pressions initiales. Il est donc très important de faire des lectures très exactes du manomètre, surtout en faisant la lecture de la pression de l'ensemble.

Par contre, l'effet d'une même erreur diminue à mesure qu'augmente le nombre des unités qui séparent les pressions initiales, et cela d'autant plus vite que l'erreur modifie à la fois le numérateur et le dénominateur dans la formule servant à calculer le volume cherché; de là l'utilité d'employer des écarts de pression suffisamment élevés, tels que ceux indiqués plus haut.

2. Les causes d'erreur du deuxième groupe, provenant des mouvements respiratoires, sont de deux ordres :

a. Les unes sont la conséquence de la difficulté de la lecture du manomètre pendant le va-et-vient respiratoire de la pression. Pour les éviter, il suffit de ne pas se hâter et de laisser s'établir une respiration calme et tranquille, régulièrement rythmée. Il suffit d'ailleurs, puisqu'il s'agit de chiffres comparatifs, que les deux lectures, pour la plèvre seule et pour la plèvre reliée au flacon, se fassent dans les mêmes conditions de rythme et d'intensité de la respiration.

b. Les autres reposent sur le fait qu'on n'est pas en droit d'admettre que le volume de la plèvre soit immuable; il faut au contraire le considérer comme pouvant varier :

1° Suivant les mouvements respiratoires; mais les causes d'erreur que ce changement entraîne peuvent être négligées, puisque la moyenne des deux pressions extrêmes, inspiratoire et expiratoire, correspond au volume moyen;

2° Suivant l'expansion pulmonaire; on doit en effet admettre que l'expansion pulmonaire varie d'intensité, suivant la pression des gaz intrapleuraux, et le volume de la cavité varie avec elle. Or, la méthode de mensuration reposant sur les différences de la pression intrapleurale aux deux phases de l'exploration, il faut penser que le volume de la plèvre doit changer de l'une à l'autre. En fait, nous nous sommes rendu compte que les limites des pressions employées sont assez faibles pour ne pas influencer les résultats, tout au moins dans les cas de pneumothorax partiel, limité par des adhérences, les seuls dont il y a intérêt à mesurer le volume.

Il est facile d'ailleurs de corriger cette cause d'erreur en effectuant, comme nous la recommandons, deux mensurations de la cavité pleurale : la première en faisant dans le flacon une pression supérieure à celle de la plèvre; la seconde, en en faisant une inférieure. Les erreurs se produisant alors en sens inverse dans les deux opérations, la moyenne de leurs résultats donnera une approximation suffisante du volume cherché.

Ce procédé est facilement utilisable en clinique. Il est nettement supérieur, au double point de vue de la précision et surtout de l'absence de tout danger, aux procédés seuls employés jusqu'ici : l'exploration de la cavité par une sonde rigide ou son remplissage par un liquide dans un décubitus approprié.

Il permet tout d'abord de constater l'étanchéité du pneumothorax examiné, par la possibilité de faire varier la pression et de maintenir ses variations. S'il existe en effet, une fistule pulmonaire, malgré l'étanchéité du drain obturant l'orifice pleural, il sera impossible de faire le vide dans la cavité pleurale, l'air rentrant par la fistule pulmonaire. En cas de pneumothorax dit à soupape, il sera possible de faire de la surpression, tout en étant impossible de faire de la dépression qui se maintienne.

La mesure du volume d'un pneumothorax permet en outre de suivre jour par jour sa guérison, en montrant que sa cavité diminue continuellement et graduellement. L'arrêt dans cette diminution progressive, rapproché s'il y a lieu des autres signes cliniques, indique la nécessité d'avoir recours à d'autres procédés thérapeutiques que la simple pleurotomie avec drain, tels que le siphon de Revilliod ou la résection costale.

Enfin cette méthode peut donner de précieuses indications sur l'état de l'élasticité du poumon sous-jacent au pneumothorax. En effet, si les résultats de la détermination du volume de la cavité donnent à peu près le même chiffre avec la dépression qu'avec la surpression, on peut en conclure que la cavité ne se laisse ni diminuer ni agrandir par la pression des gaz, soit que le poumon ait perdu son élasticité par le fait de son induration, soit que la cavité soit limitée par une coque pleurale résistante, comme il arrive, en général, dans les pneumothorax internes chroniques.

Lorsque les résultats obtenus par la dépression et la surpression sont au contraire très dissemblables, c'est que la cavité varie selon la pression et, par conséquent, que le poumon présente un bon état d'élasticité et que la plèvre permet son extensibilité. Dans ce cas, le résultat de la mensuration doit être considéré comme plus approximatif que dans le cas contraire, mais le résultat de l'opération permet de prévoir une réparation plus facile.

CHAPITRE III

MESURES DE PRESSION

I. — MANOMÈTRES

1. **Tube de verre.** — Le manomètre le plus simple est un tube de verre, recourbé à angle droit à une de ses extrémités. La partie recourbée est mise en communication, par des dispositifs qui varient suivant les cas, avec la cavité où se trouve le gaz ou le liquide dont il s'agit de prendre la pression.

S'il s'agit de mesurer la pression d'un gaz, la partie la plus longue du tube de verre à extrémité laissée libre est renversée dans un récipient contenant de l'eau, colorée ou non; le 0 est alors fourni par la surface même de l'eau du récipient.

S'il s'agit de mesurer la pression d'un liquide, le tube est simplement retourné, c'est-à-dire que son extrémité libre est dirigée en haut; le liquide montera plus ou moins haut dans le tube, suivant la pression qu'il subit et qu'on évaluera en centimètres de hauteur, en prenant comme 0 le niveau auquel se trouve la communication avec la cavité qui contient le liquide.

Dans l'emploi de ces manomètres, il faut éviter avec soin tout mélange d'air et de liquide dans les tubes, car, par le fait de la compressibilité des gaz et de l'incompressibilité des liquides, ainsi que de l'inégalité de leurs frottements contre les parois, les résultats obtenus seraient tout à fait faussés par la présence de chapelets de liquides et de gaz. Toute observation faite avec ces chapelets doit donc être considérée comme inexacte et recommencée.

2. **Manomètres à liquides.** — On emploie comme liquides le mercure ou l'eau légèrement colorée. Suivant que les pressions à mesurer sont fortes ou faibles, on emploie le mercure qui se déplace moins, ou l'eau qui donne des dénivellements beaucoup plus considérables. La lecture des déplacements est ainsi facilitée.

Manomètres en U. — Ils sont constitués par un tube en U à branches de longueur et de diamètre égaux. Le tube est rempli de mercure ou d'eau légèrement colorée. Les deux branches du tube ont leurs extrémités libres. Ces manomètres permettent la mensuration de pressions positives ou négatives, liquides ou gazeuses.

Les *manomètres inscripteurs* sont des manomètres à mercure en U utilisés pour enregistrer les variations de pression. On place dans une des branches de l'U au-dessus du mercure un petit flotteur, portant à l'extrémité d'une tige métallique, plus longue que la branche, un stylet inscripteur. Toutes les variations de pression exercées sur le mercure de l'autre branche, sont amplifiées par le stylet ; il suffit d'appliquer celui-ci contre un cylindre enregistreur pour avoir la courbe de ces variations.

Le socle de l'appareil est fixé par trois vis calantes. Le manomètre enregistreur fonctionne avec un cylindre vertical.

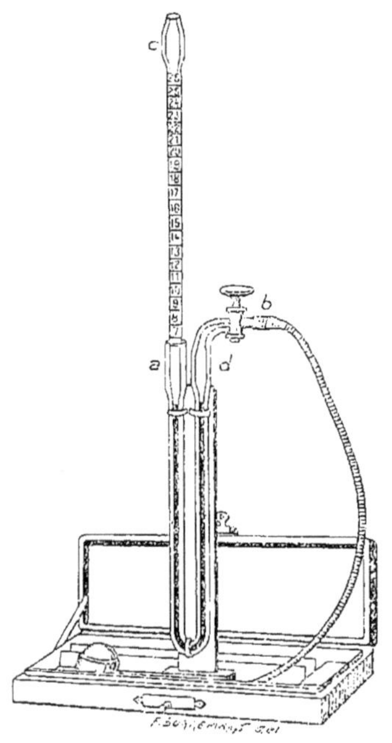

Fig. 17. — Manomètre portatif de Sahli.

Pour prendre un tracé avec ces appareils, on ne peut pas toujours employer la transmission aérienne, car les oscillations du mercure ne seraient pas suffisantes ; il faut souvent employer une transmission à eau.

On peut placer soit le manomètre, soit le cylindre sur un pied-support spécial, qui permet de monter ou de descendre l'appareil, de façon à utiliser toute la hauteur du cylindre.

Manomètre portatif de Sahli. — Sahli a rendu portatif le manomètre à mercure en U. Pour cela il a ajouté (fig. 17) aux deux branches de l'U deux petits réservoirs (*a* et *d*). Sur l'un des réservoirs (*a*) vient s'adapter à frottement doux un tube de verre se terminant par une dilatation (*c*). Ce tube porte une échelle millimétrique. L'autre réservoir (*d*) se termine en un tube coudé portant un robinet (*b*) sur lequel se fixe un tube de caoutchouc reliant le manomètre à l'appareil adapté à la pression à mesurer. Le 0 est marqué au-dessous des deux dilatations des deux branches. La dilatation (c) permet une ascension plus grande du mercure, si la pression maximale de l'échelle est dépassée. Le robinet (b) fermé, l'ampoule (a) fermée par un bouchon ordinaire, l'appareil est facilement transportable dans sa boîte.

Il ne peut être employé que pour mesurer des pressions gazeuses positives.

Manomètres à cavité close. — Ces instruments ne peuvent de même servir qu'à la mesure des pressions gazeuses positives. Ils sont constitués par une cavité close, en relation avec le gaz dont il s'agit de mesurer la pression, et contenant un liquide, mercure ou eau colorée, qui ne la remplit pas entièrement. Un tube de verre à extrémité supérieure ouverte vient plonger dans le liquide à l'intérieur de la cavité. La pression positive exercée par le gaz sur le liquide contenu dans la cavité le fait refluer plus ou moins haut dans le tube, proportionnellement à la pression exercée. Il est nécessaire de s'assurer avant chaque opération de la coïncidence du ménisque du liquide de la cavité close avec le 0 de l'échelle. L'extrémité libre du tube doit toujours être fermée lorsque l'instrument n'est pas utilisé, pour empêcher l'évaporation du liquide et l'introduction de poussières.

Il faut prendre garde au ménisque qui se forme dans le tube pendant l'ascension du liquide. On peut prendre le sommet ou la base du ménisque comme point de repère, mais à condition de choisir toujours le même, pour le tube et pour le réservoir.

3. **Manomètres anéroïdes.** — Ces manomètres ne servent, comme les précédents, que pour les pressions gazeuses positives. Ils sont constitués par un tube métallique, enroulé en spirale, d'une certaine élasticité. L'extrémité recourbée est fermée; l'autre est mise en communication avec le gaz à mesurer. Sous l'influence de la pression du gaz, le tube métallique tend à se redresser et déplace son extrémité recourbée. Ces déplacements, amplifiés par un système de leviers, sont indiqués par une aiguille se déplaçant sur un cadran gradué, indiquant en millimètres de mercure les pressions effectuées dans le tube.

Ces instruments se détériorent facilement, l'élasticité du métal change à la longue et suivant les variations de la température. Il faut avoir soin de les vérifier souvent, ce qui se fait très facilement en les comparant avec un manomètre en U.

4. **Manomètres à ressorts métalliques.** — Un simple res-

sort métallique peut servir à mesurer les pressions exercées à sa surface. Il suffit de connaître sa force élastique et d'en établir la courbe. Pour le graduer, on le charge de poids plus ou moins lourds. Sa force peut être exprimée en grammes ou calculée en millimètres de mercure.

Ce procédé n'est employé que pour les mesures de la pression sanguine.

II. — PRESSION DES ÉPANCHEMENTS

I. ***Épanchements pleuraux.*** — Pour mesurer la pression d'un épanchement pleural liquide, il existe plusieurs procédés, consistant en principe à relier simplement le trocart, ou l'aiguille enfoncée dans la plèvre, avec un manomètre à mercure par un tube de caoutchouc (Leyden, Homolle, Pitres). Mais ces procédés, comportant la grave cause d'erreur de former des chapelets d'air et de liquide dans les tuyaux, ne donnent que des résultats faux.

On a essayé d'éviter cette erreur en réalisant le raccordement au manomètre à l'aide d'un tube de caoutchouc exactement rempli par un liquide, par exemple par une solution tiède d'acide salicylique à 1 pour 1000.

On peut aussi utiliser un flacon intermédiaire, agencé comme le flacon aspirateur de Potain, d'une contenance de 60 centimètres cubes environ (Quincke). Le flacon reçoit le liquide, arrivant de la plèvre, par un tube de verre qui en affleure le fond; il porte, en outre, deux tubulures, l'une munie d'un robinet permettant de faire le vide, l'autre très courte, reliée par un tube de caoutchouc à un manomètre.

La ponction faite, on fait un léger vide dans le flacon pour aspirer le liquide. Lorsque celui-ci est arrivé en quantité suffisante pour immerger complètement l'extrémité du tube plongeant, on arrête l'aspiration, on ferme le robinet; le liquide coule et comprime l'air du flacon; la pression exercée est lue sur le manomètre.

Nous employons un procédé beaucoup plus pratique, qui ne comporte pas les causes physiques d'erreur que nous avons signalées plus haut, et qui permet la mensuration des pressions extrêmes.

On se sert comme manomètre d'un simple tube de verre (*a*) (fig. 18) coudé à angle droit, réuni au trocart par un tube de caoutchouc (*b*). Le tube de verre a une longueur de 1 mètre environ; il est légèrement coudé à une de ses extrémités, sur laquelle vient se fixer le tube de caoutchouc. Pour rendre l'instrument portatif, pour la clientèle privée, on peut employer un tube de verre mesurant 25 à 50 centimètres seulement. Le tube de caoutchouc a une longueur d'environ 1 mètre avec le grand tube de verre et de 1^{m},50 avec le petit. Le grand tube est adapté sur une planchette graduée en centimètres; le petit tube porte une graduation gravée sur verre; on peut aussi se contenter d'appliquer contre l'un ou l'autre tube un ruban métrique sur lequel on fait la lecture de la pression.

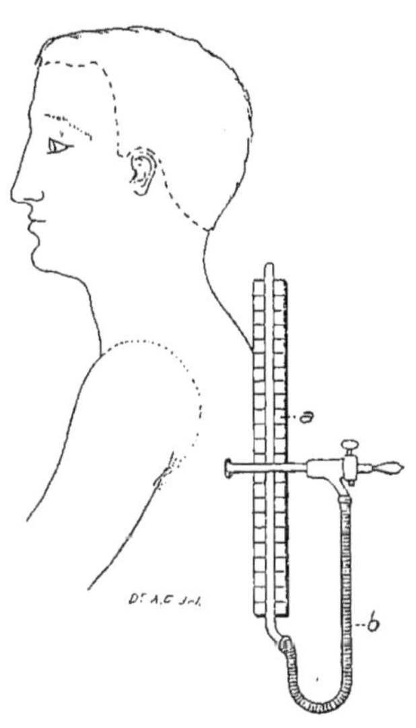

Fig. 18. — Dispositif pour les mesures de pression des épanchements pleuraux.

Pour que les oscillations du liquide se fassent régulièrement, il est de toute importance que le calibre du tube de verre soit exactement le même que celui de la canule, car il ne doit y avoir aucun rétrécissement surt out le trajet, même au niveau du robinet; le manque de cette condition entraîne une absence de parallélisme entre les variations de pression et les ascensions du liquide et fausse la mesure des pressions extrêmes.

D'autre part, le trocart et la canule ne peuvent pas être trop gros et le tube de verre ne doit pas être trop étroit à cause des phénomènes de capillarité. Pratiquement, nous nous sommes rendu compte qu'il fallait préférer un diamètre de tube de 2^{mm},5, pour lequel la capillarité ne diminue les oscillations du liquide que de 1 centimètre environ, ce qui est négligeable. A défaut de trocart spécial, le trocart moyen de l'appareil de Potain peut être employé.

La marche de l'opération est des plus simples. La canule étant en place, le trocart retiré et le robinet tourné, on amorce le siphon, en tournant en bas l'extrémité libre du tube de verre, plongée au préalable, pour plus de sûreté, dans un récipient contenant un liquide aseptique, afin d'éviter, en cas de pression négative, l'introduction possible d'air dans la plèvre. L'extrémité du tube doit être assez abaissée; pour que le liquide s'écoule, il suffit, en général, de la laisser pendre le long du lit du malade. Si cela ne suffit pas, on ordonne au patient de faire quelques grandes expirations ou de donner quelques secousses de toux. Lorsqu'il s'est écoulé quelques centimètres cubes de liquide et qu'il n'existe plus de chapelets d'air dans le tube de verre, on pince fortement le tube de caoutchouc pour arrêter l'écoulement, et l'on relève rapidement l'extrémité du tube de verre en haut. On lâche le tube de caoutchouc et l'on voit aussitôt le liquide osciller régulièrement dans le tube de verre, synchroniquement avec l'inspiration pendant laquelle il s'abaisse dans le tube, et avec l'expiration pendant laquelle il s'élève. On fait coïncider le 0 du tube de verre avec le niveau où a été enfoncé le trocart, ou bien on prend comme 0 le chiffre de la graduation qui coïncide avec lui et, par simple soustraction ou addition, on en déduit les pressions positives ou négatives.

Il est de toute importance que le malade respire tranquillement pendant la lecture des pressions; il faut donc, s'il a été un peu effrayé par l'opération, attendre quelques minutes qu'il soit redevenu calme. Il faut de même éviter la toux, qui empêche une mensuration exacte.

Il arrive quelquefois que les oscillations du liquide s'arrêtent brusquement; il faut alors s'assurer que le tube de caoutchouc n'est pas coudé; si ce n'est pas le cas, le fait peut provenir de ce que l'extrémité de la canule s'est appliquée contre le poumon; il faut alors la retirer un peu et amorcer de nouveau le siphon, s'il en est besoin.

Toute mensuration faite lorsqu'il existe des chapelets de bulles d'air dans le tube de verre doit être considérée comme inexacte, pour les raisons que nous avons indiquées ci-dessus. Lorsqu'il en existe, il suffit, pour les chasser, d'abaisser le tube de verre, son extrémité dirigée en haut, au-dessous du point de ponction, ou d'amorcer à nouveau l'appareil jusqu'à ce qu'elles soient toutes sorties.

Le procédé de Quincke a l'inconvénient de ne donner la pression qu'au bout d'un temps assez long; avant que le liquide comprime suffisamment l'air du flacon pour influencer le manomètre, il faut souvent plusieurs minutes; déjà gênant pour une seule mensuration, cet inconvénient devient grave lorsqu'on veut en faire plusieurs au cours d'une même ponction. La petite quantité de liquide évacuée avant la prise de pression n'influence pas le résultat. Le plus grand défaut de ce procédé est de masquer les oscillations de pression inspiratoires et expiratoires, le chiffre obtenu n'étant qu'une moyenne entre ces diverses oscillations.

Notre procédé de mensuration, au contraire, donne séparément les chiffres des pressions inspiratoire et expiratoire, si l'on emploie le diamètre que nous avons choisi. Le chiffre expiratoire est à peu près exact, l'excursion du liquide atteignant sa limite réelle à la fin de l'expiration, tandis que le chiffre inspiratoire est un peu inférieur à la réalité parce que, par le fait de la capillarité, le liquide descend un peu moins bas dans le tube que la pression ne le comporterait.

D'autre part ce qu'on mesure, en agissant ainsi, c'est la pression à la surface du liquide augmentée de la charge, c'est-à-dire augmentée de la hauteur de la colonne liquide qui se trouve entre le niveau supérieur de l'épanchement et le point où l'on a fait la ponction, hauteur qu'il est possible d'estimer par les procédés cliniques ordinaires.

Contrairement à l'opinion classique que les grands épanchements présentent toujours une pression positive variant de 10 à 30 millimètres de mercure, nous avons constaté que la pression à la surface des plus grands épanchements est certainement toujours négative à l'inspiration dans les inspirations intenses et, dans l'immense majorité des cas, même à l'expiration. L'influence mécanique des épanchements liquides est indépendante de leur pression et tout entière subordonnée à leur volume.

C'est pourquoi il n'y a pas grand intérêt clinique à connaître la pression statique d'un épanchement donné, mais il en est tout autrement des mesures de pression successives prises au cours d'une même ponction; celles-ci fournissent de précieuses indications pour limiter la quantité du liquide qu'il convient d'évacuer par la ponction.

Notre appareil permet de prendre des mesures successives au cours de l'évacuation du liquide, qui a lieu par simple siphonage; il permet donc tout à la fois d'effectuer la thoracentèse et de la limiter au degré convenable. Pour éviter les divers accidents dus à une évacuation trop rapide ou trop complète du liquide épanché, il suffit, en effet, d'arrêter l'écoulement dès que la pression expiratoire est faiblement négative, c'est-à-dire dès que le niveau du liquide reste, dans les expirations calmes, à 1 ou 2 centimètres au-dessous du niveau du trocart, moment où la pression superficielle intrapleurale est ramenée à peu près à la pression physiologique.

Ce procédé permet encore de se renseigner sur les limites de l'élasticité du poumon sous-jacent en comparant les variations de pression et les volumes de liquide retiré. Il arrive souvent, lorsque cette élasticité est conservée, que la pression change très peu même pour de grandes quantités de liquide évacuées, alors que, dans le cas contraire, si le poumon est peu élastique, par congestion ou par épaississement de la plèvre, une petite quantité de liquide évacué fait aussitôt fortement baisser la pression.

Enfin par le siphonage réglé de la cavité pleurale, on évite soit la décompression brusque, soit les pneumothorax accidentels, *ex vacuo*, qu'on constate parfois avec les appareils à aspiration.

II. ***Liquide céphalo-rachidien.*** — En pratique, on se

contente le plus souvent d'évaluer la pression par la façon dont le liquide s'écoule : goutte à goutte, quand la pression est basse, en jet plus ou moins fort quand elle est élevée. La mensuration exacte de la pression du liquide céphalo-rachidien est plus facile que celle des épanchements pleuraux par le fait de l'absence d'oscillations respiratoires marquées ; par contre il ne faut pas oublier que la position du malade joue un grand rôle pour le degré de cette pression. Si le malade est assis, la charge du liquide occupant le canal rachidien sur toute sa hauteur augmente d'autant la pression. Toutes les mensurations devront donc être faites le malade étant dans le décubitus latéral.

Appareils. — Quincke emploie le dispositif suivant (fig. 19) : une aiguille munie d'un mandrin, longue de 4 à 10 centimètres, d'un diamètre de 0,8 à 1,6 millimètres. Un tube de verre recourbé à ses deux extrémités (*a*), long de 10 à 15 centimètres, relié à l'aiguille par un tube de caoutchouc long de 20 à 40 centimètres. Tous les deux ont un diamètre intérieur de 1,5 à 2 millimètres. Le tube de caoutchouc porte un embout métallique (*c*) entrant à frottement dans l'extrémité de l'aiguille. On peut se servir également de l'aiguille de Vallette (fig. 157).

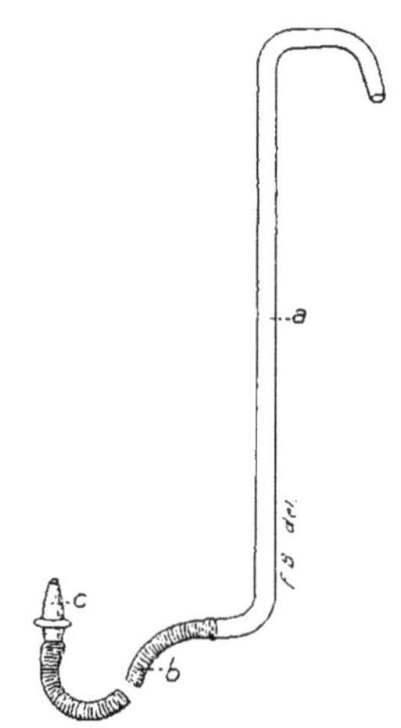

Fig. 19. — Dispositif de Quincke pour la mesure de pression du liquide céphalo-rachidien.

Un autre appareil (Hallion, Sicard et Lejeune) consiste en un simple tube de verre fixé sur une planchette de bois et relié à l'aiguille par un tube de caoutchouc.

Technique. — La ponction faite, on laisse écouler quelques gouttes de liquide pour s'assurer que l'aiguille est bien en place, puis on relie l'aiguille au manomètre ; on tient l'extrémité libre de l'instrument à la hauteur nécessaire pour que le liquide ne s'écoule pas, en ayant soin d'éviter ou de chasser les bulles d'air.

On relève ensuite le manomètre jusqu'à ce que la colonne de liquide s'arrête dans la partie droite du tube. Il suffit alors de mesurer avec un ruban métrique la hauteur qui sépare le point de la ponction et le niveau supérieur du liquide dans le tube.

Pour recueillir le liquide, on abaisse le tube de verre jusqu'à ce qu'il s'écoule par l'extrémité supérieure et on le reçoit dans les tubes. A chaque moment de la ponction, après avoir retiré une quantité déterminée de liquide, il est facile en élevant le tube de verre de faire une nouvelle mensuration.

Il va de soi que tout l'appareillage doit être soigneusement stérilisé avant l'usage pour éviter l'infection.

Les chiffres indiqués pour la pression normaledu liquide céphalo-rachidien varientbeaucoup selon les auteurs et suivant les procédés employés. Quincke considère une pression de 30 centimètres de liquide comme déjà anormalement élevée, 70 centimètres serait un chiffre très fort et il aurait très rarement constaté 1 mètre de pression. Sicard et Lejeune estiment la pression normale à 20 centimètres de liquide. Ils ont observé des cas pathologiques de 43 et 46 centimètres.

La pression du liquide céphalo-rachidien est toujours élevée, de l'avis de tous les auteurs, dans les méningites aiguës, les tumeurs cérébrales et l'hydrocéphalie. Elle est diminuée dans le collapsus.

III. ***Pneumothorax***. — Il suffit de relier à un manomètre le trocart ou l'aiguille à ponctionner par l'intermédiaire d'un tube de caoutchouc stérilisé à sec. On peut se servir d'un manomètre à eau en U, qui donne des oscillations et des déplacements plus étendus que celui à mercure. Il est nécessaire alors d'intercaler un petit flacon entre le manomètre et le trocart, pour éviter dans les secousses de toux la projection de l'eau hors de la branche libre du manomètre.

Il est préférable et plus simple d'employer un simple tube de verre comme manomètre (Béclère). Un trocart capillaire, en communication avec le tube de verre par un tube de caoutchouc, est enfoncé dans l'espace intercostal choisi. Le tube de verre doit être assez long, au moins 30 centimètres; son extrémité libre dirigée en bas est plongée dans un récipient rempli d'un liquide légèrement coloré (eau salicylée à 1 pour 1000 avec quelques gouttes de bleu de méthylène). S'il y a de la surpression dans la plèvre, le liquide est refoulé plus ou moins bas dans le tube, il peut même y avoir expulsion de gaz par l'extrémité du tube sous forme de bulles qui viennent éclater à la surface du liquide; il s'élève dans le cas contraire. Il suffit de mesurer la distance en centimètres entre les limites d'excursion de l'eau dans le tube et la surface du liquide dans le récipient.

Il faut avoir soin, pendant qu'on enfonce l'aiguille, de pincer fortement le tube de caoutchouc et d'attendre pour faire la prise de pression que les respirations du malade soient redevenues calmes et tranquilles. Il arrive souvent, en effet, qu'au moment de la piqûre il se produit quelques secousses de toux qui pourraient fausser les résultats en chassant les gaz.

Dans les pneumothorax généralisés, quand la fistule n'est pas oblitérée. la pression des gaz est positive aux deux temps dans les respirations tranquilles. Le prétendu pneumothorax à soupape est la forme ordinaire du pneumothorax généralisé ouvert à l'intérieur. Le degré de la pression pleurale positive est peu élevé, à peu près constant chez un même malade, présentant des oscillations respiratoires de quelques centimètres d'eau seulement, en général de 6 à 8.

Cette mensuration de la pression des gaz intra-pleuraux est un élément essentiel pour le diagnostic des variétés de pneumothorax, surtout pour l'appréciation de l'existence d'une fistule pulmonaire, de sa persistance ou de son oblitération. Toutefois le sens de la moyenne des pressions extrêmes, son caractère positif, nul ou négatif, ordinairement invoqué, ne fournit pas d'indications exactes pour le diagnostic; il y a lieu de lui substituer la considération des pressions extrêmes elles-mêmes : celles-ci sont positives aux deux temps dans le pneumothorax généralisé avec fistule persistante; elles sont positives à l'expiration et négatives à l'inspiration dans les pneumothorax partiels ou non, avec fistule ouverte dans les deux directions ; elles sont négatives aux deux temps dans le pneumothorax généralisé, quand il n'existe pas de fistule ou quand celle-ci s'est oblitérée depuis plus ou moins longtemps.

Cette technique permet également de distinguer, par les caractères des oscillations respiratoires, une caverne de grand volume d'un pneumothorax localisé, ou un pneumothorax sous-phrénique d'un pneumothorax ordinaire.

III. — PRESSION SANGUINE

I. ***Pression artérielle***. — La mesure de la pression artérielle ne peut se faire en clinique que par des procédés indirects, c'est-à-dire en comprimant une artère avec les tissus qui l'entourent jusqu'à ce qu'on ne constate plus les pulsations artérielles au dessous du point de la compression.

Il est évident que ces procédés ne donnent pas des résultats tout à fait exacts, parce que l'artère n'est pas comprimée seule, mais avec les tissus qui l'entourent, et parce que ses parois présentent elles-mêmes une certaine résistance.

1. **Sphygmomanomètre de Potain**. — Il se compose (fig. 20) d'une ampoule en caoutchouc à 4 faces (A), dont l'une (B) destinée à être appliquée sur l'artère est en caoutchouc plus mince et moins résistant, d'un tube en caoutchouc la reliant au manomètre, portant sur sa longueur un tube de

dérivation avec un robinet (D) auquel s'adapte une petite poire. Avant de se servir de l'appareil, on insuffle avec la poire de l'air dans l'ampoule jusqu'à ce que l'aiguille du manomètre (M) montre 4 ou 5 centimètres de pression. On ferme alors le robinet, l'ampoule étant devenue assez résistante.

L'avant-bras du patient, le gauche par exemple, est placé horizontalement dans la demi-pronation, la main reposant sur le bord cubital. On place alors la partie mince de l'ampoule sur l'artère radiale en ayant soin d'appliquer son grand axe dans le sens de la direction du vaisseau. L'index de la main gauche, immédiatement au-dessous de l'ampoule sur la radiale, constate les pulsations, et le médius placé au-dessous écrase

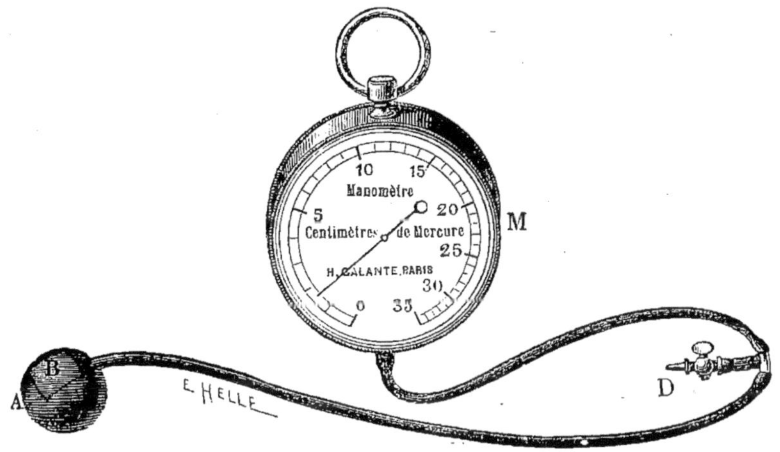

Fig. 20. — Sphygmomanomètre de Potain.

complètement l'artère pour arrêter la récurrence palmaire. L'index de la main droite appuie alors progressivement sur l'ampoule jusqu'à ce que l'index gauche ne sente plus les battements de l'artère. On note le chiffre indiqué par l'aiguille du manomètre au moment exact de leur disparition, qui ne s'obtient qu'en tâtonnant, en dépassant un peu la pression nécessaire et en revenant en arrière à plusieurs reprises. A l'état normal la pression dans la radiale est de 16 à 18 centimètres de mercure.

On peut aussi appliquer l'appareil de Potain à l'artère temporale quand celle-ci est suffisamment apparente. La radiale est en effet quelquefois difficile à écraser chez les obèses.

Il est bon de faire quelques mensurations successives et de

prendre la moyenne des chiffres trouvés. Pour éviter tout coefficient personnel, il est bon de faire répéter les mensurations par des observateurs différents. On peut aussi confier à un aide la lecture du manomètre et ne s'occuper que du contrôle des pulsations de l'artère. L'opération terminée, on ouvre le robinet pour vider l'appareil de l'air qu'il contient.

Causes d'erreur. — Le manomètre métallique est sujet aux différentes variations que nous avons vues plus haut. L'ampoule s'applique plus ou moins bien sur l'artère suivant la conformation de l'avant-bras. Enfin, les mensurations sur les personnes obèses ont peu de valeur, à cause de l'épaisseur du panicule adipeux qui recouvre l'artère.

2 **Sphygmomanomètre de Riva-Rocci.** — Il se compose d'un dispositif pour comprimer l'artère, d'un manomètre et d'une soufflerie à air.

Pour écraser l'artère, on se sert d'un tube de caoutchouc analogue à une chambre à air de bicyclette d'une longueur de 40 centimètres et d'une hauteur qui varie suivant les modèles. Une des extrémités est fermée hermétiquement et l'autre est mise en communication avec une poire en caoutchouc servant à insuffler l'air. Pour localiser l'action de l'air sur un seul des deux côtés du tube de caoutchouc, on a collé sur une des faces de ce dernier une bande de toile fine qui lui donne une plus grande résistance. Sur cette bande on fixe un arrêt permettant de tendre la chambre à air autour du bras comme une cravate. La soufflerie est un insufflateur de Richardson à deux poires. Avec la première on insuffle l'air jusqu'au voisinage du point où le pouls disparaît, la seconde sert à parfaire la compression et permet plus d'exactitude. Le manomètre est métallique ou à mercure. Ces trois parties sont réunies les unes aux autres par des tubes de caoutchouc.

On place la manchette de caoutchouc au milieu ou au tiers inférieur du bras nu, on la fixe solidement à l'aide de la boucle, en ayant soin qu'elle soit appliquée bien circulairement et que le tube amenant l'air ne soit nullement comprimé. D'une main on presse alors sur la première poire de l'insufflateur, tout en tâtant le pouls de l'autre main. L'air pénétrant dans le tube de caoutchouc le distend, comprime le bras et l'artère, le pouls change dès le début et augmente d'amplitude jusqu'à environ 100 millimètres de pression, puis il diminue graduellement; à un moment donné il disparaît complètement; on lit alors la pression indiquée par le manomètre et on a ainsi la pression artérielle cherchée. A l'état normal cette pression est de 120 à 140 millimètres.

Pendant toute l'opération, il faut surveiller la manchette pour voir si elle ne s'est pas déplacée ou relâchée; il faut aussi s'assurer que le sujet ne fait aucune contraction musculaire. Il est bon de tâtonner plusieurs fois autour de la pression maximum pour bien préciser sa valeur exacte. On peut contrôler les sensations obtenues par le doigt, qui tâte le pouls, en le remplaçant par un sphygmographe qui donne automatiquement les changements d'amplitude et la disparition du pouls. On peut ainsi déterminer, outre la *pression maximum* qui supprime le pouls, la *pression moyenne* qui correspond au maximum d'amplitude de ce dernier.

5. **Sphygmomètre de Verdin.** — Cet appareil se compose d'un petit cylindre de cuivre contenant un ressort à boudin, qu'actionne une tige centrale terminée à une de ses extrémités par une pelote de liège, au moyen de laquelle on exerce la pression sur l'artère. La pression exercée est mesurée par la force du ressort qui est indiquée elle-même par une échelle.

II. ***Pression artério-capillaire.*** — Sa mesure se prend en anémiant le bout d'un doigt par une pression forte et en examinant à quel abaissement de pression il reprend sa coloration. Elle tient le milieu entre la pression capillaire et la pression artérielle.

1. **Tonomètre de Gaertner.** — Cet appareil (fig. 21) se compose d'un anneau pneumatique (*a*) haut de 1 centimètre et large de 2 1/2, percé d'un trou auquel se fixe un tube métallique; cet anneau est revêtu à l'intérieur d'une membrane de caoutchouc mince et élastique fixée très solidement à ses deux bords, de façon à être parfaitement hermétique. L'appareil comprend, en outre, une poire de caoutchouc (*b*), destinée à insuffler l'air et un manomètre métallique ou à mercure (*c*), gradué en millimètres de mercure. Les trois parties, l'anneau, la poire et le manomètre, sont fixées aux extrémités d'un tube en T, de façon à ce que l'anneau corresponde à une des branches latérales et le manomètre à l'autre.

La main du malade étant placée sur une table, à peu près à la hauteur de son cœur, doit reposer tout naturellement sans effort. On introduit alors l'anneau jusque sur la deuxième phalange d'un doigt ou sur la première phalange du pouce. Il ne faut pas que l'anneau serre le doigt, mais il ne doit pas non plus entrer trop librement ni toucher les articulations ou les parties annexes. Le doigt choisi importe peu, il est plus commode en général de prendre l'index, qui se dégage mieux des autres doigts. L'anneau étant bien placé, on anémie le bout du doigt avec un dé de caoutchouc dans lequel on enfonce le doigt, et que les constructeurs livrent avec l'appareil, mais il suffit de se servir d'un petit anneau de caoutchouc qu'on fait rouler lentement de l'extrémité du doigt jusque vers l'anneau pneumatique. Si l'opération a été bien menée, le doigt doit être tout à fait pâle et décoloré.

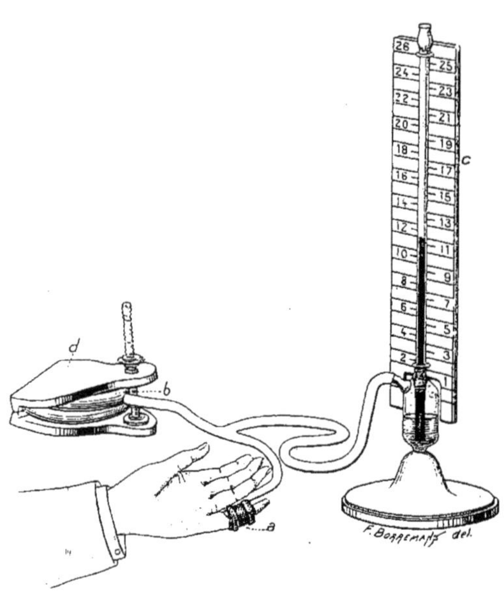

Fig. 21. — Tonomètre de Gaertner.

Cela fait, on comprime la poire de caoutchouc dans la presse de bois (*d*) actionnée par une vis jusqu'à ce que le manomètre indique une pression de 20 centimètres de mercure. On enlève alors le petit anneau de caoutchouc, avec lequel on a anémié le doigt, la phalange et l'ongle restent décolorés.

On décomprime alors très lentement la poire en desserrant graduellement la vis de la presse, tout en observant attentivement l'ongle et l'extrémité du doigt. Tout à coup on voit la région sous-unguéale et l'extrémité de la phalange reprendre une belle couleur rouge; le malade accuse alors une pulsation très nette. Le chiffre indiqué à ce moment par le manomètre donne la pression cherchée. A l'état normal on trouve de 10 à 12 centimètres de mercure.

Les mensurations avec cet instrument sont rapides et faciles à prendre; ses inconvénients sont de ne pouvoir être employé à la lumière artificielle, car les changements de couleur se voient mal, et aussi d'être inutilisable dans les cas d'anémie très prononcée, lorsque l'anémie locale produite par l'anneau de caoutchouc ne se différencie pas à la vue de l'état antérieur. Enfin il existe des cas de contraction très énergique des capillaires ou de cyanose intense, dans lesquels les changements de circulation se font très lentement, ce qui fait qu'il faut alors attendre très longtemps entre chaque abaissement de pression pour être sûr des résultats obtenus.

2. **Sphygmomanomètre de Bouloumié.** — Cet appareil est une combinaison du sphygmomanomètre de Potain et du tonomètre de Gaertner. Il se compose d'une ampoule de caoutchouc comme celle de Potain, d'un anneau pneumatique et d'une poire pour la pression comme ceux du tonomètre de Gaertner; ces trois parties sont reliées entre elles, et avec un manomètre métallique, par un tube à 4 branches, portant des robinets permettant de régler les communications entre les diverses parties de l'instrument. Il suffit d'isoler une des parties de l'appareil de l'autre en tournant les robinets nécessaires, pour l'employer à volonté comme sphygmomanomètre de Potain ou comme tonomètre de Gaertner.

Cet appareil est très pratique, commode à utiliser au lit du malade et facilement transportable.

Nous ne faisons que rappeler que la pression artérielle est augmentée dans les néphrites et certaines cardiopathies avec scléroses vasculaires.

Pour les besoins de la clinique, on peut diviser en trois classes les variations de pression observées au Potain ou au Riva-Rocci.

Pression basse, au-dessous de.	14	centimètres.
— moyenne, autour de	14-16	—
— forte, au-dessus de.	17	—

Quoique encore trop peu étudiée, la comparaison de la pression artérielle et de la pression capillaire peut donner des renseignements cliniques importants. Nous avons montré, en effet, que, dans cette comparaison, on peut distinguer trois catégories de résultats :

a. *Pressions concordantes* — Ce sont les cas où la pression artérielle et la pression capillaire sont toutes les deux supérieures ou inférieures à la normale, la différence entre elles restant sensiblement la même que chez les sujets sains.

Ce sont surtout les *hypotensions nerveuses* qui présentent ce type.

b. *Pressions dissociées.* — Les deux pressions varient dans le même sens, mais l'une diffère plus que l'autre de la moyenne. La différence entre les deux est par conséquent plus grande que chez les sujets sains. Le plus souvent c'est la pression capillaire qui tend à se rapprocher de la pression artérielle sans que cette dernière soit augmentée.

Suivant que la pression artérielle est inférieure ou supérieure à la normale, on a affaire à des *hypotendus*, surtout par le fait de la tuberculose ou par des dégénérescences, ou à des *hypertendus*, *rénaux* ou *scléreux*. Bouloumié avait déjà indiqué que, chez les vieillards et les sujets à artères dures, la différence entre les deux pressions artérielle et capillaire s'exagère beaucoup; mais nous avons vu que ces cas présentent toujours des troubles rénaux, décelables par l'exploration fonctionnelle du rein.

c. *Pressions discordantes.* — L'une des pressions est élevée et l'autre abaissée au-dessous de la moyenne normale. Ces cas sont plus complexes et assez variés; il serait trop long d'y insister.

Pression veineuse. — Il pourrait être intéressant de la mesurer, mais comme il n'existe pas d'appareil qui lui soit applicable, nous nous contenterons de mentionner le procédé, purement clinique, qui permet de mesurer approximativement la pression du sang veineux dans l'oreillette droite, par le degré d'élévation du bras nécessaire pour obtenir l'effacement des veines sous-cutanées de l'avant-bras.

CHAPITRE IV

ENREGISTREMENTS GRAPHIQUES

I. — SPHYGMOGRAPHIE

1. ***Sphygmographe de Marey.*** — Il se compose (fig. 22) d'un ressort destiné à appuyer sur la radiale et dont on peut régler la pression au moyen d'une vis. Les mouvements de ce ressort se transmettent, par l'intermédiaire de la vis, à un levier qui porte à son extrémité libre un style enregistreur.

Un mouvement d'horlogerie, contenu dans une boîte métallique, met en mouvement une roue dentée. Cette roue dentée s'articule avec une crémaillère supportant une bande de papier tendue sur une plaque d'aluminium.

L'appareil s'adapte sur l'avant-bras au moyen d'un lacet qu'on fixe à une série de crochets, portés par deux plaques latérales.

Pour prendre un tracé, on commence par repérer la radiale au moyen de l'index. On place l'avant-bras en supination sur le bord d'une table, la main pendante. On applique ensuite l'appareil, le mouvement d'horlogerie tourné du côté du bras et le ressort sur la radiale. Maintenant l'instrument en place avec la main gauche, on fixe le lacet autour de l'avant-bras, puis on serre plus ou moins la vis commandant le ressort, jusqu'au moment où le stylet oscille à la bonne hauteur.

La bande de papier fixée sur la plaque d'aluminium a été au préalable convenablement noircie sur la flamme d'une bougie, en dehors de la crémaillère, pour ne pas détériorer l'appareil. On applique le tout sur la crémaillère au moyen d'une rainure

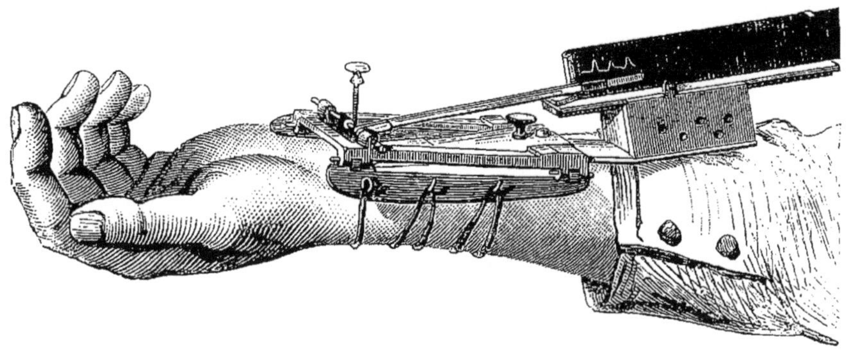

Fig. 22. — Sphygmographe de Marey.

et d'une coulisse, destinées à maintenir la bande de papier contre la plaque d'aluminium.

La crémaillère porte-papier est alors introduite dans sa glissière, au-dessus du mouvement d'horlogerie ; on la fait glisser jusqu'à ce que la roue dentée s'engrène dans la crémaillère. Après s'être assuré que l'appareil est remonté, il ne reste plus qu'à déclancher le mouvement d'horlogerie au moyen d'une petite tige. Le stylet appliqué sur la bande de papier oscille en haut et en bas, tandis que la bande, entraînée par la crémaillère se déplace progressivement et régulièrement au-devant de lui.

Lorsque la crémaillère est arrivée au bout de sa course, on l'enlève, on dégage la bande de papier et on fixe le tracé au moyen de teinture de benjoin.

II. *Sphygmographe de Jacquet.* — Il se compose (fig. 23) de deux parties distinctes : une partie inférieure A, métallique, fenêtrée, qui se fixe sur l'avant-bras, au moyen de trois courroies. Les deux branches métalliques s'appliquent à droite et à gauche de la radiale. La partie supérieure B de l'appareil, comprenant le mouvement d'horlogerie, le ressort et le levier, se fixe sur la précédente au moyen d'une glissière J et d'une vis K.

Le ressort appliqué sur la radiale transmet ses mouvements à une tige qui vient s'embrancher avec une autre tige à contrepoids fixée à une petite potence P. Cette tige est articulée à sa partie inférieure avec le stylet inscripteur E.

A l'aide d'une vis latérale M on peut comprimer plus ou moins fortement la radiale par l'intermédiaire du ressort.

Le mouvement d'horlogerie est enfermé dans une boîte mé-

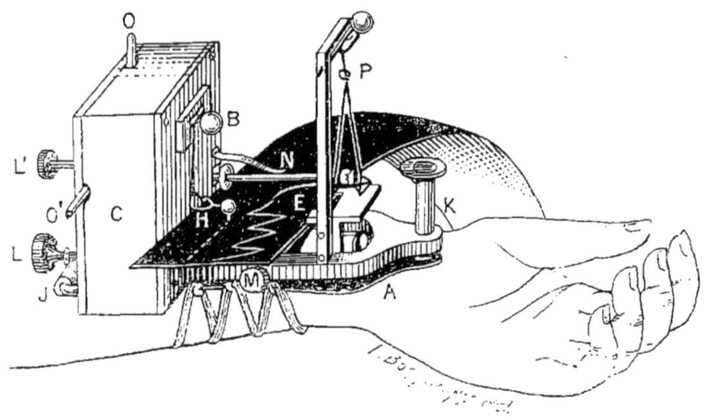

FIG. 25. — Sphygmographe de Jacquet.

tallique C. On remonte séparément les rouages de l'appareil et ceux du temps au moyen des remontoirs L et L'. La ligne des temps s'inscrit au moyen d'une tige articulée portant une petite aiguille H.

Un cylindre métallique N, portant deux petites roues latérales, imprime à la bande de papier un mouvement horizontal.

L'appareil est à deux vitesses réglables par une tige supérieure O. La tige latérale O' commande la mise en marche. Pour prendre un tracé, on place l'avant-bras et l'on repère la radiale. Puis le support de l'appareil est mis en place et fixé à l'aide des courroies. On fixe la partie supérieure de l'appareil au moyen de la glissière. Après s'être assuré que le mouvement d'horlogerie est remonté et que les pulsations de la radiale sont bien transmises à l'aiguille, on relève les aiguilles du temps et du pouls, puis on introduit la bande de papier noirci. Pendant la marche de l'appareil on peut changer la vitesse à volonté en manœuvrant la tige supérieure.

Le sphygmographe de Marey a l'avantage d'être simple, facile à appliquer. Il indique assez fidèlement les caractères, en particulier la forme du pouls

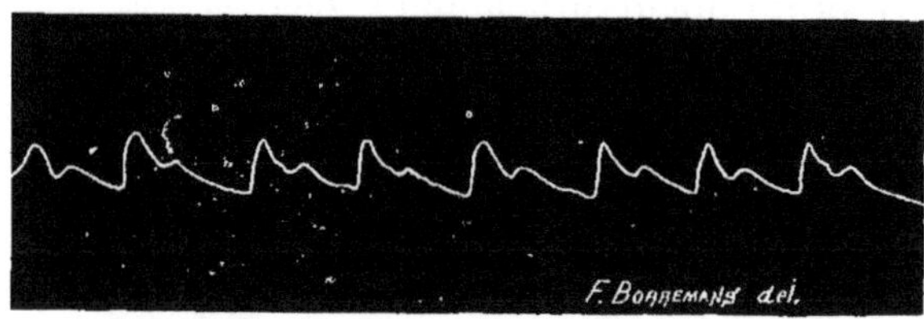

Fig. 24. — Tracé radial pris avec le sphygmographe de Marey.

(fig. 24). Ses seuls défauts sont qu'il n'a pas de ligne des temps et que la bande de papier est un peu courte. Il convient d'employer cet appareil dans tous les cas où l'on veut avoir des renseignements sur les caractères généraux du pouls : forme, amplitude, etc.

Par contre, lorsqu'on veut étudier les troubles du rythme, il est préférable

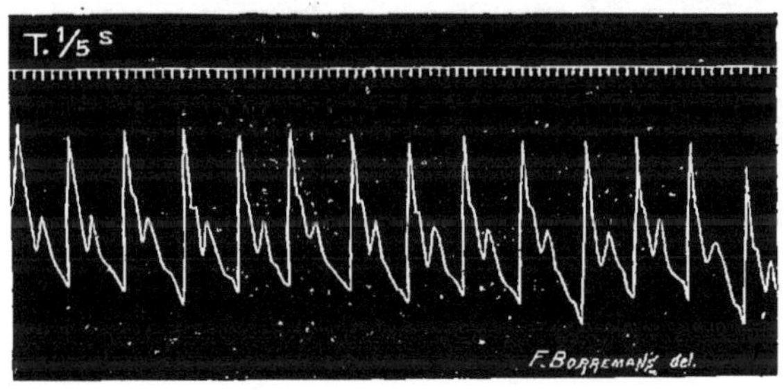

Fig. 25. — Tracé pris au même moment chez le même malade avec le sphygmographe de Jacquet.

d'employer l'instrument de Jacquet qui donne une ligne des temps et qui utilise des bandes de papier plus longues.

La comparaison des tracés des figures 24 et 25, pris au même moment chez le même malade avec les deux appareils, montre les différences de forme qui résultent de ces modes différents de l'enregistrement du pouls.

II. — POLYGRAPHIE

Les polygraphes permettent d'inscrire simultanément plusieurs courbes différentes sur une même bande de papier.

I. ***Polygraphe de Marey.*** — Il se compose essentiellement d'un cylindre enregistreur, d'un appareil destiné à inscrire sur la bande de papier la ligne des temps et de récepteurs munis de stylets inscripteurs.

1. **Cylindre enregistreur.** — Il se compose (fig. 26) d'un mouvement d'horlogerie enfermé dans une boîte métallique B et du cylindre proprement dit F dont l'axe se fixe sur deux pivots. Le tout est porté par un bâti en fonte H muni de vis calantes. Le cylindre s'enlève et se replace facilement, en desserrant et en resserrant la vis N. On remonte le mouvement

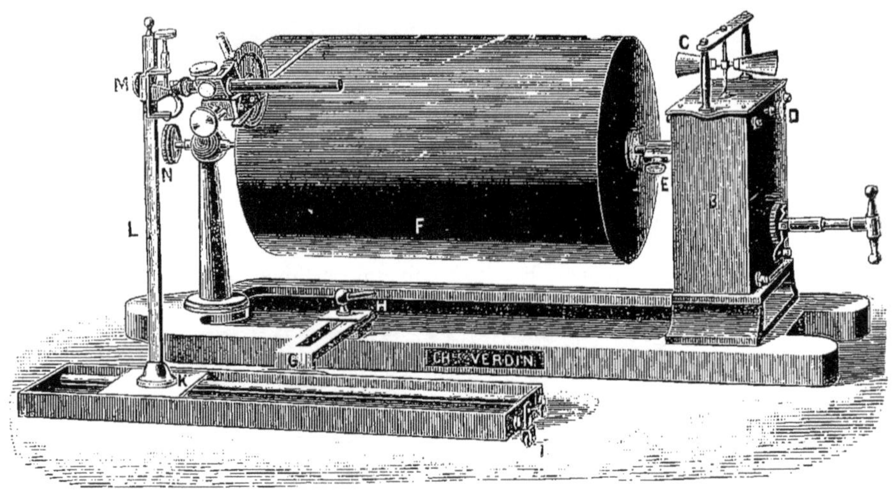

Fig. 26. — Cylindre enregistreur du polygraphe de Marey.

d'horlogerie au moyen d'une clef. La mise en marche de l'appareil s'opère en tirant une tige D.

Le mouvement du cylindre est rendu uniforme soit par un régulateur à ailettes C, soit par un régulateur de Foucault. Avec le régulateur à ailettes, on peut très facilement, sans déplacer le cylindre, obtenir des vitesses différentes en disposant les ailettes soit horizontalement, soit verticalement.

Pour prendre un tracé, on enlève le cylindre, on l'entoure d'une feuille de papier glacé qu'on noircit sur une flamme, puis on le remet en place. On s'assure que toutes les aiguilles sont disposées de telle sorte que leurs extrémités soient sur une même ligne droite. Quand les explorateurs sont placés, on vérifie les oscillations des aiguilles, on fait marcher l'appareil inscripteur du temps, puis on déclanche le mouvement d'horlogerie.

2. **Ligne des temps.** — Quand on prend un tracé, il est nécessaire d'indiquer à quelle durée correspond une longueur déterminée mesurée sur l'axe des abscisses. Pour faciliter la mesure, il faut diviser l'axe des abscisses en unités de temps.

1° **Chronomètre.** — Pour un tracé pris avec une vitesse faible, on peut se contenter d'appareils indiquant la seconde ou le 1/5e de seconde. Dans ce cas on emploie un chronographe mû par un mouvement d'horlogerie, tel que celui de Jacquet, par exemple, dont l'aiguille trace à volonté un trait ou 5 traits par seconde. Ce chronographe est un chronographe direct, c'est-à-dire que l'aiguille dont l'extrémité forme style inscrit directement les oscillations sur le cylindre enregistreur.

2° **Diapason vibrant.** — Quand on veut enregistrer des fractions de seconde plus petites, 1/50e, 1/100e, il faut employer des diapasons qui sont maintenus vibrants par l'électricité. On trouve dans le commerce des diapasons spéciaux faisant de 10 à 50 vibrations doubles par seconde. Ils sont montés sur bâtis de bois ou de fonte. Près de l'extrémité extérieure de l'une des branches est placée une bobine de fil conducteur contenant un fer doux et pouvant former électro-aimant. Un fil de platine vient toucher extérieurement l'autre branche et fermer le circuit d'une pile dont le courant peut traverser l'électro-aimant. Au moment où le courant passe, l'électro-aimant attire les deux branches du diapason et le courant avec le fil de platine est rompu. Le diapason revient à sa position et la dépasse en vibrant; le mouvement rétablit le contact, l'attraction recommence et ainsi de suite.

On pourrait au besoin adapter directement à l'extrémité du diapason un petit style enregistreur et l'approcher du cylindre pour faire inscrire directement les vibrations, mais ce procédé est peu pratique et il est préférable de transmettre les vibrations du diapason à un signal électrique indépendant.

Les signaux électriques sont construits sur le modèle de celui de Marcel Desprez. Ils se composent d'un minuscule électro-aimant pouvant attirer un petit fer doux. Le fer doux est mobile autour d'un axe portant un style très léger. Au moment où le courant ne passe plus dans le signal, le fer doux s'éloigne de l'électro-aimant, attiré par un ressort que l'on peut tendre à volonté au moyen d'une tige de réglage. Pour éviter l'accolement de l'électro-aimant et du fer doux par suite du magnétisme rémanent, on colle sur ce dernier une petite feuille de papier mince. Les oscillations du stylet s'inscrivent directement sur le cylindre enregistreur.

3. **Tambours récepteurs.** — Les mouvements des organes dont on prend le tracé ne peuvent être transmis directement aux stylets inscripteurs. Ces mouvements, recueillis par des explorateurs spéciaux, sont transmis par l'intermédiaire de tuyaux de caoutchouc à de petits tambours, nommés tambours récepteurs. C'est la transmission aérienne qui est de beaucoup la plus pratique et partant la plus fréquemment employée.

Le tambour récepteur se compose d'une petite cuvette métallique plate. Sur la cuvette est tendue une mince membrane de caoutchouc; au milieu de cette membrane est fixé un petit disque de métal léger. Ce disque est articulé par l'intermédiaire d'une petite tige avec un levier mobile sur un point fixe. L'intérieur de la cuvette communique avec le tuyau de caoutchouc par un tube métallique latéral. Lorsqu'on envoie de l'air dans la cuvette, la membrane de caoutchouc se gonfle et le levier se soulève. Pour que l'appareil soit sensible, le levier doit être très léger. Pour les petits tambours, on les fait en paille ronde de 1 millimètre de diamètre. L'extrémité libre du levier est munie d'un style inscripteur très léger et très souple. Toutes choses égales d'ailleurs, plus le bras du levier est long, plus les oscillations sont grandes.

Lorsqu'on prend plusieurs tracés à la fois, on place les tambours récepteurs sur une tige métallique (M, fig. 26), horizontale ou verticale selon que le cylindre enregistreur est lui-même horizontal ou vertical. Cette tige est portée par un support de côté à réglage se composant d'un socle K et d'un support vertical L. On peut, en appuyant sur une plaque de commande, ou en manœuvrant une vis, faire tourner la tige sur son axe et élever du même coup les aiguilles de tous les tambours.

Il est bien préférable d'employer, au lieu du support de réglage à socle, un chariot à coulisse portant et pouvant déplacer les appareils inscripteurs. Cet appareil s'adapte au socle du cylindre enregistreur. Le support glisse longitudinalement dans une coulisse et les aiguilles des tambours se déplacent en bloc avec lui sur une ligne droite.

Les mouvements ne se transmettent pas instantanément de l'explorateur au récepteur; le retard est plus ou moins grand suivant la longueur et le diamètre du tube de caoutchouc qui relie les deux tambours. Pour éviter de calculer ce retard, il suffit de prendre des tuyaux de caoutchouc de même longueur et de même calibre pour tous les tambours.

Lorsqu'on met l'explorateur en place il arrive souvent que la pression du gaz à l'intérieur de l'appareil s'élève ou s'abaisse par rapport à la pression atmosphérique. Pour pouvoir ramener au moment voulu l'égalité de pression, il faut placer sur le trajet du tuyau de caoutchouc une petite soupape appropriée. Le modèle imaginé par Verdin est très simple et très pratique.

II. ***Polygraphe de Jacquet*** (fig. 27). — Il est construit comme le sphygmographe du même auteur, mais il porte en

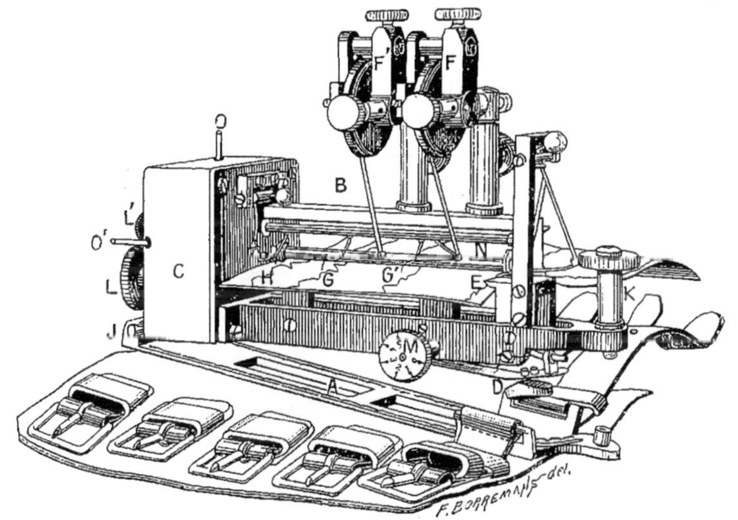

Fig. 27. — Polygraphe de Jacquet.

plus deux petits tambours récepteurs F et F′ placés verticalement, dont la membrane communique ses oscillations aux stylets G et G′. Avec cet appareil on peut donc prendre simultanément trois tracés.

Le polygraphe s'applique sur une des radiales dont les mouvements sont transmis à l'aiguille E. Les deux tambours récepteurs sont mis en communication par l'intermédiaire de tuyaux de caoutchouc avec n'importe quels explorateurs.

Avec ce polygraphe, l'un des tracés, celui de la radiale (aiguille E), est enregistré par transmission directe, les deux autres (aiguilles G et G′) par transmission aérienne indirecte. Il en résulte que les oscillations de ces deux dernières aiguilles sont en retard sur celles de la radiale, retard proportionnel à la longueur des tubes de caoutchouc. Il est donc difficile de déterminer exactement au moyen de ce polygraphe des défauts de synchronisme. Un autre inconvénient provient du fait qu'avec la grande vitesse les traits de la ligne des temps sont très espacés et qu'on ne peut déterminer bien exactement la durée de tel ou tel détail. Enfin l'appareil est d'un maniement plus difficile que le polygraphe de Marey. Son seul avantage est d'être facilement transportable.

III. ***Appareils explorateurs***. — Ils sont destinés à recueillir les mouvements des organes dont on veut prendre le tracé, mouvements qu'ils transmettent, comme nous l'avons vu, aux tambours récepteurs par l'intermédiaire de tubes de caoutchouc. La forme de ces explorateurs varie naturellement selon la forme et l'étendue des divers organes.

1. **Explorateurs cardiaques.** — L'explorateur des mouvements du cœur de *Marey* (fig. 28) se compose essentiellement

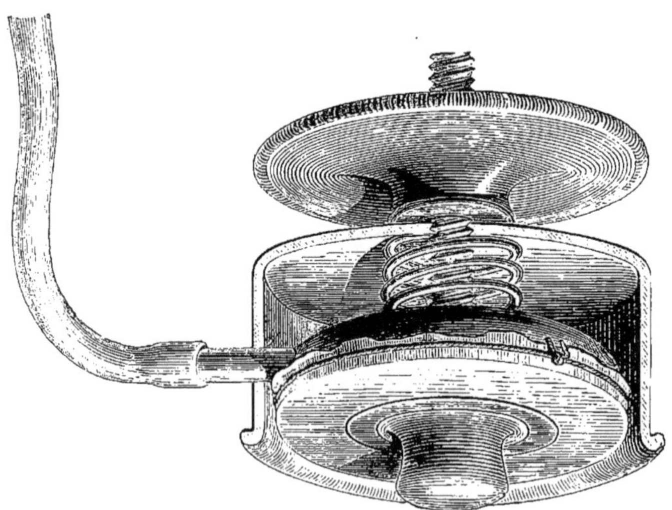

Fig. 28. — Tambour explorateur de Marey

d'une cuvette métallique, sur laquelle est tendue une membrane de caoutchouc. Sur cette membrane est collé un disque mince de métal, portant à son centre un bouton explorateur en bois. La cuvette est percée sur un de ses bords d'un orifice qui met l'intérieur du tambour en communication avec l'extérieur par l'intermédiaire d'un tuyau métallique. Le tout est enfermé dans une boîte; entre le fond de la cuvette et le fond de la boîte se trouve un ressort à boudin.

L'explorateur de *Mlle Pompilian* (fig. 29) diffère du précédent en ce qu'il est muni de trois pieds métalliques E destinés à être appliqués sur le thorax du malade. En outre le bouton explorateur G n'est pas fixé à la membrane de caoutchouc. Il est porté par une tige métallique et vient simplement buter contre le centre de la membrane, protégé lui-même par une plaque métallique que la tige déprime plus ou moins à chaque choc.

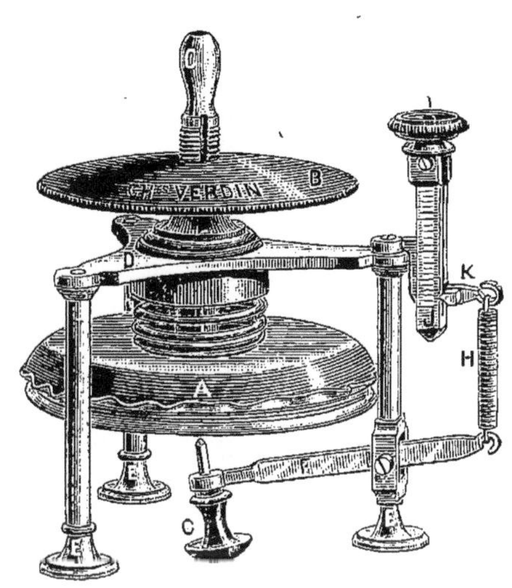

Fig. 29. — Tambour explorateur de Mlle Pompilian.

La tige F, portant le bouton enregistreur, est traversée par un axe fixé à l'un des pieds de l'instrument. L'autre bras du levier est articulé avec un ressort H, qu'on tend plus ou moins en faisant glisser le crochet supérieur K sur une tige graduée J.

En tendant plus ou moins le ressort on exerce sur le point à explorer une pression plus ou moins forte que la graduation permet de noter.

2. **Explorateurs artériels.** — *Le sphygmographe à transmission de Marey* se compose, comme un sphygmographe direct, d'un ressort fixé sur une monture métallique. Ce ressort s'applique sur la radiale. Sur lui se fixe une tige métallique articulée avec une plaque également métallique collée à la membrane d'un tambour enregistreur. Ce tambour est porté par une tige tournant autour d'un axe. On peut, en déplaçant cette tige, exercer une pression plus ou moins forte sur le ressort et partant sur la radiale. L'intérieur du tambour communique avec l'extérieur par un tuyau métallique coudé.

Le sphygmographe à transmission de Mlle Pompilian est

muni d'un ressort qui permet d'exercer sur la radiale une pression variable, graduée à volonté.

Pour les autres artères, spécialement pour la carotide et la fémorale, on emploie l'explorateur cardiaque de Marey qu'on maintient en place à la main.

5. **Explorateurs veineux.** — Pour prendre le pouls veineux, on peut utiliser un petit *entonnoir* de verre ordinaire (fig. 50, A), sur lequel on a tendu une membrane de caoutchouc mince fixée à l'aide d'un fil. Au centre de la membrane, on colle un petit bouchon de liège. L'extrémité libre de l'entonnoir est adaptée à un tube de caoutchouc qui le relie au

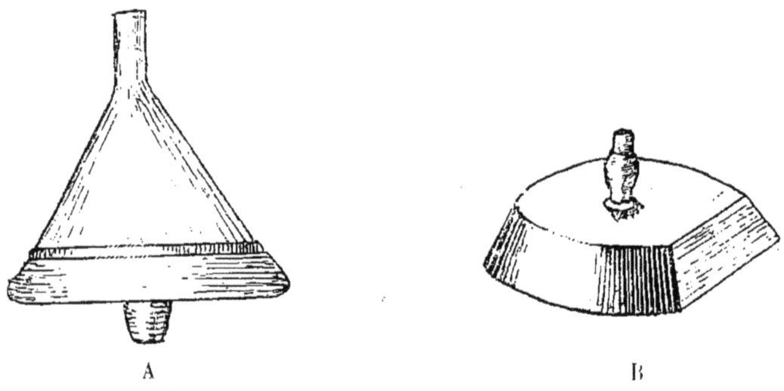

Fig. 50. — Entonnoir et capsule pour l'enregistrement du pouls veineux.

tambour enregistreur. Pour prendre un tracé, on applique simplement le bouchon sur la veine sans appuyer trop fortement. Cet appareil indique les changements de pression du pouls.

Il est préférable de se servir de la *capsule* métallique de Mackenzie (fig. 50, B). Cette capsule en aluminium a une forme arrondie, avec un pan coupé. Son fond est percé d'un orifice aboutissant à un petit renflement auquel s'adapte le tuyau de caoutchouc. Pour mettre l'appareil en place, il faut appliquer exactement les bords de la capsule sur les téguments, sans cependant exercer une pression trop forte, pour ne pas écraser la veine. Il est souvent nécessaire de relever avec la main les téguments et les muscles de façon à assurer une fermeture étanche de la cavité.

Cet appareil donne de bons résultats. Il indique les changements de volume plutôt que les changements de pression.

Pour le *pouls hépatique* on emploie une capsule du même

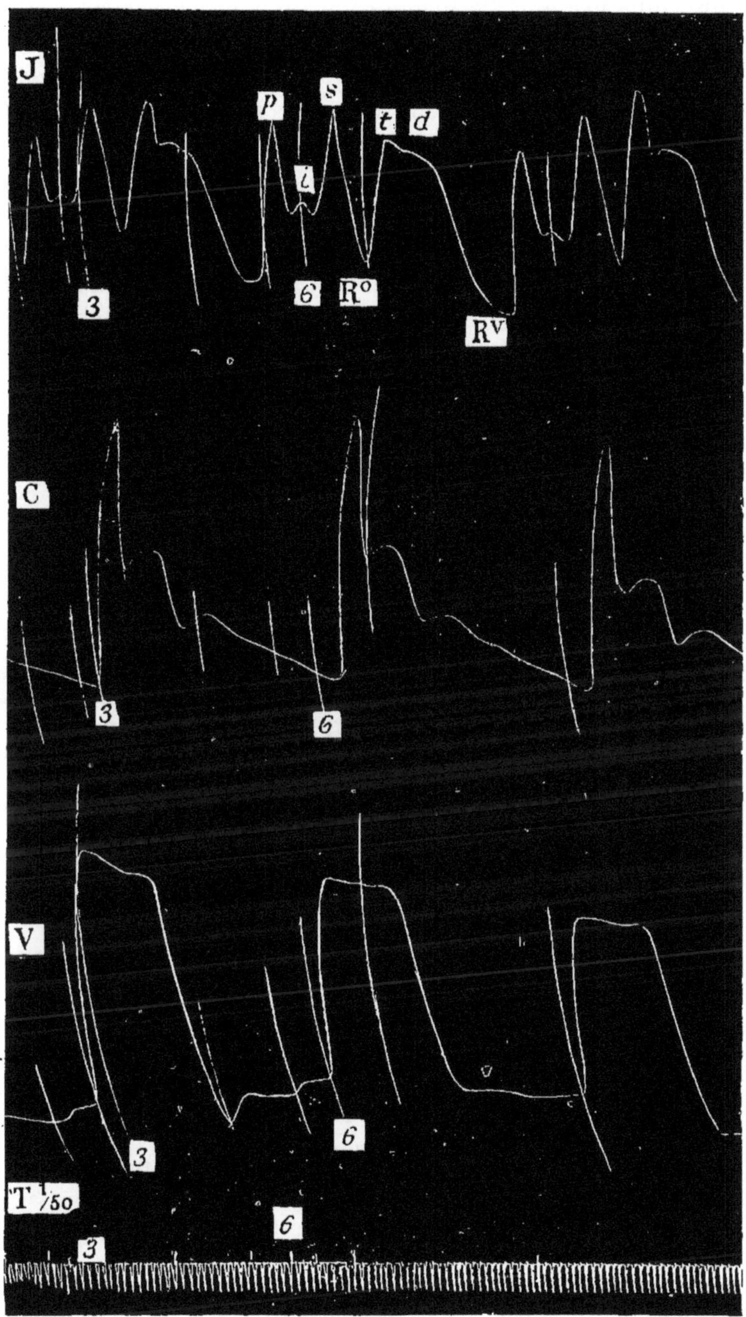

FIG. 51. — Tracés du pouls veineux (J), de la carotide (C) et de la pointe du cœur (V), recueillis avec le polygraphe de Marey dans un cas d'insuffisance aortique.

genre, plus grande, de forme plus allongée et à bords incurvés de façon qu'on puisse l'appliquer exactement sur l'hypocondre.

4. **Explorateurs des capillaires.** — Le *pléthysmographe de Hallion et Comte* sert à recueillir le tracé du pouls capillaire. Il se compose d'un petit manchon de caoutchouc et d'une gaine de tissu souple mais inextensible munie de deux charnières avec boucles. Du manchon de caoutchouc part un tube destiné à mettre l'appareil en communication avec un tambour récepteur. Pour appliquer l'appareil on introduit un ou deux doigts du patient entre le manchon de caoutchouc et la gaine de toile, puis on serre au moyen des charnières.

5. **Explorateurs respiratoires : pneumographes.** — Pour

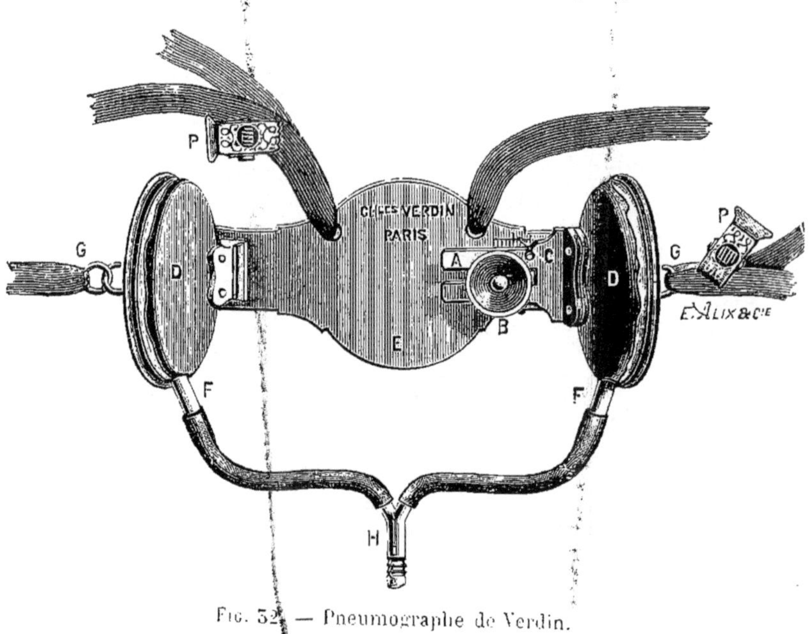

Fig. 32. — Pneumographe de Verdin.

enregistrer les mouvements respiratoires, on emploie des instruments nommés pneumographes.

a. Le *pneumographe de Verdin* (fig. 32) se compose d'une plaque d'aluminium E portant à chacune de ses extrémités un tambour D également en aluminium. Cette plaque se fixe en avant du thorax au moyen d'un cordon *p* qu'on passe autour du cou du patient. Sur la membrane de chaque tambour est fixée une petite plaque métallique portant un crochet G. A ce crochet s'adapte une boucle placée à l'extrémité d'un cordon plat ; on entoure avec ce cordon le thorax du patient; l'autre extrémité vient se fixer au crochet du second tambour. Les tubes métalliques des deux cuvettes F sont reliées par l'intermédiaire de deux tuyaux de caoutchouc avec un tube en Y, H, lequel est en communication avec un tambour récepteur.

Pour prendre avec cet appareil des tracés unilatéraux simultanés, il suffit de coller le cordon circulaire sur les apophyses épineuses; ce collage peut s'effectuer au moyen d'une bandelette agglutinante ou bien à l'aide de collodion.

Cet instrument donne de bons résultats; mais il a l'inconvénient de renverser les tracés enregistrés : à l'ampliation thoracique inspiratoire correspond sur la courbe une ligne de descente et inversement.

b. Le *pneumographe de Humbert et Reh* (fig. 33) se compose d'une chambre à air en caoutchouc (A) recouverte extérieurement d'une membrane inextensible (bande de cuir). La chambre à air est fermée à ses deux extrémités; elle communique avec l'extérieur par deux canules métalliques *a a*. C'est à ces canules que s'adaptent les extrémités des tubes de caoutchouc reliant l'appareil au tambour récepteur. Lorsqu'on veut prendre un seul tracé d'ensemble, on réunit les deux tuyaux au même tambour au moyen d'un tube en Y.

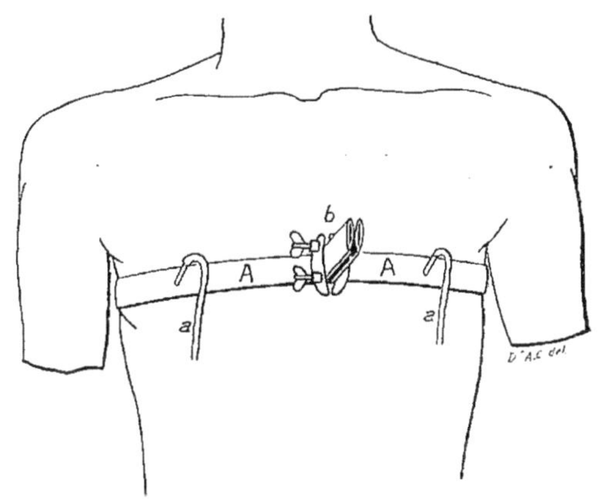

Fig. 33. — Pneumographe de Humbert et Reh.

Deux pinces à vis complètent l'appareil : l'une s'applique à la partie postérieure, sur la ligne médiane; elle permet de transformer la chambre à air unique en deux cavités absolument séparées; l'autre *b* s'applique à la face antérieure et permet de clore et de fixer l'appareil en accolant les deux extrémités du tube qui ne restent pas en contact avec la paroi thoracique.

Cet appareil donne des tracés directs, c'est-à-dire ascendants à l'inspiration; il permet de prendre en même temps deux tracés unilatéraux absolument distincts. Il permet aussi d'inscrire les tracés au moyen d'un manomètre enregistreur.

DEUXIÈME SECTION
PROPRIÉTÉS MOLÉCULAIRES

CHAPITRE PREMIER
DENSITÉ

I. — MESURE DE LA DENSITÉ

I. *Densité des liquides*. — On sait que la densité d'un corps est le rapport qui existe entre le poids de ce corps et le poids d'un même volume d'eau distillée. Les moyens à employer pour déterminer la densité des liquides diffèrent suivant qu'on peut se procurer facilement une grande quantité de liquide ou qu'on n'en a que très peu à sa disposition.

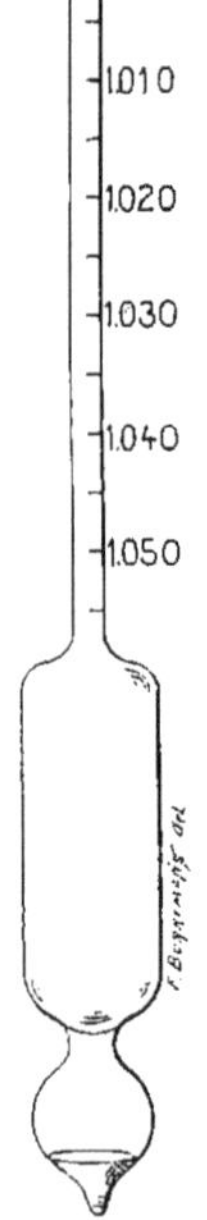

Fig. 54. Densimètre.

1. Densimètres. — Dans le premier cas, le procédé le plus simple est de se servir d'un aréomètre ou densimètre (fig. 54).

Les aréomètres employés en clinique sont généralement gradués de 1000 à 1040. Lorsqu'on veut faire des déterminations très exactes, il est bon d'avoir à sa disposition deux instruments : l'un gradué de 1000 à 1025, l'autre de 1025 à 1050 ; les divisions sont ainsi plus distantes les unes des autres. En général, on peut se contenter d'un seul aréomètre, une erreur d'un degré n'ayant pas en clinique d'importance réelle.

Avant d'employer un aréomètre, il faut prendre quelques précautions. Tout d'abord, il est nécessaire de vérifier l'instrument. Pour ce faire, on le plonge dans l'eau distillée. Lorsque l'instrument est juste, le niveau supérieur du liquide affleure au trait 1000 (au niveau du bord inférieur du ménisque) ; s'il en est autrement, on note le point d'affleurement pour les corrections ultérieures. En outre, il faut tenir compte de la température de la pièce, les aréomètres usuels étant construits pour une température de 15 degrés centigrades.

Pratiquement, on peut estimer qu'une élévation de température de 3 degrés, entre 15 et 38 degrés centigrades, fait baisser l'aréomètre de 1 degré environ.

Technique. — Pour prendre une densité, on verse le liquide à examiner dans une éprouvette, suffisamment large pour que l'instrument ne soit pas en contact avec les parois. Cette éprouvette doit être parfaitement propre ; on sait, en effet, que la tension superficielle joue un grand rôle dans l'appréciation de la densité, et que, par exemple, la présence de traces infimes de graisse fausse complètement les résultats.

Si le liquide introduit dans l'éprouvette est couvert d'écume, on enlève celle-ci au moyen d'un morceau de papier filtre. On plonge alors l'instrument dans le liquide, on attend un instant qu'il ait pris un niveau stable ; le point d'affleurement, toujours en lisant au niveau du bord inférieur du ménisque, donne directement le chiffre de la densité du liquide examiné.

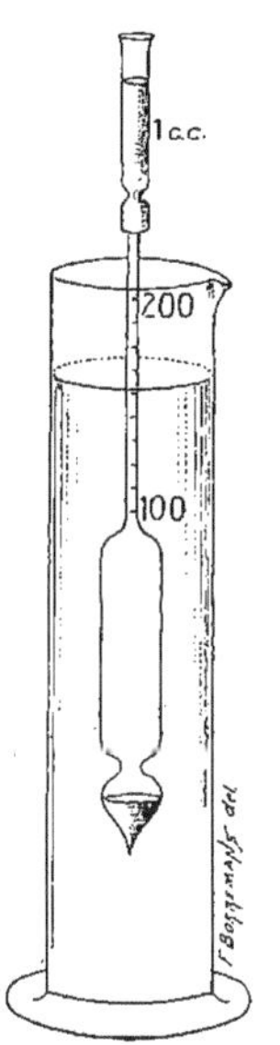

Fig. 35. Densimètre de Rousseau.

2. **Densimètre de Rousseau**. — Lorsqu'on ne dispose que d'une petite quantité de liquide, on peut se servir du *densimètre de Rousseau* (*fig.* 35) ; avec cet instrument 1 centimètre cube de liquide suffit. Il sert à charger l'aréomètre. Cet appareil est pourvu, à sa partie supérieure, d'une cupule de verre portant un trait correspondant à un volume de 1 centimètre cube. La tige de l'instrument porte deux traits : l'inférieur marqué 100, le supérieur 200. L'intervalle compris entre ces deux traits est divisé en 100 parties égales.

Pour déterminer la densité d'un liquide plus lourd que l'eau, on plonge l'instrument dans une éprouvette contenant de l'eau distillée. Dans la cupule, soigneusement desséchée, on introduit exactement 1 centimètre cube du liquide dont on recherche la densité. On note le point d'affleurement sur la tige. En divisant le chiffre obtenu par 100, on a la densité cherchée.

3. **Procédé du flacon**. — Comme on le sait, la densité d'un

corps s'obtient en divisant le poids absolu d'un volume déterminé de ce corps par le poids de la même quantité d'eau distillée à la même température. Pour déterminer ces deux poids on emploie le procédé connu des physiciens sous le nom de procédé du flacon.

On prend un flacon de contenance variable, généralement de 10 à 50 centimètres cubes, à parois minces, bouché à l'émeri. Ce flacon est convenablement lavé, puis desséché. On le pèse, vide et séché, sur une balance suffisamment sensible. Pour une quantité de 10 centimètres cubes au moins, une balance sensible au centigramme convient parfaitement. On remplit ensuite exactement le flacon d'eau distillée, sans laisser de bulles d'air et l'on bouche hermétiquement. On dessèche soigneusement le flacon à l'extérieur, au moyen de papier buvard, puis on note le poids du flacon plein d'eau. En retranchant de ce poids celui du flacon vide, on a le poids de l'eau distillée. On dessèche ensuite le flacon, ou bien on le lave à plusieurs reprises avec le liquide à examiner, puis on le remplit exactement de ce liquide, on bouche hermétiquement et l'on pèse. Du poids trouvé, on retranche le poids du flacon vide déjà connu, et l'on a ainsi le poids exact du liquide. Pour trouver la densité, on n'a plus qu'à diviser le poids du liquide par le poids de l'eau distillée. Il va de soi que les deux liquides doivent avoir la même température. En représentant par a le poids du flacon vide, par b le poids du flacon plein d'eau distillée, et par b' le poids du flacon plein du liquide à examiner, on a la formule :

$$x = \frac{b' - a}{b - a}.$$

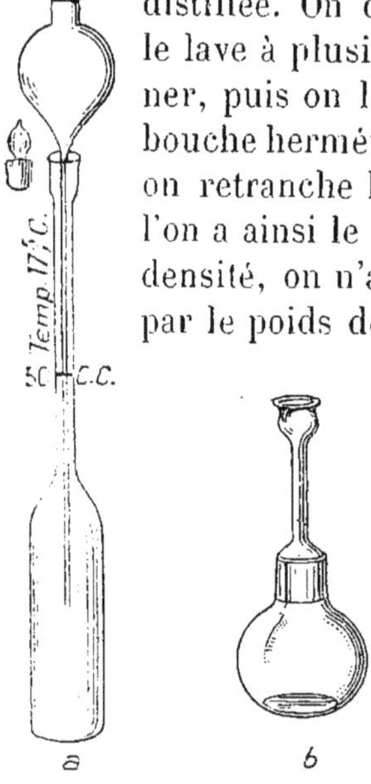

FIG, 56. — Pycnomètres. a, pour les liquides. — b, pour les solides.

Pycnomètres. — Au lieu de flacons ordinaires, on peut employer des flacons spéciaux appelés pycnomètres (fig. 56). Le pycnomètre consiste essentiellement en un flacon à parois minces, pourvu d'un système de fermeture spécial. Le bouchon, usé à l'émeri, porte un petit canal capillaire par lequel s'échappent les bulles d'air qui pourraient se trouver dans le liquide. Certains pycnomètres sont munis d'un petit thermomètre placé à l'intérieur du tube surmontant le bouchon. Le poids du pycnomètre vide est déterminé une fois pour toutes. On peut de même déterminer une fois pour toutes le poids de l'instrument plein d'eau distillée si l'on opère toujours à la même température.

Urine. — Généralement, la densité de l'urine est en relation avec sa quantité dans les 24 heures. On admet que normalement, avec une quantité d'environ 1500 centimètres cubes, la densité oscille entre 1015 et 1025. Lorsque la quantité augmente, la densité diminue et inversement. Une urine claire, abondante, de densité élevée, doit faire rechercher la glycosurie.

On admet qu'en multipliant les deux derniers chiffres du poids spécifique par 2,33, coefficient de Häser, on obtient d'une manière approximative le poids en grammes du résidu fixe de l'urine pour 1000.

D'après Bouchardat, on peut approximativement calculer la quantité de sucre contenue dans une urine diabétique en connaissant la densité de cette urine et sa quantité en 24 heures. Pour cela, on multiplie par 2 les deux derniers chiffres de la densité, on multiplie de nouveau le chiffre obtenu par le nombre de litres de l'urine des 24 heures, puis on retranche du produit le chiffre 60 qui représente approximativement la quantité des matières solides autres que le sucre contenues dans l'urine des 24 heures chez les diabétiques.

Supposons, par exemple, une quantité de 4 litres d'urine ayant une densité de 1036. La quantité approximative de sucre sera égale à $36 \times 2 \times 4 = 288$ grammes $- 60 = 228$ grammes, soit 57 pour 1000.

En pratique, le poids spécifique de l'urine renseigne surtout sur sa conce tration ou sa dilution, les substances dissoutes augmentant la densité. On a établi des tables spéciales indiquant l'influence de la température sur la densité et montrant ce qu'il faut ajouter ou retrancher au degré obtenu suivant la température.

Sérosités pathologiques. — On admet que la densité des exsudats est généralement plus élevée que celle des transsudats. Une sérosité dont la densité est supérieure à 1018 reconnaîtrait toujours une origine inflammatoire. Ceci est vrai dans la majorité des cas, car ce qui modifie surtout la densité d'un liquide pathologique c'est sa teneur en albumine; or, on sait que les liquides inflammatoires en contiennent beaucoup plus que les simples épanchements mécaniques. On pourrait même, d'après Reuss, calculer approximativement la quantité d'albumine d'un exsudat ou d'un transsudat d'après la formule suivante : $x = 3/8\,(D - 1000) - 2,8$, dans laquelle D représente la densité du liquide.

Liquide céphalo-rachidien. — La densité du liquide céphalo-rachidien normal est de 1005 à 1008 (1003 à 1004 d'après Achard et Lœper).

Ses variations sont mal connues. On admet qu'une densité supérieure à 1008 doit faire penser à la méningite. Chez des tabétiques, des paralytiques généraux, des choréiques, Widal a trouvé des chiffres variant de 1004 à 1012.

Suc gastrique. — On admet que la densité du suc gastrique normal varie de 1001 à 1010; ces chiffres s'entendent pour le suc pur, filtré.

Le suc extrait pendant la digestion, après repas d'épreuve, possède en général une densité plus élevée, grâce aux substances dissoutes au cours de la digestion.

II. ***Densité du sang.*** — On ne peut pas employer pour le sang les procédés décrits ci-dessus, car on n'a généralement à sa disposition qu'une très petite quantité de liquide. On se sert de pycnomètres très petits, appelés *pycnomètres capillaires*, ou bien on a recours à des procédés spéciaux basés sur le principe de l'immersion.

1. **Pycnomètres capillaires.** — Pour utiliser les pycnomètres capillaires, il faut avoir à sa disposition une balance de précision sensible au 1/10e de milligramme.

Il en existe diverses sortes, notamment ceux de Sciolla, de Bar et Donnay ; le plus connu et le plus fréquemment employé est celui de Schmaltz. Il consiste en un petit tube de verre de 12 millimètres de longueur et de 1 millimètre et demi de diamètre ; à ses deux extrémités, il est effilé en capillaires de 1 centimètre de longueur et de 2/3 de millimètre de diamètre. On procède comme nous l'avons dit plus haut, c'est-à-dire qu'on pèse exactement le tube, d'abord vide, puis plein d'eau distillée, après l'avoir soigneusement séché à l'extérieur. On enlève ensuite l'eau par lavage à l'alcool et à l'éther, puis on remplit exactement avec le liquide à examiner. Il suffit d'avoir 0,1 centimètre cube de liquide, c'est-à-dire 2 gouttes de sang. On pèse de nouveau, puis on calcule la densité de la même manière que ci-dessus.

L'emploi du pycnomètre capillaire a l'avantage de n'exiger qu'une très petite quantité de sang. Par contre, il a l'inconvénient de nécessiter l'usage d'une balance de précision. Ce procédé demande du temps, de l'attention et une certaine habitude. Il faut, en outre, une certaine dextérité pour éviter la coagulation du sang.

2. **Gouttes en suspension.** — Aussi emploie-t-on habituellement des procédés plus simples, mais un peu moins exacts, basés sur ce principe qu'un corps dont une goutte plongée dans un liquide y reste en équilibre, sans monter ni descendre, a la même densité que ce liquide.

Solutions. — On emploie comme termes de comparaison des mélanges de divers liquides en proportions connues, et l'on tâtonne jusqu'à ce qu'on trouve la proportion dans laquelle le sang reste en suspension. La goutte de sang étant facilement visible grâce à sa coloration, il suffit de connaître la densité de ce mélange pour avoir celle du sang.

On a employé ainsi des solutions de gomme arabique (Fano), des mélanges de chloroforme et de benzol (Hammerschlag), de pétrole et de benzol (Shiporowitch), des solutions salines plus ou moins concentrées (Roy), des mélanges d'eau et de glycérine (Lloyd-Jones, Siegl).

Technique. — Le mode de procéder le plus pratique est celui que recommande Lyonnet. Les solutions sont préparées avec de l'eau, de la glycérine et du sublimé. On fait d'abord le mélange suivant : glycérine, 700 grammes ; eau, 3 litres 500 ; sublimé, 3 grammes. En ajoutant à ce mélange soit de la glycérine, soit de l'eau distillée, on prépare 24 solutions dont la densité va de 1027 à 1073, tous les chiffres impairs de deux en deux. Les solutions sont placées dans des flacons bouchés à l'émeri, d'une contenance de 180 grammes environ. Le liquide se conserve ainsi très longtemps.

Le sang obtenu par piqûre du doigt est aspiré dans une petite pipette effilée. On fait tomber une goutte de sang dans chaque solution d'eau et de glycérine et l'on obtient, après quelques tâtonnements, la densité cherchée.

Il faut acquérir par la pratique une certaine dextérité, car il importe d'aller vite. Au début, en effet, on a quelque peine à éviter la coagulation du sang à l'intérieur de la pipette et l'introduction de bulles d'air dans la goutte. Avec un peu d'habitude, on arrive à procéder assez rapidement. Sans être d'une exactitude mathématique, les procédés par immersion sont dans la grande majorité des cas suffisants pour les recherches cliniques.

Chez l'homme, on n'est pas absolument d'accord sur les chiffres de la densité du sang à l'état normal, les résultats variant suivant les auteurs et selon les procédés employés de 1035 à 1075. L'ingestion de grandes quantités de liquide la diminue légèrement.

La densité varie en général parallèlement à la quantité d'hémoglobine. Elle est diminuée dans les anémies et les cachexies.

Dans la néphrite interstitielle chronique, dans l'urémie, on observe de même en général une diminution de la densité du sang.

III. **Densité des solides.** — Pour déterminer la densité d'un solide, d'un *calcul*, par exemple, on peut se servir soit du densimètre de Rousseau, soit de l'*aréomètre de Pâquet*.

Avec ces instruments, on détermine à la fois le volume et le poids du solide par immersion dans un liquide; la méthode consiste, en principe, à plonger le corps dans l'eau et à chercher quelle est sa perte de poids apparente; d'après le principe d'Archimède, on sait que cette perte de poids est égale au poids du volume d'eau déplacé par le corps.

1. Avec le densimètre de Rousseau (fig. 35), on introduit d'abord dans la cupule 1 centimètre cube d'eau distillée; l'affleurement se produit au trait marqué 100 sur la tige. On place ensuite le calcul dans l'eau distillée contenue dans la cupule. Le poids augmente d'autant et l'affleurement se fait en un point plus élevé N qu'on note. Au moyen d'une pipette, on enlève ensuite de la cupule la quantité d'eau distillée qui dépasse le trait correspondant à 1 centimètre cube; le poids de l'appareil diminuant, l'affleurement se fait en un point compris entre N et 100. On note également ce point que nous représentons par n.

La densité cherchée est donnée par la formule

$$D = \frac{N - 100}{N - n}.$$

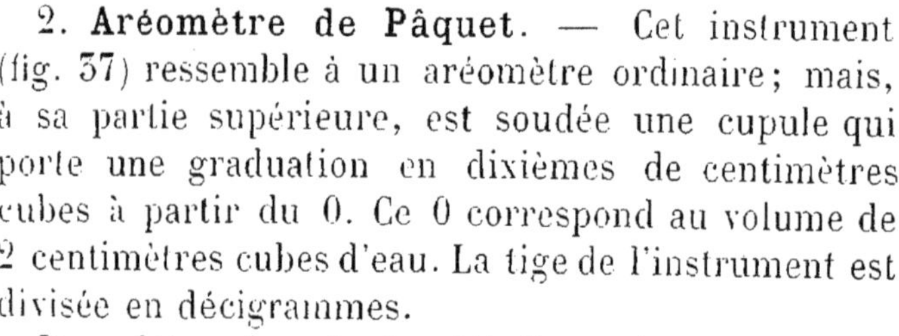

2. **Aréomètre de Pâquet.** — Cet instrument (fig. 37) ressemble à un aréomètre ordinaire; mais, à sa partie supérieure, est soudée une cupule qui porte une graduation en dixièmes de centimètres cubes à partir du 0. Ce 0 correspond au volume de 2 centimètres cubes d'eau. La tige de l'instrument est divisée en décigrammes.

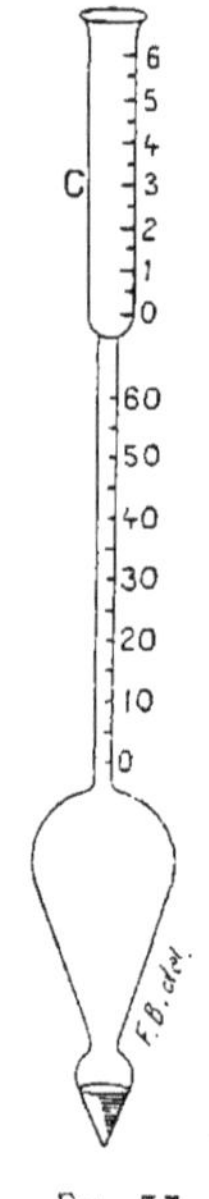

Fig. 37. Aréomètre de Pâquet.

Pour déterminer la densité d'un calcul, on plonge l'instrument dans une éprouvette contenant de l'eau distillée, puis on introduit de l'eau distillée dans la cupule jusqu'au 0. Le point d'affleurement de l'appareil doit être alors au niveau du 0 de la tige.

Le calcul est placé ensuite dans la cupule. On lit le point d'affleurement sur la tige, point que nous représenterons par n. En outre, on note le trait de graduation de la cupule correspondant à la partie inférieure du ménisque, n'.

Le rapport $\frac{n}{n'}$ représente la densité cherchée.

3. On peut encore faire cette détermination au moyen d'un pycnomètre; à cet effet, on emploie des pycnomètres spéciaux, à large col (fig. 36, *b*).

II. — SÉDIMENTATION

I. ***Sédimentation simple.*** — Le sédiment est le dépôt qui se forme par la précipitation spontanée des substances solides, organiques ou inorganiques, en suspension dans un liquide. Les substances plus légères que le liquide lui-même se rassemblent à la surface en une couche plus ou moins épaisse.

En clinique, on utilise la sédimentation soit pour doser le dépôt, soit simplement pour en faire l'examen. Le temps relativement long que demande la sédimentation empêche d'en faire usage pour les liquides spontanément coagulables, car dès que la coagulation se produit, la sédimentation n'est plus possible.

Le liquide à examiner est placé, tout de suite après son prélèvement, dans un verre conique à extrémité effilée (flûte à champagne). On le couvre, pour éviter les poussières, et on le laisse reposer dans un endroit frais pendant quelques heures, deux à vingt-quatre heures, suivant l'abondance et la pesanteur des substances solides qu'il contient.

La durée du dépôt permet les putréfactions, les pullulations microbiennes et même les altérations cellulaires; on peut, pour obvier à cet inconvénient, ajouter à 100 centimètres cubes du liquide à examiner 1 centimètre cube d'une solution alcoolique de thymol à 1 pour 100. On peut ainsi laisser sédimenter un liquide très longtemps, sans qu'il se produise de précipitations chimiques, de pullulations microbiennes, ni d'altérations cellulaires.

On a aussi proposé l'addition de quelques gouttes de chloroforme, qui joue le même rôle d'antiseptique et de conservateur; mais il a l'inconvénient, étant plus lourd que le dépôt lui-même, de se déposer au fond du verre, ce qui est incommode pour faire la préparation de ce dernier.

Burettes à sédimentation. — Pour faciliter la récolte du dépôt, on a construit des burettes spéciales, coniques (fig. 38, A) se terminant par un tube effilé (B) portant un robinet (C). La burette est remplie aux trois quarts de liquide, puis bouchée au moyen d'un couvercle à membrane de caoutchouc (D). On la laisse reposer verticalement pendant quelques heures (on peut aussi, pour aller plus vite, la placer dans un centrifugeur à plateau). Lorsque le dépôt est bien formé, en tenant la burette verticale et en appuyant doucement sur le couvercle de caoutchouc pour effectuer une légère pression sur le liquide, on ouvre petit à petit le robinet, et on recueille directement sur un porte-objet une parcelle du dépôt. Il est évident que si, outre le dépôt au fond du tube, il s'en forme un à la surface du liquide, on peut le prélever avec une pipette pour l'examiner au microscope.

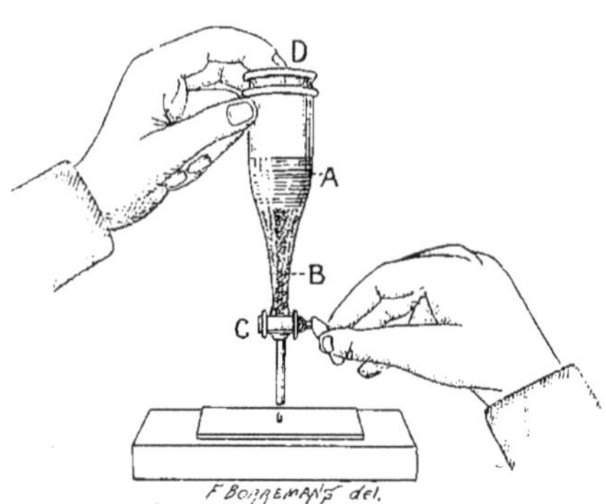

Fig. 58. — Burette à sédimentation.

II. ***Dosage du sédiment***. — La technique est la même que pour la sédimentation simple. On note seulement avec soin la quantité de liquide employée et on se sert de verres ou d'éprouvettes gradués, afin de pouvoir lire, au bout d'un temps déterminé, le volume du dépôt effectué. Il est alors facile de rapporter le dépôt à la masse totale du liquide employé.

Il est évident que les résultats fournis par cette méthode ne peuvent être comparables que si les dosages ont été effectués avec un liquide de même densité et si le temps de sédimentation a été toujours le même; sans cela, la cohésion du dépôt serait trop variable.

III. ***Sédimentation du sang***. — Pour le sang, Grawitz a proposé un appareil spécial. Il se compose d'une petite boite de métal, contenant de petits tubes capillaires de verre, cylindriques, de 5 à 6 centimètres de longueur. Le couvercle de la boite se relève à angle droit; il porte une échelle graduée en centimètres, sur laquelle peut se mouvoir, à l'aide d'une vis, un index mobile. Au-dessous du couvercle, se trouvent des trous portant de petites gaines pleines de cire dans lesquelles on place les tubes verticalement.

On aspire par un des tubes capillaires un peu d'oxalate de soude finement pulvérisé pour empêcher la coagulation, et on l'étend de manière qu'il recouvre toute la surface du tube tenu horizontal. Puis on aspire du sang, obtenu par piqûre du doigt, jusqu'à ce que le tube soit aux trois quarts plein. On bouche une des extrémités du tube avec de la cire et on l'enfonce dans une des gaines de la boîte. Le sang qu'il contient, ne pouvant se coaguler, se sédimente; les globules rouges se déposent au fond, les globules blancs au milieu, et le sérum clair incolore ou faiblement coloré en rouge se place au-dessus. En vingt-quatre heures, le dépôt est effectué. On approche alors le tube de l'échelle et on mesure la hauteur totale occupée par le sang et la hauteur respective de la couche des globules rouges et du sérum. La couche des globules blancs est trop petite pour pouvoir être mesurée. Il suffit alors d'établir le rapport entre la quantité totale de sang donnée par la hauteur totale de la colonne et la hauteur des globules rouges seuls. A la base du dépôt des globules rouges se trouve un petit dépôt plus clair qu'il ne faut pas compter : c'est l'oxalate de soude qui s'est déposé.

La sédimentation du sang donne des renseignements cliniques sur sa teneur en sérum. A l'état normal la quantité de sérum par rapport à la masse du sang ne dépasse pas 45 à 55 pour 100.

Dans certains états pathologiques, chloroses, néphrites, cardiopathies, cette proportion augmente beaucoup, c'est ce que les auteurs allemands ont appelé l'*hydrémie*. Son degré aurait une certaine importance pour la pathogénie des anémies.

III. — CENTRIFUGATION

La centrifugation permet d'obtenir un dépôt plus rapide et plus exact des substances en suspension.

Pour obtenir la centrifugation d'un liquide, il suffit d'imprimer au tube qui le contient un mouvement rotatoire rapide. Sous l'influence de la force centrifuge, les substances les plus lourdes sont tassées au fond du tube, tandis que les plus légères sont attirées à la surface par la force centripète.

I. ***Centrifugeurs***. — Les centrifugeurs sont de divers types, suivant leur but, la rapidité qu'ils doivent développer et la force motrice employée. Ils peuvent se résumer tous en un système de roues dentées faisant tourner un axe vertical, sur lequel vient se fixer le dispositif portant les tubes.

1. **Porte-tubes**. — a. *A colliers*. — Le dispositif qui porte les tubes (fig. 39) est une pièce de métal, formant étoile à 2, 4 ou 8 branches, à l'extrémité desquelles se trouve articulé un étui en métal ayant la forme des tubes employés. Ces gaines

peuvent passer facilement et sans à-coups de la position verticale au repos à la position horizontale pendant la marche ; tout l'appareil doit être entouré d'une toile métallique pour éviter les projections.

b. *A plateau.* — Les tubes sont portés par un plateau métallique se fixant sur l'axe vertical moteur. Le plateau peut être horizontal, mais le plus souvent ses bords sont légèrement abaissés, de sorte que les tubes placés comme des rayons sont légèrement inclinés du centre à la périphérie et de haut en bas, formant un angle d'environ 30 degrés avec l'horizontale. Des griffes en métal assurent l'immobilisation des tubes pendant la marche. Le plateau lui-même est recouvert par un couvercle se vissant sur lui.

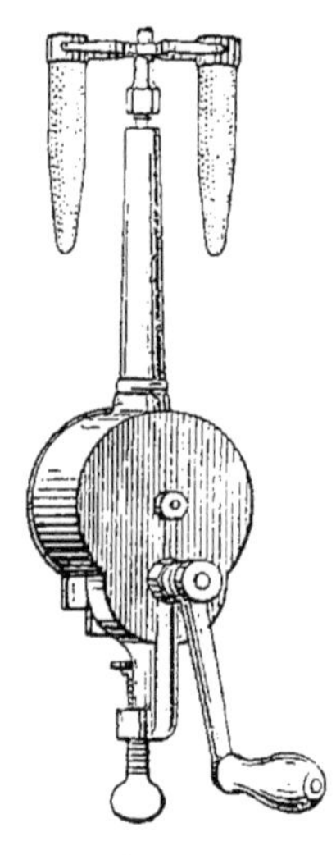

Fig. 39. Centrifugeur.

2. **Moteurs.** — Pour mettre un centrifugeur en mouvement, on peut employer la force *manuelle*, l'*eau* ou l'*électricité*. Quel que soit l'agent moteur employé, il est nécessaire d'avoir une force constante et d'intensité très régulière. L'électricité et l'eau sont très employées. Il est indispensable de pouvoir graduer d'une façon parfaitement douce, soit le départ, soit l'arrêt du centrifugeur.

3. **Tubes.** — Les tubes du centrifugeur sont de 3 types différents. Le type le plus employé est un tube de verre d'environ 2 centimètres de diamètre sur 13 à 15 de hauteur, dont l'extrémité inférieure est légèrement étirée, de manière à ne plus présenter qu'un diamètre d'environ 1/2 centimètre au niveau de son fond. Certains de ces tubes sont gradués suivant une échelle gravée à leur surface.

Un autre type est celui des tubes dits *effilés* (voy. *Cytologie*). Ce sont des tubes de diamètre un peu inférieur aux précédents, de même hauteur, mais qui ont été étirés à la lampe, de manière à présenter une extrémité extrêmement fine, presque capillaire, fermée au chalumeau.

Le troisième type est fourni par les tubes destinés à rechercher ou à doser des substances plus légères que le liquide dans lequel elles se trouvent, substances qui viennent par conséquent à la surface pendant la centrifugation. Ils sont formés d'une grosse extrémité périphérique arrondie, surmontée d'un tube étroit, ouvert à son extrémité et gradué.

Technique. — On place les tubes dans le centrifugeur, en ayant soin de bien les équilibrer, c'est-à-dire de toujours mettre l'un en face de l'autre, deux tubes également pleins, pour éviter de fatiguer l'appareil. On met l'instrument en marche doucement, en évitant les à-coups et en augmentant progressivement la vitesse. On centrifuge jusqu'à ce que la limite, soit de la partie supérieure, soit de la partie inférieure ne change plus, et que le liquide soit tout à fait clair et transparent. Le temps nécessaire pour une centrifugation ordinaire, avec une vitesse moyenne, est d'environ 5 minutes. L'arrêt doit se faire graduellement, sans à-coups brusques, fâcheux pour l'instrument, et détruisant par contre-coup l'effet de la centrifugation.

La centrifugation est souvent préférable à la sédimentation, parce qu'elle est beaucoup plus rapide, qu'elle permet l'examen de liquides beaucoup moins riches en substances solides et qu'on peut s'en servir pour les liquides coagulables avant leur coagulation. Elle a sur la sédimentation le désavantage de déformer un peu certains éléments (cylindres).

Avec la centrifugation, les éléments se déposent par couches beaucoup plus distinctes que par la sédimentation; il faut donc, si l'on veut avoir une vue d'ensemble du dépôt dans une préparation microscopique, après avoir rejeté presque tout le liquide, délayer le culot dans les dernières gouttes restant au fond du tube. C'est de ce mélange qu'on prélève une parcelle pour faire l'examen microscopique.

On utilise fréquemment la centrifugation pour la préparation du sérum sanguin. Pour cela, il faut centrifuger le sang dès sa sortie des vaisseaux ou de la piqûre avant qu'il se soit coagulé, la centrifugation doit être très rapide et longtemps prolongée pour obtenir un sérum clair.

La centrifugation est aussi employée en bactériologie pour examiner un liquide pauvre en microbes et rendre leur recherche plus facile. Dans ce but, on centrifuge une grande quantité de liquide, en la faisant passer toute entière dans le tube du centrifugeur. On centrifuge d'abord un tube plein, puis on rejette tout le liquide clair surnageant au-dessus du culot et on recommence l'opération, dans le même tube, aussi souvent que cela est nécessaire pour faire passer toute la quantité de liquide.

II. ***Dosage du dépôt.*** — La centrifugation peut aussi servir à doser les éléments solides en suspension dans un liquide en se servant de tubes gradués à cet effet. Connaissant la quantité exacte de liquide employée pour la centrifugation, et le volume en centimètres ou en millimètres cubes du dépôt mesuré par sa hauteur dans le tube, il est facile de calculer le pourcentage des matériaux solides dans le liquide traité. Si le dépôt n'est pas assez abondant pour pouvoir être mesuré, on le mélange dans une nouvelle quantité de liquide non centrifugé et on centrifuge de nouveau, et ainsi de suite, jusqu'à ce qu'on obtienne un culot suffisant; le calcul se fait en tenant compte de la quantité totale de liquide centrifugée et de la hauteur du culot. Il faut avoir soin de centrifuger entre chaque addition de liquide assez longtemps pour que tous les éléments soient précipités; pour cela, il suffit de centrifuger jusqu'à ce que le niveau supérieur du culot ne change plus.

Ce procédé a été surtout utilisé pour apprécier la richesse cytologique d'un pus, d'une urine purulente ou d'un épanchement pleural ou ascitique (Laignel-Lavastine, Grimbert).

On l'a employé aussi pour rechercher le rapport entre les globules rouges et le sérum du sang; on peut employer le sang pur (Mayet, Grawitz) ou le sang additionné de fluorure de sodium pour empêcher la coagulation (Arthus) ou de solution salée physiologique pour le diluer à un volume donné (Bleibtreu). Connaissant le volume total du sang employé, dilué ou non, on lit la hauteur du culot dans le tube après la centrifugation, lorsque le dépôt des globules rouges ne change plus de volume, et on établit le rapport.

Le dosage de la graisse par centrifugation a été utilisé pour déterminer la quantité de beurre contenue dans le lait; il est employé dans certaines recherches sur le chimisme gastrique.

III. ***Centrifugation du sang. — Hématocrites.*** — Les hématocrites servent à évaluer, par leur séparation au moyen de la force centrifuge, le nombre des globules rouges contenus dans un volume donné de sang.

L'hématocrite de Daland (fig. 40) se compose de deux petits tubes de verre capillaires (A et A') de 1/2 millimètre de diamètre

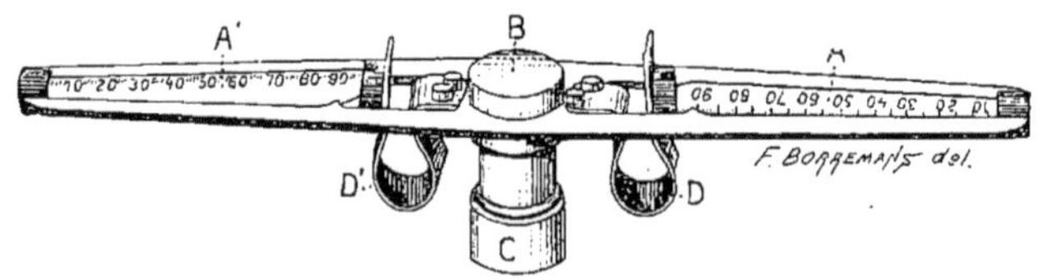

Fig. 40. — Hématocrite.

et de 5 centimètres de long, divisés en 100 parties égales par une échelle gravée sur le verre. Les deux tubes se placent dans une armature métallique horizontale (B), se fixant par une fermeture à baïonnette (C) sur l'axe vertical d'un centrifugeur. Ils sont maintenus en place par des ressorts (D et D') entre des rondelles de caoutchouc qui les ferment hermétiquement.

Pour les utiliser, on retire les tubes de verre de l'armature métallique, et on les fixe à l'extrémité d'un tube de caoutchouc; tenant le tube de caoutchouc à la bouche on approche l'extrémité effilée de la pipette graduée de la goutte de sang qui sourd de la piqûre; on aspire doucement le sang en évitant soigneusement les bulles d'air. Lorsque le tube capillaire est entièrement plein, on enlève le tube de caoutchouc et on place la pipette dans l'armature entre les deux rondelles de caoutchouc. On fait de même pour l'autre pipette. Cette opération doit être menée très rapidement pour éviter la coagulation du sang. On met alors le centrifugeur en marche à une vitesse suffisante pour que l'armature fasse au moins 10 000 tours à la minute. La centrifugation doit se continuer sans interruption et sans à-coups pendant 2 minutes 1/2 environ.

Au bout de ce temps, si la centrifugation a été bien réussie, les globules rouges forment une colonne rouge sans interruption, partant de l'extrémité périphérique du tube et se dirigeant vers le centre, mais s'arrêtant en chemin; elle est surmontée par une petite couche blanchâtre formée par les globules blancs. Le reste du tube est rempli par le sérum sanguin, plus ou moins coloré. Le tube doit être entièrement rempli; s'il ne l'est pas, cela indique qu'il y a eu une fuite par une des rondelles, et l'opération est à recommencer. On lit sur la graduation de l'échelle la hauteur à laquelle s'arrête la colonne des globules rouges, et on fait une nouvelle centrifugation pendant 1 à 2 minutes pour voir si le niveau des globules rouges n'a pas changé. Lorsqu'il ne change plus, on note le chiffre de l'échelle. Le chiffre atteint dans le tube de l'hématocrite par la couche des globules rouges, multiplié par 100 000, donne le nombre de globules rouges par millimètre cube de sang.

En faisant des essais comparatifs nous avons constaté que l'hématocrite donnait des résultats sensiblement comparables à ceux des hématimètres dans tous les cas normaux ou presque normaux; par contre dans les cas pathologiques il y avait presque toujours de grandes différences.

Ce procédé ne peut donc pas être substitué purement et simplement à la numération par les hématimètres; il peut cependant servir à suivre *grosso modo* l'évolution d'une anémie chez un même malade.

Par contre, utilisé comparativement avec l'hématimètre, il peut renseigner sur le diamètre moyen des hématies du sang examiné, plus rapidement que la mensuration directe des hématies avec les micromètres (Mallet).

Il est évident, en effet, que si le nombre de globules rouges indiqué par l'hématimètre est supérieur ou inférieur à celui indiqué par l'hématocrite, c'est que le diamètre moyen des globules est supérieur ou inférieur au diamètre moyen normal qui a servi à graduer l'appareil ; l'écart qui sépare ce diamètre moyen de sa valeur normale est proportionnel à celui qui sépare les deux chiffres fournis par les deux instruments.

Ce procédé comparatif peut être utile dans les cas d'anémie pernicieuse, où il y a beaucoup de globules géants. Les discordances de la numération directe par l'hématimètre et indirecte par l'hématocrite nous paraissent susceptibles de fournir des indications cliniques d'un réel intérêt.

CHAPITRE II

COHÉSION

I. — VISCOSITÉ

La viscosité d'un liquide dépend du degré de cohésion de ses molécules, qui règle le glissement qu'elles peuvent présenter les unes sur les autres. La viscosité d'un liquide dépend de sa nature. Elle varie suivant la température du liquide examiné et la pression à laquelle il est soumis.

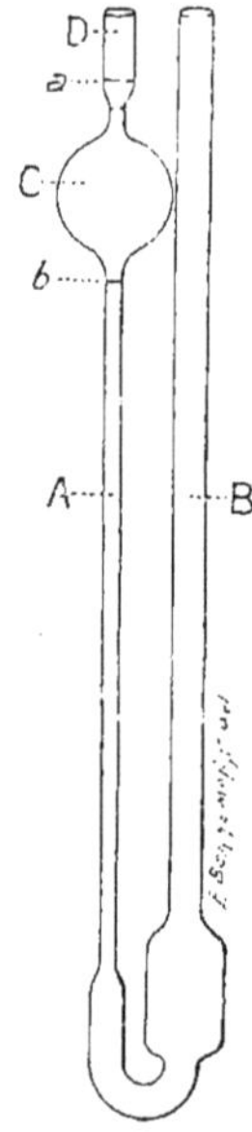

Fig. 41. Viscosimètre d'Ostwald.

Pour mesurer la viscosité, on détermine la vitesse d'écoulement du liquide à travers un tube étroit, en comptant le temps qu'un volume connu de ce liquide met à s'écouler à travers un tube donné de faible diamètre, à température constante. On sait en effet que la progression d'une veine liquide n'est pas la même dans toutes ses parties, rapide au centre et presque nulle contre les parois, de sorte que la vitesse d'écoulement du liquide est en relation directe avec le frottement de ses molécules les unes contre les autres.

Viscosimètres. — Le viscosimètre le plus employé (Ostwald) (fig. 41) se compose d'un tube de verre en U à longues branches. Une des branches est formée d'un tube capillaire (A), surmonté d'une petite boule (C) formant réservoir, et se continuant par un tube large de 2 à 3 centimètres de hauteur (D). Au-dessus et au-dessous de la petite boule-réservoir sont tracés des repères, l'un au-dessus sur le tube supérieur (*a*), l'autre sur le tube capillaire au-dessous. La base et l'autre branche (B) de l'U sont plus larges mais de la même longueur.

L'appareil peut être placé soit à l'étuve, soit dans un récipient d'eau, maintenu à une température constante contrôlée par un thermomètre adapté près de l'instrument.

Technique. — On verse du liquide à examiner dans la branche à grand diamètre (B) jusqu'à ce que toute la base de l'U soit remplie; 3 à 4 centimètres cubes sont nécessaires. On aspire alors le liquide dans la petite ampoule (C) au-dessus du tube capillaire à l'aide d'une poire de caoutchouc, on le laisse retomber; on recommence ainsi plusieurs fois de suite pour que les parois du tube soient bien mouillées par le liquide. Il faut éviter avec soin d'aspirer avec trop de force ou de brusquerie, sans quoi il se produirait des bulles d'air, qui, par leur adhérence aux parois, fausseraient les résultats.

L'appareil est alors placé dans une cuve remplie d'eau chaude, à température connue et constatée par un thermomètre qui y plonge. On aspire de nouveau le liquide jusqu'à ce que son ménisque supérieur dépasse un peu le repère supérieur. On enlève la poire de caoutchouc et on laisse le liquide s'écouler. En se servant d'un chronographe, ou d'une montre à secondes, on note alors soigneusement le temps qui s'écoule entre le moment où le ménisque supérieur du liquide passe devant le repère supérieur (*a*) et celui où il affleure le repère inférieur (*b*). On refait l'expérience plusieurs fois et on prend la moyenne des résultats.

Le diamètre du tube étroit ne doit pas être trop petit pour que l'écoulement ne se fasse pas trop lentement ; il ne doit pas non plus être trop grand, pour qu'il ne se fasse pas trop vite, car la mesure de temps serait alors fort difficile. Il faut choisir un appareil tel que l'écoulement entre les deux repères se fasse en 2 ou 3 minutes avec le liquide donné. Chaque instrument a sa constante propre qui dépend du diamètre du tube capillaire et du siège des repères. Pour la déterminer il suffit de faire l'expérience avec un liquide dont on connaît le coefficient de viscosité et d'appliquer la formule suivante : $K = \frac{\eta}{dt}$, dans laquelle K = constante de l'appareil; η = coefficient connu de viscosité du liquide employé ; d = densité du liquide ; t = temps d'écoulement du liquide entre les deux repères en secondes.

Pour connaître le coefficient de viscosité de tout autre liquide il suffira, après avoir mesuré le temps de son écoulement dans le viscosimètre, d'appliquer la formule $\eta = K . d . t$.

Pour chaque expérience, la quantité de liquide employée dans le viscosimètre doit être toujours la même ; de plus la température doit rester fixe pour faciliter le calcul de l'influence de la densité.

Causes d'erreur. — La cause d'erreur la plus importante provient de la difficulté de compter exactement le temps nécessaire à l'écoulement du liquide entre les deux repères. On y remédie en renouvelant l'expérience, avec un appareil à tube capillaire plus grand ou plus étroit suivant que le liquide s'écoule trop lentement ou trop rapidement.

Pour éviter les erreurs que peuvent entraîner les variations de température pendant l'expérience, il est bon de prendre la moyenne des températures avant et après l'opération. Le calcul sera fait avec cette moyenne.

Enfin les bulles d'air qui se forment très facilement à la surface ou dans le liquide même changent complètement les résultats. Comme il est impossible de les faire disparaître, quand il en existe, il faut vider l'appareil, le laver, le sécher avec soin et recommencer l'expérience.

La mesure de la viscosité n'a pas donné jusqu'à présent d'applications cliniques précises ; elle semble être en rapport avec la tonicité, mais elle en diffère cependant.

On trouve, en général, à l'état normal, pour le sérum sanguin $\eta = 1{,}56$ et pour l'urine $\eta = 1{,}24$; l'eau ayant $\eta = 1$ (Meyer).

Meyer pense que l'élévation de la pression osmotique des liquides de l'organisme, mesurée par la cryoscopie, est immédiatement compensée, quand elle se produit, par une augmentation de la viscosité du sérum sanguin. Il en serait ainsi dans presque toutes les infections et surtout dans la fièvre typhoïde et la diphtérie.

Albanese a constaté que la viscosité du sérum sanguin est égale à celle d'une solution à 2 ou 3 pour 100 de gomme arabique. Il croit qu'il existe un rapport intime entre l'isotonie et l'isoviscosité ; en effet, outre leur effet sur le pouvoir osmotique d'un liquide, les sels exercent une action considérable sur sa viscosité : ils la diminuent plus ou moins, suivant que la dissociation de leurs molécules est plus ou moins marquée.

Par conséquent pour qu'un liquide soit complètement physiologique, c'est-à-dire indifférent et inoffensif pour les tissus vivants, il doit avoir non seulement la même tonicité, mais aussi la même viscosité que le sérum sanguin. Pour les injections médicamenteuses intraveineuses, il faudrait donc se servir d'un sérum physiologique ayant la même viscosité que le sérum sanguin, ce qui n'est généralement pas le cas.

II. — COAGULATION DU SANG

I. ***Rapidité de la coagulation.*** — On attachait autrefois une grande importance au mode de coagulation du sang retiré par la saignée. On se contente aujourd'hui de l'étudier sur de simples gouttes obtenues par la piqûre du doigt ou tout au plus sur de petites quantités obtenues par des ponctions veineuses.

1. **Procédé des lames** (Labbé). — On prend 3 porte-objets, bien propres, nettoyés d'abord à la potasse, puis à l'alcool et séchés à l'éther. On fait tomber, sur chaque lame, une goutte de sang provenant de la piqûre du bout du doigt, en notant exactement le moment où la goutte est tombée sur la lame. On place les trois lames sous une cloche de verre pour éviter le dessèchement et on les retire de temps en temps pour les examiner. On note le moment où la goutte est suffisamment coagulée pour rester convexe, sans se déformer, lorsque la lame est tenue verticalement. On détermine ainsi combien de temps il a fallu pour que ce phénomène se produise. A l'état normal, le sang se coagule en 10 minutes par ce procédé.

2. **Procédé des éprouvettes.** — On reçoit le sang, obtenu par saignée ou par ponction de la veine, dans de petites éprouvettes à fond plat, d'un 1/2 centimètre de diamètre, parfaitement propres et séchées. Il faut avoir soin que le sang ne coule pas le long des parois. On bouche les tubes avec des tampons d'ouate et on les laisse reposer à 15°. On considère la coagulation comme terminée lorsqu'on peut retourner l'éprouvette sans que l'aspect de la masse sanguine se modifie. Par cette méthode le sang normal met de 10 à 20 minutes pour se coaguler.

Il faut se souvenir que la vitesse de coagulation du sang dépend d'une foule de circonstances, dont les plus importantes sont : l'état du sang, l'état du récipient et la température ambiante. Il faut donc ne tenir compte, au point de vue pathologique, que des grosses différences, obtenues en opérant toujours dans les mêmes conditions.

II. ***Rétractilité du caillot.*** — Par le même procédé des éprouvettes, on peut examiner la rétractilité du caillot. Un certain temps après la coagulation, le caillot sanguin se rétracte ; sa partie moyenne, ainsi que sa partie inférieure se détachent lentement et doucement de la paroi de l'éprouvette, pendant que le sérum sanguin remplit les espaces vides. La rétraction du caillot se fait toujours en moins de 12 heures à l'état normal. Il y a des cas pathologiques où le caillot ne se rétracte jamais.

Lorsque la coagulation se fait lentement, les globules rouges tombent au fond de l'éprouvette sous l'action de la pesanteur, au-dessus d'eux se trouve la couche des globules blancs et au-dessus de cette dernière le sérum.

Nous ne faisons que rappeler ici le procédé de Hayem pour l'observation microscopique de la formation du caillot sur les *lames à rigoles* (fig. 73 et 74).

Le *coagulomètre de Wright* se compose d'un récipient contenant de l'eau à 37° dans lequel plongent des tubes capillaires. Ces tubes sont à moitié remplis de sang et on recherche, en examinant les tubes les uns après les autres à intervalles réguliers, en combien de temps le sang s'est coagulé.

L'*augmentation de la rapidité* de coagulation n'a pas grande signification clinique. Il faut cependant se souvenir que certains sels et médicaments peuvent hâter la coagulation, tels les sels de calcium et la gélatine.

Le *retard de la coagulation* est plus important. On peut avec Hayem diviser les retards en deux classes : 1° les petits retards (1/2 à 1 heure), qui sont caractéristiques du sang phlegmasique, observés chez les pneumoniques et dans les rhumatismes articulaires aigus; 2° les grands retards (2 à 10 heures), qui ne s'observent que dans les hémophilies ou après de grandes hémorragies souvent répétées.

La non-rétractilité du caillot serait, d'après Hayem et Lenoble, en rapport avec la diminution du nombre des hématoblastes dans les grandes infections. On la rencontre dans les purpuras hémorragiques graves, la maladie de Verlhof, les purpuras infectieux, toxiques et cachectiques.

Dans les épanchements hémorragiques, à richesse globulaire égale, les épanchements inflammatoires fournissent des caillots plus volumineux et de formation plus rapide que les épanchements cancéreux.

III. — TENSION SUPERFICIELLE

La surface de séparation d'un liquide, au contact d'un gaz ou d'un autre liquide avec lequel il est incapable de se mélanger, se comporte comme si elle était constituée par une membrane élastique; c'est-à-dire qu'elle exerce une certaine pression dans un sens ou dans un autre. On désigne cette propriété sous le nom de *tension superficielle*.

La tension superficielle explique la résistance offerte par la surface du liquide à une force s'exerçant au-dessus d'elle ; elle soutient, par exemple, la poudre de lycopode à la surface de l'eau, alors que, si l'on enfonce perpendiculairement une baguette de verre légèrement graissée, le lycopode forme une sorte de gaine autour de la baguette, la surface de l'eau se déprimant comme une membrane de caoutchouc et reprenant sa place dès qu'on retire la baguette. Cette résistance s'exerçant dans tous les sens, une goutte d'un liquide, placée dans un autre liquide avec lequel il n'est pas miscible, prend sous l'influence de la tension superficielle la forme sphérique.

Mesure de la tension. — La tension superficielle est une force active susceptible d'être mesurée ; son unité de mesure la *dyne*, correspond à une force d'une valeur de 1 centigramme par centimètre carré.

1. Méthode des poudres. — Cette méthode consiste à observer ce qui se passe lorsqu'on saupoudre la surface d'un liquide avec une poudre ne se dissolvant ni ne se combinant avec lui. Si la poudre tombe au fond du liquide, la tension superficielle de ce dernier est vaincue ; si, au contraire, elle reste à la surface, la tension superficielle est supérieure au poids de la poudre. On peut ainsi comparer deux liquides et estimer d'une manière très simple leur tension superficielle.

Jusqu'à présent on ne s'est servi que de deux poudres, la poudre de *soufre sublimé* et la poudre de *lycopode*. Tous les liquides ayant une tension superficielle égale ou supérieure à 50 dynes par centimètre carré soutiennent le soufre sublimé déposé à leur surface. Pour la poudre de lycopode, le point limite est de 30 dynes. Au-dessous de ces chiffres, les poudres tombent au fond du vase.

En clinique, on n'utilise que la fleur de soufre ou soufre sublimé, proposé par Hay pour l'examen de l'urine.

Technique. — On verse dans un verre conique 50 à 100 centimètres cubes d'urine, filtrée et limpide. On laisse tomber doucement à sa surface une pincée de fleur de soufre. Deux phénomènes peuvent se produire après quelques minutes d'attente : ou bien la poudre reste à la surface, ou bien une partie plus ou moins considérable se précipite au fond du verre.

En examinant de plus près ce phénomène, on voit que, en même temps que se fait la précipitation, presque immédiate si elle a lieu, le reste de la poudre s'étale en mince pellicule à la surface de l'urine, en formant un véritable voile, opaque, humide, légèrement granuleux. Si, après la formation du voile, on agite la surface du liquide avec une baguette de verre, on obtient une nouvelle précipitation du soufre.

Hay a montré que la précipitation du soufre était due à la présence de bile dans l'urine. La simplicité et la sensibilité de cette réaction en rendent l'application clinique courante surtout pour déceler des cas d'ictère léger ou encore de faibles lésions hépatiques. Elle est très utile pour rechercher la présence d'acides biliaires et spécialement pour préciser la disparition définitive de la résorption biliaire dans les ictères en voie de guérison.

On peut, en effet, affirmer la présence de bile dans l'urine lorsqu'on constate les trois phénomènes suivants :

1° Chute spontanée et pulvérulente de petites masses de soufre au fond du verre, tout de suite, ou moins de 5 minutes après l'avoir déposé ;

2° Formation de la pellicule à la surface en 5 à 15 minutes ;

3° Après agitation, nouvelle chute de poussière au fond du verre.

Plus ces phénomènes seront accentués et rapides, plus l'urine renferme de bile. Lorsque la bile n'existe qu'en très petite quantité, la chute pulvérulente est quelquefois difficile à constater mais elle existe toujours.

Si l'urine ne contient pas de bile, aucun des trois phénomènesne se produit. Par l'agitation, la poudre précipitée forme de petites sphères qui tendent à remonter à la surface.

Cette réaction est très sensible. D'après Létienne. elle décélerait la présence de bile dans une solution à 1 : 10 000. Chauffard la considère comme exacte surtout pour les acides biliaires; pour lui elle est plus sensible que les réactions de Gmelin et de Salkowski pour les pigments biliaires, et que celle de Pettenkofer pour les acides biliaires.

Causes d'erreur. — Aucune des substances pathologiques de l'urine ne peut troubler la réaction, certains médicaments susceptibles de changer la tension superficielle de l'urine peuvent seuls la modifier. Ce sont surtout les balsamiques, le chloroforme et les phénols en cas de réaction positive. Il faut donc s'assurer que le patient dont on examine l'urine n'utilise aucun de ces médicaments.

2. **Méthode des tubes capillaires.** — Sous l'influence de la tension superficielle, la surface d'un liquide se comporte de deux façons différentes vis-à-vis de la paroi du vase qui le contient, suivant qu'il mouille ou non cette paroi.

Si la paroi est mouillée par le liquide, la tension superficielle crée une force de bas en haut et, au point de contact, le liquide monte un peu plus haut que le reste de la surface (fig. 43); si la paroi n'est pas mouillée, la surface se laisse déprimer comme une membrane élastique et, au point de contact, le liquide monte un peu moins haut que le reste de la surface (fig. 42).

Dans les deux cas il se forme un *angle de raccordement* entre la paroi verticale du vase et la surface du liquide. C'est ce phénomène qui explique la formation des ménisques.

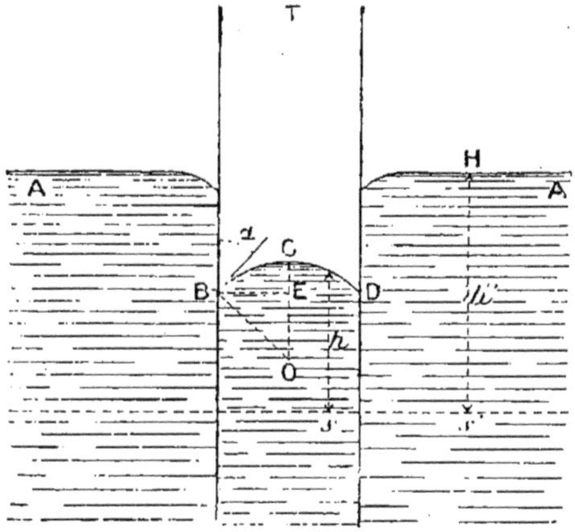

Cet angle de raccordement est constant pour un même liquide et une même paroi ; de même il est égal, mais de sens inverse, lorsque le liquide mouille ou ne mouille pas la paroi.

Fig. 42. — Formation de l'angle de raccordement ; le liquide ne mouille pas les parois ; ménisque convexe.

Dans les tubes capillaires de faible diamètre, lorsque les parois sont mouillées par le liquide, la tension superficielle est souvent assez puissante pour élever dans le tube une certaine quantité de liquide plus haut que ne le comporteraient les lois de l'hydrostatique ; au contraire, si les parois ne sont pas mouillées, la tension superficielle, obligeant le liquide à former un ménisque convexe, peut empêcher l'ascension du liquide dans le tube. Plus le diamètre du tube sera faible, plus la tension superficielle se fera sentir, par conséquent plus le liquide montera haut s'il mouille les parois et plus il sera refoulé s'il ne les mouille pas.

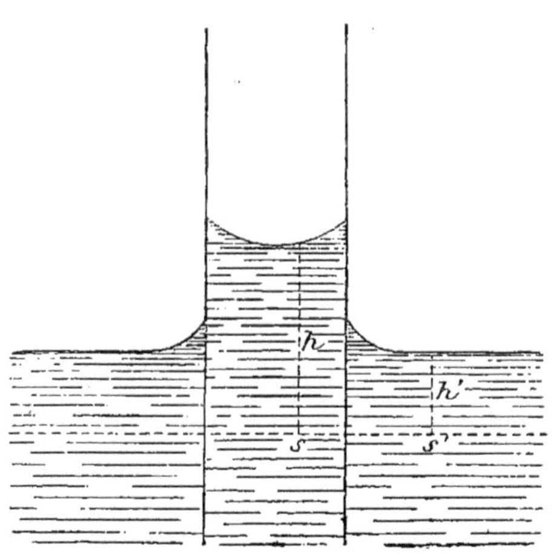

Fig. 43. — Formation de l'angle de raccordement ; le liquide mouille les parois ; ménisque concave.

Il est possible par suite d'estimer la tension superficielle d'un liquide en déterminant sa hauteur d'ascension dans un tube capillaire de diamètre exactement connu. La densité du liquide, la température à laquelle on opère doivent être soigneusement déterminées. Il suffit, ces déterminations une fois faites, d'appliquer la formule suivante :

$$2\pi RF = \pi R^2 hD, \text{ d'où on tire : } F = \frac{RhD}{2}, \text{ dans laquelle :}$$

F = tension superficielle du liquide en dynes; R = rayon du tube capillaire; h = hauteur d'ascension du liquide; D = densité du liquide.

Technique. — On place le liquide à examiner dans un verre de montre, de manière qu'il le remplisse jusqu'au bord. Le tube capillaire, dont le diamètre doit être très exactement déterminé au microscope avec un micromètre, est lavé à plusieurs reprises avec le liquide en expérience à l'aide d'un tube de caoutchouc et d'une poire. On le remplit ensuite exactement, sans bulle d'air, et on plonge une de ses extrémités dans le liquide préparé dans le verre de montre. Le liquide descend plus ou moins vite dans le tube et finit par se fixer en un point. Lorsqu'on est sûr de la fixité de ce point, on mesure très exactement au cathétomètre la hauteur du liquide dans le tube au-dessus de la surface du liquide dans le verre de montre. Il ne reste plus alors qu'à appliquer la formule précédente pour avoir en milligrammes par millimètre carré l'expression de la tension superficielle du liquide; pour l'avoir en dynes il suffit de multiplier le résultat par 9,881.

Causes d'erreur. — La détermination exacte du diamètre des tubes capillaires est très difficile et pourtant de son exactitude dépend celle des résultats. La mesure exacte de la hauteur d'ascension du liquide est aussi très délicate à obtenir. Enfin certains liquides, très visqueux, mettent très longtemps pour atteindre leur niveau définitif dans le tube, il faut souvent attendre plusieurs heures avant de faire la mensuration. La moindre bulle d'air dans les tubes capillaires peut fausser entièrement les résultats, car à leur niveau il se forme de nouveaux ménisques qui troublent les conditions d'équilibre.

5. **Méthode du compte-gouttes.** — Lorsqu'on fait écouler lentement un liquide par un orifice étroit et horizontal, si le liquide mouille les parois de l'orifice, il se forme une série de gouttes de volume et de poids sensiblement égaux. En effet, le liquide mouillant l'orifice adhère à son pourtour, il se forme un petit globule, dont la surface, par le fait de la tension

superficielle, fonctionne comme une membrane élastique; lorsque le poids du globule devient trop grand, la membrane se rompt et la goutte tombe; un nouveau globule se reforme aussitôt. La tension superficielle étant toujours la même, les gouttes auront toujours le même poids et le même volume. Plus le diamètre extérieur de l'orifice est grand, puisque c'est à l'extérieur que le liquide adhère, plus la membrane élastique formée par la tension superficielle du liquide sera large et plus la goutte sera grosse. Le poids d'une goutte est donc proportionnel au pourtour de l'orifice pour un même liquide, et pour un même orifice le poids des gouttes de deux liquides différents est proportionnel à leur tension superficielle.

Deux procédés sont basés sur ce principe.

Technique. — Le *compte-gouttes normal* est un tube effilé, dont le diamètre extérieur est de 3 millimètres à la pointe. Avec ce compte-gouttes l'eau distillée donne 20 gouttes par centimètre cube et par gramme à la température de 15 degrés.

Pour estimer la tension superficielle d'un liquide, il suffit donc de compter le nombre de gouttes de ce liquide nécessaire pour faire 1 gramme. Pour cela, dans un récipient de volume connu, dont on fait la tare, on compte un certain nombre de gouttes avec le compte-gouttes normal; on pèse et on déduit le poids de chaque goutte. Il suffit alors d'appliquer la formule suivante : $F = \frac{p}{2\pi R}$, dans laquelle $p =$ poids d'une goutte; $R =$ rayon extérieur de l'orifice du compte-gouttes ; $F =$ tension superficielle du liquide.

Il faut avoir soin d'opérer toujours à 15 degrés, puisque la densité et le poids du liquide changent avec la température.

La section de la pointe du compte-gouttes doit être rigoureusement perpendiculaire et ses bords exactement taillés.

Causes d'erreur. — Le compte-gouttes doit toujours être bien propre; la moindre trace de graisse à son pourtour empêcherait le liquide de mouiller les parois et la tension superficielle d'exercer librement son action.

Certains liquides à tension superficielle très basse (alcool, éther, etc.) émettent des vapeurs, qui peuvent, en agissant sur la tension superficielle, en sens contraire de celle-ci, troubler les résultats. Il faudra donc s'assurer que le liquide à examiner ne contient pas de ces substances.

Ce procédé, trop peu exact pour donner des résultats bien précis, permet cependant de se rendre compte rapidement de la valeur de la tension superficielle de certains liquides organiques par rapport à celle de l'eau.

4. **Stalagmomètre.** — Au lieu de compter le nombre de gouttes fournies par un poids donné du liquide, Amann compte le nombre des gouttes nécessaires pour avoir un volume fixe du liquide à examiner à une température constante. Il établit un rapport très simple entre ce nombre de gouttes et celui des gouttes d'un liquide dont on connaît la tension superficielle; ce rapport est donné par la formule :

$$F = \gamma \frac{N}{d} \cdot \frac{D}{n},$$

dans laquelle : $F =$ tension superficielle du liquide examiné; $\gamma =$ tension superficielle d'un liquide connu; $d =$ densité du même liquide; $n =$ nombre de gouttes du même liquide; $D =$ densité du liquide examiné; $N =$ nombre de gouttes du liquide examiné.

L'appareil se compose d'une burette divisée en dixièmes de centimètres cubes, fermée à son extrémité supérieure par un robinet et portant à son extrémité inférieure un tube laissant écouler des gouttes de grandeur déterminée. Les gouttes sont reçues dans une éprouvette graduée à 5 ou 10 centimètres cubes. Le tout est placé dans un récipient à double paroi avec écoulement d'eau pour avoir une température constante.

Ces procédés sont trop compliqués pour être utilisés en clinique et les résultats qui ont été obtenus jusqu'à présent n'ont pas d'applications pratiques bien nettes.

Frænkel et Clerget ont examiné la tension superficielle de plusieurs liquides organiques par la méthode des tubes capillaires. Voici quelques-uns de leurs résultats :

Sérum sanguin. — Tension superficielle : 65,825 dynes. Lorsque le sérum contient 1 : 500 de bile, la tension superficielle tombe à 55,495 dynes.

Bile. — Provenant d'un vomissement, 45,164 dynes.

Urines. — Normales, 75,831 dynes.

Urines. — Frænkel a fait un grand nombre de dosages comparatifs d'urines normales et pathologiques, au point de vue chimique et physique, capillarité et cryoscopie. Il a constaté que la constitution moléculaire de l'urine n'a qu'une très faible influence sur sa tension superficielle, mais que par contre la nature de ses molécules l'influence beaucoup.

Les sels minéraux, le chlorure de sodium entre autres, élèvent un peu la tension superficielle, mais jamais de plus de 1 à 3 dynes. Par contre, les substances organiques l'élèvent beaucoup plus, de 3 à 18 dynes; ce sont les sels et les acides biliaires qui agissent le plus dans ce sens, mais il est probable que d'autres corps peuvent aussi le faire.

Amann a montré que les sels inorganiques élèvent la tension superficielle de l'urine, tandis que les substances organiques l'abaissent. Les substances extractives, autres que l'urée qui n'a presque pas d'action, abaissent cette tension. Un fort abaissement sera donc le signe de la présence de beaucoup de substances extractives dans l'urine et doit être considéré comme un indice du fonctionnement pathologique de l'organisme.

Pour les urines normales, la dépression de la constante capillaire oscillerait entre 8 à 10 pour 100, elle augmenterait dans les états pathologiques.

En divisant l'abaissement de la dépression capillaire de l'urine V par le poids des matières extractives E qu'elle contient, on obtient le rapport V/E, qui représente la dépression produite par chaque gramme de substance extractive. A l'état normal, la dépression de la constante capillaire étant de 10 pour 100 et le poids des matières extractives de 2 grammes, la dépression spécifique des substances extractives sera de 2.

Dans le diabète, l'élévation de ce rapport sera toujours d'un pronostic fâcheux, puisqu'il sera l'indice de la présence d'acétone et d'acides de la série grasse. Le sucre n'a en effet aucune action sur ce rapport.

Dans les néphrites, le rapport est toujours très élevé, mais il n'est pas dû à l'albumine.

D'après Amann et Combes, c'est dans les entérites et les auto-intoxications que cette dépression serait la plus forte. Elle indiquerait la présence dans l'urine de produits provenant des putréfactions intestinales.

CHAPITRE III

PRESSION OSMOTIQUE

I. — CRYOSCOPIE

La cryoscopie est l'étude du point de congélation des liquides tenant des substances en solution; elle sert à déterminer la *tension osmotique* des solutions, qui est elle-même fonction de la *concentration moléculaire* et non de la concentration pondérale de ces substances, qui, elle, règle la densité.

Alors qu'on désigne la densité par le D latin, on emploie pour la cryoscopie la lettre grecque correspondante Δ.

Les trois principes suivants sont la base de la cryoscopie :

1° Pour un même corps dans un même dissolvant le degré d'abaissement du point de congélation est proportionnel à la concentration;

2° Le degré cryoscopique d'un mélange, dont les éléments

n'ont aucune action chimique les uns sur les autres, est égal au total des degrés cryoscopiques de chaque substance considérée isolément;

3° Le point cryoscopique dépend uniquement du nombre des molécules dissoutes, le degré est le même pour tous les corps à nombre égal de molécules.

En somme, la densité d'une solution dépend à la fois du nombre et du poids des molécules dissoutes, le point cryoscopique dépend uniquement de leur nombre.

C'est ainsi que, le Δ de deux solutions étant le même si ces solutions sont équimoléculaires, la molécule d'albumine pesant 6000, celle d'urée 60, pour avoir deux solutions de ces substances à point cryoscopique égal, il faudrait dissoudre d'une part 60 grammes d'urée, d'autre part 6000 grammes d'albumine dans une même quantité d'eau.

Le point cryoscopique ne renseigne cependant pas toujours exactement sur le nombre des molécules en dissolution. Il arrive, par exemple, que certaines solutions aqueuses de NaCl ont un point de congélation plus bas que ne l'avait fait prévoir le calcul en partant du Δ d'une solution concentrée ; il semble qu'il y ait dans la solution un nombre de molécules plus considérable que celui qu'on attendait. Pour expliquer ces exceptions, on admet que certaines molécules peuvent se diviser en fragments, appelés *ions*, comptant chacun comme une molécule.

Les cryoscopes, qui servent à déterminer le point de congélation, se composent d'un réfrigérant et d'un thermomètre.

Le *thermomètre* doit être gradué en 1/50e de degré, de + 3° à — 3° ; les divisions doivent être assez distantes pour qu'on puisse apprécier facilement 1/100e de degré. Il va de soi que cet instrument doit être précis et sensible.

On a imaginé un nombre assez considérable de dispositifs *réfrigérants*; nous ne décrirons ici que les deux plus usuels.

1. **Cryoscope à glace.** — Il se compose d'un récipient volumineux en verre (fig. 44), dans lequel plonge un tube assez large maintenu à l'aide d'un collier métallique. Dans ce tube, on fixe au moyen d'un anneau de caoutchouc un second tube plus petit.

Technique.— Dans le grand récipient, on place un mélange de glace et de sel marin ; dans le plus grand des deux tubes un mélange à parties égales d'eau et de glycérine qui constitue un milieu de transmission incongelable. Enfin, dans le tube intérieur on introduit le liquide à examiner. Le thermomètre, suspendu à un fil, et entouré de l'agitateur, plonge dans le liquide. L'agitateur est constitué par un fil de platine enroulé en spirale. La quantité de liquide doit être suffisante pour immerger complètement la cuvette du thermomètre.

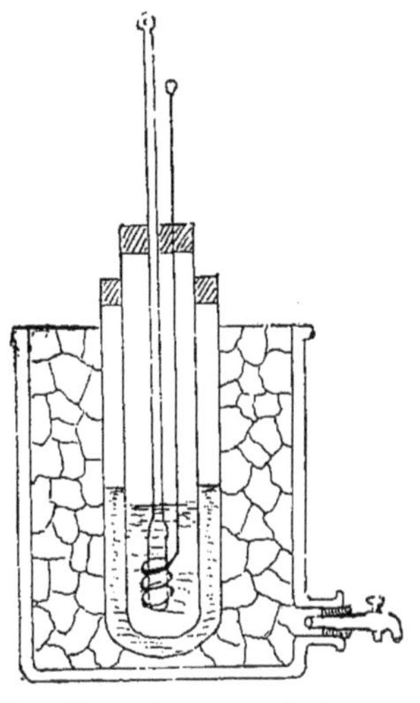
FIG. 44. — Cryoscope à glace.

L'appareil étant ainsi disposé, on voit la colonne de mercure descendre lentement. Au moment où elle se rapproche du 0, on agite constamment. Elle descend en général, à cause de la surfusion, au-dessous du point de congélation réel. Pour faire cesser cette surfusion, on introduit dans le liquide un petit morceau de glace; la congélation se produit aussitôt; le niveau du mercure remonte rapidement, atteint un point auquel il reste quelques instants fixe, puis il recommence à descendre. Ce point fixe est le point de congélation Δ.

Il faut toujours opérer avec une même et faible surfusion. Si la surfusion a été quelconque et considérable, il convient, quand on ne fait pas de calcul de correction, de la rectifier en faisant fondre une partie de la glace. A défaut de ces précautions un même liquide peut fournir autant de points de congélation différents qu'il a de degrés de surfusion différents (Winter).

2. **Cryoscope à évaporation.** — Cet appareil se compose d'un récipient en verre (A) dont le couvercle présente 3 ouvertures (fig. 45). L'une d'elles (C) sert à introduire le liquide réfrigérant, éther ou sulfure de carbone. Des deux autres, l'une est reliée par l'intermédiaire d'un tuyau de caoutchouc (*c*) à la trompe à eau, l'autre à un flacon (B) contenant de l'acide sulfurique dans lequel l'air se dessèche en barbotant. A l'intérieur du récipient se trouve un manchon de verre (*b*) destiné à contenir une petite quantité d'alcool ; à l'intérieur de ce manchon se place un tube de verre (*a*) dans lequel on introduit le liquide

à cryoscoper. Le thermomètre et l'agitateur sont les mêmes qu'avec l'appareil précédent.

Technique. — L'appareil étant en place, le flacon (B) à moitié rempli d'acide sulfurique, on introduit dans le récipient (A) de l'éther ou du sulfure de carbone jusqu'aux 3/4 de sa hauteur.

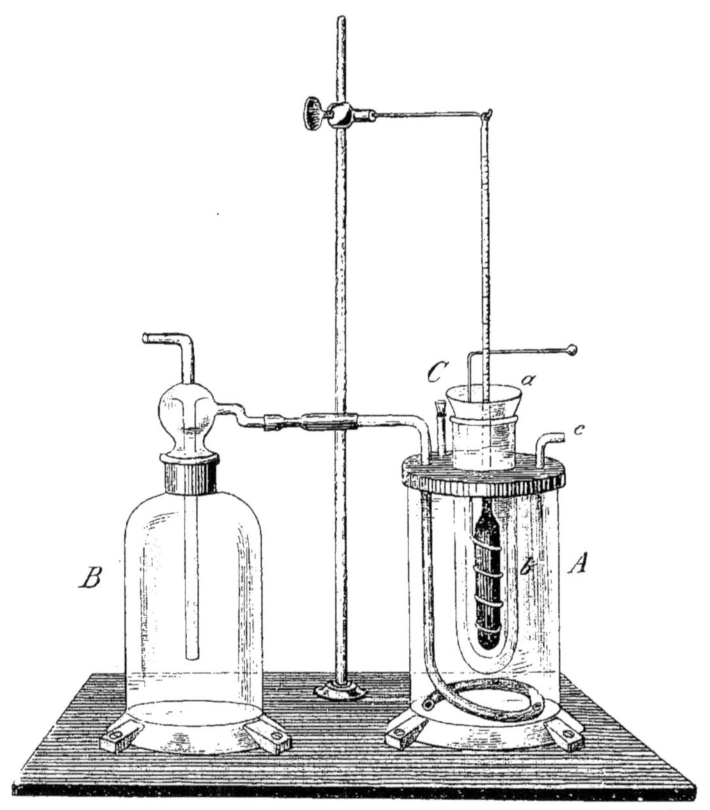

Fig. 45. — Cryoscope à évaporation.

On emploie l'éther, malgré son prix relativement élevé, plus volontiers que le sulfure de carbone dont les vapeurs sont fort incommodantes. Dans le manchon de verre on introduit une petite quantité d'alcool. Le liquide à examiner est placé dans le tube de verre. Le niveau de l'acool ne doit pas atteindre tout à fait celui du liquide à examiner.

Le thermomètre et l'agitateur étant en place, on ouvre le robinet de la trompe à eau. L'air, après s'être desséché dans le flacon d'acide sulfurique se dégage dans l'éther sous forme de nombreuses bulles. A partir de ce moment, la marche de l'opération est la même qu'avec l'appareil précédent. On fait cesser la surfusion en laissant tomber dans le liquide examiné un fragment du givre qui se dépose toujours à l'extérieur de l'appareil.

Winter emploie une technique un peu différente. Il conseille de refroidir d'abord dans l'eau glacée les éprouvettes contenant les échantillons à examiner. On porte l'éprouvette ainsi refroidie directement dans le mélange réfrigérant, sans couche protectrice intermédiaire; l'agitateur et le thermomètre en place, on agite rapidement jusqu'à arrêt de la colonne mercurielle, soit après surfusion, soit sans surfusion. Le point d'arrêt constitue le repère inférieur, voisin du point cherché.

Pour l'eau distillée ce point est exact et représente le 0 du thermomètre à ce moment. Pour les dissolutions, il y a lieu de procéder à une rectification. On retire le tube du bain réfrigérant et on l'échauffe doucement en manœuvrant l'agitateur, ou même, si la glace tarde à fondre, en le prenant dans la main gauche par sa partie refroidie et en agitant de l'autre main. De la sorte, on fait fondre la glace formée. Dès que le thermomètre est monté de 5 ou 6 centièmes de degré, on cesse d'échauffer à la main, tout en continuant l'agitation; si la colonne de mercure tend à monter davantage ou ne redescend pas tout de suite de 2 ou 3 centièmes, c'est qu'on touche à la limite de la glace. On réintroduit aussitôt l'éprouvette dans le réfrigérant pour éviter la fusion totale des cristaux et on observe attentivement la descente du mercure, tout en agitant à raison d'environ 2 coups d'agitateur par seconde. En quelques secondes le mercure s'arrête ; on s'en aperçoit à ce que deux ou trois coups de l'agitateur ne font plus varier la colonne mercurielle. On cesse aussitôt l'agitation et on lit le chiffre atteint.

Après une minute ou deux d'attente, on fait une nouvelle lecture : le plus souvent la colonne n'aura pas bougé ; parfois, quoique très exceptionnellement, elle s'est élevée de 1/2 ou 1 centième de degré vers le 0. On prend comme définitive la dernière température lue. Si, au lieu de rester stationnaire ou de se relever quelque peu pendant la minute d'attente, le mercure baisse davantage, il faut recommencer le contrôle. Les résultats obtenus en suivant cette technique seraient très réguliers et s'écarteraient peu de la réalité.

Les appareils de Raoult et de Ponsot donnent des résultats plus exacts que ceux que nous venons de décrire, mais ils sont d'un maniement trop compliqué pour la clinique. Le cryoscope de Claude et Balthazard n'est du reste qu'une simplification de l'appareil de Raoult.

Causes d'erreur. — Nous avons dit que le thermomètre devait être très exact. Il est nécessaire d'en vérifier le 0, sinon avant chaque opération, au moins de temps à autre. Ceci se fait de la façon la plus simple en prenant le point de congélation de l'eau distillée. On sait, en effet, que celle-ci a un point cryoscopique de 0°. Pour des raisons d'ordre divers, il arrive que l'eau distillée congèle au-dessus ou au-dessous de 0, à + 0,2 ou à — 0,2 par exemple. Il suffit alors, dans le premier cas d'ajouter ce chiffre au Δ du liquide examiné, de le retrancher dans le second, pour avoir le point cryoscopique exact.

Les changements de pression ne constituent pas à eux seuls une cause d'erreur notable. Une augmentation de pression d'une atmosphère ne produit qu'une différence de 8 millièmes de degré. Les variations de pression de 1/10e d'atmosphère, comme on en observe dans la pratique, ne sauraient donc modifier de façon appréciable les résultats obtenus.

A côté de ces causes d'erreur tenant à la technique, on a relevé dans la méthode de la cryoscopie d'autres causes d'erreur tenant aux propriétés physiques des liquides eux-mêmes, notamment le fait que les liquides de l'organisme, de composition éminemment complexe, ne se comportent pas toujours de la même façon qu'une solution préparée *in vitro*.

Urine. — L'urine normale congèle de — 1,3 à — 2,2 pour Koranyi, de — 0,55 à — 1,85 pour Winter, de — 0,59 à — 2,24 pour Bouchard; soit entre — 1,5 et — 2. Il va de soi que son point de congélation varie selon que l'urine est plus ou moins concentrée. C'est ainsi que, chez les polyuriques, le point de congélation peut n'atteindre que — 0.17. Il résulte déjà de ce fait que l'indication du point cryoscopique d'une urine n'a de valeur que si elle est accompagnée de celle de la quantité émise en 24 heures.

On a proposé d'établir, tout au moins d'une façon approximative, l'activité des combustions organiques par différents procédés basés sur la cryoscopie de l'urine. Cette donnée est à peu près abandonnée aujourd'hui par le fait que, d'une part, d'autres procédés renseignent mieux sur l'intensité des échanges nutritifs et, d'autre part, les variations du point de congélation sont dues à de trop nombreux facteurs.

Actuellement, la cryoscopie de l'urine sert surtout à l'étude de la perméabilité rénale; nous y reviendrons dans un chapitre spécial.

La détermination du point cryoscopique de l'urine permet encore de savoir, le cas échéant, si ce liquide détruit les globules rouges par défaut de concentration moléculaire ou grâce à la présence de substances hémolysantes.

Sang. — En clinique, on détermine généralement non le Δ du sang total, mais celui du sérum. Les deux points de congélation diffèrent du reste très peu. Le sérum doit être clair, non laqué, fraîchement recueilli. Chez l'homme normal, le point de congélation du sang est voisin de — 0,56.

On a signalé un abaissement du point de congélation du sang surtout dans les cas de diminution de la perméabilité rénale, dans la néphrite interstitielle chronique, dans l'urémie et l'éclampsie.

Dans le diabète, on a noté aussi un abaissement de ce point de congélation. Il en est souvent de même dans les anémies.

Dans les maladies aiguës on observe des variations dans les deux sens, sans règle fixe.

Liquide céphalo-rachidien. — Chez les normaux, le liquide céphalo-rachidien est toujours hypertonique par rapport au sérum. Son point de congélation est de — 0,61 à — 0,70 d'après Widal et Ravaut, de — 0,50 à — 0,56 d'après Achard et Lœper.

Dans la méningite tuberculeuse, le point de congélation s'élève, le liquide céphalo-rachidien devient hypotonique (jusqu'à — 0,44). Dans la méningite cérébro-spinale, il n'y a pas de règle fixe. Dans les méningites chroniques, le point de congélation est généralement normal.

Sérosités pleurales. — Elles congèlent entre — 0,61 et — 0,51 (Koranyi et Tauszk), — 0,42 et — 0,56 (Achard et Lœper). On avait admis que les épanchements mécaniques étaient hypertoniques par rapport aux épanchements inflammatoires ; le fait est trop loin d'être constant pour que cette donnée puisse être utilisée en clinique.

On avait espéré tirer de l'examen comparatif des Δ du liquide pleural et du sérum du malade des indications pronostiques, le moyen de savoir notamment si l'épanchement était à la phase d'augmentation ou de diminution, En réalité, la cryoscopie ne peut donner ici de renseignement certain.

Liquides divers. — Le liquide d'ASCITE congèle entre — 0,46 et — 0,60. La cryoscopie ne donne pas de renseignements sur la nature de l'épanchement.

Le liquide d'ŒDÈME a généralement une concentration moléculaire moindre que celle du sérum. On a trouvé comme chiffres extrêmes — 0,42 et — 0,60.

Pour le SUC GASTRIQUE à jeun, Winter a trouvé — 0,36 à — 0,55. Le chyme a naturellement une concentration plus élevée, c'est-à-dire un point de congélation plus bas : — 0,80, 36 minutes après l'ingestion du repas d'épreuve ; — 0,50, au bout de 94 minutes.

Pour les PUS, Achard et Lœper ont constaté ce fait intéressant que le pus septique a un point de congélation plus bas (— 0,66 à — 0,74) que le pus tuberculeux (— 0,42 à — 0,56).

Les CRACHATS des tuberculeux avancés congèlent en moyenne à — 0,40 ; ceux des sujets atteints de bronchite chronique entre — 0,41 et — 0,47 ; les crachats des pneumoniques, riches en chlorures, ont un point cryoscopique moyen de — 0,58.

Le point cryoscopique du LAIT de femme varie de — 0,52 à — 0,61. La détermination du Δ ne peut renseigner sur la valeur nutritive du lait.

On a encore recherché le Δ du liquide d'hydrocèle (— 0,50 à — 0,52), des liquides articulaires (— 0,47 à — 0,53), de la sueur (environ — 0,20), de la salive (— 0,83), de la bile (— 0,65), du liquide amniotique (— 0,42 à — 0,60), du liquide des kystes de l'ovaire (— 0,48 à — 0,60), du liquide de vésicatoire (— 0,48 à — 0,54).

En résumé, à l'heure actuelle, la cryoscopie a été surtout utilisée pour l'étude de la perméabilité rénale. En dehors d'elle, le nombre des cas où elle trouve son application paraît singulièrement réduit. Il est intéressant sans doute de connaître le nombre de molécules ou la tension osmotique d'un liquide de l'organisme, mais beaucoup de propriétés de ce même liquide sont d'un intérêt plus réel et plus immédiat.

II. — HÉMOLYSE

On désigne sous le nom d'hémolyse la destruction des globules sanguins et la mise en liberté dans le liquide ambiant de l'hémoglobine qu'ils contiennent.

En clinique, on peut l'utiliser à divers points de vue : pour apprécier le pouvoir destructeur sur les globules d'une substance donnée, pour remplacer la cryoscopie des liquides normaux ou pathologiques, pour se rendre compte de l'état de résistance des globules eux-mêmes.

I. ***Pouvoir hémolytique***. — Le pouvoir destructeur des globules peut être dû à un défaut d'isotonicité du liquide ou à la présence de substances globulicides proprement dites, désignées sous le nom d'*hémolysines*.

1. **Recherche du pouvoir hémolytique.** — Il est intéressant, dans certains cas, de rechercher l'action d'un liquide non hémorragique sur les globules rouges. On sait, en effet, qu'il peut exister dans l'organisme certains composés mal connus qui ne révèlent leur existence que par leur propriété hémolytique.

Le procédé le plus simple consiste à laisser tomber une goutte de sang du porteur ou d'un individu sain dans un tube contenant une certaine quantité d'un liquide approprié ; on agite le tube pour bien mélanger, puis on laisse au repos, à la température de la pièce pendant une heure ou deux. Au bout de ce laps de temps, on centrifuge ; lorsque le liquide surnageant ne présente pas une coloration rouge nette ou lorsqu'il présente une coloration propre qui pourrait masquer celle de l'hémoglobine, on emploie la réaction par la teinture de gaïac et l'essence de térébenthine ou l'analyse spectroscopique.

Avec ce procédé, la coagulation gène quelquefois l'appréciation des résultats; en outre, les globules sont mélangés à une petite quantité de sérum. Enfin, on ne recherche que la présence d'action hémolytique, sans doser cette action.

Lorsqu'on veut obtenir des résultats plus précis, on emploie des globules défibrinés et lavés.

Technique. — A cet effet, on recueille quelques gouttes de sang, obtenues par piqûre du doigt, dans un tube contenant 5 à 10 centimètres cubes d'eau salée physiologique, de préférence à 7,5 pour 1000; on centrifuge, on décante et on lave de nouveau, deux ou trois fois de suite. On prépare ensuite une émulsion de globules dans l'eau salée à un titre quelconque. Le plus simple est de remplacer simplement le sérum par une quantité équivalente d'eau salée.

2. **Mesure du pouvoir hémolytique.** — Quand on veut mesurer exactement l'action hémolytique, il est préférable de se servir de *globules de lapins*. Les globules de ces animaux sont, en effet, plus sensibles que ceux de l'homme; en outre, chez les animaux jeunes et bien portants, leur limite de résistance est à peu près invariable.

Le sang du lapin est prélevé soit par ponction d'une veine, soit par ponction de l'oreillette. Il est recueilli dans de l'eau salée, défibriné et lavé comme nous venons de le voir pour les globules humains.

On conseille généralement de se servir pour le lavage et la préparation de l'émulsion d'une solution d'eau salée à 7 pour 1000. Remarquons, à ce propos, qu'on crée ainsi une sorte de seuil artificiel, attendu que, comme nous l'avons constaté nombre de fois, un certain nombre de globules, les moins résistants, sont détruits dans l'eau salée à 7 pour 1000.

L'émulsion ainsi préparée, on dispose sur un porte-tube une série de tubes à essai ordinaires contenant chacun 5 centimètres cubes d'eau salée à 7 pour 1000; dans chaque tube on laisse tomber un nombre progressivement croissant de gouttes du liquide à examiner, de 1 à 12; on ajoute ensuite une goutte de l'émulsion de globules dans chaque tube.

Il importe, pour ne pas modifier la tonicité du mélange, de ne pas ajouter plus de 12 gouttes du liquide à examiner. Pour plus de sûreté, on peut toujours, comme le conseille Pagniez, préparer un tube témoin, dans lequel on met, au lieu du liquide examiné, 12 gouttes d'eau distillée.

Après avoir agité les tubes pour bien mélanger, on les porte à l'étuve à 37° pendant deux heures. Au bout de ce temps, on centrifuge. Lorsque le liquide est globulicide, on constate, après centrifugation, une coloration hémoglobinique plus ou moins accusée dans un certain nombre de tubes.

La recherche et la mesure du pouvoir hémolytique des liquides de l'organisme n'ont encore donné que peu de résultats utilisables en clinique.

Rappelons seulement que, dans des cas d'ailleurs très rares, le sérum de l'homme peut être hémolytique pour les globules rouges d'un autre sujet.

Pour l'urine il faut se rappeler que ce liquide peut produire l'hémolyse par diminution de sa tonicité, comme on l'a observé chez les nouveau-nés et chez les individus soumis au régime lacté (Sabrazès et Fauquet).

L'acide hippurique est fortement globulicide. Enfin l'urée, en augmentant la tonicité de l'urine, ne modifie pas son action hémolysante, car elle n'agit sur les globules rouges à aucune concentration.

5. **Pouvoir hémolytique du liquide céphalo-rachidien.** — Nous avons appliqué spécialement la mesure de ce pouvoir à l'étude du liquide céphalo-rachidien.

Technique. — On prépare sur un petit support 6 à 8 tubes à centrifuger; on introduit dans chacun d'eux 10 gouttes de liquide céphalo-rachidien ; laissant ensuite un premier tube sans addition d'eau, on prépare dans les autres des dilutions successivement croissantes, par l'addition de 2, 4, 6, 8, 10, 12 et 14 gouttes d'eau distillée. En employant le même compte-gouttes, on est sûr d'obtenir des proportions constantes.

Si la quantité de liquide dont on dispose est par trop faible, on peut renoncer aux deux solutions supérieures ou espacer davantage les intervalles; au besoin, on pourrait aussi opérer sur 5 gouttes seulement de liquide céphalo-rachidien, additionnées de 1, 2, 3 gouttes d'eau distillée, sans qu'il y ait à cette manière de faire d'inconvénients sérieux.

Il importe que le liquide céphalo-rachidien employé ne contienne pas de globules sanguins en suspension, d'où la nécessité de le centrifuger au préalable s'il est hémorragique, originellement ou par mélange au cours de la ponction.

Après avoir agité tous les tubes pour assurer le mélange exact du liquide et de l'eau ajoutée, de façon à éviter le contact direct du sang avec l'eau, on fait tomber dans chacun d'eux une goutte de sang du malade, directement du bout du doigt ou à l'aide d'une pipette, mais sans laisser se produire de dessiccation susceptible d'altérer les globules et en évitant, autant que possible, de faire tomber le sang sur les parois du tube. On agite de nouveau pour assurer le mélange, et, au bout de quelques minutes, avant que le sang ait pu se coaguler dans

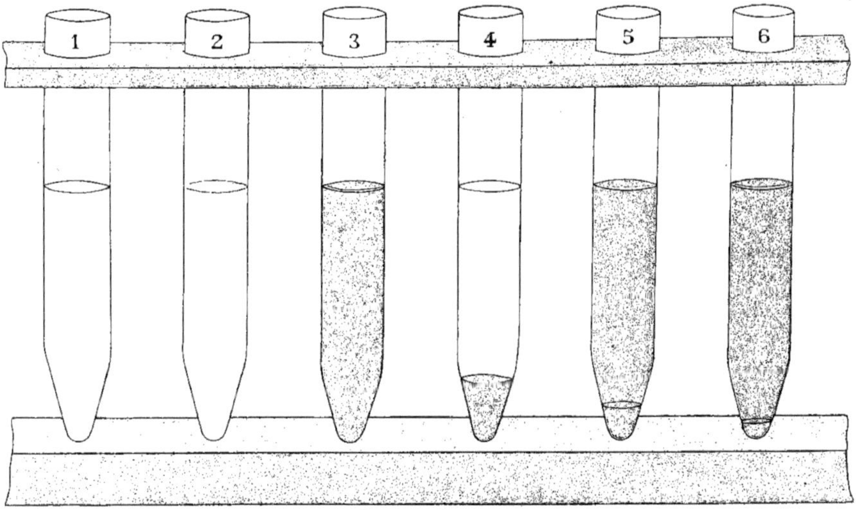

Fig. 46. — Hémolyse.

1. Liquide céphalo-rachidien normal. — 2. Liquide céphalo-rachidien ambré. — 3. Liquide céphalo-rachidien mélangé de sang (avant centrifugation). — 4. Liquide céphalo-rachidien non hémolysé (après centrifugation). — 5. Début d'hémolyse (après centrifugation). — 6. Hémolyse accentuée (après centrifugation).

les tubes, on les soumet à la centrifugation jusqu'à ce que la partie supérieure du liquide soit parfaitement limpide.

Il ne reste plus alors qu'à observer la coloration du liquide au-dessus du culot de centrifugation ; sa simple couleur à l'œil nu suffit presque toujours à renseigner sur l'absence ou l'existence d'hémolyse ; au besoin, on a recours à la réaction par le mélange de teinture de gaïac et d'essence de térébenthine. On note dans quel tube commence à se produire le laquage du sang et quelle en est l'intensité. Il va de soi que lorsque le liquide présente originellement, après sa centrifugation initiale, avant toute addition de sang, une teinte quelconque, il y a lieu d'en déterminer d'abord la nature et d'en tenir compte dans les examens ultérieurs.

Le plus souvent, on voit que les premiers tubes restent limpides et incolores (4, fig. 46) ; puis, en allant des dilutions faibles aux dilutions fortes, l'un d'eux présente une légère teinte rosée, hémoglobinique (5, fig. 46), donnant la réaction bleue au gaïac et les raies spectroscopiques de l'hémoglobine ; le suivant offre une coloration franchement rose, analogue à celle d'un sirop de grenadine étendu d'eau, et le troisième une teinte rouge foncé, semblable à celle d'un sirop de groseille (6, fig. 46). Dans quelques cas, le premier tube coloré est déjà franchement rose, et, dès le suivant, la teinte est rouge ; en pareille occurrence, si l'on fait une nouvelle dilution, intermédiaire à celle du dernier tube incolore et du premier tube coloré, on retrouve la légère teinte hémoglobinique qui marque le seuil de l'action hémolysante. Par abréviation, on peut désigner le degré du pouvoir hémolytique par le chiffre indiquant le nombre de gouttes d'eau distillée de la dilution active ; on dira, par exemple, que le sang laque à 10 gouttes quand c'est avec la dilution par 10 gouttes d'eau distillée qu'apparaît l'hémolyse ; il en résulte que le pouvoir initial est d'autant plus élevé que ce chiffre est plus bas.

Il est, le plus souvent, indispensable de recourir à la centrifugation ; on peut, il est vrai, obtenir quelquefois des résultats satisfaisants après quelques heures de simple dépôt ; mais, la plupart du temps, il intervient alors d'autres phénomènes qui peuvent modifier les résultats.

Causes d'erreur. — Il arrive quelquefois, lorsque, pour une raison ou pour une autre, la centrifugation est retardée, qu'il se produise un léger voile fibrineux qui masque la couleur jaunâtre du liquide; il suffit alors d'attendre la rétraction du coagulum et de le faire flotter en agitant légèrement le tube pour constater en dehors de lui la teinte caractéristique.

On peut aussi penser qu'un affaiblissement pathologique de la résistance globulaire des malades observés serait capable de modifier les résultats de la méthode; cette cause d'erreur nous a toujours paru négligeable en pratique. Pour l'éviter, il faudrait utiliser les globules de lapin préparés comme il a été indiqué plus haut; mais la méthode perdrait alors sa simplicité et sa facilité d'exécution sans beaucoup y gagner en précision.

A l'état normal, on peut fixer, pour le liquide céphalo-rachidien, au voisinage de 12 gouttes d'eau distillée pour 10 gouttes de liquide le seuil de l'action hémolytique. Quand cette limite subit un déplacement, elle est le plus souvent abaissée, mais elle peut aussi être anormalement élevée, jusqu'à 16, 18 gouttes ou plus.

Il est probable que l'hémolyse qui s'accuse par une progression rapide dans deux ou trois tubes consécutifs est dominée par le degré d'*isotonicité* du liquide céphalo-rachidien, tandis que celle qui s'étale uniformément sur plusieurs tubes consécutifs est surtout le fait de *lysines pathologiques*.

Le pouvoir hémolytique du liquide céphalo-rachidien subit des modifications variables et de sens contraire, au cours des diverses affections qui sont susceptibles de l'altérer. Presque toujours celles-ci commencent par élever le pouvoir hémolytique, mais cette élévation même met en jeu des forces défensives, et, à mesure que l'influence nocive s'éloigne ou que l'affection marche vers la guérison, le pouvoir hémolytique s'abaisse progressivement, non seulement jusqu'à revenir à son degré normal, mais souvent même jusqu'à le dépasser en sens inverse.

Les résultats fournis par la cytologie et par l'hémolyse ne sont nullement identiques et superposables; les renseignements que ces deux méthodes fournissent au diagnostic sont différents et un examen complet du liquide céphalo-rachidien doit les comprendre toutes les deux.

Dans les *méningites aiguës* l'hémolyse sert peu au diagnostic différentiel des espèces de méningites; elle est également positive, quoique avec une intensité différente, dans les méningites vraies anatomiques, dans les inflammations légères qui sont sans doute à la base de certains délires fébriles, et même dans le délire des grandes intoxications.

En cas de ponctions successives, l'hémolyse permet de suivre les phases de l'évolution de la maladie.

Elle est seule à même de séparer les méningismes purement fonctionnels des accidents du même ordre infectieux ou toxiques.

Enfin lorsque le culot contient du sang en abondance, l'hémolyse remplace parfois avantageusement la cytologie. Dans ce cas, il est le plus souvent impossible, en effet, d'apprécier sur les préparations microscopiques le nombre et le caractère des leucocytes mêlés aux hématies.

Dans les *processus chroniques*, la cytologie est généralement supérieure à l'hémolyse. Ce n'est que dans les cas de lésion irritative légère et dans les processus sans réaction méningée que l'hémolyse peut être plus sensible.

La recherche de l'action hémolysante est particulièrement utile lorsque le liquide retiré par piqûre est franchement hémorragique. Il est souvent difficile, en effet, de reconnaître si le sang provient originellement de la cavité arachnoïdienne ou s'il s'est accidentellement mélangé au liquide au cours de la ponction. La recherche du pouvoir hémolytique fournit alors des renseignements très précieux, car les hémorragies du névraxe, quelle que soit leur cause, ont pour effet d'exalter rapidement ce pouvoir, tandis que les autres lésions à symptômes similaires, l'embolie spécialement, n'exercent aucune influence de cette nature. Nous reviendrons plus loin sur les éléments de cette différenciation.

II. ***Hémolyse dans les liquides hémorragiques***. — Lorsqu'un liquide est hémorragique, tantôt il présente de l'hémolyse, tantôt il ne contient que des globules rouges en suspension. Pour s'en assurer, la technique est des plus simples. Aussitôt après avoir recueilli le liquide, on en centrifuge énergiquement une petite quantité. Les cellules et les globules se déposent au fond du tube. Le liquide qui surnage contient ou ne contient pas d'hémoglobine, ce dont on s'assure par la réaction du gaïac et de l'essence de térébenthine.

Pour que ce phénomène ait une signification clinique, il faut qu'il soit indépendant de la tonicité du liquide. Les tubes dans lesquels on recueille le liquide doivent être rigoureusement propres et secs, ne contenir ni eau, ni antiseptiques.

La centrifugation sera pratiquée aussitôt après le prélèvement. On sait, en effet, que les globules s'altèrent assez rapidement, même dans un liquide isotonique, surtout lorsque la température est élevée.

Pour l'appréciation des résultats, il faut toujours se souvenir que la tonicité n'est pas seule en cause et qu'il faut compter à côté de celle-ci avec l'action globulicide proprement dite.

Épanchements pleuraux et péritonéaux. — Dans les cas d'épanchement séreux hémorragique de la plèvre et du péritoine, l'hémolyse fournit un élément précieux de diagnostic. En effet, nous avons montré que le phénomène est habituellement positif dans les cas d'épanchement d'origine cancéreuse; alors qu'il est négatif dans les autres cas. Le fait a été confirmé par plusieurs auteurs. Il en est cependant de même dans les pleurésies hémorragiques gangréneuses (Milian).

Ce phénomène s'observe dans les liquides spontanément hémorragiques, mais les épanchements séreux d'origine cancéreuse n'exercent d'ordinaire aucune action sur le sang du doigt.

On peut se demander si l'hémolyse se produit dans le liquide grâce au déversement simultané d'une lysine, qui ne serait assez abondante que dans les cas de rupture hémorragique, ou si l'hémolyse ne se fait pas plutôt dans la tumeur elle-même, de telle sorte que le sang arriverait dans le liquide récepteur déjà altéré, contenant de l'hémoglobine en liberté qui n'aurait plus qu'à se dissoudre dans le liquide. L'existence de substances globulicides dans les tumeurs cancéreuses a pu, en effet, être établie directement d'autre part.

Urines. — Pour les urines hémorragiques la question est plus complexe. L'*hémoglobinurie* appartient à divers états pathologiques. Elle est très marquée, en particulier, dans l'affection décrite sous le nom d'hémoglobinurie paroxystique.

Il importe de savoir qu'à côté des cas d'hémoglobinurie facilement appréciable, avec coloration rouge du liquide après centrifugation, il en est d'autres où elle peut passer inaperçue lorsqu'on n'est pas prévenu. C'est ainsi que dans les néphrites épithéliales aiguës nous avons toujours trouvé un léger degré d'hémoglobinurie, le plus souvent non appréciable à la simple inspection, mais décelable par la réaction de la teinture de gaïac.

Liquide céphalo-rachidien. — Lorsque le liquide céphalo-rachidien retiré par ponction lombaire présente un aspect sanguinolent caractérisé (3, fig. 46), cet aspect peut être dû à une cause accidentelle ou à une hémorragie intra-arachnoïdienne. La recherche de l'hémolyse fournira à cet égard un renseignement d'autant plus précieux que les autres caractères mentionnés n'ont rien d'absolu : variations de coloration dans les différents tubes, décroissance de cette coloration, en cas d'hémorragie accidentelle; teinte du sang foncée, plus noirâtre, en cas d'hémorragie préexistante du névraxe.

Lorsque le liquide sanguinolent présente après centrifugation une coloration due à l'hémoglobine, on peut presque toujours affirmer que l'hémorragie a une origine intra-arachnoïdienne.

Il faut cependant tenir compte de deux causes d'erreur. Dans certaines méningites, très rarement d'ailleurs, le pouvoir hémolytique du liquide peut être assez exalté pour laquer le sang sans addition d'eau distillée; une hémorragie accidentelle peut par suite donner à ce liquide centrifugé une coloration hémoglobinique pouvant induire en erreur.

La seconde cause d'erreur, purement technique, peut résulter de l'entraînement, par le jet de liquide, de sang coagulé et desséché dans la canule, résultant de tentatives d'abord infructueuses de pénétration. Il suffit d'être prévenu de la possibilité de cette cause d'erreur pour l'éviter facilement.

Lorsque le liquide ne présente pas de coloration rouge après centrifugation, on n'est pas toujours en droit d'éliminer l'hypothèse d'hémorragie intra-arachnoïdienne, car il en est généralement ainsi lorsque la ponction est faite peu après l'hémorragie, dans les 36 premières heures après l'ictus d'une hémorragie cérébrale par exemple.

Pour trancher la question de la provenance du sang en pareil cas, l'examen cytologique est rarement utilisable ; il est, en effet, fort difficile de faire la part des leucocytes du sang extravasé et celle des cellules attribuées à la diapédèse inflammatoire. La recherche de la perméabilité méningée à l'iodure de potassium n'est pas utilisable dans tous les cas.

La recherche du pouvoir hémolytique du liquide, selon la technique décrite plus haut, constitue le procédé le plus simple et le plus sûr. L'existence d'un pouvoir hémolytique exalté sera en faveur d'une lésion hémorragique, tandis que son taux normal sera en faveur d'une hémorragie accidentelle. Mais pour l'interprétation des résultats, il faut tenir compte des deux données suivantes : d'une part, l'élévation du pouvoir hémolytique n'aura pas de valeur, s'il y a des présomptions en faveur de l'existence d'une autre lésion de l'axe nerveux susceptible d'exercer la même influence, telle qu'une méningite aiguë, de quelque nature qu'elle soit; d'autre part, la constatation d'un pouvoir hémolytique normal ne pourra être invoquée que contre l'hypothèse d'hémorragie récente, parce que l'observation prouve que l'exaltation initiale provoquée par les hémorragies est suivie d'un effet de réaction inverse dans les jours qui suivent.

Enfin nous avons montré, que lorsque le liquide céphalo-rachidien est hémorragique, il peut encore arriver que le liquide centrifugé offre une *coloration jaune* (2, fig. 46), ne présentant ni les réactions chimiques, ni les réactions spectroscopiques de l'hémoglobine.

Cette coloration jaune est tantôt reconnaissable seulement après centrifugation au-dessus du culot, dans un liquide plus ou moins sanguinolent au moment de sa sortie, tantôt appréciable d'emblée, dans un liquide d'ailleurs limpide.

Cette coloration ambrée, cette *xanthochromie*, reconnaît dans la grande majorité des cas une origine hémorragique. A côté de celle-ci il y a lieu de faire une place à la xanthochromie d'origine biliaire. Jusqu'à présent il n'y a malheureusement aucun caractère objectif qui permette de les distinguer l'une de l'autre. Peut-être, — la chose est moins certaine — faut-il admettre aussi une xanthochromie d'origine sérochromique.

La coloration hémorragique du liquide céphalo-rachidien, coloration hémoglobinique ou coloration ambrée, peut s'observer dans les cas d'hémorragie cérébrale ou méningée, de pachyméningite hémorragique, de tumeur cérébrale, de fracture du crâne, de commotion cérébrale. En outre, on la rencontre quelquefois dans les méningites aiguës septiques ou tuberculeuses, plus rarement dans les méningites chroniques. L'existence de méningites hémorragiques est, de ce fait, admise aujourd'hui sans conteste par tous les observateurs.

Sérum du sang. — Il arrive, dans certains états pathologiques, que le sérum du sang humain présente après centrifugation une coloration hémoglobinique nette, constituant ce qu'on a appelé l'état laqué du sérum. Le sérum laqué se rencontre dans un assez grand nombre d'empoisonnements, dans quelques états infectieux; il atteint son plus haut degré dans l'hémoglobinurie paroxystique.

Remarquons à ce propos que, pour pouvoir conclure à une hémolyse spontanée du sang, il faut, ou bien que la coloration soit très nette et très intense, ou bien qu'on ait pris des précautions spéciales pour le prélèvement et la centrifugation. Il arrive en effet assez souvent que le sérum du sang présente une légère coloration, à tel point que certains auteurs ont prétendu que le fait existait normalement.

Dans les cas douteux, on prendra bien garde qu'il ne coule pas de sang sur les bords du tube. On placera celui-ci dans la glace et l'on centrifugera dans un endroit frais. Le mieux serait même de pouvoir centrifuger le tube dans la glace même.

III. ***Résistance globulaire.*** — On désigne sous le nom abrégé de résistance globulaire le degré de résistance que les globules rouges opposent à la destruction dans un liquide hypotonique. On mesure cette résistance en plaçant les globules dans des solutions hémolysantes déterminées, et en comptant, soit le nombre des globules détruits, soit celui des globules qui ont résisté, soit encore en dosant la quantité de l'hémoglobine qui a diffusé dans le liquide.

On peut apprécier la destruction en l'observant, soit dans une solution unique après des intervalles de temps différents, soit dans des solutions différentes au bout d'un même laps de temps.

1. **Emploi de l'hématimètre.** — *a.* On fait une première numération des globules rouges du sang dans le sérum de Grancher, composé de 1 gramme de sulfate de soude dans 40 grammes d'eau, puis une seconde numération dans une solution formée de parties égales de sérum de Grancher et d'eau distillée, puis une troisième dans un liquide composé de 1/3 de sérum de Grancher et 2/3 d'eau distillée. Les numérations se font au bout d'une demi-heure (Chanel).

On emploie l'appareil de Malassez, et le sang est étendu de deux cents fois son volume de liquide. Le rapport des chiffres obtenus dans les deux dernières numérations, avec les chiffres de la première, mesure la résistance globulaire.

b. Veyrassat a apporté quelques améliorations à ce procédé : au lieu de l'appareil de Malassez, il emploie l'hématimètre de Hayem-Nachet; de plus, ayant reconnu que le sérum de Grancher détruisait presque toujours un certain nombre de globules, il fait la première numération dans un demi-centimètre cube de sérum de Hayem additionné de 2 millimètres cubes de sang.

Il fait ensuite trois autres numérations dans des mélanges au même titre de sang et des solutions I, II et III de Grancher. On fait le pourcentage des globules détruits par chaque solution en rapportant les chiffres obtenus au chiffre initial trouvé dans le liquide de Hayem.

Les chiffres fournis par la solution I indiquent le *seuil* de la résistance. En pratique, il suffit généralement de déterminer la résistance moyenne au moyen de la solution II.

c. Malassez fait un mélange en proportions déterminées de sang et de sérum artificiel et pratique des numérations successives à des intervalles de temps fixes.

d. Avec le procédé de Janowsky, on emploie deux solutions de chlorure de sodium, l'une à 0,9 pour 100, l'autre à 0,4 pour 100. On compte le nombre de globules dans chaque solution au bout de cinq minutes.

Causes d'erreur. — Les erreurs de numération proprement dites, c'est-à-dire d'appréciation du nombre des globules, ne doivent pas entrer en ligne de compte pour un observateur exercé et attentif. Elles ne doivent, en tout cas, pas dépasser 10 pour 100, chiffre négligeable dans la plupart des cas.

La plus grosse difficulté, la véritable cause d'erreur, résulte du fait que les globules sont souvent très altérés sans être détruits; on hésite sur ce qu'il faut compter comme globules et ce qu'il convient de laisser de côté comme débris informes. Il faudrait trouver un procédé qui permît de fixer, d'une façon précise, la limite entre globules et débris, de façon à supprimer autant que possible l'appréciation personnelle.

2. **Emploi de l'hématocrite.** — Le procédé de Hamburger et Hédin, basé sur l'emploi de l'hématocrite (fig. 40), est à rapprocher des procédés de numération. Des dilutions de quantité fixe de sang dans des solutions isotoniques doivent, dans un temps égal, donner des dépôts globulaires de volume égal; pour une même substance, le volume globulaire est en raison inverse de la concentration de sa solution.

On fait donc une dilution de sang dans un certain volume de solution isotonique, puis une dilution au même titre dans un même volume de solution hypotonique; au bout d'un laps de temps déterminé, on centrifuge et l'on compare les résultats.

3. **Procédés colorimétriques.** — Le procédé de Vaquez et Ribierre est le plus pratique. On prépare les solutions au moment de s'en servir au moyen d'eau distillée et d'une solution-mère de chlorure de sodium à 0,50 ou 0,60 pour 100. Chauffard recommande l'emploi d'une solution-mère unique à 0,7 pour 100. Le chlorure de sodium cristallisé contenant une certaine quantité d'eau, on emploie uniquement du chlorure de sodium fondu. Dans une série de petits tubes de 3 centimètres cubes de capacité, on mélange solution-mère et eau distillée ainsi qu'il suit : 1er *tube* : 48 gouttes de solution de NaCl à 0,50 + 2 gouttes d'eau distillée = solution à 0,48; 2e *tube* : 46 gouttes de solution de Na Cl à 0,50 + 4 gouttes d'eau distillée = solution à 0,46. Et ainsi de suite.

Pour bien assurer le mélange, on met dans les tubes d'abord l'eau distillée. On se sert du même compte-gouttes pour l'eau salée et pour l'eau distillée. On emploie une pipette spéciale, dont la partie renflée contient environ 2 centimètres cubes. Cette partie renflée renferme une petite bille, comme le mélangeur de Potain. Sur la partie effilée se trouve un trait correspondant à la 1/30e partie du volume total de la pipette. Toute la verrerie est stérilisée à l'étuve sèche. La solution-mère est stérilisée à l'autoclave en ampoules scellées, pour éviter l'évaporation.

Le sang est obtenu par piqûre du doigt, avec les précautions habituelles d'asepsie. On aspire d'abord le sang jusqu'au premier trait, puis le liquide de dilution jusqu'à la partie supérieure de la portion renflée.

On verse successivement les mélanges dans de petits tubes cylindriques de même contenance. On bouche avec des bouchons de caoutchouc, puis on numérote les tubes. On les laisse reposer pendant cinq minutes, puis on centrifuge. Les auteurs emploient un centrifugeur à main faisant 3000 tours à la minute.

On note ensuite les résultats. Il faut tenir compte : 1° du titre de la solution dans laquelle se produit le début de l'hémolyse; 2° du titre de la solution où se produit l'hémolyse macroscopique totale, c'est-à-dire où, après agitation, on n'obtient aucun trouble du liquide surnageant fortement teinté.

La première solution, représentant la résistance minima, est désignée par R_1, la seconde, représentant la résistance maxima, par R_2. La valeur de R_1 et de R_2 est exprimée par le nombre de centigrammes pour 100 de Na Cl que contient la solution correspondante, par exemple, $R_1 = 44$, $R_2 = 30$. D'après les auteurs, il convient d'attacher une grande importance à l'étendue de la résistance, c'est-à-dire à l'écart qui sépare R_2 de R_1.

Pour établir les courbes de résistance globulaire, on porte en abscisses le titre pour 100 de la solution de Na Cl, en ordonnées les mentions : pas d'hémolyse, hémolyse légère, nette, très nette, totale.

Les procédés de Mosso, de Gallerani, de Viola, de Jona, de Fulloni, de Cavazzani ne diffèrent du précédent que par des détails de technique.

Hamburger emploie des tubes spéciaux munis d'un entonnoir et des solutions de Na Cl de titre décroissant. Il détermine à la fois la résistance totale (indiquée par le début de l'hémolyse), la tension osmotique primitive du contenu globulaire, le volume pourcentuel du contenu; de ces différentes valeurs, il tire la résistance propre du protoplasma.

Lapicque et Vast déterminent, par la colorimétrie, quelle est la proportion d'hémoglobine qui a diffusé dans chaque tube.

Landois dilue une petite quantité de sang dans une solution de chlorure de sodium à 0,5 pour 100 ; en examinant au microscope le mélange placé dans un porte-objet à cellule, il cherche quelle quantité d'eau il faut ajouter pour obtenir la destruction globulaire totale.

Janowsky et Lang apprécient le degré d'hémolyse par le degré de transparence du mélange de sang et de solution saline.

Nous ne mentionnerons que pour mémoire d'autres procédés difficilement utilisables en clinique : inclusion de sang frais dans la paraffine (Maragliano et Castellino), résistance à l'action des courants électriques (Rollett, Bernstein, Becker, Scharffenroth, Laker, Buffa), utilisation de la conductibilité électrique (Henri et Calugareanu).

Causes d'erreur. — Les procédés colorimétriques présentent aussi un certain nombre de causes d'erreur.

D'abord, destruction globulaire et diffusion de l'hémoglobine ne sont pas des phénomènes absolument parallèles.

En outre, avec ces procédés, l'équation personnelle n'est pas absolument supprimée.

On constate, en effet, que, dans les tubes précédant celui où commence l'hémolyse, un nombre assez considérable de globules sont détruits. La diffusion de l'hémoglobine n'est, pas plus que la destruction globulaire, un phénomène brusque, se produisant sans transition. Fréquemment, en effet, avant le tube nettement coloré en rose, on voit deux ou trois tubes dont le liquide est jaunâtre, qui contiennent manifestement de l'hémoglobine dissoute, ce dont nous nous sommes assurés à maintes reprises par la réaction de la teinture de gaïac et de l'essence de térébenthine. On est embarrassé, dans ces cas, pour dire quel est le seuil de la résistance.

Chez l'homme sain, le début de l'hémolyse macroscopique se manifeste dans une solution de NaCl à 0,44 pour 100 (Hamburger), de 0,42 à 0,48 (Vaquez et Ribierre). L'hémolyse est complète de 0,32 à 0,36 pour 100 (Vaquez et Ribierre).

La proportion des globules détruits par la solution II de Grancher est de 38 à 45 pour 100 (Veyrassat).

Des nombreux travaux entrepris sur la résistance globulaire, deux résultats seulement paraissent définitivement acquis, l'augmentation de cette résistance dans les diverses formes de l'ictère et dans le cancer.

TROISIÈME SECTION
PROPRIÉTÉS OPTIQUES

CHAPITRE PREMIER
COLORIMÉTRIE

I. — MÉTHODE GÉNÉRALE

Les dosages colorimétriques sont moins exacts que les dosages pondéraux, qui seuls donnent d'ailleurs des chiffres directs, mais les premiers permettent des dosages de quantités de substances beaucoup plus faibles.

Le dosage d'une substance colorée par l'intensité colorante de sa solution repose sur cette donnée que, lorsque deux solutions d'un même corps présentent la même intensité de coloration, elles contiennent des proportions de substance colorée inversement proportionnelles aux épaisseurs sous lesquelles elles présentent cette égalité de teinte.

I. ***Colorimètres.*** — Cette comparaison exige en principe l'emploi d'appareils comportant des tubes ou des cuves exactement calibrés, à faces parallèles, pour que l'absorption de la lumière se fasse toujours sous la même épaisseur dans les mêmes conditions. Cependant, pour les dosages approximatifs, on peut se servir de simples éprouvettes cylindriques, de même calibre et de verre de même épaisseur, la comparaison étant faite suivant l'épaisseur des tubes, et non suivant leur hauteur.

Pour établir le dosage colorimétrique, on compare la solution à doser avec un *étalon*; pour arriver à l'*égalité de teinte*, on fait varier tantôt l'étalon, tantôt la solution à déterminer, tantôt même les deux à la fois.

L'étalon peut être représenté par une solution, soit de la même substance que celle qu'on doit doser, soit d'une autre substance de coloration exactement semblable ; il peut aussi être constitué par un corps solide (papier, verre, etc.), présentant une coloration identique à celle de la solution à doser. Les solutions étalons sont plus facilement comparables, mais ont l'inconvénient de se décolorer rapidement à la lumière; les étalons solides sont plus fixes, mais leur coloration n'est jamais tout à fait identique à celle de la substance à doser.

Un procédé plus rarement employé consiste à superposer à la couleur de la solution à déterminer sa couleur complémentaire, jusqu'à ce que les rayons qui les traversent soient blancs. Des tables de graduation permettent de déduire la proportion de matière colorante cherchée de l'intensité de la couleur complémentaire qui a été nécessaire pour l'annuler.

Causes d'erreur. — La principale cause d'erreur de la colorimétrie provient des difficultés de constatation et de comparaison des teintes. En effet, sans tenir compte des diverses dyschromatopsies pathologiques, il est certain que, dans l'appréciation d'une couleur ou d'une teinte, le coefficient personnel de chaque observateur joue un grand rôle. L'acuité visuelle et l'adaptation de l'œil à l'examen de faibles différences de teintes influent notablement sur la constatation des résultats. L'habitude joue un grand rôle, on arrive assez vite, par l'exercice, à obtenir des résultats précis, mais les premières constatations sont souvent inexactes.

Plus les teintes sont foncées, plus l'erreur peut être grande dans les comparaisons. De plus, la comparaison exacte entre deux solutions colorées n'est possible que si elles sont absolument identiques dans leur composition, et si le dissolvant de l'une d'elles ne possède pas une coloration propre, dont la superposition à celle de la substance dissoute viendrait créer une teinte mixte, échappant à toute comparaison exacte.

La seconde cause d'erreur provient de l'application même du principe d'après lequel pour une même teinte les épaisseurs sous lesquelles on examine une solution colorée sont en raison inverse de sa concentration. En réalité, l'absorption des rayons lumineux n'est pas uniformément proportionnelle à l'épaisseur de la couche qu'ils traversent; sa courbe ne suit pas une ligne droite, mais bien une ligne sinueuse, et souvent spécifique pour chaque substance. Les procédés colorimétriques basés sur ce principe ne seraient donc tout à fait exacts que si l'on tenait compte de la courbe d'absorption propre à chaque substance examinée; toutefois, pour les besoins de la clinique, ils peuvent être employés en faisant abstraction de cette courbe.

1. **Colorimètre de Duboscq**. — L'appareil (fig. 47) se compose d'une tablette de laiton, fixée verticalement, portant à sa base un miroir, mobile autour de son axe horizontal et pouvant réfléchir la lumière vers le haut; au-dessus se trouve une tablette horizontale, percée de deux orifices, dans lesquels prennent place deux godets formés par des glaces bien blanches et d'égale épaisseur. L'un reçoit la solution type, l'autre celle à analyser. Dans chacun de ces godets plonge un cylindre de cristal, à extrémité parfaitement plane et exactement perpendiculaire à l'axe; à l'aide de deux pignons mobiles engrenant

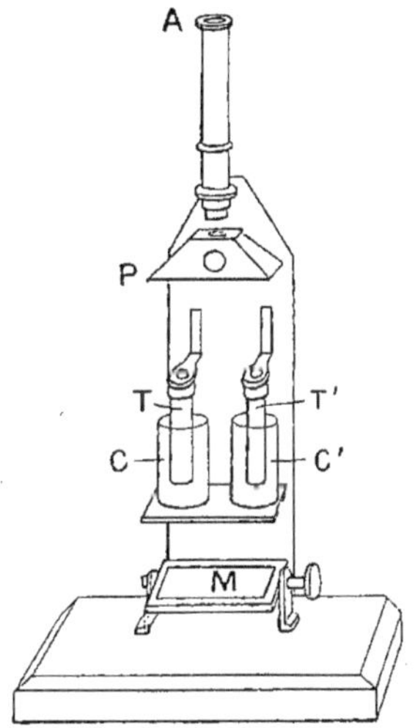

Fig. 47. — Colorimètre de Duboscq.

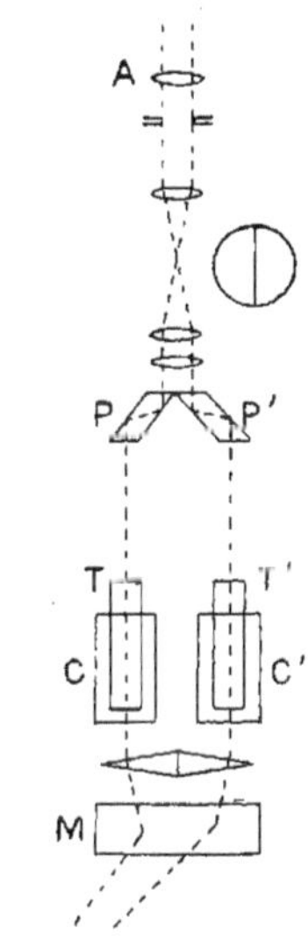

Fig. 48. — Colorimètre de Duboscq. Marche des rayons.

dans des crémaillères, on peut faire monter ou descendre chaque cylindre dans le godet correspondant, indépendamment l'un de l'autre. Chaque pignon entraîne un index, muni d'un vernier, se mouvant le long d'une échelle en millimètres gravée le long des crémaillères. La position de cet index sur l'échelle indique exactement en millimètres la distance entre le fond du godet et l'extrémité du cylindre. Lorsque les cylindres touchent le fond des godets, l'index marque 0.

Les rayons lumineux, réfléchis verticalement par le miroir (fig. 48), traversent successivement de chaque côté le fond du godet, l'épaisseur du liquide qu'il contient, le cylindre, et viennent ensuite traverser un système de prismes, qui les ramène en contact, de telle sorte que les deux images sont adjacentes dans le champ d'une petite lunette qui termine le colorimètre.

Technique. — Dans un des godets, on place la solution à déterminer, dans l'autre une solution de la même substance de titre connu. On fixe un des pignons à une hauteur déterminée; puis, en regardant par l'oculaire, on tourne l'autre pignon, dans un sens ou dans l'autre, jusqu'à ce qu'on obtienne l'égalité de teinte. Il ne reste plus alors qu'à lire les indications des index et à appliquer la formule ci-dessous.

Les deux solutions présentant la même teinte, sous des épaisseurs différentes, leur teneur en substance colorante est inversement proportionnelle à leur épaisseur respective; dès lors, q étant la quantité de substance dissoute dans la solution type; h, l'épaisseur de cette solution dans le tube; h', l'épaisseur de la solution à déterminer dans l'autre tube; la quantité x de substance dissoute dans la solution à déterminer est donnée par les formules :

$$\frac{x}{q}=\frac{h}{h'}, \quad \text{d'où} \quad x=\frac{hq}{h'}.$$

2. **Colorimètre de Barth.** — On peut obtenir des résultats plus précis en employant le colorimètre de Barth. Cet instrument se compose d'un trépied, supportant une boîte en laiton noirci, divisée en deux parties égales. Dans ces deux parties, les parois externes et les parois supérieures sont mobiles et peuvent s'enlever facilement. Sur la paroi postérieure de chaque moitié se trouve un orifice circulaire très rapproché de la paroi de séparation. Devant chacun de ces orifices est placé un prisme à réflexion totale, amenant les rayons provenant des deux orifices à être adjacents dans le foyer d'une loupe formant oculaire. Sur la paroi antérieure se trouvent deux ouvertures circulaires servant au passage des rayons lumineux. Dans chaque moitié de la boîte se place une cuve de section triangulaire, en verre, maintenue en place par des supports. La forme triangulaire de ces cuves permet d'obtenir plus de sensibilité avec une plus petite quantité de liquide; une faible addition de liquide fait, en effet, changer rapidement la dilution dans la tranche observée suivant la longueur. Le couvercle de la boîte est percé de deux orifices, l'un permettant le passage d'un agitateur

plongeant dans la cuve pour assurer l'uniformité du mélange, l'autre laissant passer l'extrémité de la burette de Mohr, avec laquelle on fait la dilution.

Dans une des cuves, on met la solution type de titre connu, et dans l'autre celle à déterminer. On dilue la solution type à l'aide de la burette de Mohr contenant le dissolvant, en remuant constamment avec l'agitateur pour obtenir un mélange exact. La comparaison entre les deux teintes se fait très facilement en regardant par la loupe, puisqu'on a les deux images adjacentes l'une à l'autre. L'éclairage doit être intense; néanmoins, il vaut mieux se servir d'une source lumineuse artificielle blanche que de la lumière solaire.

L'égalité de teinte obtenue, il est facile, connaissant le titre de la solution type et la quantité dont on a dû la diluer, d'en déduire, par la formule ci-dessus, le poids de la substance colorante dans la solution à déterminer.

Étalons solides. — On peut aussi avoir recours à des étalons solides, en verre, qui remplacent alors la cuve contenant la solution type.

II. **Dosage de l'iode.** — On évapore au bain de sable 50 centimètres cubes d'urine auxquels on ajoute 5 centimètres cubes de solution normale de soude. L'évaporation terminée, on calcine sur la flamme d'un bec de Bunsen. Le résidu est dissous dans de l'eau distillée à laquelle on ajoute quelques gouttes de chlorhydrate d'ammoniaque. On fait alors bouillir jusqu'à ce que toute l'ammoniaque se soit évaporée et qu'on n'en sente plus l'odeur. A ce moment, le liquide doit être neutre. On filtre, et les eaux de lavage sont recueillies dans un flacon se bouchant à l'émeri. On y ajoute alors 5 centimètres cubes de sulfure de carbone et, goutte à goutte, de l'acide nitrique nitreux, en agitant jusqu'à ce que la couleur rouge du sulfure de carbone ne change plus. On reprend alors, à l'aide d'une pipette, le sulfure de carbone au fond du flacon, et on le met dans une éprouvette semblable à celle des étalons.

Étalons. — On fait des solutions très exactement titrées d'iodure de potassium; puis, on les traite avec le sulfure de carbone et l'acide nitrique nitreux, comme on l'a fait pour l'urine; le sulfure de carbone coloré en rouge est mis dans de petites éprouvettes, de diamètres exactement semblables, qu'on ferme hermétiquement à la paraffine ou qu'on scelle à la lampe.

Chaque tube étalon correspond à une quantité déterminée d'iodure. On établit toute une échelle de ces étalons allant de deux en deux centigrammes d'iodure depuis 0,01 jusqu'à 0,5.

Il suffit alors de comparer le tube contenant l'urine avec les tubes étalons et de rechercher quel est celui d'entre eux avec lequel il présente l'égalité de teinte et d'intensité colorante. Connaissant la quantité d'iodure correspondant à chaque étalon, il est facile, par un simple calcul, de connaître la quantité d'iodure contenue dans les 50 centimètres cubes d'urine traités. En effet, dans le tube étalon ayant donné l'égalité de teinte, on a un poids connu d'iode P dissous dans un volume également connu V; par une simple proportion, on en déduit le poids p d'iode dissous dans le volume connu v de l'urine à déterminer, d'après la formule $p = \frac{P}{V} \times v$.

Si la teinte de la solution est intermédiaire entre celles de deux tubes étalons, on prend pour représenter P la moyenne entre les poids de substance dissoute dans chacun de ces deux étalons. La comparaison doit toujours se faire avec la lumière réfléchie par un papier blanc placé derrière les tubes.

Les tubes étalons doivent être conservés à l'abri de la lumière, car ils se décolorent à la longue. Il est bon de les vérifier de temps en temps et de ne pas les employer trop longtemps.

III. ***Dosage de l'acide salicylique.*** — Il faut d'abord, par l'essai qualitatif, reconnaître approximativement la quantité de salicylate contenue dans l'urine (voy. *Chimie*). Si la coloration violette obtenue est immédiatement très marquée, on opère sur 10 centimètres cubes d'urine; si elle est très faible, on en prend 50 centimètres cubes. En tout cas, on ramène à 50 centimètres cubes avec de l'eau distillée. On ajoute XII gouttes d'acide chlorhydrique, de manière à mettre en liberté tout l'acide salicylique; on verse l'urine acidifiée dans un entonnoir à séparation. On agite trois fois de suite avec 10 centimètres cubes d'éther sulfurique. On laisse reposer pendant quelques heures. On décante l'éther que l'on fait lentement évaporer. Le résidu est alors repris avec 15 centimètres cubes d'une solution de 1 gramme de solution aqueuse officinale de perchlorure de fer dans 100 grammes d'eau distillée.

La solution prend une coloration violette plus ou moins intense. On en prélève quelques centimètres cubes qu'on compare aux tubes étalons en les plaçant dans un tube exactement semblable à eux.

Étalons. — On prépare, comme pour l'iodure, des solutions de salicylate de soude de titres connus, puis on les traite avec la solution de perchlorure de fer indiquée ci-dessus. Les solutions colorées obtenues ainsi sont placées dans des tubes de même diamètre et étiquetées selon la quantité de salicylate qu'elles contiennent.

La comparaison et le calcul se font comme pour l'iodure. Les tubes étalons doivent également être conservés à l'obscurité.

IV. ***Dosage de l'indol et des phénols***. — On a proposé (Amann) cette même méthode pour doser l'indol et les phénols urinaires. Pour cela, on prépare une série d'étalons contenant des quantités fixes de ces corps (indigotine et phénols combinés avec l'acide diazobenzylsulfurique). Ces corps, retirés de l'urine traitée comme on l'a vu (p. 164), et mis en solution, sont comparés avec les étalons, dans des éprouvettes de même épaisseur.

V. ***Dosage des substances colorantes éliminées par les reins***. — Les méthodes colorimétriques peuvent seules être employées pour le dosage du bleu de méthylène ou de la rosaniline contenus dans les urines des vingt-quatre heures pendant l'exploration rénale. Nous n'indiquerons ici que le dosage de leur quantité totale, l'établissement de leurs courbes d'élimination sera traité plus loin.

On prend deux bocaux de verre semblables, gradués en centimètres cubes et d'une contenance de deux à trois litres. Dans un de ces bocaux, on met 25 centimètres cubes du mélange de l'urine des vingt-quatre premières heures après l'injection. Si on dose le bleu de méthylène, l'urine doit être bouillie auparavant avec quelques gouttes d'acide acétique pour régénérer le chromogène; s'il s'agit de rosaniline, on ajoute simplement quelques gouttes d'acide azotique.

Cela fait, on dilue les 25 centimètres cubes d'urine avec deux ou trois litres d'eau, de manière à n'avoir plus qu'une très faible coloration, verte ou rose suivant la substance en cause. On note exactement la quantité d'eau ajoutée.

Dans l'autre bocal, on met 25 centimètres cubes d'urine gardée depuis la veille, avant l'injection. On les dilue avec la même quantité d'eau que celle employée pour le premier bocal. On laisse alors couler dans le dernier bocal, au moyen d'une pipette graduée, goutte à goutte, une solution de titre connu de bleu de méthylène ou de rosaniline. La solution colorée doit s'écouler très lentement et il faut avoir soin d'agiter continuellement le mélange avec une baguette de verre. Cette addition de matière colorante doit se faire dans certaines conditions, nécessaires pour qu'on puisse bien faire la comparaison entre les deux bocaux. Pour cela on les place l'un à côté de l'autre devant une feuille de papier blanc pour faire écran. On ajoute la solution colorante goutte à goutte, en agitant et en comparant constamment les teintes.

Une fois l'égalité absolue de teinte des deux bocaux obtenue, il ne reste plus qu'à lire sur la pipette la quantité de solution colorante employée. Connaissant le taux de la solution et la quantité qui en a été utilisée, on calcule le poids exact de la matière employée. Si on désigne ce poids par n, pour savoir combien il y avait de cette substance dans l'urine des vingt-quatre heures, il n'y a plus qu'à multiplier n par le volume V des urines, et à diviser par 25, nombre des centimètres cubes employés pour le dosage. Soit $x = \frac{nV}{25}$.

On peut aussi avoir recours à des étalons solides; on prépare alors des objets (papier, fils de coton, etc.) qu'on colore avec des solutions déterminées de la substance à doser. On les laisse sécher et ils peuvent alors servir d'étalons. On trempe un objet de même nature dans la solution à examiner, on sèche et on compare aux étalons, étiquetés selon les solutions qu'ils représentent. Ce procédé est peu exact.

Causes d'erreur. — Outre les causes d'erreur que comportent tous les procédés colorimétriques, ce procédé en présente une autre particulière tenant au mélange des couleurs.

En effet, surtout avec le bleu de méthylène, il est souvent difficile d'obtenir dans les deux bocaux l'égalité non seulement de l'intensité de la coloration, mais surtout de la nuance. Il arrive souvent que la nuance est beaucoup plus verte dans un des bocaux que dans l'autre, bien qu'on ait employé de l'urine pour le mélange également dans les deux bocaux. Pour y remédier, on peut ajouter quelques gouttes d'une solution d'acide picrique au bocal présentant une teinte trop bleue.

Cette cause d'erreur est moins sensible avec la rosaniline, car le rouge et le jaune se superposent simplement, tandis que le bleu et le jaune se combinent pour donner une coloration verte.

VI. **Dosage du fer dans le sang.** — Une petite quantité de sang est placée dans une capsule de platine. On la soumet à la calcination; le fer du sang se transforme en oxyde de fer; on ajoute alors du sulfate acide de potasse (SO^4KH) et on chauffe jusqu'à ce qu'il ne s'échappe plus de vapeurs de soufre et que le résidu soit bien blanc. L'oxyde de fer s'est transformé alors en sulfate ferrique.

On reprend ce résidu avec de l'eau chaude, on lui ajoute de l'acide chlorhydrique et du sulfocyanure d'ammonium; le liquide prend une coloration rouge jaunâtre. On compare alors cette coloration, par un procédé colorimétrique, à celle d'une solution type de fer préparée de la même manière.

Le *colorimètre* de Jolles (fig. 49) se compose d'un cylindre de métal verni (C), fendu sur un de ses côtés ; il est divisé intérieurement, au tiers de sa hauteur, en deux parties inégales, par une plaque métallique (B), percée de deux orifices ; la partie inférieure (K′) est ouverte sur sa face antérieure, et contient un écran blanc (R), mobile, réfléchissant la lumière vers les deux orifices. Ces deux derniers sont destinés à recevoir l'extrémité des deux tubes contenant les solutions à comparer. Ces deux tubes sont des cylindres de verre gradués en centimètres cubes et exactement calibrés, d'une contenance de 15 centimètres cubes. L'un de ces tubes (E) porte à son extrémité inférieure un petit robinet (H), qui passe à travers la fente verticale du colorimètre. Ces deux tubes sont fermés à leur extrémité inférieure par des plaques de verre, ajustées et maintenues par un dispositif métallique. On place sur le tube sans robinet (D) une plaque de verre maintenue par une pièce de métal, au-dessus du ménisque formé par le liquide ; dans l'autre tube, on introduit sur la surface du liquide un petit flotteur composé de deux lames de verre aux

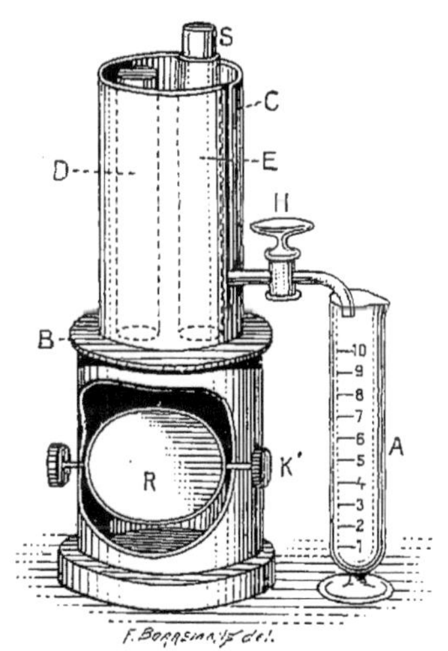

Fig. 49. — Colorimètre de Jolles.

extrémités d'un cylindre d'aluminium, pour éviter la formation du ménisque et faciliter la lecture de la graduation.

Technique. — On prélève par piqûre du doigt, dans une pipette capillaire graduée, 0,05 centimètre cube de sang, en évitant avec soin les bulles d'air. On chasse cette petite quantité de sang dans une capsule de platine bien propre. On lave soigneusement la pipette, en aspirant à plusieurs reprises de l'eau distillée qu'on refoule dans la capsule. On saisit alors la capsule avec une pince à mors de platine et on la porte sur la flamme bleue d'un bec de Bunsen, en la tenant un peu éloignée de la flamme, jusqu'à ce que la dessiccation soit complète, sans calcination. On peut aussi mettre la capsule au bain-marie, jusqu'à ce que son contenu soit bien desséché et ait pris une coloration brun noir. A ce moment, on porte la capsule en pleine flamme, pour effectuer la calcination. Il ne faut pas chercher à l'obtenir avant la dessiccation complète, pour éviter la conflagration avec projection de parcelles.

L'incinération complète obtenue, on fait tomber dans la capsule $0^{gr},10$ de sulfate acide de potasse en poudre, desséché et pulvérisé. On tâche de lui faire recouvrir entièrement la tache formée par les cendres du sang. On reporte sur une flamme douce jusqu'à ce que le sulfate acide se soit fondu, on le fait couler sur toute la tache pour obtenir un mélange intime. On chauffe alors de nouveau dans la flamme bleue jusqu'à ce qu'il ne s'échappe plus de vapeur et que la tache soit devenue absolument blanche, sans coloration jaune de soufre. On laisse refroidir quelques minutes et on reprend par l'eau. Pour cela, on ajoute d'abord 5 centimètres cubes d'eau distillée et on chauffe légèrement. On verse cette première quantité dans le tube sans robinet du colorimètre. On ajoute ensuite de l'eau distillée, petit à petit, dans la capsule pour la laver complètement et on la verse à mesure dans le même tube. On remplit alors avec de l'eau distillée, jusqu'à ce que le liquide affleure la division 10 du tube. On attend quelques minutes que le liquide se soit bien refroidi, et on ajoute 4 centimètres cubes d'une solution aqueuse de sulfocyanure d'ammonium à $7^{gr},5$ pour 1000 et 1 centimètre cube d'acide chlorhydrique au 1/5. A ce moment, le liquide prend une couleur rose, on retourne le tube pour bien effectuer le mélange et on le remplit entièrement avec la solution de sulfocyanure de manière à avoir un ménisque convexe saillant. On fait alors glisser la lame de verre sur le ménisque, en évitant d'emprisonner des bulles d'air, et on l'assujettit avec l'anneau métallique.

Dans le tube à robinet, on introduit 1 centimètre cube de la solution type de fer qui contient exactement 0gr,0005 de fer par centimètre cube ; on dilue avec de l'eau distillée jusqu'à la division 10, et on ajoute, comme à l'autre tube, 1 centimètre cube d'acide chlorhydrique au 1/3, et 4 centimètres cubes de solution de sulfocyanure d'ammonium. On place alors, en le posant très délicatement à la surface du liquide, le petit flotteur dont les verres doivent être très propres.

Les tubes sont placés dans le colorimètre, leurs extrémités métalliques entrant dans les orifices de la plaque. Le robinet doit passer par la fente latérale et on place une petite éprouvette au-dessous de lui pour recueillir le liquide qui s'écoulera. En manœuvrant l'écran, on cherche à éclairer également le fond des deux tubes. Le tube à robinet présente toujours une coloration beaucoup plus intense que l'autre. On laisse alors s'écouler une partie du liquide qu'il contient, en ouvrant doucement le robinet. On compare constamment les deux tubes et on laisse couler jusqu'à ce qu'on ait obtenu l'égalité de teinte et la même intensité colorante dans les deux tubes. Il suffit alors de lire, sur la graduation du tube à robinet, la hauteur à laquelle s'est arrêtée la surface du liquide, à la partie inférieure du flotteur. Le nombre de centimètres cubes qui restent dans le tube indique, en se reportant à la table qui se trouve avec l'appareil, la quantité de fer en poids pour 100 et sa quantité en grammes pour 1 litre de sang.

Causes d'erreur. — Cette méthode comporte, d'après Barth, en plus de la cause d'erreur générale dans les procédés colorimétriques inhérente aux épaisseurs inégales, deux facteurs d'ordre purement chimique propres à fausser les résultats :

L'un provient de ce que le sulfocyanure de fer se dissocie assez rapidement, surtout lorsque le mélange est chaud, et que cette dissociation peut s'effectuer suffisamment pour fausser les résultats.

L'autre provient de l'inégalité de proportion des sulfocyanures dans les deux tubes. En effet, si dans le tube à robinet se trouve une solution qui contient deux fois plus de fer que l'autre, puisqu'on ajoute aux deux tubes à peu près la même quantité de sulfocyanure, il se formera deux fois plus de sulfocyanure de fer dans le tube à robinet que dans l'autre ; il restera donc dans un des tubes du sulfocyanure de potassium en excès. Comme le sulfocyanure de fer, qui donne l'intensité de la coloration, se dissocie plus facilement dans le tube où la concentration de sulfocyanure de potassium en excès est la moins forte, la teinte y sera proportionnellement moins forte que ne le comporterait la quantité de fer qu'il contient.

Cependant, ces deux dernières causes d'erreur, positives toutes les deux, c'est-à-dire qui doivent faire trouver un chiffre supérieur au taux réel, sont compensées en quelque mesure par la cause d'erreur négative qui est due au dosage sous des épaisseurs inégales de liquide.

A l'état normal chez l'homme, on trouve dans le sang par cette méthode 0gr,0413 à 0gr,0559 de fer pour 100 grammes. On peut se servir de ce chiffre pour calculer la teneur en poids du sang en hémoglobine. En admettant, en effet, que tout le fer du sang est contenu dans l'hémoglobine, qui en contient elle-même 0,42 pour 100, on n'a qu'à multiplier par 100 et diviser par 0,42 le chiffre trouvé pour le fer.

Nous avons fait des dosages comparatifs d'hémoglobine par le procédé indirect de la teneur du sang en fer et par les divers procédés colorimétriques. Nous avons trouvé des résultats très divers. A peu près concordants à l'état normal, ou dans les affections qui n'altèrent pas la composition sanguine, les chiffres d'hémoglobine calculés par la colorimétrie directe et ceux calculés par le dosage du fer ont été souvent très divergents dans divers états pathologiques; tantôt le taux de l'hémoglobine trouvé par le dosage du fer était plus élevé, tantôt il était plus bas que celui obtenu par les procédés de dosage par la couleur.

En comparant avec soin les résultats et les cas pathologiques étudiés, nous avons trouvé que ces divergences pouvaient s'expliquer de la façon suivante : l'hémoglobine n'est pas, à l'état naissant, pourvue de toutes ses qualités physiques et chimiques; ce n'est qu'après une sorte d'évolution qu'elle acquiert son développement complet. Il existe une hémoglobine jeune, imparfaite, et une hémoglobine adulte, parfaite. Les choses se passent comme si l'hémoglobine atteignait d'emblée sa teneur en fer alors que sa puissance colorante s'accentuerait à mesure qu'elle vieillit. Dans le sang normal, il existe un mélange en proportions fixes de ces deux hémoglobines et c'est sur cette proportion moyenne qu'a été basée empiriquement la concordance des deux procédés de dosage. Dès que cette proportion varie par la prédominance de l'un ou de l'autre stade de l'hémoglobine, la discordance s'accuse. Par suite, la comparaison de ces deux modes de dosage, s'adressant à deux propriétés bien distinctes de l'hémoglobine, l'une chimique et l'autre physique, révèle les proportions d'hémoglobine jeune par rapport à l'hémoglobine adulte.

Dans les chloroses simples en évolution, il y a beaucoup d'hémoglobine jeune, le dosage par le fer donne toujours un taux d'hémoglobine supérieur à celui mesuré par la couleur. Au contraire, s'il existe avec la chlorose une complication quelconque (surtout de la tuberculose), il y a peu d'hémoglobine jeune et le dosage par la couleur dépasse celui par le fer. Dans toutes les affections, où l'hématopoièse est entravée par une cause quelconque, cachexie ou maladie organique grave, l'hémoglobine jeune n'existe qu'en très petite quantité; le taux du dosage par le fer est inférieur à celui par la couleur.

Après les hémorragies abondantes, l'organisme sain réagit activement et donne lieu à une forte production d'hémoglobine jeune jusqu'à ce que les proportions fixes aient été atteintes; par suite le fer reste plus élevé que la couleur jusqu'à ce que la réparation sanguine soit complète.

D'une manière générale, dans les anémies, un pourcentage plus élevé pour le fer que pour la couleur signifie une régénération plus ou moins active des globules rouges; le rapport inverse indique une défaillance de l'hématopoièse. Lorsque les dosages sont exprimés, comme il convient pour la clinique, non en chiffres absolus mais en pour 100 de la normale, il suffit de comparer les deux chiffres d'hémoglobine-fer et d'hémoglobine-couleur pour en tirer les renseignements utiles.

II. — DOSAGE DE L'HÉMOGLOBINE DU SANG

1. — Méthodes de dosage

I. ***Coloration des taches.*** — Certains procédés sont basés sur l'examen de la tache produite par une goutte de sang pur tombant sur un linge ou sur du papier à filtrer. Ehrlich prétend qu'avec un peu d'habitude on arrive très vite à reconnaître facilement ainsi le degré d'anémie du malade et que c'est souvent un procédé très suggestif pour les malades névropathiques. Il est évident qu'il manque par trop de précision.

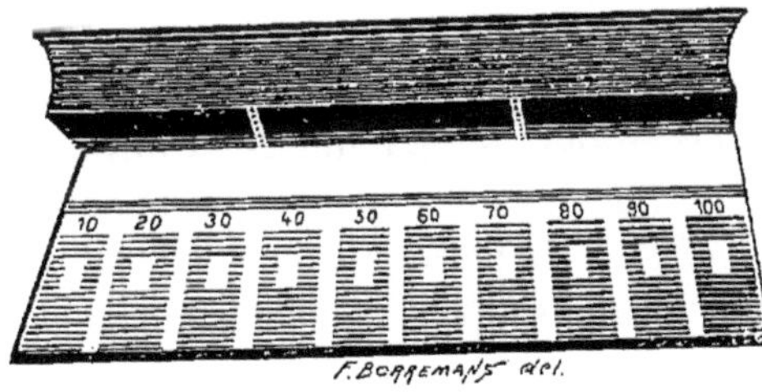

Fig. 50. — Hémoglobinomètre de Tallqvist.

Tallqvist a amélioré ce procédé. Il a établi une échelle colorée (fig. 50), de 10 teintes différentes, correspondant à celles de l'appareil colorimétrique de Fleischl-Mischer. Cette échelle sur papier glacé est formée de 10 rectangles colorés de teintes décroissantes, percés à leur centre d'un petit orifice à bords rectilignes. Chaque rectangle porte un chiffre indiquant la teneur en hémoglobine à laquelle sa couleur correspond. L'échelle est contenue dans un petit livre formé de carrés détachables de papier filtre blanc, sur l'un desquels on fait tomber la goutte de sang. Il suffit ensuite de faire passer celle-ci successivement sous chaque orifice et de déterminer ainsi auquel des rectangles colorés correspond la teinte de la tache. La piqûre faite au bout du doigt doit être suffisante pour obtenir, sans presser, une goutte de sang assez grosse pour faire, sur le papier filtre, où on la laisse spontanément tomber, une tache de 5 à 6 millimètres de diamètre. Il faut attendre pour faire la comparaison que la tache soit sèche, c'est-à-dire qu'elle ait perdu son brillant, mais il ne faut pas trop tarder car la couleur s'altère à l'air.

Les erreurs d'appréciation ne sont pas considérables; comparées avec celles des autres instruments, elles ne dépassent guère 10 pour 100. Ce procédé très simple est souvent suffisant pour la pratique, mais il faut savoir qu'il donne des chiffres trop bas dans les anémies intenses.

II. **Coloration du sang dilué**. — *Prise de sang*. — La piqûre doit se faire avec certaines précautions; nous renvoyons au chapitre : « Numération des globules rouges » pour les indications nécessaires. Elle doit cependant être un peu plus forte que pour la numération car on a besoin d'une quantité de sang plus grande.

Les pipettes employées pour récolter le sang sont de deux espèces : les unes (appareils de Gowers et de Hayem) sont de simples pipettes capillaires exactement jaugées et pouvant contenir 20 millimètres cubes de sang (Gowers) ou 4 à 5 millimètres cubes (Hayem). Les autres (appareils de Malassez, Fleischl-Mischer etc.) sont des pipettes également capillaires graduées et calibrées, mais surmontées d'une ampoule contenant une perle de verre permettant d'effectuer le mélange d'une manière exacte. La contenance de l'ampoule est parfaitement déterminée de manière à permettre des mélanges à des titres fixes et connus.

Pour remplir de sang la pipette, on la munit du tube de caoutchouc s'adaptant sur elle, et on l'approche de la goutte de sang qui vient sourdre spontanément par l'orifice de la piqûre. On aspire doucement par le tube de caoutchouc jusqu'à ce que le niveau du sang affleure l'index qui correspond à la dilution choisie. On essuie avec soin l'extrémité de la pipette avec un peu d'ouate, pour la débarrasser des globules qui s'y sont attachés, et on procède à la dilution.

Dilution. — La dilution se fait soit avec de l'eau de fontaine ordinaire (appareils de Gowers et de Sahli), soit avec de l'eau distillée (appareils de Malassez et de Hayem), soit avec une solution à 1 pour 1000 de carbonate de soude (appareil de Fleischl-Mischer); elle a pour but d'obtenir le plus vite possible la destrution des globules rouges et de donner une solution parfaitement claire et limpide.

Avec les pipettes à ampoules, la dilution se fait automatiquement dans leur intérieur. Pour cela, la pipette contenant la quantité de sang voulue, bouchée hermétiquement soit par le doigt, soit en comprimant le tube de caoutchouc, est portée dans un récipient contenant le dissolvant choisi. On aspire, tout en tenant la pipette bien verticale pour éviter l'introduction de bulles d'air, jusqu'à ce que le niveau supérieur du liquide atteigne le repère placé au-dessus de l'ampoule. On arrête alors l'aspiration, on enlève le tube de caoutchouc et, fermant avec le pouce et l'index les deux extrémités de la pipette, on l'agite vivement pour obtenir un mélange intime.

Avec les pipettes simples sans ampoules on fait la dilution, à des taux divers, dans un petit réservoir séparé, à l'aide d'une petite pipette graduée, dont l'appareil est muni. On a mesuré au préalable la quantité voulue de dissolvant avec la pipette appropriée, et on chasse dans le réservoir, aussitôt après la prise, le sang recueilli, en ayant soin d'aspirer et de refouler à plusieurs reprises le disolvant pour bien entraîner tout le sang dans le liquide.

La solution ainsi obtenue est d'ordinaire parfaitement limpide et cette limpidité est nécessaire à la bonne marche du dosage. Dans les cas de leucémie, cette limpidité fait souvent défaut par le fait du grand nombre de globules blancs restés en suspension. Cet incident peut dans quelques cas donner l'éveil sur l'existence de cette altération du sang.

On obtient ainsi, suivant la quantité de sang prélevée et suivant celle du dissolvant employée, des dilutions plus ou moins fortes : 1:50, 1:100, 1:200 (appareil de Malassez) ; 1:200, 1:300, 1:400 (appareil de Fleischl-Mischer).

Comparaison. — On compare ensuite l'intensité colorante de la dilution avec celle d'un étalon, suivant un des procédés colorimétriques décrits plus haut. Cette comparaison doit toujours être effectuée dans les mêmes conditions d'éclairage, avec la même lumière pour chaque appareil, solaire ou artificielle et de même intensité. Il faut avoir soin que la dilution du sang et l'étalon soient bien également éclairés par la source lumineuse et se trouvent sur un même plan. Il est bon de faire plusieurs examens successifs et d'en prendre ensuite la moyenne.

Pour un observateur un peu exercé, l'erreur commise ne dépasse pas en général 5 pour 100, ce qui est très suffisant pour les besoins de la clinique.

III. ***Appareils et échelles colorimétriques.*** — Les résultats sont exprimés, suivant les appareils employés, selon trois types d'échelles colorimétriques.

Type I (Hayem). — L'échelle est basée sur la couleur communiquée à 500 millimètres cubes d'eau distillée par un nombre déterminé de globules rouges dissous.

Elle a été établie par comparaison avec des dilutions de sang normal, dont on connaissait le nombre de globules rouges par millimètre cube. L'échelle comporte 5 teintes étalons, correspondant à des dilutions de :

Teinte n° 1.	8 866 000	globules sains.
— n° 2.	9 973 000	—
— n° 3.	11 081 000	—
— n° 4.	12 189 000	—
— n° 5.	13 297 000	—

Ces chiffres, divisés par le nombre de millimètres cubes de sang nécessaires pour obtenir l'égalité de teinte avec l'étalon, donnent le nombre de globules rouges sains par millimètre cube auquel correspond la couleur du sang examiné. La richesse en hémoglobine, avec cette échelle, est donc exprimée en *nombre de globules rouges sains*.

Type II (Gowers). — Dans cette échelle, une solution fixe et connue de sang normal est prise comme point de repère supérieur, elle donne 100 pour 100, l'eau pure donnant 0 pour 100. L'échelle est établie entre ces deux points ; elle indique donc en pour 100 *le rapport de la richesse en hémoglobine du sang examiné avec la richesse du sang normal*. Un sang ayant 50 pour 100 d'hémoglobine est un sang ayant deux fois moins d'hémoglobine qu'un sang normal.

Type III (Malassez, Hayem, Fleischl-Mischer). — Cette échelle est basée sur *la richesse en poids absolu d'hémoglobine*. On estime que celle-ci se tient, à l'état normal, entre 14 et 15 pour 100 chez l'homme, entre 13,5 et 14,5 pour 100 chez la femme. Les chiffres sont établis par comparaison avec des dilutions d'hémoglobine de moins en moins fortes. Il est évident qu'un sang ayant 7,5 pour 100 d'hémoglobine avec l'échelle du type III, sera l'équivalent d'un sang ayant 50 pour 100 d'hémoglobine avec l'échelle du type II.

1. **Hémocolorimètre de Hayem.** — Il consiste en une double cellule de verre, formée de deux anneaux de même diamètre, à surface intérieure dépolie, collés côte à côte sur une lame de verre. Ils forment deux petits réservoirs semblables, séparés l'un de l'autre. On met dans chacun d'eux 500 millimètres cubes d'eau distillée. On place le tout sur un papier blanc et, à l'aide de la pipette, on met dans un des réservoirs 4 à 5 millimètres cubes de sang, on agite avec l'extrémité de la pipette pour bien effectuer le mélange. L'eau prend une coloration plus ou moins intense; on fait alors passer successivement sous l'autre godet des disques sur papier colorés de teintes diverses, correspondant aux teintes de l'échelle type I, jusqu'à ce qu'on ait trouvé celui qui se rapproche le plus de la teinte de la dilution sanguine. Une fois l'égalité de teinte obtenue, il suffit de diviser le chiffre correspondant au disque par le nombre de millimètres cubes de sang employés (4 ou 5).

Si la quantité de sang n'a pas été suffisante pour trouver l'équivalence de teinte, il suffit d'ajouter un peu de sang, mesuré exactement avec la pipette.

2. **Hémomètre de Fleischl-Mischer.** — Il se compose d'une platine avec réflecteur comme celle d'une loupe microscopique. Sur la platine se trouve une ouverture dans laquelle vient se placer une petite cuve métallique. Cette cuve ronde est divisée par une mince paroi métallique en deux parties égales; son fond est formé d'une lame de verre à faces parallèles. Dans une des parties de la cuve, on met la dilution sanguine à examiner et dans l'autre de l'eau distillée; pour éviter la formation du ménisque, on place sur chaque demi-cellule une lame de verre à faces également parallèles maintenue par un dispositif métallique ne laissant passer les rayons lumineux que par le centre des deux demi-cuves. Lorsque la cuve est placée sur la platine de l'appareil, sous la demi-cuve de droite, contenant l'eau distillée, se trouve un prisme de verre rouge très allongé,

mobile à l'aide d'un chariot mû par une vis. L'éclairage doit se faire à la lumière artificielle blanche, dans l'obscurité. Celle-ci est réfléchie par un réflecteur de gypse blanc placé au-dessous du prisme, et mobile comme le miroir d'un microscope. Sur la platine à côté de la cuve se trouve un petit orifice, permettant de lire l'échelle accolée au prisme coloré qui indique sous quelle épaisseur du prisme on a trouvé l'égalité de teinte. La pipette à ampoule de l'instrument, servant à prendre le sang et à faire la dilution, permet des mélanges à 1 : 200, 1 : 300, 1 : 400. Il suffit alors de se reporter à la table allant avec l'appareil, qui donne la quantité d'hémoglobine correspondant à l'épaisseur du prisme, et de diviser par la dilution faite. Les chiffres obtenus sont exprimés selon l'échelle type III, c'est-à-dire en poids absolu d'hémoglobine pour 100 grammes de sang.

Les résultats obtenus avec cet appareil sont très exacts; Jacquet a trouvé que l'erreur ne serait jamais de plus de 0 gr. 5 pour 100 d'hémoglobine pour un observateur exercé. Le prisme de verre coloré est beaucoup moins sujet à se décolorer que les autres étalons, parce qu'on n'en fait usage qu'à la lumière artificielle. Cet instrument a l'inconvénient de demander un certain apprentissage et de ne pouvoir être employé au lit du malade, puisqu'il réclame l'éclairage artificiel.

3. **Hémoglobinomètre de Gowers.** — Il consiste en un étalon, formé d'une solution glycérinée de picro-carmin, contenue dans un tube de verre fermé à ses deux extrémités (fig. 51, A). Cette solution est préparée de telle façon que sa hauteur dans le tube et sa coloration soient identiques à celles d'une solution à 1 pour 100 de sang normal. Un trait sur le tube indique la hauteur à laquelle monte le liquide coloré. Un tube (B), exactement de même diamètre et de même longueur, fermé à une seule de ses extrémités, est destiné à contenir la solution sanguine à examiner. Ce tube porte une échelle gravée sur le verre; le fond du tube est au 0 et le 100 correspond exactement à l'index du tube étalon. Ces deux tubes se placent verticalement côte à côte sur un pied de caoutchouc durci (C).

On commence par mettre quelques gouttes d'eau ordinaire au fond du tube vide, puis, à l'aide de la pipette capillaire (D) jaugée exactement, on prend 20 millimètres cubes de sang que l'on chasse dans l'eau du tube; on aspire et on refoule le mélange tout en l'agitant avec l'extrémité de la pipette. Puis tout en comparant la couleur de la solution avec celle de l'étalon, on ajoute goutte à goutte de l'eau à l'aide de la pipette (E) jusqu'à ce qu'on soit arrivé à l'égalité de teinte. La comparaison doit toujours se faire à contre-jour, sur un fond blanc ; le moyen le plus pratique d'y arriver est de placer derrière les deux tubes une feuille de papier blanc et de comparer les teintes en tournant le dos à la lumière. Il faut avoir soin d'ajouter l'eau très lentement et prendre, après chaque addition, la précaution de retourner le tube en le bouchant avec le pouce, pour effectuer un mélange intime. L'égalité de teinte obtenue, on lit sur l'échelle la hauteur à laquelle arrive le niveau supérieur de la solution et on a la quantité d'hémoglobine du sang examiné, en pour 100 de la normale.

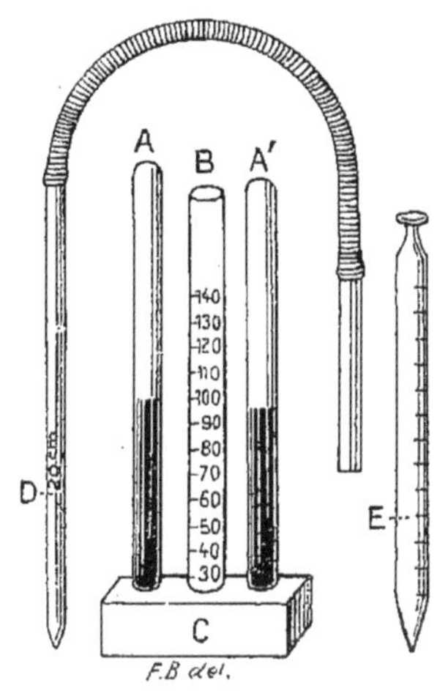

Fig. 51. — Hémoglobinomètre de Gowers.

Cet appareil est très commode au lit du malade et donne des résultats très suffisamment exacts. Cependant il a l'inconvénient d'exiger une nouvelle prise de sang, si, par hasard, on a dépassé le but en ajoutant l'eau.

De plus l'étalon picro-carminé a une couleur jaunâtre très accentuée qui ne présente pas une similitude parfaite avec la solution sanguine, ce qui nuit à l'appréciation exacte de l'intensité colorante ; en outre, sa coloration s'altère facilement à la lumière; il faut la contrôler souvent avec du sang normal.

Sahli a ajouté à l'hémoglobinomètre de Gowers un étalon (A') en tout semblable au précédent mais permettant des dosages à la lumière artificielle ; sa teinte est moins jaunâtre et un peu plus foncée.

4. **Hémochromomètre de Malassez.** — Il consiste en une plaque métallique (fig. 52, *a*) articulée sur un pied (*b*). La plaque est percée de deux orifices circulaires ; derrière l'un (*c*) se place l'étalon coloré, derrière l'autre (*d*) la cuve prismatique destinée à recevoir la solution sanguine.

L'étalon est formé d'une petite cuve de verre, renfermant une solution picro-carminée, qui, sous une épaisseur de 5 millimètres, épaisseur de la cuve, reproduit la même couleur qu'une solution à 1 pour 100 de sang contenant 5 pour 100 (en poids) d'hémoglobine.

La cuve prismatique (*e*) pour la solution sanguine a la forme d'un coin très allongé, et est ouverte à sa base. Les parois latérales sont métalliques et parallèles, l'antérieure et la postérieure sont obliques et fermées par des lames de verre. La cuve est fixée à un chariot, qui lui permet de se mouvoir derrière l'ouverture de la plaque par l'entremise d'une vis latérale (*f*).

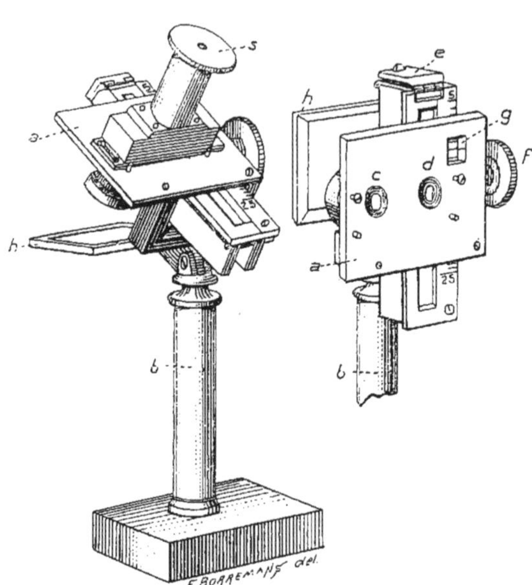

Fig. 52. — Hémochromomètre de Malassez.

Un troisième orifice (*g*), très petit, percé sur la plaque métallique, portant un index sur un de ses côtés, laisse voir l'échelle gravée à côté de la cuve et se mouvant avec elle. Derrière la plaque métallique se trouve encore un verre dépoli blanc, destiné à assurer le bon éclairage de l'étalon et de la cuve. Devant les deux orifices on peut appliquer un petit appareil se composant de deux prismes à réflexion totale, d'un diaphragme et d'une loupe. Il amène en contact les rayons colorés, provenant de l'étalon et de la cuve, et permet ainsi plus d'exactitude dans la comparaison.

Une pipette calibrée à ampoule permet de faire des dilutions de sang avec l'eau distillée au 1/50e, au 1/100e et au 1/200e, suivant l'intensité colorante du sang. Le mélange obtenu après agitation, on en remplit la cuve prismatique, en évitant avec soin les bulles d'air; on replace la cuve sur son chariot et on fait la comparaison.

Pour cela, ayant un bon éclairage égal pour l'étalon et la cuve, on fait monter ou descendre la cuve à l'aide de la vis latérale jusqu'à ce qu'on arrive à l'égalité de teinte. On lit alors dans la petite ouverture latérale, le chiffre de l'échelle qui se trouve vis-à-vis de l'index. Par cette simple lecture, on a en poids absolu la quantité d'hémoglobine contenue dans 100 grammes du sang examiné.

Cet instrument est commode et facile à employer. Il a l'avantage de permettre les tâtonnements et donne la possibilité de faire contrôler l'estimation de l'égalité de teinte par plusieurs observateurs. Par contre son étalon est aussi un peu trop jaunâtre, il s'altère facilement, et il ne peut être employé à la lumière artificielle ; de plus la cuve prismatique est très difficile à entretenir propre à cause du rapprochement de ses parois.

5. **Colorimètres de Hayem II et Malassez II**. — Ces instruments emploient un piston pour diminuer l'épaisseur sous laquelle on examine la dilution sanguine. Ils ne présentent qu'une légère différence dans les étalons. La solution sanguine faite à l'aide de pipettes calibrées à ampoule est placée dans une cuve de dimensions fixes, dans laquelle vient plonger un piston formé d'un cylindre de verre incolore, à surfaces planes et parallèles, mobile à l'aide d'une crémaillère. Cette crémaillère actionne en même temps un système de leviers, faisant mouvoir une aiguille sur un cadran portant une échelle, donnant la teneur en hémoglobine, suivant l'épaisseur examinée.

A côté de la cuve se trouve l'étalon : dans l'appareil de Hayem, c'est un verre coloré, et dans celui de Malassez une cuve contenant une solution picro-carminée, sous une épaisseur fixe.

6. **Hémomètre de Sahli**. — Sahli a voulu éviter l'instabilité et la couleur trop jaune des étalons au picro-carmin. Dans ce but, dans un hémoglobinomètre semblable à celui de Gowers, au lieu de doser l'hémoglobine en nature, il la transforme au préalable en chlorhydrate d'hématine, qui a une couleur brun foncé. Pour cela, il mélange 20 millimètres cubes de sang, prélevés à l'aide de la pipette capillaire jaugée, avec 10 millimètres cubes d'une solution faible d'acide chlorhydrique (15 centimètres cubes d'acide chlorhydrique pur pour 1000 centimètres cubes d'eau distillée) ; le mélange prend aussitôt une coloration brune. On ajoute ensuite de l'eau distillée pour arriver à l'égalité de teinte avec l'étalon. Cet étalon est une solution glycérinée de chlorhydrate d'hématine, donnant la même coloration qu'une solution de sang normal à 1 pour 100 traitée avec la

quantité ci-dessus d'acide chlorhydrique. L'échelle et la technique sont les mêmes que pour l'hémoglobinomètre de Gowers.

La comparaison est beaucoup plus facile qu'avec la solution picro-carminée, d'autant plus qu'elle se fait dans un colorimètre en caoutchouc durci semblable à celui du chromosaccharomètre (voy. *Chimie*, p. 81). Les couleurs de l'étalon et de la solution sanguine sont exactement comparables et superposables.

Cause d'erreur. — Cet appareil comporte cependant une cause d'erreur pouvant aller même jusqu'à 20 pour 100 : la présence dans le sang de pigments biliaires dans les cas d'ictère ou de forte cholémie ; celle-ci peut en effet fausser les résultats, en donnant des chiffres trop élevés, soit que la couleur des pigments biliaires s'ajoute à celle du chlorhydrate d'hématine, soit qu'ils subissent une transformation en cette substance sous l'influence de l'acide chlorhydrique.

2. — Détermination de la valeur globulaire.

La richesse totale en hémoglobine, obtenue par les divers appareils précédents, augmente d'importance en clinique, si on tient compte parallèlement de la richesse du sang en globules rouges. Le taux d'hémoglobine d'un sang donné n'est pas toujours proportionnel en effet au nombre des globules rouges qu'il contient par millimètre cube ; les globules peuvent être soit plus ou moins nombreux, soit plus ou moins colorés, sans que le taux de l'hémoglobine change. De là l'utilité du rapport établi, sous le nom de *Valeur globulaire* (G. de Hayem) ou de *Farbenindex*, entre la quantité d'hémoglobine et le nombre de globules d'un sang donné. Ce rapport, qui représente la richesse moyenne d'un globule rouge en hémoglobine dans le sang examiné, se calcule très facilement en établissant le rapport entre le nombre des globules rouges trouvés dans un millimètre cube de sang et la richesse du sang en hémoglobine, exprimée par une des échelles indiquées ci-dessus.

De même que pour la désignation du chiffre de l'hémoglobine il y a plusieurs modes de notation de la valeur globulaire, les uns exprimant en poids d'hémoglobine la richesse moyenne des globules, les autres l'exprimant en pour 100 de la normale, ce qui est infiniment plus commode pour la pratique.

Mais ici, à l'inverse de ce qui se fait pour la richesse totale du sang en hémoglobine, l'usage a prévalu de prendre l'unité comme repère au lieu de la centaine, et d'exprimer par suite les variations en fractions de l'unité.

1° Hayem, exprimant en nombre de globules sains la richesse en hémoglobine, établit la valeur globulaire en divisant le nombre trouvé pour l'hémoglobine par celui obtenu par la numération des globules rouges.

2° Fleischl-Mischer, donnant le poids absolu d'hémoglobine pour 100 de sang et 15 étant considéré comme la quantité normale d'hémoglobine, établit le rapport :

$$R = \frac{N \times hg}{n \times Hg} = \frac{5\,000\,000 \times hg}{n \times 15}.$$

3° Pour Gowers, le taux de l'hémoglobine étant exprimé en pour 100 de la normale, le même rapport devient :

$$R = \frac{N \times hg}{n \times Hg} = \frac{5\,000\,000 \times hg}{n \times 100}$$

dans lesquels : n = nombre de globules rouges par millimètre cube de sang trouvé par la numération ; N = nombre normal de globules rouges par millimètre cube de sang ; hg = taux de l'hémoglobine dans le sang donné ; Hg = taux normal de l'hémoglobine ; R = valeur globulaire.

Il suffit donc de multiplier le taux trouvé pour l'hémoglobine par 5 000 000 et de diviser ensuite le chiffre obtenu par le nombre de globules rouges indiqué par l'hématimètre dans 1 millimètre cube de sang, multiplié par 15 ou par 100, suivant l'appareil employé ; le rapport physiologique est ainsi égal à 1.

Les dosages de l'hémoglobine sont surtout utiles pour suivre l'évolution des anémies et constater les effets de la thérapeutique instituée.

La valeur globulaire est presque toujours égale ou inférieure à 1. Elle est très diminuée dans les chloroses où le taux de l'hémoglobine est en général très abaissé, parfois jusqu'à 0,50, tandis que le nombre des globules rouges l'est relativement peu. Dans les anémies symptomatiques et les cachexies, elle est également très basse, notamment dans les anémies post-hémorragiques avant leur réparation.

Il existe cependant un état pathologique, l'anémie pernicieuse, où cette valeur globulaire dépasse 1 et peut atteindre et même dépasser 1,8. Certains auteurs (Hayem) expliquent cette augmentation par la présence dans le sang de globules rouges géants ; Grawitz l'attribue à la présence dans le sérum d'hémoglobine mise en liberté par la destruction des globules rouges. Nous ne croyons pas que ces opinions soient justifiées, car dans cette affection la présence des globules nains compense celle des globules géants et ceux-ci, de même que quelque peu d'hémoglobine dissoute dans le sérum, seraient incapables d'expliquer les chiffres très élevés, dépassant même 2, que l'on a trouvés quelquefois. D'autre part, il semble difficile d'admettre que dans des affections graves du sang, comme l'anémie pernicieuse, les globules rouges aient en moyenne plus d'hémoglobine et soient par conséquent doués d'une plus grande énergie qu'à l'état normal. Nous pensons que ces valeurs globulaires augmentées sont dues à des modifications pathologiques de l'hémoglobine capables de faire varier sa puissance colorante. Nous avons d'ailleurs trouvé que dans les cas où l'on constate les hautes valeurs globulaires, d'une part la comparaison des teintes au cours du dosage colorimétrique est plus difficile qu'à l'état normal par le fait de nuances plus sombres tirant sur le noir, d'autre part la coloration de la solution sanguine se fonce spontanément assez vite à l'air, fait qui révèle une altérabilité spéciale de l'hémoglobine et qui peut fausser notablement les résultats du dosage.

Dans les cas d'anémie pernicieuse progressive, nous avons constaté que la valeur globulaire s'élève, au cours des examens successifs, toutes les fois que l'affection s'aggrave, alors qu'elle s'abaisse quand il survient des rémissions dans la marche de la maladie. Un brusque abaissement de cette valeur dans les anémies bothriocéphaliques après l'expulsion du parasite est un indice de pronostic favorable.

CHAPITRE II

POLARIMÉTRIE

On connaît la déviation variable que certaines substances impriment dans certaines conditions aux rayons de lumière polarisée qui les traversent; cette déviation, étant proportionnelle à la quantité de substance traversée, en permet le dosage.

1. **Pouvoir rotatoire.** — Pour utiliser cette méthode, il faut d'abord polariser la lumière, c'est-à-dire la filtrer, en ne conservant qu'un faisceau homogène de rayons de la même direction, parallèles à eux-mêmes. Pour cela, on fait traverser à la lumière un prisme Nicol ou prisme *polariseur*. Pour reconnaître si la lumière est bien polarisée, il suffit de placer devant le prisme polariseur un deuxième Nicol, orienté comme lui; le faisceau lumineux continue sa route et reste visible; il s'obscurcit au contraire et disparaît complètement si on tourne de 90 degrés le deuxième prisme, ou prisme *analyseur*.

Certaines substances interposées entre les deux prismes, orientés de la même manière, jouissent du pouvoir de dévier les rayons lumineux de telle sorte que, malgré l'orientation semblable des deux prismes, le faisceau lumineux ne peut pas continuer sa route et disparaît par suite de la déviation produite par la substance interposée. Pour le faire apparaître de nouveau, on est obligé de tourner soit dans un sens, soit dans l'autre le prisme analyseur, jusqu'au point nécessaire pour corriger la déviation produite par la substance examinée. On nomme *pouvoir rotatoire* l'influence exercée par ces substances.

On désigne sous le nom de *plan de polarisation*, la direction suivie par les vibrations unifiées des rayons de la lumière polarisée. Beaucoup de substances ont le pouvoir de changer ce plan. Les unes le dévient vers la droite, elles sont dites *dextrogyres*; les autres vers la gauche, elles sont appelées *lévogyres*. Suivant le sens dans lequel il faut faire tourner le prisme analyseur pour faire réapparaître le faisceau lumineux, à gauche pour les substances dextrogyres et à droite pour les lévogyres, on peut facilement reconnaître dans quel sens le plan de polarisation a été dévié; l'intensité de la déviation sera indiquée par le nombre de degrés de rotation qu'on a dû faire exécuter au prisme analyseur pour la compenser.

Tout ce qui vient d'être dit ne s'applique qu'à une source lumineuse monochromatique. En effet avec la lumière blanche, la polarisation n'étant pas la même pour toutes ses composantes, leurs différentes vibrations ne sont pas parallèles après le passage à travers le polariseur; il en résulte que l'analyseur ne les éteint plus toutes à la fois mais les unes après les autres, ce qui enlève toute exactitude à leur mesure. On a cependant construit des appareils supprimant cette cause d'erreur et permettant l'usage de la lumière blanche.

Presque toutes les substances qui ont un pouvoir rotatoire, le chlorate de potasse fait exception, le conservent dans leurs solutions et celles-ci possèdent un pouvoir d'autant plus énergique que la solution est plus concentrée. Cette déviation est proportionnelle à l'*épaisseur de la solution traversée par le faisceau de lumière polarisée* et au *poids de la substance dissoute dans l'unité de volume*. Dans un mélange de substances à pouvoirs rotatoires différents, les rotations s'ajoutent algébriquement, c'est-à-dire en s'additionnant, si elles sont de même sens et en se soustrayant si elles sont de sens contraire.

Par la polarisation il est donc possible de caractériser une substance en solution, voire même de la doser si la solution ne contient qu'une seule substance à pouvoir rotatoire.

Les indices polarimétriques de chaque substance sont indiqués en degrés et fractions de degré, qu'on fait précéder du signe + pour les substances dextrogyres et du signe — pour les lévogyres.

2. **Polarimètres à lumière monochromatique.** — Ces instruments ne peuvent être employés qu'avec une lumière monochromatique. Pour obtenir cette lumière on se sert d'un ou deux becs de Bunsen, dans la flamme desquels on place un petit morceau de chlorure de sodium fondu; la flamme prend

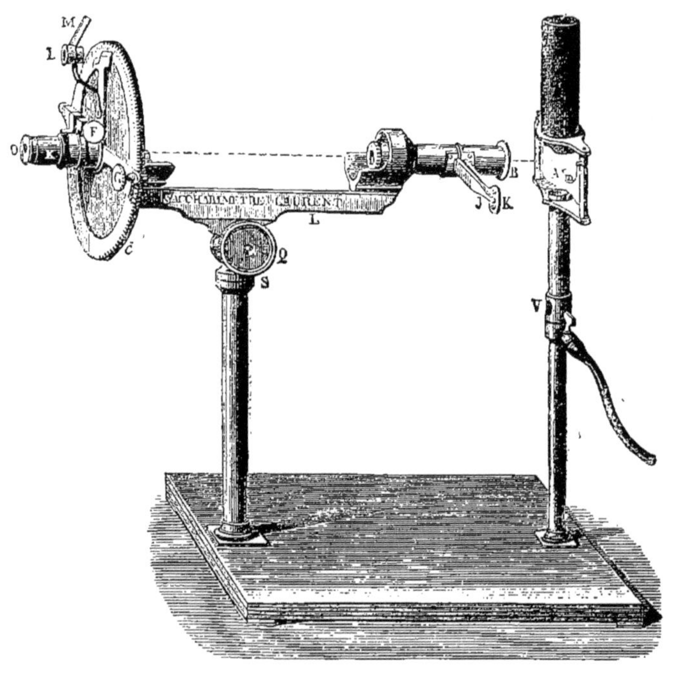

Fig. 55. — Polarimètre à lumière monochromatique.

alors une coloration jaune très intense. L'appareil lui-même doit être placé à quelques centimètres seulement (6 environ) de la flamme jaune, et dirigé horizontalement vers la source lumineuse.

Il se compose (fig. 55) d'un système de lentilles formant oculaire comme celui d'un microscope, pouvant être tiré ou enfoncé plus ou moins pour la mise au point. En avant se trouve une vis permettant de régler l'éclairage des deux demi-disques. Plus en avant se trouve le prisme Nicol analyseur, monté sur un disque permettant de le faire tourner sur son axe. Ce disque porte deux graduations, l'une en degrés du cercle, permettant la détermination du pouvoir rotatoire d'une substance quelconque; l'autre spécialement destinée au dosage de la glycose. Un bouton permet de déplacer le disque devant une flèche formant index. Sur l'échelle se trouve un petit vernier permettant des lectures très exactes. La graduation du cercle est éclairée par un petit miroir, réfléchissant la lumière monochromatique, et sa lecture est facilitée par une loupe placée au dessous du miroir. En avant du prisme analyseur, se trouve une gouttière métallique rigide pour recevoir les tubes contenant les solutions à examiner. A l'extrémité se trouve le prisme polariseur; en avant de lui une loupe concentre la lumière qui la traverse; un levier placé sur le côté permet de modifier la luminosité de l'appareil.

Les cuves destinées à contenir les solutions à examiner sont formées par des tubes de verre, recouverts de métal, fermés à leurs deux extrémités par des plaques de verre; ces plaques sont parfaitement planes et s'appliquent exactement contre les bords du tube; elles sont maintenues en place par une armature de métal, se fixant au moyen d'une fermeture à baïonnette sur le tube métallique et appuyant sur la lame de verre par un ressort à boudin. Grâce à ces lames de verre les tubes forment des cuves à faces exactement parallèles. Les tubes sont de différentes grandeurs. Les plus employés sont ceux de 22 centimètres de long, mais il y en a de 20, 10 et 5 centimètres.

Mise au point. — Si on regarde par l'ouverture du polarimètre placé à quelques centimètres de la lumière monochromatique, on voit apparaître, en tirant ou en enfonçant l'oculaire, deux demi-disques très lumineux, séparés par une ligne de démarcation parfaitement nette. Les deux moitiés doivent être également teintées et présenter la même intensité lumineuse (fig. 54). Si ce n'est pas le cas, on fait tourner le bouton du disque soit dans un sens soit dans l'autre, jusqu'à ce que l'égalité de teinte soit devenue parfaite. A ce moment, le 0 du vernier doit correspondre au 0 de la graduation du disque; si ce n'est pas le cas, on tourne

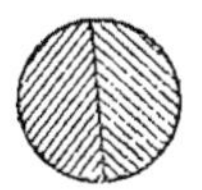

Fig. 54. — Égalité de teinte des deux demi-disques.

la vis qui se trouve au-devant de l'oculaire pour maintenir l'égalité de teinte des deux demi-disques tout en faisant tourner l'analyseur pour faire coïncider les 0. L'appareil réglé ainsi une première fois l'est pour toujours, mais il ne l'est que pour le même observateur; chaque expérimentateur doit établir lui-même son 0 en réglant l'appareil.

3. **Polarimètres à compensateur.** — Ces instruments peuvent être employés avec la lumière blanche d'un bec de Bunsen ordinaire ou toute autre lumière blanche, pétrole, huile, etc. La lunette oculaire (fig. 55) est semblable à celle des autres polarimètres; au-devant d'elle se trouve le prisme Nicol analyseur, accompagné d'une pièce spéciale, le *compensateur*.

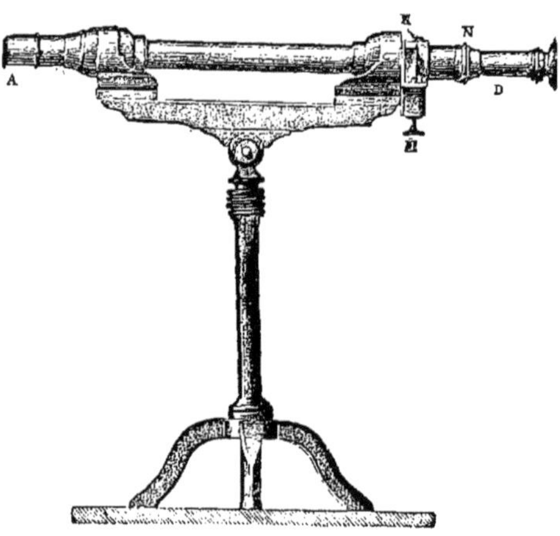

Fig. 55. — Polarimètre à compensateur.

Ce compensateur est une combinaison de prismes destinée à produire une rotation du plan de polarisation exactement inverse à celle que produit la solution à examiner contenue dans la cuve. Il se compose, d'une part, de deux prismes en quartz dextrogyre, glissant l'un sur l'autre, formant dans leur partie superposée une lame à face parallèle d'épaisseur variable, et, d'autre part, d'une lame de quartz lévogyre à face parallèle également. Lorsque l'épaisseur formée par les deux prismes est exactement égale à celle de la lame lévogyre, le système n'a aucun pouvoir rotatoire. Si cette épaisseur augmente, le système est dextrogyre, si elle diminue, il est lévogyre. Avec ce compensateur, il est donc inutile de faire tourner l'analyseur. Il suffit de connaître exactement la position des prismes du compensateur. Pour cela leurs moindres mouvements, que l'on effectue au moyen d'une vis, sont indiqués sur une échelle graduée; à l'aide d'une table, il est facile de calculer à combien de degrés de rotation correspond le nombre de divisions de cette échelle dont on a déplacé les prismes du compensateur.

En avant du compensateur se trouve un collier mobile, qui permet de faire changer la teinte du disque. Plus en avant se trouve la gouttière pour les tubes et le prisme polariseur avec sa lentille convergente.

Mise au point. — Pour régler l'appareil, on le place à quelques centimètres de la source lumineuse ; en regardant par l'oculaire, on voit apparaître un disque de couleur vive. On enfonce ou retire l'oculaire jusqu'à ce que ce disque soit tout à fait net et divisé en deux parties (fig. 54).

En faisant tourner le collier, on fait prendre au disque toutes les couleurs de l'arc-en-ciel ; on choisit celle qu'on voit le mieux et qui permet de juger le mieux de l'égalité de teinte des deux demi-disques ; la couleur *fleur de pêcher* est la meilleure, c'est celle qu'on appelle la *teinte sensible*. Cela fait, en manœuvrant la vis du compensateur, on cherche à obtenir l'égalité absolue de teinte des deux demi-disques ; à ce moment le 0 de l'échelle du compensateur doit coïncider avec le repère, si cela n'est pas le cas, on fait avancer ou reculer la règle au moyen de la vis latérale. Le 0 est ainsi obtenu, l'appareil est réglé, mais comme avec les autres appareils seulement pour le même observateur.

4. **Préparation des solutions à examiner.** — Les solutions à examiner au polarimètre doivent être parfaitement limpides ; si elles ne le sont pas, il faut les filtrer soigneusement. Elles ne doivent pas être trop colorées pour ne pas assombrir le disque ; si elles le sont, il faut les décolorer. Pour cela, on peut se servir du noir animal ou déféquer avec la solution de sous-acétate de plomb, en tenant compte dans le calcul des résultats de la dilution faite. Elles ne doivent pas être trop concentrées ; si c'est le cas, il est nécessaire de les examiner dans des tubes très petits.

L'urine, qui est le plus souvent examinée en clinique, doit toujours être déféquée pour la débarrasser de son albumine et des matières colorantes qu'elle contient. La solution ainsi obtenue est plus claire, limpide et est diluée de 1/10e. Pour faciliter les calculs, on a construit des tubes de 22 centimètres de long, qui compensent ainsi cette dilution, dont on n'a plus alors à tenir compte dans les calculs.

Le sang est traité comme il a été déjà indiqué (voy. *Chimie*, p. 82), et les eaux obtenues sont concentrées, ramenées au volume primitif et décolorées au noir animal. La même technique est employée pour les autres liquides (pleurétique, ascitique, etc.).

La mise en tube des solutions demande quelques précautions. Le tube, parfaitement propre et sec, est bouché à une de ses extrémités par la lame de verre, également très propre, maintenue par son armature de métal. On le place debout sur son extrémité fermée et, à l'aide d'un petit entonnoir, on verse la solution très lentement contre les parois du tube en évitant la production de bulles d'air, jusqu'à la formation d'un ménisque convexe au sommet du tube. On applique alors la lame de verre, en la faisant glisser à la surface du ménisque, en s'assurant qu'on n'enferme pas d'air, et on l'assujettit à l'aide de l'armature métallique. Le tube ainsi préparé est placé dans la gouttière de l'appareil, bien réglé au préalable.

5. **Dosage.** — Si l'on constate alors, en regardant par l'oculaire, que les deux demi-disques ne présentent plus le même aspect de luminosité ou de teinte, c'est que la solution à examiner possède un pouvoir rotatoire quelconque. Les substances dextrogyres assombrissent la moitié droite du disque, les substances lévogyres la moitié gauche.

En faisant varier, en tâtonnant, la position du prisme analyseur ou du compensateur, dans un sens ou dans l'autre, on arrive à obtenir de nouveau la même image que celle qu'on avait au 0 de l'appareil, avant l'introduction du tube. Il faut agir très doucement et aller très lentement, jusqu'à ce que l'égalité de teinte soit bien obtenue, puis dépasser ce point, revenir en arrière, pour voir si elle est bien exacte. Il ne reste plus alors qu'à lire, sur la graduation de l'échelle, le nombre de degrés dont s'est déplacé le 0 et le sens de ce déplacement.

Les résultats sont exprimés soit en degrés du cercle, soit en *degrés saccharimétriques*, donnant directement la quantité de sucre en solution, à l'aide de coefficients particuliers à chaque variété de sucre. Lorsqu'il s'agit de la glycose, dosée dans le tube de 22 centimètres, les degrés saccharimétriques doivent être multipliés par 2,065, *coefficient saccharimétrique* de ce sucre. Du reste, chaque appareil, possède une table indiquant l'équivalence de l'échelle du polarimètre avec les degrés du cercle.

Causes d'erreur. — Les causes d'erreur proviennent de la

présence dans la solution d'autres substances douées d'un pouvoir rotatoire, dont l'action change celle de la substance à doser. Le dosage du sucre dans l'urine, pour lequel la polarimétrie est le plus employée en clinique, présente de ce fait quelques causes d'erreur dont il faut tenir compte pour un dosage rigoureusement exact.

L'urine normale elle-même a un léger pouvoir lévogyre, ce qui diminue d'autant la quantité de sucre trouvée dans l'urine pathologique examinée. Certaines substances, comme l'acide oxy-β-butyrique et l'acide glycuronique, dévient vers la gauche le plan de polarisation, et, lorsqu'elles existent dans l'urine, faussent d'autant plus les résultats du dosage de la glycose qu'il est très difficile de les éliminer complètement. Pour estimer l'erreur que ces substances occasionnent, il faut, d'après Hoppe Seyler, faire le dosage polarimétrique de la glycose avant et après fermentation de l'urine (voy. *Chimie*): on fait ensuite la différence entre les deux résultats.

La seule application actuelle de la polarimétrie en clinique est le dosage de la glycose dans l'urine et dans les liquides normaux et pathologiques de l'économie.

Le dosage polarimétrique de la glycose est plus rapide et plus exact que tous les procédés chimiques, il est sujet à de moins grandes causes d'erreur. Il a l'avantage aussi d'être plus sensible et de permettre le dosage de très petites quantités de sucre. Il permet, enfin, combiné avec les dosages chimiques, d'identifier exactement les différentes espèces de sucres par la détermination de leur indice polarimétrique et le sens de cet indice.

Glycose	dextrogyre	$\eta = +51,6$
Lévulose	lévogyre	$\eta = -89,9$
Galactose	dextrogyre	$\eta = +83$
Saccharose	—	$\eta = +66,5$
Lactose	—	$\eta = +55,2$
Maltose	—	$\eta = +144$

La pentose n'agit pas sur la lumière polarisée.

Lorsque dans une urine diabétique les dosages à la liqueur de Fehling et au polarimètre ne concordent pas, il peut se présenter deux alternatives : le résultat obtenu est plus élevé au Fehling qu'au polarimètre ou le contraire. Dans le premier cas, Lépine et Boulud pensent que la discordance est due à la présence dans l'urine, ou bien de pentose, ou bien d'acide oxy-β-butyrique et glycuronique ; dans cette dernière alternative le simple chauffage à 100° de l'urine acidulée fait disparaître la différence. Dans l'autre cas, celui de prédominance du résultat polarimétrique, l'urine contient de la maltose.

CHAPITRE III

SPECTROSCOPIE

I. — MÉTHODE GÉNÉRALE

I. ***Recherche qualitative.*** — On sait que la lumière émanant soit du soleil, soit d'un corps incandescent quelconque n'est pas simple, mais que, à l'aide de prismes, on peut la décomposer en obtenant la dispersion des diverses radiations lumineuses qui la composent. Pour la lumière solaire, elles sont au nombre de sept, visibles pour notre œil ; rouge, orangé, jaune, vert, bleu, indigo, violet. Ces couleurs ne sont pas exactement délimitées, mais se changent graduellement l'une dans l'autre, en formant ce qu'on appelle les *spectres continus.*

En regardant un spectre solaire avec soin, on s'aperçoit que, bien que le spectre soit continu, il existe en des endroits fixes des raies ou bandes obscures, ce sont les *raies de Frauenhofer.* Elles sont toujours de même nombre et occupent toujours les mêmes positions. On les désigne par des lettres : A, B, C sont dans le rouge ; D, la plus visible, est dans le jaune ; E, *b*, dans le vert ; F, dans le bleu ; G, dans l'indigo ; H, dans le violet. Ces raies sont assez facilement reconnaissables et servent de points de repère pour déterminer la place des raies propres aux spectres d'absorption.

Si on interpose entre les rayons provenant de la source lumineuse et le prisme certaines substances, on voit qu'elles ont la propriété d'éliminer une ou plusieurs parties du spectre continu en formant des bandes obscures, verticales, qui sont caractéristiques pour chacune d'elles, et dont l'intensité varie suivant l'épaisseur ou la quantité de substance interposée. Ces spectres avec bandes obscures sont appelés *spectres d'absorption.* Ils permettent, par la position exactement précisée de ces bandes caractéristiques, dans des conditions fixes d'état chimique et de concentration, d'épaisseur et d'éclairage, de reconnaître certains corps déterminés.

1. **Échelle spectroscopique.** — Pour fixer la place des raies d'une façon parfaitement précise, on a, par un procédé trop long et trop compliqué pour que nous puissions le décrire ici,

déterminé en millionièmes de millimètre la longueur d'onde et le nombre de vibrations par seconde de chacune des couleurs constituant le prisme. C'est ce qu'on appelle l'échelle spectroscopique. Ainsi chaque raie de Frauenhofer a sa place nettement déterminée en millionièmes de millimètre. La raie D, entre le jaune et l'orangé, correspond ainsi à une longueur d'onde de 589 millionièmes de millimètre; les raies A à 764; C à 656, etc.

Cette échelle peut servir aussi pour localiser et mesurer la largeur des bandes des spectres d'absorption. Il est donc facile d'indiquer la place de chaque raie et sa largeur pour un corps donné, en l'exprimant en nombre de millionièmes de millimètre, que l'on désigne par λ.

Dans les examens cliniques, on ne cherche pas une pareille précision, et on se contente d'indiquer la place occupée par les raies sur une échelle divisée en millimètres.

2. **Préparation des substances.** — Les substances doivent être dissoutes en solutions transparentes, et placées, pour un examen très exact, dans des cuves de verre, rectangulaires à parois parallèles pour que les rayons lumineux ne soient pas déviés; on peut cependant, pour les besoins courants de la clinique, se servir de petites éprouvettes cylindriques. Les solutions doivent être suffisamment diluées pour que leur opacité même n'arrête pas tous les rayons lumineux.

3. **Spectroscope à vision directe.** — Cet appareil (fig. 56), le plus souvent suffisant pour les besoins de la clinique, ressemble à une petite lunette astronomique; il se compose de deux tubes, glissant l'un sur l'autre, dont l'intérieur est noirci au noir de fumée. Le tube externe porte à son extrémité inférieure un diaphragme laissant passer la lumière et la réglant sous forme d'un faisceau lumineux traversant une fente très étroite d'une hauteur de plusieurs millimètres. Le tube intérieur renferme le système essentiel, c'est-à-dire le prisme com-

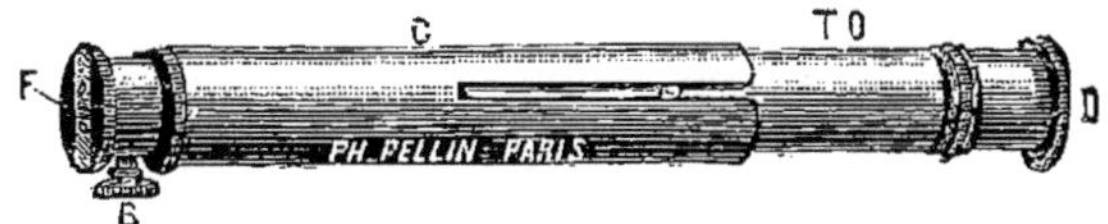

Fig. 56. — Spectroscope.

posé. Il est formé d'un prisme de flint au centre et d'un prisme de crown de chaque côté, à travers lesquels le faisceau lumineux, formé par le diaphragme, se trouve décomposé. A l'autre extrémité du tube interne se trouve une loupe pour grossir l'image du spectre. La fente du diaphragme doit être très étroite; elle ne doit pas dépasser un quart de millimètre. On peut la graduer au moyen d'une vis spéciale.

4. **Spectroscopes à échelle.** — Ce sont de simples spectroscopes à vision directe, auxquels on adapte un tube articulé à angle droit sur leur corps; ce tube contient une échelle représentant les divisions millimétriques. Cette échelle est réfléchie par un petit prisme à angle droit, et son image se superpose à celle du prisme. Une vis permet d'en amener les divisions au-dessous des raies. On obtient ainsi les largeurs des bandes en degrés de l'échelle, mais il est indispensable de convertir ces mesures en longueurs d'onde avec des échelles de concordance préparées à l'avance.

Technique. — Pour se servir d'un spectroscope à vision directe, il faut, après avoir réglé la fente du diaphragme à environ un quart de millimètre, prendre l'instrument de la main droite, en le tenant comme un gros crayon, et viser un nuage blanc dans le ciel, un mur blanc ou un miroir réfléchissant la lumière du soleil dont il faut éviter les rayons directs. En regardant par la loupe, on aperçoit tout de suite le spectre; on l'oriente de façon à avoir le rouge à sa gauche.

Le spectre vu à ce moment est flou, à bords arrondis; on tire alors le tube intérieur jusqu'à ce qu'il prenne la forme d'un parallélogramme étendu transversalement, à angles nets, dans lequel les couleurs sont en tranches parallèles régulièrement perpendiculaires. En tirant encore un peu le tube, on voit apparaître des raies horizontales noires, qui sont dues à des poussières se trouvant sur les bords du diaphragme; ces raies indiquent que la mise au point exacte approche. En continuant à tirer le tube très doucement, on voit apparaître les principales raies d'absorption de Frauenhofer; c'est le point de la vision distincte. La raie la plus facile à voir est la raie D, entre le jaune et l'orangé; elle fournit le point de repère fixe de toutes les notations spectroscopiques. Cette raie, qui est double lorsqu'on l'examine avec de très bons spectroscopes, est caractéristique des vapeurs de sodium. On peut ensuite, mais plus difficilement, voir apparaître les autres raies. Il est indispensable, avant tout examen, de régler exactement le spectroscope, c'est-à-dire de le mettre au point, de telle sorte que la raie D au moins soit nettement apparente.

Si l'on opère avec une lumière artificielle (bec de Bunsen, lampe carcel, etc.), il est nécessaire d'employer un artifice pour la mise au point. Étant dans l'obscurité, on met quelques cristaux de chlorure de sodium dans la flamme d'un bec de gaz ou d'une lampe à alcool ; si le spectroscope est bien au point, on doit voir apparaître deux raies lumineuses jaunâtres, en D, très rapprochées l'une de l'autre, mais distinctes ; si l'on n'en voit qu'une, c'est que la mise au point n'est pas exacte.

L'appareil ainsi réglé, il suffit d'interposer les substances à examiner entre la source lumineuse et la fente du spectroscope.

Examen du spectre. — La cuve étant placée entre le spectroscope et la source lumineuse, on observe attentivement les modifications que présente le nouveau spectre, raies obscures nouvelles ou obscurcissement d'une partie des couleurs. On note avec soin, d'après l'échelle, la place et la largeur des bandes, le début et l'étendue des parties assombries.

On peut aussi, sans interposition directe, examiner les spectres réfléchis par la surface d'un corps contenant la solution à étudier ; le spectre est alors moins net, mais reste le même.

Il est bon de comparer plusieurs fois le spectre normal avec le spectre de la substance examinée, en faisant des notations successives sur l'échelle. Pour cela, certains appareils permettent, à l'aide d'un prisme disposé d'une façon spéciale, de voir à la fois dans l'oculaire le spectre normal et le spectre de la substance étudiée superposés l'un au-dessus de l'autre ; leur comparaison est alors beaucoup plus facile.

Enfin, il est préférable d'opérer toujours avec la même lumière pour la même série d'examens ; la lumière solaire, réfléchie par un nuage ou sur un mur blanc, est la meilleure.

Le spectroscope sert, en clinique, à rechercher certaines substances dans les liquides organiques. Il suffit, en tenant compte de certaines précautions pour chacune de ces substances, de prendre une quantité relativement faible du liquide, 2 centimètres cubes environ, et de l'examiner dans la cuve du spectroscope. Les différentes bandes obscures, observées au point de vue soit de leur localisation exacte dans le spectre, soit de leur largeur et de leur intensité, soigneusement repérées, sont comparées aux spectres fixes de chaque substance. Si la place des bandes, leur largeur et leur intensité concordent, la substance recherchée se trouve identifiée.

5. **Dosage**. — L'intensité et la largeur des bandes des spectres d'absorption de certaines substances étant toujours proportionnelles à la quantité de substance en solution, on a proposé des méthodes de dosage basées sur l'un ou l'autre des deux principes suivants :

1° Comparaison du spectre d'une solution connue de titre fixe avec le spectre de la solution inconnue dont on fait varier le titre, jusqu'à ce qu'on obtienne l'identité des deux spectres.

2° Observation de la solution inconnue en faisant varier son épaisseur, jusqu'à ce qu'on obtienne au spectroscope le spectre caractéristique défini dont les bandes obscures ont une largeur et une intensité données.

II. — RECHERCHE DE L'HÉMOGLOBINE

I. *Recherche qualitative*. — 1. **Recherche dans le sang**. — Il suffit de recueillir avec les précautions d'usage quelques gouttes de sang par piqûre du bout du doigt. Ce sang est dilué dans une quantité suffisante d'eau distillée pour obtenir un liquide clair, pas trop coloré. On en remplit alors, après l'avoir filtré ou centrifugé, la cuve spectroscopique. Le spectre obtenu indique la variété d'hémoglobine à laquelle on a affaire, chacune des variétés de l'hémoglobine ayant un spectre caractéristique :

1° **Oxyhémoglobine**. — Elle présente en solution faible et sous une épaisseur peu considérable un spectre parfaitement reconnaissable. Il est caractérisé (fig. 57, 2) par la présence de deux bandes obscures, situées la première à droite de la raie D de Frauenhofer dans le jaune, l'autre près de la raie E dans le vert cyané ; ces deux raies sont séparées par un espace jaune vert. De plus à l'extrémité droite du spectre, le violet est légèrement assombri. Les raies caractéristiques se trouvent déjà dans une solution à 1/100000 d'oxyhémoglobine.

2° **Hémoglobine réduite**. — Lorsque sous une influence quelconque l'oxyhémoglobine perd son oxygène, le spectre change. Les deux bandes obscures se réunissent et n'en forment plus qu'une, très large, occupant presque tout l'espace

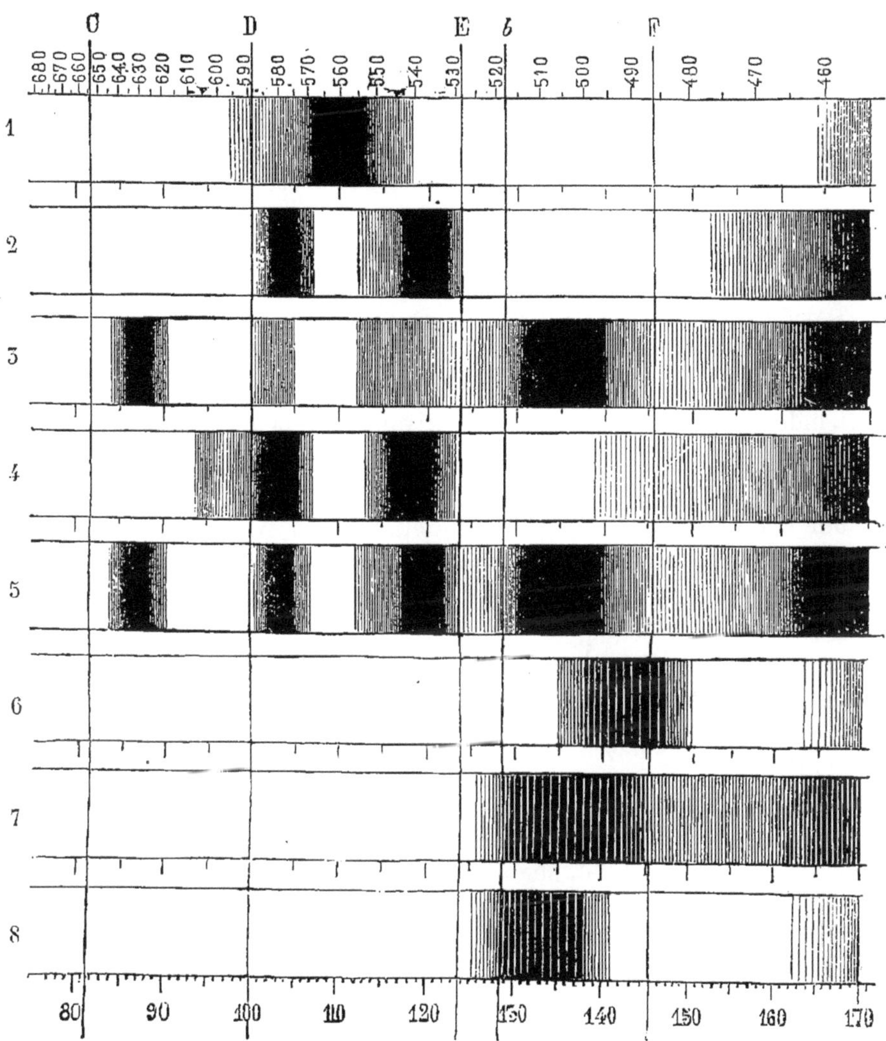

Fig. 57. — Analyse spectroscopique (d'après Hayem).

1, spectre de l'hémoglobine réduite. — 2, spectre de l'oxyhémoglobine. — 3, spectre de la méthémoglobine en solution acide. — 4, spectre de la méthémoglobine en solution alcaline. — 5, spectre d'un mélange de méthémoglobine et d'oxyhémoglobine. — 6, spectre de l'urobiline dans l'urine acide. — 7, spectre des pigments biliaires dans l'urine. — 8, spectre de l'urobiline en solution dans l'urine traitée par le chlorure de zinc ammoniacal. — C, D, E, *b*, F, raies de Frauenhofer.

entre les raies D et E (fig. 57, 1) ; cette bande, caractéristique de l'hémoglobine réduite, est moins obscure et à bords moins nets que celles de l'oxyhémoglobine, elle porte le nom de *bande de Stockes*. Cette hémoglobine réduite existe en certaine proportion dans le sang veineux; elle est la seule qu'on retrouve dans le sang des cadavres.

Traitées par un corps oxydant ou simplement agitées à l'air, les solutions d'hémoglobine réduite se retransforment en solutions d'oxyhémoglobine et leurs spectres présentent de nouveau les deux bandes caractéristiques.

5° **Méthémoglobine.** — Sous l'influence de certains toxiques ou de la simple action de l'air pendant un certain temps, l'oxyhémoglobine se transforme en méthémoglobine. Outre les deux bandes de l'oxyhémoglobine, son spectre en présente une troisième entre les raies C et D dans le rouge orangé; cette bande est d'ailleurs différente suivant que la méthémoglobine est en solution alcaline ou en solution acide (fig. 57, 5 et 4).

4° **Hémoglobine oxycarbonée.** — Elle est constituée par une combinaison de l'oxyhémoglobine avec l'oxyde de carbone, qui peut se faire soit *in vitro*, soit dans les vaisseaux en cas d'asphyxie par ce gaz. Son spectre est à peu près le même que celui de l'oxyhémoglobine; la première bande est seulement un peu plus à droite et laisse apercevoir la raie D. De plus, si on traite une solution d'hémoglobine oxycarbonée par les réducteurs, la bande de Stockes n'apparait pas; le spectre ne change pas.

5° **Hématine.** — Elle présente plusieurs variétés:

L'*hématine acide* a un spectre qui ressemble beaucoup à celui de la méthémoglobine, mais après traitement par les réducteurs son spectre se transforme en celui de l'*hématine alcaline*, tandis que dans les mêmes conditions la méthémoglobine se transforme en hémoglobine réduite.

L'hématine alcaline ou *hémochromogène* est caractérisée par une bande entre D et E dans le jaune et une à gauche de E dans le vert.

L'*hématoporphyrine*, ou *hématine privée de fer*, présente une bande dans l'orangé, peu intense, à gauche de D et une plus large entre D et E; elles sont séparées par un espace jaune.

Le sang veineux contient toujours une forte proportion d'oxyhémoglobine, ce qui fait que, par son examen, on obtient presque toujours le spectre de l'oxyhémoglobine à l'état normal. Quand on recherche l'intoxication par l'oxyde de carbone, qui donne lieu à la formation d'hémoglobine oxycarbonée dont le spectre ressemble à celui de l'oxyhémoglobine, il faut faire la réaction de Stokes. Elle consiste à ajouter à la solution sanguine quelques gouttes de sulfhydrate d'ammoniaque, qui a la propriété, par son pouvoir réducteur, de transformer l'oxyhémoglobine en hémoglobine réduite, tandis qu'il ne change pas le spectre de l'hémoglobine oxycarbonée.

L'apparition, après cette addition, de la bande de réduction de Stockes dans le spectre éliminera l'hypothèse d'empoisonnement par l'oxyde de carbone ou par le gaz d'éclairage.

Si, en examinant le sang de cette manière, on constate le spectre de la méthémoglobine, on doit penser à un empoisonnement par une substance méthémoglobinisante (antifébrine, chlorate de potasse, etc.).

On peut aussi se servir de ce procédé pour contrôler l'action de certains médicaments sur l'animal.

Hénocque considère comme le meilleur signe de la mort le fait de trouver le spectre de l'hémoglobine réduite dans le sang examiné comme il a été dit plus haut. En effet, suivant lui, très rapidement après la mort, en une ou deux heures, toute l'oxyhémoglobine du corps se transforme en hémoglobine réduite.

2. **Recherche dans les liquides.** — Cette recherche doit toujours se faire sur des liquides préalablement filtrés ou centrifugés pour les débarrasser des cellules qu'ils contiennent, surtout des globules rouges, qui, par le fait de leur transparence relative, peuvent fausser les résultats de l'examen, en donnant le spectre de l'oxyhémoglobine qu'ils contiennent mais qui n'est pas en solution dans le liquide.

Le liquide, parfaitement limpide, étendu d'un peu d'eau distillée s'il présente une coloration trop accentuée, est versé dans la cuve spectroscopique. On fait alors l'examen du spectre.

Sérum sanguin. — Le sérum du sang humain, de quelque manière qu'il ait été préparé, par coagulation ou par centrifugation, présente toujours à l'œil une teinte jaunâtre.

Cette coloration a été attribuée par Hénocque à la présence de *lutéine*, qui a un spectre assez semblable à celui de l'oxyhémoglobine.

Gilbert a donné le nom de *sérochrome* à cette matière colorante, qu'il croit être un dérivé soit de l'hémoglobine, soit des pigments biliaires. En effet, même dans les cas où le sérum sanguin est très peu coloré (hyposérochromie de Gilbert), si on l'examine sous une épaisseur suffisante, on retrouve toujours les bandes caractéristiques de l'oxyhémoglobine ou de l'hémoglobine réduite. Daremberg, d'autre part, a montré que si l'on prépare du sérum sanguin de chien par centrifugation très rapide à une température de 0°, on obtient un liquide tout à fait incolore, comme de l'eau. Il faut donc attribuer la coloration du sérum sanguin à la petite quantité d'hémoglobine en dissolution qu'il contient, due à la destruction des globules rouges pendant sa préparation. Cette hémoglobine peut être normale ou altérée. D'après cette manière de voir l'hypo et l'hypersérochromie de Gilbert n'auraient pas d'existence réelle au point de vue absolu, puisqu'elles ne tiendriaent qu'à une destruction accidentelle plus ou moins grande des globules rouges au cours de la préparation. Par contre, avec une technique toujours exactement la même pour la préparation du sérum, l'estimation de la coloration de ce sérum pourrait avoir une importance clinique particulière, peut-être même servir à évaluer le seuil de la résistance globulaire.

Lorsque, après la préparation du sérum, ce dernier présente une coloration rouge intense et que le spectre de l'oxyhémoglobine est extrêmement marqué, on dit qu'il y a *hémoglobinémie*, c'est-à-dire dissolution en masse de l'hémoglobine dans le sérum. Ce fait est habituel dans l'hémoglobinurie paroxystique ; il est très rare, et d'un très mauvais pronostic, dans les infections graves à leur période ultime.

Urine. — L'examen doit se faire sur de l'urine fraîche, car, surtout en cas d'urine alcaline, le sang qu'elle contient peut s'altérer par la conservation. Suivant l'alcalinité ou l'acidité de l'urine, on trouve, soit de l'oxyhémoglobine, soit de l'hémoglobine réduite, de l'hématoporphyrine, de l'hématine, qui ont chacune leurs caractères spectroscopiques propres.

La présence d'hématine, d'hématoporphyrine ou de méthémoglobine dans une *urine acide*, indique toujours un empoisonnement par des substances agissant sur le sang. Dans les cas de cystites à urine très alcaline, les transformations du pigment sanguin peuvent se faire dans la vessie elle-même.

Toutes les causes pouvant amener des hématuries abondantes peuvent donner aux urines le spectre de l'oxyhémoglobine. Si l'hématurie est peu abondante, c'est le spectre de l'hémoglobine réduite ou celui d'un de ses dérivés qu'on trouvera.

Liquide céphalo-rachidien. — Ce liquide doit être très soigneusement centrifugé pour éloigner tous les globules rouges en suspension. On n'y a constaté jusqu'à présent que le spectre de l'oxyhémoglobine, dans les cas où il y a hématolyse spontanée du liquide, dans les hémorragies du névraxe comme dans les méningites aiguës hémorragiques.

Épanchements hémorragiques. — La couleur rouge du liquide tient le plus souvent à des globules rouges en suspension, sans qu'il y ait vraiment dissolution de l'hémoglobine. Si l'examen spectroscopique du liquide surnageant, après centrifugation soignée, montre le spectre de l'oxyhémoglobine ou de l'hémoglobine réduite, il faut songer, comme nous l'avons montré, à un épanchement cancéreux (voy. *Hémolyse*).

II. ***Dosage.*** — 1. **Dosage dans le sang.** — Le dosage spectroscopique de l'hémoglobine dans le sang a sur les procédés colorimétriques l'avantage de porter sur du sang pur non dilué et d'éliminer, en une certaine mesure, le coefficient personnel de vision des couleurs. Il est plus exact que les dosages colorimétriques pour un observateur exercé, mais il demande un certain apprentissage. Il a aussi l'inconvénient de demander une quantité de sang un peu plus considérable.

Il existe pour ce dosage plusieurs méthodes reposant sur deux principes différents. Le premier, sur lequel sont basées les méthodes de Preyer, Hermann et Laur, est que toute dissolution de sang dans l'eau, qui exerce sur le spectre un pouvoir absorbant équivalent à celui d'une solution déterminée d'oxyhémoglobine, en contient une quantité égale à celle de cette solution. Ces méthodes, quoique ayant donné de bons résultats entre les mains de leurs auteurs, ont l'inconvénient de réclamer l'usage d'une solution fixe et connue d'oxyhémoglobine, substance qui a le désavantage de s'altérer très facilement, ce qui rend ces procédés difficilement utilisables.

Le second principe a été émis par Hénocque : Le sang pur normal, sous une épaisseur de 70 μ, donne un spectre de l'oxyhémoglobine dans lequel les deux bandes caractéristiques de cette substance sont égales en largeur et en intensité. Sous une épaisseur plus considérable ou plus petite, les deux bandes cessent d'être sensiblement égales soit en largeur, soit en intensité.

Ce qu'Hénocque appelle le *phénomène des deux bandes égales* sous une épaisseur de 70 μ coïnciderait donc avec la présence d'une quantité fixe (15 pour 100) d'oxyhémoglobine dans le sang. Plus l'épaisseur de sang nécessaire pour obtenir le phénomène des deux bandes égales sera grande, moins le sang examiné sera riche en oxyhémoglobine.

Hénocque a basé sur ce principe la méthode suivante de dosage de l'hémoglobine *in vitro* :

Hématoscope. — Le dosage se fait en emprisonnant du sang pur, au sortir des vaisseaux, dans une cuve prismatique, dont on connaît l'épaisseur en chacun de ses points. Cette cuve, appelée hématoscope par Hénocque, se compose de deux lames de verre d'inégale largeur, superposées et maintenues en contact à une de leurs extrémités par des griffes en métal, tandis qu'à l'autre extrémité elles s'écartent de 300 millièmes de millimètre l'une de l'autre, laissant ainsi entre elles un espace prismatique, dont il est facile de calculer l'épaisseur en chaque point donné. Sur la lame de verre inférieure, la plus large, se trouve une échelle gravée suivant sa longueur, divisée en 60 parties égales.

Technique. — Après avoir fait un lavage à l'éther du bout du doigt ou de l'oreille, on fait une piqûre un peu forte avec une lancette, de manière à obtenir quelques gouttes de sang sans trop de difficulté. On fait couler le sang entre les deux lames de l'hématoscope en commençant par la partie la plus étroite;

pour éviter la formation de bulles d'air on tapote légèrement sur la lame supérieure ; 5 à 6 gouttes de sang suffisent pour remplir l'appareil.

Cela fait, à l'aide d'un spectroscope à vision directe, bien mis au point, on examine la couche de sang emprisonnée entre les deux lames de verre. Pour cela, commençant par la partie la plus mince, on fait glisser l'hématoscope devant le spectroscope en suivant attentivement les modifications du spectre. Au niveau de la partie où la couche de sang est la moins épaisse, on ne voit qu'une bande très étroite, très pâle, qui correspond à la première bande de l'oxyhémoglobine ; en continuant vers la partie plus épaisse, cette bande s'accentue ; la deuxième bande de l'oxyhémoglobine apparaît ensuite. A un certain moment, qu'on ne trouve bien qu'après de nombreux tâtonnements, ces deux bandes deviennent égales en largeur et en intensité ; si on s'est servi d'un spectroscope à échelle, on voit qu'elles sont égales aussi en longueur d'ondes. C'est le phénomène des deux bandes égales recherché.

On lit alors sur l'échelle gravée sur la lame inférieure de l'hématoscope le chiffre qui correspond à la fente du spectroscope. On se reporte à la table jointe à l'instrument, donnant en chiffres absolus la quantité d'oxyhémoglobine pour 100, sous l'épaisseur de sang qui correspond au chiffre trouvé. A l'état normal, le sang humain donne le phénomène des deux bandes égales sous une épaisseur de 70 μ, c'est-à-dire au n° 14 de la division de l'échelle de la lame inférieure de l'appareil.

Hématoscope simplifié. — Hénocque a ajouté à son hématoscope une plaque d'émail de même grandeur, blanche, portant la même échelle que la lame inférieure et, de plus, sur la partie recouverte par le sang, des lettres et des chiffres, le tout marqué en noir.

L'hématoscope étant rempli de sang, on le pose sur la plaque d'émail, et on cherche à lire à travers la couche de sang, le plus loin possible, les lettres et les chiffres. On note la dernière lettre qu'on a pu lire distinctement et on se reporte à la table.

En employant l'hématoscope de cette manière, on peut faire des évaluations approximatives de l'hémoglobine d'un sang donné, mais les causes d'erreur sont trop nombreuses et le coefficient personnel de vision joue un trop grand rôle pour que cette méthode puisse être regardée comme à peu près exacte.

2. **Dosage au sein des tissus.** — L'analyseur chromatique de Hénocque est basé sur le principe que certains verres de couleur, interposés entre le spectre émis et l'œil de l'observateur, ont la propriété d'augmenter ou de diminuer l'intensité du spectre. Les verres bleus augmentent la netteté du spectre, tandis que les jaunes font disparaître les raies.

Analyseur chromatique. — Il se compose d'un spectroscope à vision directe à échelle, devant la fente duquel on peut faire passer successivement des verres de couleur. Il y a un verre bleu qui renforce le spectre et des verres jaunes plus ou moins foncés, qui effacent plus ou moins les bandes du spectre. Ces verres jaunes sont gradués de telle sorte que celui qui empêche de voir complètement les bandes de l'oxyhémoglobine en indique la proportion dans le sang. Chaque verre jaune porte un numéro indiquant la quantité d'oxyhémoglobine à laquelle il correspond.

Technique. — Pour se servir de cet appareil, on vise une partie des téguments fortement colorée par le sang, les ongles, les lèvres, etc., — et bien éclairée. — En approchant suffisamment l'appareil et en plaçant le verre bleu devant la fente du spectroscope, on aperçoit très nettement les deux bandes de l'oxyhémoglobine. Ceci obtenu, on enlève le verre bleu et on fait passer successivement, sans bouger l'appareil, les verres jaunes devant la fente, jusqu'à ce que les bandes disparaissent. On note le numéro du verre jaune avec lequel ce résultat est obtenu et on se reporte à la table de l'appareil ; celle-ci indique en chiffres absolus la proportion d'oxyhémoglobine contenue dans le sang au sein des tissus.

Cet appareil, pour être bien employé, demande un peu d'habitude. On le préférera aux autres procédés, lorsque pour une raison ou pour une autre, on craint de prendre du sang par piqûre : diabète, anémie très grave, etc.

Ce procédé permet aussi de mesurer le degré ou de suivre l'évolution d'hypérémies ou d'érythèmes cutanés.

III. ***Activité de réduction de l'oxyhémoglobine.*** — La recherche de l'activité de réduction de l'oxyhémoglobine se fait de deux manières différentes : *in vitro* ou *in vivo*, c'est-à-dire dans le sang hors des vaisseaux ou dans les vaisseaux.

1. **Recherche dans le sang in vitro.** — La recherche dans le sang extrait de l'organisme consiste à doser la quantité

d'oxyhémoglobine qu'il contient *in vitro*, et, à rechercher après agitation à l'air si une nouvelle quantité d'oxyhémoglobine est apparue par suite de la transformation de l'hémoglobine réduite.

Technique. — Pour cela on dose avec l'hématospectroscope la quantité d'oxyhémoglobine comme il a été indiqué plus haut; en même temps, par la même piqûre, on recueille quelques gouttes de sang dans une petite éprouvette contenant quelques cristaux de fluorure de sodium ou un peu d'extrait de têtes de sangsues pour empêcher la coagulation.

A l'aide d'une baguette de verre on agite le plus possible ce sang, de manière à le mettre en contact intime avec l'air, afin que toute l'hémoglobine réduite qu'il contient se transforme en oxyhémoglobine sous l'influence de l'oxygène de l'air.

Avec ce sang oxygéné, on fait un nouveau dosage à l'hématospectroscope. La différence entre les deux dosages donne la quantité d'hémoglobine réduite contenue dans le sang de la piqûre. En effet, le deuxième dosage donne la quantité totale de toute l'hémoglobine, dès lors transformée en oxyhémoglobine, tandis que le premier donne seulement la quantité d'oxyhémoglobine contenue dans le sang à sa sortie des vaisseaux. La différence entre les deux résultats est donc égale à la quantité d'hémoglobine réduite existant dans le sang recueilli.

Labbé a fait de multiples dosages avec ce procédé. Il a trouvé qu'à l'état normal la quantité d'hémoglobine réduite du sang, retiré par piqûre du bout du doigt, varie de 0,5 à 1 pour 100. Dans les cardiopathies elle augmenterait beaucoup et atteindrait 1 à 2 pour 100. Dans l'asystolie elle est de 2 à 7 pour 100. Dans les maladies congénitales du cœur elle peut aller jusqu'à 10 pour 100. Toutes les maladies pulmonaires augmentent beaucoup la quantité d'hémoglobine réduite.

La présence dans le sang d'une forte quantité d'hémoglobine réduite indique donc un trouble dans l'hématose, c'est-à-dire indique que l'oxygénation du sang pendant son passage dans les poumons ne se fait pas suffisamment, par défaut soit de force cardiaque, soit d'aération pulmonaire.

2. **Recherche au sein des tissus.** — Le procédé pour doser l'activité de réduction de l'oxyhémoglobine dans les tissus *in vivo*, a été donné par Hénocque. Il consiste à constater au spectroscope sur une partie du corps, par le procédé indiqué plus haut, d'abord les deux bandes de l'oxyhémoglobine et ensuite leur remplacement par la bande de Stockes lorsque l'on empêche l'arrivée du sang apportant à nouveau de l'oxyhémoglobine. On constate quel est le temps nécessaire à l'oxyhémo-

globine pour céder son oxygène aux tissus environnants et se transformer en hémoglobine réduite.

Technique. — On dirige le spectroscope bien mis au point sur la surface unguéale du pouce et, en faisant varier la distance, on cherche l'endroit où l'on a la meilleure vision du spectre de l'oxyhémoglobine. La surface de l'ongle doit être très fortement éclairée par une lumière blanche diffuse ; pour l'obtenir, on peut introduire entre l'ongle et le pouce une feuille de papier blanc, pliée à 45°, qui servira de réflecteur.

Lorsqu'on aperçoit le spectre, la première bande de l'oxyhémoglobine est toujours très nette, tandis que la seconde est un peu estompée. On fait alors une ligature à l'aide d'un lien élastique à la base de la première phalange. On note au chronographe le moment exact où la ligature a été faite. On suit alors attentivement au spectroscope les modifications du spectre.

La seconde bande de l'oxyhémoglobine devient d'abord plus nette, tandis que la première s'estompe et finit par s'effacer complètement. Ensuite, la deuxième bande disparaît à son tour et le spectre reste un moment sans aucune bande ; puis petit à petit apparaît la bande de réduction de Stockes, de plus en plus intense à mesure que l'oxyhémoglobine cède plus d'oxygène aux tissus. En même temps la surface unguéale pâlit d'abord, puis se cyanose. On relève le temps écoulé depuis la ligature jusqu'à la disparition complète des deux bandes de l'oxyhémoglobine, sans attendre l'apparition de la bande de Stockes ; à l'état normal, cette disparition s'obtiendrait 70 secondes après la ligature.

Hénocque a montré que la rapidité de réduction était en rapport, d'une part, avec la richesse du sang en oxyhémoglobine dosée à l'hématospectroscope, et, d'autre part avec l'activité réductrice du foyer, c'est-à-dire avec l'affinité des tissus du pouce pour l'oxygène. Il a établi le rapport :

$$\text{Activité de réduction des tissus} = \frac{\text{quantité d'oxyhémoglobine} \times 5}{\text{durée de la réduction en secondes}}.$$

Le chiffre 5 est une constante, déterminée expérimentalement de façon à ce que le coefficient de réduction des tissus soit égal à 1 à l'état normal.

Ce cœfficient présente des variations physiologiques marquées pendant la journée. Il suit assez sensiblement la courbe de la température.

Ses variations pathologiques sont très nombreuses ; toutes les fois que la nutrition des tissus est atteinte, le quotient de leur activité de réduction est modifié.

L'activité de réduction est très diminuée dans les chloroses, et à un degré moindre dans presque toutes les anémies symptomatiques, de même dans l'obésité, les dyspepsies gastro-intestinales, les entérites chroniques, les cancers, les suppurations chroniques et même les hémorragies cérébrales; elle peut tomber à 0,30. Par contre, elle peut être très augmentée et atteindre 1,55 à 2 dans la pléthore, la congestion pulmonaire, le purpura rhumatismal, l'eczéma et en général les affections cutanées, etc.

IV. ***Altérabilité de l'hémoglobine***. — Nous avons essayé d'estimer l'altérabilité de l'hémoglobine du sang en cherchant au spectroscope le temps que met à apparaître dans la partie rouge du spectre d'une solution déterminée de sang, à laquelle on ajoute une quantité déterminée d'une solution méthémoglobinisante, la bande d'absorption caractéristique de la méthémoglobine.

Technique. — Pour cela, on fait une solution du sang à examiner dans de l'eau distillée, de manière à obtenir, dans une éprouvette de même diamètre, la même intensité colorante qu'un étalon fixe de picro-carmin glycériné, représentant la coloration d'une solution à 1 pour 100 de sang normal.

Après avoir centrifugé pour enlever les globules rouges en suspension, on remplit la cuve spectroscopique de cette solution.

On ajoute alors 4 gouttes d'une solution aqueuse de ferricyanure de potassium à 1 pour 100 et on note au chronomètre le moment exact de cette addition. On suit aussitôt au spectroscope, chronomètre en main, les modifications du spectre qui se produisent. La deuxième bande de l'oxyhémoglobine s'efface peu à peu, la première s'estompe légèrement et on voit apparaître brusquement une bande très étroite, mais très nette, à la limite du rouge et de l'orangé. A ce moment on relève sur le chronomètre le temps qui s'est écoulé depuis l'addition du ferricyanure. A l'état normal, nous avons constaté que le temps écoulé était de 10 à 12 minutes.

Ce temps varie beaucoup dans les divers états pathologiques, nous l'avons vu descendre jusqu'à 2 minutes et au contraire être retardé jusqu'à 15 minutes. Nous avons remarqué que toutes les fois que la valeur globulaire du sang est augmentée, l'altérabilité de son hémoglobiue l'est également. Ainsi, dans les anémies pernicieuses, la résistance à l'altérabilité est extrêmement courte.

Nous pensons que les mesures de l'altérabilité de l'hémoglobine pourraient donner de précieuses indications sur les variations physiologiques ou pathologiques de sa qualité.

III. — RECHERCHE DES PIGMENTS

1. ***Pigments biliaires.*** — La bile et ses divers pigments ont la propriété de donner un spectre d'absorption (fig. 57, 7), qui est suffisamment caractéristique pour les besoins de la clinique; c'est une absorption absolue de toute la partie droite du spectre depuis la raie F, c'est-à-dire du bleu jusqu'au violet. Une solution à 1/50000 de biliverdine donne déjà cette absorption.

1. **Recherche dans l'urine.** — Pour rechercher au spectroscope les pigments biliaires dans l'urine, il suffit de la filtrer, et de la diluer jusqu'à ce qu'on obtienne la disparition du champ droit seul du spectre. Si l'urine est trop colorée, tout le spectre est éteint, et il est impossible de rien distinguer.

Hénocque propose aussi de faire la réaction de Gmelin (voy. *Examens chimiques*, p. 94) dans un tube à essai et d'examiner au spectroscope les divers anneaux qui se forment. Dans l'anneau bleu (bilicyanine) on a un spectre avec trois bandes obscures, les deux premières à droite et à gauche de D, séparées par une intervalle jaune, et la troisième entre *b* et F, plus large et plus sombre. Dans l'anneau rouge, les deux premières bandes disparaissent et il ne persiste que la bande près de F, qui augmente encore et finit par éteindre toute la partie droite du spectre dans l'anneau jaune.

2. **Dosage dans l'urine.** — On peut doser approximativement dans l'urine la quantité de bile en se servant, comme étalon, d'une solution type de biliverdine; on les compare au spectroscope, en diluant l'urine à examiner avec des quantités d'eau connues jusqu'à ce qu'on obtienne la même extinction de la partie droite du spectre que par le liquide étalon.

Causes d'erreur. — L'obscurcissement du champ droit du spectre n'est pas spécifique des seuls pigments biliaires, mais, dans les conditions cliniques, quand il existe sans autres bandes d'absorption, c'est la biliverdine seule qui le donne. L'hémoglobine en solution forte obscurcit de même le champ droit, mais elle donne toujours aussi les bandes caractéristiques dans le champ gauche.

3. **Recherche dans le sérum sanguin.** — On recueille par piqûre du doigt 3 ou 4 centimètres cubes de sang, qu'on

laisse coaguler dans une petite éprouvette, à la glacière ou dans un endroit frais, pendant 24 heures, ou bien qu'on centrifuge directement et rapidement. Le sérum bien collecté est recueilli au moyen d'une pipette effilée et placé dans la cuve du spectroscope. Si on observe un obscurcissement marqué de la partie droite du spectre, on peut affirmer la présence de pigments biliaires même si la réaction de Gmelin est négative. En effet, Gilbert a montré que, dans le sérum sanguin, la réaction spectroscopique des pigments biliaires est beaucoup plus sensible que celle de Gmelin.

La recherche des pigments biliaires dans le sérum sanguin a pris plus d'importance dans ces dernières années, depuis que Gilbert a montré qu'il existait un état pathologique dans lequel le sang contenait des pigments biliaires, sans qu'il y ait d'ictère, ni de pigments dans les urines. Il a donné à cet état le nom de cholémie acholurique; il ajoute qu'elle présente d'ordinaire une origine familiale (voy. *Examens chimiques*, p. 98).

4. **Recherche dans le liquide céphalo-rachidien.** — Le liquide, dès qu'il a été prélevé par ponction lombaire, doit être soigneusement filtré ou mieux centrifugé, s'il présente un trouble quelconque. On en remplit la cuve du spectroscope. L'obscurcissement du champ droit du spectre indique la présence de pigments biliaires.

La présence de pigments biliaires dans le liquide céphalo-rachidien est toujours accompagnée d'accidents graves : somnolence, troubles nerveux, crises nerveuses, etc. (Gilbert). La recherche de ces pigments au spectroscope sera donc très utile, par exemple, pour distinguer de l'urémie des cas de cholémie acholurique. Toutefois l'existence de ces pigments dans le liquide céphalo-rachidien n'indique pas toujours une origine hépatique, nous avons montré, en effet, qu'ils peuvent provenir de la transformation des pigments du sang épanché dans le canal rachidien.

II. ***Urobiline.*** — L'urobiline est caractérisée par la présence dans le spectre d'une bande d'absorption assez large (fig. 57, 8), bande située dans le vert et le bleu cyané, entre la raie *b* et la raie F, entre 510 λ et 485 λ, c'est-à-dire laissant un léger espace entre la raie *b* et son bord gauche et pouvant dépasser la raie F à droite. Cette urobiline est celle qu'on rencontre le plus fréquemment, mais on en a trouvé une autre, dite pathologiqne, présentant outre cette bande caractéristique une autre bande un peu avant D et une autre encore plus large après D.

L'urobiline existe souvent dans les divers liquides de l'organisme sous forme de *chromogène*; pour la mettre en évidence, il suffit d'acidifier le liquide avec quelques gouttes d'acide acétique avant de procéder à la recherche spectroscopique.

1. **Recherche dans l'urine.** — Pour rechercher au spectroscope l'urobiline dans l'urine, il faut, si l'urine est très fortement colorée, la diluer un peu et l'additionner de quelques gouttes d'acide acétique pour transformer le chromogène. On en remplit ensuite la cuve spectroscopique. Si l'urine contient, outre l'urobiline, d'autres pigments, biliaires ou autres, il faut les éliminer pour qu'ils ne troublent pas la netteté du spectre. Pour cela il y a plusieurs procédés :

a. On peut (Hayem) verser doucement au-dessus de l'urine quelques gouttes d'eau distillée, additionnée d'un peu d'acide acétique, de manière à ce que les deux liquides ne se mélangent pas. L'urobiline diffusant dans l'eau beaucoup plus vite que les autres pigments, il suffit d'examiner au spectroscope la couche d'eau et en cas d'urobilinurie on voit apparaître la bande caractéristique de l'urobiline en F.

b. On peut aussi (Denigès) précipiter les autres pigments, l'urobiline restant intacte, avec le liquide de Denigès (voy. p. 100).

2. **Dosage dans l'urine.** — On a proposé plusieurs méthodes de dosage. Elles reposent sur deux principes différents :

1° Rechercher sous quelle épaisseur il faut regarder l'urine au spectroscope pour avoir la bande caractéristique de l'urobiline. On a construit pour cela des spectroscopes spéciaux (Moitessier, Yvon et Hénocque), mais la présence des autres pigments gêne beaucoup ce dosage et on n'obtient que des résultats très approximatifs.

2° Isoler toute l'urobiline d'une quantité donnée d'urine par un des procédés chimiques (voy. p. 100) et comparer au spectroscope la solution obtenue à une solution d'urobiline pure titrée (procédés de Veglazio, de Bozomoloff et de Denigès).

L'objection la plus sérieuse qu'on peut faire à ces méthodes, c'est qu'elles utilisent des solutions titrées d'urobiline, alors qu'on n'a pas pu jusqu'à présent isoler l'urobiline à l'état de pureté absolue.

Gautier et Veillard proposent de réserver le nom d'*urobiline* à la matière colorante pathologique de l'urine donnant au spectroscope les trois bandes d'absorption, tandis qu'ils nomment *urochrome*, celle qui ne montre qu'une seule bande d'absorption en F; ils ont retrouvé cette dernière dans presque toutes les urines normales en plus ou moins grande quantité, et par suite la première seule doit être considérée comme pathologique.

La recherche de l'urobiline au spectroscope dans l'urine n'est utilisée que lorsqu'on n'a que très peu de liquide à sa disposition, car les procédés chimiques sont plus exacts. Les procédés de dosage spectroscopique sont actuellement encore moins recommandables.

3. **Recherche dans le sérum sanguin.** — On recueille 1 ou 2 centimètres cubes de sérum que l'on place dans la cuve spectroscopique et on examine. Si le sérum est très coloré, en cas d'ictère, par exemple, on a recours au procédé de Hayem, c'est-à-dire à l'examen d'une couche d'eau distillée déposée à la surface du sérum, dans laquelle l'urobiline diffuse plus vite que les autres pigments.

Cause d'erreur. — Le sérum sanguin extrait des vaisseaux contenant toujours un peu d'oxyhémoglobine en solution, il faut se garder de confondre les deux bandes d'absorption caractéristiques de l'oxyhémoglobine avec celle de l'urobiline.

Le **dosage** de l'urobiline dans le sérum sanguin ne peut se faire qu'approximativement, par l'appréciation de l'intensité de la bande caractéristique.

La recherche spectroscopique de l'urobiline est la seule qui puisse être pratiquée en clinique pour le sérum sanguin, les procédés chimiques demandant trop de liquide et ne pouvant être appliqués à cause de la présence de l'albumine qu'ils coagulent.

La présence d'urobiline dans le sérum peut avoir deux origines bien distinctes :

L'une est le mauvais fonctionnement de la cellule hépatique altérée, comme c'est le cas par exemple dans les cirrhoses ou la dégénérescence graisseuse du foie.

L'autre est la résorption de l'urobiline, qui se forme spontanément aux dépens de l'hémoglobine dans les grandes hémorragies internes. L'hémoglobine épanchée depuis un certain temps dans les tissus ou dans les séreuses, se transforme en effet, à la longue, en urobiline et est résorbée sous cette forme plus diffusible par le sérum sanguin.

Pour la même raison, on peut trouver dans le sérum sanguin une quantité plus ou moins considérable d'urobiline, dans les grandes destructions globulaires, comme celle qui s'opère normalement chez les nouveau-nés et, à l'état pathologique, dans les pyrexies intenses ou dans les anémies graves.

TROISIÈME PARTIE
EXAMENS HISTOLOGIQUES

PREMIÈRE SECTION
EXAMENS DES HUMEURS

CHAPITRE PREMIER
CRISTAUX

La technique de la recherche des cristaux est généralement simple. Il suffit de prélever, au moyen d'une pipette, une goutte du liquide à examiner, ou de son sédiment, et de l'étaler entre lame et lamelle.

Les cristaux qu'on trouve dans l'économie ont le plus souvent une *forme* caractéristique. En outre un élément de diagnostic est fourni par leur caractère de *solubilité* ou d'insolubilité dans certains réactifs. Il suffit généralement de faire agir le réactif en en déposant une goutte sur le bord de la lamelle, ou, au besoin, en soulevant celle-ci, sur la préparation même. Les réactifs les plus communément employés sont la chaleur, l'acide acétique et l'acide chlorhydrique.

Acide urique. — L'acide urique se présente sous des formes cristallines variables; on le voit sous forme de tables rhomboïdales, de pierres à aiguiser, de fuseaux, de fers de lance, de bourrelets, de rosaces, d'étoiles. Dans les amas, la forme des cristaux élémentaires est distincte. On a décrit aussi, comme une forme rare, la forme en haltères (Dumblelsforme) Ces cristaux sont généralement colorés en jaune ou en rouge. En cas de doute, on peut prélever un ou deux cristaux et faire l'épreuve de la murexide. (Voy. *Examens chimiques.*)

Ils se dissolvent complètement par addition d'une goutte de

solution de potasse ou de soude. Une goutte d'acide chlorhydrique dilué les fait réapparaître avec leur forme rhomboïde.

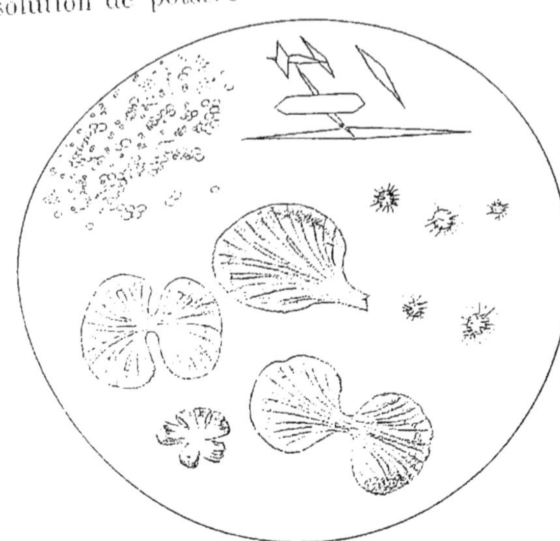

FIG. 58. — Urates. (1)

Urates de soude et de potasse. — Ils se présentent sous forme de granulations fines, isolées ou groupées, en général colorées en jaune ou en rouge (fig. 58). Ils se dissolvent facilement par la chaleur. Lorsqu'on les traite par l'acide acétique, on voit apparaître des cristaux d'acide urique libre.

Urate d'ammoniaque. — Ces cristaux sont représentés par des corpuscules d'un jaune brun, arrondis, hérissés d'aiguilles cristallines à la périphérie. Traités par l'acide acétique, ils donnent naissance, comme les précédents, à des cristaux d'acide urique.

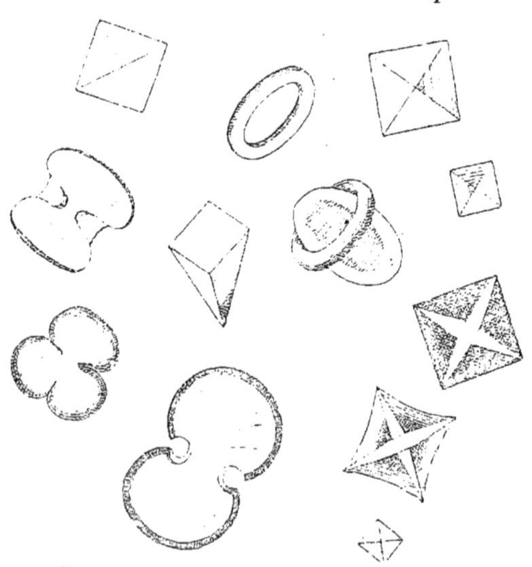

FIG. 59. — Cristaux d'oxalate de chaux.

Oxalate de chaux. — Ce sel cristallise sous forme d'octaè-

(1) Cette figure et les figures 59 à 62, 68, 69, 84 à 87, 90, 98 et 99 ont été dessinées d'après les belles planches du *Traité de Microscopie Clinique* de MM. Deguy et Guillaumin.

dres réfringents dont la forme rappelle une enveloppe de lettre (fig. 59). Ils sont solubles dans l'acide chlorhydrique, insolubles dans l'acide acétique.

Sulfate de chaux. — Ses cristaux sont représentés par des aiguilles incolores, isolées ou groupées en rosaces, ou par des tablettes incolores taillées obliquement à leurs extrémités. Ils sont insolubles dans l'ammoniaque, l'alcool, l'acide acétique, difficilement solubles dans l'acide chlorhydrique, l'acide nitrique et l'eau chaude.

Acide hippurique. — Cet acide cristallise sous forme de prismes rhomboïdes incolores. isolés ou groupés. Ces cristaux

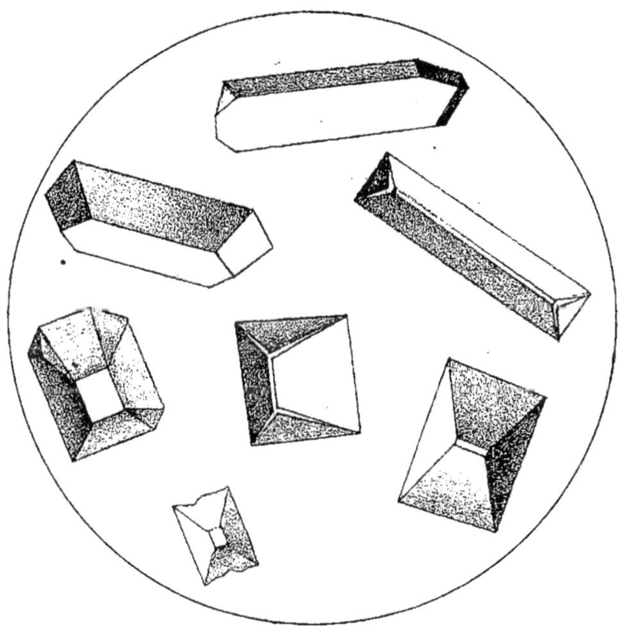

Fig. 60. — Cristaux de phosphate ammoniaco-magnésien.

sont insolubles dans l'acide chlorhydrique, solubles dans l'ammoniaque, l'alcool et l'éther.

Phosphate ammoniaco-magnésien. — Les cristaux de phosphate ammoniaco-magnésien ou triple phosphate sont facilement reconnaissables lorsqu'ils affectent leur forme habituelle. Ils sont en effet constitués par des prismes dont l'aspect rappelle un couvercle de cercueil (fig. 60). D'autres fois, plus rarement, leur disposition rappelle une palme de fougère. Les cristaux de phosphate ammoniaco-magnésien sont facilement solubles dans l'acide acétique.

Phosphates terreux. — Les phosphates terreux, phosphates de chaux et de magnésie, forment sous le microscope une sorte de fine poussière, non colorée comme celle des urates. Ils sont solubles rapidement par l'acide acétique concentré à froid, sans dégagement gazeux.

Phosphate pur de magnésie. — Ses cristaux sont représentés par des tablettes plates, volumineuses, rhombiques, fortement réfringentes. Ils se dissolvent facilement dans l'acide acétique, mais réapparaissent par addition de carbonate de soude. Une solution au 1/5e de carbonate d'ammoniaque du commerce dissout rapidement les cristaux de phosphate de magnésie, plus lentement ceux de phosphate de chaux et ne modifie pas ceux de phosphate ammoniaco-magnésien.

Phosphate de chaux neutre. — Il cristallise sous forme d'aiguilles prismatiques, tantôt isolées, tantôt réunies en rosaces. L'addition d'acide acétique les fait également disparaître ; l'ammoniaque les reprécipite.

Carbonates terreux. — Granulations grisâtres, jaunâtres, de même aspect que les phosphates. Ils sont solubles dans l'acide acétique concentré à froid, avec dégagement gazeux.

Carbonate de chaux. — Ses cristaux se rencontrent sous forme de petits corps sphéroïdes blanchâtres. Ils forment quelquefois des haltères. L'acide chlorhydrique les dissout en produisant une effervescence.

Cristaux d'hémoglobine. — Il suffit, pour obtenir des cristaux d'hémoglobine, d'étaler une goutte de sang défibriné sur une lame, de laisser dessécher en partie, puis de faire tomber une goutte d'eau distillée au milieu de la préparation. On peut aussi se servir d'un instrument semblable à l'hématoscope d'Hénocque avec une lame supérieure mince et un faible écartement des lames. On laisse l'appareil contenant le sang sous une cloche recouvrant un cristallisoir plein d'eau.

Les cristaux d'oxyhémoglobine et d'hémoglobine réduite se présentent sous forme d'aiguilles, ou de tables rhombiques ayant une belle couleur rouge.

Cristaux d'hémine. — Pour obtenir les cristaux d'hémine ou cristaux de Teichmann, formés de chlorhydrate d'hématine, il suffit de déposer une goutte de liquide contenant de l'hémoglobine sur une lame, d'ajouter une particule de chlorure de sodium, de laisser tomber sur le tout une goutte d'acide acétique, puis de couvrir d'une lamelle; on chauffe ensuite légèrement. Les cristaux sont représentés par des tablettes rhombiques isolées ou groupées.

Hématoïdine, bilirubine. — L'hématoïdine cristallise sous forme de tablettes rhombiques ou d'aiguilles d'une couleur brun rouge. Quelquefois, mais plus rarement, elle se présente sous l'aspect de granulations amorphes. Ses cristaux sont solubles dans les alcalis et dans le chloroforme. Ils donnent sous le microscope la réaction de Gmelin.

Cholestérine. — Les cristaux de cholestérine sont des tables rhombiques très réfringentes, minces, irrégulières, le plus souvent réunies en groupes (fig. 61). Ces cristaux sont facilement solubles dans l'éther, insolubles dans l'eau, l'alcali et les acides. En les traitant par l'acide sulfurique dilué et par la teinture d'iode, on les colore en bleu violet.

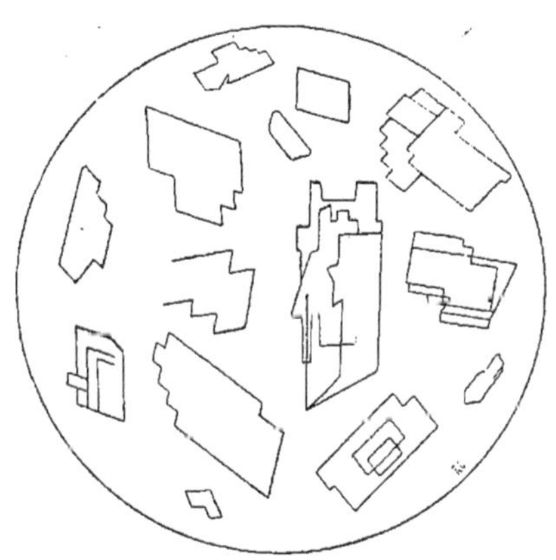

Fig. 61. — Cristaux de cholestérine.

Cystine. — La cystine cristallise sous forme de tables régulières à six côtés, incolores. Ces cristaux sont solubles dans l'ammoniaque, insolubles dans l'acide acétique.

Xanthine. — Les cristaux de xanthine ont la forme de pierres à aiguiser. Ils sont solubles dans l'ammoniaque, l'acide chlorhydrique et par la chaleur, insolubles dans l'acide acétique.

Leucine. — La leucine se présente sous forme de corpuscules arrondis, de grandeur variable, ayant parfois un aspect nacré, à réfringence faible (fig. 62).

Tyrosine. — Les cristaux sont représentés par de très fines aiguilles, souvent colorées en jaune ou en brun, groupées en rosaces ou en gerbes (fig. 62). Ces aiguilles sont insolubles dans l'acide acétique, solubles dans l'ammoniaque et l'acide chlorhydrique.

Indigo. — L'indigo forme des cristaux rhombiques ou en aiguilles; ils se dissolvent facilement dans le chloroforme auquel ils donnent une coloration bleue.

Acides gras. — Les cristaux d'acides gras (palmitique, stéarique, etc.,) forment de fines aiguilles allongées, isolées ou

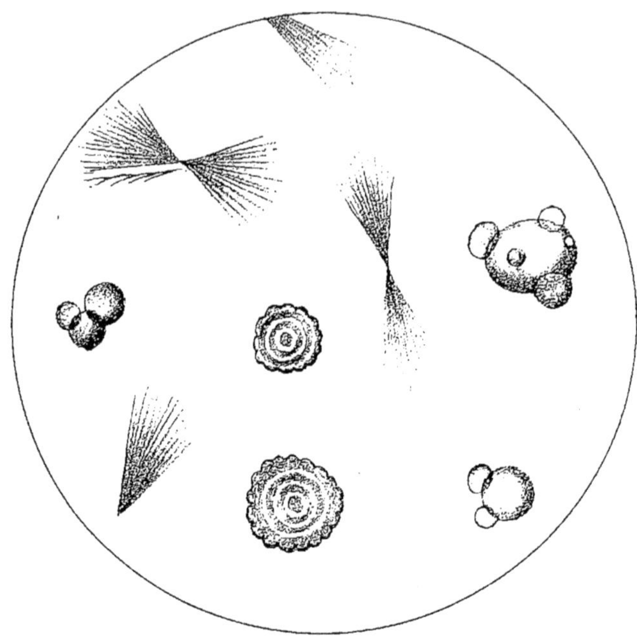

Fig. 62. — Cristaux de leucine (boules) et de tyrosine (pinceaux).

groupées en gerbes. Ces aiguilles se dissolvent facilement dans l'éther et dans l'alcool chaud; elles ne se dissolvent ni dans l'eau, ni dans les acides.

Cristaux de Charcot-Leyden. — Ce sont des hexagones à extrémités aiguës, incolores. Ils se dissolvent facilement dans l'eau chaude, les alcalis, les acides minéraux, l'ammoniaque, l'acide acétique ; par contre, ils sont insolubles dans l'eau froide, l'éther, l'alcool et le chloroforme.

Urine. — L'Urine normale contient un certain nombre de cristaux. Ceux dont la recherche présente un réel intérêt clinique sont les urates et l'acide urique, l'oxalate de chaux et les phosphates ammoniaco-magnésiens; les premiers se rattachent à l'arthritisme, à la suralimentation, aux troubles diathésiques; les derniers relèvent de lésions des voies urinaires elles-mêmes.

Les urates forment parfois un dépôt abondant, de couleur rougeâtre ou jaunâtre. On trouve ces cristaux en grande quantité chez les malades présentant une fièvre élevée, chez les sujets sains après un exercice violent ou de fortes transpirations.

Les cristaux d'acide urique augmentent dans l'urine chez les malades atteints d'affections rhumatismales et arthritiques ou lorsque l'élimination azotée est exagérée. Leur nombre dépendant autant de la concentration des urines émises que de l'abondance de l'émission des substances qui les forment, leur constatation ne peut pas suppléer au dosage quantitatif de l'urine des vingt-quatre heures.

La grande abondance des cristaux d'oxalate constituant l'*oxalurie* indique, ou bien que la production d'acide oxalique est augmentée dans l'organisme, ou bien que celui-ci n'arrive pas au dernier terme de son oxydation, le dédoublement en acide carbonique et en eau. La constatation d'une grande quantité de cristaux d'oxalate de chaux montre donc qu'il existe des troubles de la nutrition.

Les phosphates terreux et ammoniaco-magnésiens se trouvent dans l'urine alcaline, soit que celle-ci ait changé de réaction par fermentation, soit qu'elle soit alcaline au moment de l'émission. Dans ce cas, ils sont généralement un indice de cystite ou de stase dans les voies urinaires.

La leucine, la tyrosine, se rencontrent dans les cas de dégénérescence aiguë du foie, dans l'ictère grave, plus souvent d'ailleurs dans les organes à l'autopsie que dans l'urine des malades.

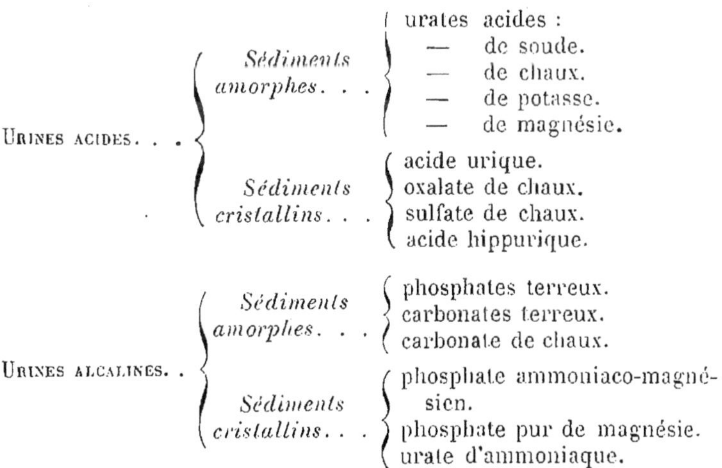

URINES ACIDES. . .	*Sédiments amorphes*. . .	urates acides : — de soude. — de chaux. — de potasse. — de magnésie.
	Sédiments cristallins. . .	acide urique. oxalate de chaux. sulfate de chaux. acide hippurique.
URINES ALCALINES. .	*Sédiments amorphes*. . .	phosphates terreux. carbonates terreux. carbonate de chaux.
	Sédiments cristallins. . .	phosphate ammoniaco-magnésien. phosphate pur de magnésie. urate d'ammoniaque.

Crachats. — On peut trouver dans les crachats des cristaux d'acides gras, de cholestérine, de leucine, de tyrosine, surtout lorsque l'expectoration est putride.

Les cristaux d'hématoïdine se trouvent en cas d'abcès pulmonaire, de pleurésie purulente ouverte dans les bronches; les cristaux de Charcot-Leyden sont surtout abondants dans l'asthme bronchique.

Les cristaux de Charcot-Leyden se rencontrent aussi dans le SANG, chez les leucémiques, et dans les MATIÈRES FÉCALES, en cas d'helminthiase.

CHAPITRE II

ÉLÉMENTS FIGURÉS DES SÉCRÉTIONS

I. — DÉPOTS URINAIRES

1. — Éléments cellulaires.

I. ***Séparation des éléments.*** — Les éléments figurés de l'urine étant généralement peu nombreux, il est nécessaire de les condenser dans une faible quantité de liquide. Pour atteindre ce but, on peut recourir à la sédimentation simple, à la centrifugation ou encore à la filtration.

Pour la filtration, on fait passer une certaine quantité d'urine sur un filtre ordinaire. On recueille le résidu au moyen d'une pipette, lorsqu'il ne reste plus sur le filtre que quelques gouttes de liquide trouble. Ce procédé est inférieur aux deux précédents.

Lorsqu'on s'aperçoit que le sédiment renferme un nombre trop considérable de cristaux, on peut acidifier légèrement l'urine par l'acide acétique et la chauffer au voisinage de 40°. De cette façon un bon nombre de cristaux se dissolvent, les phosphates entre autres par l'acide, les autres par la chaleur.

Préparations fraiches. — Les éléments figurés doivent toujours et en tout cas être examinés à l'état frais.

On prélève, au moyen d'une pipette capillaire, une goutte du sédiment qu'on dépose sur une lame propre. On recouvre d'une lamelle et on examine immédiatement au microscope.

Préparations colorées. — Pour colorer les préparations on peut employer un des procédés qui seront indiqués pour l'examen du sang. Il faut savoir cependant que certains éléments, les cylindres en particulier, résistent mal à la dessiccation et à la fixation.

Pour les préparations colorées il est généralement utile de laver le sédiment à deux ou trois reprises dans l'eau salée physiologique; on décante le liquide qu'on remplace par de l'eau salée, on agite, on centrifuge et ainsi de suite.

On peut encore procéder de la façon suivante :

On ajoute au sédiment lavé, dans le tube à centrifuger, une goutte de solution aqueuse d'éosine ou de bleu de méthylène; on mélange avec une pipette fermée, puis on prélève une goutte du liquide qu'on étale sur une lame; on laisse une minute ou deux à l'air, puis on recouvre d'une goutte de liquide de Farant, dont la formule est la suivante [1] :

Gomme arabique.	Parties égales.
Glycérine.	
Solution aqueuse d'acide arsénieux à 0,37 pour 100.	

On obtient ainsi de jolies préparations. Les cylindres en particulier sont bien conservés et bien colorés.

Enfin, on pourra utiliser la méthode de Regaud et Barjon en faisant l'inclusion au collodion (voy. *Examen du sang*).

Une coloration qui donne de bons résultats est la coloration double au Soudan-hématoxyline, après fixation au formol à 10 pour 100, suivie de lavage à l'eau. Fixation pendant dix minutes dans du formol à 10 pour 100, lavage à l'eau; coloration pendant dix minutes dans une solution concentrée de Soudan dans l'alcool à 70°, lavage à l'alcool à 70° pendant une minute, puis seconde coloration à l'hématoxyline, lavage à l'eau; inclusion dans la glycérine. La graisse est colorée en rouge, les noyaux en violet (Cohn).

II. ***Description des éléments.*** — 1° **Cellules épithéliales.** — Les cellules épithéliales qu'on trouve dans l'urine sont souvent altérées (fig. 65). Il serait d'une grande importance de reconnaître leur provenance, mais la chose n'est guère possible que pour les cellules qui n'ont pas proliféré. Il convient en tout cas de distinguer les variétés qui suivent :

a. Cellules des muqueuses urinaires. — Les cellules pavimenteuses qui proviennent des couches superficielles ont généralement une forme arrondie, un noyau très distinct. Elles sont le plus souvent bien conservées, volumineuses, arrondies ou polygonales.

Celles qui proviennent des couches plus profondes, telles qu'on les rencontre à un stade plus avancé de la lésion inflammatoire, sont généralement disséminées au milieu d'une grande

(1) Faire dissoudre d'abord la gomme dans la solution arsénieuse, puis ajouter la glycérine avec précaution pour éviter la formation de bulles d'air.

quantité de leucocytes. Elles sont plus petites que les précédentes, fusiformes, cylindriques, en raquette, à noyau volumineux. Elles sont la plupart du temps dégénérées; leur protoplasma est granuleux ou granulo-graisseux ou creusé de vacuoles. Parfois elles sont réduites à leur seul noyau; on ne peut alors les distinguer des leucocytes.

Il est, la plupart du temps, impossible de dire de quelle partie des voies urinaires proviennent les cellules épithéliales. On

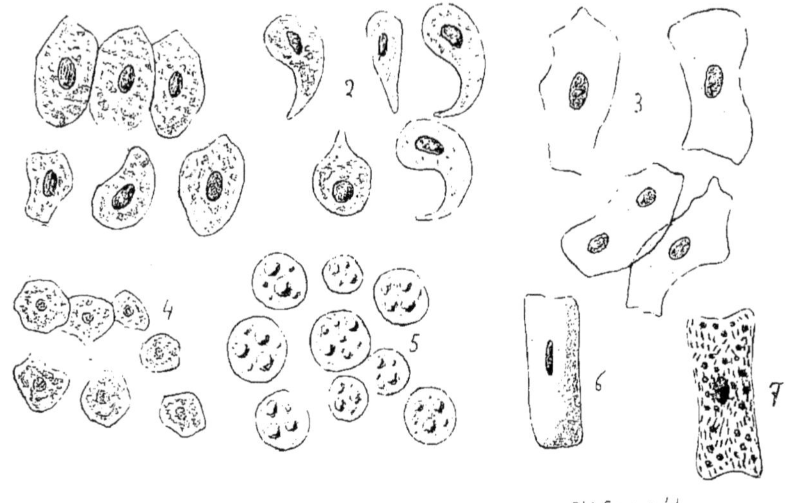

Fig. 63. — Cellules du dépôt urinaire.

1, cellules épithéliales de la vessie desquamées. — 2, cellules épithéliales proliférées et enflammées. — 3, cellules pavimenteuses. — 4, cellules libres granuleuses. — 5, globules de pus chargés de granulations graisseuses. — 6, pseudo-cylindre : cellule pavimenteuse allongée. — 7, pseudo-cylindre : cellule pavimenteuse chargée de bactéries.

prétend cependant que les cellules du col de la vessie sont caudées, celles de l'uretère cylindriques et allongées, celles du bassinet arrondies ou ovales, souvent réunies en placards.

b. Cellules du rein. — Ces cellules sont en général arrondies, rarement cubiques, peu volumineuses, à peine plus grandes qu'un globule blanc; elles possèdent un noyau arrondi et volumineux, souvent invisible, un protoplasme granuleux, rempli de granulations graisseuses ou de boules hyalines. Elles sont souvent accompagnées de cylindres.

c. Cellules diverses. — Enfin, on trouve souvent dans l'urine des cellules *vaginales* ou préputiales, pavimenteuses, en général plus volumineuses que celles de la vessie.

On peut encore trouver dans l'urine des cellules *cancéreuses* isolées ou réunies en groupes. Ce sont des cellules volumineuses, polymorphes, vacuolaires. On les distingue difficilement des cellules épithéliales ordinaires, à moins que par leur groupement elles ne présentent un aspect caractéristique. C'est ainsi qu'on peut les rencontrer quelquefois dans le sédiment au sein de véritables *fragments de tissus*.

Les fragments villeux sont les plus caractéristiques à l'œil nu. Au microscope on reconnaît qu'ils sont formés par une masse centrale conjonctive recouverte de plusieurs rangées de cellules épithéliales.

d. Enfin, on peut encore trouver des *membranes* ou *des pseudo-membranes*. Les premières sont formées par une trame fibrineuse emprisonnant des globules blancs et des cellules endothéliales; dans les secondes on reconnaît une trame conjonctive infiltrée de cellules embryonnaires.

Quelquefois, lorsqu'il y a destruction de la muqueuse, on trouve dans l'urine *des fibres élastiques* (voy. p. 293).

2° **Globules blancs.** — Les globules blancs se présentent quelquefois dans l'urine avec leurs caractères habituels. Le plus souvent cependant ils sont fortement altérés par suite de leur contact avec l'urine. On peut distinguer quelquefois des polynucléaires neutrophiles ou éosinophiles, des grands et des petits mononucléaires.

Lorsque l'urine est neutre ou faiblement acide, les globules blancs se distinguent aisément; ils sont relativement peu altérés.

Quand l'urine est fortement acide, les noyaux sont bien visibles; le protoplasme est rétracté.

Dans l'urine ammoniacale, les leucocytes sont très altérés; ils sont gonflés, déformés, difficilement reconnaissables.

A côté des leucocytes proprement dits, on trouve une quantité plus ou moins considérable de *globules de pus*, complètement dégénérés, sans noyau distinct, difficiles à distinguer parfois des cellules rénales proliférées et granuleuses.

3° **Globules rouges.** — Les globules rouges qu'on rencontre dans l'urine sont quelquefois de forme et de coloration normales, comme dans le sang. Le plus souvent cependant ils sont plus ou moins déformés; ils sont pâles et plus difficiles à apercevoir quand ils ont cédé une partie de leur hémoglobine au liquide ambiant.

4° **Filaments**. — Le plus souvent d'origine prostatique ou urétrale, souvent visibles à l'œil nu, longs de quelques millimètres à 1 centimètre, les *filaments* se montrent au microscope constitués par une trame de mucus emprisonnant un grand nombre de globules de pus et de cellules épithéliales. On distingue des filaments purulents, muco-purulents et muqueux, suivant la prédominance des globules blancs ou du mucus.

On peut aussi trouver dans l'urine des éléments figurés du *sperme* (voy. page 299).

Urines purulentes. — Lorsque l'urine contient du pus, il peut y avoir un certain intérêt, pour suivre l'évolution de la maladie ou l'effet du traitement, à compter le nombre des globules. Dans ce but on peut se servir d'un appareil de Thoma-Zeiss (p. 310) et procéder comme pour une numération des globules du sang.

On a proposé encore de faire une numération approximative d'après la transparence du liquide. Dans ce but on dispose un journal imprimé en caractères ordinaires sur lequel on place un verre à fond plat. On verse dans ce verre de l'urine jusqu'à ce que la couche soit assez épaisse pour empêcher de distinguer les caractères. Avec l'urine normale on distingue encore les caractères à travers une couche de 8 centimètres de hauteur. Une transparence de 1/2 à 1 centimètre correspondrait au chiffre de 40 000 globules blancs par centimètre cube, une transparence de 6 centimètres à environ 1000 globules (Posner).

En présence d'une urine purulente on se demande généralement en clinique quelle est la nature de la suppuration et quel est son siège. Pour répondre avec précision à la première question, il faut avoir recours à d'autres procédés.

Pratiquement, on se souviendra que dans les cas de pyélo-néphrite septique l'urine contient, outre les éléments cellulaires, de nombreux éléments microbiens. Lorsque, par contre, on ne trouve pas de germes à l'examen direct, ou quand l'urine contient de petits grumeaux d'aspect caséeux, il faut songer à la tuberculose.

Pour déterminer l'origine du pus, on doit recourir à la méthode dite *des trois verres*. On recueille la première, la seconde et la dernière partie de la miction dans trois verres différents :

Si le premier verre seul est trouble, c'est que le pus provient de l'urètre antérieur.

Lorsque le premier verre est franchement trouble, le second légèrement louche avec de petits filaments purulents, le dernier tout à fait clair, il est probable que la suppuration occupe l'urètre postérieur.

Si les trois verres sont également troubles, on peut affirmer que la suppuration siège plus haut que l'urètre; elle siège dans la vessie si le dernier verre est de beaucoup le plus trouble.

Urines hématiques. — Lorsque l'urine est colorée en rouge par l'hémoglobine, on peut se demander s'il y a hématurie ou hémoglobinurie.

L'examen histologique tranchera la question en montrant la présence ou l'absence de globules rouges.

Quant à l'origine de l'hématurie, c'est une question difficile à trancher par l'examen histologique seul.

Si l'on constate dans l'urine la présence de caillots uretéraux allongés, visibles à l'œil nu, on peut affirmer que le sang vient du rein ou de l'uretère.

La constatation de cylindres de globules rouges permettra d'affirmer l'origine rénale de l'hématurie; celle de cylindres colorés par l'hémoglobine diffusée a une valeur analogue. L'existence de cylindres des autres variétés n'a qu'une signification indirecte.

Urines chyleuses. — Les urines ont un aspect lactescent. Elles ne s'éclaircissent pas par le repos. Par sédimentation spontanée, on voit se former au fond du vase un dépôt plus ou moins abondant de leucocytes et d'hématies; à la surface monte une couche crémeuse opaque.

Au microscope. on voit de nombreux globules de graisse qui se colorent en noir par l'acide osmique, des leucocytes et des globules rouges.

Il ne faut pas confondre la chylurie avec la *lipurie*. Dans ce dernier état l'urine ne contient que quelques gouttes huileuses, non émulsionnées, qui se réunissent à la surface.

Urines putrides. — Elles sont très troubles, brunâtres, hémo-purulentes. Leur fétidité est due à l'hydrogène sulfuré. Cette fétidité provient le plus souvent de la décomposition de caillots sanguins ou de fragments néoplasiques dans la vessie.

Au microscope, on voit, outre les leucocytes et les hématies généralement très altérés, des amas dont la structure histologique est difficilement reconnaissable.

Ces urines se distinguent des urines ammoniacales banales par les réactions de l'hydrogène sulfuré.

2. — Cylindres.

Il convient de distinguer dans l'urine un nombre assez considérable d'espèces de cylindres. Pour la commodité de la description, nous les diviserons en 3 groupes : cylindres *amorphes*, cylindres *formés d'éléments figurés*, cylindres *à granulations*, et cylindres *mixtes*, c'est-à-dire présentant des caractères communs aux trois groupes. Ce sont au fond les plus fréquents, mais en général un des caractères prédomine et donne son nom au cylindre. Les cylindres mixtes réunissent soit les caractères de deux variétés du même groupe (granulo-graisseux, par exemple), soit les caractères de deux variétés de groupes différents (hyalino-granuleux, granulo-épithéliaux). On peut rencontrer ainsi toutes les combinaisons.

I. ***Cylindres amorphes.*** — Ils comprennent les cylindres hyalins, les colloïdes, les fibrineux et les muqueux.

Cylindres hyalins. — Ils présentent un aspect homogène, ont des bords nets, paraissent taillés à l'emporte-pièce (1, fig. 64). Leur réfringence est généralement faible, de sorte qu'ils peuvent facilement passer inaperçus si l'on n'y prend pas garde. Il est toujours utile pour les trouver de diaphragmer assez fortement. Ils sont solubles dans les acides minéraux dilués (Robida).

Cylindres colloïdes. — Désignés aussi sous le nom de *cylindres cireux*, ils présentent une certaine ressemblance avec les précédents (2, fig. 64); ils s'en distinguent cependant par une réfringence plus forte et par une coloration tirant sur le jaune; ils sont fréquemment sinueux, présentent des bords festonnés.

Les cylindres *fibrineux* possèdent une trame de fibrine caractéristique, d'aspect réticulé; ils contiennent parfois des leucocytes ou des hématies emprisonnés dans leur trame.

Les cylindres *muqueux*, appelés *cylindroïdes* par certains auteurs (Robida, Bizzozero) diffèrent beaucoup des précédents par leur forme et par leurs dimensions (3, fig. 64); ils son plus longs et plus étroits que les cylindres vrais; ils sont constitués par une substance amorphe qui possède la propriété de se gonfler et de s'altérer par l'action de l'acide acétique et de l'acide nitrique dilué.

II. ***Cylindres constitués par des éléments figurés.*** — Ils sont facilement reconnaissables.

Cylindres épithéliaux. — Ils sont formés par une agglomération de cellules en mosaïque qu'on distingue aisément avec leurs noyaux volumineux et leur protoplasme abondant (5, fig. 64).

Cylindres leucocytaires. — Les éléments constituants, plus ou moins altérés, sont moins volumineux, ont un noyau plus petit et un protoplasme moins abondant que dans la variété précédente. Rien ne prouve qu'il s'agit réellement de leucocytes extravasés; à notre avis il s'agit presque toujours de cylindres constitués par des cellules des tubes contournés, enflammées, proliférées et présentant les premières traces de la fermentation spéciale qui est à la base du processus des néphrites épithéliales proprement dites.

Cylindres hémorragiques. — Ils sont formés par des globules rouges avec leurs caractères habituels : éléments plus petits, dépourvus de noyaux et possédant une coloration plus ou moins jaune (10, fig. 64).

III. ***Cylindres à granulations.*** — Ils sont représentés

par les cylindres granuleux proprement dits, par les cylindres graisseux, par les cylindres hématiques et par les cylindres amyloïdes.

Cylindres granuleux. — Les plus importants de tous, ils se divisent en deux variétés : granuleux *clairs* (7, fig. 64) et granuleux *opaques* (8, fig. 64), suivant leur transparence et leur réfringence. Ils sont constitués par une masse de granulations

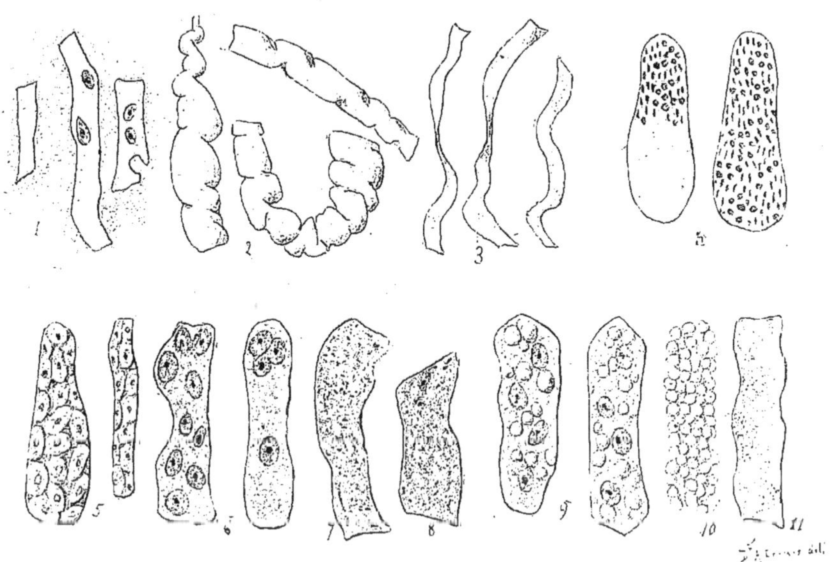

Fig. 64. — Cylindres urinaires.

1, cylindres hyalins. — 2, cylindres colloïdes. — 3, cylindroïdes. — 4, cylindres bactériens. — 5, cylindres épithéliaux. — 6, cylindres granulo-épithéliaux. — 7, cylindre granuleux clair. — 8, cylindre granuleux opaque. — 9, cylindres granulo-graisseux. — 10, cylindre de globules rouges. — 11, cylindre hématique (reconnaissable à sa coloration ocre).

ténues, dont l'abondance et la confluence règlent le degré d'opacité.

Dans l'intérieur des cylindres *graisseux* on reconnait des granulations plus volumineuses et plus réfringentes (9, fig. 64). Ces cylindres se distinguent par un éclat particulier ; ils tranchent nettement sur le fond de la préparation ; ils possèdent la propriété de se colorer en noir par l'acide osmique.

Cylindres hématiques. — Ils sont colorés par de l'hémoglobine diffusée et caractérisés par leur coloration ocre plus ou moins accusée, parfois aussi par la présence dans leur intérieur de fines granulations pigmentaires (11, fig. 64).

Les cylindres *amyloïdes*, dont l'existence n'est pas admise par tous les auteurs, dont la présence dans l'urine est en tout cas fort rare, possèdent la propriété de se colorer en brun acajou par la solution de Lugol, en rouge par le violet de Paris.

IV. ***Pseudo-cylindres.*** — On évitera facilement de prendre pour des cylindres les poils qui se rencontrent fréquemment dans le dépôt urinaire; ils se reconnaissent facilement à leur plus grande longueur, à leur diamètre moindre, à leurs bords plus nets, à leur réfringence plus grande. Les filaments de drap, de toile, sont aussi plus réfringents et plus longs que les cylindres; leur forme est souvent irrégulière.

Certaines substances peuvent prendre une disposition cylindrique. C'est ainsi que les urates, les phosphates se groupent parfois avec une certaine régularité et simulent des cylindres granuleux. Avec un peu d'habitude cependant on les reconnaît assez facilement, par le fait qu'ils sont moins réguliers que les vrais cylindres et que les particules qui les composent sont plus réfringentes et plus distinctes que les granulations des cylindres vrais.

Il faut savoir que quelquefois les cylindres hyalins servent de support, de substratum aux particules cristallines ou à des amas bactériens (4, fig. 64).

On rencontre parfois aussi des pseudo-cylindres formés de matières pigmentaires dérivées de l'hémoglobine ou de la cholestérine. On les distingue en général facilement d'après leur coloration.

Les pseudo-cylindres bactériens (4, fig. 64) se rencontrent assez fréquemment. On peut les reconnaître soit en employant un fort grossissement (objectif à immersion), soit en les colorant au violet de gentiane; on arrive ainsi à distinguer les corps bactériens qui les composent.

Des cellules pavimenteuses allongées et étroites ayant pris un aspect granuleux peuvent simuler des cylindres (6, fig. 63). Elles sont facilement reconnaissables à leur noyau, quelquefois par leurs rebords, et au besoin par leurs changements de forme suivant leurs variations d'inclinaison, lorsqu'elles sont mobilisées par les courants du liquide.

Enfin on trouve quelquefois dans l'urine, surtout dans les

cas de spermatorrhée, des cylindres hyalins provenant de l'épididyme, du canal déférent, des vésicules séminales (Burne-Jones, Nepveu). On les distingue facilement des cylindres rénaux par leurs dimensions; en effet, tandis que ceux-ci ont une longueur variant entre 0,01 et 0,006 millimètres, les cylindres d'origine génitale atteignent 0,12 à 0,009 millimètres (Eichhorst).

La recherche des cylindres urinaires est surtout utile pour différencier les espèces de néphrites et pour déterminer leur stade.

Origines des cylindres. — Les distinctions que nous avons indiquées sont nécessairement un peu schématiques. Pour bien faire comprendre la valeur diagnostique des différentes espèces de cylindres, il est nécessaire d'indiquer sommairement leur mode de formation.

Les uns sont de simples cylindres de *transsudation*, c'est-à-dire qu'ils résultent du passage de certaines substances, figurées ou non, à travers l'épithélium rénal : ce sont les cylindres hyalins, les cylindres colloïdes, les cylindres de globules rouges et les cylindres d'hémoglobine.

Les premiers résultent simplement d'un ralentissement circulatoire au niveau de l'épithélium. Aussi les rencontre-t-on dans le rein cardiaque, dans les néphrites épithéliales en voie de guérison, dans l'atrophie ischémique du rein.

Le mode de formation des cylindres colloïdes ou cireux est analogue. On les trouve surtout dans les néphrites épithéliales avec atrophie secondaire; plus rarement, dans l'atrophie ischémique.

Les cylindres hémorragiques peuvent se rencontrer toutes les fois qu'il y a une forte inflammation : dans les néphrites toxiques, dans les néphrites infectieuses, par exemple dans la néphrite scarlatineuse.

Les cylindres hématiques se voient dans les mêmes circonstances. On les trouve constamment dans l'hémoglobinurie malarique.

Une deuxième classe de cylindres comprend ceux qui sont formés par *desquamation* : les cellules du rein plus ou moins modifiées s'éliminent à l'extérieur. Dans cette classe rentrent les cylindres épithéliaux, quelques cylindres granuleux, les cylindres graisseux et les cylindres amyloïdes.

Les éléments constitutifs des cylindres épithéliaux sont à peu près semblables aux cellules de revêtement de Heidenhain. Lorsque les cellules ont des bords nets, une morphologie bien caractérisée, les cylindres appartiennent aux poussées rénales transitoires des maladies générales infectieuses, telles que la pneumonie ou la fièvre typhoïde plutôt qu'aux néphrites autonomes. Celles-ci se révèlent au contraire par des cylindres dans lesquels les cellules épithéliales ont été déjà modifiées par la fermentation granuleuse.

Dans les cylindres graisseux, on voit que l'élément a subi une modification considérable. On rencontre ces formations dans l'ictère grave, l'intoxication par le phosphore, l'arsenic et aussi dans certains états chroniques.

Les cylindres amyloïdes se rencontrent rarement. Leur existence est même niée par bon nombre d'auteurs. En tout cas, leur mode de formation est discutable, attendu que la dégénérescence amyloïde intéresse toujours en premier lieu les vaisseaux et les glomérules, et qu'elle atteint rarement l'épithélium des tubes contournés. On peut trouver des cylindres amyloïdes dans les cas de suppuration prolongée ou dans certaines néphrites épithéliales chroniques.

Les cylindres dus à la *fermentation* spécifique des éléments épithéliaux sont représentés par les cylindres granuleux. La présence de ces cylindres dans l'urine permet de distinguer une néphrite épithéliale présentant un notable degré d'activité morbide. Suivant l'acuité du processus, ces cylindres sont plus ou moins opaques et plus ou moins confluents.

Quant aux cylindres muqueux ou cylindroïdes, ils n'ont vraisemblablement pas une origine rénale.

Signification des cylindres. — L'absence de cylindres ne permet pas d'éliminer le diagnostic de néphrite ; dans la néphrite interstitielle, en effet, on n'en trouve pas. Il peut en être de même dans les phases avancées des néphrites atrophiques d'origine épithéliale.

Dans les lésions congestives du rein, on rencontre généralement dans l'urine des cylindres hyalins. Lorsque la congestion est très intense, on peut trouver des cylindres hémorragiques.

Dans les lésions toxiques ou infectieuses, on trouve des cylindres granuleux, granulo-graisseux et épithéliaux. La desquamation est souvent excessive mais transitoire.

Dans les néphrites épithéliales, on peut trouver toutes les variétés de cylindres.

Lorsqu'il y a une poussée épithéliale aiguë, on trouve généralement des cylindres granuleux clairs et opaques étroits, des cylindres hématiques et même des cylindres hémorragiques ; parfois cependant les cellules libres granuleuses sont plus abondantes que les cylindres, voire même, exceptionnellement, existent presque seules et sont alors difficiles à distinguer des globules de pus.

Les périodes d'accalmie se manifestent par une diminution des cylindres granuleux, par la prédominance des hyalins et des granuleux clairs.

Le passage à l'état chronique, sous forme de gros rein blanc, est surtout révélé par l'apparition de cylindres granuleux, opaques, larges et courts.

La présence de cylindres colloïdes est en rapport avec la production de sclérose ou avec l'atrophie secondaire.

La disparition des cylindres avec persistance de l'albumine indique généralement que la lésion est arrivée à l'état cicatriciel.

II. — CYTOLOGIE DES ÉPANCHEMENTS

La plupart des liquides de l'organisme tiennent en suspension un certain nombre de cellules, mais, pour qu'on puisse pratiquer un examen histologique, il faut que ces cellules soient suffisamment abondantes. Certains liquides, le sang et le pus, par exemple, sont assez concentrés pour qu'il suffise d'en étaler une goutte et de l'examiner. Pour d'autres humeurs, moins riches en éléments figurés, il est nécessaire d'avoir recours à un artifice pour concentrer les cellules.

D'autre part, il faut que le dépôt cellulaire ne soit dilué que dans une très petite quantité de liquide; sans cela, on verrait les sels, en particulier le chlorure de sodium, contenus dans le liquide cristalliser par évaporation au moment où l'on sèche la préparation; en outre, l'albumine se coagulerait pendant la fixation. L'examen des préparations deviendrait ainsi fort difficile.

I. — Epanchements séro-fibrineux.

I. ***Séparation des cellules.*** — 1. **Prélèvement du liquide.** — Le liquide est prélevé, soit par ponction exploratrice, soit en profitant d'une ponction évacuatrice. Il importe que la ponction soit faite de façon qu'une certaine quantité de sang ne se mélange pas au liquide.

Il est bon d'avoir à sa disposition une quantité de 10 centimètres cubes; à la rigueur, 2 ou 3 peuvent suffire.

Une fois recueilli, le liquide se coagule plus ou moins rapidement. En se formant, le coagulum emprisonne dans ses mailles un nombre considérable d'éléments figurés.

Il importe donc d'éliminer la fibrine. Pour atteindre ce but, on peut, ou bien centrifuger immédiatement, avant la formation du coagulum, ou bien défibriner le liquide par battage.

On a proposé, il est vrai, lorsqu'on ne peut pratiquer la centrifugation immédiate, d'ajouter au liquide de l'oxalate de potasse ou du fluorure de sodium pour le rendre incoagulable, mais ces procédés donnent de mauvais résultats, car ces sels forment des précipités et altèrent certaines cellules.

Pour éliminer la fibrine, on a proposé aussi de recueillir le liquide dans une solution physiologique de chlorure de sodium, puis, après une première centrifugation, de laver le culot à plusieurs reprises dans l'eau salée. Ce procédé n'est pas recommandable, car le chlorure de sodium forme des cristaux au moment de l'évaporation.

2. **Centrifugation immédiate.** — Il est évident que ce procédé n'est pas toujours applicable, puisqu'il faut avoir immédiatement un centrifugeur à sa portée.

On a montré que, dans ses grands traits, la formule cytologique ne changeait pas, qu'on ait ou non recours à la défibrination (Sabrazès et Muratet, Widal et Ravaut). Le coagulum retient seulement un certain nombre de polynucléaires et de cellules endothéliales.

A notre avis, la centrifugation immédiate constitue le procédé de choix. D'abord, on gagne du temps en supprimant simplement un temps de l'opération ; ensuite, on obtient un culot qui contient bien toutes les cellules du liquide ; enfin, on évite les déformations cellulaires que peut produire le battage.

Pour pratiquer la centrifugation immédiate, on recueille le liquide directement dans des tubes de centrifugeur. Pour la centrifugation après défibrination, on décante le liquide avec précaution pour séparer la fibrine.

Lorsque le liquide à examiner est hémorragique et qu'on veut se débarrasser des globules rouges, le plus simple est de centrifuger comme d'habitude, puis de vider le liquide clair, de le remplacer par de l'alcool au tiers (2 parties d'eau distillée, 1 partie d'alcool à 90°), d'agiter et de centrifuger de nouveau. De cette façon, les globules rouges sont détruits sans que les autres éléments soient altérés (Loeper et Louste).

Lorsqu'on suppose avoir affaire à un épanchement néoplasique, on peut, pour rechercher les éléments caractéristiques, pratiquer la *centrifugation en masse* du liquide (Sorgo). Il est nécessaire dans ce cas de faire une ponction évacuatrice.

On centrifuge tout le liquide (1 à 3 litres) en décantant chaque fois, c'est-à-dire en jetant après centrifugation le liquide clair et en ajoutant, sur le culot, une nouvelle quantité de liquide. On parvient à réunir ainsi, dans un seul tube, le culot de centrifugation de tout le liquide.

On fixe le culot au formol ou au sublimé acétique, on lave à l'eau, puis on déshydrate par les alcools successifs, selon les procédés employés en histologie. Après avoir traité par l'alcool-éther, on introduit dans le tube une certaine quantité de celloïdine. On attend que celle-ci soit suffisamment durcie. Le tube est alors cassé ; il contient un bloc de celloïdine qu'on débite en coupes microscopiques. Ces coupes sont colorées et examinées comme de coutume.

On obtient ainsi parfois des images très caractéristiques : cellules néoplasiques en placards, ayant conservé leur forme et leurs rapports réciproques.

3. **Défibrination immédiate.** — Suivant la quantité du liquide

à examiner, on le reçoit, soit dans un flacon à parois résistantes contenant des perles de verre du volume d'un petit pois, soit dans un tube contenant des perles plus petites. Celles-ci doivent cependant être assez grosses pour que le coagulum ne les emprisonne pas. Il va de soi que récipient et perles doivent être rigoureusement propres. Le mieux est de les préparer à l'avance et de les passer, bouchés à l'ouate, au four à flamber.

Le liquide recueilli dans le flacon, on agite le tout pendant un temps variable, de un quart d'heure à une heure; il se forme, ou bien un caillot volumineux, ou bien de petits flocons de fibrine qui restent en suspension dans le liquide.

Défibrination retardée. — Quand on ne peut pas défibriner immédiatement le liquide on le recueille simplement dans un flacon aussi propre que possible. Au bout d'un certain temps, le coagulum se forme spontanément. Au moment de procéder à l'examen, on verse le contenu du flacon, caillot et liquide, dans un flacon contenant des perles de verre et on le bat pendant dix minutes. On procède ensuite à la centrifugation comme ci-dessus.

Pour faire un examen simple, après avoir centrifugé le liquide, il faut *décanter*. Pour cela, on retourne le tube d'un seul coup; il reste toujours une quantité de liquide suffisante pour diluer le culot.

II. ***Numération des cellules.*** — Pour faire une numération des éléments contenus dans un liquide, on peut employer les procédés suivants :

Lorsque le liquide est louche, on compte directement les cellules par l'un des procédés indiqués pour les leucocytes du sang.

Si le liquide est clair, on en recueille dans un tube gradué une quantité déterminée; on centrifuge longuement, puis, on jette une certaine quantité de liquide qu'on mesure; le culot est alors soigneusement dilué dans le liquide restant (Laignel-Lavastine).

On calcule facilement la quantité d'éléments figurés contenue dans le liquide par la formule :

$$x = \frac{N \times D}{V},$$

dans laquelle :

V = la quantité totale du liquide introduit dans le tube ;

N = le nombre des éléments contenus dans le liquide D ;

D = la quantité de liquide resté dans le tube après décantation et agité de façon à former une émulsion homogène.

III. **Coloration.** — Elle diffère suivant que l'examen peut être fait directement sur préparations humides ou après fixation du culot desséché.

1. *Préparations humides.* — On dépose sur la lame bien propre une ou deux gouttes du culot de centrifugation ; on recouvre d'une lamelle. On peut alors examiner directement au microscope, avec ou sans coloration.

Pour colorer, on dépose sur la lame, sur un des bords de la lamelle, une goutte de liquide colorant, bleu de méthylène ou bleu polychrome dilué. Par capillarité, la matière colorante pénètre entre lame et lamelle ; au bout de 5 minutes, les éléments cellulaires sont suffisamment colorés.

Pour conserver ces préparations pendant quelques jours, on les lute simplement à la paraffine.

2. *Préparations sèches.* — On mélange avec soin le culot et le liquide au moyen d'un fil de platine ou d'une pipette capillaire fermée ; on casse ensuite l'extrémité de la pipette et on achève le mélange en aspirant à plusieurs reprises.

Étalement sur lames. — On répartit le culot dilué sur une série de lames, en déposant une goutte sur chaque lame. On étale cette goutte avec une anse de platine ou une pipette fermée en décrivant sur la lame une série de cercles concentriques.

Fixation et coloration. — Les préparations sont ensuite fixées et colorées par l'un des procédés utilisés pour le sang (voy. p. 321).

On fixe de préférence à l'alcool-éther pour les colorations à l'hématoxyline-éosine, à l'éosine-bleu de méthylène, à la thionine ou au bleu polychrome de Unna ; à la chaleur ou au chloroforme pour la coloration au triacide d'Ehrlich.

IV. **Description des espèces.** — Comme éléments cellulaires on trouve dans les épanchements séro-fibrineux :

1° Des cellules *polynucléaires* (P, fig. 66), dont la forme et les dimensions sont semblables à celles des polynucléaires du sang. On en distingue de neutrophiles et d'éosinophiles.

2° Des *mononucléaires* (L, fig. 66), tantôt à noyau arrondi, à protoplasma peu abondant mais net, comme les lymphocytes du sang, tantôt à noyau plus ou moins volumineux et plus ou moins régulier, sans contour protoplasmique apparent; par la coloration au triacide, on décèle parfois autour de ces noyaux des granulations neutrophiles.

3° Des cellules *endothéliales* (E, fig. 67), beaucoup plus volumineuses que les éléments précédents, arrondies ou ovalaires, à gros noyau central, à protoplasme abondant. Ces cellules sont isolées ou réunies en groupes, étalées en placards. Tantôt leur protoplasma est compact et uniformément coloré, tantôt il est déchiqueté, semé de lacunes.

4° Enfin, on peut rencontrer, dans les épanchements des cancéreux des cellules *néoplasiques* (N, fig. 67) volumineuses, à protoplasme abondant, creusé de vacuoles, contenant souvent des formations endogènes et des granulations iodophiles. Ces cellules sont isolées ou réunies en placards.

5° On trouve encore dans les liquides séro-fibrineux des *globules rouges* en plus ou moins grand nombre.

On rencontre enfin quelquefois, surtout dans les pleurésies tuberculeuses, de grosses masses amorphes se colorant uniformément par les réactifs ordinaires (Widal). Ce sont des polynucléaires vieillis, déformés.

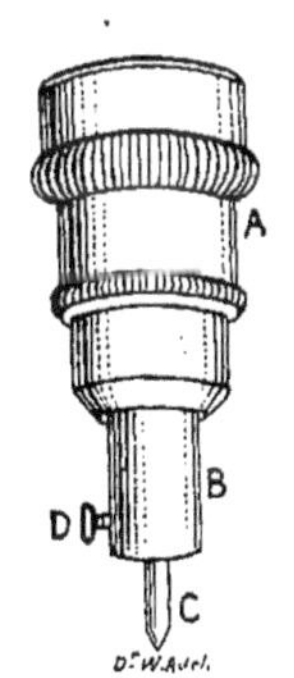

Fig. 65. — Marqueur pour préparations microscopiques.

Marqueur. — Il arrive que l'on désire retrouver facilement sur une préparation un élément quelconque. Pour y arriver facilement, le plus simple est de le marquer au moyen d'un instrument spécial.

Cet instrument (fig. 65) a la forme et l'aspect d'un objectif microscopique. Il se compose d'un disque métallique A muni d'un pas de vis, dans lequel entre à frottement doux une tige pleine B portant un style à pointe de diamant C. Le style est plus ou moins écarté de l'axe au moyen d'une petite vis de commande placée latéralement D.

Veut-on marquer un élément quelconque, on commence par le placer bien au centre du champ microscopique. On fixe la préparation à l'aide des deux valets; on s'assure encore que l'objet ne s'est pas déplacé. On dévisse alors l'objectif et l'on visse à sa place le marqueur. On écarte plus ou moins le style du centre, suivant qu'on veut décrire un cercle plus ou moins grand. On amène alors la pointe de diamant au contact de la lamelle sur laquelle elle appuie par le poids de la tige. On fait décrire à la partie inférieure de l'instrument un tour complet : la pointe de diamant trace un cercle sur le verre. On laisse la pointe appuyer sur le verre et l'on conduit le diamant jusqu'à l'un des angles de la lamelle; on peut ou non repérer cet angle au moyen d'un signe conventionnel, d'une flèche par exemple, placé sur l'étiquette de la préparation.

Veut-on ensuite retrouver l'élément marqué, on examine la préparation à un grossissement faible; on cherche l'angle repéré, on trouve facilement le trait décrit par le diamant; on n'a plus qu'à suivre ce fil d'Ariane qui conduit sur le cercle au centre duquel se trouve l'élément cherché.

V. ***Numération des espèces.*** — Il est souvent nécessaire, surtout lorsque la préparation a une formule mixte, de faire une numération des divers éléments. Le meilleur procédé est de se servir d'une platine mobile qui permet de parcourir la préparation en tous sens sans compter deux fois les mêmes éléments. Pour qu'une numération ait quelque valeur, il faut qu'elle porte sur 300 à 500 cellules, attendu que certaines espèces, les cellules endothéliales en particulier, sont parfois très inégalement réparties. La technique est la même que pour la numération des espèces leucocytaires du sang.

Séreuses normales. — On a examiné les éléments cellulaires des liquides contenus normalement dans les séreuses chez l'animal. On a trouvé des lymphocytes, des polynucléaires neutrophiles et éosinophiles, des cellules endothéliales (Sabrazès et Muratet, Nobécourt et Bigart).

Liquides pathologiques. — Les liquides séro-fibrineux pathologiques peuvent présenter trois formules principales :

1° *infectieuse* : prédominance des polynucléaires (fig. 66, moitié droite) ;

2° *tuberculeuse* : prédominance des lymphocytes (fig. 66, moitié gauche);

3° *mécanique* : prédominance des cellules endothéliales (fig. 67, moitié gauche).

Enfin les épanchements *cancéreux* peuvent contenir des cellules vacuolaires caractéristiques (fig. 67, moitié droite), mais ils n'en contiennent pas dans tous les cas (Boinet et Olmer, Boidin, Humbert).

Disons tout d'abord que ces formules n'ont rien d'absolu et qu'avant de tirer une conclusion quelconque, il faut être renseigné sur la date de l'épanchement. Dans les épanchements récents, en effet, on constate presque toujours une prédominance des polynucléaires. D'autre part, les épanchements anciens ont tous tendance à évoluer vers la lymphocytose.

Pleurésies. — C'est pour le liquide pleural que le cyto-diagnostic donne les résultats les plus certains.

Pleurésies tuberculeuses. — Elles sont caractérisées par une prédominance marquée des lymphocytes (fig. 66, moitié gauche). Les globules rouges sont souvent nombreux.

Cette formule n'est établie que dans la seconde ou la troisième semaine de l'épanchement. Il est de règle en effet de constater une polynucléose initiale. Nous avons démontré qu'on peut gagner du temps par la comparaison de ponctions rapprochées. Le plus souvent dès la première semaine on obtient ainsi des conclusions positives permettant la distinction des pleurésies tuberculeuses, des épanchements mécaniques et des pleurésies purulentes.

On a distingué un peu artificiellement les formules des pleurésies autonomes et des pleurésies symptomatiques ou associées :

Les premières contiendraient de très nombreux lymphocytes bien conservés, les secondes un petit nombre de ces éléments, altérés, déchiquetés et irréguliers.

Pleurésies infectieuses. — Leur caractéristique est la grande prédominance des polynucléaires (fig. 66, moitié droite). Cette formule est généralement constituée dès la première semaine. Le nombre des éléments augmente lorsque le liquide tend à devenir purulent.

Épanchements mécaniques. — La formule endothéliale qui les caractérise est généralement précoce (fig. 67, moitié gauche). On la constate dans la première semaine. Lorsque l'épanchement date d'un certain temps, on constate généralement la présence d'un nombre assez considérable de lymphocytes plus ou moins altérés.

Outre ces formules qui sont de beaucoup les plus fréquentes, on peut constater les types suivants :

Pleurésies cancéreuses. — Elles contiennent souvent mais non toujours des cellules néoplasiques vacuolaires (fig. 67, moitié droite). Les cellules d'aspect caractéristique sont généralement creusées d'une vacuole centrale volumineuse; leur protoplasme, très réduit, forme une sorte d'anneau entourant la vacuole; sur l'un des bords on distingue le noyau plus ou moins aplati (Siegelringformen de Sorgo); souvent on rencontre des formations endogènes (cellules physaliphores de Virchow). La constatation de ces éléments permet d'affirmer la nature cancéreuse de l'épanchement. Par contre, leur absence ne permet pas d'exclure ce diagnostic.

Dans les cas de lymphosarcomes, on peut trouver dans le liquide de petits éléments uninucléés, arrondis, simulant de tout point des lymphocytes ordinaires (Boidin, Humbert).

Pleurésies par infarctus chez les cardiaques. — On constate la présence d'un nombre parfois considérable (jusqu'à 95 pour 100) de polynucléaires, de nombreuses cellules endothéliales soudées ou libres et de quelques lymphocytes (Barjon et Cade, Widal et Ravaut).

Éosinophilie pleurale. — Dans certains cas on trouve dans l'exsudat une grande prédominance (54 pour 100 et plus) de polynucléaires éosinophiles. La signification clinique de cette éosinophilie n'est pas établie à l'heure actuelle

Pleurésies histologiquement hémorragiques. — Dans certains cas, on constate que le liquide clair, jaune citrin, contient un nombre considérable de globules rouges. Les épanchements histologiquement hémorragiques évoluent souvent vers la purulence (Dieulafoy).

En résumé, l'étude cytologique du liquide pleural fournit pour le diagnostic de la nature de l'épanchement de précieuses indications, à

18**

condition qu'on se souvienne que dans les ponctions précoces la formule est à peu près la même pour toutes les pleurésies. Ce n'est souvent qu'à partir de la troisième semaine qu'elle devient caractéristique.

On peut avoir un résultat plus précoce en ayant recours à des ponctions successives à intervalles rapprochés. On voit ainsi dans quel sens la formule évolue.

Épanchements péritonéaux. — Les règles sont les mêmes que pour

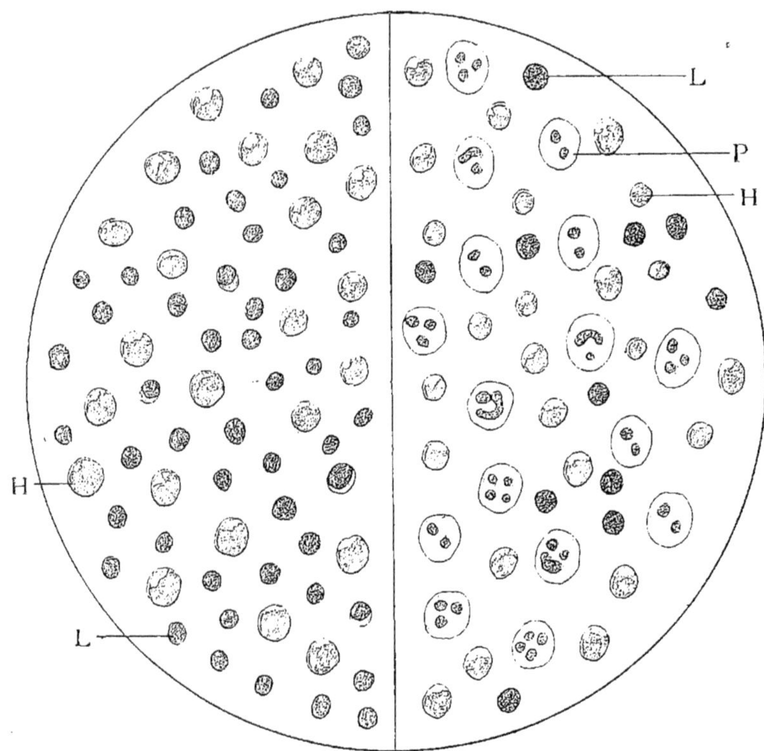

Fig. 66. — A gauche, pleurésie tuberculeuse; à droite, pleurésie infectieuse. L, lymphocyte. — P, polynucléaire. — H, hématie.

la plèvre; mais ici les exceptions sont trop nombreuses, les formules trop variables pour que le cyto-diagnostic ait une signification précise.

Kystes de l'ovaire. — Dans les kystes de l'ovaire, on trouve : des cellules arrondies, volumineuses; des cellules cylindriques, quelquefois à cils vibratiles; des éléments arrondis, peu volumineux, sans noyau apparent, contenant des granulations réfringentes; des globules rouges; des cristaux triangulaires et plats.

La constatation de ces éléments dans le liquide peut permettre de distinguer un kyste de l'ovaire d'une ascite.

Épanchements péricardiques. — La ponction du péricarde est rarement pratiquée dans un but diagnostique. Dans les quelques cas où le liquide retiré par ponction a été examiné on a constaté que la péricardite tuberculeuse était caractérisée par de la lymphocytose. Dans les péricardites brightiques on trouve de nombreuses cellules endothéliales, des lymphocytes et des polynucléaires.

Épanchements articulaires. — La formule dépend surtout de l'acuité du processus (Julliard). Dans les arthrites aiguës rhumatismales et blennorragiques on trouve presque uniquement des polynucléaires. Le liquide des

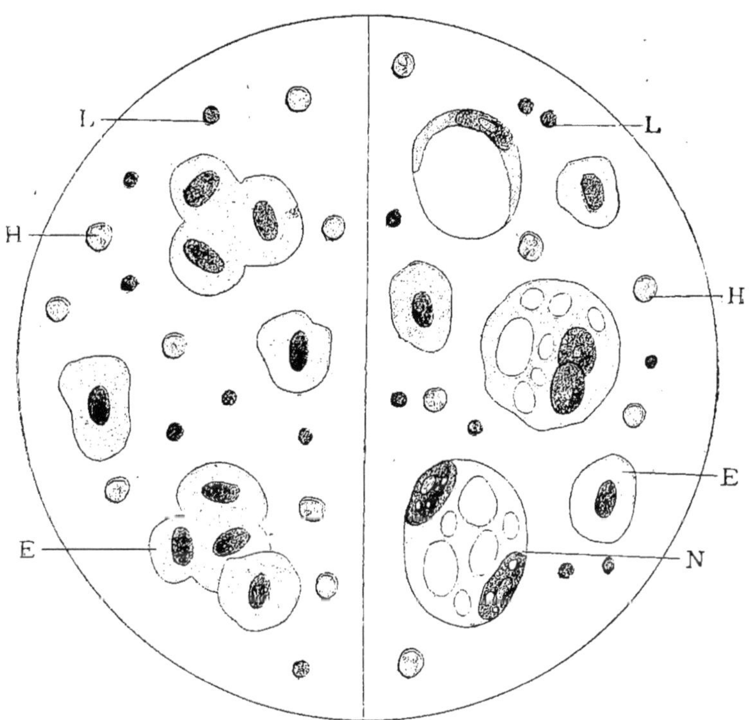

Fig. 67. — A gauche, épanchement mécanique; à droite, pleurésie cancéreuse.

E, cellules endothéliales, isolées ou réunies en placards. — N, cellule néoplasique vacuolaire. — L, lymphocyte. — H, hématie.

arthrites tuberculeuses généralement louche est riche en polynucléaires (Widal et Ravaut). D'autres fois on trouve surtout des lymphocytes.

[Le liquide des hydarthroses traumatiques est pauvre en éléments figurés. Il renferme surtout des lymphocytes.

De même dans les arthropathies tabétiques on trouve peu de cellules, celles-ci sont surtout constituées par des leucocytes.

Dans le liquide des *synovites* tendineuses on trouve surtout des lymphocytes si l'affection est tuberculeuse, des polynucléaires s'il s'agit de rhumatisme ou de blennorragie.

La vaginalite dépendant d'une tuberculose du testicule ou de l'épididyme est caractérisée par de la lymphocytose.

Par contre les vaginalites en rapport avec une orchite infectieuse présentent une formule polynucléaire. Dans le liquide de l'*hydrocèle essentielle* on trouve des placards endothéliaux, des lymphocytes et des hématies. Les *kystes du cordon* ne contiennent que des spermatozoïdes, pas d'autres éléments figurés. Dans presque tous les liquides d'hydrocèle on trouverait des spermatozoïdes (Barjon et Cade).

Dans le sac des *hernies étranglées*, les endothéliums et les lymphocytes du début sont remplacés par des polynucléaires quand les lésions intestinales s'accusent (Julliard).

2. — Liquides purulents.

Les liquides purulents peuvent présenter un aspect franchement trouble, ou simplement louche.

Dans le premier cas, il suffit d'étaler une goutte du liquide sur une lame et de procéder à la fixation et à la coloration comme pour les liquides séro-fibrineux.

Lorsque le liquide est louche, on centrifuge et on examine le culot de centrifugation.

Dans les liquides purulents, on peut distinguer deux grandes variétés :

I. ***Épanchements purulents septiques.*** — Les polynucléaires prédominent toujours. Outre ces éléments, on trouve des leucocytes en voie de dégénérescence, à protoplasme déchiqueté et peu distinct, à noyau volumineux, difficilement colorable. On y voit encore des lymphocytes et un nombre variable de globules rouges.

Dans les cas de suppuration d'origine cutanée ou muqueuse, dans la blennorragie par exemple, le pus peut contenir un nombre considérable d'éosinophiles.

II. ***Épanchements aseptiques graisseux.*** — L'aspect macroscopique de ces liquides est généralement caractéristique, souvent *chyliforme*. Si on le laisse déposer dans un verre à réaction, on voit qu'il se forme deux couches : une inférieure claire, une supérieure blanche et crémeuse. Souvent le liquide a un aspect chatoyant dû aux paillettes de cholestérine qu'il tient en suspension.

En fait d'éléments figurés, on constate au microscope la présence de leucocytes peu abondants, en général très altérés, contenant souvent des granulations graisseuses. En outre, on trouve un grand nombre de granulations graisseuses libres de

1 à 3 μ de diamètre. Ces granulations proviennent de la dégénérescence granulo-graisseuse des cellules de l'exsudat.

L'examen cytologique des liquides purulents permet souvent d'établir les deux grandes variétés que nous venons de décrire. En clinique il est de la plus haute importance d'établir si l'on a affaire à un épanchement purulent septique ou à un épanchement aseptique graisseux.

Pour le pus septique, l'examen cytologique seul ne renseigne guère sur la nature de la suppuration.

Nous avons constaté cependant que, toutes choses égales d'ailleurs, le pus tuberculeux contient généralement une proportion plus considérable de lymphocytes que le pus non tuberculeux.

3. — Liquide céphalo-rachidien.

La rareté des éléments exige une technique spéciale. Cette technique est due à Widal. C'est d'elle que datent les progrès réalisés dans l'étude cytologique du liquide céphalo-rachidien.

1° *Prélèvement.* — Le liquide est recueilli dans des tubes de verre à extrémité très effilée, préparés par étirement. Une quantité de 3 centimètres cubes est nécessaire. La centrifugation doit durer au moins dix minutes.

Selon que le liquide est plus ou moins riche en éléments cellulaires, le culot est plus ou moins volumineux.

2° *Décantation et prise du culot.* — La centrifugation achevée, on décante le liquide en renversant le tube; on laisse ainsi écouler tout le liquide. Puis, le tube étant maintenu la pointe en l'air, on prélève le culot au moyen d'une pipette effilée qui se remplit par capillarité; on promène l'extrémité de la pipette sur tout le fond du tube; peu à peu tous les éléments se sont collectés dans la pipette.

3° *Étalement sur lames.* — Le contenu de la pipette est réparti également sur trois lames. On étale comme pour les liquides séro-fibrineux, en décrivant sur la lame des cercles concentriques avec l'extrémité de la pipette. Si l'on avait conservé une quantité trop grande de liquide, il se formerait de nombreux cristaux de chlorure de sodium qui gêneraient la lecture de la préparation.

4° *Fixation et coloration.* — Après avoir séché, on fixe les préparations à l'alcool-éther, en versant lentement le fixateur pour ne pas entraîner d'éléments cellulaires; on lave à plusieurs reprises à l'alcool-éther pour dissoudre les cristaux, puis on colore comme les liquides séro-fibrineux.

Espèces cellulaires. — Dans le liquide céphalo-rachidien on peut trouver des polynucléaires, des lymphocytes, des grands mononucléaires et des hématies présentant les mêmes caractères que ceux des liquides séro-fibrineux.

Le liquide céphalo-rachidien peut contenir aussi des cellules cancéreuses vacuolaires (fait personnel).

Chez le vivant, les cellules endothéliales sont rares.

Affections aiguës. — Dans la *méningite tuberculeuse*, les éléments cellulaires sont le plus souvent représentés par une grande majorité de lymphocytes. On voit en outre un certain nombre de globules rouges et quelquefois de rares cellules endothéliales.

Dans quelques cas on constate une proportion assez forte de polynucléaires (jusqu'à 46 pour 100, Widal et Ravaut). Quelquefois même les polynucléaires sont plus nombreux que les lymphocytes.

Dans la *méningite aiguë non tuberculeuse*, on trouve toujours une majorité de polynucléaires. Ceux-ci peuvent même être si abondants que le liquide prend un aspect franchement purulent. En outre, on peut voir un certain nombre de lymphocytes et de globules rouges.

Lorsque la maladie évolue vers la guérison, à la fin de la phase aiguë, les polynucléaires sont remplacés par des lymphocytes qui disparaissent à leur tour par la suite.

Affections chroniques. — Dans le tabes et la paralysie générale le liquide céphalo-rachidien contient des lymphocytes en plus ou moins grand nombre. La réaction méningée peut même être un signe de début.

Dans la *syphilis*, lorsqu'il y a des accidents nerveux, on observe de même de la lymphocytose (Babinski). Chez les syphilitiques, le liquide céphalo-rachidien contient souvent de grands mononucléaires (Ravaut).

On observe de même de la lymphocytose dans les *méningo-myélites chroniques*, dans la *sclérose en plaques*, dans le *zona*.

Dans la *chorée* les résultats sont variables : tantôt le liquide ne contient pas d'éléments figurés, tantôt il contient des lymphocytes.

Dans les cas de *tumeur cérébrale* sans réaction méningée le liquide ne contient généralement pas de cellules. Lorsqu'un processus cancéreux épithélial, de généralisation éloignée, a envahi les méninges on peut trouver dans le liquide des cellules cancéreuses vacuolaires.

Dans le *mal de Pott*, lorsqu'il n'y a pas de perforation méningée, le liquide est normal; lorsqu'il y a en même temps pachyméningite interne localisée on trouve des lymphocytes.

Le liquide est dépourvu d'éléments dans les affections des *nerfs périphériques*.

Il en est de même dans les cas d'hystérie, d'épilepsie, de neurasthénie et dans les maladies mentales.

Liquide parotidien. — On a fait l'examen cytologique du liquide parotidien (Sicard et Dopter). Ce liquide s'obtient par cathétérisme du canal de Sténon au moyen d'une petite sonde.

La technique des préparations est la même que pour le liquide céphalo-rachidien.

A l'état normal, ce liquide ne contient pas d'éléments ou seulement quelques rares cellules épithéliales.

Dans les *oreillons*, il contient au début de nombreux polynucléaires et quelques mononucléaires; au deuxième stade de la maladie, on trouve des éléments glandulaires abondants.

L'examen cytologique du liquide parotidien peut donc donner des renseignements utiles au début de la maladie.

4. — Bulles et lésions cutanées.

I. ***Lésions spontanées***. — La technique est la même que pour l'examen des liquides séro-fibrineux.

Les *bulles cutanées* ont une formule cytologique en rapport avec la nature de l'affection. Dans la dermatite de Dühring, l'éosinophilie du liquide des bulles est souvent très nette.

Les *vésicules d'herpès* contiennent des polynucléaires. Les vésicules du *zona* de même.

Les *phlyctènes des brûlures* contiennent surtout des polynucléaires (Lœper).

Dans les *pustules varioliques*, on trouve de nombreux polynucléaires et des myélocytes semblables à ceux du sang (J. Courmont et Montagard).

Lorsque le liquide des bulles vieillit, les éosinophiles diminuent, puis disparaissent (Bettmann).

II. ***Vésicatoires***. — Pour obtenir du liquide, on applique un vésicatoire de 4 à 5 centimètres de côté. On recueille le liquide au bout de douze à seize heures, lorsque la bulle est bien formée. Il importe de ne pas attendre plus longtemps, car la formule cytologique se modifie très rapidement.

Pour l'obtention des préparations, même technique qu'avec les liquides séro-fibrineux.

Chez les sujets normaux on trouve : 65 à 78 pour 100 de polynucléaires neutrophiles, 19 à 25 pour 100 d'éosinophiles, 3 à 9 pour 100 de mononucléaires et quelques cellules arrondies spéciales (Roger et Josué).

Chez les malades les éosinophiles diminuent ou même disparaissent, alors que le nombre des neutrophiles augmente.

Dans la convalescence, les éosinophiles apparaissent de nouveau; ils peuvent même être plus nombreux qu'à l'état normal.

Dans la tuberculose au début et dans les formes bénignes de la tuberculose le nombre des lymphocytes augmente (10 à 14 pour 100); ceux-ci ne sont cependant jamais aussi nombreux que les polynucléaires; dans les tuberculoses cavitaires, à un stade avancé, les lymphocytes sont peu nombreux (Roger et Josué, Humbert).

Toutes les considérations précédentes se rapportent à la sérosité prélevée de douze à seize heures après l'application du vésicatoire. Dans un liquide plus ancien les polynucléaires neutrophiles constituent presque à eux seuls tous les éléments figurés.

L'épreuve du vésicatoire peut donc rendre des services pour le diagnostic (proportion des lymphocytes) et pour le pronostic (nombre des éosinophiles).

III. — SÉCRÉTIONS DIVERSES

I. — Fragments solides.

Les fragments solides sont recueillis soit intentionnellement (biopsies) dans un but diagnostique, soit fortuitement, dans l'urine, dans les fèces, dans les matières vomies.

Les *biopsies*, plus souvent utilisées en clinique chirurgicale ou dermatologique qu'en clinique médicale, sont destinées à obtenir un fragment de tissu facilement accessible. Elles se pratiquent soit au bistouri, soit au moyen d'une pince coupante spéciale.

Il arrive quelquefois qu'on a à examiner des *fragments tissulaires* recueillis accidentellement. Ces fragments peuvent être éliminés spontanément, dans les selles ou dans les crachats par exemple, ou retirés au cours d'un cathétérisme de l'œsophage ou d'un lavage de l'estomac ou de l'intestin. C'est ainsi qu'il nous est arrivé à plusieurs reprises, en retirant la sonde stomacale, de constater qu'un des yeux latéraux était obstrué par un fragment néoplasique.

Lorsque le fragment obtenu par un des procédés ci-dessus est volumineux, on procède au durcissement et à la mise en coupe selon les méthodes habituelles de l'histologie.

Lorsqu'il est très petit, le mieux est de le placer au fond d'un tube cylindro-conique, un tube de centrifugeur par exemple, de le fixer par le sublimé ou l'alcool, de procéder à la déshydratation, puis de terminer par l'inclusion à la paraffine ou à la celloïdine. On change les liquides des bains successifs en décantant simplement au moyen d'une pipette. De la sorte le fragment reste toujours en place et n'est pas exposé aux altérations résultant de manipulations répétées.

Les renseignements tirés de l'examen de ces fragments peuvent quelquefois donner de précieuses indications. C'est ainsi par exemple que lorsqu'on soupçonne l'existence d'un cancer, la constatation d'un fragment néoplasique viendra éclairer le diagnostic. Il faut savoir cependant que les causes d'erreur sont fréquentes, qu'elles sont d'autant plus considérables que le fragment est plus petit. C'est ainsi qu'on retire quelquefois des fragments de tissu simplement infiltrés de cellules embryonnaires situées à la périphérie du néoplasme, que d'autres fois on enlève simplement des lambeaux de muqueuse et de sous-muqueuse avec des culs-de-sac glandulaires dont la disposition peut faire croire à des alvéoles cancéreux.

2. — Crachats.

L'examen histologique doit toujours être précédé d'un examen macroscopique.

A cet effet les crachats sont recueillis dans un récipient absolument propre, ne contenant aucun antiseptique. Autant que faire se peut, on réunit dans le même vase les crachats des 24 heures. Certains malades, les enfants et les aliénés par exemple, n'expectorent pas, mais avalent leurs crachats. On peut alors avoir recours à divers artifices pour les recueillir. (Voy. à ce propos le chapitre traitant de l'examen bactériologique des crachats.)

L'examen macroscopique renseignera d'abord sur la quantité des crachats, sur leur consistance, sur leur forme, sur leur couleur et leur odeur.

Dans certains cas il est utile de laisser les crachats se sédimenter spontanément dans un vase. On voit alors se former différentes couches, qui sont généralement : une couche supérieure, aérée; une couche moyenne, liquide, plus ou moins transparente; enfin une couche inférieure, épaisse, contenant des globules de pus ou des fragments de tissu pulmonaire.

Enfin il est bon, pour reconnaître certains éléments, avant de recourir à l'emploi du microscope, d'examiner les crachats sur un fond noir.

Pour cela on peut, ou bien en étaler une mince couche sur une plaque de verre qu'on tient au-dessus d'un papier noirci, ou bien en verser directement une petite quantité dans une assiette noircie par un vernis de laque.

On peut de cette façon distinguer des fragments du tissu pulmonaire, des morceaux de cartilages nécrosés ou des fragments de tumeurs. On trouve encore quelquefois des bouchons de Ditrich, des spirales de Curschmann, des moules fibrineux et des concrétions calcaires.

Nous décrirons chacun de ces éléments à propos de l'examen microscopique.

Technique. — Il est toujours bon de faire deux sortes de préparations : une fraiche extemporanée, une autre fixée et colorée. En effet, certains éléments sont altérés par les procédés de fixation, d'autres, au contraire, ne deviennent apparents et distincts qu'une fois colorés. A propos de chaque élément nous indiquerons la meilleure manière de le mettre en évidence.

Préparations fraîches. — On étale les crachats sur une assiette ou une soucoupe de façon à pouvoir choisir telle ou telle partie. A l'aide d'une aiguille ou d'un fil de platine on en prélève une petite portion qu'on étale sur une lame; on recouvre ensuite d'une lamelle. Il est bon, lorsque les crachats sont très épais, de déposer sur la lame, au milieu de la préparation, une goutte d'eau salée afin d'éviter la formation de bulles d'air au moment où l'on recouvre d'une lamelle.

Causes d'erreur. — On peut trouver dans les crachats certains éléments venant du dehors ou d'autres cavités de l'organisme. En outre, on peut prendre pour des cristaux contenus dans les crachats certains cristaux formés par les matières colorantes.

Pour éviter ces causes d'erreur on s'assure d'abord que le vase destiné à recueillir les crachats est rigoureusement propre. Puis on recommande au malade de n'y jeter aucun corps étranger. On lui ordonne de se laver soigneusement la bouche après chaque repas; on évite de la sorte de prendre des débris alimentaires pour des fragments de tissus.

Enfin lorsque les crachats sont colorés, on s'assure que la coloration ne vient pas d'ailleurs, par exemple qu'il n'y a pas eu d'hémorragie buccale ou nasale. On évite la formation de cristaux de matières colorantes en suivant la technique que nous indiquerons pour les préparations du sang.

1. **Globules blancs.** — Les globules blancs se rencontrent dans les crachats en plus ou moins grand nombre selon que ceux-ci sont plus ou moins purulents. On trouve des *polynucléaires* et des *mononucléaires*. Ces éléments peuvent contenir des granulations diverses, des particules de charbon, des granulations graisseuses ou des cristaux d'hématoïdine.

Pour pouvoir bien distinguer le noyau des leucocytes, il est nécessaire de les soumettre, après fixation, à l'action d'un des colorants basiques que nous décrirons à propos de l'examen du sang. Il est la plupart du temps utile de faire une coloration double. De la sorte on peut non seulement distinguer les poly des mononucléaires, mais encore mettre en évidence les cellules éosinophiles.

2. **Globules rouges.** — On en trouve la plupart du temps dans les crachats. Ils sont tantôt bien colorés, tantôt pâles, comme dans l'urine. On peut les colorer à l'éosine.

3, **Cellules épithéliales.** — Les cellules épithéliales contenues dans les crachats sont de formes et de provenance diverses. On les distingue bien sur des préparations fraîches ; pour les mettre en évidence, on peut employer une coloration double. On peut aussi traiter les crachats par l'acide acétique. De cette façon le noyau avec son nucléole devient bien apparent.

a, *Cellules pavimenteuses.* — On trouve des cellules pavimenteuses à noyau arrondi, à protoplasma volumineux, à contour plus ou moins régulier. Ces cellules proviennent de la bouche, du pharynx et d'une partie du larynx, en particulier des cordes vocales vraies.

b. *Cellules cylindriques.* — Les cellules cylindriques proviennent des bronches et de la trachée ou de la muqueuse nasale. La plupart d'entre elles ont perdu leurs cils. Ce n'est que dans les crachats tout à fait frais qu'on parvient à reconnaître des cellules ciliées.

c. *Cellules alvéolaires.* — Les cellules provenant des alvéoles pulmonaires ont une forme elliptique ; elles contiennent généralement un, quelquefois plusieurs noyaux ; leur protoplasma est finement granuleux.

4. **Cellules à granulations.** — Les cellules alvéolaires contiennent fréquemment des *granulations.* Ces granulations peuvent être constituées par du *charbon*, par du *fer*, par de la *graisse*, par un *pigment jaune ou brun dérivé de l'hémoglobine*, enfin par des soi-disant *gouttes de myéline.*

Les granulations *anthracosiques* se reconnaissent par le fait qu'elles résistent aux réactifs chimiques ordinaires.

Soumises à l'action du sulfure d'ammonium les particules de fer prennent une teinte noire; traitées par le ferrocyanure de potassium et l'acide chlorhydrique elles deviennent bleues.

Les *granulations graisseuses* se reconnaissent facilement à leur forte réfringence. L'acide osmique les colore en noir.

Les cellules contenant des *granulations jaunes ou brunâtres*, dérivées de l'hémoglobine, sont décrites par les auteurs allemands sous le nom de *Herzfehlerzellen*. Ce sont des cellules assez volumineuses, à noyau peu distinct, souvent masqué par les granulations. La question de leur origine donne encore

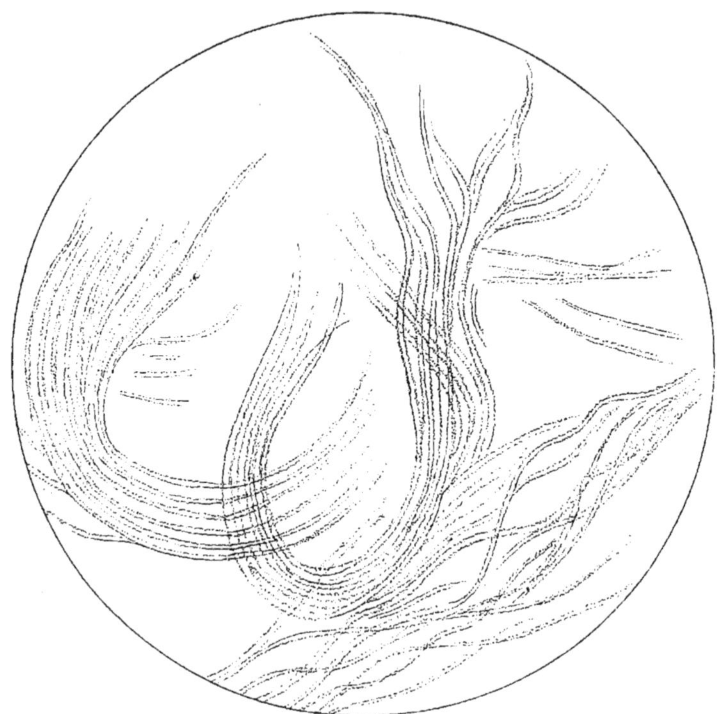

Fig. 68. — Fibres élastiques.

lieu à des discussions ; pour certains auteurs ce sont des leucocytes, pour d'autres des cellules épithéliales.

Les gouttelettes de myéline décrites par Virchow constituent des granulations assez volumineuses, réfringentes, présentant parfois un double contour qui rappelle les tubes de myéline du système nerveux. Elles seraient formées de protagon et de lécithine (Schmidt, Muller).

On a encore trouvé dans les crachats des cellules cancéreuses de grandes dimensions, d'apparence épithéliale.

5, **Fibres élastiques.** — Elles se présentent dans les crachats sous forme de fibres à double contour, de longueur variable, présentant quelquefois une disposition alvéolaire (fig. 68). Lorsqu'elles sont assez abondantes il suffit d'étaler un fragment de crachat sur une lame, de le recouvrir d'une lamelle et de presser fortement sur celle-ci de façon à obtenir une couche mince, car dans une couche épaisse de crachats on distingue difficilement les fibres élastiques.

Lorsqu'elles sont peu abondantes, on traite les crachats par la *potasse caustique*. On mélange dans une capsule de porcelaine 10 centimètres cubes de crachats à une quantité égale de solution au 1/10ᵉ de potasse caustique et on porte à ébullition jusqu'à obtention d'une masse homogène. On laisse ensuite déposer pendant 24 heures dans un verre conique ou bien l'on centrifuge. On trouve les fibres élastiques dans le sédiment.

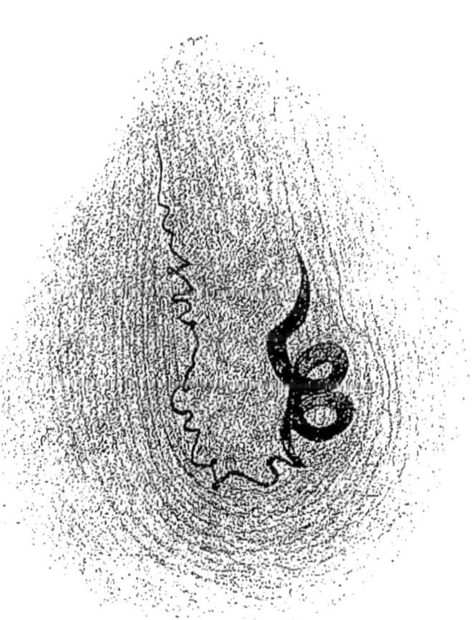

Fig. 69. — Spirales de Curschmann.

Pour les *colorer*, on ajoute au sédiment 2 centimètres cubes d'une solution d'orcéine, (orcéine 1, alcool absolu 80, eau distillée 40, acide chlorhydrique concentré XL gouttes) ; on laisse pendant 2 à 5 minutes dans l'eau bouillante. On décolore ensuite par un mélange composé de 5 grammes d'acide chlorhydrique concentré, 100 grammes d'alcool à 95° et 250 grammes d'eau (May).

De la sorte les fibres élastiques prennent une belle couleur brun-violet, tandis que le fond de la préparation se décolore.

6. **Éléments divers.** — *Spirales de Curschmann.* — Ce sont des spirales de 1 à 2 centimètres de long, de 1 millimètre environ d'épaisseur (fig. 69) ; elles sont constituées par de petites masses blanchâtres et épaisses qui se distinguent par leur con-

sistance ferme et leur coloration claire. On les reconnaît souvent à l'œil nu. Au microscope on distingue un ruban central autour duquel sont enroulées des fibres. Ces spirales sont constituées par une substance semblable à la mucine.

Moules fibrineux. — Les moules fibrineux représentent des sortes d'arborisations plus ou moins volumineuses qui donnent l'image des ramifications bronchiques. Ils peuvent atteindre une longueur de plusieurs centimètres et se distinguent facilement à l'œil nu.

Au microscope on voit qu'ils sont formés de filaments fibrineux enfermant dans leurs mailles un certain nombre de globules rouges et de cellules épithéliales.

Fragments de tissu conjonctif. — Ils résistent à l'action de l'acide acétique. Dans les cas de destruction du parenchyme pulmonaire on peut trouver au microscope des fragments formés de tissu conjonctif avec des fibres présentant encore la structure alvéolaire.

Corps amylacés. — Ce sont de petits corps arrondis ou angulaires présentant des stries concentriques. En général la solution de Lugol les colore en bleu.

Bouchons de Ditrich. — Ils sont constitués par de petites masses arrondies jaunâtres, à odeur fétide, composées d'acides gras et d'amas de bactéries.

Les globules blancs sont plus ou moins abondants selon que les crachats sont plus ou moins purulents. Jusqu'à présent on n'a pas attaché grande importance à la numération des poly et des mononucléaires.

Les éosinophiles se trouvent en nombre considérable dans l'expectoration des *asthmatiques*.

Dans les crachats des *tuberculeux* on les trouve en nombre variable (Teichmuller, Klein, Bettmann, Fuchs). De leur présence ou de leur absence on ne peut tirer aucune indication pronostique. Ils seraient surtout abondants lorsqu'il y a résorption de sang dans les bronches (Klein, Fuchs).

Dans la *pneumonie* on les trouve surtout au moment de la crise (Mandybur).

Les cellules alvéolaires sont surtout abondantes dans les cas d'infiltration caséeuse du poumon. On les trouve encore dans la pneumonie, dans la bronchite chronique.

La présence des cellules dites *Herzfehlerzellen* indique une *induration brune du poumon*. On les trouve surtout dans les cas de lésions de la mitrale, insuffisance ou rétrécissement. Elles font défaut chez les pneumoniques et les tuberculeux.

De la présence de fibres élastiques dans les crachats on peut conclure qu'il y a destruction du parenchyme pulmonaire. On en trouve dans les cas de *tuberculose ulcéreuse*, d'*abcès* du poumon. Dans la *gangrène pulmonaire* les fibres élastiques manquent souvent, même lorsqu'on trouve dans les crachats des fragments de parenchyme pulmonaire. On a cherché à expliquer ce fait par la présence d'un ferment semblable à la trypsine, qui détruirait les fibres élastiques.

La recherche de celles-ci était surtout importante avant la découverte du bacille de Koch; leur présence dans les crachats permettait souvent de porter le diagnostic de tuberculose pulmonaire.

C'est surtout dans la bronchite fibrineuse, mais quelquefois aussi dans la pneumonie, que les crachats contiennent des moules fibrineux.

3. — Selles.

Technique. — Lorsque les selles sont solides, il suffit d'en prélever une parcelle avec une anse de platine, et de la diluer sur la lame avec un peu d'eau salée. Lorsqu'elles sont liquides, on en prend une goutte au moyen d'une pipette, on l'étale sur une lame et on recouvre d'une lamelle. La coloration n'est généralement pas nécessaire.

Par l'examen microscopique, on reconnaît :

a. Des résidus alimentaires ;

b. Des éléments propres du tube digestif.

I. **Résidus alimentaires**. — Les CELLULES VÉGÉTALES, généralement volumineuses, présentent les formes les plus variées ; les plus caractéristiques sont les cellules à spirales. Quelquefois on reconnaît dans les cellules végétales des grains d'amidon ou des traces de chlorophylle.

Les FIBRES MUSCULAIRES se trouvent constamment dans les fèces des individus qui ingèrent de la viande. Elles sont plus ou moins altérées, mais on les reconnaît facilement, à un grossissement un peu fort, à leur striation. Elles sont plus ou moins colorées par la bile.

La GRAISSE se trouve soit sous forme de gouttelettes brillantes et réfringentes, soit plus fréquemment sous forme d'aiguilles de différents savons.

Les FIBRES ÉLASTIQUES se reconnaissent à leur aspect contourné et à leur double contour.

Les faisceaux de FIBRES CONJONCTIVES se rencontrent fréquemment en même temps que les fibres musculaires ; on les reconnaît facilement à leur aspect.

Les GRAINS D'AMIDON ont une forme ovalaire et des stries concentriques. Leur coloration bleue caractéristique par la solution de Lugol les met facilement en évidence.

L'ALBUMINE COAGULÉE se présente sous forme de corpuscules arrondis, de coloration jaune, solubles dans l'acide chlorhydrique à 5 pour 100 (Nothnagel).

II. **Éléments cellulaires du tube digestif.** — Pour qu'on puisse reconnaître des éléments cellulaires dans les fèces, il faut qu'ils proviennent de la partie inférieure du tube digestif. Ceux qui proviennent des parties supérieures sont détruits par les sucs intestinaux.

Les GLOBULES ROUGES en particulier résistent mal au contact des sucs digestifs. On les trouve rarement dans les selles, même lorsque celles-ci contiennent du sang plus ou moins altéré (voy. *Recherche de l'hémoglobine*, p, 90). Ils ne présentent pas de caractères particuliers, mais sont souvent décolorés.

Les LEUCOCYTES ne se trouvent pas ou se trouvent en très petit nombre dans les selles normales. Ils sont toujours plus ou moins altérés; on trouve quelquefois des globules de pus chargés de graisse.

Les CELLULES ÉPITHÉLIALES sont des cellules pavimenteuses, provenant de l'anus, ou des cellules cylindriques, provenant de l'intestin. Elles sont tantôt isolées, tantôt réunies en groupes, en général plus ou moins dégénérées.

Dans le choléra, les matières fécales contiennent souvent des *grains riziformes*. Ces grains sont formés par des cellules épithéliales, des cristaux de phosphate ammoniaco-magnésien et de nombreux micro-organismes.

On recherche quelquefois dans les matières fécales des *calculs*. Pour cet examen, on dilue les matières avec de l'eau et on les passe au tamis. Ces calculs peuvent se présenter soit sous forme de concrétions volumineuses, soit sous forme de sable (voy. p. 116).

III. **Mucus.** — Les matières fécales contiennent parfois du *mucus*. Ce mucus a souvent l'aspect de blanc d'œuf entourant les matières fécales. D'autres fois, il s'élimine seul, formant de véritables rubans appelés cylindres muqueux. Pour reconnaître ces tubes de mucus et pour les distinguer de véritables membranes, l'examen histologique est souvent nécessaire. S'il s'agit de mucus, on ne voit qu'une masse amorphe, emprisonnant dans ses mailles quelques éléments cellulaires.

IV. **Détritus.** — On trouve toujours dans les selles des débris, corpuscules de formes variables, résistant aux réactifs usuels, provenant soit des aliments, soit de la sécrétion intestinale et qu'il ne faut pas confondre avec des produits pathologiques.

La présence d'une plus ou moins grande quantité de résidus alimentaires ne peut pas renseigner d'une façon précise sur le fonctionnement du tube digestif. Ils dépendent surtout du genre de l'alimentation.

Les cellules épithéliales sont abondantes dans le catarrhe intestinal; les leucocytes et les globules de pus dans les cas d'ulcérations intestinales. La constatation d'une notable quantité de pus dans les selles fera penser à la rupture d'un abcès dans l'intestin.

Les selles dites acholiques, qu'on observe dans certains ictères, sont caractérisées par la présence de gouttelettes de graisse et surtout de nombreuses aiguilles de différents savons.

4. — Matières vomies.

Technique. — Après avoir mélangé au moyen d'une baguette de verre, on prélève avec une pipette une goutte de liquide qu'on place entre lame et lamelle. On fait au besoin agir les réactifs ou les colorants appropriés en en déposant une goutte sur le bord de la lamelle.

Éléments. — On reconnaît dans les matières vomies des *débris alimentaires* semblables à ceux qu'on rencontre dans les selles, c'est-à-dire des fibres musculaires, des fibres élastiques, du tissu conjonctif, des cellules végétales, des grains d'amidon, des gouttelettes de graisse, et *des éléments provenant des voies digestives* : cellules épithéliales pavimenteuses et cylindriques plus ou moins reconnaissables, de rares leucocytes, généralement altérés, souvent réduits à leur noyau, de très rares globules rouges en voie de destruction, sous forme de disques décolorés.

5. — Lait et colostrum.

Peu utilisé en clinique autrefois, l'examen histologique du lait de femme et du colostrum a pris de l'importance depuis les travaux de Weill, Fabre, Thévenet et Lévy.

Technique. — Le liquide est centrifugé pendant 5 à 10 minutes avec l'appareil de Krauss. Prise du culot et étalement sur lames comme pour les sérosités. Dessiccation à l'air, fixation à l'alcool-éther, coloration par l'hématéine-éosine. L'emploi de l'acide osmique n'est pas à recommander; il conserve les globules du lait, mais ne colore pas la graisse en noir (Weil et Thévenet).

Éléments. — *a.* Lait. — Dans le lait (fig. 70, moitié gauche) on voit au microscope un nombre variable de *gouttelettes de graisse* plus ou moins volumineuses, des particules de caséine et de nucléine (Hoppe-Seyler). Comme éléments figurés, on ne trouve que quelques débris cellulaires, des noyaux isolés et quelques rares globules blancs.

b. Colostrum. — Dans le colostrum ou dans le lait des premiers jours (fig. 70, moitié droite) on trouve :

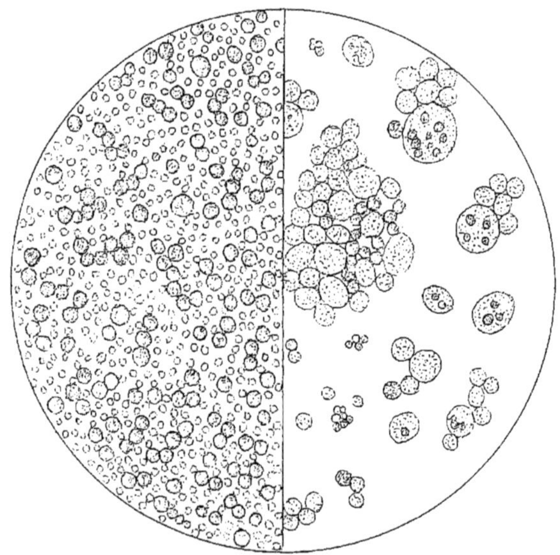

Fig. 70. — Lait et colostrum, vus en goutte pendante; moitié gauche, lait : nombreux globules de graisse; moitié droite, colostrum : corpuscules chargés de graisse.

1. Des *corpuscules de Donné*, reconnaissant une origine leucocytaire (Czerny). Ces corpuscules répondent à :

a. Des *lymphocytes* ne contenant pas de graisse.

b. Des *gros leucocytes mononucléaires* contenant presque tous des particules de *graisse* (Weill et Thévenet).

c. Des *leucocytes polynucléaires* neutrophiles, quelques-uns très volumineux par le fait de l'absorption de graisse.

2. Des *éléments fragmentés* semblables à ceux du lait et en outre des croissants constitués par des corpuscules dégénérés (fig. 71).

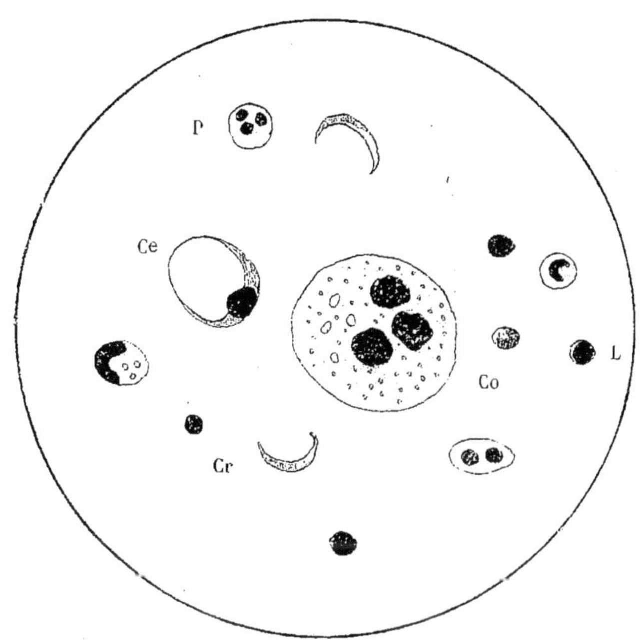

Fig. 71. — Colostrum (fixation à l'alcool-éther).
L, lymphocyte. — P, polynucléaire. — Co, corpuscule géant du colostrum. — Ce, cellule en voie de transformation en croissant. — Cr, croissant libre.

D'après Weill, Thévenet et Lévy, l'examen histologique doit être pratiqué surtout au moment de la montée de lait. Il donnerait des indications précieuses sur l'aptitude à la lactation. On pourrait ainsi obtenir un cyto-pronostic : un pourcentage élevé de polynucléaires et un culot volumineux indiquent une lactation active; la prédominance des mononucléaires et un culot peu abondant témoignent d'une sécrétion languissante.

6. — Sperme.

Technique. — On prélève une goutte de sperme au moyen d'une anse de platine; il convient que celui-ci soit aussi frais que possible. On dépose cette goutte sur une lame, au besoin on dilue avec de l'eau salée et on recouvre d'une lamelle. Il faut savoir que le sperme présente souvent une certaine consistance due à la présence de substances gélatineuses et qu'il se laisse difficilement étaler.

Pour examiner les taches de sperme, il suffit de couper un morceau de l'étoffe tachée et de la laisser tremper dans une petite quantité d'eau salée physiologique.

Éléments. — On trouve dans le sperme :

Des *spermatozoïdes*, éléments allongés, pourvus d'une tête et d'une queue, d'une longueur de 50 μ. Dans le sperme frais, les spermatozoïdes présentent des mouvements de progression plus ou moins nets ;

Des *cellules épithéliales* de diverses sortes, cylindriques ou pavimenteuses, provenant des canaux excréteurs, du testicule et de la prostate ;

Des *leucocytes* poly et mononucléaires, généralement en petit nombre ;

Des *corpuscules amyloïdes*, arrondis ou ovalaires, présentant des stries concentriques. Quelquefois de rares globules rouges.

L'examen du sperme est souvent pratiqué en clinique, pour s'assurer de la présence et de l'intégrité des spermatozoïdes. Dans certains cas, en effet, malgré des examens répétés, on n'arrive pas à découvrir ces éléments (azoospermie).

SECTION II

EXAMENS DU SANG

CHAPITRE PREMIER

EXAMEN A L'ÉTAT FRAIS

Technique. — On emploie une cellule spéciale dite cellule à rigole (Hayem). Cette cellule se compose d'une lame épaisse et plane (*l*) sur laquelle un disque de 5 millimètres de diamètre (*a*) est isolé par une rigole circulaire (fig. 72).

La cellule doit avoir été immergée au préalable pendant plusieurs heures dans un mélange à parties égales d'alcool absolu et d'éther. Au moment de l'emploi, on l'essuie avec un linge fin. On place sur le bord externe de la rigole une mince couche de vaseline.

Après avoir piqué à la lancette le bout du doigt ou le lobule de l'oreille, on prélève avec un agitateur en verre une petite goutte de sang qu'on dépose au centre du disque. On recouvre immédiatement d'une lamelle, sur laquelle on appuie légèrement, de façon à obtenir une couche de sang peu épaisse et bien étalée. Grâce à la vaseline, la préparation est à l'abri de l'air. L'idéal est d'obtenir une préparation dans laquelle tous les éléments se trouvent sur une seule couche.

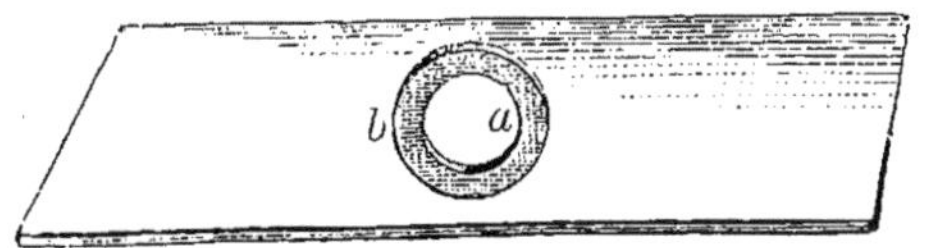

Fig. 72. — Cellule à rigole.

Lorsqu'on n'a pas de cellule à rigole à sa disposition, on prépare sur une lame un petit quadrilatère de mastic ou de paraffine molle. Après avoir déposé une gouttelette de sang au centre de ce carré, on recouvre d'une lamelle sur laquelle on appuie légèrement.

Sur les préparations ainsi obtenues, les éléments sont rapprochés les uns des autres, les hématies disposées en piles de monnaie.

Lorsqu'on veut examiner les éléments à l'état frais, séparés les uns des autres, il faut *diluer* le sang dans un liquide conservateur. A cet effet, on emploie soit une solution de chlorure de sodium, soit le bouillon d'agar Deetjen ([1]).

1. **Granulations mélaniques**. — On peut constater dans le sang la présence de ces granulations, soit libres (néoplasmes mélaniques), soit incluses dans le protoplasma des leucocytes (impaludisme).

Dans le premier cas, elles sont disséminées dans le plasma

([1]) Ce bouillon est préparé ainsi : On fait cuire pendant vingt minutes 5 grammes d'agar dans 800 grammes d'eau distillée, On filtre à chaud ; à 100 centimètres cubes de liquide filtré on ajoute 0gr,60 de chlorure de sodium, 6 à 8 centimètres cubes d'une solution de métaphosphate de soude à 10 pour 100 et 5 centimètres cubes d'une solution de phosphate dipotassique à 10 pour 100.

sous forme de fines granulations noirâtres, ou bien rassemblées en courts cylindres.

Dans le second cas, on voit à l'intérieur des leucocytes et des hématozoaires des grains plus ou moins volumineux, de forme arrondie ou irrégulière, dont la coloration varie du brun au noir.

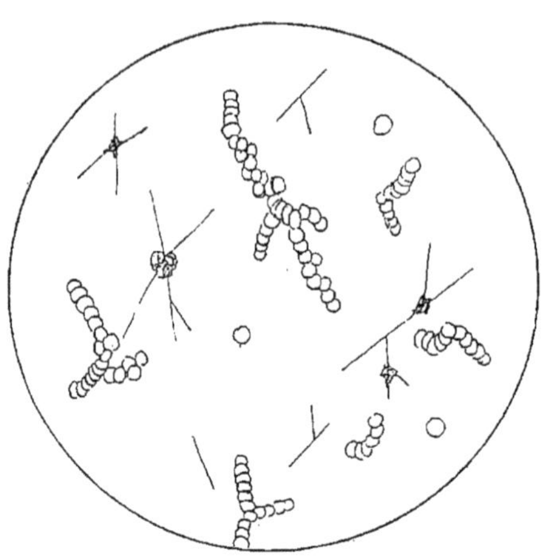

Fig. 73.— Sang : réseau fibrineux, type normal.

Ce pigment résiste aux acides forts, à l'acide chlorhydrique et l'acide sulfurique, même bouillants. Les alcalis, ammoniaque et potasse, lui font prendre une teinte jaune. Le sulfhydrate d'ammoniaque le dissout. Il dérive vraisemblablement de l'hémoglobine ; cependant les réactifs usuels ne permettent pas d'y déceler du fer.

2. **Réseau fibrineux.** —Les préparations de sang frais permettront surtout de voir d'après le réticulum fibrineux si la quantité de fibrine est normale ou augmentée ; on recherche encore de cette façon les débris mélaniques et les parasites relativement volumineux.

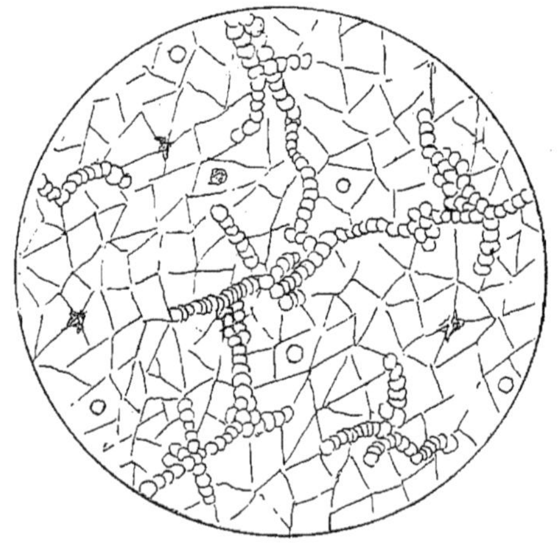

Fig. 74. — Sang : réseau fibrineux, type phlegmasique.

A l'état normal, le réticulum fibrineux est très ténu, presque invisible (fig. 73). Dans certaines maladies aiguës fébriles, dont la pneumonie fibrineuse est le type, ce réticulum est très visible et très épais (fig. 74).

Hayem distingue 3 types pathologiques : le type phlegmasique franc (pneumonie), le type phlegmasique atténué (pleurésie, méningite, etc.), et enfin les maladies qui ne comportent point un état phlegmasique du sang (fièvre typhoïde, tuberculose) dans lesquelles le sang se coagule tardivement.

3. **Platines chauffantes.** — Lorsqu'on veut observer le sang vivant pendant quelque temps, il est nécessaire de le maintenir à une température voisine de celle du corps. Dans ce but, on se sert de *platines chauffantes*.

On a employé d'abord de simples plaques de métal chauffées par une lampe à alcool (Max Schultze, Hayem et Hénocque); puis des étuves à courant d'eau chaude, des étuves à température constante (d'Arsonval), enfin, plus récemment, des *platines-étuves électriques* à régulateur automatique. L'appareil imaginé par Regaud est d'un maniement facile et nous paraît appelé à rendre de grands services.

4. **Coloration.** — On a essayé *de colorer le sang frais*, sans fixation préalable. C'est une méthode d'un usage peu répandu dans la pratique et qui demande une certaine habileté technique.

Les différents procédés sont basés sur le même principe : on colore au préalable la lame sur laquelle on étale le sang.

Pour cela, on étale sur la lame rigoureusement propre une solution faible de matière colorante, de préférence une solution alcoolique. On emploie surtout le bleu de méthylène, le brillant crésyl-bleu, le rouge neutre ou un mélange d'éosine et bleu de méthylène. On laisse sécher, puis, sur la lame colorée, on étale une goutte de sang.

On recouvre ensuite d'une lamelle qu'on lute à la vaseline.

5. **Fixation par dessiccation rapide.** — Les lames qu'on emploie doivent avoir été immergées au préalable dans l'acide sulfurique dilué, puis lavées à l'eau distillée. Au moment de s'en servir, on les essuie soigneusement, puis on les sèche à la flamme d'un bec de Bunsen ou d'une lampe à alcool.

Sur la lame ainsi préparée, on dépose une petite goutte de sang qu'on étale immédiatement. Le plus simple est de l'étaler au moyen d'un *agitateur en verre* qu'on fait glisser à plat sur la lame. On sèche aussitôt rapidement en agitant la lame à l'air.

Ces préparations rapidement faites permettent d'étudier les modifications de *formes, de dimensions et de couleur des héma-*

ties. Elles ne conviennent pas à l'étude des leucocytes, qui sont généralement déformés et aplatis.

Pour étudier ainsi les *hématoblastes*, il faut prendre quelques précautions spéciales; étant peu volumineux et très visqueux, ils ne sont pas entraînés par la baguette de verre au moment de l'étalement, mais ils restent fixés à l'endroit où l'on a déposé la goutte de sang sur la lame. Il faut donc placer la lamelle à ce niveau; on la fixe aux quatre angles avec de la paraffine (Hayem).

CHAPITRE II

NUMÉRATION DES GLOBULES DU SANG

I. — Numération des globules rouges.

Les globules du sang sont trop nombreux dans un petit volume pour y être numérés directement. Pour tourner la difficulté, on a recours à une méthode de dilution qui peut se résumer ainsi : prélever une quantité connue de sang, la diluer dans un sérum artificiel, en faisant un mélange le plus homogène possible, compter au microscope les globules contenus dans un volume connu du mélange. La moyenne des résultats de plusieurs de ces numérations, multipliée par le taux de la dilution sanguine et par le chiffre qui représente la fraction de volume de millimètre de cube dans lequel la numération a été faite, donne le nombre des globules par millimètre cube de sang.

La marche à suivre pour faire une numération de globules comporte donc trois actes principaux : la prise de sang, la dilution et la numération.

I. **Prise de sang.** — Elle consiste à obtenir par une petite piqûre une certaine quantité de sang pur provenant des capillaires sanguins; le sang artériel ou le sang veineux doivent être évités. La piqûre, pour donner des résultats exacts, doit être faite dans certaines conditions.

Le lieu d'élection, pour la prise de sang par piqûre, est, en général, la pulpe d'un doigt, de préférence du médius de la main gauche, dont la petite blessure ne gêne pas le patient.

Dans certains cas, chez les enfants par exemple, il est préférable de choisir le gros orteil ou le lobule de l'oreille, plus faciles à immobiliser. On évite, en tout cas, de piquer à un endroit œdématié ou hyperémié; l'œdème diluerait le sang et donnerait pour la numération un résultat trop faible, l'hyperémie, au contraire, un résultat trop élevé.

Lorsqu'on fait plusieurs numérations chez un même malade, il faut toujours faire la prise de sang au même endroit, ou à un endroit tout à fait comparable : un autre doigt ou le lobule de l'autre oreille, pour que les résultats soient tout à fait superposables. On ne sait, en effet, si la composition du sang en globules est exactement la même dans toutes les parties du corps.

L'endroit choisi, on procède à la désinfection de la région. On fait un premier lavage à l'eau et au savon en évitant de frotter trop pour ne pas congestionner la peau. On essuie avec un linge fin et on tamponne fortement avec un tampon d'ouate, imbibé d'éther ou d'alcool à 90°, pour dégraisser et sécher absolument la place. Il ne faut jamais se servir de liquides antiseptiques, qui altèrent le sang en se mélangeant à lui; l'éther ou l'alcool suffisent parfaitement pour l'asepsie.

L'éther ou l'alcool évaporés, il arrive quelquefois que le doigt reste pâle et exsangue; on peut alors le tremper quelques secondes dans de l'eau bouillie tiède; le plus souvent, il suffit de le faire agiter, en le dirigeant en bas, pour qu'il reprenne sa coloration habituelle.

Pour faire la piqûre, on a proposé plusieurs sortes d'instruments. La lancette de Sahli, sorte de trocart à déclanchement automatique et à pointe réglable, est très commode et rend de grands services, surtout chez les enfants où il faut agir très vite. L'instrument le plus pratique, à notre avis, est encore une bonne lancette à saignée, bien pointue.

Après avoir flambé soigneusement l'instrument, on fait une piqûre perpendiculaire à la surface choisie. Il faut piquer suffisamment fort et profond pour pénétrer d'un seul coup jusqu'au tissu cellulaire sous-cutané, une piqûre n'intéressant que le derme ne donnerait pas assez de sang. Si l'opération a été bien menée, dès qu'on a retiré la lancette, on doit voir sourdre spontanément une goutte de sang, sans qu'on soit obligé de malaxer le doigt.

Il faut s'abstenir de serrer et de presser pour faire sortir le sang; celui-ci doit venir et couler spontanément. Il est préférable de refaire une piqûre s'il ne vient pas suffisamment de lui-même. En effet le sang obtenu en exprimant le doigt n'est plus pur, il est mélangé aux sucs tissulaires et les résultats ne sont plus exacts.

Dès que la goutte est suffisamment grosse, on en remplit la pipette calibrée servant à mesurer exactement le volume de sang nécessaire. Avant tout examen la pipette doit être très soigneusement nettoyée pour la débarrasser des poussières et surtout des restes de sang qu'elle pourrait contenir.

Pour cela on y fait passer successivement : 1° un courant d'une solution faible de soude, pour enlever le sang; 2° de l'eau distillée pour ôter la soude; 3°, de l'alcool-éther pour déshydrater et dégraisser.

Chaque pipette porte à son extrémité un tube de caoutchouc avec une embouchure pour faciliter l'aspiration. Tenant l'embouchure entre les lèvres, et l'extrémité de la pipette de la main droite, on aspire doucement, en approchant la pointe de la goutte de sang; il faut éviter avec soin les bulles d'air, ce qui se fait facilement en tenant la pipette verticalement. Le sang monte rapidement dans le tube capillaire, on arrête l'aspiration dès que le sommet de la colonne rouge atteint le trait de jauge qui correspond au volume choisi. On détache alors la pipette de la goutte de sang. Si on a dépassé un peu le trait, ce qui arrive facilement, il suffit de souffler légèrement par le tube de caoutchouc, en appuyant un doigt à l'extrémité de la pipette pour régler le débit. On essuie ensuite très soigneusement la pointe du capillaire qui a été en contact avec le sang ainsi que sa surface extérieure, pour la débarrasser des globules qui y sont restés attachés et qui fausseraient les résultats.

Il arrive quelquefois que le sang se coagule très rapidement dans le capillaire, avant même qu'on ait pu obtenir la quantité voulue; il faut alors recommencer l'opération, après avoir débouché la pipette avec un fil métallique et l'avoir nettoyée comme il a été dit plus haut.

Pipettes. — Les pipettes pour la numération des globules du sang sont des tubes de verre capillaires très exactement calibrés, portant une ampoule à l'union de leur tiers moyen avec leur tiers supérieur. Leur pointe est très effilée et coupée à angle droit. Ces pipettes sont de deux types : les unes portent sur la partie tubulaire des repères permettant la mensuration de 1, 2, 3, 4, 5 millimètres cubes de sang (fig. 75). L'ampoule n'est pas calibrée et sert seulement à faciliter le nettoyage et le mélange.

Les autres portent une ampoule très exactement calibrée et au-dessus d'elle un repère. La contenance de l'ampoule est un multiple (10 ou 100) du volume de sang mesuré dans la partie capillaire; elles renferment en outre dans leur intérieur une petite bille de verre, mobile dans tous les sens, servant d'agitateur. Dans ces pipettes le mélange doit être de 1 : 100 ou de 1 : 10, puisque l'ampoule contient 100 ou 10 fois plus que la partie capillaire.

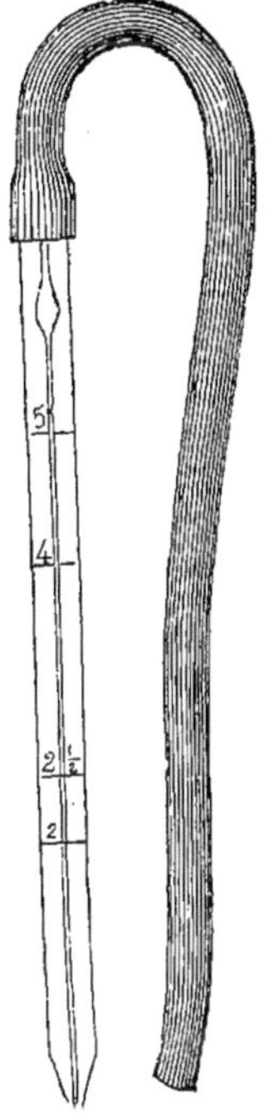
Fig. 75. — Pipette calibrée de Hayem.

II. **Dilution**. — La dilution consiste à mélanger un volume connu de sang et un volume également connu d'un sérum physiologique quelconque ayant les propriétés suivantes : se rapprocher le plus possible de la composition chimique du sérum sanguin; conserver intacts et fixer les globules du sang suffisamment longtemps pour que la numération puisse en être faite enfin faciliter leur sédimentation, en ayant un poids spécifique un peu inférieur à celui du sérum.

Les sérums artificiels les plus employés sont les suivants :

Sérum de Hayem.

Chlorure de sodium pur	1 gramme.
Sulfate de soude pur	5 —
Bichlorure de mercure	0,50 —
Eau distillée	200 —

Sérum de Thoma-Zeiss,

Chlorure de sodium pur	3 grammes.
Eau distillée	100 —

Sérum de Potain et Malassez.

Solution de gomme arabique, ayant une densité de 1020	1 volume.
Solution à parties égales de sulfate de soude et de chlorure de sodium à 1020	3 volumes.

Les sérosités naturelles ou pathologiques, à condition qu'elles soient isotoniques au sérum sanguin et qu'elles ne contiennent pas de substances hémolysantes, peuvent aussi être employées. (Liquide amniotique, etc.)

a. *Dilution avec les pipettes à ampoules calibrées.* — Lorsqu'on a aspiré la quantité de sang voulue, tenant la pipette verticale, son extrémité supérieure étant bouchée en écrasant le tube de caoutchouc entre deux doigts, on plonge son extrémité inférieure dans un verre de montre contenant quelques centimètres cubes du sérum physiologique choisi. On aspire doucement par le tube de caoutchouc jusqu'à ce que le liquide monte et atteigne le repère au-dessus de l'ampoule. Il faut éviter avec soin l'introduction de bulles d'air, ce qui arrive facilement si on ne tient pas bien verticalement la pipette.

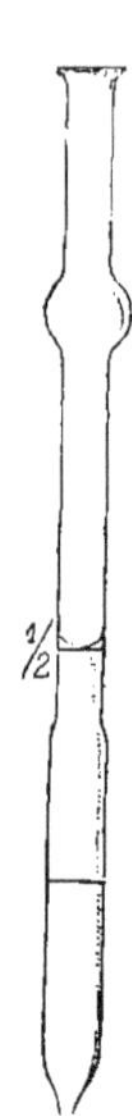

Fig. 76. — Pipette à sérum artificiel de Hayem (1/2 = 500 millimètres cubes).

La pipette pleine, on enlève le tube de caoutchouc et on ferme les extrémités en appliquant contre elles le pouce et l'annulaire; on agite vivement et fortement de manière à ce que la bille de verre, par ses mouvements en tous sens, effectue un mélange bien homogène. On recommande d'agiter quatre cents fois la pipette. On peut aussi remplacer les doigts par une bande élastique plate qu'on fixe aux deux extrémités.

b. *Dilution avec les pipettes à ampoules non calibrées.* — La quantité de sang prélevée est chassée dans une petite éprouvette à fond arrondi, dans laquelle on a mis 500 millimètres cubes du sérum artificiel avec une pipette spéciale (fig. 76). On aspire et on refoule à plusieurs reprises le mélange dans la pipette pour bien la nettoyer et la débarrasser de tous les globules qu'elle contient. Puis, à l'aide d'une petite baguette de verre, qu'on fait tourner rapidement entre deux doigts, on agite vivement le mélange; en quelques minutes, on obtient un liquide parfaitement homogène.

Connaissant ainsi la quantité de sang et la quantité de sérum mélangées, on connait le taux de la dilution sanguine. On peut se servir de quelques pipettes que ce soit pour faire cette dilution, cependant il est préférable d'utiliser celles qui vont avec les appareils, car on a des tables toutes faites pour calculer le nombre de globules trouvé par la numération.

III. **Numération.** — Une fois le mélange bien homogène obtenu, soit dans les pipettes calibrées, soit dans la petite éprouvette, il suffit de compter les globules dans un volume connu de la dilution pour trouver par une simple multiplication le nombre des globules dans un millimètre cube de sang.

Pour limiter exactement le volume du mélange soumis à la numération, il existe des appareils de types divers.

1. **Capillaire artificiel** (Malassez). — Il est formé par un canal creusé dans une plaque de verre, fixée sur un porte-objet. L'une des extrémités du capillaire est libre; l'autre, relevée en tube, communique avec un fin tube de caoutchouc. Le capillaire est exactement calibré et jaugé. Des chiffres gravés sur le porte-objet forment deux colonnes : l'une, celle de gauche, indique la longueur du tube en millièmes de millimètre; l'autre, celle de droite, donne les capacités correspondantes en fractions de millimètre cube.

Mode d'emploi. — Pour introduire le mélange dans le capillaire, on en dépose une goutte sur la lame porte-objet, contre l'extrémité libre du capillaire, en ayant soin de rejeter les premières gouttes qui sortent de la pipette mélangeuse, car elles ne représentent pas le mélange, mais du sérum artificiel pur.

Par simple capillarité, le mélange pénètre; on voit la colonne qui s'avance dans le tube; lorsqu'elle est arrivée à l'extrémité opposée, on enlève l'excès de la goutte avec du papier buvard sur le porte-objet. On a ainsi un mélange à titre connu dans un espace parfaitement mesuré; il suffit alors, après avoir laissé reposer quelques minutes sur la platine du microscope, pour permettre la sédimentation des globules, de compter avec un oculaire quadrillé le nombre de globules dans un certain nombre de carrés.

Pour cela, il faut déterminer au préalable une longueur fixe du capillaire. On cherche d'abord, avec l'oculaire quadrillé et l'objectif choisi, la longueur de tube du microscope qui est nécessaire pour que tout le quadrillage de l'oculaire recouvre exactement, sur le micromètre objectif, une longueur égale à l'une de celles qui figurent sur la liste gravée sur le porte-objet du capillaire artificiel.

On remplace alors le micromètre objectif par le tube capillaire artificiel; le quadrillage de l'oculaire correspond à une longueur fixe de ce capillaire, égale à celle qui est gravée sur le porte-objet et pour laquelle on a réglé le microscope.

Une fois la concordance exacte trouvée, on fait une marque au couteau sur le tube du microscope, qui est ainsi réglé une fois pour toutes. Il suffit dès lors pour s'en servir de prendre le même objectif et de tirer le tube intérieur jusqu'au trait marqué.

On compte les globules sur la longueur de capillaire choisie, en utilisant les carrés de l'oculaire quadrillé, qui servent de points de repère. Le nombre de globules trouvés, multiplié par la capacité du capillaire pour la longueur choisie et par le taux de la dilution du sang, donne le nombre de globules pour un millimètre cube de sang.

Le capillaire artificiel ne présentant aucune division transversale, on peut, en le déplaçant, faire plusieurs numérations successives pour en prendre ensuite la moyenne sans être obligé de changer le mélange. Il présente par contre plusieurs grands inconvénients : il est très fragile, très difficile à nettoyer et surtout il donne des résultats trop bas. En effet, par capillarité, le sérum pénètre plus facilement que les globules dans le capillaire, le mélange n'est donc plus parfaitement exact.

2. **Appareils à cellules** (Hayem, Thoma Zeiss). — Ils comportent, au lieu de capillaire, des lames à *cellules* dites *compte-*

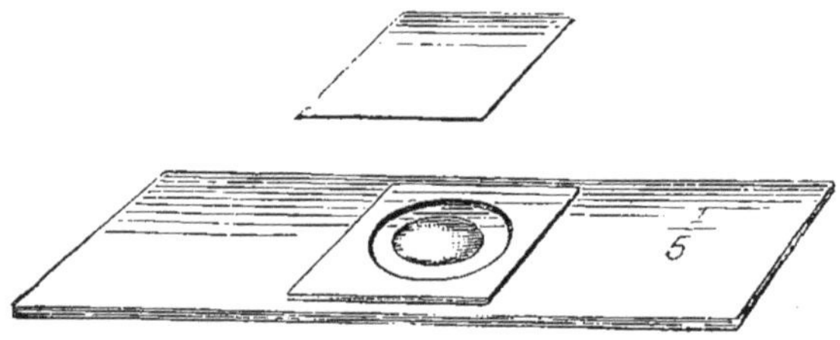

Fig. 77. — Lame à cellule, de Hayem (1/5 de millimètre de profondeur).

globules. Ce sont des lames de verre, porte-objet, portant à leur centre une petite cuve creusée dans leur épaisseur, ou formée par un couvre-objet collé sur la lame et percé d'un trou. Leur fond doit être absolument plan et leur profondeur, lorsqu'elles sont recouvertes par un porte-objet à faces parallèles, doit être de 1/5e de millimètre (fig. 77) (Hayem et Malassez), ou de 1/10e de millimètre (Thoma Zeiss).

Connaissant la profondeur de la cellule, il suffit de déterminer sur cette profondeur un carré de dimensions connues pour avoir un volume exactement mesuré.

a. *Cellules à quadrillage gravé* (Thoma Zeiss, Malassez). — Dans certains appareils, au fond de la cellule, se trouve un quadrillage gravé sur le verre. Ce quadrillage représente dans l'appareil de Malassez un rectangle de 1/5e sur 1/4e de millimètre de côté, et, dans l'appareil de Thoma Zeiss, des carrés de 1/20e de millimètre de côté. Il est évident qu'on peut ainsi numérer les globules dans un volume parfaitement fixe et connu, puisqu'on connaît la profondeur de la cellule et les dimensions du quadrillage. Chaque rectangle du quadrillage de Malassez représente $1/5 \times 1/4 \times 1/5 = 1/100$ de millimètre cube; et chaque carré de Thoma Zeiss $1/20 \times 1/20 \times 1/10 = 1/4000$ de millimètre cube.

L'inconvénient de ces cellules à quadrillage gravé est d'être difficiles à nettoyer; de plus elles se détériorent assez vite et il est quelquefois très difficile d'avoir bien au point les globules et le quadrillage. En outre, pour faire plusieurs numérations de contrôle on est obligé de changer les gouttes de mélange, ce qui fait faire des manipulations inutiles.

b. *Projection du quadrillage.* — D'autres appareils (Hayem), au lieu d'employer des cellules à quadrillage gravé sur leur fond, projettent, par un procédé optique, des carrés au-dessus ou au-dessous de la lame à cellule.

On se sert d'un *oculaire quadrillé* présentant un grand carré divisé en seize carrés plus petits. Il faut d'abord déterminer à l'aide du micromètre objectif et d'un objectif (n° 5 de Nachet), la longueur de tube du microscope nécessaire pour que le côté du grand carré mesure exactement 1/5e de millimètre; on fait un trait au couteau sur le tube du microscope, l'appareil est alors réglé une fois pour toutes. Il suffit, avant de faire une numération, de tirer le tube jusqu'au repère.

On peut aussi projeter, à l'aide d'un *petit dispositif de Nachet*, se fixant sous la platine mobile, au-dessus du miroir, un carré mesurant exactement 1/5e de millimètre de côté (fig. 78).

Quels que soient l'objectif ou l'oculaire employés, la grandeur de ce carré reste la même.

Connaissant la profondeur de la cellule et les dimensions du carré, le volume dans lequel se fait la numération est donc de $1/5 \times 1/5 \times 1/5 = 1/125$ de millimètre cube.

Les appareils projecteurs ont l'avantage de permettre de faire plusieurs numérations successives sur la même goutte, en promenant le quadrillage à sa surface, sans avoir besoin de faire de nouvelles prises.

Mode d'emploi. — Lorsque le mélange a été obtenu par agitation de la pipette à ampoule calibrée, avant de le placer dans la cellule, on fait écouler les deux ou trois premières gouttes de la pipette, qui ne représentent que les dernières

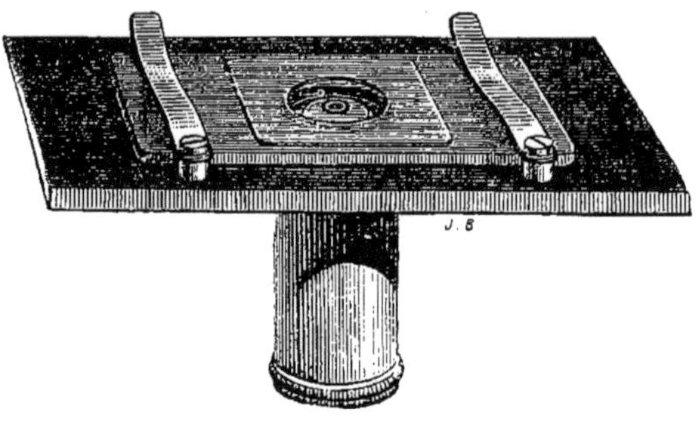

FIG. 78. — Dispositif de Nachet pour projeter le quadrillage sur le fond de la lame à cellule.

parties de sérum artificiel aspirées et ne font pas partie du mélange. On laisse tomber alors une goutte au fond de la cellule. Cette goutte doit être assez grosse pour être écrasée par le couvre-objet à surfaces planes et parallèles et remplir entièrement la cellule; dans certains appareils (Thoma Zeiss) la cuve est entourée d'une rigole destinée à recevoir l'excès du liquide. On applique le couvre-objet, dont les bords ont été légèrement humectés avec de la salive ou de la vaseline pour adhérer parfaitement. On appuie fortement sur les bords du couvre-objet de manière à écraser un peu la goutte pour le faire adhérer au porte-objet. Certains instruments (Malassez) ont un dispositif métallique spécial pour faciliter cette compression.

Lorsque le mélange a été effectué dans la petite éprouvette à l'aide de la baguette de verre, il doit être placé dans une cellule sans quadrillage. Pour cela, l'agitation étant maintenue suffisante, on prélève à l'aide du petit agitateur, ou avec la pipette large, une goutte du mélange qu'on place au milieu de la cellule. Elle doit être assez grosse pour être écrasée par le couvre-objet, et assez petite pour ne pas venir toucher les bords de la cellule. Le couvre-objet doit être également à surfaces planes et parallèles et d'épaisseur rigoureusement fixe. On l'applique sur la goutte en ayant soin de ne pas emprisonner de bulles d'air, et en effectuant une certaine pression.

La cellule ainsi préparée est placée sur la platine du microscope; on la laisse reposer pendant quelques minutes pour permettre aux globules de tomber au fond de la cellule et de se placer ainsi tous sur le même plan (fig. 79).

La numération s'effectue en comptant les globules qui se trouvent dans les carrés. Avec les cellules à quadrillage gravé, on compte une centaine de petits carrés et avec les cellules simples on compte une dizaine de grands carrés. Les résultats sont additionnés et on en prend la moyenne en divisant par le nombre de carrés comptés.

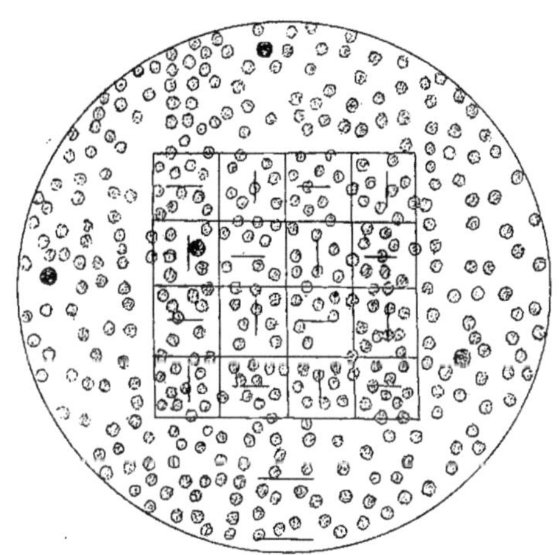

Fig. 79. — Quadrillage de Hayem. — Les globules blancs paraissent plus foncés à cause de leur réfringence.

Certaines précautions sont nécessaires pour cette numération; il faut compter d'abord tous les globules qui se trouvent dans l'intérieur du carré, puis ceux qui se trouvent à cheval sur sa limite extérieure; de ces derniers on ajoute la moitié seulement aux globules de l'intérieur du carré. Il faut distinguer avec soin les globules rouges des blancs, ce qui est facile en faisant tourner la vis micrométrique du microscope, les globules blancs deviennent très apparents par leur grande réfringence; dans les très grandes anémies cependant il est parfois difficile de les distinguer des globules rouges altérés.

Il est très important de faire la numération du plus grand nombre de carrés possible, car plus le nombre de numérations sera grand, plus le résultat moyen sera exact, puisqu'on aura ainsi numéré une plus grande quantité de la dilution.

IV. **Calcul.** — Le chiffre moyen ainsi obtenu, multiplié par le taux de la dilution et par la fraction de millimètre cube dans laquelle on a fait la numération, donne le nombre de globules dans un millimètre cube de sang.

Ainsi avec le Thoma Zeiss, la cellule à quadrillage gravé donne un volume de 1/400 de millimètre cube; si on a fait une dilution de sang à 1/100, on multiplie le chiffre obtenu par $1/100 \times 1/400 = 40\,000$.

Avec le Malassez, dilution du sang à 1/100, cellule à 1/100 de millimètre cube, $1/100 \times 1/100 = 10000$.

Avec le Hayem, le calcul est un peu plus compliqué ; la dilution se fait, en général, en prenant 2 millimètres cubes de sang et 500 millimètres cubes de sérum physiologique, il y a donc dans l'éprouvette 502 millimètres cubes; mais on sait que pour le mouillage de la pipette à sérum, il se perd 6 millimètres cubes de sérum; par conséquent, il ne reste dans l'éprouvette qu'un mélange à $2/496 = 1/248$ de sang et de sérum ; le volume du mélange dans lequel on a fait la numération étant de 1/125 de millimètre cube, on multiplie ces deux chiffres 248×125 soit 31 000. Il suffit de multiplier le nombre moyen de globules dans un carré par le chiffre de 31 000 pour avoir le résultat dans un millimètre cube de sang.

Du reste, avec chaque appareil pour la numération des globules, on trouve des tables calculées à l'avance, donnant directement, pour une dilution connue de sang et pour le chiffre de globules trouvé par la numération dans un carré, le nombre de globules correspondant par millimètre cube de sang.

2. — Numération des globules blancs.

La technique que l'on vient de lire s'applique aussi bien aux globules rouges qu'aux globules blancs du sang, cependant le nombre de ces derniers étant beaucoup plus restreint que celui des rouges dans un millimètre cube de sang, il est préférable de changer un peu la technique pour avoir des résultats plus exacts. Ces changements se résument à faire une dilution du sang moins étendue et, pour ne pas être gêné par l'abondance des globules rouges, à les détruire par un sérum spécial ou à colorer les globules blancs pour les mettre en évidence.

Certains appareils (Thoma Zeiss) ont une pipette à ampoule calibrée permettant une dilution sanguine au $1/10^{e}$. Avec d'autres on prend une plus grande quantité de sang, 2 millimètres cubes au lieu de 1, on a une solution à 2/100 (Malassez); ou 5 millimètres et on a une solution à 1/100 (Hayem).

Les liquides employés pour détruire les globules rouges sont à base d'acide acétique :

Acide acétique glacial.	50 centigrammes.
Eau distillée	100 centimètres cubes.

(Thoma.)

Avec cette solution tous les globules rouges ne sont pas détruits; il est préférable d'employer la suivante :

Acide acétique glacial.	5 grammes.
Eau distillée	100 centimètres cubes.

avec laquelle tous les globules rouges sont immédiatement détruits tandis que les blancs restent intacts.

Diverses solutions colorantes sont employées pour colorer les globules blancs, sans détruire les rouges :

Eau distillée.	160	grammes.
Glycérine neutre à 30°	30	—
Sulfate de soude	8	—
Chlorure de soude	1	—
Violet de méthyle 5 B	25	milligrammes.

(Toinon.)

A.	Chlorure de soude	5	grammes.
	Sulfate de soude	5	—
	Eau distillée	200	—
B.	Gomme	8	grammes.
	Eau distillée	100	—

(Barjon et Regaud.)

On mélange 265 centimètres cubes du liquide A avec 65 centimètres cubes du liquide B; à 50 centimètres cubes de ce mélange on ajoute V gouttes d'une solution alcoolique de violet de gentiane à 5 pour 100.

Solution I.

Éosine W. G. (Grübler).	5 centigrammes.
Formaline concentrée (40 pour 100). . . .	1 gramme.
Eau distillée.	100 grammes.

Solution II.

Bleu de méthylène BX (Grübler).	5 centigrammes.
Formaline concentrée (40 pour 100). . . .	1 gramme.
Eau distillée.	100 grammes.

Les solutions I et II filtrées sont conservées séparées dans des flacons de verre foncé. Au moment de l'usage, on mélange les deux solutions à parties égales.

Avec cette solution les globules rouges sont invisibles à l'exception des globules à noyau. Les noyaux des leucocytes sont très bien colorés ainsi que leurs granulations, les neutrophiles en violet, les basophiles incolores et les acidophiles en rouge. Les hématoblastes sont colorés en bleu violet.

On a donné (Lazarus) un liquide combinant la destruction des globules rouges avec la coloration des blancs :

Acide acétique glacial.	50 centigrammes.
Eau distillée.	100 grammes.
Bleu de méthylène	traces.

La dilution du sang se fait avec l'un de ces liquides dans les proportions indiquées plus haut. Pour la numération, il faut compter plusieurs carrés dont on prend la moyenne.

Avec le capillaire artificiel de Malassez, on compte les globules blancs sur une longueur plus grande que pour les globules rouges de manière à avoir une moyenne plus exacte.

Avec l'appareil de Hayem, on peut compter, dans la même goutte de mélange que pour les globules rouges, les globules blancs que l'on rencontre dans 40 carrés. Si les globules blancs sont très nombreux, il est préférable de faire une nouvelle dilution moins forte de sang. Pour compter les 40 carrés, il faut promener la projection du carré sur toute l'étendue de la goutte en évitant de passer deux fois au même endroit. Pour faciliter cette numération Nachet a ajouté à l'appareil une platine automatique, qui fait déplacer la cellule sous l'objectif exactement d'un carré par une simple pression sur un ressort.

Avec les autres appareils la numération se fait comme celle des globules rouges, en tenant compte dans le calcul de la dilution plus faible du sang.

Du reste à chaque instrument sont adjointes des tables donnant tout calculé le nombre des globules blancs dans 1 millimètre cube de sang pour le chiffre de globules trouvé dans un nombre donné de carrés.

Avec les sérums colorés, on peut faire immédiatement le pourcentage des espèces leucocytaires; cependant cette numération est certainement plus exacte et plus facile à faire sur les préparations sèches (voy. p. 342)

3. — Numération des hématoblastes.

Quelques auteurs (Hayem, Lenoble) attachent une grande importance à la numération des hématoblastes dans le sang. La numération peut être très facilement faite sur des préparations appropriées. Elle repose sur les mêmes principes que celle des globules rouges.

Hayem recommande de se servir, pour la dilution, de liquide amniotique de vache additionné d'un peu d'eau oxygénée, ou de son sérum (voy. p. 307), dans lequel il remplace le bichlorure de mercure par 3,50 centimètres cubes de la solution iodurée suivante :

Eau distillée.	500 centimètres cubes.
Iodure de potassium.	25 grammes.
Iode métallique	excès.

Il prend 4 millimètres cubes de sang qu'il dilue dans 500 millimètres de liquide. Pour la numération, il emploie une lame à cellule d'une profondeur de 1/10e de millimètre recouverte d'une lamelle très mince. La numération ne se fait plus ainsi dans un cube de 1/5e de millimètre de côté, mais dans un parallélipipède ayant une base de 1/5e de millimètre carré et 1/10e de millimètre de hauteur. Les hématoblastes étant très petits, il faut se servir d'un objectif plus fort (n° 6 de Nachet). On compte les hématoblastes dans au moins 40 carrés. La quantité de sang étant double, mais la hauteur de la cellule étant également deux fois plus grande, le multiplicateur reste le même soit 31 000.

4. — Proportion des divers éléments.

La proportion des divers éléments du sang peut être déterminée de deux manières différentes, soit en faisant des numérations de chacun d'eux sur des dilutions du sang comme on vient de le voir, soit en en faisant des numérations simultanées sur des préparations sèches du sang.

Dans le premier cas il suffit de numérer successivement, en faisant les dilutions convenables, les globules rouges, les globules blancs et les hématoblastes, et d'établir le rapport qui existe entre ces chiffres en les divisant les uns par les autres.

Pour établir ces proportions sur les préparations sèches, on utilise l'oculaire spécial d'Ehrlich. Cet appareil est un oculaire n° 3 ordinaire dans l'intérieur duquel se trouve un diaphragme carré qu'on peut ouvrir et fermer à l'aide d'un levier. Le carré le plus petit qu'on obtient en fermant le diaphragme est exactement 16 fois plus petit que celui qu'on obtient lorsqu'on l'ouvre complètement.

Pour établir une proportion de globules rouges par rapport aux blancs sur une préparation sèche, il suffit de compter les globules rouges dans le petit carré et les globules blancs dans le grand; on détermine ainsi facilement leur proportion en multipliant par 16 le nombre trouvé pour les globules rouges.

Numérations. — Il importe de ne tenir compte en clinique que des variations étendues, car le chiffre de globules, rouges ou blancs, par millimètre cube de sang qu'on obtient par tous les procédés n'est pas rigoureusement exact. Chaque temps de la méthode comporte un certain nombre de causes d'erreur inhérentes au principe même. Ainsi pour la prise de sang, la piqûre n'est jamais faite tout à fait de la même manière, on n'est jamais sûr de ne pas avoir lésé une veinule ou une petite artère. Le calibrage des pipettes n'est pas toujours rigoureusement exact et leur nettoyage fréquent les détériore beaucoup.

Pour la dilution, les sérums ne sont pas parfaits et altèrent ou détruisent toujours un certain nombre de globules. La numération, avec les quadrillages soit gravés, soit projetés, est tributaire de leur exactitude et de leur intégrité. Ils se détériorent facilement en effet. Enfin le gros numérateur, par lequel se trouve amplifiée la plus petite erreur de numération, est le facteur le plus important de l'inexactitude des résultats.

Cependant, comme ces diverses erreurs ne se produisent pas toutes dans le même sens, on est en droit de penser qu'elles ne s'additionnent pas les unes aux autres et qu'elles sont plutôt susceptibles de se compenser réciproquement, tout au moins dans une certaine proportion.

Il reste cependant une certaine marge d'inexactitude dans les résultats et nous estimons qu'il ne faut pas attribuer de valeur clinique à des différences de numérations de moins de 5 pour 100 pour les globules rouges et de 20 pour 100 pour les blancs. L'erreur est en effet plus grande pour les globules blancs, qui sont moins nombreux que les rouges, et pour lesquels les chances d'erreur de numération sont par conséquent plus grandes. Ces estimations paraissent un peu élevées au premier abord mais en fait elles n'enlèvent rien à l'utilisation clinique de ces procédés.

Le coefficient personnel de l'observateur joue en outre, un grand rôle dans ces numérations, chacun a plus ou moins sa manière de compter, c'est pourquoi il faut attribuer plus de valeur à deux numérations successives faites par le même observateur chez le même malade. que si elles ont été faites par deux personnes différentes.

Nous ne pouvons entrer ici dans les détails du diagnostic microscopique des maladies du sang, qui a pris dans ces dernières années une très grande extension, nous nous bornons à rappeler pour mémoire quelques indications.

Globules rouges. — A l'état physiologique, le nombre des globules rouges est de 5 000 000 chez l'homme et de 4 500 000 chez la femme, par millimètre cube de sang.

L'*hyperglobulie* se trouve dans la pléthore, les cyanoses, dans certaines affections de la rate (polycythémie splénomégalique). Dans la cyanose congénitale, la teinte bleue est due surtout à la présence de sang veineux et artériel mélangés, l'hyperglobulie est constituée non seulement par l'augmentation du nombre, mais aussi par l'augmentation de volume des hématies ; il y a, à la fois, *polyglobulie* et *hyperglobulie vraie* (Vaquez).

L'hyperglobulie peut atteindre et même dépasser largement 6 500 000.

L'*hypoglobulie* se rencontre dans toutes les anémies, idiopathiques ou symptomatiques ; celles-ci peuvent être réparties en quatre degrés :

1° Degré :	anémie légère,	au-dessous de. .	4 000 000	globules rouges.
2° —	— moyenne,	— . .	3 000 000	—
3° —	— intense,	— . .	2 000 000	—
4° —	— extrême,	— . .	800 000	—

L'anémie pernicieuse idiopathique est caractérisée par un abaissement du nombre des globules rouges au voisinage et au-dessous de 1 000 000 par millimètre cube de sang.

Globules blancs. — Même à l'état physiologique le nombre des globules blancs par millimètre cube de sang varie beaucoup plus que celui des globules rouges. Il oscille de 7 à 10 000, en dehors de tout état pathologique, suivant l'âge, le sexe et surtout suivant la période digestive dans laquelle se trouve le sujet.

Il y a *leucocytose* dans le sang toutes les fois que le nombre des globules blancs dépasse 12 000, et *leucopénie* quand ce chiffre est au-dessous de 7000.

La leucocytose se rencontre dans le sang dans presque tous les états infectieux et toutes les maladies microbiennes. Elle peut être symptomatique d'une suppuration même latente.

Dans les appendicites, dès qu'on voit le taux leucocytaire s'élever rapidement et d'une manière continue on doit penser à la suppuration. Les chirurgiens ont même basé sur ce signe l'utilité de l'intervention. Au-dessus de 20 000 leucocytes par millimètre cube il y aurait sûrement suppuration.

La fièvre typhoïde est la seule maladie infectieuse qui s'accompagne toujours de leucopénie et ce signe peut rendre de grands services pour la distinguer de l'appendicite suppurée.

Dans la leucocythémie, le nombre des globules blancs est très augmenté, dépassant 70 000, atteignant en général 2 à 300 000, et pouvant même arriver à égaler celui des rouges. Il présente d'ailleurs de grandes variations chez les mêmes sujets au cours de l'évolution de la maladie.

Nous avons remarqué à plusieurs reprises qu'en faisant des numérations de globules blancs simultanées à deux endroits très éloignés du corps, par exemple au doigt et à l'orteil, on trouvait dans les cas de leucocytose marquée ou de leucémie, des résultats très discordants. Nous ne serions pas éloigné de croire que dans le sang leucémique les globules blancs ne sont pas toujours répartis également dans la masse sanguine, mais qu'ils circulent volontiers en amas. Pour avoir une valeur comparative, les examens doivent être faits absolument au même instant dans deux régions très éloignées du corps. Cette question n'est encore qu'ébauchée mais mérite d'être étudiée plus à fond.

De même, nous avons constaté que souvent la leucocytose n'est qu'apparente, purement périphérique, en rapport avec la dilatation des capillaires sanguins; en effet, sous l'influence de certaines substances (digitale, tuberculine) on peut chez l'animal constater une leucocytose périphérique très marquée tandis que le sang du cœur montre une leucopénie ou un chiffre normal (Kampman, Guillermin).

Hématoblastes. — Le nombre des hématoblastes est très variable, même à l'état physiologique; il oscille entre 200 000 et 500 000 par millimètre cube de sang.

L'augmentation des hématoblastes se rencontre surtout dans la rénovation sanguine, après les grandes hémorragies et dans la convalescence des maladies aiguës. Leur chiffre peut atteindre 860 000.

La chlorose s'accompagne toujours d'une très forte augmentation du nombre des hématoblastes).

Au contraire dans l'anémie pernicieuse, les anémies symptomatiques graves, l'inanition, les maladies fébriles, l'hémophilie, le cancer, les hématoblastes diminuent beaucoup; on les a même vu tomber à 15 000 dans l'anémie pernicieuse.

On sait que Hayem attribue aux hématoblastes la formation des hématies.

Proportion des éléments. — A l'état physiologique, le *rapport globulaire*, c'est-à-dire le rapport des globules blancs aux rouges est de 1 blanc pour 300 à 400 rouges, ce qui s'exprime ainsi 1 : 300, 1 : 400.

Le rapport des hématoblastes aux globules rouges varie de 1 : 25 à 1 : 10.

Il est évident que les variations pathologiques qui s'exercent sur la masse totale du sang n'influencent nullement les rapports globulaires, sauf cependant dans les grandes hémorragies, où les hématoblastes augmentent très rapidement. Au contraire toute variation réalisée isolément sur le nombre des globules rouges, des globules blancs, ou des hématoblastes fait varier ces rapports.

Le rapport entre les globules blancs et les globules rouges est le seul utilisé en clinique, celui des hématoblastes n'est indiqué que dans des cas très spéciaux.

Le rapport globulaire permet de suivre l'évolution des leucocytoses ou de la leucémie, en dehors des variations de la masse totale du sang.

Nous verrons plus loin quelles sont les applications cliniques de la *formule leucocytaire*, c'est-à-dire de la proportion des diverses espèces de globules blancs.

CHAPITRE III

EXAMENS DES PRÉPARATIONS COLORÉES

I. — TECHNIQUE DES PRÉPARATIONS

Le plus souvent on colore le sang après *fixation* par des agents physiques ou chimiques.

Pour obtenir de bonnes préparations colorées, un certain nombre de précautions sont indispensables.

Les lames et lamelles doivent être parfaitement planes; elles doivent avoir séjourné pendant 24 heures au moins dans un bain d'alcool-éther, dont on ne les sort qu'au moment de l'emploi pour les essuyer avec un linge fin.

Pour la prise de sang, il faut faire la piqûre assez profonde pour n'avoir pas besoin de comprimer pour faire sourdre une goutte de sang. Il faut en outre attendre, avant de piquer, que la région soit parfaitement sèche.

Étalement. — En général, sauf pour certains procédés que nous décrirons plus loin, on ne procède à la fixation qu'après étalement. Le sang est étalé soit sur *les lames porte-objet*, soit sur *les lamelles couvre-objet*.

Pour l'étalement sur *lame*, on procède de la manière suivante : on cueille la goutte de sang sur la lame, en approchant celle-ci du sommet de la goutte. On l'étale aussitôt au moyen d'une lamelle rodée faisant avec la lame un angle de 45°. Il importe de ne pas prendre une goutte de sang restée un certain temps au contact de l'air et déjà à demi coagulée, car les globules rouges s'altèrent très rapidement à l'air. En outre, la goutte de sang ne doit pas être trop grosse, car il faut l'étaler tout entière sur la lame, de façon à avoir tous les éléments constituants de la goutte sur une seule préparation. Enfin, si la goutte est trop grosse, on risque d'entraîner certains éléments volumineux, les leucocytes en particulier, jusqu'à l'extrémité de la lame, alors que l'idéal est d'avoir au contraire une répartition aussi uniforme que possible des divers éléments. Pour être bien fait, l'étalement doit être fait d'un seul coup, en passant une seule fois la lamelle sur la lame.

L'étalement sur *lamelle* peut se faire d'une façon semblable.

Dans ce cas la lamelle qui reçoit le sang doit être tenue avec une pince et non avec les doigts, attendu que le seul voisinage des doigts peut produire certaines modifications.

Enfin on peut étaler la goutte de sang sur *deux lamelles*. Pour ce faire, on saisit avec une pince de Cornet chaque lamelle par un de ses bords. Sur l'une d'elles on cueille la goutte de sang. On applique alors la seconde lamelle sur la première; le sang s'étale dans l'espace capillaire ainsi formé. On sépare alors les deux lamelles en les faisant glisser l'une sur l'autre, mais sans frotter. De cette façon le sang est étalé en couche mince et uniforme à la surface de chacune des deux lamelles.

On a proposé un nombre très considérable d'agents fixateurs. Il faut reconnaître qu'aucun d'eux n'est absolument parfait. Il s'ensuit que le choix du fixateur dépendra du but qu'on se propose et de la coloration qu'on désire employer. Il n'est nullement nécessaire de sécher les préparations avant de les fixer. Au contraire, les résultats obtenus sont souvent meilleurs sans dessiccation préalable.

1. — Fixation physique.

La **chaleur sèche** constitue un bon procédé de fixation; mais la simple exposition à la flamme d'un bec de Bunsen, souvent suffisante pour les usages de la bactériologie, ne saurait convenir ici; il importe en effet d'atteindre un certain degré de température et de ne pas le dépasser.

Pour les colorations usuelles, une fixation de 1/2 à 2 minutes à une température d'environ 110° suffit habituellement. Pour certains mélanges, éosine-aurantia, cuprosine, une fixation de 2 heures est nécessaire.

L'appareil le plus simple est constitué par une *plaque de cuivre* ondulée, montée sur un support et chauffée à l'une de ses extrémités par un bec de Bunsen (fig. 80). La température va décroissant de cette extrémité à l'autre. Pour choisir une région favorable on laisse tomber goutte à goutte, sur la plaque, de l'eau, du xylol ou du toluène, liquides dont on connaît le point d'ébullition.

L'appareil de *Victor Meyer* préconisé par Ehrlich se compose d'une marmite de cuivre montée sur trois pieds, à face supérieure plane. Cet appareil est rempli de toluène dont le point d'ébullition est à 110°-112°. La plaque supérieure sur laquelle on dépose les préparations à fixer atteint une température de 107°-110°. Les lames sont déposées sur la plaque, la face couverte de sang tournée en haut. Les vapeurs de toluène, condensées et ramassées à l'état liquide par un courant d'eau froide, rentrent dans la marmite.

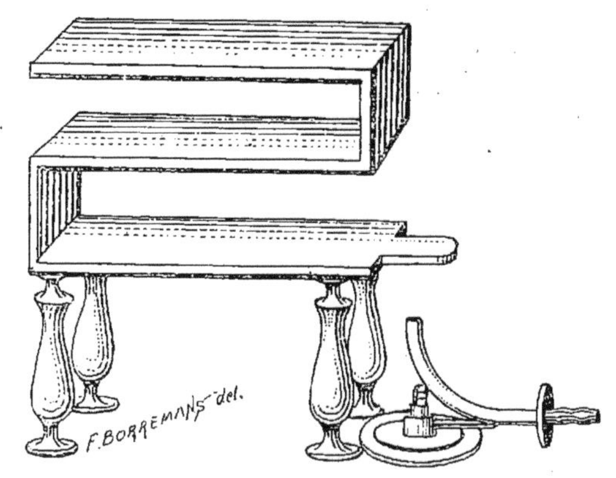

Fig. 80. — Plaque chauffante.

Les résultats obtenus avec cet appareil sont rarement satisfaisants. Il est assez rare en effet qu'on ait une fixation uniforme sur toute l'étendue de la préparation, surtout lorsqu'il s'agit de fixation de sang sur lames; avec des préparations de sang sur lamelles la fixation est meilleure. Enfin l'appareil est un peu compliqué et on hésite souvent à le mettre en marche pour ne colorer qu'un petit nombre de préparations.

La fixation par la chaleur peut encore être réalisée au moyen d'une étuve à température constante réglée à 110°.

La fixation par congélation n'est pas d'un usage courant.

2. — Fixation chimique.

Mélange de Nikiforoff (parties égales d'éther et d'alcool absolu). — C'est un bon fixateur pour les colorations usuelles. Une immersion de 10 minutes dans le mélange est généralement suffisante. Pour la coloration au triacide d'Ehrlich il faut une fixation d'au moins 2 heures et le résultat n'est pas brillant.

Alcool absolu. — Une fixation de 5 minutes dans l'alcool est généralement suffisante, surtout pour la coloration à l'hématoxyline-éosine. Cet agent fixateur est recommandable, surtout dans les cas où l'on veut avoir une vue d'ensemble d'une préparation. La fixation est obtenue plus rapidement lorsqu'on chauffe l'alcool dans une capsule de porcelaine. Nous avons obtenu de bons résultats en laissant les préparations immergées dans l'alcool absolu pendant quelques heures à l'étuve à 37°.

Formol. — Le formol s'emploie surtout en solution alcoolique à 1 pour 100 (Benario). La fixation est terminée au bout de 1 à 2 minutes; ce fixateur donne de bons résultats pour la coloration à l'hématoxyline-éosine.

On a aussi proposé la fixation par les vapeurs de formol.

Mélange de Lavdowsky.

Eau distillée	20-30	parties.
Alcool à 95	10-15	—
Formol	3-5	—
Acide acétique cristallisé	0,5-1	—

Après fixation au formol, il est nécessaire de laver soigneusement les préparations à l'eau distillée.

Chloroforme. — On immerge la préparation pendant quelques minutes dans du chloroforme anesthésique chimiquement pur (Josué); on laisse ensuite sécher à l'air. Ce procédé est très commode en ce sens qu'il permet une bonne coloration au triacide après une fixation de courte durée.

Il est de toute nécessité que le chloroforme soit neutre et chimiquement pur. Aussi doit-on le conserver dans des flacons de verre de couleur, bien bouchés.

Acide picrique. — La solution saturée dans l'eau distillée ne donne pas de très bons résultats.

Le *mélange de Pianese* est ainsi composé :

A.	Acide picrique	0,25
	— sulfurique	2
	Eau distillée	100
B.	Bichlorure de mercure	3
	Chlorure de sodium	5
	Eau distillée	100
C.	Chlorure de cobalt	10
	Eau distillée	15

Mêler les solutions à parties égales; la fixation est obtenue en 1/2 heure; laver ensuite à l'eau.

Acide osmique (tétroxyde d'osmium). — On expose la préparation non séchée aux vapeurs d'une solution d'acide osmique à 2 pour 100 chauffée à 37° pendant 6 secondes, le liquide placé dans un godet, les lames tenues à 1 centimètre au-dessus du liquide (Dominici).

On peut encore fixer par l'acide osmique en solution à 1 pour 100. La solution doit être conservée dans un flacon bien bouché, car elle est facilement réduite par les poussières.

Sublimé. — Le sublimé donne de bons résultats lorsqu'on fait suivre la fixation d'un lavage prolongé à l'eau distillée, ou mieux encore d'une immersion de quelques minutes dans l'alcool à 80° additionné de quelques gouttes de teinture d'iode.

On peut employer soit une solution aqueuse saturée, soit une solution à 4 pour 1000 (Harting).

Solution de Pacini.

Sublimé	1 gramme.
Chlorure de sodium	2 à 4 grammes.
Eau distillée	200 à 300 —

Solution de Gulland.

Solution à 1/5 de sublimé dans l'alcool absolu	V gouttes.
Alcool absolu	ää 25 centimètres cubes.
Éther	

Fixation au bout de une à deux heures.

Sublimé acétique.

Sublimé	5 grammes,
Acide acétique	1 gramme.
Eau distillée	100 grammes.

Solution de Knijaskow.

Solution de sublimé à 2 pour 100 dans l'alcool à 95°	ää
Solution acétique osmique à 1 pour 100	

Fixation en trois minutes.

Acide chromique. — Solution aqueuse à 1 pour 100 (Malassez), fixation instantanée ; lavage à l'eau.

Mélange de Lindsay Johnson.

Bichromate de potasse à 2,5 pour 100	70 parties.
Acide osmique à 2 pour 100	10 —
Chlorure de platine à 1 pour 100	15 —
Acide acétique ou formique	5 —

Mélange de Hermann.

Acide osmique à 2 pour 100	4 centimètres cubes.
Chlorure platinique à 1 pour 100 . . .	15 —
Acide acétique cristallisé.	1 centimètre cube.

Liquide de Müller.

Bichromate de potasse	2
Sulfate de soude.	1
Eau distillée.	100

Liquide d'Ehrlich.

Bichromate de potasse	2,5
Sulfate de cuivre.	1
Eau distillée.	100

Mélange chromo-acéto-osmique fort.

(Solution de Flemming.)

Acide osmique à 2 pour 100.	4 centimètres cubes.
Acide chromique à 1 pour 100.	15 —
Acide acétique cristallisé	1 centimètre cube.

Fixation obtenue au bout de dix minutes, laver ensuite à l'eau courante.

Iode. — Mélange de Dominici-Lenoble.

Solution saturée de sublimé dans l'alcool absolu	20 centimètres cubes.
Teinture d'iode fraîche.	3 —

Exposer la préparation pendant 15 secondes aux vapeurs qui se dégagent de cette solution dont quelques gouttes ont été versées dans un godet. Laver ensuite à l'alcool absolu.

Fixation avant l'étalement. — En utilisant les procédés que nous venons de décrire, on procède à l'étalement avant la fixation. On a préconisé aussi des méthodes dans lesquelles la fixation précède l'étalement.

1° *Procédé de Kornilowitch* :

On prend un petit pinceau qu'on lave dans l'alcool absolu pour le dégraisser, on le passe à l'eau et on le plonge ensuite dans la solution suivante :

Acide osmique.	1 gramme.
Chlorure de sodium	$0^{gr},60$
Eau.	100 grammes.

La gouttelette de sang sortant du doigt piqué est recueillie avec ce pinceau. Le sang se répartit entre les poils du pinceau. Il est aussitôt fixé par l'acide osmique. On promène ensuite rapidement le pinceau sur la lamelle; l'étalement se fait d'une façon très uniforme. Après séchage à l'air on peut procéder immédiatement à la coloration.

2° *Procédé de Barjon et Regaud* :

1er *temps* : fixation. — Le sang est aspiré dans une pipette et immédiatement transporté dans une solution aqueuse d'acide osmique à 1 pour 100 ; on prend par exemple 1 goutte de sang pour 5 centimètres cubes de solution fixatrice ; on mélange soigneusement; la fixation est achevée au bout de 5 à 10 minutes.

2e *temps* : sédimentation. — On ajoute au mélange précédent son volume de solution salée physiologique, puis l'on centrifuge.

3e *temps* : lavage. — On décante et l'on remplace le liquide décanté par de l'eau distillée, puis l'on mélange.

4e *temps* : centrifugation. — On centrifuge puis on décante.

5e *temps* : déshydratation. — On ajoute goutte à goutte 5 à 6 centimètres cubes d'alcool absolu en agitant, puis en une fois 5 à 6 centimètres cubes d'éther sulfurique anhydre.

6e *temps* : sédimentation. — On centrifuge, puis on décante.

7e *temps* : collodionnage. — On verse sur le sédiment un peu d'une solution de collodion officinal non riciné à 10 pour 100, puis on mélange.

8e *temps* : pelliculation. — On aspire à la pipette le sédiment collodionné, on le dépose goutte à goutte sur des lames très propres ; les gouttes s'étendent, on porte ensuite dans l'alcool à 80°, puis dans l'eau.

3° On a proposé enfin d'*inclure* le sang, après fixation par l'acide osmique, le mélange de Flemming, etc., dans la paraffine ou la celloïdine et de débiter la masse en coupes histologiques. Ces procédés ne sont guère utilisés en clinique.

3. — Coloration.

On a préconisé, pour l'étude du sang, surtout en ces dernières années, un nombre très considérable de colorants. La plupart sont des substances retirées de la houille.

En fait de colorants végétaux, on n'emploie plus guère que l'hématéine et ses dérivés.

1. **Hématéine.** — L'hématéine est le principe colorant des teintures de l'hématoxyline. L'hématéine des solutions est un produit d'oxydation de l'hématoxyline originelle. Les teintures histologiques usuelles sont toutes composées au moyen de solutions contenant de l'alun. C'est pourquoi l'on admet que le principe actif de ces solutions est un composé d'hématéine et d'alumine, un véritable sel. L'hématoxyline est extraite du bois de campêche.

Nous employons surtout l'hématoxyline de *Delafield*, ainsi composée :

A 400 centimètres cubes d'une solution saturée d'ammoniaque dans l'eau, on ajoute 4 grammes d'hématoxyline cristallisée dissoute dans 25 grammes d'alcool fort. On laisse le tout exposé à l'air pendant quelques jours; on filtre et on ajoute 100 centimètres cubes de glycérine et autant d'alcool méthylique. On laisse reposer pendant six semaines à deux mois; on filtre de nouveau et l'on conserve la solution dans un flacon bien bouché.

Hématoxyline d'Ehrlich.

Eau distillée	100 centimètres cubes.
Alcool absolu	100 —
Glycérine	100 —
Acide acétique cristallisable	2 grammes.
Alun	en excès.

Laisser le mélange exposé à la lumière jusqu'à ce qu'il ait pris une teinte rouge.

Hémalun de Mayer.

A. Hématéine	1 gramme.
Alcool à 95°	100 grammes.
Faire dissoudre.	
B. Alun	50 grammes.
Eau distillée bouillante	1000 —
Faire dissoudre.	

Mêler ces deux solutions à chaud, en versant très lentement la solution alcoolique ; filtrer.

Au bout de quelques jours cette solution colore assez rapidement.

Les teintures à l'hématoxyline donnent une coloration qui varie du rouge violet au bleu. Pour avoir une belle coloration, on lave après l'action des deux premières solutions à l'eau de fontaine, après la troisième avec de l'eau bicarbonatée à 1 pour 100.

2. **Couleurs de la houille.** — Ehrlich a divisé les substances colorantes retirées de la houille en trois classes : *acides*, *basiques* et *neutres*.

Dans les premières, la substance colorante proprement dite jouerait le rôle d'un acide dans une combinaison ; dans les secondes, elle jouerait le rôle d'une base combinée avec un acide incolore ; enfin, les troisièmes résulteraient du mélange d'une couleur acide et d'une couleur basique.

Les couleurs basiques seraient des colorants nucléaires, les couleurs acides des colorants plasmatiques ; enfin, les couleurs neutres auraient des affinités spéciales.

Si cette classification n'est pas exacte au point de vue chimique ni même au point de vue histologique en général, elle est suffisamment juste et en tout cas commode en hématologie.

Nous la reproduisons donc dans le tableau suivant :

COULEURS

Acides (*plasmatiques*).	Basiques (*nucléaires*).	Neutres.
Acide picrique et ses sels.	Améthyste.	Mélange de Biondi.
Aurantia.	Auranine.	Orange-améthyste-vert de méthyle.
Éosine.	Bleu de méthylène.	Picrate de rosaniline.
Fluorescine.	Bleu polychrome.	Solution triacide d'Ehrlich.
Fuchsine acide.	Bleu de toluïdine,	
Induline.	Brun de Bismarck (vésuvine).	
Narcéine.	Chrysoïdine.	
Nigrosine.	Fuchsine.	
Orange G.	Krystall-violet.	
Purpurine.	Safranine.	
Pyrosine.	Thionine.	
Rouge neutre.	Vert brillant.	
Tropéoline.	Vert de chrome.	
Vert lumière (licht-grün).	Vert malachite.	
	Vert de méthyle.	
	Violet dahlia.	
	Violet de gentiane.	
	Violet de méthyle.	

Ces diverses substances s'emploient en solution aqueuse ou alcoolique, souvent additionnées d'un mordançant. Le nombre des formules préconisées ces dernières années est légion. Aussi ne décrirons-nous ici que les plus usitées.

Technique. — Une bonne préparation doit présenter une coloration double des noyaux et du cytoplasme. En outre, certaines granulations peuvent être colorées par des réactifs spéciaux.

La coloration peut se faire : en *deux temps*, en colorant d'abord les noyaux et ensuite le cytoplasme ou inversement ; ou bien en *un seul temps*, par l'emploi de mélanges colorants.

Contrairement à l'avis de nombreux hématologistes, nous préférons la coloration en deux temps, comme donnant des résultats plus certains et plus facilement contrôlables.

En clinique, les colorations recommandables et le plus souvent utilisées sont les suivantes :

1° Hématoxyline et éosine, ou bleu de méthylène et éosine ;

2° Bleu polychrome de Unna, ou thionine phéniquée ;

3° Triacide d'Ehrlich.

Pour l'hématéine, on emploie l'une ou l'autre des solutions que nous avons indiquées. Nous recommandons surtout les formules de Delafield et de Mayer. La durée de coloration varie de 1 à 5 minutes suivant la solution employée.

Le lavage se fait à l'eau de fontaine ou à l'eau bicarbonatée.

On colore ensuite pendant environ une minute avec une solution d'éosine aqueuse à 0,5 ou 1 pour 100 ou une solution au même titre dans un mélange à parties égales d'eau et d'alcool à 70°. Puis on lave à l'eau ou à l'alcool, on laisse sécher à l'air et on monte au baume du Canada.

Courmont et Montagard recommandent de colorer d'abord à l'éosine, de laisser sécher les préparations, puis de colorer à l'hématéine.

Pour la coloration au bleu de méthylène et éosine, nous commençons en général par faire agir l'éosine pendant une à deux minutes ; on lave ensuite à l'eau ou à l'alcool, puis on colore par une solution aqueuse de bleu de méthylène à 1 pour 100 pendant une à cinq minutes.

La *thionine phéniquée* est préparée suivant la formule de Nicolle.

Thionine	0,50 centigrammes.
Alcool absolu.	10 —

on ajoute lentement 100 grammes de solution aqueuse phéniquée à 1 pour 100, filtrer.

La coloration dure de une à cinq minutes. On lave à l'eau et on sèche.

Le *bleu polychrome de Unna* s'emploie additionné d'un égal volume d'eau. La coloration dure de une à deux minutes ; elle est suivie de lavage à l'eau, puis de décoloration par l'alcool absolu.

3. **Colorants moins usités.** — *Bleu de toluidine.* — S'emploie comme le bleu de méthylène en solution aqueuse à 1 pour 100.

Vert de méthyle. — En solution aqueuse concentrée ou en solution hydro-alcoolique à 1 pour 100. Donne des images très élégantes, mais a l'inconvénient d'être peu stable.

Safranine. — En solution hydro-alcoolique à 1 pour 100. Coloration en 5 minutes.

Brun de Bismarck (vésuvine). — En solution hydro-alcoolique à 1 pour 100. Coloration en 5 minutes.

4. **Mélanges pour doubles colorations simultanées.** — Pour obtenir la coloration en un seul temps, on a préconisé divers mélanges.

Solution triacide d'Ehrlich.

Solution concentrée d'orange G..	13 à	14	centimètres cubes
Solution de fuchsine acide . . .	6 à	7	—
Eau distillée.		15	—
Alcool.		15	—
Vert de méthyle		12,5	—
Alcool.		10	—
Glycérine		10	—

Ajouter les solutions dans l'ordre indiqué. Agiter à partir du moment où l'on ajoute le vert de méthyle.

Morel et Doléris ont proposé d'ajouter aux solutions colorantes un volume égal d'une solution de formol dans l'eau à 8 pour 100 et 1 pour 100 d'acide acétique.

Les solutions qu'on prépare soi-même colorent la plupart du temps fort mal. On peut trouver du triacide tout préparé chez Grübler à Leipzig.

Avec cette solution-là, la coloration est suffisante en 20 à 30 minutes. On lave ensuite rapidement à l'eau, dans un cristallisoir, non à l'eau courante. Le lavage à l'alcool ne nous a jamais donné de bons résultats.

Pour être colorées au triacide, les préparations doivent avoir été fixées par la chaleur ou par le chloroforme.

Nous devons dire du reste que nous ne partageons nullement l'engouement de certains hématologistes pour le triacide. Il faut reconnaître que les résultats, malgré une certaine expérience, sont trop souvent incertains.

Hématoxyline-éosine (Ehrlich).

Éosine cristallisée	5 centigrammes.
Hématoxyline.	2 grammes.
Alcool absolu.	âà 100 grammes.
Eau distillée.	âà 100 grammes.
Glycérine	âà 100 grammes.
Acide acétique glacial.	10 —
Alun.	en excès.

La solution ne doit être employée qu'au bout de quelques semaines; coloration en 1/2 heure à 2 heures.

Éosine-bleu de méthylène (Chenzinski).

Solution aqueuse concentrée de bleu de méthylène	40 centimètres cubes.
Solution d'éosine à 0,5 pour 100 dans l'alcool à 70°.	20 —
Eau distillée.	40 —

Filtrer la solution avant de s'en servir, coloration en 6-24 heures.

Formule de Ziemann.

A.	Bleu de méthylène acide pur (Höchst) . . .	1cc,5
	Borax.	2cc,5
	Eau distillée.	100 grammes.
B.	Éosine (BA ou AG Höchst).	0,10 centigrammes.
	Eau distillée.	100 grammes.

Mélanger au moment de s'en servir une partie de A avec quatre parties de B; coloration en 5 minutes; passer dans une solution diluée d'acide acétique; laver à l'eau.

Formule de Giemsa.

Solution d'éosine Giemsa. (Dilution de 2cc,5 d'une solution d'éosine à 1 pour 100 dans 500 d'eau).	12 parties.
Solution aqueuse d'azur I à 1 pour 100.	3 —
Solution aqueuse d'azur II à 0,8 pour 100	3 —

Coloration en une demi-heure.

Formule de Willebrand.

Éosine à 5 pour 100 dans l'alcool à 70° . . . . } àà
Bleu de méthylène, solution aqueuse saturée. . . . . }

A 50 centimètres cubes du mélange ajouter 10 à 15 gouttes de solution d'acide acétique à 1 pour 100.

Éosine-bleu de méthylène-méthylal (Ehrlich).

Solution aqueuse d'éosine à 1 pour 100.	10 centimètres cubes
Solution aqueuse saturée de bleu de méthylène médicinal.	10 —
Méthylal	8 —

Coloration en deux minutes.

Rubéosine-bleu de méthylène (Strauss et Rohnstein).

A.	Éosine jaune.	0,5
	Alcool absolu.	80
	Eau.	20
B.	Rubin.	0,5
	Alcool absolu.	80
	Eau.	20

Mélanger 1 partie de B avec 3 parties de A.

Coloration en 3 minutes. Lavage à l'eau, puis coloration pendant 1 minute dans une solution aqueuse de bleu de méthylène de 1/2 à 1/3 pour 100.

Vert de méthyle-fuchsine acide (Ehrlich).

Solution aqueuse saturée de vert de méthyle. . . . . } àà
Solution alcoolique de fuchsine acide . . . . }

Coloration en dix minutes.

Bleu de toluidine-éosine-orange (Dominici).

Solution aqueuse d'éosine à 1 pour 100 . . . . } àà
Solution aqueuse d'orange à 1 pour 100. . . . . }

Coloration en 2 minutes, lavage à l'eau courante; puis coloration pendant 2 minutes dans solution aqueuse de bleu de toluidine à 0,5 pour 100; lavage à l'eau courante, décoloration à l'alcool à 60°; déshydratation par l'alcool absolu.

Orange-fuchsine acide-vert de méthyle (Biondi).

Solution aqueuse saturée d'orange G. .	100 centimètres cubes.
Solution aqueuse saturée de fuchsine acide	20 —
Solution aqueuse saturée de vert de méthyle	50 —

Mélanger en agitant. Ajouter 40 à 100 volumes d'eau contenant 2 à 3 gouttes d'acide acétique à 1 pour 100.

On emploie beaucoup actuellement des solutions dans l'alcool méthylique qui permettent d'opérer du même coup la fixation et la coloration. Les deux plus employées sont les suivantes :

Procédé de Jenner. — On mélange dans un cristallisoir parties égales d'une solution aqueuse à 1,25 pour 100 d'éosine (Grübler) et d'une solution aqueuse à 1 pour 100 de bleu de méthylène ; on agite le mélange, puis on l'abandonne au repos pendant 24 heures. Le précipité qui se forme est filtré, séché, pulvérisé, lavé à l'eau, filtré de nouveau, puis séché. Avec le résidu sec, on prépare une solution à 0, 5 pour 100 dans l'alcool méthylique pur; on ajoute ensuite 10 pour 100 de glycérine. La fixation et la coloration durent environ 5 minutes.

Procédé de Romanowsky-Leishmann. — On dissout dans 100 parties d'alcool méthylique 0,30 de poudre de Leishmann.

Sur la préparation sèche, on verse 10 gouttes de la solution; au bout d'une demi-minute, on ajoute une quantité double d'eau distillée et on mélange en agitant la lame. On lave ensuite à l'eau distillée. Si la préparation est trop colorée, on laisse tomber sur la lame quelques gouttes d'eau distillée qu'on laisse en contact quelques minutes.

5. **Colorations spéciales pour les hématoblastes.** — Les hématoblastes se voient en général assez bien sur les préparations sèches non colorées. Lorsqu'on veut les colorer, on peut utiliser un des procédés suivants :

Procédé d'Ehrlich. — Coloration par l'éosine iodée. Les hématoblastes sont fortement colorés en rouge.

Procédé de Rosin. — Fixation par les vapeurs d'acide osmique. Coloration par le bleu de méthylène. Les hématoblastes sont colorés en bleu.

Procédé de Rabl. — Fixation par une solution saturée de sublimé dans le sérum artificiel; lavage à l'eau distillée. On fait agir ensuite sur le sang une solution à 1,5 pour 100 d'alun de fer qui sert de mordançant; on colore pendant une heure par une solution fraîche saturée d'hématoxyline, puis on passe de nouveau dans le mordançant. Les hématoblastes sont colorés en bleu violet.

Choix des procédés. — Les préparations colorées permettent de juger de la *forme* des éléments figurés, de leurs *dimensions*, de leurs *affinités colorantes*, des *rapports* de nombre des diverses espèces, enfin de la présence ou de l'absence d'*éléments anormaux*.

En résumé, pour les besoins de la clinique, nous recommandons :

La coloration par l'hématoxyline et l'éosine pour avoir une vue d'ensemble. Cette méthode est de beaucoup la plus simple et la plus usitée ;

La coloration par le bleu polychrome de Unna pour mettre en évidence les granulations basophiles ;

La coloration par le triacide d'Ehrlich pour distinguer les granulations neutrophiles.

II. — EXAMENS DES GLOBULES ROUGES

1. — Variations de forme et de couleurs.

Les globules rouges ont normalement une forme régulière, arrondie (1, fig. 81) ; dans certains états pathologiques, ils prennent un aspect plus ou moins étrange : en virgule, en poire, en raquette, etc. (3, fig. 81) ; on dit alors qu'il y a *poïkilocytose* (Quincke).

1. **Dimensions.** — On ne se préoccupe guère, en clinique, que des dimensions des globules rouges. Pour les blancs, le globule rouge sert assez souvent de terme de comparaison.

Mensuration. — Pour apprécier les dimensions d'un globule rouge, on se sert d'un *oculaire micrométrique*. On observe ainsi à combien de divisions correspond le diamètre des plus grands et des plus petits globules. Des échelles toutes faites accompagnant les microscopes indiquent généralement la valeur d'une division en μ. Lorsqu'on n'a pas d'échelle, on détermine la valeur des divisions de l'oculaire au moyen d'une lame micrométrique.

Malassez a préconisé un procédé qui consiste à dessiner une centaine de globules non colorés, à la *chambre claire*, à un grossissement de 1000 diamètres ; on détermine ensuite le diamètre des dessins au moyen d'une règle spéciale dite règle globulimétrique.

A l'état normal, le diamètre moyen des hématies est de

7,5 μ. Les variations physiologiques pourraient aller de 4,5 à 9,5 μ pour certains auteurs (Welcker). Si on exprime par 1 le diamètre des plus petites hématies et que l'on rapporte à cette unité le diamètre des plus grandes, on admet généralement que, dans le sang normal, le rapport entre les plus petits et les plus grands globules ne doit pas dépasser 1 : 1,5. Dans les états pathologiques, lorsque cette limite est franchie, qu'il y a par exemple rapport 1 : 2, on dit qu'il y a *anisocytose*; dans les anémies pernicieuses le rapport peut aller jusqu'à 1 : 4,5; Strauss et Rohnstein ont même observé 1 : 8,2.

Les *macrocytes* sont des globules rouges très volumineux, atteignant deux à trois fois le diamètre d'une hématie ordinaire, d'ailleurs normaux comme forme et comme structure.

Les *microcytes* sont de deux à cinq fois plus petits que les globules rouges normaux (4, fig. 81).

2. **Coloration.** — Normalement, les globules rouges sont colorés spontanément et se colorent artificiellement d'une façon à peu près uniforme. On admet que c'est l'hémoglobine et non le stroma qui fixe les matières colorantes. Il s'ensuit que la diminution d'hémoglobine entraîne une diminution de coloration. Lorsque, dans les états pathologiques, les différences sont très accusées, qu'à côté d'hématies fortement colorées on en voit de très pâles, on dit qu'il y a *anisochromie* (2, fig. 81).

Affinités colorantes. — En outre, à l'état normal, les globules rouges sont nettement acidophiles, c'est-à-dire qu'ils se colorent en rose par les mélanges hématéine-éosine, bleu de méthylène-éosine, en bleu pâle par le bleu polychrome, en gris vert par la thionine, en rouge cuivre par le triacide.

Dans certains états pathologiques, les hématies manifestent à la fois de l'affinité pour les couleurs acides et pour les couleurs basiques; il y a dans ce cas *dégénérescence polychromatophile* (Ehrlich) ou polychromasie.

Dans le diabète, le sang présente une affinité colorante qui se rapproche de la polychromasie. Pour mettre ce caractère en évidence, Bremer recommande la technique suivante :

On mélange une solution aqueuse saturée de bleu de méthylène et une solution aqueuse saturée d'éosine. Le mélange est en proportions convenables lorsque le papier blanc introduit dans la solution prend une teinte violacée. Le précipité qui s'est produit est lavé à l'eau, séché, puis dissous dans l'alcool à 55°.

On ajoute ensuite une certaine quantité d'éosine et de bleu de méthylène jusqu'au moment où la solution colore les hématies normales en rose; dans ces conditions, les hématies des diabétiques se colorent en vert. Le sang doit avoir été fixé par la chaleur.

Cette solution est difficile à préparer; on n'y arrive qu'après de longs tâtonnements. Aussi divers auteurs, entre autres Le Goff, ont-ils proposé de modifier cette technique; ce dernier préconise un mélange dans lequel les quantités d'éosine et de bleu sont proportionnelles au poids moléculaire de chacune de ces substances. Le précipité formé est lavé, séché, puis redissous à saturation dans l'alcool à 30°.

2. — Globules rouges à noyaux.

On peut trouver dans le sang trois sortes d'hématies nucléées :

1. *Normoblastes.* — Ce sont des hématies du volume d'un globule rouge ordinaire (5, fig. 81). Elles présentent un noyau en général unique, arrondi, qui possède la propriété de se colorer fortement par les couleurs basiques. Leur protoplasma présente dans la grande majorité des cas les mêmes affinités colorantes que celui des hématies normales.

2. *Microblastes.* — Ces éléments ne diffèrent des précédents que par leur volume plus petit (6, fig. 81). Ils se rencontrent du reste plus rarement dans le sang.

3. *Mégaloblastes.* — Les mégaloblastes atteignent deux à trois fois la taille des globules rouges normaux (7, fig. 81). Ils se distinguent en outre des normoblastes par le fait que le noyau, volumineux, se colore moins fortement par les couleurs basiques et que le protoplasma est moins fortement teinté par les couleurs acides.

Le noyau des globules rouges, le plus souvent unique et arrondi, peut être bilobé, irrégulier (8, fig. 81). On trouve quelquefois des hématies à plusieurs noyaux.

III. — EXAMENS DES GLOBULES BLANCS

Les classifications leucocytaires des divers auteurs ont varié à l'infini. Nous donnons ici la classification la plus généralement adoptée aujourd'hui. Il va de soi que les distinctions entre certaines espèces voisines sont forcément un peu arbitraires; mais nous pensons qu'il est nécessaire, pour que la numération des leucocytes soit de quelque utilité clinique, de ne pas pousser trop loin les divisions.

I. — Description des espèces.

1. **Polynucléaires.** — Ces cellules sont caractérisées par le fait qu'elles possèdent un noyau polylobé, dont les divers lobes sont unis par des filaments chromatiques, ou qu'elles paraissent même posséder plusieurs noyaux distincts séparés les uns des autres. Les polynucléaires se divisent en :

a. *Polynucléaires neutrophiles.* — Le protoplasma de ces cellules présente des granulations très fines qui ne se colorent bien que par l'action d'un mélange en certaines proportions de colorant acide et de colorant basique, d'où leur nom.

Sur les préparations colorées par l'hématoxyline-éosine, le noyau est fortement coloré en violet, à contours nets; le protoplasma qui l'entoure est légèrement rose; on ne distingue pas de granulations nettes (*e*, fig. 81).

Par le bleu de Unna, le noyau est violet, le protoplasma grisâtre, d'apparence irrégulière.

Par le triacide d'Ehrlich, le noyau est coloré en vert, le protoplasma est incolore, mais il se montre semé de granulations très nombreuses et très fines, d'une coloration rouge violet (*f*, fig. 81).

b. *Polynucléaires éosinophiles.* — Les polynucléaires éosinophiles ressemblent beaucoup aux neutrophiles. Pour notre part, nous attachons peu d'importance aux soi-disant différences de forme ou d'affinité colorante du noyau. Leur caractère distinctif vient des granulations qui colorent leur protoplasma, granulations qui se distinguent mal sans coloration.

Ces granulations se colorent en rouge vif par l'éosine, en violet par le triacide, mais restent incolores par le bleu de Unna (*g*, fig. 81). Elles sont plus ou moins nombreuses, mais toujours volumineuses.

c. *Polynucléaires basophiles* (Mastzellen, labrocytes). — Le noyau de ces leucocytes se colore d'une façon un peu moins

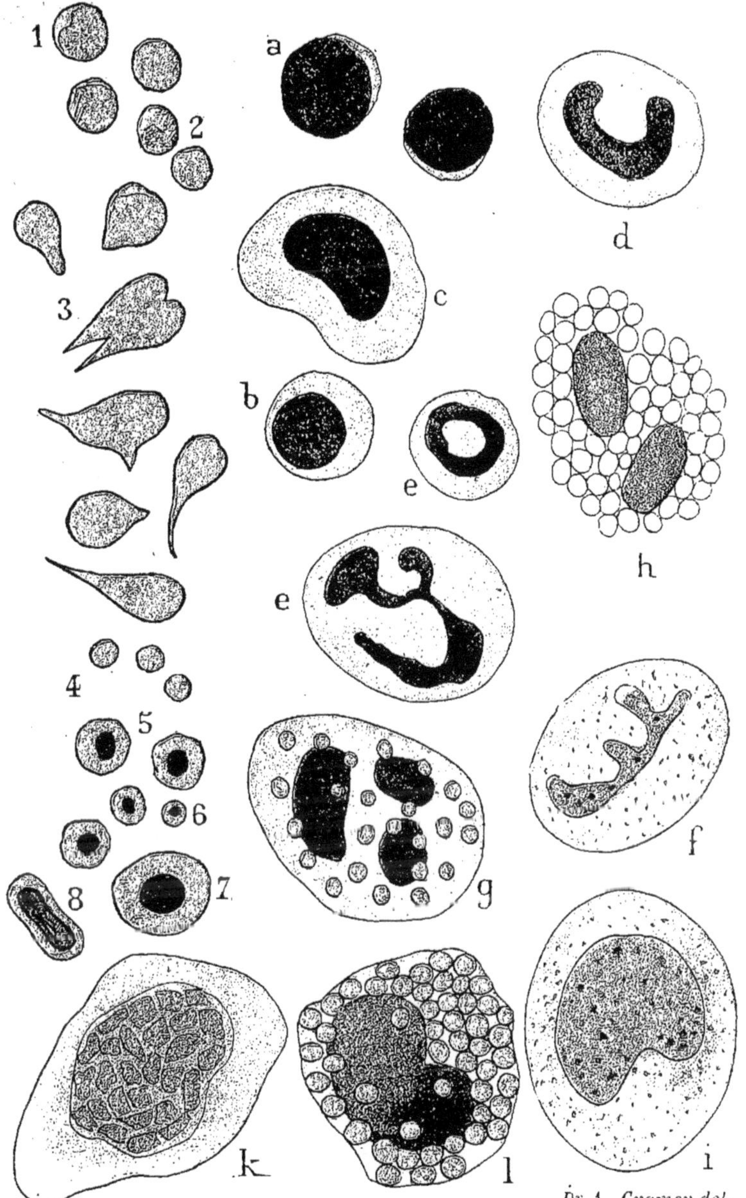

Fig. 81. — Éléments figurés du sang.

1, globules rouges normaux. — 2, globules rouges faiblement colorés. — 3, globules rouges déformés (poïkilocytose). — 4, globules rouges nains (microcytes). — 5, normoblastes. — 6, microblastes. — 7, mégaloblastes. — 8, globule rouge à noyau en voie de karyokinèse. — *a*, lymphocytes. — *b*, grand mononucléaire. — *c*, *d*, formes de transition. — *e*, polynucléaires neutrophiles (coloration à l'hématoxyline-éosine). — *f*, même élément coloré au triacide. — *g*, polynucléaire éosinophile. — *h*, mastzelle (coloration au triacide). — *i*, myélocyte neutrophile (coloration au triacide). — *k*. même élément coloré à l'hématoxyline-éosine. — *l*, myélocyte éosinophile (coloration à l'hématoxyline-éosine).

intense que celui des autres polynucléaires. Leur protoplasma contient des granulations volumineuses possédant la propriété caractéristique de se colorer par certaines couleurs basiques.

Par la coloration à l'éosine, ces granulations restent incolores et tranchent d'une façon plus ou moins nette sur la teinte rosée du protoplasma.

Il en est de même par la coloration au triacide, avec cette différence qu'ici le protoplasma au lieu d'être rose est grisâtre (*h*, fig. 81).

Par le bleu de Unna et par la thionine, ces granulations apparaissent colorées en un rouge plus ou moins intense.

2. **Mononucléaires.** — Ces leucocytes sont caractérisés par le fait qu'ils possèdent un noyau unique plus ou moins régulièrement arrondi.

Il convient de distinguer les formes suivantes :

a. *Lymphocytes.* — Leur diamètre peut être celui d'un globule rouge ou le dépasser du double ; ils possèdent un noyau arrondi et une couche de protoplasma plus ou moins nette, le plus souvent très mince (*a*, fig. 81).

Par l'hématoxyline-éosine, le noyau est violet, le protoplasma rose.

Par le triacide, le noyau est vert, le protoplasma grisâtre.

Par le bleu de Unna, le noyau est bleu, le protoplasma grisâtre, contenant assez souvent des sortes de granulations irrégulières, fortement colorées en bleu.

b. *Grands mononucléaires.* — Ce sont des cellules volumineuses, ayant deux à trois fois le diamètre d'un globule rouge. Leur noyau a une forme arrondie ou ovalaire, il est généralement excentrique (*b*, fig. 81).

Ces leucocytes se distinguent des précédents non seulement par leur volume, mais encore par leur protoplasma qui est beaucoup plus abondant.

Par la coloration à l'hématoxyline-éosine, le noyau est bleu violet, le protoplasma à peine coloré en rose pâle.

Par le bleu de Unna, le noyau est bleu, le protoplasma grisâtre, contenant parfois quelques granulations d'un violet pâle.

Par la coloration au triacide, le noyau est vert, le protoplasma généralement incolore.

3. **Formes de transition** (Uebergangsformen). — On trouve

en outre dans le sang un certain nombre de leucocytes qu'il est difficile de ranger dans l'une des catégories ci-dessus.

Ces cellules sont du volume d'un grand mononucléaire. Elles possèdent un noyau pâle, plus ou moins incurvé (*c*, *d*, fig. 81). Étant donné qu'on ne peut les ranger ni dans les mononucléaires, ni dans les polynucléaires, on en fait un groupe à part, sous le nom de formes de transition.

Par la coloration à l'hématoxyline-éosine, le noyau est coloré en violet pâle, le protoplasma incolore ou légèrement rose.

Par le bleu de Unna, le noyau est bleu pâle, le protoplasma grisâtre.

Par le triacide, le noyau est vert pâle, le protoplasma incolore, contenant parfois quelques fines granulations violettes.

4. **Leucocytes anormaux**. — Dans certains états pathologiques on peut trouver dans le sang des leucocytes mononucléaires volumineux contenant des granulations qui peuvent être, suivant les cas, acidophiles (éosinophiles mononucléaires), (*l*, fig. 81) basophiles ou neutrophiles (*i*, *k*, fig. 81); on les désigne les uns et les autres sous le nom de *myélocytes*.

Les *plasmazellen* de Unna ont la forme et les dimensions des lymphocytes, mais possèdent un protoplasma nettement basophile.

Les *cellules d'irritation de Türck* sont de grands mononucléaires dont le protoplasma possède la propriété de fixer énergiquement les couleurs basiques.

5. **Leucocytes iodophiles**. — Dans certains processus morbides, on voit apparaître dans le sang des leucocytes contenant des granulations qui se colorent en brun acajou par l'iode.

Pour les déceler on peut déposer simplement sur la lame couverte de sang et séchée à l'air par agitation une goutte de gomme iodée dont la formule est la suivante :

Iode pur	1
Iodure de potassium	3
Eau	100
Gomme arabique	en excès.

On recouvre d'une lamelle et on examine au bout de cinq minutes.

On peut aussi, après avoir soigneusement nettoyé la pulpe du doigt du malade, y déposer une goutte de la solution ci-dessus, et piquer avec la lancette au travers de la goutte, étaler ensuite sur une lame le mélange de gomme iodée et de sang.

On peut encore placer la lame recouverte de sang sur un cristallisoir contenant des cristaux d'iode, sous une cloche de verre, l'y laisser quelques minutes, monter dans une solution saturée de lévulose et recouvrir d'une lamelle (Ehrlich).

Les granulations iodophiles apparaissent par ce procédé colorées en brun acajou.

2. — Proportion des espèces leucocytaires.

Pour faire une numération des espèces leucocytaires il importe d'employer un fort grossissement, afin de pouvoir bien distinguer les divers détails structuraux des différents éléments. Celui qui nous paraît convenir le mieux est représenté par un oculaire n° 5 et un objectif à immersion 1/12.

En outre il importe, pour que le résultat obtenu ait quelque valeur, d'examiner la préparation en entier, la répartition des éléments n'étant jamais absolument uniforme. Pour ce faire, nous ne saurions trop recommander l'emploi de la platine mobile, qui peut s'adapter à n'importe quel microscope et qui, à l'aide de vis, permet d'imprimer à la préparation un mouvement dans les deux sens. Si l'on n'emploie pas ce dispositif et qu'on déplace simplement la préparation avec la main, on se trouve sans cesse pris entre ces deux écueils : ou bien compter deux fois les mêmes éléments ou bien laisser de côté de nombreux points de la préparation.

Avant de procéder à la numération on dispose une feuille de papier qu'on divise en colonnes, à la tête de chacune desquelles on inscrit le nom de l'une des diverses espèces. Il suffit ensuite d'inscrire au fur et à mesure dans chaque colonne les chiffres trouvés dans chaque champ microscopique.

Il va de soi que plus le nombre des éléments examinés sera grand plus le chiffre obtenu se rapprochera de la réalité. En pratique il nous parait que le chiffre de 500 est nécessaire. Lorsqu'on aura atteint ce total, on additionnera les chiffres placés dans chaque colonne. Pour ramener au pour cent il suffira de multiplier par 2 et de diviser par 10.

Une numération portant sur 500 éléments est toujours longue.

Ce qui fait perdre du temps à l'observateur, c'est d'être obligé à chaque instant de quitter l'oculaire du microscope pour porter les yeux sur la feuille de papier ; il en résulte du reste au bout d'un moment une fatigue assez grande. Aussi le procédé le plus commode et le plus expéditif pour faire une numération est-il de se mettre à deux, l'un dictant à l'autre.

L'examen du sang a pris ces dernières années une très grande importance en clinique. Si dans la majorité des cas — exception faite bien entendu pour les maladies propres du sang — il ne suffit pas à lui seul pour établir un diagnostic, il apporte le plus souvent un élément important pour trancher entre deux hypothèses également plausibles. On en peut tirer également des indications intéressantes au point de vue pronostique.

Les globules rouges présentent le maximum d'altérations dans l'anémie pernicieuse et dans la chlorose.

En dehors de la leucocythémie, les globules rouges à noyaux ne se trouvent guère que dans l'anémie pernicieuse, sauf chez les très jeunes enfants. Un grand nombre de ces éléments indiqueraient plutôt un pronostic favorable (forme orthoplastique). Par contre, lorsqu'ils sont très peu nombreux, le pronostic serait plus sévère (forme aplastique).

Équilibre leucocytaire. — Dans le sang normal de l'adulte, les diverses formes leucocytaires que nous venons d'énumérer se trouvent dans un certain rapport qui constitue ce qu'on a appelé l'équilibre leucocytaire.

Le nombre respectif des différentes espèces varie quelque peu selon les auteurs. Cependant on peut donner comme moyenne normale les chiffres suivants :

Polynucléaires neutrophiles	60-70	0/0
— éosinophiles	0,5-3	»
Mastzellen	0,25-0,5	»
Formes de transition	0,5-2	»
Lymphocytes	25-35	»
Grands mononucléaires	1-2	»

On est mal fixé actuellement sur la signification de la lymphocytose et de la polynucléose dans le sang. Il en est de même pour les éosinophilies. Ces divers états se rencontrent dans les affections les plus diverses ; l'éosinophilie est habituelle dans les infestations parasitaires.

Les globules blancs anormaux se rencontrent surtout dans la leucémie.

IV. — HÉMATOZOAIRES

Technique. — Le sang doit être prélevé un peu avant l'accès ou tout au début de celui-ci, l'hématozoaire disparaissant à la fin des accès et dans leurs intervalles.

On recueille le sang par simple piqûre du doigt. On peut faire soit une préparation fraîche, soit une préparation colorée.

I. ***Examen à l'état frais.*** — La goutte de sang qui sourd de la pulpe du doigt est recueillie sur une lame, couverte d'une lamelle et examinée séance tenante. Laveran recommande, pour favoriser la formation des flagella, d'ajouter au sang une quantité égale de sérum artificiel. On reconnait actuellement que les flagella n'existent pas dans le sang circulant, qu'ils ne se forment qu'au bout d'un certain temps, 15 à 20 minutes d'après Laveran. Aussi, pour bien voir leurs mouvements, recommande-t-on de se servir de la platine chauffante.

II. ***Examens après fixation.*** — La goutte de sang est recueillie sur une lame, étalée au moyen d'une lamelle, puis fixée à l'alcool-éther ou à l'alcool absolu pendant 20 minutes.

Procédé de Malachowsky-Koch :

Solution I

Bleu de méthylène médicinal (Höchst)	2
Eau distillée	100

Solution II.

Borate de soude	5
Eau distillée	100

On prépare un mélange composé de :

Solution I	12	centimètres cubes.
Solution II	8	—
Eau distillée	20	—

On agite, puis on laisse au repos pendant 24 heures; il ne faut pas filtrer.

La coloration est achevée en 10 à 20 secondes; on lave à l'eau, puis on sèche.

Le parasite apparaît coloré en bleu foncé, les hématies en bleu pâle.

Procédé de Laveran. — On prépare les solutions suivantes :

1° Bleu d'argent de Borrel. Dans un flacon d'une contenance de 150 centimètres cubes on fait dissoudre 1 gramme de nitrate d'argent dans 40 à 50 centimètres cubes d'eau distillée; la dissolution achevée, on remplit le flacon avec une solution de soude à 1/10 et on agite ; on voit se former un précipité noir d'oxyde d'argent. Ce précipité est lavé à l'eau distillée, à trois reprises au moins pour enlever l'excès de soude. On remplit alors le flacon avec une solution aqueuse saturée de bleu médicinal de Höchst contenant 2 à 3 gouttes de solution de soude à 1/10e;

2° Une solution aqueuse d'éosine à 1 pour 100;

3° Une solution de tannin à 5 pour 100.

Pour empêcher la formation de moisissures dans les solutions 2 et 3 on ajoute deux ou trois petits morceaux de camphre.

La préparation, fixée par l'alcool absolu, est colorée par le mélange suivant, préparé au moment du besoin :

Solution d'éosine.	ãã 4 centimètres cubes.
Bleu d'argent	
Eau distillée	6 —

La coloration est achevée en 2 à 5 minutes; on lave à l'eau, puis à l'alcool à 90°. On traite ensuite par la solution de tannin pendant 1 minute, on lave à l'eau, puis on sèche.

Le protoplasma des hématozoaires est bleu pâle, le nucléole violet, les globules rouges roses, les noyaux violets.

Procédé de Nocht :

Solution I.

Bleu de Unna.	30 grammes.
Acide acétique à 3 pour 100	V gouttes.

Solution II. — Solution saturée de bleu de méthylène (Höchst) ayant reposé pendant 8 jours.

Solution III. — Solution aqueuse d'éosine à 1 pour 100 (Höchst).

Au moment du besoin, on prépare un mélange ainsi qu'il suit : 10 centimètres cubes d'eau distillée, puis IV gouttes de la solution III, puis VI gouttes de la solution I, enfin II gouttes de la solution II.

La coloration dure 2 heures.

Procédé de Plehn :

Solution aqueuse concentrée de bleu de méthylène.	40
Solution à 2 pour 100 d'éosine dans alcool à 60°. .	80
Eau distillée	40
Solution à 20 pour 100 de lessive de potasse . . .	XII gouttes.

La coloration dure de 5 à 6 minutes.

Procédé de Romanowsky. — On prépare un mélange de 1 partie de solution aqueuse concentrée de bleu de méthylène et de 2 parties de solution aqueuse d'éosine à 1 pour 100. Il se produit un précipité; il ne faut pas filtrer.

La coloration dure de 2 à 3 heures; on lave ensuite à l'eau.

III. ***Morphologie.*** — Laveran a décrit à l'hématozoaire 4 aspects principaux (fig. 82) :

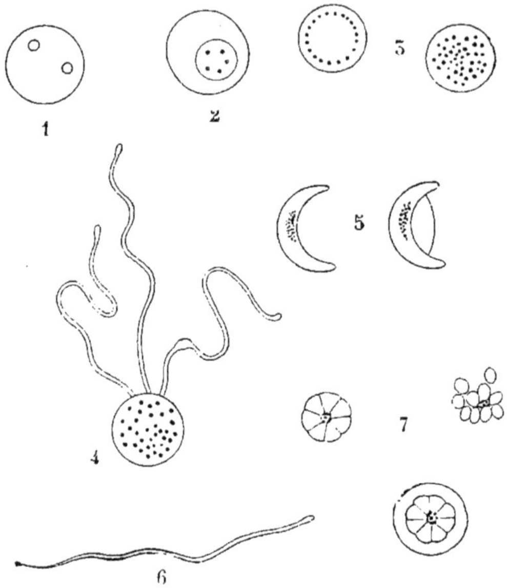

Fig. 82. — Différentes formes de l'hématozoaire du paludisme.

1, globule rouge avec deux corps sphériques. — 2, globule rouge avec un corps sphérique plus volumineux. — 3, deux corps sphériques libres. — 4, corps sphérique muni de flagella. — 5, deux corps en croissant. — 6, un flagellum libre. — 7, trois corps en rosace, dont l'un est désagrégé.

Les CORPS SPHÉRIQUES sont de petites masses arrondies de 1 à 10 μ de diamètre; ils sont extra-globulaires (Laveran) ou endo-globulaires (Metchnikoff).

Les CORPS EN ROSACE présentent sur leurs bords une série d'incisures plus ou moins profondes; au centre on voit un amas de pigment.

Les CORPS EN CROISSANT, ainsi nommés à cause de leur forme, ont une longueur moyenne de 8 à 9 μ; autour du noyau on voit des grains de pigment.

Les CORPS FLAGELLÉS possèdent des sortes de prolongements, de filaments lisses, à extrémité libre arrondie. Ces flagella pourraient continuer à vivre détachés du corps de l'hématozoaire.

On distingue dans les corps de l'élément : le cytoplasme, le noyau et le nucléole.

On a décrit encore une foule d'états intermédiaires et de formes spéciales correspondant chacune à un type particulier de fièvre.

IV. ***Numération.*** — On emploie la même méthode que pour la numération des leucocytes (voy. page 315), c'est-à-dire qu'on dilue le sang au 1/10 dans une solution d'acide acé tique à 1/2 pour 100; on fait la numération avec l'appareil de Thoma.

Causes d'erreur. — La cause d'erreur qu'il importe surtout d'éviter consiste à prendre des altérations globulaires pour des hématozoaires. Il faut reconnaître que la confusion est du reste assez facile pour qu'il y ait des auteurs, rares il est vrai, qui pensent encore que les soi-disant parasites pourraient n'être que des altérations globulaires.

Cette objection a son importance au point de vue pathogénique, mais elle n'enlèverait rien de sa valeur à la recherche des hématozoaires au point de vue diagnostique, pourvu qu'on admette qu'il s'agit d'altérations spécifiques, particulières à l'action des miasmes malariques sur les éléments figurés du sang. La constatation d'hématozoaires dans le sang permet en effet d'établir avec sûreté le diagnostic de malaria.

On a trouvé de 6700 à 16 800 éléments par millimètre cube (Türk). On a voulu tirer du nombre des plasmodes des considérations sur la gravité de l'infection malarique.

L'hématozoaire présente des différences morphologiques en rapport avec les climats et les types des accès fébriles. Dans les pays tropicaux, on rencontre surtout les petites formes parasitaires. Si les malades, rentrés en Europe, ont des rechutes, on trouve le plus souvent dans leur sang de grandes formes amiboïdes.

Les infections à petites et à grandes formes relèveraient du même agent pathogène. Il ne s'agirait que de simples variétés d'un même organisme.

SECTION III

PARASITES SUPÉRIEURS

CHAPITRE PREMIER

RECHERCHE DANS LES SELLES

I. — RECHERCHE DES PARASITES EUX-MÊMES

1. — Parasites macroscopiques.

Technique. — Il arrive souvent que ces parasites sortent spontanément du corps indépendamment de toute selle, soit entiers, soit en partie; dans ce cas il suffit de recueillir le parasite ou le fragment éliminé et de le soumettre aux investigations qui sont indiquées plus loin.

D'autres fois le parasite, ou ses fragments, est expulsé avec la selle et intimement mélangé à elle; il faut alors avoir recours à certains procédés pour l'en isoler sans l'altérer.

Enfin, souvent, le parasite pour être expulsé doit être chassé à l'aide d'un antihelmintique, suivi d'une purgation.

Lorsqu'on veut recueillir le ver entier, il faut que la selle soit reçue dans un vase plein d'eau tiède, pour que le parasite ne se rompe pas en tombant au fond du récipient. On emploie ce procédé surtout pour les tænias.

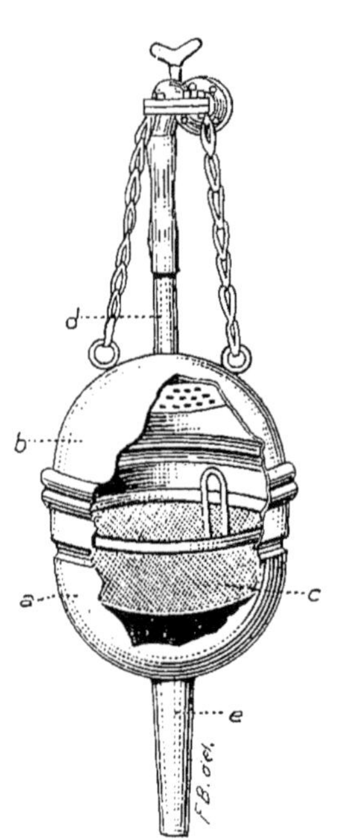

Fig. 83. — Filtre de Boas.

La selle entière ou les parasites lavés par un des procédés ci-dessous sont placés dans un récipient plein d'eau propre.

A l'aide d'une baguette de verre on cherche à dérouler le ver jusqu'à ce qu'on arrive à trouver la tête; pour cela, on recherche d'abord la partie la plus étroite et on la suit jusqu'à son extrémité : la tête doit y être; si elle ne s'y trouve pas il faut la chercher au fond du vase, car, son poids spécifique étant très grand, elle tombe toujours au fond.

Pour identifier la tête, il faut l'examiner au microscope; il suffit de la placer sur un porte-objet, de la recouvrir d'une goutte de glycérine et d'une lamelle. Il est quelquefois utile de l'éclaircir un peu avec une goutte d'une solution de potasse au 1/100e ou d'acide acétique au 1/5e.

Pour déterminer l'espèce des anneaux, il faut, après avoir examiné *grosso modo* la place des pores génitaux, les uns par rapport aux autres, choisir des proglottis adultes, c'est-à-dire un peu gros. On en prélève 4 ou 5 pour les examiner. Pour voir apparaître leurs détails de structure, il suffit de les écraser légèrement entre deux lames de verre, on voit apparaître très nettement les pores et les ovaires. On peut aussi les éclaircir en les plongeant quelques minutes dans une solution de potasse au 1/100e ou d'acide acétique au 1/5e. On a aussi recommandé de badigeonner le proglottis placé sur la lame avec un pinceau imbibé d'une solution de bicarbonate de soude, puis avec une solution d'acide tartrique; il se fait alors une forte effervescence d'acide carbonique : lorsque les bulles se sont toutes échappées, les détails anatomiques sont bien éclaircis et apparaissent très nets au microscope.

Pour les vers plus petits, il suffit de recueillir une selle fraîche, qu'il est facile de provoquer par une purgation ou par un lavement. Dans certains cas, on peut se contenter de recueillir avec une spatule un peu de matière fécale dans l'ampoule rectale.

Certains vers se reconnaissent macroscopiquement au premier coup d'œil, d'autres doivent être étudiés plus à fond pour pouvoir être identifiés.

Pour les premiers, il suffit de diluer la selle les contenant dans une quantité d'eau suffisante, pour les voir apparaître et pouvoir les reconnaître.

Pour les autres, la selle tout entière, avec l'eau du vase qui la contient, est versée dans un récipient de verre conique ; on place le tout sous un robinet et on laisse couler pendant plusieurs heures un petit filet d'eau. Toutes les parties solides sont entraînées au fond du vase et la selle se désagrège petit à petit. Le filet d'eau doit être assez mince pour que son remous ne fasse pas remonter à la surface les parties solides.

On peut utiliser pour cela le *filtre de Boas* (fig. 83). Cet appareil est un tamis ayant la forme d'un entonnoir (a) fermé par un couvercle (b) ouvert à son centre. Il est constitué par une toile métallique (c) très fine, qui ne laisse passer que les parcelles très tenues. La selle entière avec le ou les parasites qu'elle contient est placée sur la toile métallique, le couvercle est refermé et son ouverture (d) adaptée à un robinet d'eau ; l'eau s'écoule doucement, lave la selle, passe à travers les mailles métalliques et s'échappe par une tubulure inférieure (e).

Le lavage est terminé au bout de 3 ou 4 heures; on reprend tout ce qui reste sur le tamis et il ne reste plus qu'à l'examiner.

I. **Tænias.** — Les 3 principaux tænias sont : le *Tænia solium* (fig. 84), le *Tænia saginata* ou *mediocanellata* (fig. 85) et le *Bothriocephalus latus* (fig. 86).

Il importe de connaître les principaux caractères distinctifs de ces vers.

Anneaux. — Les anneaux du *tænia solium* sont toujours éva-

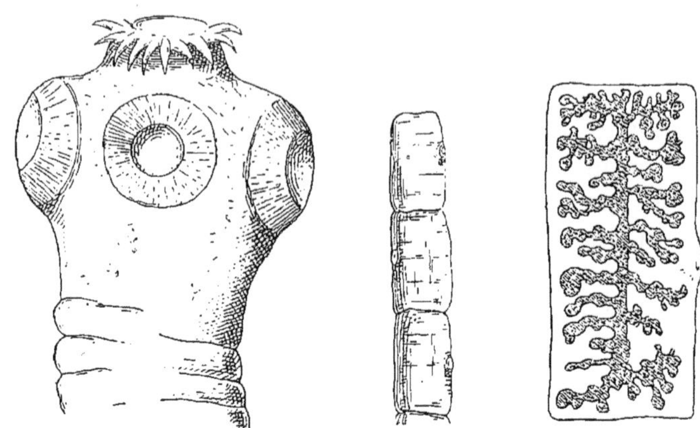

Fig. 84. — *Tænia solium.* — Scolex à crochets, quatre ventouses. Pore génital alterne latéral. Ovaire à grosses ramifications peu nombreuses.

cués avec les selles en courts rubans. Les anneaux-mères mesurent 10 à 12 millimètres de long sur 5 ou 6 de large.

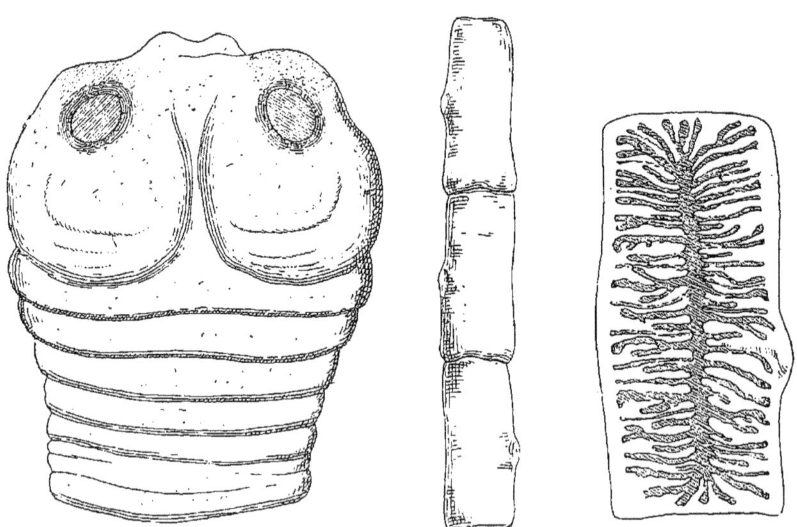

Fig. 85. — *Tænia saginata* ou *mediocanellata.* — Scolex sans crochets, quatre ventouses. Pore génital latéral. Ovaire à ramifications fines et nombreuses.

Ceux du *tænia mediocanellata* ou *saginata* sont expulsés en longues chaînes quelquefois, mais le plus souvent en anneaux isolés. Ils sont mobiles par eux-mêmes et peuvent sortir spontanément par l'anus entre les selles, le malade en trouve alors d'évacués dans son pantalon. Ils mesurent 16 à 20 millimètres de long et 5 à 7 de large, à l'état de maturité.

Les anneaux du *Bothriocéphale* sont rendus avec les fèces en grands rubans plus longs que ceux du tænia solium. Les anneaux sont plus larges que longs, ils mesurent à l'état de maturité 2 à 4 millimètres de long et 10 à 12 millimètres de large. Lorsqu'ils ne sont pas encore mûrs, ils sont carrés.

Pore génital. — Le pore génital du *tænia solium* est latéral

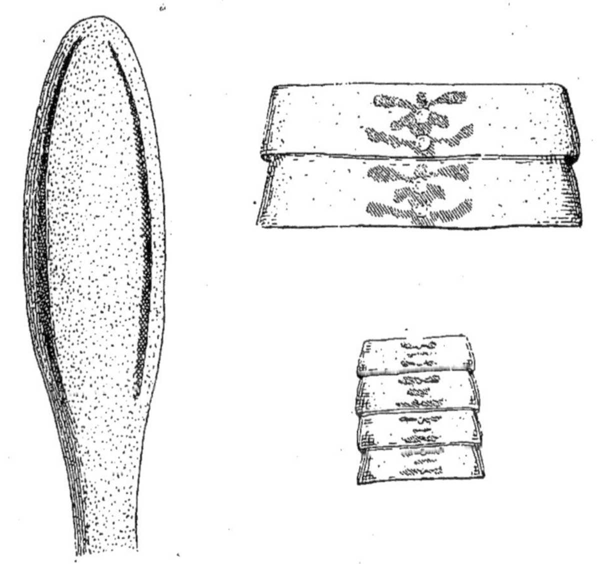

FIG. 86. — *Bothriocephalus latus.* — Scolex allongé, deux fentes latérales. Pore génital central. Ovaire en rosace.

sur un des côtés de l'anneau. Ces pores sont assez régulièrement alternes d'un côté et de l'autre de chaque anneau, mais ce caractère n'est pas constant.

Le pore du *saginata* est également latéral, mais n'est pas du tout régulièrement alterné, il est de temps en temps d'un côté et de temps en temps de l'autre.

Le pore génital du *Bothriocéphale* est au centre de l'anneau, il est médian; au-dessous de lui se trouve une autre ouverture qui est celle de l'utérus.

Utérus. — L'utérus du *tænia solium* occupe le milieu de

l'anneau sur presque toute sa hauteur; il présente des branches, 6 à 15, de chaque côté; ces branches sont épaisses, larges, rapprochées et se ramifient peu.

L'utérus du *saginata* est également au milieu de l'anneau et présente des branches beaucoup plus fines, plus nombreuses, 20 à 30 ramifications, et à divisions dichotomiques.

L'utérus du *Bothriocéphale* n'occupe que le centre de l'anneau, où il forme une sorte de rosace.

Scolex. — Le scolex du *tænia solium* est globuleux, long de 1 millimètre ; il présente un rostre rétractile garni de deux rangées de crochets à sa base; il porte en outre 4 ventouses latérales de 0,4 millimètre de diamètre. Le cou est long et mince.

Le scolex du *saginata* est allongé de 1 à 2 millimètres et ne présente ni rostre ni crochets. Il porte 4 ventouses latérales de 0,8 millimètre de diamètre.

Le cou est moins long que celui du solium.

Le scolex du *Bothriocéphale* est oblong, mesurant 2 à 5 millimètres sur 0,7 à 2 de large. Il n'a ni ventouse, ni rostre à son extrémité, mais sur toute sa longueur se trouvent deux fentes latérales jouant le rôle de ventouses.

Longueur. — Le *Bothriocéphale* est le plus long, il peut atteindre 12 mètres, puis vient le *tænia saginata* et enfin le *solium* qui est le plus court; il peut cependant encore atteindre parfois 8 mètres.

Anomalies et malformations. — On peut rencontrer certaines malformations des tænias :

Quelquefois les anneaux se soudent les uns aux autres sans démarcation, c'est ce qu'on appelle le *tænia fusa* ou *continua.*

Quelquefois les anneaux sont perforés en leur centre, l'utérus manque, c'est le *tænia fenestrata.*

Les anneaux au lieu de se souder par toute leur largeur ne se soudent parfois que par une bande étroite, c'est le *tænia moniliforma.*

Le *tænia trièdre* est constitué par la soudure de deux individus par leur bord latéral, formant entre eux un Y; la tête porte alors 6 ventouses.

On peut aussi rencontrer des anneaux intercalaires, où l'appareil génital fait complètement défaut, ou encore des pores génitaux supplémentaires sur le même anneau.

Parfois les tænias sont colorés en brun par les médicaments que prennent les malades (mercure ou fer).

La symptomatologie des parasites intestinaux ne rentre pas dans le cadre de cet ouvrage, cependant nous devons attirer l'attention sur le fait que le Bothriocéphale présente le plus grand intérêt clinique parce qu'il est susceptible, dans certaines conditions encore mal déterminées, de produire une anémie du type pernicieux. La guérison peut être obtenue, si le ver a été évacué assez tôt par la médication appropriée. Lorsque celle-ci arrive trop tardivement, ou lorsque le ver expulsé spontanément présente une odeur fétide et des indices de décomposition, il arrive souvent que la maladie poursuit sa marche progressive et entraîne la mort.

La recherche des œufs en pareil cas a une importance clinique d'autant plus grande qu'ils peuvent être retrouvés assez longtemps après que le corps du tænia a disparu, par expulsion ou par résorption.

II. **Helminthes.** — 1° *Ascaris lombricoïde* (fig. 87, A). — Il est tout à fait semblable au ver de terre et se reconnaît très facilement au premier coup d'œil. C'est un ver rond, allongé, mesurant : la femelle de 30 à 40 centimètres de long, et le mâle 20 centimètres. Les mâles sont trois ou quatre fois moins abondants que les femelles. La queue du mâle est incurvée en crochet vers la face ventrale et est un peu aplatie du côté de sa concavité ; c'est en cet endroit que se trouve le cloaque, dans lequel débouche le rectum et duquel sortent deux spirales chitineuses qui jouent le rôle d'organes de préhension et de fixation.

Chez la femelle, l'appendice caudal est constitué par une pointe raccourcie, à la base et à la face ventrale de laquelle se trouve l'anus, sous forme d'une fente transversale à lèvres saillantes.

L'extrémité antérieure porte la bouche, cachée par un prolongement de la partie dorsale ; elle a la forme d'une étoile à trois branches et est entourée de trois nodules chitineux.

On peut rencontrer deux espèces rares d'ascaris : l'*Ascaris mystax* et l'*Ascaris maritima*. Ces deux parasites ne présentent pas d'intérêt clinique.

2° *Oxyure vermiculaire.* — C'est un ver très petit, effilé à ses deux extrémités (fig. 87, O). Le mâle est long de 3 à 5 millimètres, la femelle de 9 à 12. La queue chez le mâle est brusquement tronquée et porte six paires de papilles, dont les antérieures et les postérieures sont plus longues que les autres. Chez la femelle, l'appendice caudal est allongé en alène ;

il présente à sa pointe une légère incurvation en vis ; l'anus débouche à la base. Il y a, en général, un mâle pour neuf femelles.

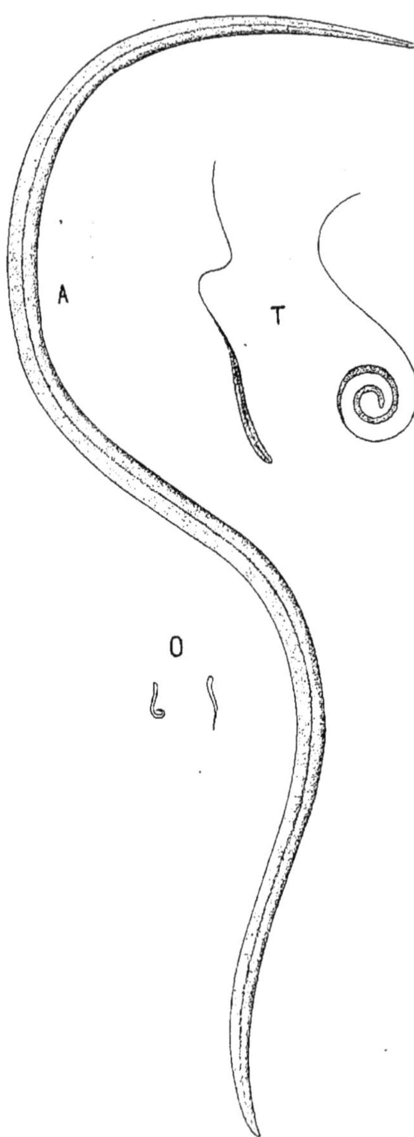

Fig. 87. — *Helminthes.*

A, ascaris lombricoïde. — O, oxyure vermiculaire. — T, tricocéphale dispar.

3° *Ankylostome duodénal.* — C'est aussi un ver rond. Il est de petite taille ; le mâle mesure de 6 à 10 millimètres de long et la femelle de 9 à 18. Le mâle est plus filiforme et plus blanc, la femelle plus grosse et d'un blanc sale, brun. Chez le mâle, l'extrémité caudale est dilatée en une cupule membraneuse ; chez la femelle au contraire la queue est mince et fine. L'extrémité antérieure est formée d'une sorte de suçoir en cupule obliquement dirigé, et taillé en biseau aux dépens de la face dorsale. Le bord dorsal de la bouche présente une échancrure, que limitent deux petites dents obtuses, tandis que la lèvre inférieure ou ventrale est armée intérieurement de quatre dents chitineuses recourbées en crochets.

Grâce à ces crochets, l'animal peut se fixer très solidement. Au fond du suçoir se voient encore deux arêtes tranchantes et pointues, semblables à une scie, qui aident à inciser les tissus et à sucer le sang.

L'anus débouche chez la femelle sur la face ventrale à la base de la queue; chez le mâle, à la surface du pavillon de la cupule membraneuse de la queue.

4° *Trichocéphale dispar.* — C'est un ver rond de 4 à 5 centimètres de long (fig. 87, T). Il présente une extrémité antérieure arrondie et incurvée en spirale. Sa queue est très longue et flexueuse.

5° *Eustrongylus gigas.* — Le strongle géant est un ver cylindrique, coloré en rouge, dont la bouche est entourée de six nodules chitineux. Le mâle mesure de 16 à 33 centimètres de long et 4 à 6 de large; il est terminé par une bourse copulative. La femelle mesure 25 centimètres à 1 mètre de long et est large de 5 à 12 millimètres.

6° *Anguillule stercorale* ou *intestinale.* — C'est un ver rond, très petit, long de 2 millimètres et large de 30 à 40 μ; son corps est effilé en avant et se termine par une queue conique en arrière. Il accompagne souvent l'oxyure et l'ankylostome.

Ces vers donnent lieu à des accidents digestifs divers, surtout chez les enfants. La présence d'oxyures est à chercher en cas de démangeaison anale; celle-ci s'accompagne souvent alors de diarrhée persistante.

L'ankylostome duodénal donne lieu à une symptomatologie plus caractéristique chez les mineurs ou les ouvriers employés dans les tunnels. Elle consiste en une anémie extrême, progressive et très grave, accompagnée de selles diarrhéiques et sanglantes. Cette anémie est due aux hémorragies capillaires innombrables, déterminées par les ankylostomes fixés sur la muqueuse intestinale; pour d'autres elle serait due à la toxicité d'une sécrétion versée dans la morsure. Le seul moyen de diagnostic de cette anémie est la recherche des œufs dans les selles, où ils sont toujours très abondants, mais les parasites eux-mêmes y sont très rares.

2. — Parasites microscopiques.

Technique. — La mobilité de ces animaux étant seule à les différencier de simples cellules, il est indispensable de la leur conserver pour pouvoir les examiner. Dans ce but, les selles doivent être recueillies pendant leur évacuation dans un récipient chauffé à 37°, et être maintenues à cette température.

Si la selle est liquide, on en prélève une goutte qu'on place sur un porte-objet et qu'on recouvre d'une lamelle; on examine au microscope sur une platine chauffante, le plus vite possible. Si elle est solide, on en dilue une parcelle dans de l'eau salée à 9 pour 1000, chauffée à 37°, et on fait la préparation. On peut dans ces conditions conserver des protozoaires vivants pendant plusieurs heures.

I. **Protozoaires.** — *Rhizopodes.* — L'*amœba coli* de Loesch est un organisme à mouvements amœboïdes de 10 à 15 μ de long, formé d'un protoplasma à noyaux et à vacuoles quelquefois difficiles à voir. Parfois il s'enkyste et perd ses mouvements, il semble avoir une coque à double contour ; il est alors impossible à distinguer d'une autre cellule.

II. **Infusoires.** — Le *Cercomonas intestinalis* (Davaine) a la forme d'une poire de 0,01 millimètre de longueur. De l'extrémité céphalique part un long flagellum mesurant 0,085 millimètre, qui par ses ondulations fait progresser l'individu. L'extrémité postérieure est munie d'un court prolongement.

Le *Cercomonas coli* a la grandeur d'un globule rouge, mais il est carré et un de ses côtés est sinueux ; à chacun de ses angles se trouvent 4 flagella.

Le *Trichomonas intestinalis* de Leukart est ovale; son extrémité postérieure est effilée en queue ; sur le côté il porte au moins douze cils vibratiles auxquels il doit sa grande mobilité. Il est long de 10 à 15 μ.

Presque tous ces protozoaires peuvent se trouver dans les selles à l'état physiologique en petit nombre. Ils augmentent beaucoup d'abondance dans les diarrhées chroniques.

L'amœba coli se trouve en grande quantité dans la dysenterie, si bien qu'on lui fait jouer un rôle dans la pathogénie de cette affection.

Les autres infusoires que nous avons cités se rencontrent surtout dans les selles diarrhéiques des typhiques ou des cholériques et dans certains cas de diarrhées chroniques. Ils n'ont jusqu'à présent pas de valeur diagnostique précise.

II. — RECHERCHE DES ŒUFS

La recherche des œufs de parasites dans les selles est très importante, car souvent le parasite manque, tandis que ses œufs y sont très nombreux. Cette recherche ne nécessite pas des selles aussi fraîchement émises que celle du parasite lui-même.

Les selles liquides sont placées dans un verre conique, où on les laisse sédimenter pendant quelques heures. On a aussi proposé de les centrifuger, mais cette pratique n'est pas bonne, car la centrifugation déforme les œufs.

On a proposé (Letulle) d'additionner la selle d'une certaine quantité de formol à 1 ou 2 pour 100, ce qui a l'avantage de la désodoriser et de fixer les œufs.

On prélève une parcelle du dépôt de sédimentation à l'aide d'une pipette à large ouverture, et on la dépose sur une lame. Si on veut conserver la préparation, il faut la fixer en l'exposant pendant une ou deux minutes aux vapeurs d'une solution d'acide osmique à 1 pour 100. On monte ensuite à la glycérine, ou dans une solution d'acétate de potasse concentrée, qui a l'avantage d'éclaircir mieux les œufs.

Si la selle est solide, il suffit d'en diluer une certaine quantité directement dans la solution de formol, la technique est ensuite la même.

1. **Œuf d'ascaris lombricoïdes** (fig. 88, 5). — Cet œuf est facilement reconnaissable dans les selles. Il est assez gros, arrondi, il mesure 59 à 95 μ. Son enveloppe chitineuse de couleur jaune brunâtre est tomenteuse et boursoufflée, ce qui le distingue nettement des œufs de tous les autres parasites. Il peut cependant être confondu avec des débris végétaux. De Nabias (de Bordeaux) a fait remarquer la grande ressemblance qu'il y a entre cet œuf et les grains de pollen d'artichaut; les seules différences sont que les grains de pollen d'artichaut sont plus régulièrement arrondis et d'un diamètre toujours le même de 45 μ; de plus, si on colore la préparation avec une solution concentrée alcoolique de fuchsine décolorée par l'ammoniaque, les grains de pollen se colorent en rouge vif, tandis que les œufs d'ascaris restent incolores.

2. **Œuf d'oxyure vermiculaire** (fig. 88, 2). — Cet œuf est ovale, il mesure de 52 à 59 μ de long sur 24 à 32 μ de large. Sa face ventrale est aplatie et sa face dorsale arrondie, l'extrémité céphalique est plus petite que l'autre. L'enveloppe est formée par 3 couches concentriques, sauf en un point de la région dorsale, où il n'y en a que deux; c'est en cet endroit que se fait la rupture. On aperçoit à l'intérieur de l'enveloppe un début d'embryon.

3. **Œuf d'ankylostome duodénal** (fig. 88, 3). — Ces œufs sont facilement reconnaissables dans les selles par leur coloration blanchâtre à reflets argentés. Ils sont légèrement ovalaires

et mesurent de 62 à 69 μ de long et 42 à 47 μ de large. Leur coque est anhyste et à son intérieur on voit quelques grosses cellules nucléées, qui représentent l'embryon. Ils sont plus fréquents dans les selles que les parasites eux-mêmes.

4. **Œuf de trichocéphale dispar** (fig. 88, 1). — Cet œuf est fréquent dans les selles, il a la forme d'un citron ou d'un barillet. Il est facile à reconnaître à sa coloration jaune bru-

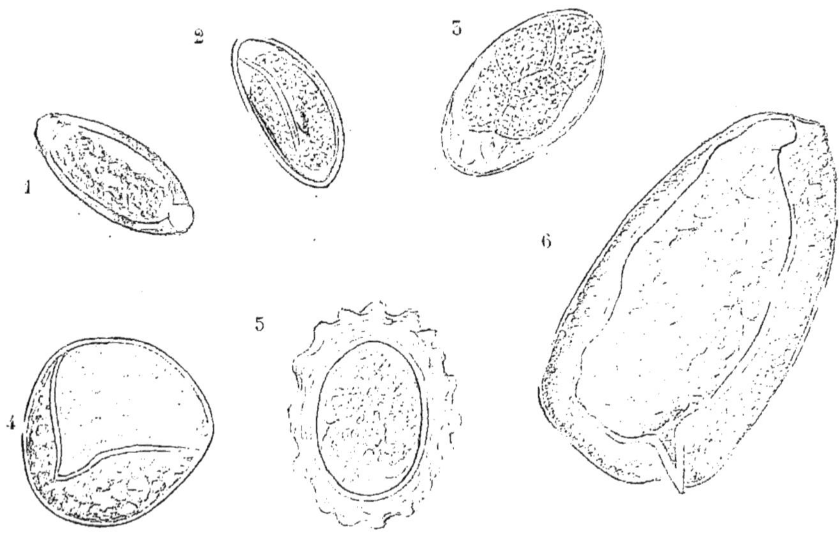

Fig. 88. — *Œufs de parasites dans les selles.*

1, œuf de Trichocéphale dispar. — 2, œuf d'Oxyure vermiculaire. — 3, œuf d'Ankylostome duodénal. — 4, œuf de Bothriocephalus latus. — 5, œuf d'Ascaris lombricoïde. — 6, œuf de Bilharzia hæmatobia.

nâtre. Il présente à chacun de ses pôles un bouton formant un relief pâle, incolore et translucide. Il mesure de 51 à 53 μ de long sur 21 à 23 μ de large.

5. **Œuf d'eustrongylus gigas**. — Ces œufs sont ellipsoïdes, ils mesurent de 64 à 66 μ de long sur 42 à 44 μ de large. Leur coque est très épaisse, brune, sauf aux pôles où elle est blanche; sur leur surface se trouvent une quantité de petits pertuis, qui leur donnent un aspect très caractéristique.

6. **Œuf de bilharzia hæmatobia** (fig. 88, 6). — Ces œufs sont très faciles à reconnaître, on peut les trouver dans les selles et dans les urines; ils sont très grands, ovoïdes et peuvent arriver à mesurer 126 μ de long sur 52 μ de large. Leur coque est très

épaisse et dure, elle forme un éperon caractéristique, long de 23 μ. Ils sont presque toujours vides, leur contenu ayant été évacué.

7. **Œuf de tænia solium.** — Cet œuf est arrondi, d'un diamètre de 30 μ, sa membrane est très épaisse à striation radiaire. Son contenu est granuleux et on peut quelquefois y distinguer les 6 crochets et l'embryon.

8. **Œuf de tænia saginata.** — Cet œuf présente les mêmes caractères que le précédent mais il est un peu plus gros.

9. **Œuf de bothriocephalus latus** (fig. 88, 4). — Ces œufs sont elliptiques, ils mesurent 70 à 80 μ; leur coque est brunâtre. Ils sont facilement reconnaissables parce qu'ils portent à une de leurs extrémité un clapet ou opercule réfringent, qu'on met en évidence en ajoutant de la potasse à la préparation. Leur contenu est grossièrement granuleux.

La recherche des œufs dans les matières fécales a une grande importance clinique. En effet, pour plusieurs espèces parasitaires on rencontre beaucoup plus fréquemment les œufs que le parasite lui-même.

Les œufs d'ascaris sont très fréquents chez les enfants surtout et leur découverte peut expliquer bien des troubles nerveux ou digestifs, dont la cause était inexpliquée.

On rencontre beaucoup plus fréquemment les œufs de l'oxyure vermiculaire que le ver lui-même, il suffit souvent de racler légèrement la peau autour de l'anus pour en recueillir de véritables masses.

Par ses dents chitineuses, l'ankylostome duodénal se fixe d'une façon très intime sur la muqueuse intestinale et s'en détache rarement. La présence de ses œufs dans les selles mettra sur la voie du diagnostic, en cas d'anémie profonde ou d'hémorragies intestinales.

Pour les tænias, seul l'œuf du bothriocéphale a une importance clinique. Il est très rare, en effet, par le fait de la disposition des pores génitaux, que les œufs des autres tænias soient mis en liberté dans l'intestin. Pour ceux-là la présence d'œufs dans une selle indique qu'il y a dû avoir expulsion d'un ou de plusieurs anneaux. Au contraire, le bothriocéphale pond ses œufs dans l'intestin par son pore médian.

La constatation de ses œufs a en outre un grand intérêt clinique ; on sait, en effet, que dans certaines conditions encore mal connues le bothriocéphale peut amener chez son porteur une anémie intense, progressive et ayant l'allure d'une anémie purement idiopathique. Après l'expulsion thérapeutique du parasite, si elle a été assez précoce, l'anémie disparaît très rapidement.

Il est donc de toute importance avant de qualifier une anémie grave d'idiopathique et de pernicieuse, de faire un examen très attentif des selles du malade, au point de vue des œufs de bothriocéphale.

CHAPITRE II

RECHERCHE DANS LE SANG ET LES SÉCRÉTIONS

I. — DANS LE SANG ET L'URINE

Technique. — On doit examiner le sang frais, car les parasites s'y reconnaissent par leurs mouvements. On fait avec les précautions habituelles d'asepsie une piqûre du bout du doigt, on recueille une goutte de sang sur une lame, on couvre d'une lamelle et on examine au microscope. Pour certains parasites l'heure à laquelle on fait la prise de sang a une grande importance pour leur découverte.

On peut aussi fixer la préparation, pour la conserver, en l'exposant quelques minutes aux vapeurs d'une solution d'acide osmique à 1 pour 100, et faire des colorations au bleu de de méthylène et éosine. Les parasites se colorent en bleu pâle.

Lorsqu'il s'agit de parasites qui sont très rares dans le sang comme par exemple les trypanosomes, l'examen direct donne souvent un résultat négatif. On opère alors généralement comme suit : Dans un tube contenant du citrate de soude ou de potasse à 1 pour 100, on recueille 10 centimètres cubes de sang puisé dans la veine. On centrifuge pendant 10 minutes; au bout de ce temps, on retire le plasma et on le centrifuge de nouveau; on répète quatre fois cette opération. On examine le sédiment formé à la suite de la quatrième centrifugation.

Pour l'urine, l'examen se fait comme pour l'examen du sédiment soit par centrifugation soit par sédimentation.

1. **Filaria sanguinis.** — Sous cette appellation il faut distinguer 6 espèces distinctes de filaires sanguines : nocturna, diurna, perstans, Damargray, Megalhaeri, Ozyardi. Seule la *filaire nocturne* ou *filaire Bancrofti* est bien connue.

Elle apparaît sur les préparations de sang frais comme un ver long, mince, grêle, très mobile. Elle mesure de 250 à 300 μ de long et 7 à 11 μ de large. Elle est de couleur grise, tirant un peu sur le jaune et donne l'impression d'un tube transparent, à travers lequel coule rapidement un liquide. L'extrémité céphalique est arrondie; le corps d'abord cylindrique s'amincit à son extrémité postérieure et se termine par une queue finement pointue. Il se compose d'une gaine hyaline, sans structure, enveloppant un corps central. Cette gaine est trop longue pour le corps.

On peut observer, au niveau de l'extrémité céphalique, des mouvements alternatifs assez réguliers de projection en avant, dus à la propulsion et à la rétraction d'un rostre filamenteux.

Derrière la tête se trouve une tache réfringente en V, qui a été regardée comme un organe générateur. Une autre tache semblable se trouve près de la queue. Les parties latérales du ver sont striées longitudinalement. Le parasite n'est jamais au repos, il bouge continuellement et très rapidement.

2. **Bilharzia hæmatobia, Schistosomum hæmatobium, Distomum hæmatobium.** — Le mâle est long de 11 à 14 millimètres et large de 1 millimètre, il est blanc, opalin, son extrémité antérieure est aplatie et présente deux ventouses. Sa face antérieure est enroulée en une sorte de gouttière destinée à contenir la femelle. Sur sa face dorsale se trouvent des papilles avec des épines chitineuses. La femelle est plus longue mais plus étroite, elle mesure 15 à 20 millimètres. de long sur 0,28 millimètre de large, elle est cylindrique. Elle dépasse le canal du mâle qui est trop court pour la recevoir tout entière. Elle est très ténue et difficile à voir, son tégument est recouvert de fines épines.

Le mâle et la femelle sont toujours accolés ventre à ventre.

Ces deux parasites ne se rencontrent que dans les pays chauds; on les retrouve souvent ensemble dans le sang ou dans l'urine.

La filaire de Bancroft ne se trouve dans le sang que lorsque le porteur est dans l'obscurité depuis un certain temps et a dormi au moins pendant deux heures.

Elle est la cause de l'éléphantiasis des Arabes, des tumeurs lymphatiques du scrotum, des abcès et des varices lymphatiques des membres, de la chylurie, de l'ascite et de l'hydrocèle chyleuses.

La forme de la maladie dépendrait de la localisation des filaires dans les vaisseaux lymphatiques : si l'obstruction est partielle, il y a varices lymphatiques; si la filaire pénètre dans le sang, il y a chylurie; si l'obstruction est complète il y a éléphantiasis, hématochylurie ou ascite chyleuse.

La filaire est plus abondante dans l'urine du porteur quand il y a chylurie, que dans le sang; elle y existe aussi pendant le jour; elle y est toujours accompagnée de pus et de sang.

II. — DANS LE LIQUIDE CÉPHALO-RACHIDIEN

Technique. — Le liquide céphalo-rachidien retiré par ponction lombaire en quantité suffisante, 20 centimètres cubes au moins, est centrifugé longtemps, de manière à avoir un culot bien net et compact. A l'aide d'une pipette on prélève une certaine quantité du culot, comme on l'a vu pour la cytologie, puis on fait des préparations fraîches et des préparations sèches, fixées à l'alcool et colorées au bleu de méthylène.

Trypanosome (trypanosoma gambiense). — Il se présente sous forme d'une masse allongée de 18 à 20 μ de long sur 2 μ de large. Il est constitué par une masse de protoplasma allongée en fuseau. Sur un de ses côtés se trouve une membrane à nombreuses plicatures pouvant onduler. La moitié antérieure du corps forme une sorte de bec contenant un grain réfringent, le centrosome; la moitié postérieure est effilée en flagellum et possède un noyau plus volumineux que le centrosome.

Le trypanosome se trouve surtout dans la maladie du sommeil; on le rencontre plus fréquemment dans le liquide céphalo-rachidien que dans le sang des individus atteints. Il a un rôle très important en pathologie vétérinaire. Le liquide céphalo-rachidien contenant des trypanosomes injecté à des macaques, reproduit la maladie du sommeil.

CHAPITRE III

RECHERCHE DANS LES TISSUS

I. — DANS LES KYSTES

Kystes hydatiques (fig. 89). — Ils sont dus à l'échinocoque qui est la larve d'un petit tænia, le *tænia echinococcus*, long de 2,5 millimètres à 5 millimètres, qui vit chez le chien. Les œufs mesurent de 30 à 35 μ et contiennent un embryon hexacanthe. Cet embryon pénètre dans le tube digestif de l'homme, perfore la paroi intestinale, passe dans le sang de la veine porte et de là peut se fixer dans le foie, ou se répandre dans tous les autres organes. Il grossit là où il s'est fixé, s'y creuse une cavité et forme une vésicule ou un kyste. Il peut arriver quelquefois que ses vésicules se développent dans l'intestin même et soient évacuées avec les selles; on peut ainsi rencontrer des crochets dans ces dernières.

La vésicule est une poche transparente de grosseur très variable, de 10 à 22 millimètres de diamètre, sphérique ou légèrement ovoïde, entourée d'une membrane molle et remplie d'un liquide caractéristique. Sa membrane se compose de deux par-

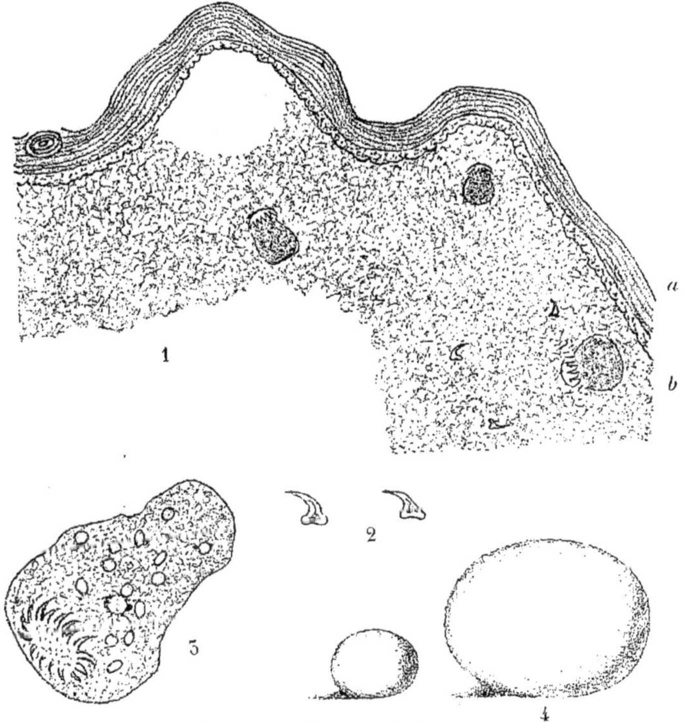

Fig. 89. — Kyste hydatique.

1, paroi du kyste : *a*. membrane cuticulaire; *b*, membrane bourgeonnante avec têtes et crochets. — 2, crochets. — 3, tête invaginée. — 4, vésicules.

ties : une *cuticule* externe épaisse, formée de couches stratifiées caractéristiques, et, à l'intérieur, la *membrane germinative*, qui bourgeonne. Ces bourgeons donnent lieu à l'intérieur de la vésicule mère à de nouvelles vésicules proligères, qui, elles, engendrent des têtes de tænias fixées sur un pédicule. Ces têtes peuvent être invaginées, les crochets étant externes, ou évaginées, les crochets étant dirigés vers l'intérieur. Les crochets sont caducs, ils tombent dans le liquide.

Il peut arriver en certains endroits que la membrane cuticulaire recouvre la membrane germinative et forme ainsi des *vésicules petites-filles*, qui peuvent tomber à l'intérieur ou à l'extérieur du kyste.

Quelquefois aussi la membrane germinative ne prolifère pas; il se produit alors un kyste qui devient parfois énorme, mais ne contient pas de têtes de tænias: il porte le nom d'*acéphalocyste*.

Les vésicules mères, filles et petites-filles peuvent devenir très grosses, le liquide devient très abondant et elles donnent ainsi lieu à des tumeurs très volumineuses.

Les caractères qui font reconnaître ces tumeurs sont du domaine de la clinique; mais lorsqu'elles sont ponctionnées, ou qu'elles éclatent pour une raison ou pour une autre, on peut avoir du liquide et l'examiner; le diagnostic se fait alors sur les points suivants :

a. *Caractères chimiques*. — Le liquide est clair et limpide comme de l'eau de roche; il est neutre ou légèrement alcalin: sa densité est de 1,005 à 1,015. Il contient beaucoup de chlorure de sodium, et environ 2,50 grammes de glycose par litre. Ordinairement, il ne contient pas d'albumine, mais lorsque l'hydatide est morte, on en trouve de petites quantités.

b. *Caractères microscopiques*. — En centrifugant le liquide, on trouve dans le culot plusieurs éléments microscopiques caractéristiques :

1° *Débris de cuticule*. — Ils sont facilement reconnaissables à leur épaisseur et à la superposition des lames cuticulaires qui leur donnent l'aspect feuilleté; leur structure est anhyste et présente une réfringence spéciale.

2° *Vésicules proligères et têtes de tænias*. — On les voit flotter dans le liquide et, par la centrifugation, elles se déposent comme des grains de sable au fond du tube. Les vésicules proligères sont visibles à l'œil nu et sont constituées par une couche très mince de membrane bourgeonnante, portant à l'intérieur un nombre variable de têtes de tænias.

Ces têtes sont invaginées en boules et présentent à leur centre une double couronne de crochets et de ventouses caractéristiques. Par suite de l'éclatement des vésicules, on retrouve ces têtes dans le liquide. Elles mesurent environ 200 μ de longueur sur 110 de largeur. Quelques-unes sont dévaginées, c'est-à-dire qu'elles portent à leur extrémité les ventouses et les crochets en double couronne. Ces crochets peuvent se détacher facilement.

3° *Crochets.* — Ces crochets sont très typiques et très facilement reconnaissables, ils sont absolument caractéristiques pour un kyste hydatique. Ce sont de petits corps très réfringents, ayant la forme d'un crochet à aiguillon, semblables à une épine de rose ; ils mesurent de 18 à 30 μ de longueur et sont constitués par une substance chitineuse. Ils sont toujours très nombreux dans les kystes.

On peut encore rencontrer dans le liquide des kystes hydatiques, des *pigments* du sang ou des pigments biliaires : *hématoïdine, cholestérine*, etc.

Il peut arriver que le contenu du kyste soit purulent; on ne trouve alors plus de têtes, on ne peut y reconnaître que les crochets.

L'examen attentif du liquide d'un kyste hydatique a une grande importance pour le différencier des autres espèces de kystes que l'on peut rencontrer (kystes dermoïdes, muqueux, etc.)...

La présence de crochets en premier lieu, l'apparence et les caractères chimiques du liquide, et enfin la structure de la paroi, lèveront tous les doutes sur la nature du kyste.

On peut trouver, à la suite de rupture de kyste hydatique dans le tube digestif, ou dans les voies urinaires (reins), des crochets, des têtes, ou même des débris de vésicule dans les selles ou dans l'urine.

II. — DANS LES MUSCLES

Technique. — Pour rechercher les parasites dans les muscles, on employait autrefois le *harponnage*. Ce procédé consistait à prélever dans la profondeur des muscles des fragments de tissus à l'aide d'un instrument spécial, un harpon, composé d'une sorte de crochet introduit à l'aide d'un trocart.

Actuellement, les progrès de l'asepsie permettent d'employer le bistouri pour rechercher la parcelle qu'on veut prélever.

Trichine (*Trichinella spiralis*) (fig. 90). — C'est un ver rond dont le mâle mesure 1,5 millimètre de long, et la femelle 4 millimètres. Ils s'accouplent et pondent dans l'intestin de l'homme. On peut donc rencontrer dans les selles, pendant la première période de la maladie, des individus adultes et des embryons. La femelle est vivipare, il n'y a pas d'œufs. Les embryons, obtus en avant, effilés en arrière, mesurent de 90 à 100 μ de longueur sur 6 μ de largeur.

La plupart des embryons, au lieu d'être expulsés avec les matières fécales, perforent la paroi intestinale, pénètrent dans les veines, puis dans les capillaires des muscles. Ils sortent alors des vaisseaux, et se logent dans le tissu conjonctif entre les fibres musculaires et s'y enkystent.

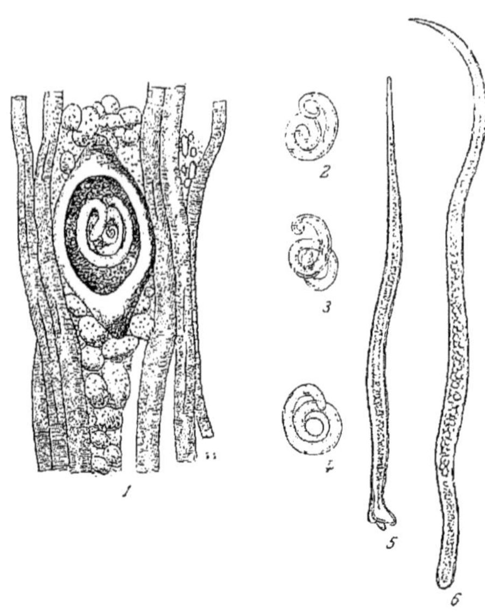

Fig. 90. — Trichine.

1, kyste intramusculaire. — 2, 3, 4, embryons. 5, trichine mâle. — 6, trichine femelle.

Ils forment là de petits kystes à peine visibles à l'œil nu, qui contiennent 1, 2, 3, quelquefois même jusqu'à 5 embryons dans la même capsule. Au début, le kyste n'est formé que par l'embryon entouré du sarcolemme; bientôt il s'entoure d'une substance chitineuse sécrétée par l'embryon lui-même, plus ou moins épaisse, et d'une enveloppe connective produite par le tissu conjonctif environnant enflammé; celle-ci peut se calcifier avec le temps. Entre les sinuosités du parasite lui-même se trouve une substance granuleuse amorphe.

Ces kystes peuvent être très nombreux, ils ne deviennent jamais très gros, et restent toujours intramusculaires.

L'examen de ces kystes se fait par des coupes microscopiques portant sur les parties musculaires qu'on suppose atteintes.

La symptomatologie de la trichinose pouvant simuler de très près la fièvre typhoïde, la recherche des trichines sur le vivant a une très grande importance clinique dans certains états fébriles, dans les pays où la viande de porc crue est consommée en grande quantité.

CHAPITRE IV

RECHERCHE SUR LA PEAU ET LES MUQUEUSES

I. — TEIGNES

Les agents cryptogamiques qui produisent les teignes humaines appartiennent aux trois genres **Tricophyton**, **Microsporon** et **Achorion** de la famille des Gymnoarcées. Leur recherche et leur culture ne présentent aucune difficulté et se font d'après la technique générale suivante [1] :

a. *Examen direct.* — Il se fait en déposant dans une goutte de potasse à 40 pour 100, sur une lame porte-objet, un poil malade, ou une squame lorsqu'il s'agit de teigne des parties glabres; le tout couvert par une lamelle est chauffé presque jusqu'à ébullition de la potasse. Les poils se décolorent, les squames se désagrègent et, avec un objectif donnant de 5 à 600 diamètres, on distingue parfaitement les filaments mycéliens sporulés.

Le point le plus délicat de cette manipulation est le choix du matériel; les cheveux et les poils de la barbe sont en général suffisamment modifiés cliniquement pour que l'on puisse faire à coup sûr des préparations positives. Mais pour les teignes de la peau glabre les squames prélevées ne contiennent pas toujours le parasite; il faut alors avoir soin de préparer les poils follets qui se trouvent sur le bord d'extension du placard malade et qui sont toujours envahis par les filaments mycéliens.

b. *Colorations.* — Toutes les colorations usuelles mettent encore mieux en évidence ces agents parasitaires. Pour les faire agir, on éloigne la potasse avec du papier buvard placé d'un côté de la lamelle, tandis que sur l'autre côté on dépose d'abord de l'eau distillée, puis la solution colorante et enfin de la glycérine permettant de faire une préparation définitive.

c. *Cultures.* — La culture de ces champignons peut se faire sur tous les milieux habituels, mais plus particulièrement sur milieu solide en tubes ordinaires ou en fioles d'Erlenmeyer.

(1) Nous devons la description des teignes et du muguet à M. le Dr Du-Bois, chef de clinique dermatologique à l'Université de Genève, qui doit à ses travaux sur ce sujet une compétence toute particulière.

L'ensemencement se fait avec des petits fragments de cheveux malades ou de squames déposés isolément sur le milieu. Les cultures poussent rapidement à la température de 37°, mais peuvent se faire à celle du laboratoire; il est même préférable, pour en bien étudier les caractères différentiels, qu'elles subissent les variations régulières du jour et de la nuit et que les tubes ou ballons ne soient pas fermés avec des bouchons de caoutchouc. Si le matériel a été bien choisi, la culture est presque toujours pure d'emblée; si ce n'est pas le cas, le triage est facilité par l'aspect plus ou moins duveteux des colonies teigneuses et par leur propriété de pousser dans la profondeur du milieu. Tous les milieux connus sont bons pour cultiver les parasites des Teignes, mais c'est sur les milieux riches en hydrocarbures qu'ils poussent le mieux.

Il a été établi un milieu, dit *milieu international*, facile à réaliser identique par tous les expérimentateurs et qui, quoique un peu pauvre, doit toujours être employé, au moins comme milieu de contrôle. Il est composé comme suit :

Peptone granulée Chassaing (Paris) . .	1	gramme.
Glycérine neutre redistillée.	4	grammes.
Agar-agar.	1,50	gramme.
Eau distillée. . . , ...	100	grammes.

Si dans ce milieu l'on remplace la glycérine par la maltose en même proportion, on obtient un milieu plus riche, appelé *milieu d'épreuve*, qui donne des cultures plus abondantes, plus vivaces et même mieux différenciées. La lactose et la glycose peuvent aussi remplacer la glycérine, les cultures seront encore plus florissantes, mais leurs caractères propres tendent alors à se modifier.

Chacun des trois genres de parasites, que nous avons indiqués comme agents étiologiques des teignes, présente des caractères typiques, très marqués, aussi bien à l'examen direct dans les cheveux ou les squames que dans leurs cultures ou même dans les lésions qu'ils produisent chez l'homme.

I. **Trichophytons.** — Ils se présentent sous la forme de longs filaments mycéliens, composés de cellules cylindriques allongées, peu nombreuses, lorsqu'ils végètent sur la peau glabre, et au contraire de cellules courtes, rondes ou carrées, très nombreuses, lorsqu'ils végètent dans les poils. Sabouraud a du reste prouvé par la culture, qu'il existe un nombre indéterminé de variétés parmi les trichophytons.

Ils se divisent en deux grands groupes principaux :

1. Les *Trichophytons endothrix* (fig. 91) dont les filaments mycéliens se développent à l'intérieur du poil seulement. Ce

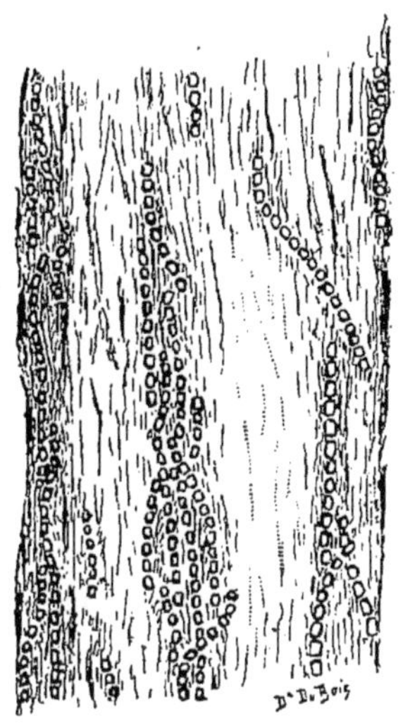

Fig. 91. — Trichophyton endothrix.

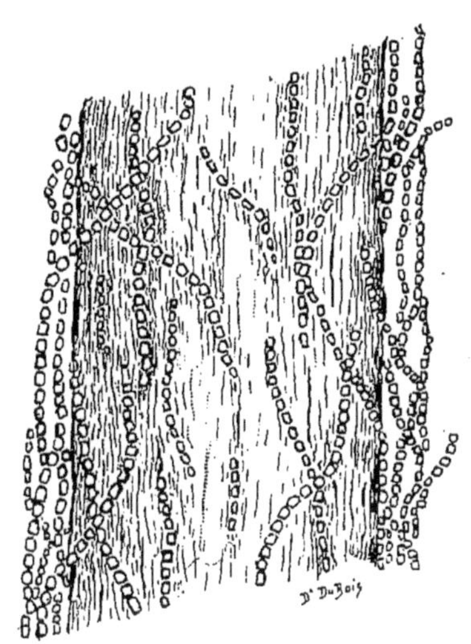

Fig. 92. — Trichophyton endo-ectothrix.

sont les trichophytons propres à l'espèce humaine et qui ne produisent pas de suppuration.

2. Les *Trichophytons endo-ectothrix* (fig. 92) qui envahissent à la fois l'intérieur et l'extérieur des poils; ils se rencontrent chez les animaux et accidentellement chez l'homme où ils produisent des suppurations (Kérions).

II. **Microsporons** (fig. 93). — Ils forment autour des poils une gaine de petites spores, polyédriques, de grandeur égale, plus ou moins régulièrement réparties, tandis qu'à l'intérieur du poil passent de rares filaments mycéliens ramifiés.

Ils se rencontrent chez l'enfant, où ils forment la tondante à grandes plaques, et chez certains animaux, sous forme de variétés dont les cultures seules peuvent prouver les dissemblances.

III. **Achorion** (fig. 94). — Il se développe aussi bien sur les parties glabres que dans les poils. Ses filaments mycéliens sont plus ou moins rectilignes; ils se divisent par dicho...tri...ou tétratomie et contiennent des endospores de forme et de grosseur variables.

L'Achorion forme une lésion croûteuse classique, le *godet favique*, petite cupule de masse crayeuse, jaune soufre, siégeant à la base des poils et constituée uniquement par du mycélium.

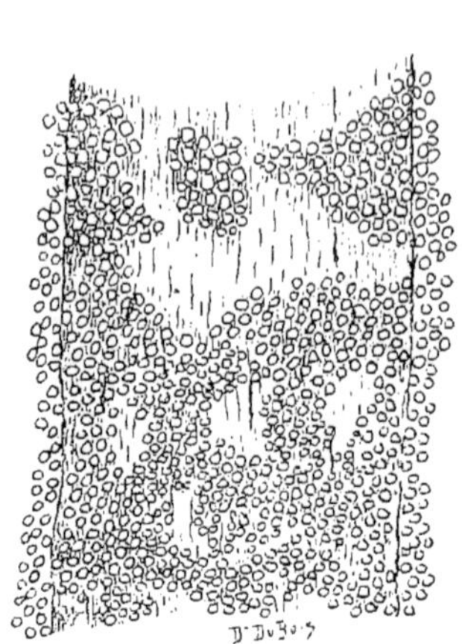

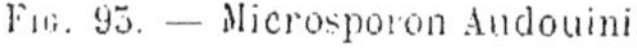

Fig. 93. — Microsporon Audouini.

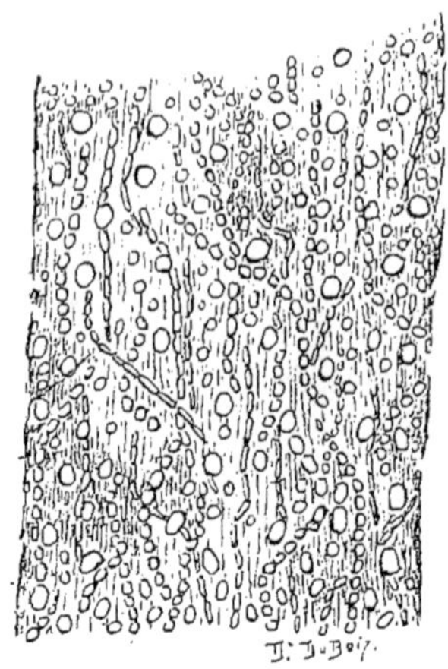

Fig. 94. — Achorion Schönleini.

Si les godets sont très nombreux, ils se superposent en formant des croûtes jaunâtres très épaisses, d'où se dégage une odeur de souris très marquée.

II. — MUGUET

L'agent pathogène du Muguet est un champignon du groupe des Ascomycètes qui porte le nom d'*Oïdium albicans*, synonyme d'Endomices albicans et de Saccharomyces albicans.

La recherche et l'examen direct de l'Oïdium se fait en prélevant par raclage des fragments de l'enduit muqueux, fragments qui sont dissociés sur une lame, dans une goutte d'eau distillée ou de sérum physiologique (solution aqueuse de chlorure de sodium à 7 1/2 pour 1000) puis portés sans autre préparation, ni coloration sous un objectif n° 7.

Cet enduit est constitué par des amas de cellules épithéliales et des filaments mycéliens (fig. 95), cylindriques, plus ou moins rectilignes, composés de cellules accolées bout à bout et ramifiés un nombre indéterminé de fois le long de leur trajet. Ils se terminent par un élément cellulaire, arrondi ou ovoïde, très réfringent, plus gros que les autres cellules et s'en détachant facilement, ce qui l'avait fait prendre pour une spore, mais on sait actuellement que cette cellule terminale bourgeonne et donne naissance à un nouveau filament, sans qu'il y ait de sporulation.

Pour étudier la structure intime du parasite il faut ajouter au liquide de la préparation une goutte d'acide osmique, ou une goutte de solution alcoolique concentrée de Soudan ou de solution de Lugol ; les granulations intracellulaires apparaissent alors en noir, rouge vif ou brun, et les contours protoplasmiques deviennent plus nets. Les frottis desséchés peuvent aussi être traités par les couleurs basiques d'aniline qui colorent le protoplasma cellulaire, mais la dessiccation modifie tellement la forme des éléments qu'il est préférable de les étudier à l'état frais.

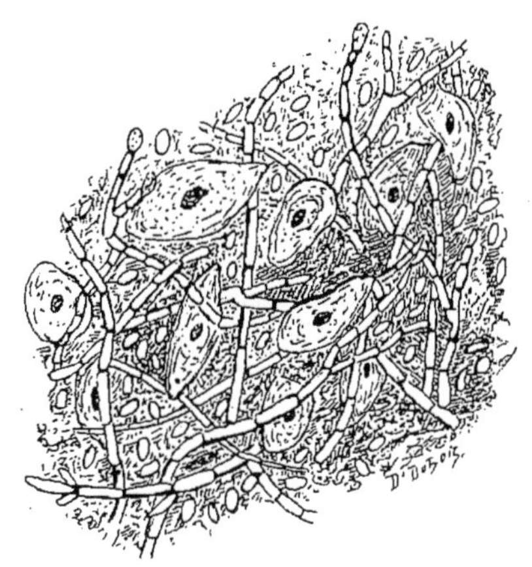

Fig. 95. — Oïdium albicans dans une plaque de muguet buccal.

Caractères des cultures. — Les cultures de l'Oïdium albicans s'obtiennent facilement sur tous les milieux ordinaires à une température variant de 20° à 35°. Sur milieux solides, les cultures sont plus abondantes que sur milieux liquides ; elles sont aussi plus riches sur milieux légèrement acides que sur milieux alcalins.

Pour ensemencer les tubes il faut délayer un petit fragment de l'enduit blanchâtre dans de l'eau stérile et la répartir sur plusieurs milieux pour obtenir d'emblée un triage des nombreux micro-organismes de la cavité buccale. Après 48 heures à l'étuve à 37° apparaissent des petites colonies saillantes, rondes, blanchâtres et lisses, qui augmentent par la périphérie, sans se surélever davantage.

Les caractères extérieurs de la culture ne varient pas beaucoup suivant la composition chimique des milieux, mais le champignon, lui, se développe sous deux formes végétatives : l'une *globuleuse*, ressemblant à une levûre, avec des cellules isolées se reproduisant par bourgeonnement, l'autre *filamen-*

teuse, dont les cellules allongées forment des filaments simples ou ramifiés. Les deux formes ne sont pas nécessairement isolées, mais peuvent se rencontrer sur le même milieu.

Dans les cultures vieilles il y a formation d'éléments ronds, isolés, entourés d'une membrane épaisse et contenant des granulations très réfringentes, ce sont des spores externes ou *chlamydospores*.

L'Oïdium albicans ne se rencontre pas uniquement dans le muguet buccal, on l'a signalé sur d'autres muqueuses (organes génitaux) et dans des abcès et des suppurations où il était associé à d'autres micro-organismes. Récemment Mlle Brunstein a montré que l'Oïdium albicans est un saprophyte, qui se trouve sous la forme globuleuse dans 50 pour 100 des bouches saines, sans y provoquer ni inflammation, ni enduit d'aucune sorte.

III. — ASPERGILLOSE

L'aspergillus fumigatus, parasite de la famille des Ascomycètes est constitué par un mycélium ramifié. Certains rameaux sont stériles, d'autres portent des spores. Les spores sont arrondies, ont un diamètre de 3 à 4 μ.

La température optima pour les cultures est de 37°. En bouillon et sur gélatine le parasite a un développement lent; il liquéfie celle-ci. Sur gélose acide il donne des colonies noirâtres. Le milieu de choix est le liquide de Raulin.

Inoculé dans la veine axillaire du pigeon, il détermine un semis de tubercules dans le foie et souvent dans le poumon.

On le rencontre sur les graines, dans les farines, les poussières. Il peut se développer dans les voies respiratoires de l'homme, soit primitivement, soit secondairement chez des individus atteints de tuberculose cavitaire, de broncho-pneumonie ou de dilatations bronchiques.

Les gaveurs de pigeons, les peigneurs de cheveux, les meuniers sont le plus fréquemment atteints de cette affection rare. Ils présentent des symptômes de phtisie à marche lente. Leurs crachats ne contiennent pas de bacilles de Koch, mais uniquement le mycélium aspergillaire.

QUATRIÈME PARTIE
EXAMENS BACTÉRIOLOGIQUES

PREMIÈRE SECTION
MICROBES PATHOGÈNES

Classification morphologique générale. — Les formes que peuvent prendre les microbes sont très variables, non seulement entre les différentes espèces mais aussi dans une même variété, suivant l'âge du microbe ou les variations du milieu dans lequel il se trouve.

Pour le diagnostic courant, le groupement des divers éléments a souvent plus d'importance que la forme d'un élément isolé. Les formes microbiennes se divisent en 3 grandes classes :

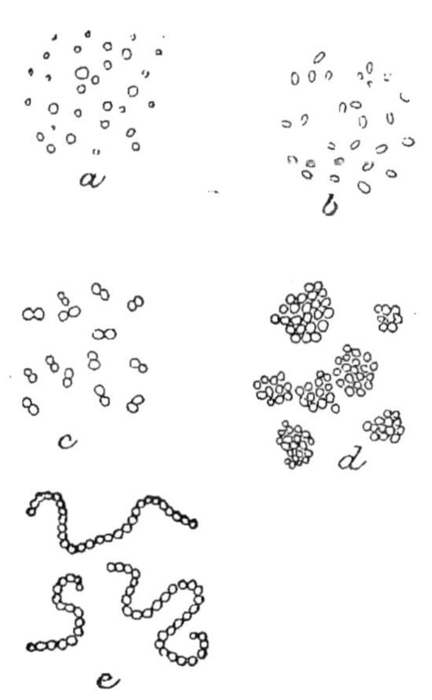

Fig. 96. — Groupements des microcoques (Miquel et Gambier).

a, *b*, groupements irréguliers. — *c*, diplocoques. — *d*, staphylocoques. — *e*, streptocoques.

1° *Forme coccus* (fig. 96). — Ce sont de petits éléments de forme arrondie ou ovalaire. Leur volume est très variable suivant les espèces. Ils ne se différencient que par leur groupement. Ils peuvent être isolés ou réunis sans ordre (micrococcus); ou bien former des chaînes régulières, ondulées, de 2, 4, 5, 6 éléments (streptocoques); ou bien ils se groupent en amas irréguliers, ressemblant à des grappes de raisins (staphylocoques) ou encore en groupes carrés (tétragènes, sarcine).

Plus rarement, ces éléments peuvent se grouper en chapelets, entourés d'une gangue gélatineuse (homonostoc) ou en amas irréguliers (zooglées).

2° *Forme bacillus* (fig. 97). — Chaque élément ressemble à un bâtonnet. Ce bâtonnet peut être ovoïde et très court (colibacille), c'est la *forme bacterium*; ou cylindrique, plus allongé, très variable de forme, c'est la *forme bacillus* vraie.

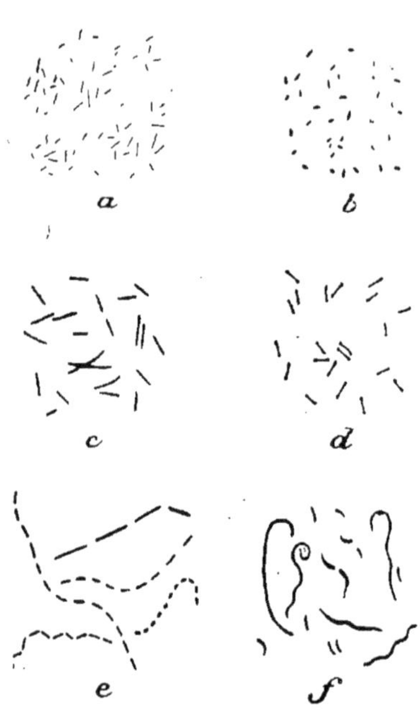

Fig. 97. — *Bacilles* (Miquel et Gambier).

a, *b*, forme bacterium. — *c*, *d*, forme bacillus. — *e*, forme streptobacillus. — *f*, forme spirillum.

La forme bacillus peut se ramifier (streptothrix) ou se cloisonner (cladothrix) ou encore se grouper en chaînettes (streptobacille). Le groupement des bacilles, par le fait de leur mobililité relative, a peu d'importance, sauf pour le bacille de la diphtérie, peu mobile, dont les éléments s'enchevètrent d'une façon caractéristique en palissade.

3° *Forme spirillum*. — Elle comprend 3 divisions : le *vibrio*, bâtonnet très court à extrémité recourbée en forme de virgule (vibrion cholérique); le *spirillum*, très long, enroulé en forme de spirale à tours de spires peu serrés; le *spirochœte*, beaucoup plus long, à tours de spires très serrés et rapprochés.

CHAPITRE PREMIER

TUBERCULOSE

I. ***Bacille de Koch de l'homme***. — Il a été découvert par Koch en 1882.

Morphologie. — Les bacilles de la tuberculose apparaissent dans l'organisme sous forme de minces bâtonnets de

3 μ de longueur. Ils sont souvent légèrement recourbés. Ils ont parfois un aspect granuleux produit par l'alternance de zones colorées et de zones claires. Leurs affinités colorantes constituent d'ailleurs leur meilleure caractéristique, comme nous le verrons plus loin (p. 438).

Dans les cultures, ils sont réunis en amas ou paquets volumineux et revêtent l'aspect, pour employer l'expression consacrée, de « moustaches tordues ».

Caractères des cultures. — Le bacille de Koch ne pousse pas sur les milieux usuels.

Il se développe bien sur les milieux glycérinés, à une température de 38°.

Milieux solides. — Le bacille de Koch pousse bien sur pomme de terre glycérinée, sur sérum glycériné, sur sang gélosé glycériné, sur gélose glycérinée au jaune d'œuf.

Les colonies n'apparaissent guère avant le 15e jour; elles sont bien développées vers la 4e semaine. Elles se montrent sous forme d'écailles sèches, blanchâtres ou jaunâtres, rougeâtres. Elles sont un peu plus saillantes sur pomme de terre que sur les autres milieux. Les cultures ont une odeur caractéristique.

Milieux liquides. — Le bacille de Koch pousse bien en bouillon glycériné et sucré.

A la surface du liquide se développe un voile d'abord mince, puis épais et plissé. Ce voile finit par tomber au fond du ballon, au bout de 5 ou 6 semaines. Le bouillon reste absolument clair.

Le bacille de Koch se rencontre dans les crachats des tuberculeux, dans l'urine, dans le pus, dans les matières fécales, dans les épanchements des séreuses, dans le liquide céphalo-rachidien.

On ne le trouve qu'exceptionnellement dans le sang circulant, même dans les cas de granulie.

II. ***Bacilles de Koch des animaux***. — Le bacille de la *tuberculose bovine* a les mêmes caractères morphologiques que le bacille humain. Ses cultures ont absolument la même apparence.

Les cultures de la *tuberculose aviaire* ont un aspect différent de celles des tuberculoses humaine et bovine. Elles sont humides, sèches, grasses. En bouillon, elles poussent d'emblée dans la profondeur.

Le bacille humain ne pousse pas à 43°. Le bacille aviaire pousse rapidement à cette température.

Le bacille de la *tuberculose des poissons* se développe à une température de 24°. Il ne peut supporter une température de 36°. Il pousse en 3 ou 4 jours sur gélose glycérinée. Sur pomme de terre, les cultures sont blanchâtres, épaisses. En bouillon, il pousse généralement en profondeur.

III. ***Bacille de la lèpre.*** — Il a été découvert par Hansen en 1873.

Morphologie. — Il apparaît sous forme d'un mince bâtonnet de 5 à 6 μ de longueur, de 0,5 μ d'épaisseur. Les bacilles sont parfois un peu recourbés. Comme le bacille de Koch il a fréquemment un aspect granuleux.

Le bacille de Hansen ne pousse pas sur les milieux de culture.

On le trouve surtout dans le derme des lépreux où il forme les globes de Neisser.

IV. ***Bacilles acido-résistants.*** — Ces bacilles, qui, par leurs caractères histo-chimiques, se rapprochent beaucoup du bacille de Koch, se rencontrent soit dans la nature, soit dans l'organisme humain.

Morphologie. — Ils ont la même morphologie que le bacille de Koch.

Caractères des cultures. — Ces bacilles diffèrent des bacilles de Koch par le fait qu'ils poussent rapidement à température basse sur des milieux non glycérinés.

Sur milieux solides, on voit au bout de 24 heures déjà des colonies blanchâtres, épaisses, qui ne deviennent sèches que plus tard.

On a rencontré ces bacilles chez l'homme sain et chez l'homme malade. On en a trouvé dans le smegma (Alvarez et Tavel), dans le cérumen (Gottstein), dans les crachats d'individus atteints de gangrène pulmonaire (Rabinowitch), et même dans d'autres affections pulmonaires (Zahn, Moeller).

Les procédés spéciaux de coloration et les inoculations expérimentales, qui seront décrits dans des chapitres ultérieurs, sont le plus souvent nécessaires pour distinguer entre eux les divers microbes qui précèdent.

CHAPITRE II

SUPPURATIONS

I. ***Streptocoque pyogène.*** — Il a été découvert en 1880 par Pasteur et Doleris, comme l'agent de la fièvre puerpérale et plus tard il a été reconnu comme le microbe de certaines suppurations.

Le terme de « streptocoque » indique l'arrangement des cocci en chaînettes; or beaucoup d'espèces ont ce caractère. Il faut donc, pour éviter toute confusion, réserver le terme de streptocoque à une espèce spéciale, présentant un groupement net en chaînettes de ses éléments et capable de produire une suppuration. On a beaucoup discuté pour savoir si tous les microbes répondant à la définition ci-dessus étaient une seule et même espèce, ou s'il fallait en faire des groupes différents. Étant donnée la grande diversité des différentes espèces de streptocoques, il est préférable de les ranger toutes sous la dénomination de *streptocoque pyogène*, tout en recourant à des dénominations spéciales pour chaque race.

Morphologie. — L'élément du streptocoque est le coccus (fig. 98). Il est en général rond dans les tissus et les produits pathologiques ; dans les cultures il prend parfois la forme ovalaire. Ses dimensions sont très variables. Dans les tissus, il mesure de 0,6 à 1 μ.

L'arrangement de ces cocci en chaînettes plus ou moins longues, de 4 à 20 éléments, plus ou moins enchevêtrées les unes dans les autres, est constant et caractéristique dans le pus, les liquides pathologiques et les tissus; dans les milieux de cultures, l'arrangement en chaînettes se perd un peu, il peut y prendre l'apparence de staphylocoques.

Presque toutes les espèces de streptocoques gardent le Gram (voy. p. 436), il en est cependant quelques-unes qui ne le gardent que d'une façon peu intense. On a voulu en faire un caractère distinctif de ces espèces, mais il ne s'est pas montré constant pour chacune d'elles; ce fait semble tenir plus au milieu dans lequel se trouve le microbe qu'à son origine même.

Caractères des cultures. — Le streptocoque est aérobie

facultatif. Il se développe bien sur tous les milieux usuels, à condition qu'ils soient alcalins. La température de 37° est la plus favorable pour son développement.

Le *bouillon* est le meilleur milieu pour le différencier d'autres microbes; au bout de 12 heures, il y donne de très belles et longues chaînettes, tandis que les autres microbes s'y sont à peine développés. Il y produit d'abord un trouble uniforme

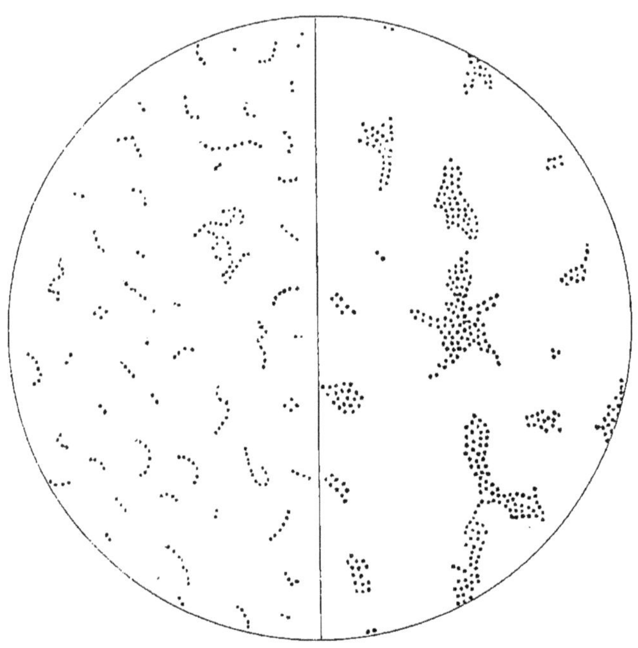

Fig. 98. — Moitié gauche : streptocoques pyogènes. Moitié droite : staphylocoques pyogènes.

léger, qui s'éclaircit peu à peu et se dépose sous forme de grumeaux blanchâtres au fond du tube. Lorsqu'on agite le tube, les amas se détruisent et il se produit de nouveau un trouble uniforme; quelquefois le trouble uniforme peut persister spontanément ou, au contraire, ne pas se produire.

Le streptocoque perd très vite sa virulence dans les cultures en bouillon ordinaire; pour la lui conserver, il faut avoir recours à des bouillons spéciaux (voy. p. 517).

Sur *gélose*, il forme de petites colonies blanchâtres, semblables à des grains de semoule, à bords transparents et à centre opaque.

Sur le *sérum gélatiné*, les colonies ont le même aspect.

Sur *gélatine* en piqûre, les colonies se développent plus lentement à 20 degrés ; elles sont plus transparentes que sur gélose et plus arrondies. La gélatine n'est *pas liquéfiée*.

Presque toutes les variétés de streptocoques coagulent rapidement *le lait*; le caillot est très gros et en se rétractant laisse un sérum clair à la surface.

Pas de culture apparente macroscopiquement sur la *pomme de terre*.

Le streptocoque est souvent l'hôte des cavités naturelles de l'homme sain. Il y vit comme saprophyte, attendant l'occasion de devenir pyogène ou pathogène.

Au point de vue pathologique, le streptocoque peut être l'agent de tout abcès ou de toute suppuration. Il est le plus souvent la cause des abcès profonds, comme le staphylocoque est celle des abcès superficiels.

Il est l'agent pathogène unique de la fièvre puerpérale et de l'érysipèle, et le plus souvent celui des infections purulentes chirurgicales ; il peut en outre engendrer une foule de suppurations et d'inflammations de tous les organes internes.

Enfin, lorsqu'il pénètre dans le sang, il donne lieu à une infection généralisée (*septicémie*), qui peut produire des suppurations locales (*pyohémie*).

Le streptocoque est surtout redoutable dans ses associations avec d'autres microbes. Il a, en effet, la propriété d'exalter leur virulence. C'est ainsi que son association avec le bacille de la diphtérie rend cette maladie beaucoup plus grave ; dans la fièvre typhoïde il complique la maladie par des infections secondaires ; on lui attribue aussi les suppurations secondaires de la variole et enfin il cause le plus grand nombre des complications de la scarlatine ; pour D'Espine il en serait même l'agent pathogène.

II. ***Staphylocoque pyogène***. — Cultivé et reconnu pour la première fois par Pasteur, il a été étudié par Rosenbach et Passet.

Morphologie. — C'est un coccus rond, de diamètre variable oscillant entre 0,9 μ et 1,2 (fig. 98) ; ses éléments sont groupés en amas caractéristiques qu'on a comparés à des grappes de raisin ; autour des amas se trouvent des cocci isolés, ou groupés par 4 ou 5, on peut en trouver aussi formant de petites chaînettes de 4 à 5 éléments. Par contre, ils ne se forment jamais en diplocoques ou en grandes chaînes.

Il prend bien le Gram et présente ainsi une belle couleur violet foncé. Il se colore également bien par toutes les couleurs d'aniline. C'est surtout la forme de ses groupements qui le fait reconnaître dans les préparations colorées.

Caractères des cultures. — Le staphylocoque est un aérobie facultatif. Il se développe le mieux à 36°.

Dans les milieux de cultures, il donne lieu à la formation de pigment : blanc dans la variété *albus* et jaune dans la variété *aureus*. Ces variétés n'ont plus de valeur clinique.

En *bouillon*, le développement du staphylocoque est très rapide; il donne lieu à un trouble très marqué, qui en vieillissant se colore en blanc ou en jaune suivant la variété.

Sur *gélose* ou *sérum gélatinisé*, les colonies sont arrondies, en saillie, de couleur jaune d'or ou blanche.

Sur *pomme de terre*, le développement de ce microbe est très abondant sous forme d'enduit épais, qui se colore très vivement en blanc ou en jaune.

La *gélatine* est liquéfiée très rapidement.

Le *lait* se coagule très lentement en 6 à 8 jours.

Tous les staphylocoques, quel que soit leur pouvoir chromogène en culture, peuvent devenir pyogènes.

Les staphylocoques sont les hôtes habituels de l'homme sain; on les rencontre sur la peau et sur les muqueuses, On peut dire qu'on les trouve partout où l'air a pu les amener.

A l'état pathologique, le staphylocoque est l'agent pathogène de presque toutes les suppurations et infections superficielles de la peau ou des muqueuses, soit seul, soit associé au streptocoque ou à d'autres microbes. On le trouve dans presque tous les abcès, furoncles ou inflammations banales de la peau. Il peut aussi, lorsqu'il pénètre dans le sang, donner lieu à des staphylococcies généralisées, ayant les allures de véritables pyohémies.

Fréquent et répandu, le staphylocoque n'a pas manqué d'occasionner de nombreuses causes d'erreur dans les diagnostics bactériologiques ; on lui a attribué souvent un rôle pathogène dans beaucoup d'affections, où il n'était présent que comme hôte saprophytique habituel ou par infection secondaire.

III. ***Pneumocoque***. — Découvert par Pasteur, il a été étudié par Talamon et Fraenckel en 1883-1885 et reconnu par eux comme l'agent pathogène de la pneumonie.

Morphologie. — Le pneumocoque est un diplocoque; l'élément isolé a la forme d'un grain ovalaire, dont une des extrémités est renflée (fig. 99). Les deux éléments du diplocoque sont accolés le plus souvent par leur extrémité pointue. Une capsule les entoure et double à peu près leur volume. Les éléments mesurent de 0,50 à 0,75 μ. Les diplocoques se groupent parfois en chaînettes de 3 ou 4, les uns à la suite des autres, ce qui a valu au pneumocoque le nom de *strep-*

tococcus lanceolatus qu'on lui avait primitivement attribué.

Dans les frottis ou les exsudats, le pneumocoque prend très bien le Gram, mais sa capsule reste incolore; il est entouré d'une zone claire. Pour la colorer, il faut avoir recours à des procédés spéciaux (voy. p. 435). Toutes les couleurs d'aniline colorent bien ce microbe.

Caractères des cultures. — Le pneumocoque est un microbe aérobie facultatif. Il ne se développe pas au-dessous

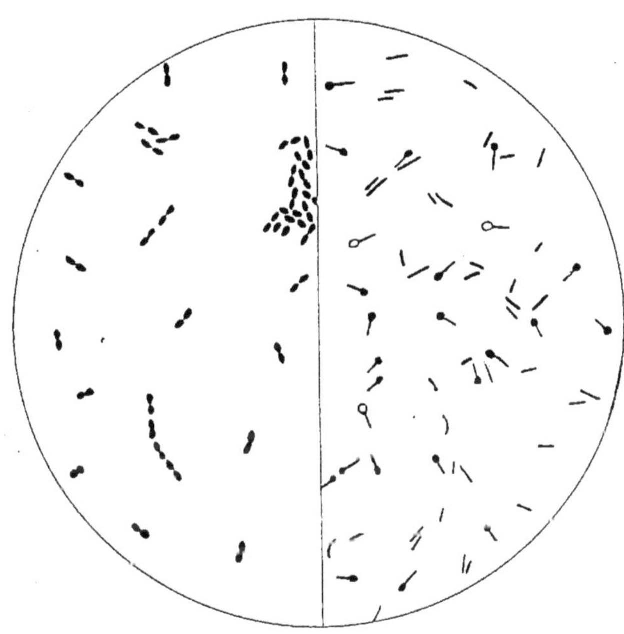

Fig. 99. — Moitié gauche : pneumocoques. — Moitié droite : bacilles du tétanos.

de 24°. Sa température optima est de 37°. Le pneumocoque se développe sur les milieux usuels, mais il s'y cultive mal; il perd rapidement sa virulence.

Il trouble légèrement le *bouillon*, dans lequel il produit un petit dépôt.

Il coagule le *lait* très lentement.

Sur *gélose*, au bout de 24 à 36 heures, il donne lieu à de petites colonies de la grosseur d'une tête d'épingle, plates et transparentes qu'on peut comparer à des gouttes de rosée.

Sur le *sérum gélatinisé* ses colonies ont le même aspect.

Il ne se cultive que très mal sur la *gélatine*.

Les milieux de choix sont la *gélose sanglante* et le *sérum de lapin*, où il se développe très abondamment et conserve sa virulence et sa vitalité.

Le pneumocoque se trouve à l'état normal dans la salive et à la surface des amygdales. Il n'est pas pathogène dans ces conditions, mais, sous certaines influences, il devient virulent et donne lieu dans les poumons à la pneumonie lobaire franche. On le retrouve en grande quantité dans les crachats des pneumoniques, à l'état de pureté ou associé à d'autres microbes pyogènes.

En pénétrant dans le sang, le pneumocoque donne lieu à une pneumococcie généralisée, véritable septicémie, qui se manifeste par des foyers multiples. Ses manifestations ont une grande tendance à suppurer. Le pus pneumococcique est épais, visqueux, verdâtre.

Les pleurésies et les péricardites suppurées à pneumocoques, les méningites, sont très fréquentes après les pneumonies, mais le plus souvent le pneumocoque y est associé à d'autres agents pyogènes, venus par infection secondaire.

IV. ***Diplocoque de la méningite cérébro-spinale.*** — Il a été découvert par Weichselbaum.

Morphologie. — Il a la forme d'un coccus en grain de café avec une face plane; chaque élément est toujours accolé à un autre par cette face. Les diplocoques sont isolés ou groupés en tétraèdres ou en groupes irréguliers. Ils sont toujours intracellulaires, mais dans quelques cas, lorsqu'ils sont très nombreux, on peut en rencontrer d'isolés dans le pus.

Il ne garde pas le Gram mais se colore bien par toutes les couleurs d'aniline. Il se colore très bien par la solution aqueuse concentrée de bleu de méthylène.

Caractères des cultures. — Le diplocoque se développe mal sur les milieux usuels. Il est exclusivement aérobie et ne se cultive qu'à une température voisine de 37°.

Il pousse très bien sur la *gélose sanglante*, en donnant lieu à de petites colonies, larges, rondes, opaques au centre, à bords irréguliers, colorées en jaune brunâtre. L'ensemencement doit toujours être fait très largement. Le microbe, lorsqu'il a été acclimaté sur la gélose sanglante, finit par donner de petites colonies sur la gélose simple.

Il ne coagule pas le *lait*.

Les cultures sur *gélatine* sont impossibles puisqu'il ne se développe qu'à 37°.

Il est regardé comme l'agent pathogène de la méningite cérébro-spinale épidémique; on le retrouve souvent dans le liquide céphalo-rachidien retiré par ponction lombaire. On a pu quelquefois le retrouver dans la sécrétion nasale des malades.

V. ***Gonocoque***. — Décrit en 1879 par Neisser, il est difficile à cultiver et se reconnaît facilement en clinique par la simple coloration du pus urétral.

Morphologie. — Ses éléments ont la forme d'un rein ou d'un haricot; ils sont toujours accolés deux à deux, leurs faces concaves dirigées l'une contre l'autre et presque en contact. Chaque grain mesure 1 μ de long environ sur 0,4 à 0,8 μ de large.

Il se colore bien par toutes les couleurs d'aniline; on se sert

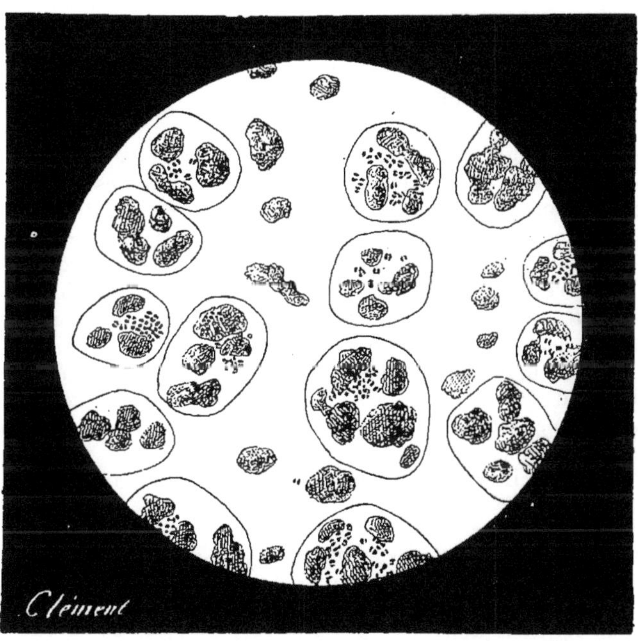

Fig. 100. — Gonocoques dans le pus (Bezançon).

d'une solution aqueuse concentrée de bleu de méthylène, de la solution de violet d'Ehrlich ou de thionine phéniquée.

Dans le pus (fig. 100), on le rencontre soit inclus dans les cellules épithéliales ou les globules de pus à côté des noyaux, soit isolé entre les cellules. Il ne faut considérer comme caractéristiques que ceux qui se trouvent dans les cellules et qui présentent très nettement la forme typique en haricot.

Caractères des cultures. — Le gonocoque se cultive très mal sur les milieux usuels. Il est aérobie; il ne se développe qu'aux environs de 37°.

Son milieu de choix est le *milieu de Wertheim* (voy. p. 468) ou un mélange de gélose et d'une sérosité pathologique (ascite, pleurésie, hydrocèle).

Il se développe bien sur la *gélose sanglante*. Ses colonies y sont très abondantes et très petites le premier jour, puis elles deviennent plus grosses et se reconnaissent à ce qu'elles sont hémisphériques, transparentes et grisâtres. Elles se développent peu et ne confluent pas. Leur centre devient plus blanc et plus opaque; petit à petit la colonie devient d'un blanc mat et ne grossit plus.

Même sur les milieux de choix, le gonocoque perd très rapidement sa vitalité et sa virulence, il faut le repiquer très souvent pour la lui conserver.

On retrouve très facilement le gonocoque caractéristique dans les uréthrites chez l'homme, dans les urétrites et les vaginites aiguës chez la femme. Au contraire, dans les cas chroniques, surtout dans les vulvo-vaginites des petites filles, le pus est peu abondant, souvent difficile à obtenir; il contient très peu de micro-organismes. Outre les gonocoques, qui sont quelquefois fort rares et qu'il faut rechercher sur de très nombreuses préparations, il peut y avoir d'autres cocci, qui ressemblent au gonocoque, mais ne présentent pas les mêmes caractères.

Il est utile quelquefois dans les cas très chroniques, lorsque la recherche est négative, d'avoir recours à la *réaction de Neisser* : sous l'influence d'une excitation énergique, soit locale (injections de sublimé ou de nitrate d'argent), soit générale (absorption de bière), on voit le pus devenir plus abondant et contenir de très nombreux gonocoques caractéristiques.

VI. ***Actinomycose.*** — L'actinomycose est une maladie commune à l'homme et aux animaux. Elle est due à un champignon découvert par Rivolta en 1868 et beaucoup étudié depuis (Hartz, Israël, Nocard, Reverdin, Poncet et Bérard, etc.).

Morphologie. — Le parasite se présente aggloméré en de petites masses, formant des grains fins de 1/10 à 1/4 de millimètre de diamètre, ayant l'aspect de grains d'iodoforme nageant dans le pus (fig. 101).

Pour l'examiner, il faut prendre un grain jaune, le poser sur une lame, faire tomber dessus une goutte de picrocarmin; laisser en contact pendant cinq à six minutes et l'écraser légèrement avec la lamelle. On peut aussi écraser le grain entre deux lamelles, le sécher à l'air, fixer par l'alcool éther et colorer au Gram et à l'éosine.

Le grain jaune (fig. 101) est constitué par deux zones : l'une, centrale, formée par un enchevêtrement de bâtonnets entremêlés, larges de 1 à 2 μ sur 5 à 6 μ de long, tantôt rectilignes, tantôt incurvés, prend le Gram, c'est le *mycelium* ; l'autre zone, périphérique, est constituée par des éléments en massue, disposés en couronne autour du mycélium. Ces massues sont volumineuses, de 18 à 40 μ, et sont portées par des filaments. Elles ont l'aspect strié concentriquement comme un grain d'amidon. La zone périphérique ne prend pas le Gram, mais se colore par les colorants acides, éosine ou carmin.

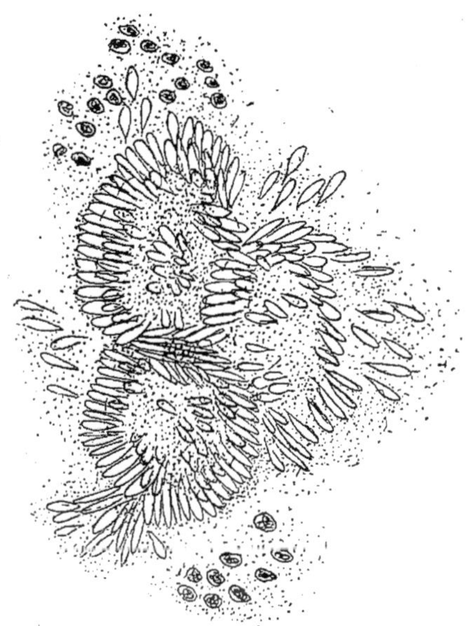

Fig. 101. — Actinomycose (Poncet).

Caractères des cultures. — L'actinomyces n'est pas un microbe, mais un champignon, anaérobie facultatif; la température optima de développement est de 37°. Pour l'isoler des microbes pyogènes, il est préférable de faire des ensemencements en milieu anaérobie. Dans les cultures, le mycélium seul existe, les massues manquent.

En *bouillon glycériné*, le développement est très lent, le bouillon reste clair et, à la surface, il se forme des grumeaux durs d'un blanc mat.

Sur *gélose glycérinée* au bout de 10 à 12 jours, on voit de petites colonies, ayant l'aspect de mûres, d'abord blanches, puis se colorant en jaune.

La *gélatine* est liquéfiée.

L'actinomyces ronge la *pomme de terre* en donnant des granulations jaunes.

Chez l'homme, l'actinomycose est surtout fréquente au maxillaire supérieur ou inférieur, par infection buccale par les dents gâtées.

La recherche des grains jaunes est souvent très difficile dans le pus, car ils disparaissent rapidement dans les collections ouvertes; il faut alors aller les chercher dans les anfractuosités osseuses de l'abcès.

L'actinomycose est souvent associée à d'autres lésions parasitaires, surtout à la tuberculose.

VII. **Bacille de la morve.** — Il a été découvert par Capitan et Charrin en France, et par Loeffler et Schultze en Allemagne.

Morphologie. — C'est un bacille grêle, droit ou légèrement incurvé, de 3 à 5 μ de long; il est plus épais que le bacille tuberculeux, auquel il ressemble beaucoup comme forme.

Il ne prend pas le Gram et se colore mal et très inégalement par les couleurs d'aniline.

Caractères des cultures. — Il se développe bien à l'abri de l'air, c'est un anaérobie facultatif. La température optima est de 37°; il ne se développe pas aux températures basses.

En *bouillon*, il donne un trouble uniforme, avec un voile grisâtre à la surface.

Sur la *gélose*, ce bacille donne des cultures, épaisses, visqueuses, grisâtres, transparentes.

Il coagule le *lait*, mais ne cultive pas sur la *gélatine*.

Le milieu de choix pour ce microbe est la *pomme de terre*. Les premiers jours, la culture est blanche ou très légèrement jaune, puis elle prend par la suite une couleur brune, et enfin la pomme de terre elle-même devient entièrement noire.

Sa vitalité se perd très vite dans les cultures.

Le bacille de la morve est l'agent pathogène de cette maladie, on le retrouve dans les exsudats des muqueuses et dans le pus des abcès. Il est très difficile à distinguer des autres bacilles de même forme et apparence, seule la culture sur pomme de terre peut assurer le diagnostic.

VIII. **Bacille de la peste.** — Il a été découvert par Yersin en 1894.

Morphologie. — Il a la forme d'un bacille court et trapu dans le pus des bubons (1 à 2 μ); dans le sang, il est un peu plus allongé; dans les cultures en milieu liquide, il se groupe en chaînettes, d'où le nom de *streptobacille*, qui lui a été donné.

Il se colore bien par toutes les couleurs d'aniline, mais ne garde pas le Gram.

Caractères des cultures. — Le bacille de la peste est

aérobie et se cultive bien à toutes les températures sur les milieux habituels.

Le *bouillon* reste clair avec des grumeaux au fond comme pour le streptocoque.

Sur la *gélose*, glycérinée ou non, le bacille se développe très rapidement sous forme d'un enduit blanchâtre, transparent, à bords irisés.

Sur *gélatine*, il se forme des petites colonies jaunâtres qui deviennent ensuite brunâtres ; mais le milieu n'est pas liquéfié.

Le *lait* n'est pas coagulé.

Le bacille de la peste est l'agent pathogène de cette maladie, on le retrouve dans ses trois formes : dans la forme bubonique, les bacilles sont très nombreux dans les ganglions tuméfiés, lorsque ceux-ci ne sont pas suppurés ; dans la forme pneumonique, on les retrouve dans les crachats ; enfin, dans la forme septicémique, les microbes sont dans le sang.
Le bacille de la peste crée une maladie très commune chez les rats, et, d'après les théories actuelles, les puces, punaises et autres insectes provenant de ces animaux malades, peuvent propager la maladie à l'homme ; c'est pourquoi, dans les grandes épidémies, on trouverait toujours des masses considérables de rats morts de la peste.

CHAPITRE III

SEPTICÉMIES

I. ***Vibrion septique*** ou *bacille de l'œdème malin*. — Il a été découvert par Pasteur. Il est l'agent de la gangrène gazeuse ou septicémie gangreneuse de l'homme.

Morphologie. — Dans le sang, il se présente sous la forme de longs filaments flexueux de 15 à 40 μ de long, mobiles, qui rampent entre les globules du sang. Après coloration, ces filaments apparaissent constitués par des parties inégales, coupées nettement à angle droit.

Dans les exsudats, il prend la forme de bâtonnets de 3 à 5 μ de long et de 1 μ de large.

Dans la sérosité de la gangrène, à ces deux formes peuvent s'ajouter des formes irrégulières en olives.

Dans les cultures, il présente les mêmes formes.

Il se colore bien par les couleurs d'aniline et garde le Gram, à condition que la coloration au violet de gentiane soit un peu plus longue que pour les autres microbes.

Caractères des cultures. — Ce vibrion est un microbe strictement anaérobie. La température optima est de 37°.

En *bouillon*, il trouble le milieu et dégage des gaz en abondance, puis le bouillon s'éclaircit et il se forme un dépôt.

Sur *gélose*, il forme des colonies nuageuses et le milieu lui-même est fragmenté par des bulles de gaz.

Sur *gélatine*, on voit, le long du trait de piqûre, de petites colonies arrondies, nuageuses et radiées à la périphérie. Le milieu est aussi fragmenté par les gaz.

La gélatine est rapidement *liquéfiée*.

Il ne cultive pas sur la *pomme de terre*.

Le milieu de choix est la *gélose sanglante*, ou un mélange de *bouillon* et de *sérum*.

Le vibrion septique est très répandu dans la terre des rues, des jardins et dans la vase des eaux.

Il donne chez l'homme la gangrène gazeuse, mais pour cela il doit être associé à d'autres espèces microbiennes, car ce que nous verrons pour la spore du tétanos s'applique aussi à celle du vibrion septique.

C'est lui qui est l'agent pathogène de la *maladie des chiffonniers*.

II. ***Bacille du charbon***, ou *bacillus anthracis* ou *bactéridie charbonneuse*. — Il a été découvert par Pasteur en 1877.

Morphologie. — Dans le sang, il a la forme d'un bâtonnet de 5 à 10 μ de long, sur 1 à 1,5 μ de large (fig. 102), il est formé d'un protoplasma très homogène; il est très droit. Ses éléments sont isolés ou disposés en chaînettes de 2 ou 3 articles. Les extrémités de chaque élément sont coupées à angle droit très franc.

Dans le liquide d'œdème, les bacilles sont un peu plus longs que dans le sang; dans les cultures, ils sont réunis par une gaine hyaline bout à bout et forment ainsi de longues chaînes (*streptobacilles*).

Le bacille du charbon se colore bien par toutes les couleurs d'aniline, il garde le Gram; dans les cultures, entre chaque bacille se trouve une spore, qui se colore facilement par les procédés appropriés.

Caractères des cultures. — Le bacille du charbon est aérobie. Il se développe bien à 37°.

Le *bouillon* ensemencé reste clair, mais il se produit des flocons qui tombent peu à peu au fond du tube; par agitation, le milieu se trouble, les grumeaux se désagrègent.

Sur *gélose*, il se développe une traînée blanchâtre, d'aspect gaufré à sa surface.

Sur *gélatine*, l'ensemencement par piqûre est très caractéristique. Le long du trait de la piqûre, il se développe des colonies blanchâtres d'où partent des traînées perpendiculaires dans tous les sens. La gélatine *se liquéfie* assez rapidement du haut en

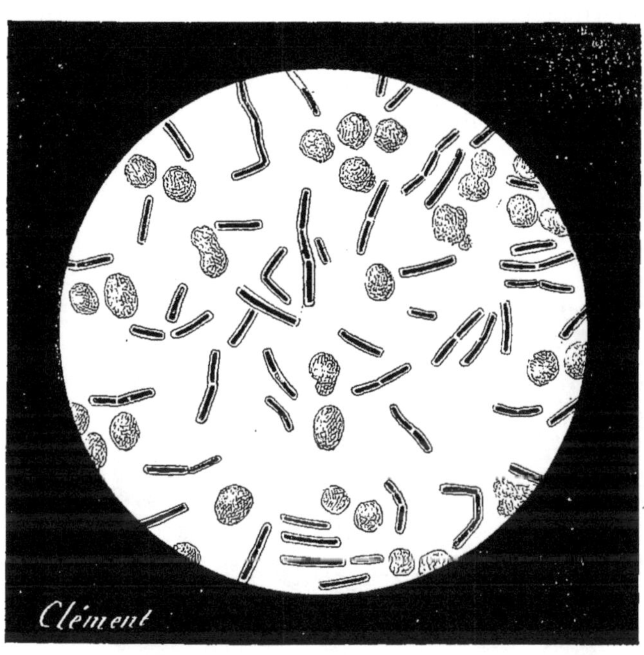

Fig. 102. — Charbon (Bezançon).

bas de la piqûre. Sur plaques, les colonies prennent un aspect caractéristique à bords onduleux, en tête de méduse.

Le *lait* se coagule en 2 ou 3 jours.

Sur *pomme de terre*, colonies blanches, opaques, très abondantes.

Ce bacille est l'agent pathogène du charbon, maladie commune à l'homme et à un grand nombre d'animaux, surtout les bovidés, le mouton et le cheval. Chez l'homme, il provoque le plus souvent la forme cutanée, dite *pustule maligne*, plus rarement il donne la forme pulmonaire ou intestinale. L'homme est assez résistant au charbon.

Les animaux sont beaucoup plus sensibles et s'infectent presque toujours par la voie digestive; on l'appelle *sang de rate* chez le mouton, *fièvre charbonneuse* chez le cheval et *maladie du sang* chez la vache. Dans l'infection généralisée, la mort est la règle; on trouve des masses de bacilles dans le sang et les organes.

Les bacilles du charbon sont peu résistants aux antiseptiques, tandis que leurs spores sont au contraire extrêmement résistantes; c'est ce qui explique la longue persistance des épidémies animales, même après des mesures de désinfection énergiques.

III. ***Spirille de la fièvre récurrente.*** — Il a été découvert par Obermeier.

Il se rencontre dans le sang pendant les accès de fièvre. Pour le rechercher, il suffit de prendre une goutte de sang au bout du doigt du malade et de l'examiner frais sans préparation.

A l'état frais, on voit entre les globules rouges circuler très

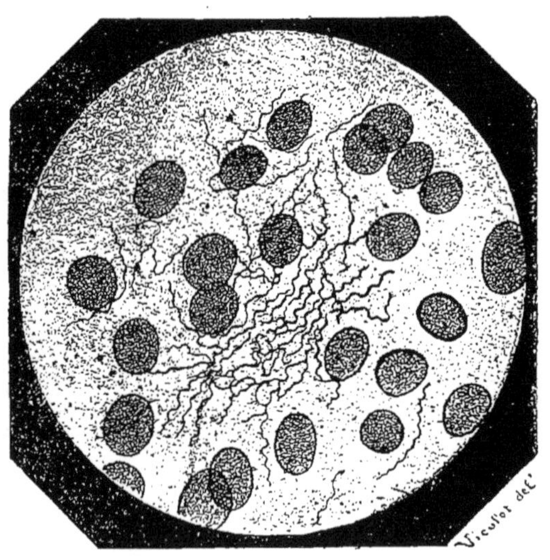

FIG. 103. — Spirilles de la fièvre récurrente dans le sang (Thoinot).

rapidement des spirilles longs de 15 à 40 μ, très minces et effilés aux deux extrémités (fig. 103). Ils ont chacun 6 à 15 tours de spires.

Ils se colorent par les couleurs d'aniline, mais ne prennent pas le Gram.

Pour les fixer, on étale le sang en couche mince, on sèche à l'air et on traite la préparation avec une solution à 5 pour 100 d'acide acétique dans l'eau, pendant 30 secondes; tous les globules rouges sont détruits; on neutralise l'acide en exposant la préparation à des vapeurs d'ammoniaque, on lave à l'eau et on colore au violet d'aniline ou au violet phéniqué; seuls, les spirilles et les noyaux des globules blancs sont colorés.

Le spirille ne se rencontre dans le sang que pendant l'accès; il se réfugierait dans la rate dans les intervalles.

On n'a pas encore réussi à le cultiver.

IV. ***Bacille de l'influenza***. — Il a été étudié et décrit par Pfeiffer, Weichselbaum, Cannon, Teissier et Klein, comme agent pathogène de l'influenza; d'autres auteurs (Meunier, Dujardin-Baumetz) le considèrent comme l'hôte habituel, non pathogène, de nos poumons.

Morphologie. — C'est un coccobacille très petit, de 1 à 1,2 μ, très difficile à voir même avec les forts grossissements. Il est immobile, isolé ou en amas, prenant quelquefois la forme de chaînettes.

Il se colore mal par les solutions simples, il faut avoir recours aux solutions avec mordant. C'est la fuchsine de Ziehl, diluée au 1/20, employée pendant 10 minutes à chaud, qui donne la meilleure coloration.

Caractères des cultures. — Le bacille de l'influenza est exclusivement aérobie; il ne se développe qu'à 37°. Il ne cultive pas sur les milieux usuels.

Sur *gélose sanglante*, il donne, au bout de 24 heures à 2 jours, de nombreuses petites colonies, arrondies, très fines, transparentes, plus petites que celles du pneumocoque et visibles seulement à la loupe; ces colonies restent isolées, elles ne confluent jamais.

Dans le *bouillon additionné de sang*, ce bacille trouble le milieu, puis le trouble s'éclaircit en même temps qu'il se forme un dépôt au fond du tube.

On a retrouvé ce coccobacille dans les crachats des malades, mais on l'a également rencontré dans les mucosités de gens bien portants.

Il joue certainement un rôle pathogène dans les affections des voies respiratoires (bronchopneumonie, bronchites purulentes, pleurésies purulentes, etc.); mais il est au moins discutable de lui attribuer toute la symptomatologie de l'influenza.

CHAPITRE IV

INFECTIONS LOCALISÉES

I. ***Bacille diphtérique ou bacille de Loeffler.*** — Il a été vu par Klebs en 1883, cultivé par Loeffler en 1884; étudié à fond par Roux et Neisser en 1888. Il est considéré comme l'agent pathogène de la diphtérie et des angines diphtériques.

Morphologie. — Le bacille diphtérique est un bâtonnet

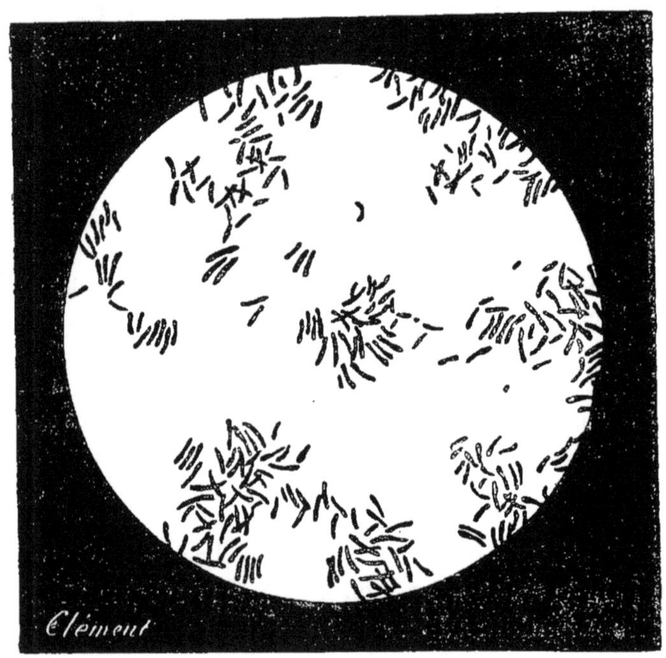

Fig. 104. — Bacille diphtérique long.

immobile; il est de longueur très variable; on en distingue trois variétés :

1° Les *bacilles courts*, mesurant 2 μ de long sur 0,8 μ de large, presque cocciformes, groupés presque toujours deux par deux, parallèlement ou accolés en amas suivant leur longueur.

2° Les *bacilles longs*, de 4 à 5 μ sur 0,7 μ de large, sont les plus fréquents et les plus caractéristiques. Ces bacilles sont toujours arrangés en amas, enchevêtrés ou accolés côte à côte en forme de palissades; d'autres sont soudés par une de leurs extrémités deux par deux, en V. Quelquefois une de leurs extrémités est un peu renflée (fig. 104).

3° Les *bacilles moyens*, de 3 à 4 μ de long, présentent le même arrangement en palissades que les bacilles longs.

Les trois variétés du bacille diphtérique se colorent bien par toutes les couleurs d'aniline. Elles gardent le Gram à condition que la décoloration ne soit pas poussée trop loin. Pour les frottis, la meilleure solution colorante est le bleu de Roux. Quelles que soient les couleurs employées, elles se condensent plus fortement aux extrémités polaires du bacille, c'est ce qu'on appelle la *réaction de Neisser*; elle est caractéristique pour le bacille de Loeffler[1].

Caractères des cultures. — Le bacille de Loeffler est un aérobie strict. Sa température optima de développement est 38°.

En *bouillon*, son développement est rapide et abondant; il y a d'abord un trouble uniforme léger, puis il se fait un dépôt de grumeaux contre les parois et un voile mince à la surface du milieu.

Sur *gélose*, le bacille pousse lentement et difficilement; ses colonies sont blanchâtres, opaques; lorsqu'elles sont très jeunes elles peuvent être transparentes, grisâtres.

Sur *gélatine*, les colonies sont peu nombreuses, blanchâtres et petites. La gélatine n'est pas *liquéfiée*.

Pas de colonie sur la *pomme de terre*.

Le *lait* n'est pas coagulé.

Le milieu de choix pour le bacille de la diphtérie est le *sérum gélifié*. Ce milieu est celui dans lequel se développe le plus rapidement le bacille de Loeffler, plus vite que toutes les autres espèces microbiennes avec lesquelles il se trouve le plus souvent en association. Sur ce milieu ensemencé avec des fausses membranes de diphtérie, on trouve déjà au bout de 18 heures de séjour à l'étuve de très nombreuses colonies

(1) Cette réaction est surtout caractéristique si l'on colore une culture de 20 heures sur sérum avec : 1° une solution hydro-alcoolique de bleu de méthylène acide pendant 2″; 2° une solution aqueuse à 3 pour 100 de brun de Bismarck pendant 4″. Les pôles du bacille sont seuls colorés en bleu, le corps est jaune.

arrondies, de couleur blanc grisâtre, légèrement saillantes à la surface du milieu, à centre plus épais que la périphérie. Les colonies sont petites, de 2 à 3 millimètres de diamètre et, si elles ne confluent pas, elles atteignent plus tard 4 à 5 millimètres.

Le bacille de Loeffler long est le plus virulent, vient ensuite le bacille moyen; le bacille court est si peu nocif qu'on a voulu en faire une espèce spéciale dite *pseudo-diphtérique*; mais on a reconnu plus tard que, dans certaines conditions, il pouvait devenir aussi virulent que les deux autres espèces.

Au point de vue des caractères des cultures, ces trois sortes de bacilles diphtériques ne présentent pas de différences caractéristiques entre elles, ce qui semble bien indiquer qu'il ne s'agit que de variétés d'une même espèce.

Le bacille diphtérique peut se trouver sur les muqueuses de l'homme sain sans exercer d'action pathogène. Il peut aussi persister longtemps, sans action nocive, dans la gorge ou le nez de personnes ayant eu, même longtemps auparavant, des angines diphtériques.

Les poules sont parfois atteintes d'épidémies de diphtérie et pourraient ainsi propager la maladie à l'homme.

Le bacille de Loeffler est l'agent pathogène de la diphtérie à fausses membranes de l'homme, mais il donne lieu souvent aussi à des angines simples sans fausses membranes.

Dans les fausses membranes, il se localise dans les couches les plus superficielles, au-dessus de la couche moyenne, formée de fibrine, et de la couche profonde, constituée par de la fibrine, des leucocytes et des cellules épithéliales. Le bacille reste cantonné dans les fausses membranes ou à leur défaut à l'endroit où il a produit l'inflammation; chez l'homme il ne pénètre jamais dans le sang. C'est à l'endroit où il se trouve qu'il sécrète sa toxine et l'envoie dans la circulation.

Il peut donner lieu à des infections à distance par dissémination des germes par les mains du malade: diphtérie oculaire, cutanée, vulvaire, etc.

Le bacille diphtérique peut être seul ou associé à d'autres espèces microbiennes dans les fausses membranes. Ces associations ont une certaine importance en clinique. Quelquefois la fausse membrane contient d'autres microbes, sans que ceux-ci jouent un rôle quelconque dans la marche de la maladie; dans d'autres cas au contraire c'est une véritable infection mixte, où le bacille de Loeffler et ses associés jouent à peu près le même rôle nocif.

Les associations les plus fréquentes du bacille diphtérique sont avec le streptocoque, le staphylocoque, le pneumocoque et le bacterium coli. C'est avec le streptocoque que le bacille de Loeffler donne les infections les plus redoutables; le streptocoque peut alors pénétrer dans le sang et donner lieu à une septicémie. On a attribué à ces associations certaines éruptions qui se produisent au cours de la maladie.

II. ***Bacille du tétanos*** ou ***bacille de Nicolaier***. — Il a été découvert par cet auteur en 1884; il a été beaucoup étudié depuis et c'est actuellement un des microbes pathogènes les mieux connus.

Il est l'agent pathogène du tétanos humain et animal.

Morphologie. — Dans le pus, où il se trouve rarement, il se présente sous la forme d'un bâtonnet fin, allongé, de 3 à 4 μ de long sur 0,3 à 0,4 μ de large ; il est très mobile, grâce à de nombreux cils.

Dans les cultures (fig. 99), les bacilles sont toujours sporulés, c'est-à-dire qu'ils portent une spore à une de leurs extrémités. Cette spore est assez grosse, 3 ou 4 fois plus large que le bacille lui-même. Ce dernier prend alors l'aspect d'un clou, d'une épingle ou d'une baguette de tambour. Dans les cultures âgées on ne trouve plus que des spores isolées mélangées à des bacilles, ce qui rend le diagnostic difficile.

Il se colore facilement par toutes les couleurs d'aniline et garde le Gram.

Ses spores se colorent par les procédés ordinaires.

Caractères des cultures. — Le bacille du tétanos est exclusivement anaérobie. Il se contente cependant d'un vide relatif pour se développer. La température optima est de 37°.

Le *bouillon* ensemencé donne au bout de quelques heures un trouble plus ou moins accentué, qui s'éclaircit lentement, en déposant au fond du tube un dépôt pulvérulent. Le milieu prend une odeur caractéristique de corne brûlée. Il se dégage quelques bulles de gaz.

Le *lait* n'est pas coagulé.

Sur *gélatine*, ce microbe donne lieu, à 22°, au bout de 7 à 8 jours, à des colonies nuageuses à centre opaque blanc mat d'où partent des rayons disposés en auréole très fine. Elle se *liquéfie* vers le 12e jour.

Sur *gélose* les cultures ont le même aspect et donnent lieu à un dégagement de bulles de gaz.

Pas de cultures sur la *pomme de terre*.

Les spores sont extrêmement viables, elles peuvent résister plusieurs années à l'abri de l'air et de la lumière.

Le bacille du tétanos est très répandu sous forme de spores dans la terre, les matières fécales d'herbivores, etc. Ces spores, étant très résistantes peuvent persister très longtemps dans le sol.

Elles infectent les plaies déchiquetées et anfractueuses, et, par le fait qu'elles sont anaérobies, elles s'y développent très bien. Le bacille reste dans la plaie ; il ne pénètre jamais dans le sang. Il agit sur tout l'organisme par sa toxine qui se répand à distance en suivant les trajets nerveux. Le tétanos par le fait de la grande vitalité de ses spores peut évoluer très longtemps après l'infection, ce qui rend souvent la recherche de l'étiologie très difficile. On a vu des cas de tétanos n'éclater que de 40 à 80 jours après l'infection.

Les bacilles disparaissent quelquefois complètement de la plaie, mais la toxine est déjà sécrétée et agit. Il est très rare qu'on puisse retrouver dans une plaie les bacilles du tétanos et encore plus rare qu'on réussisse à les déceler dans le pus qu'elle sécrète. C'est surtout par la toxine qu'on fera le diagnostic en l'expérimentant sur les animaux.

Les travaux de Vaillard ont montré que les associations microbiennes favorisent beaucoup le développement du tétanos, car les autres microbes détournent à leur profit les phagocytes et les empêchent de s'emparer des spores tétaniques, avant qu'elles aient pu se développer. La spore tétanique, en effet, ne donne le tétanos que lorsqu'elle a pu donner naissance au bacille, qui est seul capable de sécréter la toxine.

III. ***Bacille d'Eberth.*** — Décrit en 1881 par Eberth, ce bacille a été cultivé et différencié par Gaffky en 1884. Il a été minutieusement étudié par Chantemesse et Widal.

Morphologie. — Dans l'organisme, il apparaît sous la forme d'un bâtonnet de 2 à 3 μ de long (voir fig. 124), à extrémités arrondies. Dans les cultures, et surtout dans les vieilles cultures sur gélose, il est plus polymorphe ; il se présente souvent sous l'aspect de longs filaments.

A l'état frais, ce bacille est extrêmement mobile.

Caractères des cultures. — Le bacille d'Eberth est un anaérobie facultatif; il pousse mieux, cependant, au contact de l'air.

Milieux liquides. — Le bacille ensemencé en *bouillon peptoné* donne un trouble uniforme en 8 ou 10 heures. Au bout de 24 heures, on voit à la surface une mince pellicule. Lorsqu'on agite le liquide, on voit se former des ondes soyeuses.

Au bout de 3 à 4 jours il se forme un dépôt abondant au fond du tube. Le liquide se clarifie et devient plus foncé.

En *eau peptonée*, les caractères sont les mêmes qu'en bouillon.

Milieux solides. — Sur *pomme de terre*, on admettait autrefois que les cultures présentaient un aspect caractéristique. On a reconnu depuis qu'il n'en est rien. En général, les cultures sont peu apparentes, elles se présentent sous forme d'un enduit transparent. D'autres fois, au contraire, il se produit des colonies jaunâtres, épaisses.

Sur *sérum solidifié*, il se forme un enduit blanc, plus ou moins opaque.

Sur *gélose*, colonies blanchâtres, à bords bleutés et translucides.

Le bacille d'Eberth *ne liquéfie pas la gélatine.*

Sur *plaques de gélatine*, les colonies sont bleutées, transparentes, à contours irréguliers. A la loupe, leur aspect est celui d'un iceberg. En *stries*, il se forme un enduit blanchâtre à bords irréguliers.

Le bacille d'Eberth se trouve dans les matières fécales des typhiques dès le troisième jour de la maladie.

Il existe presque constamment dans le sang des malades atteints de dothienentérie, dès le troisième jour et jusqu'à la fin de la troisième semaine. On le trouve souvent au niveau des taches rosées, presque toujours dans la rate.

On le décèle souvent dans l'urine des typhiques. Pour certains auteurs (Besson), on ne l'y trouverait que lorsque l'urine est albumineuse.

On peut le rencontrer encore dans le pus des ostéomyélites typhiques, dans les abcès sous-cutanés de la convalescence.

On le trouve parfois dans la vésicule biliaire. Il peut déterminer des septicémies sans localisation intestinale. Il peut causer des méningites, des broncho-pneumonies, des arthrites, des thyroïdites, etc.

Enfin, d'après certains auteurs, on pourrait le rencontrer à l'état saprophytique dans le tube digestif d'individus sains.

IV. **Colibacille**. — Le colibacille a été découvert en 1884 par Escherich.

Morphologie. — Elle est la même que celle du bacille d'Eberth.

Tous les caractères que nous avons décrits pour le bacille d'Eberth sont applicables au colibacille. La différenciation entre ces deux espèces, si voisines si tant est qu'elles soient différentes, est plutôt du ressort du laboratoire de bactériologie que du ressort du laboratoire de clinique.

Pour cette différenciation, on emploie surtout les milieux spéciaux suivants :

Bouillon lactosé tournesolé. — Bouillon contenant 2 pour 100 de lactose et quelques gouttes de teinture de tournesol.

Bouillon lactosé carbonaté. — Préparé en ajoutant au bouillon lactosé une petite quantité de carbonate de chaux.

Eau peptonée. — Peptone de Witte, 2 pour 100.

On emploie ce milieu pour la recherche de la *réaction de l'indol.* Pour cela, du 3e au 10e jour de la culture, on ajoute à l'eau peptonée 1 pour 10 de son volume de solution de nitrate de potasse (0,02 pour 100 d'eau), on additionne de quelques gouttes d'acide sulfurique. Si le liquide contient de l'indol, il se colore en rouge.

Caractères des cultures. — Ces diverses cultures permettent de rechercher les caractères distinctifs suivants :

Coli.	*Eberth.*
Bouillon lactosé tournesolé. — Vire au rouge.	Bouillon lactosé tournesolé. — Reste bleu.
Bouillon lactosé carbonaté. — Dégagement de gaz.	Bouillon lactosé carbonaté. — Pas de dégagement de gaz.
Lait. — Coagulé.	Lait. — Non coagulé.
Eau peptonée. — Réaction de l'indol.	Eau peptonée. — Pas de réaction de l'indol (ou très rare).
Cultures. — Non agglutinées par le sérum sanguin de typhique.	Cultures. — Agglutinées par le sérum de typhique.

Le colibacille est l'hôte constant du tube digestif de l'homme. On le trouve fréquemment dans le pus des abcès qui se forment au voisinage de l'intestin.

Pour les partisans de l'unité d'espèce des deux bacilles, les caractères de l'Eberth se résument à un affaiblissement de la vitalité du coli; sa pénétration et son séjour dans le sang paraissent être les facteurs les plus puissants de son éberthisation.

V. ***Bacilles paratyphiques***. — Ce terme a été employé pour la première fois par Achard et Bensaude. Les bacilles paratyphiques sont appelés paracolibacilles par certains auteurs (Widal). D'autres désignent sous ce nom certaines variétés seulement du paratyphique, celles qui se rapprochent davantage du coli.

Le bacille paratyphique possède les mêmes caractères *morphologiques* que le bacille d'Eberth. Les *cultures* sont semblables. Pour le différencier du bacille typhique, on donne les caractères suivants :

Il fait fermenter la dextrose, la maltose, la glycose, la mannite, mais non la saccharose; il rend l'agar neutre rouge fluorescent et l'éclaircit, de même que le colibacille; il ne coagule pas le lait et ne donne pas la réaction de l'indol. Il pousse bien sur de vieilles cultures d'Eberth raclées. Sur le milieu de Drigalski-Conradi il donne des colonies bleutées, comme celles du bacille d'Eberth.

Le bacille paratyphique a été isolé du sang de malades présentant des symptômes voisins de ceux de la dothiénentérie (fièvre paratyphoïde).

VI. ***Vibrion cholérique.*** — Découvert par Koch en 1 883 il a été étudié et expérimenté par Metchnikoff.

Morphologie. — Le vibrion cholérique a une longueur de 1, 2 à 2,5 μ sur 0,5 μ de large. Il est légèrement arqué et quelquefois contourné en S; il semble rectiligne lorsqu'il est vu par sa convexité. Il est très mobile grâce à la présence de cils, en nombre variable, mais moins nombreux que ceux du bacille d'Eberth. On peut en distinguer deux types : l'un très court en virgule, le bacille virgule du *choléra indien*; l'autre, presque rectiligne, plus long ou en spirale, le bacille du *choléra de Massaouah.*

Ce bacille se colore par toutes les couleurs d'aniline, mais il ne garde pas le Gram.

Caractères des cultures. — Il est très avide d'oxygène mais peut cependant végéter à l'abri de l'air. La température optima de développement est de 37°.

En *bouillon*, il donne lieu à un trouble uniforme avec un voile à la surface.

Il ne coagule pas le *lait.*

Sur *gélose*, ses colonies, blanches, ressemblent à celles du bacille d'Eberth.

La *pomme de terre* se couvre de colonies brun-grisâtre.

Sur *gélatine*, en piqûre, les colonies sont beaucoup plus nombreuses à la partie supérieure du tube; la *liquéfaction* de la gélatine commence en haut en formant une sorte de cupule, rappelant l'aspect d'une bulle d'air; elle progresse ensuite petit à petit de haut en bas.

Le milieu de choix est l'*eau peptonée* à 3 pour 100, neutralisée; le vibrion s'y développe extrêmement rapidement, en donnant dans la profondeur un trouble léger nuageux, et à la surface un voile mince blanchâtre très net.

Le vibrion cholérique se rencontre dans les grains riziformes des selles cholériques, accompagné de beaucoup d'autres espèces microbiennes. Les divers procédés employés pour l'isoler sont trop compliqués pour trouver place ici.

On l'a retrouvé dans les matières fécales, dans les eaux et même dans le sol contaminés.

CHAPITRE V

MALADIES VÉNÉRIENNES

I. ***Bacille du chancre mou.*** — Il a été découvert par Ducrey en 1889.

Morphologie. — C'est un bacille court, trapu, mesurant 1,5 à 2 μ de long sur 0,5 de large, à extrémités arrondies et quelquefois renflées.

Il ne prend pas le Gram et se colore mal, et seulement à ses deux extrémités, par les couleurs d'aniline. Il est immobile.

Caractères des cultures. — Il ne se cultive pas sur les milieux usuels, ce n'est que sur de la *gélose sanglante* ou dans du *sérum liquide* de lapin qu'on a réussi à obtenir des cultures peu abondantes.

Le pus du chancre doit être très largement ensemencé pour donner des colonies.

Le bacille de Ducrey se retrouve dans le chancre mou en grande quantité, dans les frottis ou dans les biopsies d'une parcelle du chancre. Il ne se trouve que très rarement dans le pus des bubons. Il est toujours accompagné de beaucoup d'autres espèces microbiennes associées.

II. ***Treponema pallidum.*** — Le spirochète de Schaudin est de découverte récente, et sa valeur étiologique dans la **syphilis** n'est pas encore une certitude absolument démontrée malgré les très nombreux travaux auxquels il a donné lieu depuis sa description. Il se rencontre dans certaines lésions spécifiques, dans la syphilis acquise comme dans la syphilis héréditaire.

Morphologie. — La description de ce microbe à type nouveau et sa place dans la classification ne sont pas encore définitives, mais on s'accorde à adopter pour le désigner le nom de *Treponema pallidum* plutôt que celui de Spirochète primitivement proposé.

C'est un organisme long, mince et flexueux, mobile dans les préparations fraîches, mesurant en moyenne 7 μ. Il est spiralé et l'on peut compter de 6 à 20 spires plus ou moins serrées, ses extrémités effilées se terminent chacune par un long cil.

La recherche du Tréponème dans les lésions syphilitiques se fait soit au moyen de frottis (fig. 105), soit dans des coupes

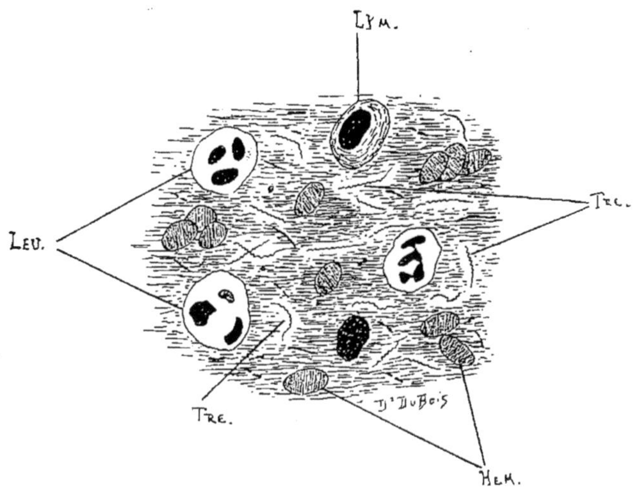

FIG. 105. — *Treponema pallidum* dans un frottis de chancre. — Immersion 1/16ᵉ. *TRE*, tréponème. — *LEU*, leucocytes polynucléaires. — *LYM*, lymphocyte. *HEM*, hématies.

d'organes (fig. 106). Les frottis s'obtiennent en étalant sur une lame, en couche aussi mince que possible, les produits de raclage des diverses lésions.

Les procédés de coloration seront indiqués plus loin (p. 431).

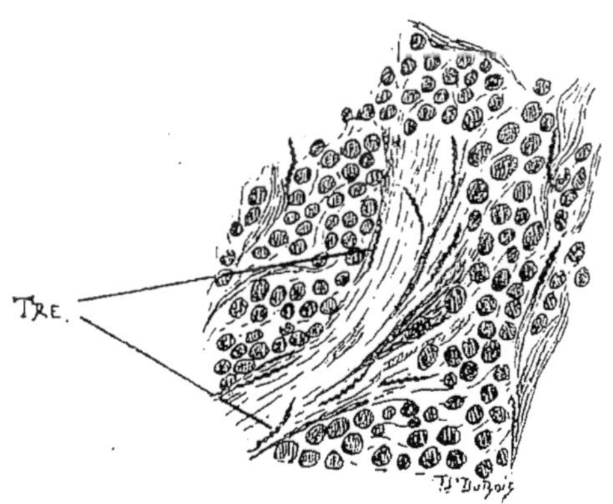

FIG. 106. — *Treponema pallidum* dans une coupe de chancre. — Immersion 1/12ᵉ. *TRE*, tréponème.

Le nom de *pallidum*, indique que le parasite apparaît, dans les frottis principalement, comme faiblement coloré et c'est là un des caractères qui permet de le distinguer d'autres agents, du *spirochète refringent* en particulier, qui se rencontre fréquemment dans les lésions des organes génitaux et qui, en plus de certains

CARACTÈRES DES CULTURES

	BOUILLON.	GÉLOSE.	GÉLATINE.	POMME DE TERRE.	SÉRUM SOLIDIFIÉ.	LAIT.	TEMPÉRATURE.
Staphylocoque pyogène.	Trouble uniforme rapide et abondant. Dépôt blanc ou jaunâtre au fond du tube.	Dès la 20ᵉ heure petites colonies, les unes blanches (albus), les autres jaunes (aureus) grasses et humides. Confluent très vite.	Petites colonies jaunes ou blanches. Liquéfie en 3 ou 4 jours avec dépôt jaune.	Colonies blanches ou jaunes très abondantes.	Comme pour la gélose.	Rapidement coagulé.	Température optima. 37° Températures extrêmes. 30° - 40°
Streptocoque pyogène.	Forme des grumeaux au fond du tube; en agitant trouble uniforme. Très grandes chainettes.	En 24 heures petites colonies blanchâtres un peu transparentes, apparence de semoule.	Petites colonies blanches opaques. Ne liquéfie pas.	»	Comme sur la gélose, milieu de choix pour conserver la virulence.	Coagule lentement en 3 ou 4 jours	37° 20° - 42°
Gonecoque.	Très peu de développement. *Avec liquide d'ascite* dépôt blanchâtre et voile crémeux.	Culture très grêle. *Gélose sanglante*, colonies ponctiformes transparentes.	*Acide*. Colonies blanchâtres. Ne liquéfie pas.	»	Colonies abondantes mais très petites.	»	37° 20° - 40°

Pneumocoque.	En 36 heures léger dépôt au fond du tube, peu de développement. Se développe mieux sur milieu sanglant.	Culture peu abondante, en 24 heures petites colonies transparentes, en gouttes de rosée, difficiles à voir. Se développe mieux sur gélose *avec liquide d'ascite*.	»	Légère traînée presque invisible.	*De lapin.* Milieu de choix, très petites colonies transparentes, très abondantes en 24 heures.	Coagulation rapide.	37° 20°-40°
Méningocoque de Weichselbaum.	Pas de culture. *Avec sérum liquide*, culture très peu abondante.	*Sanglante.* Petites colonies transparentes.	»	»	»	»	37°
Actinomycose.	*Glycériné.* En 5 à 6 jours, grains blancs granuleux de la grosseur d'un pois au fond ; trouble léger à la surface. Liquide clair.	*Glycérinée.* Au bout de 2 jours petites colonies sèches rugueuses adhérentes. Au 8e jour croûte épaisse, couleur grise, jaune, verte ou noire.	*Glycérinée.* Culture grêle. Liquéfie un peu et tardivement.	Au 8e jour petits grains grisâtres, puis croûte épaisse, jaune cerclée de noir, la pomme de terre devient brune autour.	Au 5e jour grains jaunes ou blanc vert qui confluent rapidement.	Pas de coagulation.	37° 20°-50°

CARACTÈRES DES CULTURES

	BOUILLON.	GÉLOSE.	GÉLATINE.	POMME DE TERRE.	SÉRUM SOLIDIFIÉ.	LAIT.	TEMPÉRATURE.
Bacille de la diphtérie.	Voile à la surface au bout de 24 heures. Puis le voile tombe au fond. Production d'acide.	Développement lent. Colonies très blanches et isolées.	Petites colonies punctiformes. Ne liquéfie pas.	»	Dès la 16e-18e heure nombreuses petites colonies grisâtres, épaisses au centre, en taches de bougie, très régulières.	Pas de coagulation.	Température optima. 37° Températures extrêmes. 20° - 42°
Bacille du charbon.	Culture en flocons qui tombent au fond du tube. Le liquide reste clair.	Colonies blanchâtres à bords dentelés.	*En piqûre* : Traînées blanchâtres avec filaments perpendiculaires. Colonies blanches, puis brunâtres. Liquéfie.	Colonies blanches devenant brunes.	Colonies blanc mat grisâtres. Souvent liquéfie légèrement.	Coagulation du 3e au 4e jour.	35° 14° - 45°
Bacille de l'influenza.	*Sanglant*. Trouble uniforme qui augmente pendant 3 jours, puis s'arrête.	*Sanglante*. Le seul milieu favorable. Colonies très fines en 24 ou 48 heures, comme des gouttes de rosée.	»	»	»	»	35° 26° - 42°
Bacille de la peste.	Au bout de 24 heures grumeaux crémeux au fond du tube et contre les parois. Le liquide reste clair, ensuite trouble uniforme.	Développement rapide. Colonies blanches transparentes à bords nets, puis enduit gluant blanchâtre.	Colonies jaunes, rondes. Ne liquéfie pas.	Se développe mal, quelques rares colonies blanc jaunâtre.	Se développe très peu.	Culture peu abondante, ne coagule pas. Produit de l'acide.	35° 20° - 40°

Bacille de la morve.	Dès la 24e heure trouble uniforme.	Au bout de 24 heures colonies blanches demi-transparentes, puis opaques.	Culture très peu abondante.	Milieu caractéristique, enduit épais, visqueux, luisant, d'abord jaune ambré, puis la pomme de terre devient verte et les colonies brunes.	Au bout de 48 heures colonies demi-transparentes, devenant opaques plus tard.	»	37° 23° - 42°
Vibrion cholérique.	Voile mince blanchâtre à la surface dès la 15e heure, puis précipité floconneux.	Strie blanchâtre sans caractère spécial. Développement rapide.	Petites colonies blanchâtres devenant granuleuses avec production de gaz. Liquéfie très vite	*Acidifiée* : Développement nul. *Alcalinisée* : Colonies épaisses, brunâtres.	Développement rapide en strie blanchâtre, qui devient brune, en liquéfiant un peu.	Pas de coagulation.	37° 12° - 40°
Bacille du tétanos (anaérobie)	Trouble au bout de 24 heures, puis s'éclaircit avec dépôt au fond. Odeur très fétide.	Culture moyenne peu caractéristique, donnant lieu à des gaz fragmentant le milieu.	Au 6e jour petits points nuageux avec aiguilles perpendiculaires. Production de gaz. Liquéfie au 10e jour.	Culture peu abondante et humide.	Culture peu abondante. Ne liquéfie pas.	Pas de coagulation.	38° 14° - 43°
Vibrion septique (anaérobie).	A la 15e heure trouble uniforme. Production de gaz fétides. S'éclaircit par dépôt.	Traînée blanche nuageuse se développant très vite avec forte production de gaz.	Longue traînée nuageuse. Liquéfie rapidement.	»	Liquéfie rapidement.	»	37° 15° - 41°

caractères morphologiques spéciaux, possède la propriété de se colorer fortement.

Burnet, dans les *Annales de Dermatologie et Syphiligraphie*, novembre 1905, donne le tableau suivant des caractères différentiels de l'agent de la syphilis et des spirochètes étrangers.

Treponema pallidum.	*Spirochètes étrangers.*
Très ténu.	Plus trapus.
10-26 spires.	Spires toujours moins nombreuses.
Difficile à colorer.	Faciles à colorer.
Teinte rosée par la méthode de Giemsa.	Teinte bleuâtre par la même coloration.
Extrémités pointues.	Extrémités mousses.

Localisations. — C'est dans les produits de raclage du chancre et surtout pendant sa période d'état que l'on trouve le plus facilement ce parasite. Les raclages de plaques muqueuses et de papules donnent moins souvent des résultats positifs. Dans le sang, sa présence a été indiquée une ou deux fois chez des syphilitiques à syphilis acquise, plus fréquemment chez des hérédo-syphilitiques. Il n'a pas encore été trouvé dans les lésions dites *tertiaires*.

Dans les coupes de chancre et de papules, c'est au niveau des espaces lymphatiques périvasculaires que l'on rencontre les tréponèmes, formant souvent des amas de filaments ondulés, noirâtres, enchevêtrés les uns dans les autres. Chez les hérédo-syphilitiques précoces, tous les organes en contiennent, répartis de préférence autour des vaisseaux, mais pouvant se rencontrer isolés entre les cellules de l'organe, loin de tout canalicule.

Il est nécessaire d'examiner les préparations avec une bonne immersion, et il faut savoir que dans certains accidents nettement spécifiques, même dans des chancres suivis d'accidents secondaires, il est parfois impossible de mettre le tréponème en évidence.

IIe SECTION

RECHERCHE DES MICROBES PAR COLORATION

CHAPITRE PREMIER

PRÉLÈVEMENTS

I. — PROCÉDÉS GÉNÉRAUX

Instruments. — Pour faire une coloration de microbes, il suffit d'avoir à sa disposition des lames et des lamelles bien propres, c'est-à-dire lavées à l'acide sulfurique au 1/3, puis à l'eau, dégraissées à l'éther et conservées dans un récipient contenant de l'alcool ; on a ainsi un matériel parfaitement propre et toujours prêt pour l'usage ; il faut en outre quelques réactifs colorants, un bec de Bunsen ou une lampe à alcool, de l'éther, du xylol et du baume du Canada.

Pour les prélèvements, outre les divers instruments qu'on emploie en clinique pour retirer les liquides de l'organisme (seringues, sondes, ventouses, etc.), on utilise beaucoup les pipettes effilées pour recueillir, soit pendant les interventions, soit dans les vases qui les contiennent, les produits à examiner. Ces pipettes sont des tubes de verre de 30 centimètres de long sur 5 millimètres environ de diamètre, fermés à leurs deux extrémités par un petit tampon d'ouate (fig. 107) ; ces tubes sont stérilisés au four à flamber. A l'aide d'une soufflerie on fait sur ces tubes deux étranglements à 2 ou 3 centimètres des extrémités, en ayant soin de ne pas brûler l'ouate. Puis on chauffe le centre et on étire jusqu'à ce que le tube soit devenu très mince ; on casse au milieu et on ferme à la lampe. On a ainsi deux pipettes parfaitement stériles et de même calibre. Pour les utiliser on casse l'extrémité fermée à la lampe et on aspire par le bout fermé à l'ouate le liquide à examiner. Si on veut conserver celui-ci, il suffit de refermer l'extrémité à la lampe.

Le mode de prélèvement des produits dont on veut faire une coloration directe diffère suivant la nature même de ces produits.

Les microbes sont presque tous visibles au microscope sans coloration, mais, à part quelques rares exceptions, il est impossible de différencier nettement leurs formes exactes à cause de leur réfringence. On a donc recours pour les faire apparaître à des réactifs colorants.

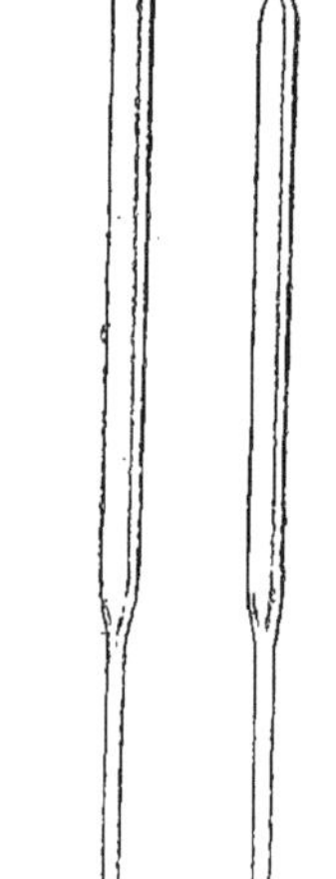

Fig. 107. Pipettes de verre.

La coloration des microbes a de nombreux avantages sur leur culture au point de vue clinique. Tout d'abord, elle est beaucoup plus simple, demande un outillage beaucoup moins compliqué et peut être effectuée par tout praticien possédant un microscope.

De plus, elle donne des résultats plus rapides et souvent plus exacts que la culture. En effet, en colorant directement les microbes contenus dans un produit pathologique, on leur conserve leurs rapports numériques les uns par rapport aux autres, tandis que dans les cultures, par le fait des différences de milieu et de température optima propres à chaque espèce microbienne, le développement de chaque espèce ne se fait pas dans les mêmes conditions; leurs rapports numériques ne sont donc pas conservés.

I. *Examen des crachats.* — Il faut se procurer des expectorations fraîchement émises; celles du matin, après le sommeil, contiennent le plus de bactéries. On les recueille dans un récipient propre ne contenant pas de liquide.

Pour faire la préparation, on cherche avec les aiguilles à dissociation à prélever une parcelle du crachat, un peu épaisse et résistante; pour faciliter ce prélèvement, on a recommandé de placer les crachats dans une soucoupe dont le fond a été noirci ou dans un cristallisoir de verre placé sur du papier noir; le crachat ressort mieux ainsi et il est plus facile de choisir une parcelle solide et épaisse.

On agite la petite quantité prélevée, qui ne doit pas dépasser le volume d'une grosse tête d'épingle, dans un peu d'eau stérilisée, pour la débarrasser du mucus qui l'entoure et des germes de surface qui proviennent de l'extérieur.

Après l'avoir agitée fortement pendant quelques minutes, on la place sur une lame de verre bien propre. Pour l'étaler également sur toute la surface de la lame, on procède ainsi : on applique, sur la première lame, une autre lame de manière à écraser le crachat, puis tenant une lame de chaque main entre le pouce et l'index, on fait exécuter à chacune un mouvement de va-et-vient, tout en les laissant bien appliquées l'une sur l'autre. Petit à petit la parcelle de crachat s'étale en couche mince, adhérente à chaque lame sur toute sa surface.

On peut procéder de même en écrasant la parcelle de crachat entre deux lamelles au lieu de deux lames, mais celles-ci, trop flexibles, ne permettent pas un étalement aussi mince ; de plus elles se cassent trop facilement.

Les préparations sur lames, quoique moins élégantes que les préparations sur lamelles, ont le grand avantage de présenter un champ de recherches beaucoup plus considérable.

Il arrive quelquefois, en faisant l'étalement du crachat entre les deux lames, que la quantité de crachat n'est pas suffisante pour s'étaler entièrement entre les deux lames, et que celles-ci adhèrent alors très fortement l'une à l'autre ; dans ce cas, il faut se garder de les séparer trop brusquement, ce qui détériorerait les éléments, il suffit d'introduire un peu d'eau entre les deux lames, qui se séparent alors très facilement.

Les préparations ainsi obtenues sont séchées à l'air ou à l'exsiccateur.

La recherche des microbes dans les *crachats* par simple coloration est très employée en clinique où elle rend de grands services, particulièrement pour la recherche du bacille de Koch dans la tuberculose pulmonaire.

Bacilles de Koch. — L'importance de la constatation du bacille de Koch est suffisamment connue pour que nous nous dispensions d'insister. Rappelons seulement que sa recherche par les méthodes de coloration ne fournit pas toujours des données suffisantes. Si, en effet, un résultat positif a une grande importance, un résultat négatif ne suffit pas pour faire rejeter le diagnostic de tuberculose. Il faut toujours, dans les cas douteux, avoir recours à d'autres moyens, en particulier à l'inoculation. Celle-ci est spécialement nécessaire dans les cas où l'on se propose de vérifier la réalité de la guérison apparente d'une tuberculose dans laquelle la présence des bacilles avait été constatée antérieurement.

Avant d'affirmer l'absence de bacilles de Koch, combien faut-il examiner de préparations ? Leube estime qu'il faut quelquefois en examiner 20 et plus avant de trouver 1 bacille. En pratique nous pensons qu'il est bon de faire toujours en même temps deux préparations. En cas de résultat négatif, le mieux est d'attendre un jour ou deux et d'examiner de nouveaux crachats. Si le résultat est encore négatif la troisième fois, on peut recourir à l'un des procédés d'homogénisation.

Il est toujours bon en tout cas de parcourir la préparation dans toute son étendue lorsqu'on ne trouve pas de bacilles au premier abord, ou lorsqu'on emploie un procédé de numération. Pour atteindre ce but, la platine mobile rend les plus grands services, car elle permet d'examiner toute la préparation d'un bout à l'autre, sans compter deux fois les mêmes bacilles.

Dans les sérosités et dans le sang, les bacilles de Koch ne se trouvent jamais qu'en très petite quantité.

Dans les crachats, il y a lieu de tenir compte dans une certaine mesure de **l'abondance des bacilles**. C'est ce qu'avait déjà indiqué Klebs. C'est en vertu de cette notion que Gaffky a proposé une échelle qui comprend des échelons allant de I à X, fixés d'après le nombre de bacilles trouvés dans un champ microscopique :

Échelle de Gaffky.

I.	1 à 4 bacilles de Koch seulement dans toute la préparation.		
II.	1 bacille seulement dans plusieurs champs microscopiques.		
III.	— en moyenne dans chaque champ.		
IV.	2-3 bacilles	—	—
V.	4-6	—	—
VI.	7-12	—	—
VII.	Bacilles assez nombreux		—
VIII.	— nombreux		—
IX.	— très nombreux		—
X.	Énorme quantité de bacilles		—

Cette échelle est comprise pour la grandeur d'un champ microscopique donné par une immersion homogène 1/12 et un oculaire II.

Procédé de Ritter. — On établit une formule dans laquelle le numérateur est représenté par le nombre des bacilles, le dénominateur par le nombre des champs microscopiques parcourus; ainsi 1/6e signifie qu'on a trouvé 1 bacille dans 6 champs. Ce procédé est au fond moins pratique qu'il ne paraît à première vue. Ce qu'on cherche, c'est d'obtenir des résultats facilement comparables; or, si l'on trouve une fois 4/7e et l'autre fois 7/22, il faudra faire un calcul assez compliqué pour comparer exactement les deux cas.

On recommande, avec les procédés ci-dessus, de choisir dans les crachats plusieurs particules purulentes et de les étaler sur une même lame, de façon à obtenir une sorte de moyenne.

Quel que soit le procédé de numération employé, il faut toujours se rappeler que les chiffres obtenus n'ont rien d'absolu.

D'une part, les crachats ne forment pas une masse homogène ; à côté de points purulents contenant une masse de bacilles, on en trouve d'autres plus ou moins muqueux, pauvres en germes pathogènes.

En pratique, il suffit généralement de savoir si les bacilles sont très rares, peu nombreux ou nombreux.

D'autre part, le pronostic ne dépend pas uniquement du nombre des bacilles; entre autres facteurs il importe de tenir compte de leur virulence.

L'aspect des bacilles de Koch dans les crachats n'est, d'ailleurs, pas toujours le même. Depuis longtemps on a attribué une signification favorable aux bacilles granuleux et mal colorables. Avec Piéry et Mandoul, on peut distinguer : des bacilles homogènes courts et des diplobacilles, des bacilles homogènes longs, des bacilles moniliformes courts, des bacilles moniliformes longs et des paramoniliformes. Ces différences d'aspect ne seraient pas dues à des artifices de préparation mais seraient en rapport avec les formes cliniques de la tuberculose : les premiers types de bacilles appartiennent aux formes graves de la maladie et les derniers aux formes bénignes.

Bacilles saprophytes. — Les bacilles acido-résistants saprophytes peuvent se rencontrer chez l'homme. Ils sont surtout intéressants à cause de la confusion avec le bacille de Koch à laquelle ils peuvent donner lieu.

Chez l'homme sain, on en a trouvé dans le smegma, le cérumen, le mucus, l'urine, etc.

Chez l'homme malade, on en a signalé dans les crachats de la gangrène pulmonaire (Zahn, Rabinowitch).

Si toute cette question est du plus haut intérêt au point de vue théorique, si l'on peut, par des moyens artificiels, faire perdre au bacille de Koch presque tous ses caractères distinctifs, il n'en reste pas moins établi actuellement que, pratiquement, le bacille de Koch tel qu'on le rencontre chez l'homme tuberculeux peut être différencié des acido-résistants saprophytes de l'organisme par les caractères suivants :

Le bacille de Koch est celui qui résiste le plus à l'action des acides. Il ne pousse que difficilement, lentement et sur milieux spéciaux.

De plus les acido-résistants saprophytes inoculés au cobaye ne produisent pas les lésions typiques qu'engendre le bacille de Koch.

Enfin, les bacilles acido-résistants ne sont ni agglutinogènes ni agglutinables par les sérums tuberculeux (P. Courmont et Descos).

Microcoques. — La recherche dans les crachats du pneumocoque, dans la pneumonie ou dans les complications de cette maladie, ainsi que celle du bacille de Pfeiffer-Teissier, dans la grippe, peuvent avoir un intérêt clinique pour la pathogénie de l'affection et par là donner des indications pour le traitement.

Enfin la coloration des crachats peut renseigner sur l'existence d'infections microbiennes mixtes; c'est ainsi que dans la tuberculose on peut rencontrer des pneumocoques ou des streptocoques avec des bacilles de Koch.

Ces associations jouent un certain rôle dans l'évolution de la maladie et peuvent être justiciables de certaines médications (sérums antistreptococciques par exemple).

II. ***Examen du pus.*** — Le pus est prélevé soit au moyen d'une seringue, par ponction de la collection purulente, soit à l'aide d'une pipette effilée, au moment de l'ouverture de cette collection. Il est évident que la seringue doit être soigneusement stérilisée avant d'être employée et qu'elle ne doit contenir aucun liquide antiseptique.

Le pus ainsi recueilli, on en met, sur 5 ou 6 lames, une goutte qu'on étale en couche mince, en se servant soit du procédé d'étalement indiqué pour le sang (voy. fig. 108), soit de celui employé pour les crachats. On peut aussi en laisser tomber une goutte sur une lamelle, qu'on recouvre d'une autre; on les sépare ensuite; on obtient ainsi des préparations très minces.

Pour les surfaces muqueuses sécrétant du pus, comme par exemple, dans les vaginites, bartholinites, etc..., il suffit d'appliquer une lame bien propre sur la surface enflammée, puis d'apposer une deuxième lame sur la première; on a ainsi de même deux préparations très minces.

Pour le pus urétral de l'homme, on procède de la façon suivante : tenant de la main droite entre le pouce et l'index une lame par une de ses extrémités, on l'approche de très près de l'extrémité du gland, sans le toucher; de la main gauche on masse le canal d'arrière en avant, jusqu'à ce qu'on ait réussi à faire sourdre une goutte de pus par le méat. En approchant alors la lame de verre, on recueille cette goutte qu'on étale comme on l'a vu plus haut. Pour faire cette recherche il faut que le malade n'ait pas uriné depuis plusieurs heures, pour qu'il y ait du pus dans son canal.

Les *pus* sont, en général, très riches en microbes, leur coloration est donc un moyen rapide de diagnostic de l'agent pathogène et peut donner ainsi des indications thérapeutiques. On rencontre parfois des pus qui ne contiennent pas de microbes, ce sont le plus souvent des pus graisseux, c'est-à-dire dont les leucocytes sont remplis de gouttelettes graisseuses. Ils sont toujours dus à des inflammations très chroniques, durant depuis plusieurs semaines ou plusieurs mois; à l'examen direct, ils ne contiennent plus de microbes, ce sont des *pus stériles*.

Les *pus septiques* au contraire contiennent toujours beaucoup de micro-organismes. L'examen par la simple coloration permet d'y reconnaître certaines espèces microbiennes, qui éclairent souvent la pathogénie du cas; on y trouve le plus souvent, et par ordre de fréquence, des staphylocoques, des streptocoques, des pneumocoques, des colibacilles, des gonocoques, etc.

La présence de streptocoques en abondance dans le pus d'une ponction de la plèvre, dans une vomique provenant d'une pleurésie interlobaire, implique certaines mesures thérapeutiques, telles que l'ouverture large de la plèvre, tandis que la présence de staphylocoques et surtout de pneumocoques peut permettre parfois la simple thoracentèse.

Le *pus tuberculeux* contient peu de bacilles de Koch, il faut avoir recours à la centrifugation ou à des procédés spéciaux pour les y déceler par la simple coloration.

Le *pus actinomycosique* doit être examiné d'une façon spéciale pour y retrouver l'organisme spécifique (voy. p. 384).

III. ***Examen des exsudats des muqueuses.*** — La coloration des microbes dans les mucosités, ou dans les fausses membranes qui se trouvent sur les muqueuses, a une grande importance clinique.

Pour faire le prélèvement, s'il s'agit de mucosités, on peut se servir d'une lame ou d'une anse de platine qu'on promène sur la muqueuse à examiner; s'il existe des fausses membranes, on cherche à en détacher une parcelle avec le fil de platine.

Il est préférable, surtout chez les enfants qui bougent beaucoup, d'utiliser un instrument moins pointu. On se sert du petit dispositif suivant que l'on trouve dans tous les laboratoires, tout stérilisé et tout prêt : il consiste en un simple fil de fer dont l'extrémité inférieure est entourée d'ouate de manière à former un tampon étroit mais allongé ; l'extrémité supérieure du fil est tordue en boucle et forme manche ; le fil de fer ainsi préparé est placé dans un tube à essai, bouché à l'ouate et stérilisé au four à flamber. C'est ce que l'on appelle un *écouvillon*.

Pour l'utiliser, on le retire aseptiquement du tube à essai et on le promène, en appuyant un peu fortement, sur la muqueuse à examiner.

La substance prélevée soit à l'anse de platine soit avec l'écouvillon est alors délayée dans une goutte d'eau stérilisée, qu'on a déposée au centre d'une lamelle tenue par une pince de Cornet. On voit la goutte d'eau se troubler et on l'étale sur toute la surface de la lamelle.

Si l'on a affaire à un débris de fausse membrane, recueilli sur les amygdales, il est quelquefois très difficile de le délayer suffisamment pour obtenir une préparation mince. On a proposé (Deguy et Patry) un procédé permettant cet étalement, tout en gardant aux microbes leur place respective dans la fausse membrane, par la destruction de la fibrine qui la compose.

Pour cela, on prélève un petit fragment de fausse membrane de 1 ^{mm}, à 1^{mm},5 de diamètre, aussi mince que possible. On le lave en l'agitant dans de l'eau stérilisée pour le débarrasser des impuretés de surface. On le place ensuite sur une lame avec quelques gouttes d'une solution de bleu alcalin de Lœffler (voy. p. 428). Au bout de 10 à 15 minutes, on lave à l'eau distillée, on enlève l'excès d'eau à l'aide de papier buvard et on met 1 goutte d'une solution de potasse à 1/20, qu'on laisse agir pendant 20 à 30 minutes. On enlève l'excès de potasse au papier buvard et on verse sur la préparation une goutte de silicate de potasse liquide ; on couvre d'une lamelle, en évitant avec soin les bulles d'air ; on écrase légèrement la préparation en pressant un peu sur la lamelle et on met le tout à l'étuve jusqu'à dessiccation complète.

Si la préparation est bien réussie, elle doit avoir une belle coloration violette ; la fibrine est entièrement dissoute et les bactéries ont conservé leurs places respectives.

L'examen par la coloration directe des *exsudats des muqueuses*, mucosités ou fausses membranes, a une très grande importance clinique surtout lorsqu'il s'agit de fausses membranes provenant de la gorge.

Cet examen direct indique souvent mieux que les cultures, lorsqu'il y a association, la vraie flore microbienne; il donne surtout des renseignements plus exacts sur l'abondance des microbes et sur le rapport numérique des espèces les unes par rapport aux autres.

Il est aussi permis de penser que la constatation de microbes sur les frottis a pratiquement plus[1] de valeur que dans les cultures, parce qu'elle indique non seulement comme ces dernières leur simple présence, mais encore leur abondance et leur pullulation spontanées.

Il faut avoir recours à l'examen direct par la coloration du mucus ou des fausses membranes dans tous les cas d'*angine*, concurremment et parallèlement avec les cultures, pour pouvoir attribuer réellement la pathogénie de l'affection au microbe le plus abondant.

Dans les angines simples, on rencontre le plus souvent, en association ou pur, le streptocoque, le staphylocoque ou le pneumocoque.

Les angines diphtériques sont caractérisées par la présence du bacille de Lœffler, dans l'une de ses trois variétés, court, moyen ou long. Il peut être pur ou associé à d'autres espèces microbiennes (streptocoque, staphylocoque, pneumocoque, bacterium coli, etc.). L'association avec le streptocoque paraît être la plus grave, elle peut donner lieu à de vraies septicémies.

Il faut se rappeler que le bacille de Lœffler peut exister dans la gorge, en donnant lieu à une simple inflammation sans fausses membranes; il est donc indispensable de faire l'examen direct du mucus de l'arrière-gorge et des amygdales, lorsqu'elles sont enflammées.

Le bacille de la diphtérie peut persister, surtout sur la muqueuse nasale, très longtemps après la disparition des accidents locaux. Ce fait est généralement considéré comme ayant une grande importance au point de vue de la prophylaxie et de la transmission de la diphtérie. A tort ou à raison, on admet qu'un malade ne doit être considéré comme ayant cessé d'être contagieux que lorsque ses mucosités buccales, pharyngiennes et nasales, ne contiennent plus de bacilles de Lœffler.

Enfin, l'examen des exsudats des muqueuses permet la distinction des fausses membranes d'avec les autres affections de la gorge (noma et muguet).

IV. ***Examen des sérosités.*** — Pour les sérosités normales et pathologiques, y compris le liquide céphalo-rachidien, on procède comme pour l'examen cytologique (voy. p. 275). Il faut toujours opérer sur des quantités un peu considérables de liquide et avoir soin de défibriner les sérosités coagulables. On fait plusieurs préparations comme pour la cytologie.

Les sérosités des épanchements contiennent, en général, peu de microbes, leur recherche par la coloration est donc très ardue; d'où la nécessité de procédés spéciaux que nous décrirons plus loin.

Pour le liquide céphalo-rachidien, il faut centrifuger aussitôt après la ponction dans un tube à bout effilé, recueillir le culot, en faire des frottis. Ou bien laisser reposer à l'abri de l'air dans un verre de montre pendant vingt-quatre à quarante-huit heures. Au bout de ce laps de temps, il s'est souvent formé, dans les cas de méningite, un petit flocon fibrineux. C'est celui-ci qu'on étale sur lames et qu'on examine.

V. ***Examen des urines.*** — L'urine doit être fraîchement émise ou retirée avec la sonde. La pullulation des germes s'y faisant très rapidement, elle peut changer les rapports de nombre des diverses espèces microbiennes que le liquide contient. On peut remédier à cet inconvénient en ajoutant à l'urine, comme on l'a vu pour la sédimentation (p. 169) et dans les mêmes proportions une solution de thymol.

On centrifuge l'urine; la centrifugation doit être rapide et continuée longtemps, en décantant la partie supérieure et rajoutant successivement du liquide, jusqu'à ce qu'on obtienne un petit culot blanchâtre. Le culot, recueilli avec une pipette effilée, est étalé sur des lames et desséché à l'air, ou mieux à l'exsiccateur, à l'abri des poussières de l'air.

On peut aussi (Trevithick) centrifuger l'urine, décanter le liquide clair qu'on remplace par de l'eau distillée, centrifuger de nouveau, laver de nouveau puis centrifuger encore ; de cette façon on se débarrasse des sels dissous dans l'urine qui se déposeraient lorsqu'on sèche la préparation.

On emploie aussi quelquefois le procédé suivant (de Vos) : on dilue de l'albumine de l'œuf dans quatre fois son volume d'eau distillée ; après avoir agité, on recueille le liquide opalescent qui surnage. On ajoute 10 cc. de ce liquide à l'urine à examiner, on agite ; on chauffe doucement au bain-marie, il se forme des flocons dans lesquels on découvre les bacilles.

La coloration des microbes dans l'*urine* est surtout utilisée en clinique pour rechercher l'élément pathogène (gonocoque, staphylocoque, streptocoque, colibacille, bacille d'Eberth, pneumocoque, etc.), lorsque l'urine est déjà purulente, à un degré plus ou moins marqué, dans les *cystites* ou les *pyélonéphrites.* Mais c'est surtout la recherche du bacille de Koch, qui est importante pour la *tuberculose.* Sa présence est pathognomonique au moins dans certaines conditions, tandis que tous les autres microbes peuvent ne s'y trouver qu'à titre d'infection secondaire.

On sait depuis plusieurs années que certaines maladies infectieuses, surtout la *fièvre typhoïde*, peuvent s'accompagner d'élimination du bacille pathogène par les urines. Cette élimination se fait par décharges plus ou moins intenses et souvent très persistantes. Ces bactéries peuvent provenir soit de l'infection générale sans inflammation rénale, soit d'une simple pullulation microbienne dans la vessie même sans inflammation.

La constatation de ces décharges de microbes, appelées *bactériuries*, est chose facile par la simple coloration du dépôt urinaire et peut avoir une grande importance clinique pour le pronostic.

VI. — **Examen du sang.** — Le sang recueilli par piqûre aseptique d'un doigt, ou par ponction de la veine, est étalé en couche mince sur la lame ou entre deux lamelles. La couche de sang doit être très uniforme et très mince. Pour cela, on laisse tomber une goutte de sang sur une des extrémités d'une lame; puis, avec le bord d'une lamelle rodée, formant un angle de 45° avec la surface de la lame et tenue entre le pouce et l'index de la main droite, tandis que la main gauche tient solidement et horizontalement la lame, on étend en couche mince et régulière la goutte de sang, en faisant glisser la lamelle sur la lame (fig. 108). Ou bien, on laisse tomber une goutte de sang sur une lamelle, on applique immédiatement dessus une autre lamelle, on comprime légèrement entre le pouce et l'index et on sépare les deux lamelles en les tirant doucement; il est bon de ne pas les superposer exactement de façon à pouvoir les saisir par leurs angles.

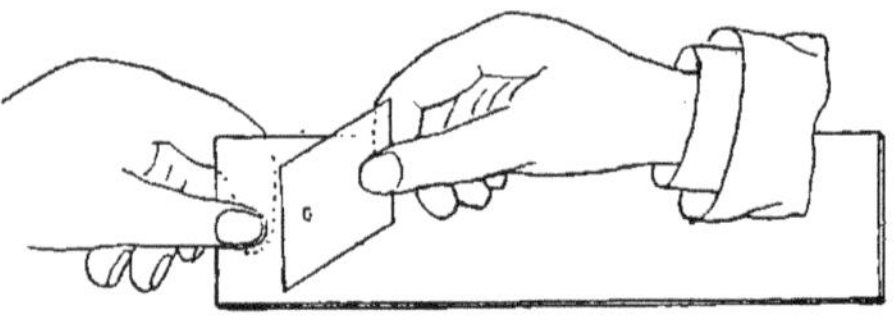

Fig. 108. — Étalement du sang.

Pour faire une recherche de microbes dans le sang par coloration, il faut toujours faire un grand nombre de préparations, pour avoir des chances suffisantes de rencontrer les germes. Le sang ne contenant, en effet, sauf dans quelques cas particuliers, que très peu de microbes dans les diverses maladies infectieuses où l'on peut en rencontrer, il est presque toujours nécessaire d'avoir recours aux procédés spéciaux ou aux cultures.

La recherche des microbes dans le *sang* par simple coloration ne convient qu'à certaines maladies dans lesquelles ce milieu est riche en micro-organismes; telles sont : la *fièvre récurrente*, où l'on trouve dans le sang du malade, pendant l'accès seulement, les spirilles caractéristiques, et le *charbon* avec la bactéridie charbonneuse.

Nous ne faisons que rappeler ici qu'on peut retrouver dans le sang des protozoaires, filaires, etc. (voy. p. 360).

VII. **Examen des selles.** — On choisit dans les selles une parcelle solide qu'on écrase et qu'on étend en couche mince sur une lamelle; ou bien avec une anse de platine on prélève un peu de selle liquide et on l'étale sur la lamelle. On laisse sécher et on fixe.

Dans certains cas, pour la recherche du bacille de Koch notamment, on recommande de constiper le malade, en lui donnant du bismuth. On fait alors la recherche des bacilles sur la croûte noire consistante qui entoure la selle. Cette croûte, ayant été en contact intime avec les ulcérations intestinales, a plus de chance de contenir des bacilles que l'intérieur des fèces.

On peut encore (Strassburger) délayer une petite quantité de matières dans quelques centimètres cubes d'eau, séparer grossièrement les parties les plus volumineuses par une centrifugation rapide, recueillir le liquide qui surnage et le diluer dans de l'alcool, centrifuger de nouveau et examiner le culot.

Un autre procédé est le suivant (de Nabias) : on délaie une assez grande quantité de matières fécales dans un récipient avec de l'alcool à 40° jusqu'à désagrégation complète. On ajoute une légère couche d'éther. On remue un instant, puis on laisse reposer. La couche d'éther surnage; celui-ci s'évapore assez rapidement. Il se forme à la surface un léger voile. C'est dans celui-ci qu'on recherche les bacilles.

L'examen bactériologique des *selles* par coloration directe a une grande importance clinique pour le diagnostic des diarrhées infantiles : suivant l'espèce microbienne rencontrée, la thérapeutique variera : ainsi les simples diarrhées dyspeptiques avec du bacterium coli seront traitées autrement que les entérites à streptocoques ou à bacilles d'Eberth.

Cet examen sert aussi pour le diagnostic du choléra.

Il rend encore de grands services pour distinguer les entérites chroniques simples de la dysenterie, dans laquelle on trouve le bacille décrit par Chantemesse et Widal.

Par contre, chez les tuberculeux, le bacille de Koch dans les selles pouvant provenir de la déglutition des crachats, sa présence n'aura de valeur pour le diagnostic des ulcérations tuberculeuses de l'intestin que dans les cas où les crachats en seraient eux-mêmes indemnes.

Chez les enfants, ou chez certains malades qui ne savent pas expectorer leurs crachats, la recherche du bacille dans les selles peut suppléer à leur recherche dans les crachats.

VIII. ***Examen de tissus***. — 1. **Sur frottis**. — On peut vouloir examiner la flore microbienne de divers tissus, sans être obligé pour cela de leur conserver leurs places respectives. Dans ce cas, après avoir recueilli avec les précautions d'asepsie convenables le fragment de tissu, on fait dans son intérieur une coupe fraîche avec un scalpel stérile et on applique directement la surface de coupe sur une lame bien propre. On la frotte sur toute la longueur de la lame en pressant un peu le fragment de manière à faire sourdre le liquide. On obtient ainsi une couche suffisamment mince.

2. **Sur coupes.** — Par contre, des coupes histologiques colorées sont indispensables quand il y a lieu d'étudier la répartition exacte des microbes dans les organes.

Les pièces à couper, qu'elles proviennent d'opérations chirurgicales, de biopsies ou d'autopsies, doivent être recueillies le plus vite possible après leur prélèvement, avec toutes les précautions d'asepsie désirables; coupées en fragments cubiques de 1 centimètre de côté environ, elles sont placées dans un liquide fixateur.

On emploie, le plus souvent, le sublimé acétique ou le liquide de Flemming (p. 325 et 326), ou encore la solution suivante :

Sublimé à saturation dans l'eau	500	grammes.
Acide chromique, solution à 1 pour 100.	500	—
Acide osmique.	1	—
Acide acétique glacial	100	—

Après un séjour de 12 heures dans le liquide fixateur, suivi de lavage, le morceau est déshydraté par des passages successifs dans des alcools à des taux progressifs de concentration de 60° à 100°, pendant 24 heures dans chaque alcool. L'inclusion se fait à la paraffine, après un passage de 24 heures dans le xylol, par les procédés histologiques ordinaires.

Le morceau doit être débité en coupes très minces et très égales pour qu'on puisse bien voir les microbes; elles ne doivent pas avoir plus de 7 μ d'épaisseur.

La coupe est placée bien étalée sur une lame recouverte d'une couche mince d'un mélange à parties égales de blanc d'œuf et de glycérine. On met le tout à l'étuve; l'albumine se coagule et fixe intimement la coupe à la lame, elle ne peut plus se décoller. On déparaffine au xylol, on lave à l'alcool et on traite la coupe comme un frottis, avec quelques modifications que nous verrons plus loin.

La recherche par coloration des microbes *dans les tissus* a une certaine importance en clinique. Suivant que l'on veut conserver aux micro-organismes cherchés leurs places respectives par rapport aux régions ou par rapport aux cellules, on aura recours aux frottis ou aux coupes sériées.

Les fragments de tissus à examiner peuvent provenir d'opérations, de biopsies ou d'autopsies; on peut avoir aussi à examiner des débris de tumeurs évacuées par la bouche ou par le rectum.

On peut faire le diagnostic du lupus d'avec le farcin en trouvant les bacilles de Koch dans le fragment enlevé par une biopsie.

Lorsqu'il s'agit de pièces recueillies à l'autopsie, il faut se rappeler que les pullulations qui se font après la mort peuvent fausser complètement les résultats; il faut donc, lorsqu'on veut faire un examen bactériologique, procéder à l'autopsie le plus tôt possible après le décès.

C'est surtout dans l'expérimentation sur les animaux, après la mort de l'animal, que l'examen des tissus est important pour y rechercher le microbe inoculé. C'est ainsi qu'on fera des coupes ou des frottis des organes des animaux inoculés avec des produits pathologiques pour y rechercher le bacille de Koch, le tétanos, le pneumocoque ou le charbon.

Suivant le mode d'inoculation employé, la méthode des coupes peut être indispensable pour chercher la voie suivie par les bacilles.

II. — PROCÉDÉS SPÉCIAUX

Lorsqu'il s'agit de rechercher les microbes par coloration dans un liquide coagulable, tel que le sang et les épanchements séro-fibrineux, on est gêné par le coagulum qui en se formant emprisonne les micro-organismes dans ses mailles.

Il est donc indiqué alors ou bien d'empêcher la formation du caillot au moyen d'une substance anti-coagulante, ou bien de dissoudre le coagulum fibrineux de façon à obtenir un liquide homogène qu'on puisse centrifuger ou laisser déposer. Tel est le but que poursuivent les procédés spéciaux dont la description va suivre.

Causes d'erreur. — La plupart de ces procédés sont longs et compliqués. Ils exigent tous, pour éviter les causes d'erreur, de prélever le sang ou les sérosités selon les règles d'une asepsie parfaite.

On a prétendu aussi que certains des réactifs employés modifiaient les caractères morphologiques des bacilles et leur réceptivité pour les couleurs, mais, en fait, les diverses critiques formulées à ce point de vue s'adressent plutôt aux procédés de coloration défectueux employés par certains auteurs, qu'aux méthodes de prélèvement et de concentration elles-mêmes.

I. — Homogénisation.

a. **Par la soude ou la potasse** (Biedert). — On additionne les crachats à examiner de 6 à 8 fois leur volume d'une solution de 1 à 2 pour 100 de potasse ou de soude caustique ou, ce qui revient au même, on ajoute à une cuillerée à soupe de crachats deux cuillerées à soupe d'eau additionnées de 8 à 10 gouttes de lessive de soude. On porte le mélange à l'ébullition dans une capsule de porcelaine jusqu'à obtention d'une masse homogène ; on ajoute encore une certaine quantité d'eau, on centrifuge ensuite ou on laisse déposer. On recherche les bacilles dans le sédiment.

b. **Par la soude** (Bezançon, Griffon et Philibert). — A 5 centimètres cubes de sang, ou de sérosité coagulable, déposés dans un mortier (caillot et sérum réunis), on ajoute 5 centimètres cubes d'eau distillée et 5 gouttes de lessive de soude ; on broie le caillot jusqu'à ce qu'il soit presque dissous dans la partie liquide ; on additionne alors cette masse de 20 centimètres cubes d'eau et l'on fait bouillir le tout dans une capsule de porcelaine pendant 10 minutes ; on répartit alors le liquide dans deux tubes du centrifugeur, puis on centrifuge pendant 10 minutes environ. Le culot obtenu est déposé sur lames, fixé et coloré.

c. **Par l'eau de Javel** (Lannoise et Gérard). — On ajoute aux crachats 10 fois leur volume d'eau de Javel au 1/5 ; on agite énergiquement, puis on centrifuge en décantant et rajoutant du liquide plusieurs fois, de façon à réunir tout le culot dans un seul tube. On ajoute au dépôt 5 ou 6 gouttes de solution de soude à 4 pour 100 ; on finit de remplir le tube avec de l'eau distillée puis on centrifuge une dernière fois.

d. **Par l'ammoniaque** (Dilg). — On prend 5 à 10 centimètres cubes de crachats auxquels on ajoute quelques gouttes d'ammoniaque pour obtenir un liquide homogène ; on mélange avec une quantité égale de solution de chlorure de sodium à 25 pour 100, puis on centrifuge. Les bacilles se concentrent dans les couches supérieures du liquide.

e. **Par l'eau oxygénée** (Sorgo). — On agite énergiquement dans un tube 5 à 10 centimètres cubes de crachats de façon à obtenir une masse aussi homogène que possible ; puis on ajoute une certaine quantité d'eau oxygénée qui produit une forte effervescence. On dissout alors dans l'alcool l'écume qui s'est formée et l'on centrifuge énergiquement. Les bacilles sont tous réunis dans le culot.

On avait pensé que l'homogénisation par ces divers agents pourrait enlever aux bacilles leurs réactions colorantes par dissolution de la coque qui les entoure. L'expérience a prouvé qu'il n'en était rien. Comme l'ont montré Sabrazès et Matthys, les bacilles de Koch sont encore parfaitement colorables après un séjour de 24 heures en présence de lessive de soude ou d'ammoniaque.

2. — Digestion.

a. **Par la pancréatine** (Spengler). — 5 à 10 centimètres cubes de crachats, placés dans un vase conique, sont additionnés d'environ 10 fois leur volume d'une solution à 2 pour 100 de soude et de 0,50 de pancréatine du commerce ; on mélange le tout et l'on porte à l'étuve à 38°-40° pendant 24 heures. Au bout de ce laps de temps, les crachats sont digérés et les bacilles se trouvent dans le résidu au fond du verre. Lorsqu'on craint d'être gêné pour le traitement ultérieur par l'alcalinité du milieu, on peut, après décantation, laver à l'eau distillée et centrifuger.

Lorsqu'on cherche par ce procédé des bactéries autres que le bacille de Koch, il suffit d'ajouter au mélange, pour éviter la pullulation des germes, ou l'introduction de micro-organismes du dehors, quelques gouttes d'un antiseptique, par exemple de solution alcoolique saturée d'acide salicylique ou de thymol, ou de l'étendre de 1/5e de son volume d'eau chloroformée saturée.

On rejettera pour cet usage celles des pancréatines du commerce qui contiennent du carbonate de chaux ou d'autres substances insolubles.

b. **Par la pepsine. — Inoscopie** (A. Jousset). — La technique est un peu différente selon qu'il s'agit de sang ou de liquide séro-fibrineux.

Sang. — 30 centimètres cubes de sang recueillis aseptiquement par ponction veineuse sont laqués dans 150 à 200 grammes d'eau distillée stérilisée. Au bout de deux ou trois heures, on filtre sur une compresse bouillie dans l'eau alcaline. On lave à l'eau distillée sur la compresse jusqu'à obtention d'une fibrine à teinte blanc rosé.

On peut aussi recueillir le sang au moyen de ventouses scarifiées. On le laisse alors se coaguler spontanément, puis on procède comme ci-dessus.

Épanchements. — Pour les liquides séro-fibrineux, on recueille aseptiquement au moins 100 centimètres cubes de liquide, on attend la coagulation, on filtre et on lave comme pour le sang.

Pour les liquides qui ne contiennent pas de fibrine, on procède de la manière suivante : le liquide est additionné de 1 à 3 volumes d'eau ; on ajoute 30 à 40 grammes de plasma salé (composé de plasma de cheval et d'eau salée). Lorsque la coagulation s'est produite, on procède comme ci-dessus.

Le lavage de la fibrine achevé, on recueille sur la compresse les flocons au moyen d'une spatule flambée. On les place dans un flacon à large goulot bouché à l'émeri ; on verse dans le flacon, suivant l'importance du caillot, 10 à 50 centimètres cubes de suc gastrique artificiel dont la composition est la suivante.

Pepsine en paillettes du Codex. .	1 à 3 grammes.
Glycérine pure.	àà 10 centimètres cubes.
Acide chlorhydrique à 22° Baumé.	
Fluorure de sodium.	3 grammes.
Eau distillée	1000 —

Le flacon est placé à l'étuve entre 38° et 45° ; il doit être agité toutes les demi-heures environ. La digestion est achevée en deux ou trois heures. On centrifuge, puis on cherche les bacilles dans le culot. Pour la recherche des bacilles de Koch, Jousset conseille le procédé de Gabet.

3. — Hémolyse.

1. **Hémolyse par l'eau** (Nattan-Larrier et Bergeron). — On prélève aseptiquement au moyen d'une seringue stérilisée 10 centimètres cubes de sang par ponction veineuse. Le sang est projeté directement dans un flacon contenant 200 grammes d'eau distillée stérilisée ; on agite le mélange pendant 3 ou 4 minutes. Le liquide obtenu, couleur sirop de groseilles, est réparti dans 8 tubes à centrifuger ; on centrifuge pendant un quart d'heure, on réunit ensuite, dans 2 tubes à bout effilé, le culot des 8 premiers tubes ; on centrifuge de nouveau.

Le culot obtenu est étalé sur lames, fixé et coloré par les méthodes ordinaires.

2. **Hémolyse par l'alcool** (Loeper et Louste). — La technique est un peu différente : d'une part selon qu'on recueille le sang par piqûre du doigt ou par ponction d'une veine ou du poumon; d'autre part selon que le sang est pur ou mélangé à des liquides tels que l'urine ou les sérosités.

Pour le sang du doigt, après avoir pris les précautions habituelles d'asepsie, on laisse couler directement le sang dans un tube à centrifuger stérilisé, contenant 15 centimètres cubes d'*alcool au tiers* composé de 1 partie d'alcool à 90° et 2 parties d'eau distillée stérilisée. On laisse ainsi tomber 15 gouttes de sang dans le liquide. Après chaque goutte, on agite pour éviter la formation d'un caillot et assurer la dissolution des hématies. Après avoir agité une dernière fois, on centrifuge pendant 3 à 5 minutes.

Pour le sang provenant d'une veine ou d'un foyer hémorragique, on emploie une seringue de 20 centimètres cubes, stérilisée, dans laquelle on a aspiré 19 centimètres cubes d'alcool au 1/3. Après asepsie de la région, on ponctionne avec la seringue et on aspire 1 centimètre cube de sang. On agite, puis on centrifuge dans deux tubes.

Pour les liquides hémorragiques, lorsqu'ils sont déjà coagulés, il est nécessaire de défibriner. Sinon, on centrifuge dans des tubes coniques, on décante le liquide clair qu'on remplace par de l'alcool au 1/3, on agite, on centrifuge de nouveau.

Le culot, étalé sur lames, est fixé et coloré par les méthodes ordinaires. Ce procédé présente le grand avantage de ne pas altérer les éléments figurés autres que les globules rouges.

4. — Anticoagulants.

1. **Fluorure de sodium** (Gebrowsky). — Dans un récipient stérilisé, on introduit 300 à 500 centimètres cubes d'une solution de fluorure de sodium à 1 pour 100. On laisse ensuite s'écouler dans le récipient une quantité égale du liquide séro-fibrineux à examiner. On agite le contenu du récipient de façon à obtenir un mélange uniforme. On verse le liquide dans un vase conique. On laisse au repos et au frais pendant 24 heures. Le dépôt qui s'est formé au fond du vase est réparti dans les tubes d'un centrifugeur.

Pour la recherche des bacilles de Koch, Gebrowsky préconis le procédé de Ziehl, et recommande de pousser très loin l décoloration.

2. **Procédé de la sangsue** (Lesieur). — Après avoir nettoy et aseptisé la région choisie, on applique trois ou quatre grosse sangsues vierges lavées à l'eau bouillie. Au bout de 30 à 40 mi nutes, les sangsues gorgées de sang se détachent d'elles-mêmes On saisit alors avec la main enveloppée d'un linge l'extrémit postérieure de chacune d'elles, on sectionne la tête de l'animal puis on exprime le sang par pression d'arrière en avant. C sang incoagulable est recueilli dans un tube à centrifuge stérilisé ; on en obtient ainsi environ 20 à 25 centimètres cubes On centrifuge pendant 15 à 20 minutes. La partie la plus pro fonde du culot, aspirée au moyen d'une pipette capillaire stéri lisée, est étalée sur lames, fixée et colorée.

On peut aussi ne placer qu'une sangsue et, lorsque celle-c commence à se gorger, on la sectionne par le milieu ; elle con tinue néanmoins à sucer le sang et celui-ci s'écoule indéfi niment, ce qui permet d'en recueillir autant qu'on le désire Weill et Lesieur donnent à ce procédé le nom de *sangsue e fontaine*.

Les procédés ci-dessus ont pour objet commun d'écarter ou de détruir les substances organiques qui gênent la recherche des bacilles, de façon pouvoir concentrer ceux-ci dans un petit volume de liquide ; ils sont destiné à mettre en évidence, dans les différents produits de l'organisme, de bacilles peu abondants. En fait ils s'appliquent surtout à la recherche d bacille de Koch. Pour les autres espèces, en effet, qui poussent facilemen il est plus simple de recourir à la culture.

Comme tous ces procédés aboutissent à la coloration des germes, il e résulte qu'ils ne peuvent différencier une espèce que par ses affinités colo rantes. Or, les réactions colorantes ne constituent qu'un des caractère des bactéries. Ainsi, pour la recherche du bacille de Koch, ces procédé permettent de reconnaître l'existence de bacilles résistant à la décoloratio par les acides, mais ils ne permettent pas de distinguer le bacille de l tuberculose des espèces saprophytiques possédant les mêmes réaction tinctoriales. Dans ce cas, le seul procédé sûr est l'inoculation ; malheu reusement celle-ci ne donne que des résultats tardifs.

Dans la pratique, pour rechercher par coloration les bacilles rares o lentement cultivables dans les divers produits de l'organisme, on procéde de la manière suivante :

Crachats. — Examen direct, puis si le résultat est négatif, homogén sation et sédimentation par un des procédés ci-dessus.

Urine. — Recueillir l'urine de préférence par cathétérisme ; centrifuge examiner le culot ; au besoin, si l'urine est très purulente, homogénisatio du dépôt.

Matières fécales. — Lorsque les selles sont moulées on peut rechercher les bacilles par prélèvement direct à leur surface ou par homogénisation des mucosités qui entourent les fèces.

Sang. — Employer l'hémolyse ou pratiquer la digestion de la fibrine.

Liquides séro-fibrineux. — Recueillir une grande quantité de liquide (200-300 cent. cub.), empêcher la formation du caillot par addition de fluorure de sodium ou pratiquer l'inoscopie.

Pus. — Examen direct, puis, si le résultat est négatif, homogénisation.

CHAPITRE II

COLORATIONS

I. — PROCÉDÉS GÉNÉRAUX

I. ***Dessiccation.*** — Les préparations faites comme on l'a vu plus haut sont d'abord desséchées. Pour cela, on peut employer plusieurs procédés.

Air. — On laisse la préparation sécher simplement à l'air, en ayant soin d'éviter qu'il ne tombe dessus des poussières ; pour cela, on la place sous une cloche de verre dont on empêche la fermeture hermétique, en mettant quelques morceaux d'allumettes sous son bord. Pour aller plus vite, on peut souffler de l'air avec une poire (voir *Cytologie*).

Exsiccateur. — Pour activer la dessiccation, on se sert de l'exsiccateur. Il consiste en un récipient de verre, fermé hermétiquement par un couvercle de verre. A sa partie inférieure se trouve un petit cristallisoir contenant un corps hygroscopique quelconque, acide sulfurique ou chlorure de calcium. Au-dessus de lui, est placé un chevalet sur lequel on pose la préparation à dessécher. Un séjour de 5 à 10 minutes, suffit pour sécher entièrement toutes les préparations. Il faut avoir soin de renouveler de temps à autre la substance hygroscopique.

Chaleur. — On peut aussi porter la préparation à la température de 37° jusqu'à ce qu'elle soit entièrement sèche, soit en la mettant à l'étuve, soit en la plaçant sur une plaque chauffante (fig. 80).

Pour aller vite et lorsqu'on ne craint pas d'altérer un peu les éléments histologiques, on peut chauffer directement la préparation sur la flamme d'un bec de Bunsen ou d'une lampe à alcool; on contrôle la température en appliquant de temps en temps la lame sur le dos de la main; dès qu'on a la sensation de brûlure, on cesse de chauffer.

Pour éviter une chaleur trop vive, on peut aussi mettre sous la lame préparée une autre lame, ce qui empêche une chaleur trop brusque et trop élevée.

II. ***Fixation***. — La fixation a deux buts : assurer l'adhérence à la lame du produit étalé et coaguler l'albumine des éléments de la préparation, en en fixant les formes. Les éléments microbiens et cellulaires doivent conserver leurs formes exactes si la fixation a été bien faite. Il est indispensable pour les divers actes de la coloration que l'adhérence du produit avec la lame soit très intime.

La fixation, qui demande beaucoup de soins en cytologie, peut être faite plus sommairement en bactériologie où en général la forme cellulaire importe peu; les microbes sont plus résistants que les cellules et ne se déforment pas ou presque pas.

a. **Par la chaleur**. — Comme fixateur on emploie surtout la chaleur. Pour cela, il suffit de passer lentement, « comme si on coupait du pain » (Koch), la lamelle dans la flamme bleue d'un bec de Bunsen, trois fois de suite, le côté enduit de la préparation tourné en haut. La chaleur obtenue ainsi est d'environ 120°. La fixation est très suffisante pour les microbes.

Les préparations sur lames doivent être chauffées plus longtemps à cause de leur épaisseur, ou fixées par un autre procédé.

b. **Par les fixateurs chimiques**. — On peut employer tous les fixateurs utilisés en cytologie. Le plus pratique est l'alcool-éther (parties égales). Il suffit d'en verser quelques gouttes sur la préparation et de laisser sécher. Il donne de très bons résultats pour le sang, le pus et les frottis, mais il est inférieur aux autres fixateurs chimiques lorsqu'on veut étudier les rapports des microbes de la préparation avec les éléments cellulaires.

Les préparations faites avec des cultures sur milieu glycériné (bacilles de Koch) sont quelquefois très difficiles à fixer.

La fixation par la chaleur est très suffisante dans presque tous les cas d'examen des produits pathologiques et des cultures par la coloration directe; elle est très rapide et donne de bons résultats tant qu'on ne veut pas obtenir la conservation du protoplasma cellulaire. Pour les coupes, les frottis, le sang, si on veut voir les noyaux cellulaires avec les microbes, la fixation par les agents chimiques devient indispensable.

III. ***Solutions colorantes***. — La coloration est nécessaire pour faire ressortir les formes microbiennes ; la réfringence des bacilles ne permet pas de s'en passer pour leur diagnostic.

Nous avons vu à la cytologie (p. 329) la division d'Ehrlich, des couleurs d'aniline, en couleurs basiques, neutres et acides. On sait que les couleurs basiques se fixent spécialement sur les noyaux des cellules, tandis que les couleurs acides et neutres teintent uniformément la préparation sans élection spéciale pour aucun élément.

Les microbes étant des cellules réduites à un noyau, ce sont les couleurs basiques d'aniline qui les colorent le mieux.

On se sert donc en bactériologie des colorants basiques pour les microbes qu'on veut étudier. Lorsqu'on fait une double coloration, on emploie les colorants acides pour colorer les germes associés à ceux qu'on veut spécialement étudier, ainsi que pour le fond de la préparation. Toutefois certains micro-organismes ne se colorent bien que par les colorants acides.

Les couleurs d'aniline employées doivent être parfaitement pures et dans la mesure du possible toujours de même provenance, pour éviter les inégalités de leur pouvoir colorant. Il faut les conserver toujours à l'abri de la lumière et de l'humidité.

Les solutions colorantes ne doivent jamais être préparées en grandes quantités à la fois; elles doivent être parfaitement claires, limpides et conservées dans des flacons de verre de couleur bien bouchés.

On emploie soit des solutions aqueuses, soit des solutions alcooliques, soit le plus souvent des solutions hydro-alcooliques contenant 10 parties d'eau pour une d'alcool. Les solutions aqueuses se couvrent très vite de moisissures, elles sont de très bons milieux de culture; les solutions alcooliques se conservent mieux mais se concentrent toujours un peu par l'évaporation de l'alcool.

Pour activer l'action des colorants, on utilise un procédé employé en teinturerie, le **mordançage**. Certaines substances, désignées sous le nom *mordants*, ont la propriété de se combiner à la fois avec l'élément cellulaire et avec la substance colorante en formant ainsi une combinaison plus rapide et plus solide entre la couleur et le microbe.

Les plus usités sont : les acides acétique, oxalique, phénique à 5 pour 100; la créosote, le tanin à 25 pour 100; l'iode en solution iodo-iodurée; le bichlorure de mercure à 1 0/00; la potasse caustique à 0,1 0/00; l'ammoniaque, l'huile d'aniline, etc.

Les mordants peuvent être mélangés à la solution colorante, leur action se manifeste alors en même temps que la coloration ; ou bien on les emploie après la solution colorante, en ayant soin de ne pas laver la préparation avant leur emploi.

Les solutions colorantes suivantes suffisent amplement pour toutes les colorations ordinaires.

1° *Bleu alcalin de Lœffler.*

Solution alcoolique saturée de bleu de méthylène	50 centimètres cubes.
Potasse	1 centigramme.
Eau distillée	100 centimètres cubes.

2° *Solution de thionine phéniquée.*

Solution saturée de thionine dans l'alcool à 90 pour 100	10 centimètres cubes.
Eau phéniquée à 1 pour 100	100 —

3° *Bleu de Kuhne.*

Bleu de méthylène	1gr,50
Alcool absolu	10 grammes.
Eau phéniquée à 5 pour 100	100 —

4° *Solution anilinée d'Ehrlich.*

Solution alcoolique saturée de violet de gentiane	1 centimètre cube.
Eau anilinée	10 centimètres cubes.

5° *Violet phéniqué de Nicolle.*

Violet de gentiane	1 gramme.
Alcool	10 centimètres cubes.
Eau phéniquée à 1 pour 100	90 —

6° *Solution de Weigert.*

Ammoniaque liquide	50 centigrammes.
Alcool absolu	10 grammes.
Eau distillée	100 —

On ajoute une quantité suffisante de violet de gentiane ou de fuchsine.

7° Bleu de Roux.

A.	Violet dahlia	1	gramme.
	Alcool absolu	10	grammes.
	Eau distillée, q. s. pour	100	—
B.	Vert de méthyle	2	grammes.
	Alcool absolu	20	—
	Eau distillée, q. s. pour	200	—

Les deux solutions sont préparées séparément, on les laisse reposer pendant 24 heures. On les mélange et on filtre.

IV. **Modes d'emploi**. — Deux procédés différents sont employés pour les colorations.

L'un consiste à laisser tomber sur la lame ou sur la lamelle, tenue par une pince Cornet, quelques gouttes du colorant filtré.

L'autre à immerger la préparation, le côté enduit dirigé en bas, dans un récipient (verre de montre) contenant le colorant.

Il suffit, en général, de laisser agir le colorant pendant 2 à 10 minutes ; dans quelques cas spéciaux, on est obligé de laisser la coloration se faire pendant 24 heures ; dans ces cas on évitera l'évaporation en couvrant les lames d'une cloche, ou en les mettant dans des godets spéciaux à couvercle.

On peut souvent éviter les colorations prolongées, nécessitées par certaines espèces bacillaires ou par des colorants peu actifs, en chauffant doucement le bain colorant sur la flamme d'un bec de Bunsen, en évitant l'ébullition du liquide.

Lavage. — Le lavage doit se faire largement, soit en agitant la préparation dans de l'eau distillée, soit en faisant couler un petit jet de ce liquide sur la préparation. Il faut éviter de laver le côté enduit de la lame avec un jet trop énergique de peur de détacher la préparation de la lame ou de la lamelle.

Si la coloration a été trop intense, on peut faire un lavage rapide à l'alcool pour enlever l'excès de colorant.

1. **Préparations extemporanées.** — Si la préparation a été faite sur lamelle, il suffit après le lavage de la sécher rapidement en la faisant passer entre plusieurs doubles de papier filtre et en appuyant légèrement sur elle sans frotter. Puis on place une goutte d'eau distillée sur une lame et on retourne la lamelle, le côté enduit en bas, sur cette goutte d'eau. L'excès d'eau est enlevé au papier buvard.

Lorsque la préparation est très mince, il est quelquefois difficile de reconnaître le côté enduit de la préparation ; pour s'en rendre compte, il suffit de regarder la lame à jour frisant, le côté préparé paraît dépoli, tandis que l'autre face est brillante; on peut aussi gratter légèrement le bord de la préparation avec une aiguille à dissocier.

Si la préparation a été faite sur lame, il suffit de la sécher très complètement au papier filtre ou à la poire et de l'utiliser telle quelle pour l'examen microscopique.

2. **Préparations à conserver.** — Si l'on veut conserver les préparations, sur lame ou sur lamelle, il faut les sécher le plus complètement possible, les passer rapidement à l'alcool pour les déshydrater complètement sans les décolorer, et au xylol pour les éclaircir (on peut aussi employer l'huile de cèdre mais il faut éviter l'essence de girofle, qui décolore les microbes). On enlève l'excès de xylol, on dépose sur la lame une goutte de baume du Canada, et on recouvre d'une lamelle.

Il faut éviter de faire des préparations à la glycérine, car cette dernière dissout les couleurs d'aniline.

Les préparations doivent être tenues à l'abri de l'air et de la lumière et, même dans ces conditions, elles se décolorent au bout d'un certain temps. Elles doivent être soigneusement étiquetées.

V. ***Doubles colorations.*** — On a quelquefois besoin pour bien faire ressortir les microbes et les détacher du reste de la préparation de pratiquer des doubles colorations.

La première coloration faite, on lave rapidement à l'eau et on recolore avec une couleur tranchant nettement sur la première, on associe ainsi : la fuchsine avec le vert de méthyle ou le bleu de méthylène; le violet de gentiane et la vésuvine, l'éosine et le bleu de méthylène, etc. On aura soin de toujours faire agir le colorant nucléaire basique avant l'autre. C'est ce qu'on appelle les *doubles colorations successives.*

On peut aussi s'adresser à un colorant ayant des propriétés électives pour certains éléments de la préparation et leur donnant ainsi une autre coloration qu'à tout le reste. Par exemple, le vert de méthyle colore en vert les microbes et les noyaux des cellules et en violet la substance amyloïde; le violet de méthyle colore en violet les protoplasmas nucléaires et en rouge la substance amyloïde.

On nomme ces colorations : *doubles colorations électives.* On les emploie surtout pour les examens de tissus.

Solutions. — Pour les colorations successives, on emploie :

1° Solution saturée de violet de gentiane dans l'alcool à 95°	10 centimètres cubes.
Eau phéniquée à 1 pour 100	100	—

Ou bien : Solution aqueuse concentrée de bleu de méthylène.

Puis on lave à l'eau et on recolore avec :

2° Solution saturée d'éosine dans l'alcool à 95°	50 centimètres cubes.
Alcool à 95°	100	—

Les noyaux sont colorés en violet ainsi que les microbes, et le reste de la préparation en rose ou en blanc.

On peut aussi employer la solution d'éosine ci-dessus, ou encore une solution hydro-alcoolique de vésuvine ; laver puis recolorer avec la solution de bleu de méthylène ci-dessus.

Les microbes sont colorés en rouge ou en brun et le reste en bleu.

Coloration du treponema pallidum. — Pour rechercher le nouveau *parasite de la syphilis*, il est nécessaire d'avoir recours à une technique spéciale de double coloration.

a. *Frottis.* — Les frottis, séchés à l'air libre, sont ensuite fixés par l'alcool absolu (10 minutes à peu près) puis colorés pendant 12 heures à l'étuve à 37°, dans le liquide de Giemsa, tel qu'on le trouve dans le commerce, mais étendu de 20 fois son volume d'eau, au moment de s'en servir. Au sortir du colorant les préparations sont lavées à l'eau distillée, séchées et montées dans l'huile de cèdre.

Les frottis peuvent aussi être fixés avant leur dessiccation par les vapeurs d'acide osmique qui ne gênent pas la coloration au Giemsa (Schaudin 1905).

Giemsa indique une technique plus rapide. Après fixation par l'alcool absolu (10 à 15 minutes) on emploie de l'eau distillée additionnée de 5 à 10 gouttes d'une solution de carbonate de potassium à 1 pour 1000, puis on ajoute, en remuant, une goutte du liquide colorant de Giemsa pour 1 centimètre cube de cette solution. L'immersion dans ce liquide peut aller de 1/4 d'heure à 1 heure, puis on lave à l'eau distillée. Les tréponèmes prennent une teinte rosée, les noyaux des cellules et des leucocytes sont d'un rouge noirâtre.

Le procédé de Löffler consiste à mordancer à chaud, et en renouvelant souvent le liquide, par la solution suivante :

Solution de tanin à 25 pour 100	10,0
— saturée à froid de sulfate ferreux. . .	5,0
— alcoolique saturée de fuchsine	1,0

puis à colorer par la fuchsine de Ziehl chaude; il donne de très bons résultats. Les tréponèmes sont grossis et leurs cils apparaissent nettement.

b. *Coupes.* — La coloration dans les coupes peut se faire par différents procédés. Celui de Levaditi donne de très bons résultats. De petits fragments d'organes atteints de lésions sont fixés dans du formol à 10 pour 100 puis durcis dans l'alcool à 95°. Lavés quelques minutes dans l'eau distillée, ils sont alors imprégnés dans une solution aqueuse de nitrate d'argent à 1,5 pour 100. Cette imprégnation doit durer de 2 à 3 jours à la température de 38°, puis la réduction se fait en plongeant la pièce pendant 24 heures à la température ordinaire dans la solution suivante :

Acide pyrogallique.	2 grammes.
Formol.	5 centimètres cubes.
Eau distillée	100 grammes.

Après lavage à l'eau, la pièce est déshydratée et incluse dans la paraffine. Les coupes, aussi minces que possible, sont colorées par le liquide de Giemsa non dilué pendant 3 ou 4 minutes; on éclaircit dans un mélange d'alcool absolu et d'essence de girofle, on passe par les alcools, le xylol et l'on monte au baume.

Les tréponèmes apparaissent en noir sur un fond jaunâtre qui indique le tissu conjonctif, tandis que les noyaux des cellules sont d'un bleu verdâtre.

Les doubles colorations électives sont surtout employées pour les coupes histologiques; nous ne nous y arrêterons pas.

Les colorations successives sont très utiles en clinique toutes les fois qu'on doit faire l'examen d'un pus, d'un sang ou d'un frottis. Les microbes s'y voient beaucoup mieux sur un fond tranchant nettement par sa couleur avec eux, que sur un fond de même couleur ou incolore.

On y a recours notamment pour la recherche du gonocoque dans le pus ou celle du bacille du chancre mou dans les produits de raclage. Pour cela on fait une première coloration à la vésuvine et ensuite on colore à l'éosine. On peut aussi colorer au bleu de méthylène puis à l'éosine; il faut alors avoir soin de colorer longtemps au bleu. Ainsi les gonocoques ou les bacilles du chancre mou ressortent très nettement sur un fond rouge, en brun dans le premier cas et en bleu dans le deuxième.

VI. ***Coloration des parties spéciales.*** — Certains éléments ou certaines régions des microbes exigent pour être mis en évidence des précautions ou des méthodes particulières, tel est le cas des capsules, des cils et des spores.

a. Capsules. — Certains microbes sont entourés d'une capsule plus ou moins épaisse, difficilement colorable par les procédés ordinaires. On emploie, pour la mettre en évidence, des procédés spéciaux destinés à vaincre la résistance des capsules aux colorants.

Pour cela il existe plusieurs méthodes :

1° On colore pendant 4 à 6 secondes à la solution de violet de gentiane phéniquée, on lave, on passe très rapidement à l'alcool-acétone au 1/5, on lave de nouveau et on recolore à l'éosine.

2° On colore pendant 2 minutes avec la solution de fuchsine de Ziehl, on lave, on passe à l'eau acidulée (une goutte d'acide acétique dans 3 centimètres cubes d'eau), on lave de nouveau et on recolore au bleu de Lœffler.

3° On colore la préparation dans la solution suivante :

Solution alcoolique de violet de gentiane.	5 centimètres cubes.
Acide acétique	1 gramme.
Eau distillée.	100 centimètres cubes.

pendant une minute.

On lave à l'eau et on recolore à l'éosine pour le fond.

Dans ces conditions le microbe apparaît fortement coloré, entouré d'une capsule plus claire de même couleur, tranchant nettement sur le fond de la préparation, qui prend une couleur différente.

C'est surtout pour identifier le pneumocoque et le pneumobacille que les colorations de capsules peuvent être intéressantes en clinique. Ces microbes présentent tous les deux des capsules nettes et très distinctes dans les crachats des pneumoniques.

Pour avoir de très belles préparations de ces capsules, il faut inoculer des crachats pneumoniques à la souris blanche et faire une coloration du sang par les procédés ci-dessus; les capsules y sont très nettes et se colorent très facilement.

b. Cils. — Toutes les espèces microbiennes mobiles possèdent des cils vibratiles ou des flagella plus ou moins nombreux, prolongements protoplasmiques du microbe lui-même. Ils sont toujours très fins, difficiles à voir et ne se colorent pas par les méthodes ordinaires.

Il existe des procédés très nombreux pour les mettre en évidence : mais ils sont trop compliqués pour que nous puissions les exposer ici en détail.

En règle générale, pour faire une coloration de cils, il faut prendre une culture sur milieu solide, très jeune, de quelques heures seulement. On en prélève une petite quantité qu'on dilue dans un verre de montre rempli d'eau ordinaire de manière à obtenir un trouble bien homogène. On en dépose quelques gouttes sur une lame bien propre, débarrassée de toute trace de graisse. On laisse sécher à l'abri des poussières. Pour la coloration, on emploie un colorant associé à un mordant très énergique, en général l'acide osmique ou l'acide gallique.

La moindre poussière ou trace de graisse sur la lame gâte complètement la préparation.

Ces procédés sont fort peu employés en clinique, où d'ailleurs ils n'ont pas d'utilisation bien précise.

On avait voulu établir entre le bacille d'Eberth et le bacterium coli une distinction basée sur la plus grande quantité de cils que possédait le premier, mais des recherches plus approfondies ont montré que cette différence n'existe pas.

c. Spores. — Dans les méthodes ordinaires les spores restent incolores, sous forme de petites taches à l'intérieur ou à l'extrémité des bacilles colorés, car elles sont très résistantes à la coloration. Pour les colorer, il existe plusieurs méthodes :

1° Méthode de chauffage préalable (Buchner et Houppe). Elle consiste à chauffer la préparation avant de la colorer.

On chauffe la lamelle bien séchée pendant une heure à l'étuve à 100°. On colore ensuite au violet de gentiane phéniqué pendant 15 à 30 minutes. Les spores sont ainsi très bien colorées, mais les microbes le sont moins bien.

2° Méthode de coloration à chaud (Fraenkel). On colore à chaud pendant une heure dans la solution de fuchsine de Ziehl ; puis on plonge la préparation pendant 1 à 2 minutes dans la solution suivante, qui décolore partiellement et laisse une double coloration :

Acide acétique glacial.	20	centimètres cubes.
Eau distillée.	30	—
Alcool à 90°.	50	—
Solution aqueuse concentrée de bleu de méthylène.	66	—

Les spores sont colorées en rouge et les bacilles en bleu.

3° Méthode de Ziehl. La plupart des auteurs estiment que la meilleure coloration des spores est la méthode de Ziehl employée pour les bacilles acido-résistants (voy. p. 440).

On n'a guère l'occasion en clinique de faire des colorations de spores puisque celles-ci n'existent que dans les cultures. On peut être cependant obligé d'y recourir pour identifier une espèce après l'avoir cultivée.

Les espèces microbiennes dont on peut avoir l'occasion de colorer les spores sont surtout le bacille du charbon et celui du tétanos.

II. — PROCÉDÉS SPÉCIAUX

I. ***Résistance à la décoloration.*** — On a vu plus haut que les colorants basiques se fixent sur le protoplasma nucléaire microbien, en formant avec lui une combinaison plus ou moins stable. On a basé, sur l'intensité de cette combinaison et sa résistance aux agents décolorants, plusieurs procédés destinés à différencier les espèces microbiennes les unes des autres. Selon que la coloration persiste ou disparaît après l'action d'un décolorant pendant un temps donné, on a affaire à des espèces différentes. Il est évident qu'avec ces procédés l'action du décolorant doit se montrer toujours la même, pendant le même temps, pour qu'elle prenne une valeur diagnostique; la résistance à la décoloration du microbe coloré doit aussi être toujours égale pour une même espèce.

Ces procédés se résument à faire agir pendant un temps donné une solution colorante sur la préparation, avec ou sans mordant, puis à faire agir un décolorant pendant un certain temps fixe, ou jusqu'à la décoloration totale de la lame apparente à l'œil nu. Au microscope certains éléments microbiens sont restés colorés, tandis que les autres et toutes les cellules sont décolorés. On peut saisir ainsi au premier coup d'œil les espèces qui ont résisté à la décoloration. Il est préférable de faire une coloration dite de fond, avec une solution tranchant nettement snr la première, pour faire ressortir les germes colorés et permettre de distinguer mieux ceux qui se sont décoorés. On obtient ainsi de très belles doubles colorations.

Agents décolorants. — Suivant les résultats à obtenir et les procédés employés, on utilise comme décolorants :

L'alcool à 90°, l'alcool-acétone (alcool 1 partie, acétone 2 parties), la glycérine, l'essence de girofle, l'huile d'aniline; qui agissent par simple affinité pour le colorant, affinité plus grande que celle du protoplasma de certains microbes ;

Ou bien certains acides, qui se combinent avec la couleur d'aniline pour former des sels presque incolores, très solubles dans l'eau de lavage; celui-ci rend la coloration primitive à la couleur restée intacte dans certains microbes. La décoloration a lieu lorsque l'acide employé est plus fort que l'acidité du protoplasma coloré. On emploie surtout dans ce but l'acide acétique : de 0,5 à 1 pour 100 ; l'acide chlorhydrique, 10 gouttes pour 500 centimètres cubes d'eau ; l'acide nitrique, 25 parties pour 75 d'eau; l'acide sulfurique, 25 parties pour 75 à 100 d'eau.

Plusieurs méthodes sont basées sur ces procédés de décoloration.

Méthode de Gram. — Cette méthode, trouvée par Gram en 1884, est très employée en clinique; on a basé sur son application une véritable classification des microbes.

Elle est basée sur la propriété de l'iode de former avec le violet de gentiane un nouveau composé, ayant une affinité spéciale pour le protoplasma de certains microbes et leur communiquant une coloration qui résiste mieux aux agents décolorants.

Technique. — On colore la préparation pendant 5 minutes avec la solution de violet de gentiane d'Ehrlich (voy. p. 428), puis, *sans laver*, on fait agir la *solution de Lugol* :

Iodure de potassium.	2	grammes.
Iode métallique	1	—
Eau	300	—

pendant 1 à 2 minutes, jusqu'à ce que la préparation prenne une coloration brunâtre, couleur jus de pruneaux. On lave ensuite à l'eau, puis à l'alcool absolu, jusqu'à ce que la décoloration soit complète en apparence, c'est-à-dire que la préparation ait pris une teinte grisâtre. Ce dernier temps, la décoloration à l'alcool absolu, est quelquefois très long.

Les microbes qui après cette décoloration restent colorés sont dits *gardant le Gram.* On peut colorer le fond de la préparation à l'éosine ou à la fuchsine.

Modification de Nicolle. — Nicolle a simplifié et rendu plus rapide cette technique en employant comme colorant le violet phéniqué.

Solution saturée de violet de gentiane dans l'alcool à 95° .	10	centimètres cubes.
Eau phéniquée à 1 pour 100 . .	100	—

Tous les microbes sont colorés en 30 secondes avec cette solution. On fait agir ensuite pendant 4 à 6 minutes, sans laver, la solution de Lugol forte :

Iodure de potassium.	2	grammes.
Iode métallique	1	—
Eau distillée.	200	—

qu'on renouvelle deux ou trois fois jusqu'à coloration brunâtre. On lave puis on décolore par l'acétone-alcool :

Acétone	1 partie.
Alcool absolu.	2 parties.

jusqu'à ce que la préparation prenne une teinte grisâtre.

On lave largement à l'eau, on repasse à l'acétone-alcool; s'il y a encore des parties colorées, on lave à nouveau. On colore le fond à l'éosine ou avec la solution de fuchsine suivante :

Solution saturée de fuchsine dans l'alcool à 95°.	5	centimètres cubes.
Eau distillée	100	—

Cette modification de la méthode de Gram est actuellement la seule employée; elle est beaucoup plus rapide et donne de meilleurs résultats que la méthode initiale.

Modification de Claudius. — Claudius a proposé une modification du Gram dans laquelle il substitue à la solution de Lugol comme mordant une solution d'acide picrique :

Solution saturée d'acide picrique.	1 volume.
Eau distillée	1 —

On décolore au chloroforme ou à l'essence de girofle, jusqu'à ce que le réactif ne se colore plus en bleu. Ce procédé est surtout employé pour les coupes.

La méthode de Gram ou ses dérivées sont très employées en clinique. On a recours à elles toutes les fois que l'on veut faire un examen bactériologique rapide extemporané d'un produit pathologique quelconque. Elles permettent de faire une première distinction des bacilles en attendant les autres éléments de diagnostic.

On l'utilise pour la recherche des microbes dans le sang, les épanchements, les pus, les crachats, les frottis, etc.

C'est surtout pour l'examen des exsudats des muqueuses et de la gorge que ce procédé est employé. Un frottis du mucus ou d'un débris de fausse membrane renseigne tout de suite le médecin sur l'agent pathogène de l'angine, avant le résultat de la culture. On peut même juger ainsi de la prédominance numérique d'une espèce microbienne plus aisément que dans une culture.

Les frottis de tissus, obtenus par biopsie ou par autopsie d'animaux en expérience, renseignent de même plus rapidement que les cultures.

La résistance à la décoloration, par la méthode de Gram et ses modifications, permet une division des diverses espèces microbiennes en microbes *prenant ou gardant le Gram* et en *microbes ne prenant pas ou perdant le Gram*, selon qu'ils restent colorés ou se décolorent par cette méthode. Voici cette division pour les principales espèces pathogènes.

Microbes qui gardent le Gram.	*Microbes qui perdent le Gram.*
Staphylocoque pyogène.	Bacterium coli.
Streptocoque.	Bacille de la fièvre typhoïde.
Pneumocoque.	Gonocoque.
Bacille diphtérique.	Vibrion cholérique.
Bacille du charbon.	Bacille de la morve.
Bacille du tétanos.	Bacille de l'influenza.
Bacille tuberculeux.	Bacille du chancre mou.
Vibrion septique.	Micrococcus de la méningite cérébro spinale.

II. ***Acido-résistance.*** — Un certain nombre de bacilles possèdent la propriété de résister à la décoloration par les acides après avoir été colorés par les couleurs d'aniline. Cette propriété est commune au bacille de Koch, au bacille de la lèpre et à diverses espèces saprophytiques, dont la plus connue est représentée par le bacille du smegma (Alvarez et Tavel).

1. **Coloration du bacille de Koch.** — La bactérie de beaucoup la plus importante de ce groupe est le bacille de Koch. C'est lui que nous prendrons comme type de notre description. Nous examinerons plus loin les caractères différentiels qui permettent de le distinguer des autres espèces du groupe.

Procédé d'Ehrlich. — On place les préparations pendant une demi-heure au moins à froid, ou pendant 5 à 10 minutes à chaud, dans la solution ci-dessous. Ne pas chauffer jusqu'à l'ébullition, mais seulement jusqu'au dégagement de vapeurs :

Solution alcoolique saturée de fuchsine ou de violet de gentiane.	11	centimètres cubes.
Eau d'aniline.	100	—

L'eau d'aniline se prépare de la façon suivante : on mélange une partie d'huile d'aniline à 20 parties d'eau distillée, on agite ce mélange, on laisse reposer 5 à 10 minutes puis on filtre sur papier Joseph.

La solution doit être préparée extemporanément.

La préparation une fois colorée, on la retire du bain, on la plonge dans une solution d'acide nitrique au 1/3; on agite

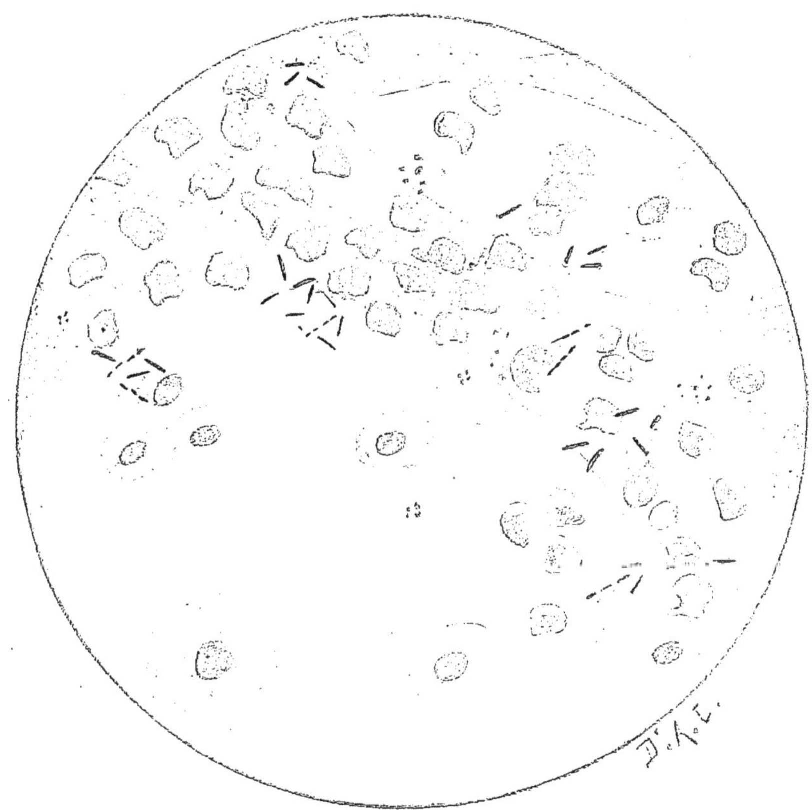

FIG. 109. — Bacilles de Koch dans les crachats.

quelques instants, on lave à l'eau; la coloration reparaît en partie; on plonge de nouveau dans le bain acide, puis dans l'eau jusqu'à ce que la préparation ne présente plus qu'une coloration jaune. On lave ensuite à l'alcool à 60° (Koch).

Généralement on colore le fond de la préparation par une solution de bleu de méthylène après emploi de la fuchsine, par une solution de fuchsine après coloration des bacilles par le violet de gentiane. Les bacilles apparaissent alors sous forme de bâtonnets rouges dans le premier cas (fig. 109), violets dans le second.

Procédé de Ziehl-Neelsen. — La manière de faire est la même que pour le procédé d'Ehrlich. La solution a la formule suivante :

Fuchsine.	1 gramme.
Acide phénique.	5 grammes.
Eau distillée.	100 —
Alcool absolu.	10 —

Cette solution a, sur celle d'Ehrlich, le grand avantage de se conserver très longtemps.

La coloration achevée, on décolore de la même façon que ci-dessus dans une solution d'acide sulfurique au 1/4.

Puis on recolore généralement le fond de la préparation au bleu de méthylène.

On a préconisé, en outre, divers procédés utilisant la même méthode de coloration que le procédé de Ziehl-Neelsen, mais employant un autre agent décolorant.

Procédé de Kühne. — On décolore dans une solution de chlorhydrate d'aniline à 2 pour 100, puis on plonge dans l'alcool.

Procédé de Hauser. — On décolore dans une solution alcoolique d'acide lactique à 2 pour 100.

Procédé de Gabbet. — On colore par la solution de Ziehl, pendant deux à dix minutes, puis on plonge la préparation dans la solution ci-dessous :

Bleu de méthylène.	1 à 2 grammes.
Solution aqueuse d'acide sulfurique au 1/4.	100 —

On y laisse les préparations (30 à 60 secondes) jusqu'à ce qu'elles ne présentent plus macroscopiquement de coloration rouge. Ce procédé a l'avantage de permettre la décoloration du fond et la recoloration en un seul temps.

Procédé de Frænkel. — Le procédé de Frænkel se rapproche de celui de Gabbet. Après avoir coloré par la solution de Ziehl on décolore et on recolore en même temps le fond dans la solution suivante :

Alcool à 90°.	50 grammes.
Eau	30 —
Acide nitrique pur	20 —
Bleu de méthylène.	en excès.

(Filtrer la solution).

Nous ne faisons que citer pour mémoire les procédés de Gibbes (coloration élective en un temps), de Weigert et de Hermann. Ces procédés, peu pratiques, sont généralement abandonnés aujourd'hui.

Choix du procédé. — Nous recommandons sans réserve la *coloration* par la méthode de Ziehl.

Quant au procédé de *décoloration*, il varie suivant le but à atteindre. Nous déconseillons la décoloration par l'acide nitrique, attendu que celui-ci contient fréquemment de l'acide nitreux qui décolore tout. Pour l'usage clinique courant, nous recommandons la décoloration par l'acide sulfurique au 1/4. L'emploi de l'acide lactique en solution alcoolique (Hauser) nous a aussi donné de bons résultats. Il présente cet avantage appréciable de ne pas décolorer les bacilles, même après un bain d'une demi-heure.

Quant au procédé de Gabbet, nous ne l'employons pas très volontiers, car nous préférons décolorer et recolorer en deux temps, trouvant qu'on voit, ainsi, mieux ce qu'on fait.

Le procédé de Kühne est très recommandable toutes les fois qu'on tient à conserver les éléments cellulaires aussi peu altérés que possible. C'est ainsi que pour les coupes nous employons généralement la coloration lente, à froid, et la décoloration par l'aniline chlorhydrique.

Causes d'erreur. — Ces procédés de recherche reposant tous sur la propriété des bacilles de résister aux acides, il s'ensuit qu'on se trouve en présence de deux causes d'erreur opposées : ou bien la décoloration est trop forte, ou bien elle n'est pas suffisante. Dans le premier cas, les bacilles ne se distinguent plus du fond de la préparation; dans le second, d'autres bacilles peuvent avoir gardé la couleur distinctive des acido-résistants.

Pour éviter ces causes d'erreur, il n'y a malheureusement pas de règles très précises et l'habitude est le meilleur guide. La décoloration, avons-nous dit, doit être poussée jusqu'au point où l'on ne distingue plus à l'œil nu de particules colorées, mais pas plus loin. Lorsqu'on constatera au microscope que des éléments autres que les bacilles ont gardé la coloration première, on recommencera la décoloration.

Il arrive, lorsqu'on emploie une solution colorante mal préparée ou trop ancienne, ou lorsqu'on chauffe trop fort, qu'il se dépose sur la préparation de fins cristaux de matières colorantes qui peuvent simuler des amas de bacilles. En opérant comme nous le recommandons, on évitera la formation de ces cristaux; en tout cas, s'il s'en trouvait sur les préparations, un examen attentif permettrait de les distinguer des bacilles.

2. **Caractères des bacilles pathogènes.** — Le bacille de Koch et le bacille de Hansen ont de nombreux caractères histochimiques communs.

Cependant, on a signalé entre les deux espèces un certain nombre de caractères différentiels dont les principaux sont les suivants :

1° Le bacille de la lèpre se colore plus facilement que celui de la tuberculose par la solution aqueuse de bleu de Lœffler;

2° Il se colore beaucoup plus facilement par les couleurs d'aniline;

3° Coloré pendant 5 minutes par le violet aniliné, il résiste à la décoloration par une solution alcoolique d'acide nitrique au 1/10 (Baumgarten).

3. **Caractères des bacilles saprophytes.** — Un certain nombre de bacilles saprophytes partagent la propriété des bacilles pathogènes ci-dessus énumérés, de résister à la décoloration par les acides. Les premiers qui ont été décrits sont le bacille du **Smegma** (Alvarez et Tavel), et le bacille du **Cérumen** (Gottstein).

Leur forme et leur coloration par les procédés usuels ne permettent pas de les distinguer du bacille de Koch.

Un bon nombre d'acido-résistants diffèrent du bacille de Koch par une résistance moindre aux acides. Mais ce n'est là qu'une différence de degré, parfois difficile à apprécier.

Pour les différencier, on a préconisé divers moyens spéciaux :

1° Les bacilles du smegma se décolorent lorsqu'on lave la préparation pendant 5 à 10 minutes dans l'alcoòl chlorhydrique, alors que les bacilles de Koch restent colorés;

2° Ils se décolorent lorsqu'après simple lavage on fait agir sur eux une solution alcoolique concentrée de bleu de méthylène (Grethe); dans les mêmes conditions les bacilles de Koch restent colorés en rouge;

3° Après coloration par la fuchsine phéniquée, on plonge 3 ou 4 fois la préparation dans une solution alcoolique à 1/100 de coralline (acide benzolique), contenant du bleu de méthylène à saturation, et 1/5e de son volume de glycérine. On lave ensuite la préparation à l'eau. Avec ce procédé les bacilles de

Koch restent colorés en rouge, le bacille du smegma est coloré en bleu (Pappenheim);

4° Lorsqu'on chauffe la préparation en la passant 10 fois dans la flamme, les bacilles de Koch prennent un aspect granuleux qui les fait ressembler à des streptocoques, ce qui n'est pas le cas pour les bacilles du smegma;

5° En outre, la propriété acido-résistante de certains d'entre eux disparaît si, avant la décoloration, on traite la préparation par l'éther sulfurique, le chloroforme ou l'eau chaude (Kaufmann).

Tous les caractères différentiels résultant de la décoloration ne réussissent en somme à mettre en relief que des différences de degré. Aussi leur valeur est-elle loin d'être absolue. Dans les cas douteux, il est nécessaire, comme nous le verrons plus loin, de recourir à d'autres méthodes (cultures, inoculations).

TROISIÈME SECTION

RECHERCHE DES MICROBES PAR CULTURES

CHAPITRE PREMIER

INSTRUMENTATION

I. — MATÉRIEL DE LABORATOIRE

La culture des microbes demande une instrumentation plus complète que leur coloration. Tout ce qui touche le produit à examiner doit être absolument aseptique, l'air lui-même doit être purifié avant qu'il arrive à son contact.

Il est préférable de ne faire des cultures que dans un local spécialement réservé à cet effet, le laboratoire; il faut, en effet, éviter soit la contamination de la culture elle-même, soit celle de la pièce où l'on travaille. Cette condition est indispensable lorsqu'on étudie des produits provenant de maladies très contagieuses, telles que la peste, le tétanos, le choléra, etc.... Les murs et le plancher du laboratoire doivent être facilement désinfectables.

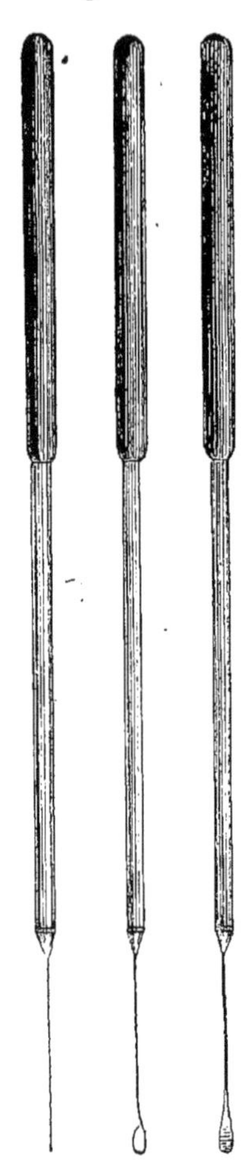

Fig. 110. — Fils et anses de platine.

La salle de travail doit être bien éclairée, suffisamment grande, recouverte d'une substance facile à entretenir propre et aseptique (verre, marbre, lave). Il faut toujours avoir, à côté de soi, une lampe à alcool ou un bec de Bunsen allumé pour pouvoir stériliser immédiatement par la chaleur tout ce dont on se sert. Enfin, il est bon d'avoir à sa portée un récipient contenant un liquide antiseptique, dans lequel on pourra jeter le produit pathologique immédiatement après le prélèvement pour l'ensemencement.

Les substances à ensemencer ne doivent être touchées qu'avec des instruments parfaitement aseptiques ; on n'en prélève le plus souvent que de très petites quantités ; on utilise dans ce but des anses et des fils de platine, montés sur des tiges métalliques ou des tiges de verre, facilement stérilisables par la chaleur.

Ces anses de platine sont formées de fils de platine qu'on recourbe en boucles plus ou moins grandes suivant les besoins (fig. 110). Les fils de platine sont droits ou légèrement aplatis en palette à leur extrémité. Les anses servent à prélever de petites quantités du liquide à examiner, tandis que les fils servent pour les substances solides ou le repiquage des colonies. On utilise souvent aussi pour les cultures les pipettes décrites plus haut (fig. 107).

Les milieux de cultures sont placés dans des récipients divers ; le plus souvent ce sont des éprouvettes de verre, telles que celles qu'on utilise en chimie, pouvant supporter une chaleur élevée ; leur bord doit être droit ; elles mesurent de 20 à 30 centimètres de longueur sur 1,5 à 2 centimètres de diamètre. Ces éprouvettes sont bouchées avec un tampon d'ouate dont l'extrémité dépasse légèrement le bord pour être facilement enlevé.

Pour les milieux solides, on recouvre le bouchon d'ouate d'un capuchon de caoutchouc pour empêcher l'évaporation.

On utilise aussi de petits ballons de verre à fond plat, bou-

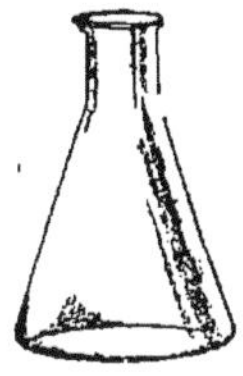

Fig. 111.
Flacon d'Erlenmayer.

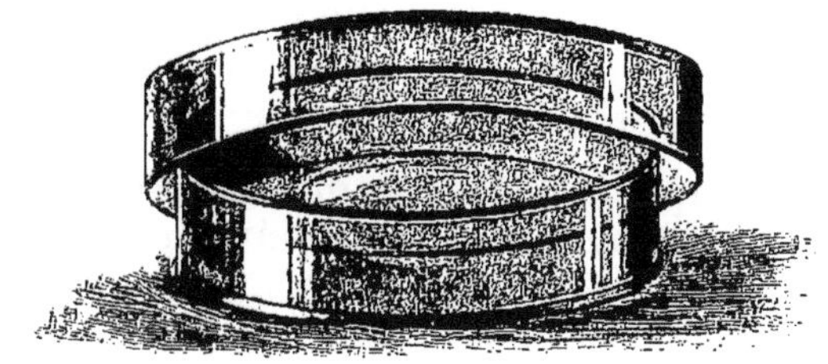

Fig. 112. — Boîte de Petri.

chés de même, ou avec du papier filtre, ce qui évite la chute de filaments d'ouate dans le milieu.

Les *flacons d'Erlenmayer* (fig. 111) sont aussi utilisés pour certaines cultures en milieu solide.

Les *boîtes de Petri* (fig. 112) sont constituées par deux cristallisoirs ronds à petits bords, se recouvrant l'un l'autre et fermant hermétiquement. On les utilise surtout pour la numération des germes sur milieu solide.

Pour les cultures d'anaérobies, on utilise des tubes et des récipients spéciaux qui seront indiqués plus loin.

II. — STÉRILISATION

La stérilisation consiste à détruire tous les microbes d'un corps solide, d'un liquide ou d'un gaz. L'air atmosphérique contient toujours des poussières et des microbes, qui se déposent partout; il serait donc impossible, sans les procédés de stérilisation, d'obtenir des cultures pures, sans germes étrangers. Le produit à cultiver doit être recueilli *aseptiquement*, mais ne doit pas être stérilisé, sous peine d'y détruire les microbes qu'il contient et qu'on veut étudier ; tandis que tous les objets, instruments, récipients, milieux de culture, avec lesquels il entre en contact, doivent être soigneusement débarrassés des microbes qu'ils peuvent contenir : ils doivent être *stérilisés*.

La stérilisation d'un objet quelconque peut être obtenue par des procédés physiques ou chimiques. Nous décrirons sommairement les principaux procédés et appareils utilisés en clinique.

I. Stérilisation par la chaleur. — Tous les microbes sont tués par un chauffage à 100 degrés pendant 20 minutes, mais les spores de certaines espèces microbiennes peuvent supporter cette température sans être détruites. Pour avoir une stérilisation absolue, après laquelle les spores elles-mêmes soient tuées, il faut donc chauffer au-dessus de 100 degrés pendant un temps plus long.

Ce chauffage peut être obtenu par la chaleur sèche ou par la chaleur humide, c'est-à-dire avec ou sans vapeur d'eau.

1. Chaleur sèche. — Elle comprend plusieurs modes d'application.

a. Flambage. — Le flambage est le procédé le plus simple de stérilisation ; il rend de grands services en bactériologie pour les petits objets ou les instruments. Il consiste à passer 3 ou 4 fois l'objet à stériliser dans la partie bleue de la flamme d'un bec de Bunsen ou d'une lampe à alcool. D'après les expériences faites, la température à la surface de l'objet atteindrait par ce procédé 300 degrés.

On utilise surtout le flambage pour stériliser les instruments en métal (bistouris, pinces, ciseaux, etc.). Il a l'avantage sur les autres procédés de ne détremper l'acier qu'à la longue et de lui conserver son tranchant.

On l'utilise aussi pour ouvrir et fermer les tubes et les ballons de culture, afin d'éviter les contaminations par les germes qui se déposent sur leurs orifices ou à la surface des bouchons d'ouate ou de papier; de même pour les pipettes, avant de les ouvrir, pour débarrasser leur surface de tous les microbes. Théoriquement on peut aussi se servir du flambage pour stériliser la peau de l'animal à inoculer ou même les doigts de l'opérateur ; on a, en effet, montré que cette élévation très rapide et très courte de la température n'influence pas l'épiderme.

Il faut avoir soin de laisser refroidir à l'abri de l'air les instruments flambés quelques minutes avant de les utiliser.

b. Chauffage au rouge. — Le chauffage au rouge consiste à chauffer un objet métallique dans la flamme bleue d'un bec de Bunsen jusqu'à ce qu'il devienne rouge blanc. Ce procédé est surtout employé pour les fils et les anses de platine qui servent pour les ensemencements des milieux. Ils doivent être portés au rouge blanc et refroidis avant d'être utilisés, et traités de même, après usage, pour éviter les contaminations ultérieures.

Les bougies servant à la filtration des cultures peuvent être stérilisées par le même procédé dans des fours spéciaux.

c. *Air surchauffé.* — L'emploi de l'air surchauffé consiste à élever la température de l'air d'un récipient métallique, où sont placés les objets à stériliser, à 150 degrés pendant 20 minutes à une heure, suivant le but à obtenir.

L'appareil le plus employé est le *four à flamber,* de Pasteur. Il se compose d'un cylindre de tôle à doubles parois latérales et inférieures portant latéralement une cheminée servant au dégagement des gaz. Il est fermé par un couvercle percé d'un trou laissant passer un thermomètre plongeant à l'intérieur. Le chauffage est obtenu par une couronne de becs de gaz placée sous le fond. A l'intérieur se trouve un panier métallique, muni d'une anse, destiné à contenir les objets à stériliser (fig. 115).

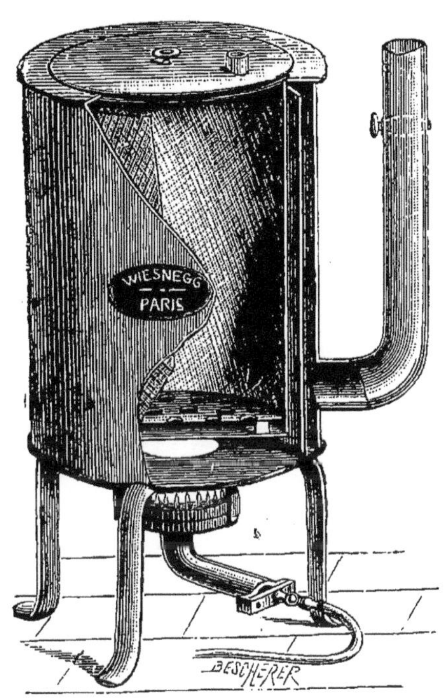

Fig. 115. — Four à flamber, de Pasteur.

On allume les becs et on laisse monter la température à 150 degrés ; à ce moment, à l'aide du robinet d'arrivée du gaz, on en règle le débit de telle sorte que la température reste à peu près fixe. Après une demi-heure de chauffage, on éteint et on laisse refroidir les objets dans le four ; en les sortant brusquement on risquerait de les faire éclater.

Pendant le chauffage à 150 degrés, le coton et le papier, qui ferment les tubes et les ballons, de blancs qu'ils étaient doivent prendre une teinte jaune paille ; ce changement de teinte est l'indice d'une bonne et suffisante stérilisation. Il faut éviter qu'ils deviennent bruns par une chaleur trop élevée, car alors ils se désagrègent trop facilement par les manipulations ultérieures.

Toute la verrerie peut être stérilisée par ce procédé; les tubes et les ballons sont bouchés à l'ouate, les boîtes de Petri et les instruments métalliques sont enveloppés dans du papier pour éviter le contact de l'air, et les pipettes graduées sont placées dans des boîtes métalliques spéciales.

Il est indispensable que tous les objets de verre soient absolument secs avant d'être passés au four à flamber, car la moindre trace d'humidité à leur intérieur les ferait éclater pendant le chauffage.

2. **Chaleur humide.** — La stérilisation par la chaleur humide consiste à faire bouillir les instruments ou objets à stériliser, dans un récipient avec un liquide. On utilise en général l'eau, ou de préférence une solution de borax à 4 pour 100 ou de l'huile, qui ont tous les deux l'avantage de ne pas rouiller les instruments.

Pour être efficace, la stérilisation par ébullition doit être continuée pendant un quart d'heure au moins.

Ce procédé très pratique est facilement réalisable, mais il a l'inconvénient de laisser les ustensiles humides, ce qui n'est pas toujours bon.

Au lieu de placer les objets à stériliser dans le liquide lui-même, on peut les placer au-dessus de lui; ils sont mouillés par la vapeur qu'il dégage; c'est la stérilisation par la *vapeur sans pression*. Il faut alors chauffer plus longtemps, trois heures, pour avoir une bonne stérilisation. La vapeur ne dépasse pas 100 degrés, mais pénètre mieux les objets que la chaleur sèche.

Ce procédé ne demande pas d'appareils spéciaux, une simple marmite peut suffire, dans laquelle on fait bouillir de l'eau, et au-dessus de laquelle on place les objets à stériliser.

Il est évident que les objets, qui ne doivent pas être mouillés, ne peuvent pas être stérilisés par ce procédé (tubes de cultures, boîtes de Pétri, etc...).

3. **Vapeur sous pression.** — La stérilisation par la vapeur sous pression est indispensable pour stériliser les milieux de cultures liquides et évaporables; il est, en effet, impossible d'avoir recours à la chaleur sèche, qui les dessècherait complètement; de plus la chaleur humide de 100° n'est pas suffisante pour

détruire les spores qu'ils pourraient contenir ; il faut atteindre la température de 120°.

On se sert pour cela des *autoclaves* (fig. 114), qui ne sont que des marmites de Papin, transformées et appliquées au but

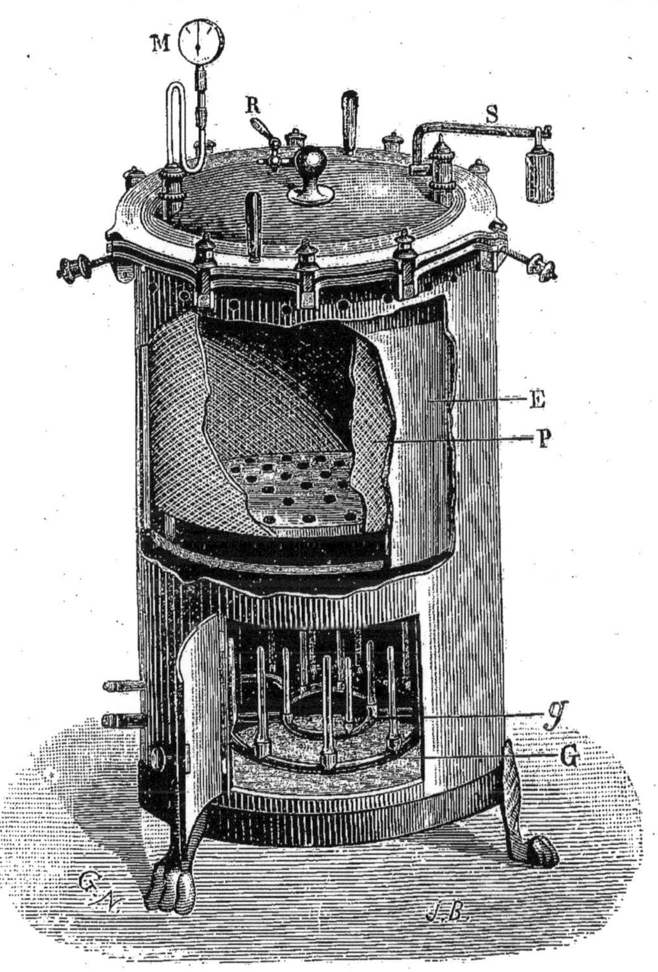

Fig. 114. — Autoclave.

qu'on se propose. Ils se composent d'une marmite de métal cylindrique, munie d'un couvercle très solide en bronze, fermant hermétiquement par l'interposition entre lui et la marmite d'une rondelle de caoutchouc ; il est solidement amarré par une série d'écrous mobiles, qu'on peut serrer à volonté.

Le couvercle porte, en outre, un manomètre (M) indiquant la pression à l'intérieur et par suite la température, un robinet (R) permettant l'échappement de l'air et une soupape de sûreté (S) pour éviter les explosions. Sous le fond de la marmite se trouve une double couronne de becs de gaz (G*g*). On place les objets à stériliser à l'intérieur dans un panier métallique (P), soutenu par des pieds à une petite distance du fond de l'appareil.

On commence par mettre une couche d'eau dans la marmite, de manière à ce que l'eau ne dépasse pas les pieds du panier. On allume la double couronne de becs de gaz tout en fermant le couvercle et en ayant soin d'ouvrir le robinet d'échappement de l'air. On assujettit bien le couvercle, en serrant tous les écrous, le plus également possible, pour éviter les déformations du couvercle qui se produisent très facilement. L'eau commence à bouillir et il s'échappe par intervalles de la vapeur et de l'air par le robinet. Lorsque ce dernier ne laisse plus passer que de la vapeur pure, on le ferme et on laisse monter la pression. Lorsque le manomètre marque 1 atmosphère 1/2, on règle l'arrivée du gaz de manière à rester à cette pression 20 à 30 minutes. Au bout de ce temps la stérilisation est suffisante, on éteint le gaz et on attend que la pression soit revenue à 0. On ouvre le robinet, l'air rentre avec bruit. Il ne reste plus alors qu'à dévisser les écrous et à retirer les objets du panier.

Tous les instruments, toute la verrerie et tous les liquides peuvent être stérilisés par ce procédé. Son seul inconvénient est que les objets en sortent mouillés. Il faut avoir soin de les laisser sécher à l'abri de l'air avant de les utiliser.

4° **Stérilisation par le chauffage discontinu au-dessous de 100°. — Méthode de Tyndall.** — Ce procédé est utilisé pour les milieux de culture qui ne supportent pas une température de 100°, comme la gélatine, le sérum sanguin, etc.... Il consiste à chauffer ces liquides plusieurs jours de suite à 80° pendant deux heures. Les microbes sont détruits à cette température; les spores, qui résistent, germent et sont stérilisées sous forme de microbes par le chauffage du lendemain, et ainsi de suite. Pour être efficace, le chauffage doit être répété quatre ou cinq jours. Ce procédé est surtout employé pour la gélatine, qui chauffée à 100° perd la propriété de se coaguler.

Pour le sérum sanguin, qui se trouble au-dessus de 70°, on se sert des étuves spéciales (fig. 115), qui sont réglées automatiquement. On les chauffe sept ou huit jours de suite au-dessous de 70° (59° à 65°) pendant deux heures; pour faire coaguler le sérum, il suffit de chauffer ensuite une fois pendant deux heures à 80°, il est coagulé tout en restant parfaitement transparent et stérile (voy. p. 470).

II. ***Stérilisation par filtration***. — Elle est employée pour l'air et pour les liquides.

1° *Air*. — On a reconnu qu'il suffisait de faire traverser à l'air

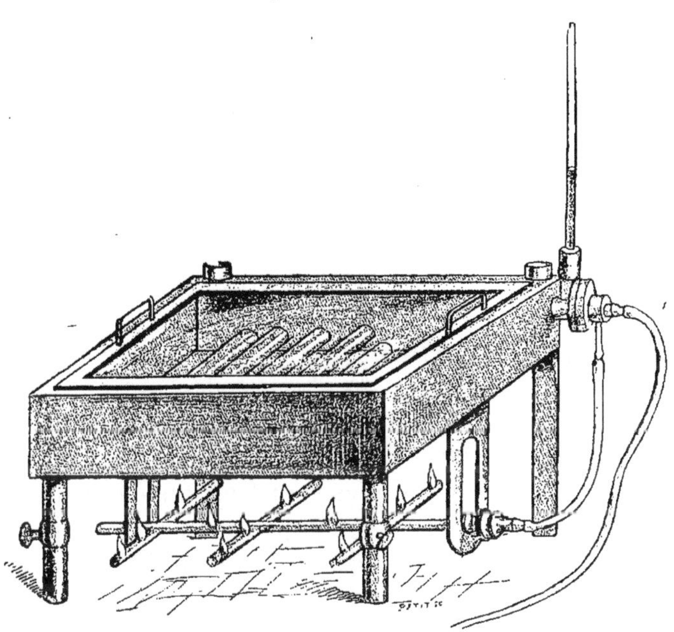

Fig. 115. — Étuve à stérilisation discontinue.

une épaisseur suffisante d'ouate, un peu serrée, pour l'aseptiser et lui enlever tous ses microbes. On se sert de ce procédé pour isoler tous les milieux de culture, au moyen d'un bouchon d'ouate, un peu serré, introduit dans l'extrémité supérieure du tube. L'extrémité du bouchon doit dépasser un peu le tube et être légèrement tordue pour qu'on puisse l'enlever facilement. L'air peut ainsi pénétrer dans le tube à travers la couche d'ouate, à laquelle il abandonne tous ses microbes.

Il est évident que le bouchon doit être stérilisé en même temps que le tube et que, chaque fois qu'on l'enlève, il faut le flamber pour le débarrasser des germes de la surface.

Lorsqu'on a besoin d'air stérile, pour les injections sous-cutanées par exemple, il suffit, pour l'aseptiser, d'intercaler entre l'injecteur et l'aiguille un tube de verre contenant de l'ouate stérilisée au four Pasteur.

2° *Liquides.* — La filtration des liquides est peu employée en clinique. Elle se fait sur un filtre, soit en amiante, soit en porcelaine, à pores très étroits.

Pour activer la filtration, toujours lente, on peut faire une aspiration au-dessous du filtre ou un refoulement au-dessus du liquide avec une trompe à eau.

La stérilisation obtenue par la filtration est très exacte, à condition que le filtre lui-même soit suffisamment dense et souvent stérilisé. On ne doit pas se servir trop longtemps du même filtre, car il a été démontré qu'à la longue il devient plus perméable qu'au début.

On se sert de la filtration pour préparer de l'eau stérilisée, pour stériliser certains milieux qu'on ne peut pas chauffer et surtout pour séparer dans les cultures les corps microbiens de leurs toxines.

III. **Stérilisation chimique**. — Les procédés chimiques de stérilisation sont basés sur l'usage des antiseptiques. On utilise le plus souvent le sublimé à 1 ou 2 pour 1000, l'acide phénique à 5 pour 100, le lysol, la créoline, le lysoforme, le thymol, etc.... Ces antiseptiques sont trop infidèles pour donner des résultats certains; de plus, il peut toujours en rester des traces sur les objets à désinfecter, susceptibles d'empêcher ainsi le développement des bactéries qu'on veut cultiver.

On y a recours surtout pour la désinfection des parois du laboratoire, des tubes de cultures à détruire, des cages d'animaux, des bouchons de caoutchouc, ainsi que des tuyaux de même substance. On s'en sert pour aseptiser les mains de l'opérateur et le champ opératoire dans les expérimentations.

On peut aussi les employer pour désinfecter les récipients de verre, qui par leur forme ou leur volume ne peuvent être soumis à la chaleur. Pour cela, on les lave avec une solution très forte d'antiseptique, dont on les débarrasse par des lavages répétés à l'eau stérilisée, puis à l'alcool et à l'éther, pour les sécher. On utilise ce procédé surtout pour aseptiser les bocaux de verre, qui servent à recueillir le sang des animaux pour la préparation du sérum.

Les vapeurs de formol peuvent être aussi utilisées pour aseptiser la surface des objets; elles ne pénètrent pas dans leur intérieur, mais tuent tous les microbes qui sont à leur surface. Les objets sont placés dans un récipient clos, au-dessus d'une couche de formaline à 40 pour 100, pendant vingt-quatre ou quarante-huit heures.

Ce procédé est excellent pour la stérilisation de certains caoutchoucs, qui ne peuvent pas être chauffés sans devenir cassants. Il peut servir également pour la désinfection des laboratoires, à l'aide d'instruments spéciaux projetant les vapeurs de formol dans la pièce.

Roux a préconisé les essences (de girofle, cèdre, etc.) dans lesquelles on immerge les objets à stériliser; après la stérilisation on les débarrasse de l'excès d'essence, en l'évaporant dans le vide ou à température peu élevée (37°).

III. — ÉTUVES

La plupart des espèces microbiennes peuvent se développer dans les milieux de culture à la température du laboratoire entre 15 et 20°, mais leur développement est alors peu abondant, ils ne font que végéter. De plus la température du laboratoire change constamment, soit suivant les saisons, soit suivant les heures. En outre, la température optima de développement de certains microbes peut donner certaines bases pour leur identification. Il est donc indispensable pour avoir des cultures régulières et comparables entre elles de les obtenir à une température toujours la même. C'est ce qu'on réalise dans les *étuves*, espaces clos dans lesquels on entretient une température constante et fixe au moyen d'un combustible dont on règle automatiquement le débit.

I. ***Corps de l'étuve***. — Les étuves sont de dimensions extrêmement variables suivant les conditions qu'elles doivent remplir, depuis la chambre étuve de plusieurs mètres cubes, employée dans les grands laboratoires, jusqu'à celle de quelques centimètres cubes, qui peut être placée dans un appartement.

Les parois de l'étuve sont recouvertes par un corps mauvais conducteur de la chaleur, feutre ou bois, qui forme une double paroi isolante. L'étuve doit être placée à l'abri des courants d'air et si possible contre un mur intérieur, pour éviter les pertes trop considérables de chaleur.

Pour que la température se répartisse également dans toute l'étuve, le chauffage ne doit pas se faire directement sur le fond. On chauffe, soit de l'huile, soit de l'eau, soit de l'air, qui, répartis tout autour de l'étuve dans des doubles parois, lui donnent une chaleur égale en tous ses points. C'est ce qu'on appelle le *volant de chaleur*. Toute étuve est, en outre, munie à l'intérieur d'un thermomètre qui, si elle est bien réglée, ne doit pas varier de plus d'un demi-degré.

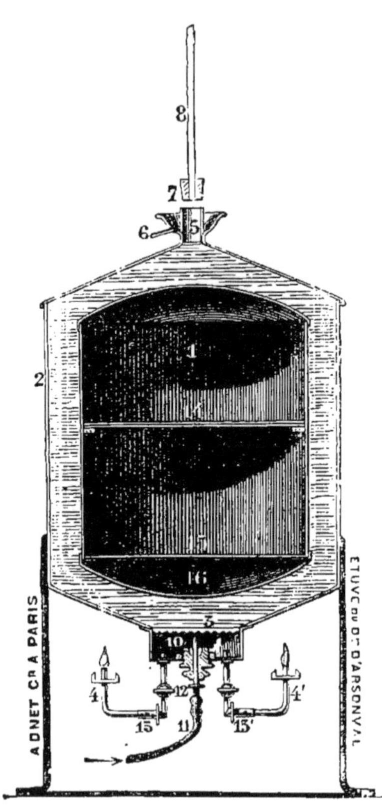

Fig. 116. — Petite étuve de d'Arsonval.

On peut distinguer 5 types d'étuves.

1° Les *petites étuves* ne mesurent que quelques centimètres, 30 en général de hauteur sur 20 de largeur et 20 de profondeur; celle de d'Arsonval (fig. 116) se compose d'un cube à double paroi de métal recouvert d'un corps isolant, feutre ou plâtre. Entre les doubles parois se trouve le volant de chaleur, air ou eau. Pour éviter l'évaporation de l'eau, on verse à sa surface une petite quantité d'huile. La paroi supérieure est percée d'un trou par lequel on fait pénétrer le thermomètre dans l'étuve même.

Un rayon métallique pouvant se déplacer à volonté dans l'étuve supporte les objets pour qu'ils ne reposent pas sur le fond même. Cette étuve peut être employée sans régulateur, avec une veilleuse à gaz ou même à huile, en réglant la température par l'éloignement de la flamme chauffante.

2° Les *étuves placards* pour laboratoire sont plus grandes, elles consistent en des armoires de bois (fig. 117), qui mesurent en général $1^m,15$ de hauteur, $0^m,70$ de largeur et $0^m,40$ de profondeur. Elles sont à double paroi, et se ferment par une porte

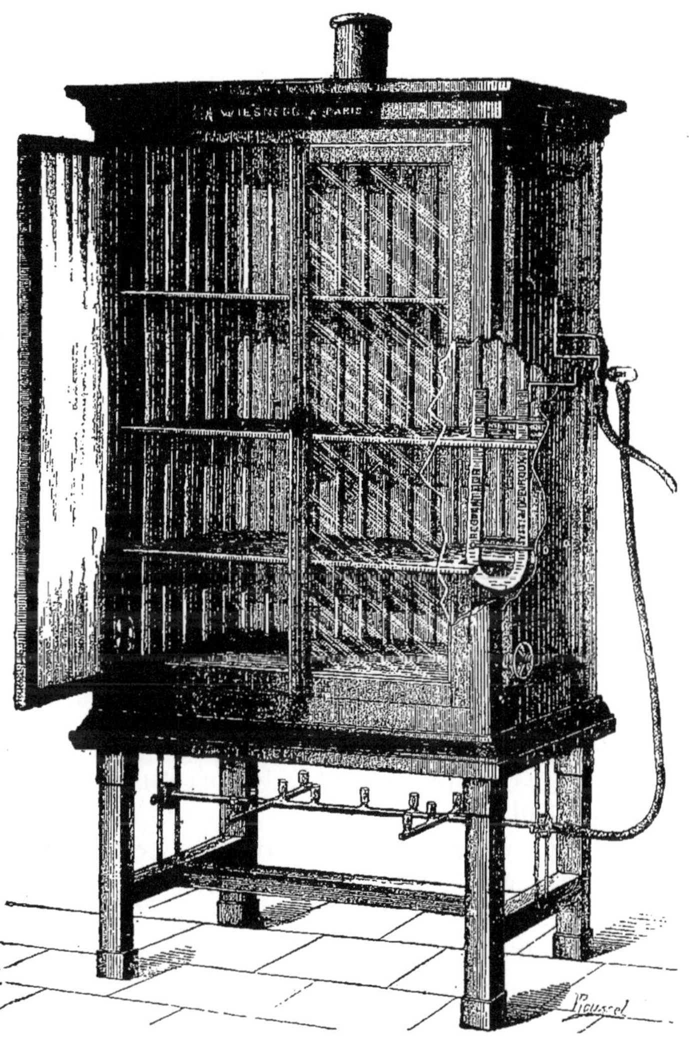

Fig. 117. — Étuve placard à gaz (type Roux).

à deux battants doublement vitrés et garnis de papier noir pour éviter la lumière. Elles sont chauffées par une rampe de becs de gaz située sous le fond; les produits de combustion sont recueillis par des cheminées placées au-dessus de chaque bec et par des tubulures métalliques appliquées contre la paroi intérieure de l'étuve, qui les conduisent jusqu'à la paroi supérieure où se trouve une cheminée qui les amène à l'extérieur. Dans l'intérieur de l'étuve se trouvent des rayons en bois sur lesquels on peut placer les tubes ou les ballons ensemencés.

Enfin un thermomètre est placé au centre de l'étuve, de façon à pouvoir être facilement contrôlé de l'extérieur.

Le volant de chaleur est constitué par l'air chaud situé entre les doubles parois. Les régulateurs les plus employés pour ces étuves sont les régulateurs métalliques, mais les régulateurs électriques peuvent aussi leur être appliqués.

3° Les *chambres étuves* ne se font que dans les grands laboratoires et sont construites suivant des modèles très divers. L'important est d'avoir un espace clos très bien isolé, à doubles parois et à double porte ; l'air doit cependant y circuler et s'y renouveler. Les cultures sont placées sur des rayons de verre supportés par des consoles de fonte. L'air arrivant dans la pièce par une cheminée est filtré à travers de l'ouate et sort par aspiration par une autre cheminée.

Divers procédés de régulation ont été employés pour ces chambres étuves, ils sont trop compliqués pour que leur description prenne place ici.

Les étuves doivent toujours être tenues très propres à l'intérieur, il est bon de laver les parois et les rayons de temps en temps avec une solution antiseptique.

II. ***Régulateurs.*** — Ils sont destinés à régler automatiquement le débit du calorique suivant la température intérieure de l'étuve. Ils sont placés à l'intérieur de l'étuve et agissent sur le producteur de calorique qui se trouve à l'extérieur.

Ils sont tous basés sur la dilatation des corps par la chaleur : le corps chauffé se dilate et diminue l'intensité du chauffage ; en se refroidissant, il se rétracte et laisse ainsi revenir le chauffage à son point initial. On peut employer pour cela des liquides, des gaz ou des métaux solides.

1. Régulateurs liquides. — Les régulateurs sont directs, c'est-à-dire qu'ils agissent directement par l'intermédiaire du volant de chaleur sur l'arrivée du gaz, ou indirects, c'est-à-dire agissant par l'intermédiaire d'un liquide indépendant.

1° *Régulateurs directs.* — Dans ces régulateurs, le volant de chaleur agit, en un des points de l'étuve, sur une membrane élastique, de caoutchouc ou de métal mince, au-dessus d'une petite chambre, dans laquelle vient aboutir le tuyau d'arrivée du gaz et de laquelle part celui qui se rend aux brûleurs. La membrane est maintenue plus ou moins tendue par un ressort qu'on peut régler à l'aide d'une vis. Le volant de chaleur, chauffé, presse sur la membrane élastique, qui bombe plus ou moins dans la petite chambre et la rétrécit, le gaz y arrive moins, il en passe moins dans les brûleurs. Quand, par le fait de la diminution de chaleur par la déperdition, le volant se refroidit, la membrane se redresse et le gaz passe en plus grande quantité; il est facile de régler l'étuve à la température voulue en serrant ou en desserrant la vis du ressort, qui tend plus ou moins la membrane.

2° *Régulateurs indirects.* — Ces régulateurs sont mobiles et peuvent être adaptés à toutes les étuves. Ils consistent en un récipient contenant un liquide dilatable qui agit directement sur l'arrivée du gaz, en fermant plus ou moins l'orifice de débit, on emploie surtout le mercure pour ces instruments.

Le plus simple consiste en un tube fermé à une de ses extrémités, contenant du mercure, et effilé en capillaire en son milieu. Il porte en outre à son centre, une dérivation latérale fermée par une vis, qui agit sur le mercure en le refoulant plus ou moins haut dans la partie capillaire du tube. Dans ce tube, en pénètre un autre divisé en deux branches se réunissant en une chambre à air terminée par un capillaire en pointe. C'est là qu'arrive et d'où part le gaz pour les brûleurs. Suivant sa dilatation et suivant la pression exercée par la vis latérale, le mercure montant plus ou moins haut dans la chambre d'arrivée laisse passer plus ou moins de gaz. Il suffit pour obtenir un réglage exact de faire tourner plus ou moins la vis latérale. Le régulateur doit être placé de manière à plonger par sa partie inférieure dans le volant de chaleur.

2. **Régulateurs à gaz.** — Le corps dilatable est un gaz.

1° *Régulateurs à air.* — L'air enfermé dans un tube de en U refoule par sa dilatation un index de mercure, qui ferme verre plus ou moins le débit du gaz, à travers un conduit taillé en bec de flûte.

2° *Régulateurs à vapeurs sous tension.* — Ils sont basés sur la dilatation des vapeurs d'éther, qui, en refoulant une colonne de mercure, ferment plus ou moins l'arrivée ou le débit du gaz.

La rapide évaporation de l'éther rend ces instruments peu utilisables pour une longue durée.

5. **Régulateurs métalliques.** — Ils sont très employés pour les grandes étuves placards de laboratoire, ils sont très simples et ne se détériorent pas facilement. Ils sont basés sur l'inégalité de dilatation de deux métaux différents pour la même température.

a. Le *régulateur de Roux* est formé de deux lames, l'une en acier, l'autre en zinc, soudées ensemble et recourbées en U; le zinc, plus dilatable, doit être en dehors. Toute élévation de température tendra donc à rapprocher les deux branches de l'U, tandis que tout abaissement les écartera. Une des branches de l'U est fixée dans l'étuve contre la paroi ; l'autre sort de l'étuve ; à son extrémité libre vient se fixer à angle droit une pièce métallique, qui suit tous les mouvements que lui communique la branche intérieure. La partie moyenne de cette dernière branche est fixée à la paroi de l'étuve par une vis qui peut être arrêtée par un écrou. L'extrémité de cette vis est amenée en contact avec une soupape, qui règle l'arrivée du gaz aux brûleurs. Cette soupape est un obturateur conique s'enfonçant plus ou moins dans la chambre d'arrivée et de départ du gaz. Un ressort métallique la maintient de manière que l'ouverture d'échappement du gaz soit naturellement fermée. Dès qu'on commence à chauffer, le zinc se dilate, les branches de l'U s'écartent, la branche intérieure presse sur la vis qui, agissant sur le ressort, ouvre la sortie du gaz. Pour régler, on n'a qu'à fixer la position de la vis au moyen de l'écrou qui la commande, en tâtonnant, suivant la température que l'on veut obtenir.

Ce dispositif ne peut être utilisé que pour les hautes températures.

b. Le *régulateur de Lépine* n'est qu'une modification du précédent, appliqué aux températures plus basses.

Il est basé sur la dilatation d'un tube métallique, placé dans l'étuve, dont on totalise l'action, pour ne pas avoir d'effet contraire, à une seule de ses extrémités. Pour cela, dans un tube métallique en zinc, fermé à une de ses extrémités, on introduit une tige de nickel dont la dilatation est à peu près nulle. De cette façon, la dilatation totale du tube est indiquée sur la tige de nickel. Pour amplifier les mouvements de cette tige, on la fait appuyer contre une plaque d'acier très rigide, fixée par une seule de ses extrémités; l'autre extrémité suit et amplifie les mouvements que lui communique la tige de nickel par son extrémité libre; la plaque d'acier est en relation avec un obturateur, qui ferme plus ou moins l'arrivée du gaz. Le réglage s'obtient par une vis, qui modère plus ou moins les mouvements de la plaque d'acier. Ces régulateurs peuvent servir pour toutes les températures et sont très robustes.

4. **Régulateurs de la pression du gaz.** — Le gaz a l'inconvénient de présenter de grandes variations de pression, suivant les gazomètres et les heures de la journée, ce qui cause beaucoup de difficultés pour arriver à régler exactement une étuve avec un des régulateurs ci-dessus. On a proposé plusieurs instruments destinés à régulariser dans la mesure du possible les pressions variables des canalisations. Ils évitent non seulement les inégalités de température, mais aussi l'extinction complète des brûleurs qui se produit quelquefois et qui entraîne l'échappement ultérieur du gaz dans les locaux.

Le régulateur de pression le plus employé consiste en deux manomètres, placés l'un à l'entrée, l'autre à la sortie du gaz, avant le régulateur, dans une chambre à moitié pleine de glycérine ; au-dessus d'elle se trouve un dispositif spécial permettant d'effectuer dans la chambre à gaz une pression régulière, facile à constater sur le manomètre de sortie du gaz. En vérifiant sur le manomètre d'entrée la plus basse des variations de pression de l'arrivée du gaz, on règle la pression dans la chambre à gaz, de manière à y obtenir une pression un peu inférieure. On évite ainsi les à-coups brusques et les extinctions toujours dangereuses.

Koch a construit des brûleurs spéciaux pour éviter les extinctions. Ce sont deux lames métalliques, disposées en spirales, fixées par une de leurs extrémités à la base d'un bec de Bunsen et par leur autre extrémité commandant un robinet sur le tuyau du gaz. Les lames, en se dilatant par la chaleur, ouvrent le robinet; en se refroidissant, elles le ferment. Le gaz peut alors s'échapper s'il arrive en trop grande quantité ou, au contraire, s'il n'a pas de pression, arriver en plus grande quantité.

5. **Régulateurs électriques.** — Le régulateur électrophysique de Regaud et Fouilland est le seul employé. Il se compose d'un tube en U, dont une des branches est très grosse, courte, et a la forme d'un récipient large à parois très minces;

la base de l'U et la grande branche ont un faible diamètre et des parois très épaisses. A la partie inférieure de la branche récipient, se trouve une poche latérale. Au début de la courbe de l'U se trouve de chaque côté un fil de platine pénétrant dans le tube; celui du côté de la branche récipient est légèrement recourbé vers la base de l'U, l'autre est horizontal. Toute la branche récipient est remplie d'hydrogène sous pression, faisant équilibre au mercure, qui remplit toute l'autre branche et est surmonté par le vide barométrique.

L'instrument est suspendu dans l'étuve de manière à pouvoir osciller autour de son centre, suivant un axe passant par le milieu de sa hauteur. Un dispositif spécial manœuvré de l'extérieur de l'étuve permet de l'incliner plus ou moins et de le fixer dans la position choisie.

Les deux fils de platine se continuent avec le fil de chauffe, qui passe dans des résistances métalliques, disposées tout autour de l'étuve à l'intérieur de ses parois, et très bien isolées pour éviter les pertes de chaleur.

Les fils de platine sont reliés au fil de chauffe de telle sorte que le courant ne peut y passer que lorsque le mercure touche l'extrémité coudée du fil de platine dans la branche récipient. Par conséquent, pour une position fixe du régulateur, les interruptions du courant dépendent des variations de la température qui, en dilatant ou en rétractant l'hydrogène, font toucher ou abandonner le fil coudé par le mercure. La température maxima est atteinte lorsque le régulateur est vertical, puisque le mercure touche constamment le fil dans cette position.

L'ampoule adaptée latéralement à la branche récipient permet d'y faire passer une quantité variable du mercure de la grande branche de façon à augmenter ou à diminuer à volonté la hauteur de la colonne mercurielle que l'hydrogène doit refouler; cette disposition permet de modifier ainsi l'échelle des températures qu'on peut obtenir avec un même régulateur.

La forme de ces régulateurs varie beaucoup suivant les modèles d'étuves, le principe reste le même.

Pour régler l'étuve il suffit d'établir le courant, le régulateur placé verticalement, et, lorsqu'on est arrivé à la température voulue de l'incliner suffisamment pour que le mercure ne touche plus le fil coudé et que par conséquent le courant ne passe plus dans les résistances; on reconnaît le passage ou l'interruption du courant en allumant une petite lampe rhéoscopique intercalée sur le circuit à l'intérieur de l'étuve.

Les étuves électriques sont de modèles très différents, depuis la petite étuve à paraffine jusqu'à la grande étuve placard.

Elles ont l'avantage d'être très propres, d'atteindre très rapi-

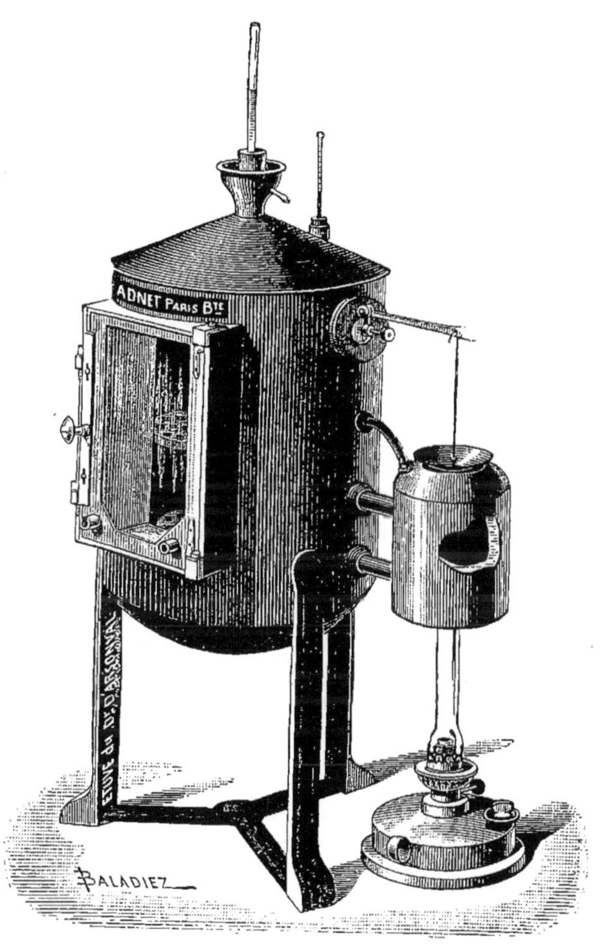

Fig. 118. — Étuve à pétrole.

dement la température fixée et d'être suffisamment stables à la température choisie.

III. ***Choix d'une étuve***. — Les grandes étuves, chambres ou placards, sont réservées pour les grands laboratoires. Pour les petits laboratoires ou les installations particulières, on se contente de modèles plus restreints. On a même construit une petite étuve qui peut fonctionner avec une lampe à pétrole (fig. 118). Elle est basée sur le principe du régulateur actionné par le volant de chaleur par l'intermédiaire d'une lame métallique élastique. Cette lame, par des leviers, soulève le couvercle d'un récipient d'air chaud, qui se trouve au-dessus de la lampe et laisse ainsi rentrer l'air froid dans l'étuve. En se contractant, la lame métallique fait refermer le récipient d'air chaud et le chauffage reprend son intensité précédente. Ce procédé est suffisant pour faire des cultures, mais ne présente pas une grande fixité.

Les étuves à gaz sont toujours longues à régler, quel que soit le régulateur, et plus elles sont petites plus l'opération est longue à cause de la déperdition par les parois. De plus le réglage doit être recommencé chaque fois que les brûleurs se sont éteints. Pour être bien réglées et dépenser le minimum de gaz, elles doivent être continuellement en activité. Elles sont donc inutilisables lorsqu'on ne veut s'en servir que pour peu de temps.

Les étuves électriques sont beaucoup plus vite chaudes et se règlent une fois pour toutes. En 20 à 25 minutes elles ont atteint automatiquement leur température fixe. Elles n'ont pas d'odeur et sont facilement transportables. Leurs inconvénients sont : leur prix élevé, leur dépense assez grande en force électrique et la grande fragilité des régulateurs.

Elles sont particulièrement utiles pour un usage irrégulier; elles sont moins dispendieuses que les autres puisqu'on ne les fait marcher que juste le temps nécessaire ; par là elles constituent l'étuve de l'avenir pour le praticien.

CHAPITRE II

PRÉPARATION DES MILIEUX

Le microbe, comme toute cellule vivante, a besoin pour se développer de carbone, d'oxygène, d'hydrogène et d'azote.

Un milieu favorable à son développement doit donc contenir des corps hydrocarbonés : sucres, cellulose et amylacés, et des corps albuminoïdes, contenant de l'azote et de l'eau.

Le milieu de culture doit en outre être privé par la stérilisation de tous les germes qu'il contient.

Les corps albuminoïdes rendent la préparation des milieux de culture très difficile et très compliquée par le fait de leur coagulabilité.

On peut employer comme milieux de culture des substances naturelles ou artificielles, liquides ou solides.

I. — MILIEUX ARTIFICIELS LIQUIDES

I. **Bouillon de viande.** — On se sert de viande de veau ou de bœuf, à laquelle on ajoute de la peptone pour augmenter sa valeur nutritive.

On prend 500 grammes de viande, débarrassée de la graisse et des tendons et hachée finement. On la met macérer dans un récipient avec un litre d'eau distillée pendant 24 heures dans un endroit frais; pour activer cette macération, on peut la remplacer par un séjour à l'étuve à 50° pendant 1/2 heure. Au bout de ce temps on passe le liquide à travers un linge mouillé et on presse fortement la viande, en tordant le linge à ses deux extrémités, de manière à en extraire tout le suc. On ramène, avec de l'eau distillée, le volume du liquide obtenu à 1000 centimètres cubes. On ajoute 20 grammes de peptone pure (de préférence la peptone Chapotaut plus active) et 10 grammes de chlorure de sodium. On a aussi proposé d'ajouter 1 gramme de phosphate de soude, mais cela n'est pas nécessaire. On fait bouillir le tout, pendant 20 à 30 minutes, sur un feu doux; il se produit une abondante coagulation de matières albuminoïdes; on filtre à chaud sur papier Chardin.

Le liquide ainsi obtenu a une couleur jaunâtre et est nettement acide. Il faut le neutraliser. Pour cela, on ajoute avec précaution une solution de carbonate de soude jusqu'à ce que le liquide bien agité soit neutre ou très légèrement alcalin ; en effet s'il est acide, même très légèrement, les microbes s'y développent mal, à part quelques espèces spéciales.

Le bouillon ainsi préparé est stérilisé à l'autoclave à 110-120° pendant 30 minutes. On le laisse refroidir et, s'il est trouble, on le filtre de nouveau. Il se forme assez souvent un abondant précipité après refroidissement. On stérilise de nouveau à l'autoclave et le bouillon est alors distribué dans les tubes et les ballons, stérilisés d'avance et bouchés à l'ouate ou au papier. Puis tubes et ballons sont encore passés à l'autoclave à 120° pendant 20 minutes.

Le bouillon ainsi préparé doit avoir une belle coloration jaune foncé, il doit être absolument transparent et limpide sans aucun dépôt. Quelquefois, malgré toutes les précautions prises, le bouillon reste un peu trouble ; on peut essayer de le clarifier au blanc d'œuf. Pour cela on prend 2 ou 3 blancs d'œufs qu'on agite avec le bouillon froid. Après un mélange intime, on chauffe le tout pendant 10 minutes à 80°, le blanc d'œuf se coagule en emprisonnant dans ses mailles toutes les impuretés. Il ne reste plus qu'à filtrer au papier Chardin; le bouillon est alors tout à fait clair. Si ce n'est pas le cas, il est préférable de ne pas l'employer, pour ne pas faire de confusion avec le trouble provenant des cultures microbiennes.

II. **Bouillons composés.** — Au bouillon préparé comme on l'a vu ci-dessus, on peut ajouter diverses substances favorisant la culture de certaines espèces microbiennes :

Bouillon glycosé. — Avant le chauffage à 120° on ajoute au bouillon ordinaire 1 à 2 pour 100 de glycose.

Bouillon lactosé. — On ajoute dans les mêmes conditions 2 pour 100 de lactose.

Bouillon glycériné. — Avec 5 ou 10 pour 100 de glycérine.

Ces bouillons ne devant pas être chauffés au-dessus de 110° pour ne pas altérer les substances incorporées, on stérilisera un peu plus longtemps à 105°, pendant 45 minutes.

Bouillon tournesolé. — On l'obtient en ajoutant au bouillon un peu de la solution neutre de tournesol.

Bouillon de Martin. — On prend 500 grammes de viande de veau qu'on fait macérer pendant 24 heures avec 1 litre d'eau distillée et qu'on porte à l'étuve à 37° pour la faire putréfier. Cette putréfaction a pour but de détruire le sucre contenu dans la viande. On prépare d'autre part 200 grammes d'estomac de porc qu'on place dans un litre d'eau à 50° pendant 24 heures avec 10 centimètres cubes d'acide chlorhydrique. On filtre les deux liquides et on les sale à 5 pour 100. On mélange et on alcalinise avec la solution de carbonate de soude. On chauffe à 115° pendant 1/2 heure à l'autoclave. On filtre au papier Chardin; on répartit dans les tubes et ballons qu'on stérilise.

Bouillon de Massol :

Viande de veau faisandée	500	grammes.
Eau	1000	—
Peptone de Witte	20	—

On neutralise à la soude caustique à 40 pour 1000 et on ajoute en plus 6 à 7 centimètres cubes de la solution normale de soude caustique pour alcaliniser très fortement. On filtre. On chauffe à 120° et on distribue dans les ballons et tubes.

III. **Milieux liquides spéciaux**. — Au lieu de bouillon de viande, on peut employer les mélanges suivants :

Milieu de Pasteur :

Eau distillée	100	grammes.
Sucre candi	10	—
Tartrate d'ammoniaque	10	centigrammes.
Cendres de levure de bière	1	gramme.

On mélange le tout et on stérilise.

P. Courmont recommande le milieu suivant, pour les cultures du bacille de la fièvre typhoïde en vue de l'agglutination.

Peptone	2	grammes.
Glycose	1	gramme.
Eau	100	grammes.

On alcalinise au carbonate de potasse.

On a recommandé aussi d'employer des macérations d'organes animaux ou même de végétaux, mais ces milieux ne sont pas utilisés en clinique.

II. — MILIEUX ARTIFICIELS SOLIDES

Pour obtenir ces milieux, on se contente de solidifier les milieux liquides artificiels que nous avons vus plus haut en leur ajoutant une substance coagulable : la gélatine ou la gélose.

I. **Gélatine**. — La gélatine est employée comme milieu de culture depuis les premiers travaux de Koch. Pour la rendre plus nutritive, on l'emploie mélangée à du bouillon de viande peptoné, préparé comme on l'a vu plus haut.

A 1 litre de bouillon, on ajoute 100 grammes de gélatine blanche, dite *extra-fine*, que l'on trouve dans le commerce. Pour cela on la coupe en petits morceaux qu'on lave plusieurs fois dans de l'eau distillée. On fait chauffer le bouillon doucement au bain-marie à 100° dans un récipient de tôle émaillée pendant 10 minutes environ et on ajoute petit à petit la gélatine, en remuant constamment jusqu'à ce qu'elle soit bien fondue. On neutralise de nouveau avec la solution de carbonate de soude et on fait bouillir encore quelques secondes au-dessous de 105°. Le mélange ainsi obtenu est filtré à chaud sur papier Chardin.

La filtration est quelquefois très lente par le fait de la viscosité du mélange et de sa coagulation à mesure que la température s'abaisse; pour la faciliter, on emploie des entonnoirs bains-marie spéciaux, qui permettent de maintenir le mélange à une température fixe; ou bien, ce qui est plus simple, on met le filtre et le récipient dans l'autoclave ouvert, qu'on chauffe jusqu'à ce que la filtration soit terminée.

La gélatine ainsi filtrée doit être absolument claire et transparente et avoir une coloration jaune pâle. Si ce n'est pas le cas, il faut la fondre et la clarifier au blanc d'œuf, comme on l'a vu pour le bouillon.

La gélatine, ainsi préparée, est fondue et distribuée dans les tubes stérilisés. On en prépare des tubes droits, des tubes inclinés comme pour le sérum sanguin, et des tubes contenant très peu de gélatine (2 centimètres cubes) destinée à être enroulée selon la méthode d'Esmarch.

La stérilisation doit se faire par la stérilisation discontinue à 100° répétée plusieurs jours de suite (3 ou 4), car la gélatine, chauffée au-dessus de 100°, perd la propriété de se coaguler à la température ordinaire.

Les tubes sont recouverts d'un capuchon de caoutchouc pour éviter l'évaporation, qui se fait très rapidement et amène le fendillement du milieu. Ils ne doivent pas être conservés trop longtemps, car ils perdent assez vite leur valeur nutritive.

Les tubes de gélatine ne peuvent pas être mis à l'étuve à 37°, car ils se liquéfient à cette température; les cultures doivent se faire à 20°-25°.

II. **Gélatines composées.** — En se servant, au lieu de bouillon simple, de bouillons glycosé, glycériné ou lactosé, on obtient, en suivant exactement la même technique, des *gélatines glycosée*, *glycérinée* et *lactosée*.

La *gélatine phéniquée* est de la gélatine à laquelle on a ajouté, avant la filtration, pour 10 centimètres cubes de gélatine 4 à 5 gouttes d'une solution phéniquée à 1/20.

La *gélatine d'Elsner* se prépare ainsi : on râpe 500 grammes de pommes de terre qu'on fait macérer pendant 4 heures dans un litre d'eau à l'étuve à 37°. On laisse déposer pendant 12 heures. On décante le liquide qui surnage, et on ajoute 150 à 200 grammes de gélatine. Le milieu est très nettement acide; on neutralise avec une solution de soude jusqu'à ce que la réaction soit encore nettement mais très légèrement acide. On stérilise, on filtre et on répartit dans des ballons de 100 grammes. Au moment de l'utiliser, on chauffe légèrement pour liquéfier, on ajoute à chaque ballon 1 gramme d'iodure de potassium et on répartit dans des tubes stérilisés.

Gélatine au tournesol. — On ajoute à de la gélatine ordinaire quelques gouttes d'une solution de tournesol jusqu'à ce qu'elle ait pris une belle coloration bleue. Elle a l'inconvénient de se décolorer très rapidement, il faut la préparer au moment de s'en servir.

III. **Gélose.** — La gélose, ou agar-agar, ou varech corné est une algue des mers des Indes, le Gélidium spiriforme (famille des Floridées). On la trouve dans le commerce sous forme de longs filaments en paquets. Elle donne, après ébullition dans de l'eau, une gelée semblable à la cellulose, qui se solidifie par le refroidissement. Elle peut solidifier 50 à 60 fois son poids d'eau et a le grand avantage de pouvoir être chauffée à 115 degrés sans perdre sa capacité de solidification. Elle est très peu nutritive par elle-même; c'est pourquoi on la mélange à du bouillon ordinaire.

On fait macérer, pendant 24 heures, 10 à 15 grammes de gélose coupée en petits morceaux, dans un 1/2 litre d'eau acidulée par 6 pour 100 d'acide acétique. On agite souvent. On filtre sur un linge et on lave à plusieurs reprise la gélose sur le linge avec une solution de carbonate de soude pour l'alcaliniser.

La gélose ainsi préparée est alors mélangée à 500 grammes de bouillon peptoné, maintenu à l'ébullition au bain-marie. On fait bouillir le mélange, en agitant continuellement avec une baguette de verre pour éviter que le liquide ne s'attache aux parois du récipient. Au bout de 10 minutes tout est fondu. On filtre à chaud sur papier Chardin. Pour activer la filtration, on se sert de l'entonnoir bain-marie, ou on met le tout à l'autoclave. La filtration terminée, on distribue la gélose dans les tubes et on stérilise à l'autoclave à 115°. On laisse ensuite les tubes se solidifier soit droits, soit inclinés comme pour la gélatine. Puis on recouvre le bouchon d'ouate d'un capuchon de caoutchouc. On met les tubes à l'étuve à 37° avant de les employer pour éprouver leur stérilité.

Pour conserver les tubes, il faut avoir soin de les tenir verticaux à cause de l'eau de condensation, qui se forme au fond du tube et qui pourrait venir mouiller le bouchon d'ouate.

IV. **Géloses composées.** — En se servant, au lieu de bouillon ordinaire, de bouillons glycériné, glycosé ou lactosé, on prépare des *géloses glycérinée, glycosée* ou *lactosée*.

Gélose sanglante. — On peut la préparer très simplement en étalant, à la surface d'un tube de gélose, quelques gouttes de sang, prises aseptiquement par ponction d'une veine à un homme ou à un animal. On prépare ainsi plusieurs tubes qu'on met à l'étuve; les uns s'y contaminent, d'autres restent stériles; on n'utilisera que ceux qui sont restés intacts à l'étuve pendant au moins trois jours.

On peut aussi mélanger à des tubes de gélose, fondue à 40°, une petite quantité de sang prélevée par ponction. On mélange, en évitant la formation de bulles d'air et on laisse solidifier en position inclinée.

Gélose sanglante glycérinée (Bezançon et Griffon). — On prépare une série de tubes ou de flacons d'Erlenmeyer contenant le 1/4 de leur volume environ de bouillon à 2 pour 100 de gélose et 6 pour 100 de glycérine. On place les tubes au bain-marie pour liquéfier la gélose. Dans chaque tube on reçoit aseptiquement, au sortir de l'artère, du sang de lapin. Le mélange doit se faire dans la proportion de 1 partie de sang pour 3 parties de bouillon gélosé. On mélange sans secouer pour éviter la formation de bulles d'air, en inclinant et en relevant alternativement le tube. Le mélange effectué, on dépose les tubes sur un plan incliné et on les laisse se solidifier. On les capuchonne ensuite et on les place dans une chambre humide pour éviter la dessiccation, jusqu'au moment du besoin.

En ensemençant sur ce milieu le bacille de Koch, les colonies peuvent être visibles à l'œil nu au bout d'une dizaine de jours.

Gélose de Wertheimer. — C'est un mélange de une partie de

sérum sanguin humain avec deux parties de gélose ordinaire.

Gélose de Chantemesse. — On fait bouillir 10 grammes de gélose dans 500 grammes d'eau peptonée à 3 pour 100. On ajoute ensuite 10 grammes de lactose. On filtre, on stérilise à 120° et, au moment de s'en servir, on ajoute à 10 centimètres cubes du mélange, 4 gouttes de solution phéniquée à 3 pour 100 et 1 centimètre cube de teinture de tournesol bleue sensible.

III. — MILIEUX NATURELS

Les liquides naturels sont recueillis aseptiquement et distribués dans des tubes et des ballons stérilisés. Pour détruire tous les germes qu'ils peuvent contenir, tout en évitant la coagulation des matières albuminoïdes, on a recours à la stérilisation discontinue (voy. p. 450).

I. **Lait.** — Le lait doit être recueilli aseptiquement du pis de la vache, préalablement désinfecté. On le distribue dans des tubes et des ballons stérilisés ; il doit être alcalin ; s'il ne l'est pas, on l'additionne de quelques gouttes de solution de carbonate de soude. Le lait supporte la stérilisation par la chaleur humide à l'autoclave à 110 ou 120° pendant un quart d'heure, mais alors ses parties grasses restent à la surface ; la stérilisation discontinue est préférable.

II. **Sérosités.** — On peut utiliser toutes les sérosités normales ou pathologiques de l'homme ou des animaux. On les recueille au moyen d'un appareil de Potain stérilisé, avec lequel on les distribue dans des tubes et des ballons stériles, et on les soumet à la stérilisation discontinue.

III. **Sang.** — Il est recueilli par ponction ou par saignée aseptique et déposé dans des vases stériles.

a. Pour l'employer en nature, on le défibrine par battage ou par agitation avec des perles de verre. On a essayé d'éviter la défibrination, longue et mal commode, en la remplaçant par l'addition au sang de substances anticoagulantes : peptones, extrait de têtes de sangsues, citrate de soude, etc., mais les résultats n'ont pas été bons. Le sang ainsi préparé est distribué dans des tubes et stérilisé par la méthode discontinue, au-dessous de 70° pour éviter la coagulation.

b. Sérum sanguin liquide. — Le sang est recueilli à la sortie de la veine dans des vases stérilisés; on le laisse coaguler à la glacière, et lorsque, 24 heures après, le sérum a bien transsudé, on le recueille avec une pipette effilée en ayant soin d'éviter de toucher le caillot rouge. Le sérum obtenu doit être clair et ne pas contenir d'hémoglobine dissoute. On le distribue dans des tubes et des ballons stériles et on aseptise par la méthode de Tyndall.

c. *Sérum sanguin solidifié.* — On emploie, en général, le sérum de bœuf ou de cheval solidifié. On l'emploie pur ou de préférence additionné du 1/3 de son volume de bouillon de viande ordinaire.

On recueille le sang comme il a été dit plus haut et on prélève le sérum bien clair avec des pipettes stérilisées. On met 10 centimètres cubes environ de sérum pur ou mélangé de bouillon de viande dans des tubes stérilisés et bouchés à l'ouate, en ayant soin que le liquide ne coule pas le long des parois pour ne pas les salir. Les tubes sont alors placés inclinés, de manière que le liquide présente la plus grande surface plane possible, mais ne vienne pas toucher le bouchon d'ouate, dans l'étuve spéciale pour la stérilisation discontinue (fig. 115).

On chauffe pendant 3 heures entre 58° et 60°, 5 à 6 jours de suite, puis on fait monter la température à 80°, pendant une 1/2 heure à 1 heure pour obtenir la coagulation du sérum. Ce dernier temps doit être très attentivement surveillé, car, si le sérum est chauffé trop longtemps, il devient opaque et ne permet plus de bien distinguer les colonies à sa surface. Bien réussis, les tubes de sérum gélatinisé doivent avoir une belle couleur ambrée et être à moitié transparents. On les bouche par-dessus le tampon d'ouate avec un capuchon de caoutchouc, pour éviter l'évaporation, et on les place à l'étuve à 37° pour constatér leur stérilité.

IV. **Pommes de terre.** — La pomme de terre est un très bon milieu de culture.

Pour la préparer on emploie le plus souvent la méthode de Roux. On se sert de tubes à cultures spéciaux (fig. 119) de 25 centimètres de long, d'un diamètre de 2,15 centimètres et qui portent à leur 1/4 inférieur un étranglement pour empêcher le morceau de pomme de terre de tomber au fond du tube et permettre à l'eau de condensation de séjourner au fond. Des pommes de terre jeunes sont pelées et coupées au couteau ou à l'emporte-pièce en forme de cubes rectangulaires ou en forme de coin, présentant une surface lisse aussi grande que possible (fig. 120). On les lave à l'eau salée et on introduit un morceau dans chaque tube. On bouche avec un tampon d'ouate et on stérilise pendant un quart d'heure à 115° à l'autoclave. On recouvre le tampon d'ouate d'un capuchon de caoutchouc, pour éviter l'évaporation.

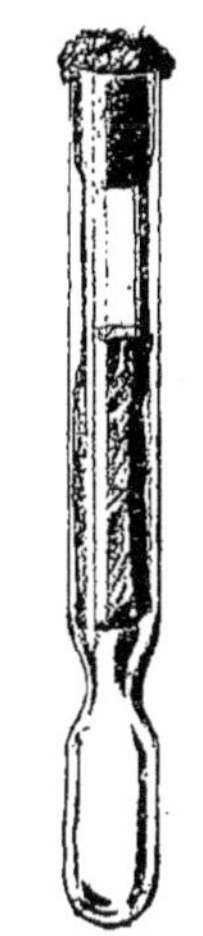

Fig. 119. Tube à pomme de terre.

Pour que la pomme de terre reste très humide, on peut dans certains cas remplir la partie inférieure du tube, jusqu'à ce que le bord inférieur de la pomme de terre touche le liquide, d'eau ou d'un mélange d'eau et de glycérine à 15 pour 100. La stérilisation se fait de la même façon. Pour éviter que la pomme de terre se recourbe, on place les tubes sur un plan légèrement incliné, la surface plane de la pomme de terre dirigée en bas. On peut aussi, pour fixer la pomme de terre dans le tube et l'empêcher de ballotter, couler dans celui-ci une certaine quantité de gélose.

Koch emploie un procédé plus simple donnant une plus grande surface d'ensemencement, mais plus difficile à conserver stérile. Une pomme de terre cuite à l'eau est coupée par le milieu avec un couteau flambé; on place chaque moitié, la surface de section en haut, entre deux cristallisoirs renversés l'un sur l'autre, stérilisés par des lavages au sublimé et à l'eau stérilisée. On peut ensemencer toute la surface, mais il faut ouvrir le moins souvent possible le cristallisoir et avec de grandes précautions.

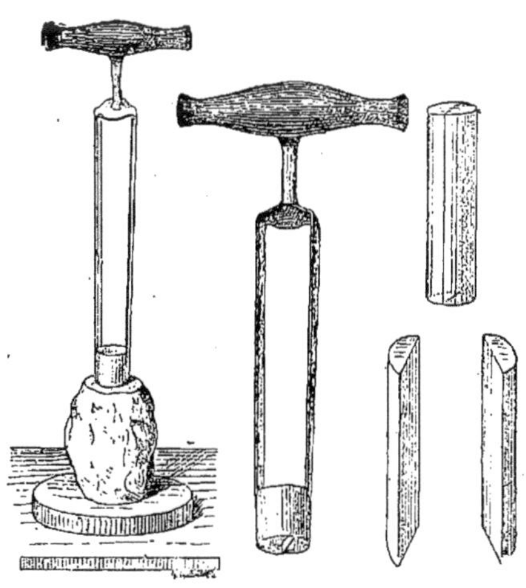

Fig. 120. — Préparation des fragments de pomme de terre.

V. **Œufs**. — On peut employer l'œuf entier ou seulement l'une de ses parties :

1° *Œuf entier.* — On agite violemment un œuf bien frais, pour mélanger intimement le blanc et le jaune, sans le casser ; on flambe légèrement sa surface au niveau de la grosse extrémité où se trouve la chambre à air ; on ponctionne la coque à ce niveau avec une aiguille fine ; par l'ouverture, on fait pénétrer le produit à ensemencer et on ferme hermétiquement la petite ouverture avec du collodion. La stérilisation est tout à fait inutile puisqu'on peut agir aseptiquement.

2° *Blanc d'œuf.* — On retire directement le blanc de l'œuf avec une pipette par une ouverture faite dans la coque comme précédemment ; ou bien, on casse l'œuf dans un récipient stérile, on sépare le blanc et le jaune, et le blanc est distribué dans des tubes stériles et stérilisé par le chauffage discontinu.

3° *Jaune d'œuf.* — Il est le plus souvent employé d'après la formule suivante :

Jaunes d'œufs.	100	centimètres cubes.
Eau distillée	1000	—
Solution de soude à 10 pour 100. . .	5	—

On stérilise par la stérilisation discontinue.

Choix des milieux de culture. — Presque tous les microbes se développent bien dans le *bouillon de viande*, mais ils ne s'y cultivent pas tous de la même manière.

Les uns produisent en végétant un trouble uniforme plus ou moins intense, réparti également dans tout le milieu (staphylocoque, bacterium coli, bacille de la fièvre typhoïde, etc.).

D'autres ne se développent qu'à la surface du bouillon en formant un voile flottant à la surface. A mesure que la culture vieillit, le reste du liquide se trouble peu à peu et le voile se désagrège lentement (bacillus subtilis, bacille de Koch, bacille de Lœffler, etc.).

D'autres enfin forment des amas flottant comme des flocons dans le liquide et donnant un dépôt plus ou moins épais au fond du tube, alors que le liquide lui-même reste transparent (streptocoque, bacille de la peste, etc.).

Le bouillon de viande est encore très utile pour faire les dilutions de produits pathologiques, en vue de l'isolement d'une espèce microbienne par les cultures. C'est un milieu rendu facilement aseptique, très nutritif et facile à préparer.

Les bouillons glycosés et glycérinés servent surtout pour la culture du bacille de Koch.

Les bouillons au tournesol sont employés pour le diagnostic entre le bacterium coli et le bacille de la fièvre typhoïde.

Le bouillon Martin et le bouillon Massol sont utilisés pour le bacille de la diphtérie, qui y donne des cultures très abondantes et virulentes.

La *gélatine* est un très bon milieu de culture à cause de sa limpidité et de sa transparence parfaite, qui laisse apercevoir les plus petites colonies; mais elle a l'inconvénient de ne permettre de cultiver que les espèces microbiennes, qui se développent au-dessous de 25°, car elle se liquéfie au-dessus de cette température. Il est vrai que cet inconvénient peut devenir un avantage lorsqu'on veut étudier l'optimum de température du développement d'une espèce. On ne l'emploie d'ordinaire que pour étudier les caractères d'espèces déjà isolées et végétant à 21 ou 22°. Les cultures sur gélatine ne sont jamais très abondantes.

Sous l'influence de certaines sécrétions des cultures microbiennes, la gélatine est liquéfiée et ne peut plus se solidifier par le refroidissement. La *liquéfaction* de la gélatine est un signe caractéristique de certains microbes. Ainsi les cultures de staphylocoques liquéfient la gélatine au bout de trois ou quatre jours, tandis que celles des streptocoques ne la liquéfient jamais.

La *gélatine phéniquée* sert pour isoler le bacille d'Eberth et le bacterium coli des autres microbes, qui ne peuvent s'y développer.

La *gélatine d'Elsner* permet de distinguer le bacille d'Eberth du bacterium coli.

La *gélatine glycérinée* est spécialement réservée au bacille de Koch, ainsi que la *gélatine glycosée.*

La *gélatine au tournesol* sert à étudier les réactions des produits des cultures, surtout pour le coli et l'Eberth.

La *gélose* est plus utilisable en clinique que la gélatine, car elle donne des colonies plus abondantes et plus rapides puisqu'on peut la maintenir à 37°. Par contre elle est moins limpide et moins transparente, les colonies sont moins facilement visibles.

Presque tous les microbes se développent bien sur la gélose, les uns comme les staphylocoques y donnent d'épais amas blanchâtres, se colorant en jaune à la longue, d'autres comme les streptocoques donnent de petites colonies blanches à demi transparentes; les pneumocoques se caractérisent par de petites colonies incolores, transparentes, en gouttes de rosée; le bacille de Lœffler par de petites colonies blanches étalées en surface; le bacterium coli et l'Eberth donnent tous deux sur gélose un dépôt blanc plus ou moins abondant.

Aucune espèce microbienne ne liquéfie la gélose.

Les *géloses glycérinée*, *glycosée* et *lactosée* sont employées comme les gélatines semblables.

La *gélose sanglante* est employée pour cultiver le méningocoque de Weichselbaum, le gonocoque et le bacille de l'influenza, qui ne se développent pas sur les milieux ordinaires.

La *gélose de Wertheimer* est utilisée pour la culture du gonocoque et du bacille du chancre mou.

La *gélose colorée à la teinture de tournesol* sert pour la distinction du bacille d'Eberth et du bacterium coli.

Le *sérum solidifié* de cheval rend de grands services en clinique pour le diagnostic de la diphtérie. Le bacille de Lœffler s'y développe mieux et plus vite que tous les autres microbes qu'on rencontre sur les muqueuses de la gorge et du nez.

Lorsqu'après avoir fait sur sérum un ensemencement du produit de raclage d'une gorge, on voit après douze heures de séjour à l'étuve à 37° de nombreuses petites colonies blanches, opaques, sur la surface ensemencée, même sans examen microscopique, on peut être presque sûr qu'il s'agit de diphtérie; le bacille de Lœffler seul peut donner d'abondantes colonies en si peu de temps sur sérum.

Les autres microbes s'y développent, mais beaucoup plus lentement (en vingt-quatre ou quarante-huit heures).

Les staphylocoques y forment de grandes traînées blanches ou jaunâtres luisantes à la surface; le streptocoque de toutes petites colonies blanches; le pneumocoque des colonies transparentes huileuses, ayant l'apparence de gouttes de rosée.

La *pomme de terre* est surtout employée pour étudier les caractères macroscopiques et colorants des colonies. Certaines espèces microbiennes donnent sur ce milieu des cultures très abondantes, prenant une coloration spéciale caractéristique, qui peut aider au diagnostic. Ainsi le bacille de la fièvre typhoïde donne sur pomme de terre une culture peu abondante, à peine visible; le bacterium coli au contraire donne une épaisse traînée blanchâtre. Le bacille de la morve donne une colonie, qui prend au bout de quelques jours une coloration brune très caractéristique. Les staphylocoques produisent des colorations très variables dans leurs cultures; on a même voulu baser sur ces couleurs une division de leurs différentes espèces. Les uns donnent une simple couleur blanche (staphylococcus albus), d'autres une couleur jaune d'or (staphylococcus aureus ou citreus), etc.

Presque tous les microbes peuvent se développer dans le *lait*; ils y produisent certaines modifications, qui servent même de bases pour caractériser certaines espèces :

Le lait peut être rendu *acide* par la pullulation de certains bacilles, ainsi le bacterium coli l'acidifie fortement, tandis que le bacille de la fièvre typhoïde ne change pas sa réaction. Pour pouvoir reconnaître facilement le changement de réaction du lait, on a recommandé d'ajouter au milieu quelques gouttes d'une solution de teinture de tournesol; le lait étant alcalin prend une coloration bleue; s'il prend une coloration rouge après culture d'une espèce microbienne, c'est que cette dernière produit une réaction acide.

Une autre modification du lait par les cultures est sa *coagulation*; elle est beaucoup plus importante et donne des caractères très distinctifs entre les espèces. Les microbes qui coagulent le lait sont très nombreux (voy. tableau, p. 405). Cette coagulation peut être massive et très rapide, ou se faire en grumeaux après un temps de culture plus ou moins long.

Les *sérosités* sont plus employées mélangées à des milieux artificiels solides que liquides et en nature.

Le *sang* liquide est surtout employé pour le bacille de l'influenza, le gonocoque, le bacille du chancre mou, mais on l'emploie plus fréquemment étendu en couche mince sur des milieux solides.

Le *sérum liquide* est utilisé pour conserver la virulence de certains microbes et pour certaines réactions agglutinantes (streptocoques et pneumocoques). On a pu cultiver le gonocoque dans ce milieu.

Le sérum est d'ailleurs plus employé après coagulation comme milieu solide.

Le vibrion septique et le vibrion cholérique se développent très bien dans l'*œuf entier*. On a pu cultiver le gonocoque dans le jaune, préparé comme on l'a vu plus haut.

CHAPITRE III

CULTURES

Les cultures microbiennes consistent à mettre les germes dans les meilleures conditions possibles pour leur reproduction. Il ne suffit pas pour cela de leur fournir un milieu nutritif convenable, exempt de microbes étrangers et de les maintenir à une température fixe et constante; certaines précautions sont encore indispensables pour le prélèvement des produits à cultiver et pour l'ensemencement, c'est-à-dire pour la répartition du produit dans les milieux.

On a recours en clinique aux cultures dans trois cas :

1° Lorsque les microbes sont trop peu nombreux dans le produit à examiner pour y être décelés par la simple coloration;

2° Pour déterminer une espèce microbienne lorsqu'elle ne l'est pas suffisamment par la coloration;

3° Pour rechercher consécutivement par l'expérimentation la virulence d'une espèce.

Dans ces deux derniers cas, il est indispensable d'obtenir une espèce microbienne pure et isolée, ce qui n'est possible que par des cultures successives.

I. — PRÉLÈVEMENTS

Ce qui a été dit pour les prélèvements en vue de la coloration des bacilles peut s'appliquer aussi à ceux qui sont faits en vue des cultures; mais il est indispensable d'observer pour les prélèvements en vue de cultures des règles d'asepsie très strictes pour éviter d'introduire dans les milieux des germes étrangers. Les nombreux germes de l'air, des doigts de l'opérateur, des instruments et des objets qui l'entourent peuvent venir contaminer le produit à examiner sans que cela ait d'importance pour la simple coloration, puisque les microbes étrangers n'ont pas le temps de pulluler avant la fixation des préparations; tandis que, dans les cultures, ils peuvent se développer plus rapidement que les germes propres et parfois même les masquer entièrement.

Tous les instruments, seringues, pipettes, aiguilles à dissocier, fils de platine, qui doivent toucher le produit à examiner, doivent être soigneusement stérilisés, soit à l'autoclave, soit au four à flamber, soit encore à la flamme d'un bec de Bunsen, immédiatement avant l'usage. Les tubes ou récipients destinés à recevoir les liquides doivent être absolument stériles et fermés par un tampon d'ouate pour éviter la contamination par les germes de l'air.

I. **Sang**. — Le sang doit toujours être prélevé par ponction aseptique d'une veine. En effet, il est impossible d'aseptiser suffisamment la peau pour pouvoir prendre le sang par piqûre du doigt à moins d'employer des antiseptiques très énergiques, qui risqueraient fort d'entraver les cultures ultérieures.

La ponction de la veine est très simple, ne présente, bien faite, aucun danger et aucune douleur pour le malade, et a le grand avantage de permettre une prise de sang beaucoup plus considérable et plus rapide que la piqûre.

Pour faire cette ponction on fait un premier lavage énergique de la région choisie, au savon et à la brosse; on lave ensuite à plusieurs reprises avec une solution de sublimé à 1 pour 1000, dont on enlève l'excès avec un tampon d'ouate. On passe en dernier lieu un tampon d'ouate imbibé d'éther pour sécher et dégraisser. On place alors un lien élastique (tube de caoutchouc, bande d'Esmarch) au-dessus du champ préparé. Lorsque la veine choisie est bien gonflée par le sang et forme une saillie bleue au-dessous de la peau, on la ponctionne avec l'aiguille de la seringue, qui vient d'être stérilisée et est encore un peu chaude. Pour cela, il faut piquer perpendiculairement sur la veine elle-même en ayant soin de maintenir la peau pour qu'elle ne glisse pas sur la veine. Lorsqu'on croit que la pointe de l'aiguille a pénétré dans la veine, on incline doucement la seringue contre la peau, parallèlement à son axe, la pointe de l'aiguille étant dirigée vers la périphérie. Si on a bien pénétré dans la veine, le sang monte très facilement dans le corps de la seringue sans faire de bulles, à mesure qu'on retire le piston. Lorsque la seringue est pleine, on retire vivement l'aiguille, tout en comprimant légèrement la veine et en faisant enlever le lien élastique par un aide. La rapidité du prélèvement est très importante à cause de la coagulation du sang. On fait un pansement antiseptique et légèrement compressif. En agissant ainsi, on évite à coup sûr les infections et l'introduction d'air dans la veine.

On choisit, en général, la veine céphalique du coude, car c'est la plus accessible et la plus commode, mais on peut tout aussi bien prendre quelle autre veine que ce soit, lorsque la première n'est pas suffisamment grosse ou visible, comme cela arrive chez certains anémiques ou chez les obèses.

La quantité de sang à prélever pour une culture varie suivant les cas pathologiques. La plupart du temps, 1 à 5 centimètres cubes suffisent; dans certains cas particuliers, on a besoin de 5 à 10 centimètres cubes.

Le sang, dès qu'il vient d'être retiré, doit être immédiatement ensemencé, avant sa coagulation, qui se produit très rapidement dans l'aiguille, et qui empêcherait sa répartition dans les tubes. S'il n'est pas possible de faire l'ensemencement immédiat, il faut avoir recours à la défibrination ; on emploie le même procédé que nous avons déjà décrit (p. 276), mais en se servant d'un récipient bouché avec un tampon de coton et de perles de verre, soigneusement stérilisés à l'autoclave ou au four à flamber. Ce procédé ne doit être employé que lorsqu'on suppose que le sang est très riche en micro-organismes, car la fibrine, en se coagulant, englobe toujours dans ses mailles un nombre considérable de microbes.

Sang de la rate. — Pour obtenir le sang de la rate, il faut, après avoir délimité le plus exactement possible, par les moyens cliniques, la matité de cet organe, ponctionner au centre de cette matité avec une seringue munie d'une aiguille un peu longue. On doit pénétrer à 4 centimètres environ de la surface et s'avancer en faisant le vide ; on sent très nettement un petit ressaut quand l'aiguille pénètre dans la rate. Le sang ne vient pas si facilement que par la ponction veineuse, il faut aspirer très lentement.

Les ponctions de la rate ne sont pas tout à fait inoffensives. elles peuvent déterminer des infections du péritoine ou même quelquefois des hémorragies considérables. On n'y a recours que dans quelques cas rares où l'on a peu de chance de manquer la rate par le fait de son hypertrophie (charbon et fièvre typhoïde).

En clinique, on a recours aux cultures de *sang*, toutes les fois qu'on le suppose infecté ; les microbes n'y sont jamais assez nombreux, en effet, pour y être décelés dans les gouttes prélevées pour la simple coloration ; aussi, sauf pour le bacille de Koch, est-il plus simple de faire des cultures.

C'est surtout dans les fièvres continues sans cause connue, les *septicémies cryptogéniques*, ou encore dans les *endocardites ulcéreuses*, que les cultures peuvent rendre de grands services. La découverte d'un micro-organisme dans le sang peut éclairer le diagnostic et aider à la thérapeutique. On y rencontre souvent le streptocoque ou le staphylocoque pyogène; le pneumocoque est plus rare, ainsi que le bacterium coli.

D'autre part, lorsqu'il existe un foyer d'infection localisé, la culture du sang peut indiquer s'il y a généralisation, et par conséquent fournir un premier indice pour le pronostic; dans la fièvre puerpérale la présence de streptocoques pyogènes est ainsi d'un très mauvais pronostic.

Les cultures du sang peuvent encore aider au diagnostic de la fièvre typhoïde avant l'apparition des autres signes.

La recherche du bacille d'Eberth dans la rate ou dans les taches rosées n'est plus utilisée actuellement.

II. **Urine.** — Les urines recueillies en vue d'une culture doivent être retirées par cathétérisme; la miction n'est pas assez régulière, l'intégrité de l'urètre n'est pas assez sûre pour permettre le prélèvement direct. La sonde préalablement stérilisée et refroidie est introduite dans le méat, soigneusement aseptisé par des lavages répétés à l'eau boriquée. A la sortie de la sonde, l'urine est recueillie dans des tubes ou des ballons stérilisés bouchés à l'ouate, qu'on débouche le plus rapidement et le moins longtemps possible.

Si on a des raisons de penser que l'urine n'est pas riche en micro-organismes, il faut la centrifuger dans des tubes stériles; on ensemence alors le culot, qui, lorsque la centrifugation a été continuée assez longtemps, contient presque toutes les bactéries.

Si, au contraire, l'urine contient beaucoup de germes, on se contente d'en ensemencer une quantité proportionnée à sa richesse microbienne.

C'est surtout dans les cas de cystites ou de pyélonéphrites qu'on a recours, en clinique, aux *cultures de l'urine*, mais la présence fréquente, même à l'état physiologique, du bacterium coli dans la vessie trouble souvent les résultats; malgré sa présence, il ne faut pas toujours lui attribuer la pathogénie de l'affection.

On utilise aussi les cultures de l'urine pour constater et suivre la *bactériurie*, c'est-à-dire les décharges microbiennes qui se produisent souvent au cours des maladies infectieuses surtout dans la fièvre typhoïde.

Les microbes qu'on rencontre le plus souvent dans les urines pathologiques sont : le bacterium coli, le bacille d'Eberth, le staphylocoque, le streptocoque et quelquefois le pneumocoque. Quant au gonocoque et au bacille tuberculeux qui s'y rencontrent souvent, leurs procédés de cultures sont trop compliqués pour pouvoir être employés en clinique. Leur recherche par d'autres procédés est d'ailleurs plus rapide et plus sûre.

III. **Sérosités.** — Les sérosités normales ou pathologiques sont retirées aseptiquement avec des seringues ou des trocarts stérilisés. On les reçoit dans des tubes à centrifuger, également stérilisés et bouchés à l'ouate. On centrifuge et on ensemence le culot.

Il faut, surtout avec les liquides très fibrineux, que la centrifugation soit faite très rapidement après le prélèvement pour éviter la coagulation; si cela n'est pas possible, on a recours à la défibrination, qui a l'inconvénient, comme on l'a vu pour le sang, d'enlever un nombre considérable de microbes, par emprisonnement dans les mailles de la fibrine.

C'est surtout pour le diagnostic des méningites que les cultures du *liquide céphalo-rachidien* sont utilisées en clinique; on y rencontre souvent le méningocoque de Weichselbaum, qui a des cultures caractéristiques sur certains milieux. On peut y retrouver le bacille de Koch dans certaines méningites tuberculeuses.

Les *épanchements séreux* des grandes cavités, quoique peu riches en micro-organismes, donnent cependant parfois des cultures plus ou moins abondantes et virulentes, qui peuvent fournir des indications pour le diagnostic et le pronostic. Il ne faut cependant pas ajouter trop de foi aux résultats négatifs, car ils proviennent tantôt de ce que le liquide est trop pauvre en microbes, tantôt de ce qu'il est d'origine tuberculeuse.

Les *liquides des kystes ovariques* ou *échinococciques* sont toujours aseptiques, lorsqu'ils sont clairs; lorsqu'ils sont troubles ou d'aspect purulent, il faut prendre garde que ce trouble est souvent produit par l'abondance des cellules desquamées et la présence de graisse et non par du vrai pus microbien.

Les cultures sont très utiles pour différencier ces deux cas et peuvent, par conséquent, prendre alors une valeur pronostique importante.

IV. **Crachats.** — Pour faire une culture, il faut prendre de préférence les premiers crachats du matin. On recommande au malade de se laver soigneusement les dents et la bouche avec un liquide légèrement antiseptique (eau boriquée, thymol). On le fait ensuite cracher à deux ou trois reprises dans un récipient stérilisé (boîte de Petri). Il ne faut ouvrir le récipient que juste le temps nécessaire pour recevoir l'expectoration et le recouvrir le plus rapidement possible.

Si le malade ne peut pas ou ne sait pas cracher, comme cela arrive souvent chez les enfants, on peut lui donner un léger vomitif, ou lui faire le matin à jeun un lavage d'estomac. On recueille aseptiquement les premières parties évacuées par le vomissement ou par la sonde. Les crachats ainsi obtenus sont lavés à plusieurs reprises en les agitant dans des tubes successifs d'eau stérilisée, pour les débarrasser des germes de surface ; à l'aide d'un fil de platine ou d'aiguilles à dissocier stérilisées, on en prélève une parcelle qu'on ensemence sur les divers milieux.

Les *crachats* contiennent, en général, assez de microbes pour que la simple coloration les mette en évidence; on peut cependant avoir besoin de faire des cultures pour isoler certaines espèces et étudier leur virulence.

V. **Pus.** — Le pus est prélevé soit par ponction avec une seringue stérile, soit à l'ouverture aseptique de la collection purulente, à l'aide d'une pipette stérilisée, dont on flambe l'extrémité. L'ensemencement doit se faire le plus tôt possible après le prélèvement du liquide. On peut cependant le conserver quelques heures dans les pipettes, en ayant soin de les fermer hermétiquement à la lampe.

Pour recueillir du pus à la surface des muqueuses, il suffit de promener sur la surface de la muqueuse malade une anse de platine flambée et de faire l'ensemencement direct du milieu. On se sert de ce procédé surtout pour le pus conjonctival et le pus vaginal. Pour le pus urétral on agit de même, en ayant soin de masser graduellement le canal d'arrière en avant pour faire sourdre une goutte de pus, que l'on recueille sur l'anse de platine.

Les cultures de *pus* permettent non seulement de découvrir l'agent pathogène mais aussi, ce qui est encore plus important, d'en étudier la virulence; de plus, on peut, dans les cas d'associations microbiennes séparer les différentes espèces les unes des autres pour les étudier isolément. Tous ou presque tous les microbes sont susceptibles de devenir pyogènes, soit seuls, soit en associations. On peut donc rencontrer dans le pus presque toutes les espèces microbiennes; les plus fréquents sont : le staphylocoque, le streptocoque, le pneumocoque, le gonocoque, le bacterium coli, le bacille d'Eberth.

Les cultures de pus provenant de la plèvre sont souvent utiles pour fixer la thérapeutique. Suivant le microbe rencontré, on a recours soit à la ponction évacuatrice ou à l'expectative, soit à l'empyème simple ou avec résection costale : si l'on trouve des pneumocoques, la ponction au Potain peut parfois être suffisante ; au contraire si ce sont des staphylocoques ou surtout des streptocoques, on incise largement la plaie pour donner une issue suffisante au pus, avec ou sans résection costale suivant les conditions cliniques. Enfin si la culture est stérile, il faut penser à la tuberculose et se garder d'intervenir. Il faut cependant se souvenir que les pleurésies purulentes très anciennes peuvent devenir stériles et prendre l'aspect d'empyème graisseux (voy. p. 284).

VI. **Selles.** — Les selles à cultiver sont recueillies dans des récipients aseptisés à cet effet. Le vase doit être lavé avec des liquides antiseptiques (sublimé ou thymol), dont on le débarrasse par des lavages abondants à l'eau distillée et stérilisée, puis on le sèche à l'éther.

On choisit une partie molle de la selle au centre d'une portion plus grosse; on la dilue dans un tube d'eau stérilisée et on ensemence cette dilution.

Si la selle est entièrement liquide, il suffit d'en prélever quelques gouttes.

Gélo-diagnostic (Chantemesse). — On prélève une petite quantité de matières fécales qu'on ensemence dans un tube large, contenant 20 centimètres cubes d'eau peptonée neutre à 3 pour 100, qui est porté à l'étuve à 37°. Au bout de 6 à 7 heures on filtre sur papier stérile. Au liquide filtré, on ajoute quelques gouttes de sérum de typhique. Au bout d'un quart d'heure, une fois les grumeaux formés, on décante. Le culot délayé dans du bouillon est filtré sur papier. Au moyen d'un bouchon de carafe en verre à extrémité aplatie, on tamponne le filtre et on le porte successivement, sans recharger, sur des boîtes de Pétri contenant de la gélose phéniquée, tournesolée et lactosée préparée suivant la formule suivante :

Peptone	3 grammes.
Lactose / Gélose	ââ 2 —
Eau distillée	100 —

Au moment du besoin on ajoute, à 10 centimètres cubes de ce milieu, IV gouttes d'une solution aqueuse d'acide phénique à 3 pour 100 et 1 centimètre cube de teinture de tournesol.

Au bout de 12 heures d'étuve à 37°, on ensemence en eau peptonée, contenant un peu de sérum agglutinant, les colonies d'aspect nacré non entourées d'une zone rouge. Au bout de quelques heures, le bouillon est clair, les bacilles rassemblés au fond du tube, tandis que les bactéries autres que le bacille d'Eberth donnent un trouble uniforme.

Procédé de Drigalski et Conradi. On emploie 3 solutions :

Solution I. — Faire macérer, pendant 10 heures, 1500 grammes de viande de bœuf dans 2 litres d'eau. Cuire une heure, filtrer, ajouter :

Peptone de Witte / Nutrose	ââ 20 grammes.
Sel	10 —

On cuit une heure, on filtre, puis on ajoute 60 grammes de gélose. On chauffe une heure à l'autoclave, on alcalinise légèrement, on filtre, puis on chauffe une demi-heure.

Solution II. — Teinture de tournesol, 260 grammes; on chauffe pendant 10 minutes à 100°, puis on ajoute 30 grammes de lactose pure. On cuit pendant un quart d'heure, on mélange et on agite. On alcalinise avec 4 centimètres cubes de solution de soude au 1/10e.

Solution III. — Enfin on ajoute, au mélange des solutions I et II, 200 centimètres cubes d'une solution fraîche de krystal violet au 1/100e. On coule en boîtes de Pétri.

Le krystal-violet empêche le développement des germes autres que le bacille d'Eberth et le coli. Les bacilles d'Eberth, qui ne font pas fermenter la lactose, donnent des colonies violettes; les coli-bacilles, qui la font fermenter, des colonies rouges.

La culture des *selles* a quatre applications bien nettes en clinique :

1° Pour faire le diagnostic entre la fièvre typhoïde et le botulisme ou l'embarras gastrique fébrile. La présence du bacille d'Eberth, mise en lumière par des méthodes spéciales (voy. p. 398), permet d'affirmer la fièvre typhoïde, pour autant toutefois que l'on parvient à distinguer avec certitude le bacille d'Eberth du bacille coli.

Le bacille d'Eberth peut se rencontrer dans les matières fécales des typhiques dès le troisième jour de la maladie. On le trouve encore quelquefois après la guérison;

2° Pour différencier les diverses espèces de diarrhées infantiles. Outre le bacterium coli qui y est constant, on peut rencontrer dans les entérites aiguës des staphylocoques et des streptocoques. Escherich a décrit un bacille spécial, prenant le Gram, qui est pour lui l'agent pathogène de la diarrhée verte des nourrissons;

3° Pour faire le diagnostic du choléra asiatique d'avec le choléra nostras. La présence du vibrion cholérique affirme la gravité du pronostic;

4° Pour différencier les diverses formes de dysenterie. Si la recherche microscopique directe dans les selles a été négative pour l'*anguillulla stercoralis* de Normand, ou pour l'*amœba coli* de Loesch, on aura recours aux cultures pour y rechercher le bacille de Chantemesse et Widal, caractérisé par une culture abondante et riche sur pomme de terre; il ne prend pas le Gram et se colore mal par les couleurs d'aniline.

VII. **Exsudats des muqueuses.** — Les cultures des exsudats des muqueuses sont très utilisées en clinique, surtout pour la muqueuse rétro-buccale.

Suivant les ressources disponibles, la prise de l'exsudat se fait de différentes manières. A l'hôpital, on se contente de promener une anse de platine, préalablement stérilisée à la flamme et refroidie ensuite, sur le dépôt ou les fausses membranes qui recouvrent les amygdales ; on cherche à en détacher une parcelle, ou on remplit l'anse du mucus qui s'y trouve. On ensemence directement dans les divers milieux de culture.

Dans la clientèle privée, on utilise les *écouvillons* que nous avons décrits plus haut (p. 413). Pour s'en servir, on débouche l'éprouvette où se trouve l'écouvillon et on promène le tampon d'ouate sur toute la surface de la muqueuse malade, puis on le remet dans l'éprouvette qu'on rebouche avec soin. Le tampon reste ainsi stérile et peut se conserver intact assez longtemps pour être envoyé au laboratoire.

Lorsqu'on veut faire l'ensemencement, il suffit de retirer l'écouvillon de l'éprouvette et de le mettre en contact avec les milieux de culture, avec les précautions d'asepsie d'usage.

Enfin, si on n'a aucun des instruments ci-dessus à sa disposition, le moyen le plus simple consiste à prélever, avec un instrument quelconque stérilisé (pince, ciseaux), un petit morceau de fausse membrane. Ce fragment est placé, tel quel, dans de la gutta-percha ou simplement dans un morceau de papier glacé et envoyé au laboratoire. Il suffit ensuite de l'humecter avec de l'eau stérilisée avant de faire les ensemencements.

C'est surtout pour le diagnostic de la diphtérie que l'examen des exsudats de la *muqueuse de la gorge* a une grande importance clinique.

Les cultures de ces exsudats permettent de mettre en évidence les bacilles de Lœffler, lorsqu'ils sont rares, mieux que la simple coloration, qui ne porte que sur une très petite quantité d'exsudat; c'est évidemment un avantage; mais elles ont aussi l'inconvénient correspondant, qui est de donner l'importance prépondérante aux bacilles de Lœffler, même lorsqu'ils sont très rares. La simple coloration des frottis donne mieux l'indication numérique du nombre de ces bacilles par rapport aux autres, tandis que les cultures indiquent avec plus de sûreté s'il existe ou non des bacilles de Lœffler.

Il ne faut pas se contenter de faire des cultures uniquement lorsqu'il y a des fausses membranes; la diphtérie peut très bien exister sans elles, et ne provoquer qu'une simple inflammation de la muqueuse.

Il est très important de répéter souvent les cultures des exsudats de la gorge pendant la convalescence de la diphtérie, pour savoir si le bacille disparaît. On sait, en effet, que le bacille diphtérique peut persister très longtemps. sans signes cliniques, sur les muqueuses buccales et nasales, et on admet que le porteur de ces bacilles, même peu virulents, peut être un agent de contagion : la règle officielle est de ne laisser reprendre sa vie habituelle à un convalescent de diphtérie que lorsqu'il ne porte plus sur ses muqueuses de bacilles de Lœffler.

Il faut se rappeler que tous ces microbes peuvent se rencontrer dans la gorge de l'homme sain ; pour pouvoir leur attribuer une valeur pathogène, il faut savoir si leur virulence est augmentée : aussi, lorsqu'on a retrouvé le bacille diphtérique dans les cultures des exsudats, il est souvent important de l'isoler et d'étudier expérimentalement sa virulence.

Outre le bacille diphtérique les muqueuses peuvent montrer la présence de streptocoques, de staphylocoques, de pneumocoques, de bacterium coli, etc. Ces microbes peuvent être purs ou associés au bacille de Lœffler.

VIII. **Fragments de tissus.** — Ces fragments, obtenus soit sur le vivant par biopsie ou par opération, soit *post mortem* à l'autopsie, sont recueillis dans des vases stérilisés avec toutes les précautions d'asepsie d'usage. A l'aide d'instruments stériles, on en prélève une petite parcelle au centre d'un morceau plus gros; on lave ce petit morceau dans de l'eau stérilisée et distillée, en le divisant un peu et en cherchant à en faire une émulsion ; c'est cette émulsion qu'on ensemence.

Lorsque les micro-organismes sont très rares dans le tissu à examiner, on peut employer un procédé spécial dit de *culture autogène*. Il consiste à recueillir le morceau de tissu dans un tube stérilisé et bouché à l'ouate et à le mettre à l'étuve à 37° pendant un temps plus ou moins long. Les microbes s'y développent très bien et il devient alors plus facile de les y déceler par la culture et parfois même par la simple coloration.

Les cultures des *fragments tissulaires* sont peu employées en clinique. On les emploie surtout dans l'expérimentation sur les animaux. Elles rendraient cependant de grands services au cours des autopsies, si ces dernières pouvaient être faites assez tôt après la mort pour éviter les infections par les microbes de la putréfaction.

On les a employées après les opérations chirurgicales pour rechercher les divers bacilles attribués au cancer (Jaboulay, Doyen, etc.).

II. — ENSEMENCEMENTS

Les produits pathologiques, prélevés comme il a été dit plus haut, doivent être distribués dans les tubes de milieux de culture. Il peut se présenter deux cas différents : ou bien le produit à ensemencer ne contient qu'une seule espèce microbienne ; ou bien il contient un mélange de deux ou de plusieurs espèces. On peut déjà avoir une idée à ce sujet d'après la provenance ou les signes cliniques, et surtout d'après la coloration, qui doit toujours précéder l'ensemencement d'un produit quelconque.

Si le produit ne contient que peu de microbes différents, une seule ou deux espèces au plus, on peut l'ensemencer directement, sinon, il faut chercher à séparer les espèces le plus possible en faisant subir des dilutions au produit.

I. Ensemencements simples. — Pour pratiquer les ensemencements, on utilise des pipettes effilées, stérilisées, bouchées à l'ouate, pour les liquides dont on doit ensemencer de grandes quantités. Pour les liquides plus riches en microorganismes, on utilise des anses de platine. Pour les parties solides, on se sert de fils de platine. Les uns sont terminés en pointe et servent surtout pour les ensemencements en milieu liquide et pour repiquer les colonies; les autres sont aplatis en spatule à leur extrémité, ils sont utilisés pour les ensemencements en stries sur les milieux solides en tubes inclinés.

1. *Ensemencement en milieux liquides.* — A l'aide d'une pipette ou d'une anse de platine, soigneusement flambée sur toute sa longueur et refroidie ensuite, on prélève une petite quantité du produit à ensemencer, recueilli comme on l'a vu plus haut. Tenant de la main gauche le tube ou le ballon contenant le milieu nutritif, on retire avec la main droite le bouchon d'ouate, qui le ferme. Aussitôt ouvert, le tube ou le ballon doit toujours être tenu incliné, de telle sorte que son ouverture ne soit jamais dirigée en haut jusqu'au moment où il sera rebouché, pour éviter l'introduction de poussières et de germes de l'air dans le milieu. L'ouverture est passée dans la flamme d'un bec de Bunsen pour en stériliser le pourtour. On introduit alors l'anse de platine ou la pipette, pleine de liquide, directement jusque dans le milieu de culture, en évitant de toucher les bords du récipient soit avec l'extrémité soit avec le manche. On agite légèrement l'anse dans le milieu, ou on chasse le liquide de la pipette en soufflant doucement par son extrémité supérieure. On retire l'instrument avec les mêmes précautions que pour son entrée. On repasse l'ouverture du tube dans la flamme, on flambe légèrement le bouchon d'ouate pour stériliser sa surface et on rebouche le récipient. Après usage, la pipette doit être détruite ou jetée dans un liquide antiseptique; l'anse de platine doit être flambée très soigneusement.

Si le prélèvement a été fait avec un écouvillon pour la gorge, il suffit de le retirer du tube où il se trouve avec les précautions aseptiques nécessaires, de le plonger directement dans le tube de bouillon à ensemencer et de l'y agiter un peu.

2. *Ensemencement sur milieux solides.* — Cet ensemence-

ment est employé soit pour isoler les différentes espèces microbiennes d'un produit, soit surtout pour repiquer des colonies pures qu'on veut étudier spécialement.

Pour ensemencer les milieux solides, on se sert d'une aiguille de platine stérilisée par le chauffage au rouge dans la flamme d'un bec Bunsen. L'aiguille, ainsi préparée, est chargée du produit à examiner ; si ce dernier est liquide, il suffit de l'y plonger une fois ; s'il est solide, on en prélève une parcelle avec l'extrémité de l'aiguille.

Il ne reste plus qu'à porter l'aiguille de platine dans le milieu choisi, pour pratiquer l'un des trois modes suivants :

1° *Ensemencement en stries.* — On utilise les *tubes inclinés* qui présentent une grande surface pour le développement des

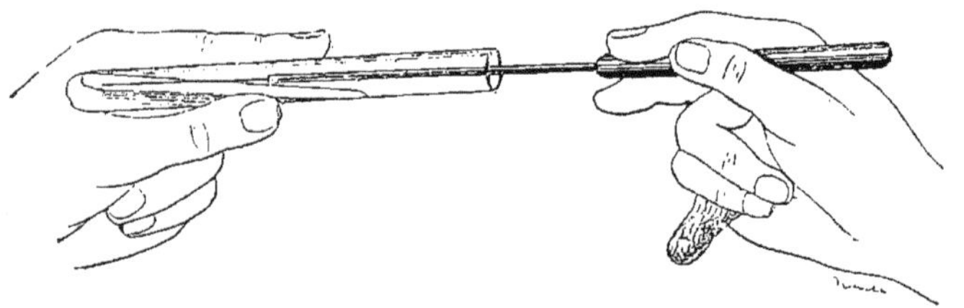

Fig. 121. — Ensemencement en stries.

microbes. On emploie surtout à cet effet la gélose, mais le sérum et la gélatine sont aussi utilisés. Les tubes de pommes de terre sont toujours ensemencés par ce procédé.

Le tube est tenu de la main gauche légèrement incliné (fig. 121), on enlève le capuchon et on retire à moitié le bouchon d'ouate pour s'assurer qu'il n'est pas adhérent aux parois. Tenant l'aiguille de platine avec les trois premiers doigts de la main droite, on débouche le tube avec les deux derniers doigts, on passe son extrémité ouverte dans la flamme d'un bec de Bunsen, puis on introduit rapidement l'aiguille dans le tube jusqu'au fond, en évitant de toucher les parois et le milieu. On retire alors l'aiguille lentement en la passant *légèrement*, pour ne pas y creuser de sillon, sur la surface du milieu. On peut faire plusieurs stries parallèles ou une ligne sinueuse. On flambe le pourtour du tube et on remet le bouchon d'ouate.

Sur *pomme de terre* l'ensemencement se fait de la même manière en surface, mais il faut noter avec soin le côté ensemencé, car certaines cultures sont très peu apparentes à l'œil.

2° *Ensemencement en piqûres.* — On utilise les *tubes droits* de gélatine ou de gélose; ceux de gélatine sont préférables, car ils sont plus transparents.

Le tube ayant été débouché avec les mêmes précautions que ci-dessus, on le retourne verticalement, l'ouverture dirigée en bas (fig. 122); on introduit de bas en haut le fil de platine chargé, on le pique dans la gélatine bien au milieu du tube et on le retire en suivant le même trajet. Les colonies se développent le long du passage de l'aiguille.

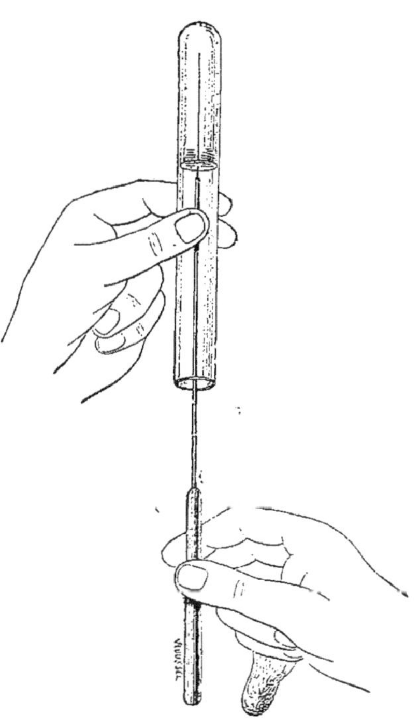

Fig. 122. — Ensemencement en piqûre.

3° *Ensemencement en tubes enroulés.* — Dans des tubes à essai de diamètre un peu grand, on met 1 centimètre cube de gélatine ou de gélose nutritives. On bouche à l'ouate et on stérilise. Au moment de s'en servir, on fait fondre à la plus basse température possible, on ensemence avec l'aiguille de platine. On incline le tube jusqu'à ce que le liquide qu'il contient vienne presque toucher le bouchon d'ouate; on imprime alors au tube un mouvement rapide de rotation horizontale. Le milieu s'étale en couche mince contre les parois et s'y solidifie. On peut hâter le refroidissement en pratiquant la rotation du tube sous un robinet donnant un courant d'eau froide. Les colonies sont ainsi faciles à voir et à repiquer. De plus il est plus facile qu'avec les boîtes de Pétri de conserver le milieu stérile et de préserver la culture des contaminations accidentelles.

II. **Isolement des espèces.** — On a le choix pour l'obtenir entre plusieurs méthodes :

1° *Méthode des dilutions.* — Cette méthode consiste à diluer une parcelle du produit à examiner dans un milieu liquide (bouillon ou eau stérilisée); de cette première dilution on en fait une 2e ou une 3e avec une gouttelette du premier liquide recueillie par une anse de platine et mise dans un deuxième tube; le nombre des dilutions varie suivant le milieu et suivant le nombre des espèces microbiennes contenues dans le produit. C'est la dernière dilution qu'on ensemence largement à l'aide d'une pipette sur un tube de milieu solide incliné.

2° *Méthode directe.* — Une anse de platine chargée du produit pathologique est introduite directement dans l'eau de condensation d'un tube incliné de milieu solide, sans toucher la surface. On rebouche le tube, on l'agite et en l'inclinant lentement, on fait couler l'eau de condensation ensemencée sur la surface du milieu, les microbes se séparent les uns des autres et se déposent sur cette surface. On obtient ainsi d'emblée des colonies isolées les unes des autres.

Ou bien encore, avec l'anse de platine chargée, on ensemence la surface de plusieurs tubes de milieux solides inclinés, sans recharger l'anse entre les tubes, en faisant sur chaque surface une série de stries longitudinales et parallèles. Les premiers tubes sont en général inutilisables, les colonies sont trop rapprochées les unes des autres, seuls les derniers tubes présentent des colonies espacées.

3° *Méthode des plaques.* — On utilise les *boîtes de Pétri*; on les stérilise au four à flamber, enveloppées de papier, et on ne les ouvre qu'au moment de s'en servir. On fait fondre des tubes de gélose à 42°, ou de gélatine à 25°, et on les ensemence avec une anse de la dilution du liquide à examiner. On mélange intimement en évitant la formation de bulles d'air; pour cela il suffit de rouler le tube entre les deux mains. On verse la gélose ainsi préparée dans la boîte de Pétri en ayant soin d'ouvrir le moins longtemps possible le couvercle. On met la plaque à un endroit frais jusqu'à ce que la gélose se soit solidifiée, puis on met à l'étuve. On obtient ainsi des colonies bien séparées.

Au lieu des boîtes de Pétri, on peut employer des flacons à fond plat. On peut aussi utiliser les *tubes de Roux*.

Cette méthode, combinée avec celle des dilutions, permet de faire des *numérations* de microbes dans un produit pathologique. Pour cela, on prélève une quantité connue de ce produit qu'on dilue en proportion connue dans un milieu liquide; de cette dilution, on prépare une série de boîtes de Pétri ensemencées avec des quantités connues et croissantes. Après un séjour d'un temps fixe à l'étuve, il ne reste plus qu'à faire le compte des colonies qui se sont développées et de rapporter ce chiffre, en tenant compte des dilutions successives, à la quantité du produit examiné.

4° *Méthode des tubes enroulés.* — Enfin on peut employer l'ensemencement en tubes enroulés, tels qu'il a été décrit plus haut, mais en ayant soin de ne pratiquer l'ensemencement qu'avec une culture en bouillon déjà très diluée.

III. **Réensemencement des colonies sur milieux solides.** — Lorsqu'on veut étudier à part une colonie qu'on a pu isoler d'un mélange microbien sur un milieu solide, on choisit une colonie bien isolée et séparée des autres. Puis, à l'aide d'un fil de platine à extrémité pointue, flambée, on va toucher directement cette colonie seule, en évitant de toucher le milieu lui-même et les parois du tube. Le fil de platine ainsi chargé est porté sur le milieu à ensemencer. Sur les *milieux inclinés*, on fait avec les précautions d'asepsie nécessaires des lignes parallèles, ou une ligne sinueuse occupant toute la surface du milieu, en promenant légèrement l'extrémité du fil de platine sur cette surface en évitant d'entamer le milieu de culture, ce qui gênerait l'observation ultérieure. Sur les *tubes droits*, employés surtout avec la gélatine, on fait l'ensemencement en *piqûre*.

III. — CULTURES DES ANAÉROBIES

Certaines espèces microbiennes ne se développent qu'à l'abri de l'oxygène. Pour priver de leur air les milieux de culture, il existe plusieurs procédés.

1° *Milieux privés d'air.* — Les milieux qu'on veut utiliser sont portés à l'ébullition pendant 10 minutes pour en chasser tout l'air, puis, après refroidissement à 40°, on les ensemence avec le produit à examiner et on les solidifie. Ainsi préparés, il faut encore empêcher l'air d'agir sur la surface du milieu.

Pour cela on peut sceller simplement le tube à la lampe au-dessus du niveau supérieur du milieu; la petite quantité d'air conservée n'a pas d'influence. Ou bien, on verse sur la surface du milieu une couche de deux centimètres d'huile ou de pétrole. Ou bien encore, on aspire le milieu ensemencé, quand il est encore liquide, dans de très longues pipettes à étranglement (fig. 123). Une fois le réservoir de la pipette rempli, on ferme le tube à la lampe au niveau de son extrémité, ainsi qu'au niveau de son étranglement.

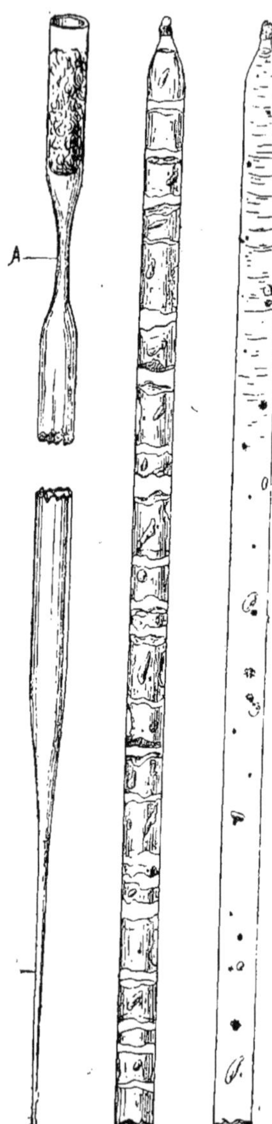

Fig. 123. — Tubes de Vignal pour cultures des anaérobies.

Les tubes ainsi préparés sont portés à l'étuve. Pour examiner les colonies développées on est obligé de les casser et de couper le milieu.

2° *Milieux additionnés ou mis en présence de substances oxydantes.* — On peut additionner les milieux ordinaires de substances oxydantes n'ayant pas d'action sur les anaérobies; on emploie surtout le sulfindigotate de potasse, le pyrogallol, la résorcine, l'hydroquinone, etc. Le milieu le plus employé est :

Gélose ordinaire.	1000 cent.^{3}
Glycérine	20 gr.
Sulfindigotate de soude . .	1 gr.

Ou bien on ajoute à de la gélose ordinaire 0,5 gr. 0/00 de formiate de soude.

Au lieu d'ajouter la substance oxydante au milieu, ce qui gêne toujours un peu le développement microbien, on peut placer le tube de culture ordinaire, ensemencé, soutenu par un trépied métallique, dans un plus gros tube, au fond duquel on met le mélange suivant :

Acide pyrogallique.	1 gr.
Solution de potasse caustique au 1/6e.	10 gr.

On bouche hermétiquement le tube, tout de suite après y avoir fait le mélange, avec un bouchon de caoutchouc, dont on fixe le pourtour avec de la paraffine. Le tout est mis à l'étuve.

3° *Milieux où l'air est remplacé par un gaz inerte.* — On emploie des milieux liquides dans lesquels on fait barbotter du gaz d'éclairage; lorsque tout l'air a été chassé, on ensemence et on scelle à la lampe.

La présence d'anaérobies dans les tubes à milieux solides se manifeste, après un certain temps de séjour à l'étuve à 37°, par la production de gaz au niveau des colonies. qui produit des éclatements du milieu.

C'est surtout pour la recherche du vibrion septique et celle du tétanos que la culture des anaérobies est utilisée en clinique. Le vibrion septique se trouve dans la sérosité et dans le pus des septicémies gazeuses, où il est fréquemment associé à d'autres microbes aérobies (streptocoques). Le vibrion tétanique ne séjourne que peu de temps au point d'inoculation; les recherches en vue d'une culture anaérobie doivent donc se faire le plus vite possible après l'infection.

On retrouve souvent des anaérobies dans les épanchements purulents et putrides des grandes séreuses; on leur attribue un rôle prépondérant dans la formation de leur odeur caractéristique. Les diverses espèces anaérobies agissant dans ce sens sont encore trop mal connues pour que leur recherche ait déjà une valeur clinique. Il en est de même des anaérobies auxquels Massol attribue un rôle prépondérant dans les appendicites.

IV. — COLORATION DES CULTURES

Les caractères macroscopiques des cultures suffisant rarement pour caractériser une espèce microbienne, il faut examiner au microscope les microbes cultivés.

Si la culture ne doit pas être conservée après l'examen, il suffit de prélever avec un fil ou une anse de platine une parcelle de la colonie ou du milieu liquide à examiner, sans précautions spéciales, et d'en faire des préparations colorées comme pour l'examen direct d'un produit quelconque. La coloration se fait par les colorants usuels.

Si la culture doit être conservée sans contamination pour des recherches ultérieures, il faut faire le prélèvement avec les mêmes précautions que pour un ensemencement, pour éviter l'introduction dans la culture des germes étrangers.

Koch a indiqué une *méthode par imprégnation* permettant la coloration des *colonies entières*; elle consiste à appliquer sur la colonie à examiner une lamelle bien propre ; on appuie légèrement sur elle, on la soulève ; il ne reste plus qu'à fixer par l'alcool-éther la colonie restée adhérente au verre et à la colorer par les procédés usuels.

QUATRIÈME SECTION

SÉRO-DIAGNOSTIC

Le séro-diagnostic est basé sur la constatation suivante : dans certaines infections, les humeurs du malade, lorsqu'on les ajoute à un bouillon de culture des agents de la maladie, possèdent la propriété d'agglutiner, de réunir en amas les bacilles spontanément isolés et libres dans le milieu.

La réaction agglutinante n'est pas une réaction d'immunité, mais une réaction d'infection. Elle peut donc servir au diagnostic de la maladie elle-même, mais pour cela, il ne suffit pas de la constater qualitativement, il faut encore la doser.

On a trouvé la réaction agglutinante dans une quantité d'affections, à l'égard de nombreuses bactéries. Pratiquement, on n'utilise guère le séro-diagnostic que dans trois affections : la fièvre typhoïde, la tuberculose et les affections pneumococciques.

On a cherché à employer la séro-réaction pour le diagnostic des infections à coli-bacille, mais jusqu'à maintenant on n'a pas obtenu de résultats utilisables. L'agglutination ne se produit généralement que vis-à-vis du microbe retiré des selles du malade lui-même ; d'autre part, elle n'existe pas dans tous les cas d'infection coli-bacillaire ; enfin le sérum des individus sains agglutine le coli-bacille dans des proportions très variables.

Pour le diagnostic du choléra, la séro-réaction n'a pas beaucoup de valeur non plus, étant donné que le pouvoir agglutinant d'un même sérum varie dans de larges limites vis-à-vis des divers échantillons de vibrions cholériques ; en outre le sérum normal peut agglutiner le vibrion cholérique.

Signalons encore que le sérum d'individus atteints de diphtérie peut agglutiner le bacille de Lœffler (Nicolas), et que le sérum anti-pesteux agglutine le bacille de la peste.

I. — SÉRO-DIAGNOSTIC DE LA FIÈVRE TYPHOÏDE

Le séro-diagnostic de la fièvre typhoïde est basé sur le fait que, par l'addition de sérum sanguin de typhique, les bacilles d'Eberth en culture dans les milieux liquides perdent leur mobilité, se réunissent en amas et s'agglutinent.

1. **Prise du sang.** — On recueille dans un tube quelques gouttes de sang prélevé par piqûre du doigt. Chez les jeunes enfants, on pique de préférence le gros orteil. Quelques gouttes de sang suffisent; dans la pratique, et autant que faire se peut, on en recueille un à deux centimètres cubes, soit une trentaine de gouttes.

Le malade place sa main dans une position déclive. Avec une lancette, ou au besoin une plume d'acier passée à la flamme, on fait une petite piqûre à l'un des doigts au préalable nettoyé à l'éther, puis séché. Nous trouvons préférable de piquer non pas la pulpe du doigt, mais la face latérale, au voisinage du sillon unguéal. Le sang s'écoule ainsi plus rapidement et plus abondamment.

Pour la prise du sang on a proposé divers instruments permettant de régler la profondeur de la piqûre; nous préférons toujours nous servir de la lancette, attendu qu'il est difficile de déterminer à l'avance l'épaisseur de la peau du malade.

Le séro-diagnostic peut se faire soit avec le sang défibriné, soit avec le sérum, soit encore avec le sang laqué, c'est-à-dire mélangé à une proportion déterminée d'eau distillée. Il est préférable d'employer le sérum, car les globules rouges trop nombreux empêchent de bien voir les bacilles.

On peut du reste recueillir le sang de n'importe quelle façon. Il n'est nullement nécessaire que le sang soit recueilli aseptiquement, attendu qu'il peut rester plusieurs jours exposé à l'air, s'infecter même, sans que pour cela ses propriétés agglutinantes soient sensiblement modifiées. En Allemagne, on emploie fréquemment les ventouses scarifiées, ou bien on utilise la sérosité de vésicatoire.

Pour obtenir le sérum, on peut avoir recours à la centrifugation; mais celle-ci n'est pas nécessaire; on attend simplement que le caillot se soit formé et suffisamment rétracté. Si la séparation tarde à se faire, on décolle avec une aiguille le caillot des parois du tube.

Envoi à distance. — Pour envoyer le sang à distance, on le recueille dans un petit tube de verre qu'on bouche soigneusement soit avec un bouchon de liège ou de caoutchouc, soit avec un tampon de coton paraffiné.

Sang desséché. — On sait que Widal et Sicard, et après eux différents auteurs, ont montré que le sang desséché conservait ses propriétés agglutinantes; on peut donc se faire envoyer sous enveloppe du sang simplement desséché sur une feuille de papier. On découpe ensuite la partie tachée qu'on immerge pendant quelques minutes dans une solution d'eau salée physiologique. Il va de soi que c'est là un procédé d'exception, étant donné que les résultats sont moins certains qu'avec le sang frais ou le sérum. On a pu cependant l'utiliser en médecine légale pour établir l'existence d'une fièvre typhoïde par l'examen de taches de sang.

2. **Préparation des cultures**. — On emploie généralement pour le séro-diagnostic une culture en bouillon. Cette culture ne doit pas être âgée de plus de 24 heures, car il arrive parfois qu'au bout de ce laps de temps on observe déjà de petits amas de bacilles, qui se forment spontanément et qui peuvent faire croire à une agglutination. Pour se mettre à l'abri de la cause d'erreur qui résulte de cultures trop vieilles, il faut, dans tous les cas, avant de faire le mélange, examiner une goutte de culture pure. Si l'on constate la présence d'amas de bacilles, on laisse de côté cette culture.

En utilisant un bouillon composé de : eau 100, peptone 2, sucre 1, on pourrait employer sans crainte des cultures de 6 et même de 10 jours (Paul Courmont).

On peut entretenir les cultures soit en bouillon, soit sur gélose; dans le premier cas, il faut les réensemencer tous les trois ou quatre jours; dans le second, tous les mois seulement. Les cultures seront toujours placées à l'étuve à 37°.

Culture sur gélose diluée. — Lorsqu'on n'a pas à sa disposition de culture fraîche en bouillon et qu'on ne peut attendre 12 à 24 heures, on délaie dans du bouillon vierge une culture sur gélose. Ce procédé ne doit être employé que dans les cas exceptionnels où la réponse ne peut être différée de quelques heures.

Cultures mortes. — On peut employer pour le séro-diagnostic des cultures mortes (Widal). Une culture âgée de 12 à 24 heures, dont on a vérifié l'état au microscope, est tuée par addition de formol du commerce en solution à 1 pour 150. Une telle culture reste propre au séro-diagnostic pendant des semaines.

On comprend aisément les avantages qu'offre l'emploi des bacilles morts : conservation pendant plusieurs semaines, facilité de transport, nécessité moins absolue de précautions aseptiques dans le maniement des cultures, etc.

3. **Choix du bacille.** — Pour certains auteurs (Widal et Sicard) le choix du bacille aurait peu d'importance, l'agglutinabilité variant peu d'un bacille à l'autre. Pour d'autres auteurs (Rodet, Bancel), cette agglutinabilité varierait au contraire dans d'assez larges limites ; il semblerait même que le bacille se laisse d'autant mieux agglutiner qu'il est plus ancien et mieux accoutumé aux milieux de laboratoire.

En tout cas il convient de ne se servir que d'un échantillon de bacille d'Eberth dont les propriétés agglutinatives ont été éprouvées. Lorsque, pour une raison ou pour une autre, on voudra employer un bacille de souche nouvelle, on fera d'abord une série d'essais comparatifs avec un bacille dont les propriétés agglutinatives sont connues.

4. **Épreuve microscopique.** — On compte, avec deux pipettes de même calibre, dix gouttes de culture et une goutte de sérum, on les mélange dans un verre de montre et on en prélève une goutte que l'on place entre lame et lamelle.

L'examen se fait avec un objectif à sec de fort grossissement, sans condensateur Abbé.

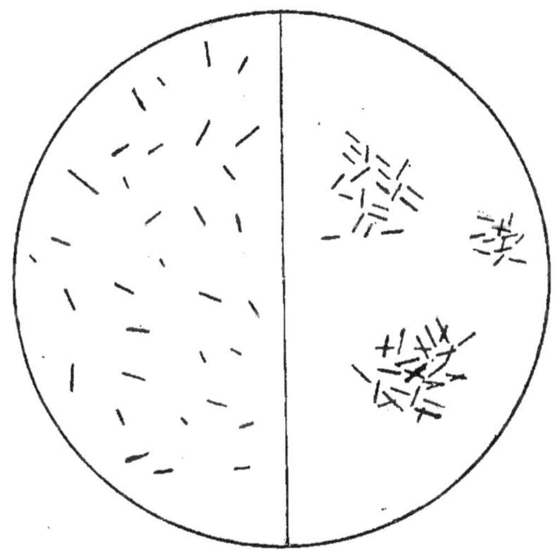

Fig. 124. — Moitié gauche : bacilles d'Éberth séparés et mobiles ; moitié droite : mêmes bacilles agglutinés.

Après avoir diaphragmé légèrement, on met au point sur les globules rouges. Un oculaire n° 3 et un objectif n° 6 ou 8 conviennent parfaitement. Avec un objectif à immersion, la mise au point est plus difficile et, d'autre part, la lamelle adhère à la lentille.

Lorsque la réaction est positive, on voit des amas de bacilles agglutinés et, entre ces amas, des bacilles mobiles et libres en plus ou moins grand nombre. Ces bacilles isolés ne tardent pas à être attirés à leur tour et à se joindre aux ilôts déjà formés, de sorte qu'au bout d'un certain temps on n'aperçoit plus dans le champ du microscope que ces îlots plus ou moins rapprochés (fig. 124).

Cependant, dans certains cas, quand bien même la réaction est très positive, on voit encore, entre les amas, des bacilles isolés plus ou moins mobiles, comme si la substance agglutinante avait été accaparée par les bacilles déjà réunis en amas (Widal).

5. **Réaction macroscopique.** — Pour percevoir macroscopiquement la réaction on peut utiliser deux procédés :

1° A une culture en bouillon déjà développée, âgée de 12 à 24 heures, on ajoute une proportion déterminée de sérum ; on fait le mélange dans des tubes de verre de faible diamètre. Ces tubes sont laissés à la température de la pièce ou mis à l'étuve à 37°. Au bout d'une heure ou deux on voit le mélange perdre son aspect trouble uniforme ; il se forme des flocons qui deviennent de plus en plus volumineux et gagnent le fond du tube ; la partie supérieure du liquide devient parfaitement claire.

2° On mélange en proportion déterminée le sérum à du bouillon vierge ; on ensemence le mélange avec du bacille d'Eberth et on place les tubes à l'étuve à 37°. Au bout de 12 à 24 heures on constate que, contrairement à ce qui arrive avec les cultures ordinaires, les bacilles sont réunis en flocons au fond du tube et que le bouillon est resté clair ; de ce fait la culture ressemble à une culture de streptocoque.

6. **Mesure du pouvoir agglutinant.** — Il ne suffit pas de constater qu'un sérum possède le pouvoir agglutinant, il faut encore mesurer ce pouvoir. Cette mesure est donnée tout à la fois par le chiffre de la dilution qui agglutine et par le temps qui est nécessaire pour cette agglutination.

A cet effet on fera d'abord pour s'orienter un examen à 1/10 ; on jugera ainsi approximativement de l'intensité du pouvoir agglutinant. Si le pouvoir agglutinant est faible ou moyen, on fait deux dilutions, une à 1 pour 50, l'autre à 1 pour 100, c'est-à-dire qu'à une goutte du mélange à 1/10 on ajoute 4 et 9 gouttes de bouillon (Widal). On peut encore diluer le sérum au 1/10e, 1/100e dans de l'eau salée physiologique et faire un mélange de la culture avec ce sérum dilué.

Pour que les gouttes soient de même volume on peut utiliser le procédé suivant (Widal) : on coupe des tubes de verre de 20 à 25 centimètres de longueur, on les bouche avec de l'ouate à leurs deux extrémités, on les stérilise. On étire un des tubes en son milieu, on brise la partie médiane de l'effilure et on obtient ainsi deux pipettes jumelles dont les extrémités ont un calibre égal.

On peut au besoin se servir d'une seule pipette si l'on a soin de la laver et de la flamber après chaque opération.

Lorsque au bout de 1/2 heure le mélange à 1/50 ne présente pas d'agglutination, on fait des dilutions plus faibles, à 1/40, 1/30. Si au contraire la dilution à 1/50 agglutine, alors que celle à 1/100 n'agglutine pas, on fait des mélanges intermédiaires, à 1/60, 1/80, etc.

Si l'agglutination est encore nette à 1/100, on prépare successivement des dilutions plus fortes, à 1/100, 1/300, etc. Dans les cas où le pouvoir agglutinant est élevé, on pourra se contenter d'ajouter chaque fois à une goutte du mélange précédent, 9 gouttes de culture, de sorte qu'on aura approximativement des mélanges à 1/10, 1/100, 1/1000, etc.

La limite sera atteinte lorsqu'on ne verra plus se former d'amas dans une dilution faite depuis deux heures (Widal).

On énonce la mesure du pouvoir agglutinant en indiquant à la fois le chiffre de la dilution la plus élevée qui exerce encore une action et le temps au bout duquel l'effet a atteint son maximum; par exemple : le sérum agglutine à 1/50 en une heure.

Dans quelques cas, on voit dans le mélange de culture et de sérum les bacilles former de petits amas peu volumineux, discrets, alors que la majorité d'entre eux restent mobiles et libres entre les îlots. Il s'agit alors de *réaction incomplète* ; de pareils faits ne doivent pas être tenus pour positifs.

On peut affirmer qu'un malade dont le sérum agglutine le bacille d'Eberth à 1/50 en quelques minutes ou même en une demi-heure a ou a eu la fièvre typhoïde ou une infection éberthienne. Une réaction à 1/10 seulement, surtout si elle est longue à se produire, n'a pas de signification absolue, car le sérum de certains individus non typhiques agglutine à ce taux-là.

Par contre l'absence d'agglutination ne permet pas de rejeter formellement le diagnostic de fièvre typhoïde, d'une part parce que son apparition peut être parfois très retardée, d'autre part parce qu'elle peut manquer jusqu'au bout dans certains cas, d'ailleurs très rares.

En général on observe l'apparition de la séro-réaction à partir du début du second septénaire. Cependant elle peut être plus précoce et commencer le troisième ou même le deuxième jour de la maladie. D'autre part, elle peut être retardée, n'apparaître qu'à partir du 4e septénaire ou même seulement au moment de la convalescence.

Au cours de la maladie, le taux de la réaction agglutinante varie souvent dans des proportions considérables d'un jour à l'autre; il est assez rare qu'il dépasse 1/200, mais dans les cas extrêmes il peut atteindre 1/12 000.

Le séro-diagnostic peut rester positif pendant plusieurs mois et même plusieurs années après la guérison de la dothiénentérie. Il était encore positif à 1/8000 chez un individu guéri depuis huit ans (Widal et Sicard). C'est là un fait qu'il faut avoir présent à la mémoire pour éviter des erreurs de diagnostic.

De tous les liquides de l'organisme, le sang est celui qui possède le pouvoir agglutinant le plus élevé. La sérosité du vésicatoire agglutine aussi très fortement.

On a constaté aussi la réaction agglutinante avec les sérosités de la plèvre, du péricarde, du péritoine, avec le pus. L'urine agglutine en général faiblement. On a trouvé un certain degré d'agglutination avec le lait, les urines, la bile, etc. Avec le liquide céphalo-rachidien, on n'a obtenu que des résultats négatifs.

Le pouvoir agglutinant peut passer de la mère au fœtus.

D'autre part, on a prétendu que l'on pouvait observer un séro-diagnostic positif dans des affections autres que la dothiénentérie, dans l'ictère en particulier. Nous avons examiné à ce point de vue de nombreux cas d'ictère et nous n'avons jamais trouvé de séro-diagnostic positif au-dessus de 1/10.

Séro-pronostic. — On a cherché à tirer de l'étude du pouvoir agglutinant des indications pronostiques (Paul Courmont). D'une manière générale, un pouvoir agglutinant élevé serait un élément de pronostic favorable, tandis qu'un pouvoir peu élevé comporterait un mauvais pronostic. Les rechutes seraient fréquentes lorsque le taux de l'agglutination est faible ou lorsque la réaction est tardive.

7. **Emploi du typhus-diagnostikum de Ficker.** — On trouve dans le commerce un produit particulier connu sous ce nom. Ce produit, dont le mode de préparation n'est pas connu, est une émulsion de bacilles d'Eberth tués. La réaction est macroscopique.

Technique. — A l'aide d'une pipette graduée spéciale, on introduit dans un des petits tubes effilés contenus dans la boîte, 0,1 centimètre cube de sérum clair; on nettoie la pipette à l'eau, à l'alcool et à l'éther, on ajoute 0,9 centimètre cube de sérum physiologique stérilisé. On bouche le tube et l'on agite le mélange. Avec la pipette, on prélève 0,1 centimètre cube de cette dilution qu'on introduit dans un second tube et 0,2 centimètre cube dans un troisième. On nettoie de nouveau la pipette comme plus haut; on ajoute dans le second tube 0,9 centimètre cube, dans le troisième 0,8 centimètre cube de diagnostikum, après l'avoir agité soigneusement. Dans le second tube, on a, par conséquent, une dilution de sérum à 1 pour 100, dans le troisième une dilution à 1 pour 50. Dans un quatrième tube, on introduit seulement 1 centimètre cube de diagnostikum. Chaque tube est bouché, bien agité et déposé sur le porte-tubes à la température de l'appartement et à l'abri de la lumière.

Dans la plupart des cas, la réaction est appréciable au bout de 10 à 12 heures. Il ne faut, en tout cas, pas attendre au delà de 20 heures pour constater le résultat. Lorsque le résultat est positif, les bacilles se réunissent en amas au fond du tube et le liquide est clair au-dessus.

Un début d'agglutination s'aperçoit mieux en regardant les tubes en pleine lumière sur un fond noir, en les comparant au quatrième tube qui contient du diagnostikum pur, ou bien en portant avec une main les verres à la hauteur de l'œil, et en agitant légèrement l'autre main étendue entre la source lumineuse et les tubes, à 5 ou 10 centimètres de ces derniers.

C'est sur le même principe qu'est basé le procédé de Stassano (émulsion de bacilles tués par la chaleur dans de l'eau salée à 8 pour 1000). D'autres émulsions analogues ont été proposées de divers côtés.

L'avantage de ces produits est qu'on a toujours à sa disposition — loin du laboratoire — une culture prête.

L'utilisation clinique est la même que celle des cultures fraîches.

Malheureusement, d'après notre expérience personnelle, le produit de Ficker manque de sensibilité dans certains cas. De plus, il ne paraît pas être de composition fixe.

II. — SÉRO-DIAGNOSTIC DE LA TUBERCULOSE

Le séro-diagnostic de la tuberculose est basé sur l'agglutination d'une culture homogène de bacilles de Koch par le sérum de malades atteints de tuberculose. La méthode a été créée par Arloing et P. Courmont.

1. **Prise du sang.** — Ce que nous avons dit à propos de l'obtention du sérum pour le séro-diagnostic de la fièvre typhoïde s'applique également au séro-diagnostic de la tuberculose.

Un point important, sur lequel nous insistons, c'est que le sérum devra être aussi clair que possible, ne pas contenir de globules rouges et n'être pas laqué. La coloration du sérum peut gêner l'appréciation du résultat.

2. **Préparation des cultures.** — L'obtention de cultures liquides homogènes demande du temps et de la persévérance. On part d'une culture de tuberculose humaine sur pomme de terre; on l'acclimate d'abord aux milieux liquides. On ensemence la culture en bouillon de bœuf ou de veau peptoné à 1 ou 2 pour 100 et glycériné à 6 pour 100. Ceci fait, on cherche à la rendre homogène. Par l'agitation fréquente des matras, on combat la tendance des bacilles à végéter en grumeaux ou en voile. On emploie de préférence des ballons à long col, à fond plat (fig. 125), cette forme s'opposant à l'ascension des colonies.

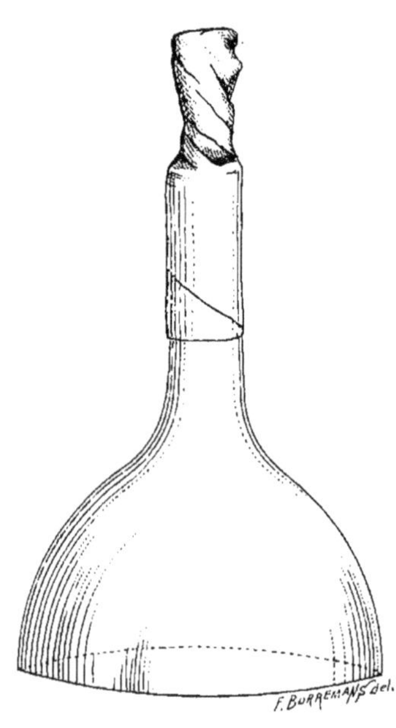

Fig. 125. — Ballon à fond plat et à long col pour cultures homogènes.

Pour conserver à la culture son caractère homogène, il faut la réensemencer chaque mois assez abondamment dans des ballons de 50 centimètres cubes, à moitié remplis de bouillon glycériné. Il importe, pour avoir des résultats comparables, d'ensemencer chaque fois la même quantité de culture.

La nouvelle culture est mise à l'étuve à 38°, et agitée une fois par jour.

Pour éviter les erreurs qui résultent des modifications spontanées de l'agglutinabilité des cultures, on a employé, au début, des *cultures jeunes*. C'était là un procédé délicat auquel on a actuellement renoncé dans la pratique, en raison d'inconvénients multiples : difficulté d'appréciation du moment où la culture est agglutinable, difficulté de conservation, réensemencement compliqué, etc.

Il est beaucoup plus commode de laisser les *cultures vieillir* à l'étuve pendant 30 à 40 jours. Au bout de ce laps de temps, elles ne sont plus suffisamment agglutinables. Pour les ramener à un taux convenable d'agglutinabilité, il suffit de les diluer dans une certaine quantité d'eau salée stérilisée à 7,5 pour 1000. Plus la culture est vieille, plus elle doit être diluée. La culture diluée propre à l'agglutination a une teinte bleutée spéciale, bien appréciable à l'éclairage oblique.

Pour amener la culture diluée au degré convenable, on doit toujours recourir à l'emploi d'un sérum-étalon possédant un pouvoir agglutinant fixe et déterminé. On choisit à cet effet, soit une sérosité pleurale, soit un sérum animal agglutinant à 1/10, 1/15 ou 1/20. Ce sérum doit être conservé aseptiquement, à une température basse ou à la glacière, et à l'obscurité. Il garde ainsi pendant un temps fort long le même pouvoir agglutinant.

3. **Conservation de la matière agglutinable.** — Les cultures diluées peuvent être conservées pendant longtemps, soit par le froid, soit par addition de formol.

Pour les conserver par le froid, il suffit de les mettre à la glacière ou à une température inférieure à 10°. Il est encore plus simple de les conserver par addition de 5 à 10 pour 1000 de formol du commerce.

Dans ce cas, on placera encore la culture à une température peu élevée pour éviter la contamination ou la diminution de l'agglutinabilité. Au bout de 10 à 15 jours, le pouvoir agglutinant des cultures formolées baisse sensiblement. Il est donc prudent de ne pas conserver les cultures au delà de ce laps de temps.

La matière agglutinable est répartie dans des petits flacons bouchés par des bouchons paraffinés pour éviter l'évaporation.

Dans tous les cas, on agite l'émulsion de bacilles avant de s'en servir, étant donné qu'au bout d'un certain temps il se forme un dépôt au fond des flacons. De la sorte, on peut expédier à de grandes distances et conserver longtemps des provisions de matière agglutinable.

4. **Préparation des dilutions.** — La culture bien agitée au préalable est répartie dans de petits tubes de verre de 7 millimètres de diamètre environ, placés verticalement sur des porte-tubes.

Pour chaque sérum, on fait trois mélanges de culture et de sérum dans les proportions suivantes : 1 pour 5, 1 pour 10 et 1 pour 15, c'est-à-dire — pour avoir une colonne de liquide assez haute — 2 gouttes de sérum pour 10 gouttes de culture,

1 goutte de sérum pour 10 de culture et 1 goutte de sérum pour 15 de culture.

Pour faire la répartition goutte par goutte, on se sert d'une pipette Pasteur stérilisée. La même pipette doit servir pour la culture et pour les divers sérums ; on a soin de la laver à l'eau distillée et de la flamber entre chaque opération et surtout après chaque sérum.

La répartition faite, chaque tube est agité fortement pour assurer le mélange intime du sérum à la culture, puis abandonné au repos à la température de la pièce.

A chaque séance de séro-diagnostic, on prépare une agglutination aux mêmes titres avec le sérum-étalon et en outre un tube témoin (culture sans sérum) pour s'assurer que la culture n'agglutine pas spontanément.

5. **Appréciation de l'agglutination.** — Pour apprécier les résultats, il faut tenir compte à la fois du taux de l'agglutination et du temps que celle-ci met à se produire. La richesse en matière agglutinable n'entre pas en ligne de compte, puisqu'elle est toujours ramenée au même degré par la dilution.

Le temps au bout duquel on doit noter les résultats varie un peu suivant les auteurs. « Le sérum-étalon est encore le meilleur guide ; on note les résultats donnés par les sérums au bout du temps nécessaire pour l'agglutination-limite par le sérum-étalon à la dilution maxima ». (Arloing et Courmont.)

Dans la pratique, on tient compte des résultats obtenus au bout de 2 et de 4 heures. Au delà de ce temps, les modifications qui se produisent dans les tubes sont négligeables.

Seront seules considérées comme positives les agglutinations complètes à l'œil nu, caractérisées par la formation de flocons bien visibles et la clarification du liquide.

Lorsque la réaction est négative, le liquide reste trouble comme dans le tube témoin, sans flocons, ni dépôt.

Une *réaction incomplète* (avec dépôt dans le fond du tube, mais persistance d'un trouble plus ou moins accusé au-dessus) ne peut servir que d'indication.

La technique que nous venons d'exposer est celle d'Arloing et Courmont. D'autres auteurs (Koch, Koeppen) ont employé des procédés plus compliqués et plus délicats. Ils ont tenté de remplacer l'emploi des cultures liquides homogènes par celui de cultures solides broyées et diluées. Les résultats qu'ils ont obtenus en suivant cette technique sont contradictoires.

Les causes d'erreur tenant aux difficultés d'obtenir des premières cultures homogènes convenables peuvent être évitées puisque Arloing et Courmont envoient à qui le demande un échantillon de leur bacille en culture liquide.

D'autre part, la variabilité de la culture, dans son aptitude à se laisser agglutiner, n'entre plus en ligne de compte, grâce à l'emploi du sérum-étalon.

L'application de la méthode en clinique réclame une période de tâtonnements et d'éducation pour chaque observateur (Arloing et Courmont). Le séro-diagnostic de la tuberculose est moins facile que le séro-diagnostic de la fièvre typhoïde : d'une part, l'entretien et le maniement des cultures demandent des soins constants; d'autre part, le pouvoir agglutinant des sérums humains tuberculeux étant peu élevé (il dépasse rarement 1 pour 20), il faut tenir compte de différences souvent minimes pour apprécier exactement une séro-réaction.

L'agglutination n'a pas ou n'a que peu de signification pratique dans un mélange dont le titre est supérieur à 1 pour 5, le sérum des sujets normaux pouvant agglutiner à ce taux. Elle a d'autant plus de valeur que l'agglutination se fait à une dilution plus élevée.

Chez les enfants, en raison de l'absence totale de pouvoir agglutinant chez les jeunes sujets normaux, on peut et on doit tenir compte, d'autant plus que le malade est plus jeune, des agglutinations plus faibles, des agglutinations incomplètes et aussi des agglutinations dites retardées (Descos).

La réaction est surtout nette dans les formes chroniques, à évolution lente, et dans les cas de tuberculose au début. Dans les formes graves d'emblée et dans les cas très avancés, elle est faible et peut même manquer complètement. On trouve cependant une séro-réaction positive dans certains cas de granulie (Humbert).

Dans la majorité des cas de tuberculose chirurgicale la séro-réaction est positive (Clément).

Les épanchements pleuraux et péritonéaux tuberculeux donnent le plus souvent des réactions positives (Paul Courmont, Widal et Ravaut); les liquides d'hydarthrose et d'hydrocèle agglutinent moins fréquemment. Pour le liquide céphalo-rachidien, même dans les cas de méningite tuberculeuse, la réaction paraît être le plus souvent négative; il semble donc que la séro-réaction tuberculeuse ne pourra pas être d'un grand secours dans le diagnostic des méningites (P. Courmont, Hawthorn).

Le pouvoir agglutinant du sang n'est pas toujours égal à celui des sérosités. Il peut être plus ou moins élevé et exister en l'absence de celui de la sérosité ou réciproquement (Paul Courmont).

Un certain nombre de liquides séreux tuberculeux peuvent ne pas donner une séro-réaction positive, même à 1 pour 5. En général, ces derniers faits concernent les cas graves ou mortels à lésions spécialement virulentes ou évoluant chez des tuberculeux à la dernière période (Paul Courmont).

Causes d'erreur. — Le sérum des typhiques agglutine la plupart du temps le bacille de Koch (75 pour 100 des cas d'après Arloing et Courmont) et cela au même titre que le sérum des tuberculeux.

Le sérum de malades soumis au traitement mercuriel acquiert la propriété d'agglutiner le bacille de Koch (Hawthorn, faits personnels).

Le gaïacol, la créosote, l'eucalyptol peuvent conférer au sérum un pouvoir agglutinant; mais aux doses thérapeutiques ordinaires ces médicaments ne donnent pas de pouvoir agglutinant au sérum humain (Hawthorn).

Séro-pronostic. — Il n'existe pas avec le sang, mais la séro-réaction pratiquée avec le liquide pleural pourrait donner des indications pronostiques : un pleurétique dont le liquide agglutine au moins à 1/5 guérirait environ 3 fois sur 4, celui dont le liquide n'agglutine pas même à 1/5 ne guérirait qu'environ 1 fois sur 4 (Paul Courmont).

En somme, on peut dire que, si le séro-diagnostic tuberculeux présente quelques difficultés et demande une certaine habitude, l'importance du but à atteindre est assez grande pour que ce procédé prenne place parmi les méthodes d'investigation clinique les plus précieuses.

III. — SÉRO-DIAGNOSTIC DES INFECTIONS PNEUMOCOCCIQUES

Le sérum des malades atteints d'infection pneumococcique possède la propriété d'agglutiner le pneumocoque (Bezançon et Griffon). Pour mettre cette réaction en évidence, il est nécessaire de cultiver le pneumocoque dans le sérum du malade.

1. **Prise du sang.** — Il faut recueillir une quantité de sang plus grande que pour les autres séro-diagnostics. On le prélève aseptiquement, soit par ponction d'une veine, soit au moyen de ventouses scarifiées.

Ce sang est transvasé dans un ballon stérilisé soigneusement bouché, puis laissé au repos dans un endroit frais. Le caillot une fois rétracté, le sérum est réparti dans de petits tubes à essai. Il doit être parfaitement clair, dépourvu d'hématies et d'hémoglobine.

2. **Cultures.** — Des tubes de ce sérum sont ensemencés avec une trace de culture de pneumocoque et placés ensuite à l'étuve à 37°.

Choix du pneumocoque. — On ne peut pas toujours employer un pneumocoque quelconque, comme on peut utiliser un bacille d'Eberth quelconque pour le séro-diagnostic de Widal. Il arrive souvent en effet, comme l'ont montré Bezançon et Griffon, que le sérum d'un pneumonique n'agglutine pas le pneumocoque du laboratoire, mais agglutine le pneumocoque isolé de la bouche du malade. Il convient donc, lorsque la réaction est négative avec le pneumocoque du laboratoire, de répéter l'expérience avec le pneumocoque provenant de la bouche du malade.

3. **Appréciation de l'agglutination.** — Au bout de 15 à 16 heures de séjour à l'étuve, les cultures sont examinées d'abord à l'œil nu, puis ensuite, le cas échéant, au microscope.

Lorsque la réaction est nettement positive, le liquide est limpide à *l'examen à l'œil nu* : au fond du tube, on voit quelques petits amas floconneux.

D'autres fois, le liquide paraît uniformément trouble; il est alors nécessaire de pratiquer l'*examen microscopique*. Cet examen se pratique après fixation et coloration.

On étale et on fixe une goutte de culture qu'on colore au bleu phéniqué de Kühne. Lorsque le résultat est positif, on voit que les pneumocoques, au lieu d'être isolés, sont, au contraire, réunis en chaînettes, enchevêtrées ou groupées en amas dans l'intervalle desquels on n'aperçoit pas d'éléments isolés.

Causes d'erreur. — Il est parfois difficile de distinguer une réaction négative d'une réaction faiblement positive. Il arrive en effet que, lorsque le séro-diagnostic est négatif à l'œil nu, on voit au microscope un certain nombre de pneumocoques réunis en amas ou en chaînettes, alors que dans l'intervalle d'autres restent isolés. On se trouve alors embarrassé pour interpréter le résultat.

La réaction agglutinante existe généralement au cours de la pneumonie; elle est surtout marquée au moment de la défervescence. On l'a observée en outre dans les cas d'infection sanguine généralisée à pneumocoques, dans la broncho-pneumonie, dans la péricardite, dans les arthrites, dans la pleurésie purulente à pneumocoques.

Le séro-diagnostic des infections à pneumocoques est loin d'avoir en clinique la valeur du séro-diagnostic de la fièvre typhoïde et même de celui de la tuberculose. En outre, il a l'inconvénient d'exiger une assez grande quantité de sang et surtout il est compliqué, puisqu'il faut souvent isoler et cultiver au préalable le pneumocoque de la bouche du malade.

CINQUIÈME PARTIE
ÉPREUVES EXPÉRIMENTALES

PREMIÈRE SECTION
RECHERCHES DE VIRULENCE

Les inoculations expérimentales ont pour objet commun l'appréciation de la virulence de produits pathologiques ou de cultures microbiennes.

Suivant la substance pathologique en cause, elles peuvent servir soit à révéler l'existence de bactéries peu abondantes, soit à isoler par l'organisme de l'animal un microbe pathogène dans une infection mixte, soit encore à déterminer le degré de virulence d'un microbe donné.

I. — TECHNIQUE GÉNÉRALE DES INOCULATIONS

I. ***Prélèvements.*** — La substance à injecter, quelle qu'elle soit, est toujours recueillie aussi aseptiquement que possible. Il est bon de faire l'injection immédiatement après le prélèvement.

Les **liquides coagulables** (sang, sérosités pathologiques) sont de préférence injectés aussitôt que possible, avant la coagulation. Le mieux est d'inoculer directement à l'animal le contenu de la seringue qui a servi au prélèvement. Lorsqu'on reçoit un liquide déjà coagulé, il faut broyer le tout, caillot et sérum, dans un mortier stérilisé.

Pour les **liquides non coagulables** (urine, liquide céphalo-rachidien), on peut injecter directement soit une assez grande quantité de liquide soit le culot de centrifugation.

Pour les **substances solides**, on peut ou bien les broyer dans de l'eau distillée dans un mortier stérilisé, ou bien les introduire directement sous la peau, comme il sera dit plus loin.

Lorsqu'il s'agit de *cultures* en milieu *solide*, on en prélève une certaine quantité qu'on dilue dans du bouillon ou de l'eau salée. Pour les cultures *liquides*, on prélève directement la quantité voulue.

La *dose à injecter* varie, suivant les cas, de quelques gouttes à plusieurs centimètres cubes. Il est impossible de formuler à cet égard de règle générale. Nous indiquerons, à propos de chaque cas particulier, quelle est la quantité de substance qu'il convient d'injecter.

Les instruments qui doivent servir à l'inoculation sont stérilisés soit à l'autoclave (seringues, aiguilles), soit à la flamme (pipettes, anses de platine).

Pour stériliser une seringue, on l'introduit pleine d'eau, munie de son aiguille, dans un grand tube de verre bouché à l'ouate; on passe ensuite le tout à l'autoclave.

II. ***Choix et préparation de l'animal.*** — Les animaux les plus fréquemment utilisés sont : le cobaye, le lapin, le chien, la souris, la poule. On emploie plus rarement le pigeon et le moineau. Le choix est dicté par la nature du virus à inoculer.

Les animaux de choix sont:

Pour la *tuberculose des mammifères*. . .	Le cobaye, le lapin.
— *aviaire*.	La poule, le lapin.
Pour le *pneumocoque*.	La souris, le lapin.
Pour la *diphtérie*	Le cobaye.
— *morve*.	Le cobaye mâle, l'âne.
Pour le *streptocoque pyogène* et le *staphylocoque pyogène*	Le lapin.
Pour le *charbon*, la *peste* et le *tétanos*. .	La souris, le cobaye.

L'animal choisi doit être, en règle générale, bien portant et adulte. Dans certains cas spéciaux, il convient au contraire de choisir des sujets jeunes.

On ne doit inoculer que des animaux neufs, c'est-à-dire n'ayant pas subi d'inoculation antérieure. Il ne faut employer que des sujets élevés à l'abri de tout contact infectieux.

Avant de procéder à l'inoculation, il est souvent utile de peser l'animal dans un panier taré au préalable. Il est quelquefois nécessaire de prendre la température de l'animal ; on introduit à cet effet dans le rectum un thermomètre coudé enduit de vaseline.

Lorsqu'on a plusieurs animaux en expérience en même temps,

il faut pouvoir distinguer et reconnaître facilement chacun d'eux. Pour y arriver, le plus simple est de placer chaque animal dans une cage numérotée ou bien de lui fixer à l'oreille un bouton numéroté.

Le numéro, le poids, éventuellement la température sont inscrits dans un registre spécial; en regard, on note le genre de substance injectée, la quantité, la voie d'introduction. On ménage une place libre pour les annotations ultérieures, entre autres pour le résultat de l'autopsie.

Contention. — Lorsqu'on a affaire à de petits animaux, cobaye, lapin, il n'est généralement pas nécessaire d'employer pour l'immobilisation un appareil de contention; il suffit de les faire maintenir par un aide, qui les saisit en arrière de la tête et par les pattes inférieures.

Les chiens doivent être muselés et fixés sur un appareil de contention.

Les souris sont introduites la tête en bas dans un bocal de verre ; on maintient le corps de l'animal au moyen du couvercle renversé ; on tire la queue au dehors.

Les rats sont maintenus au moyen d'une pince spéciale.

La région choisie pour l'inoculation est désinfectée avec soin ; la peau est rasée, savonnée, lavée au sublimé, à l'alcool et à l'éther. Pour plus de sûreté, on peut encore cautériser la peau au moyen d'une tige de métal rougie à la flamme.

III. ***Modes d'inoculation.*** — Le choix de la porte d'entrée dépend de la nature des virus. Nous exposerons, à propos de chaque cas particulier, les avantages et les inconvénients des diverses voies d'introduction.

1. **Inoculation épidermique.** — La peau rasée et désinfectée est scarifiée au bistouri. Sur la région ainsi préparée on promène une anse de platine chargée du liquide virulent ou un tampon de coton imbibé de ce liquide.

Chez la souris, cette scarification se pratique sur la peau du dos, au voisinage de la queue.

2. **Inoculation sous-cutanée.** — Chez le lapin et le cobaye elle se fait à la face interne de la cuisse, chez le rat et la souris au voisinage de la queue, chez le lapin à la base de l'oreille, chez le chien sous la peau du dos.

On fait avec la main gauche un pli à la peau. Saisissant la seringue de la main droite, on enfonce l'aiguille suivant le grand axe de ce pli, sans le traverser de part en part. Lorsque l'injection est bien faite sous la peau, on voit apparaître une boule d'œdème. On peut aussi inoculer au moyen d'une pipette à bout effilé avec laquelle on traverse la peau ; on injecte en soufflant.

Lorsqu'on veut inoculer une substance solide sous la peau, on incise celle-ci au bistouri, on creuse un tunnel, sous-cutané au moyen d'une sonde cannelée, puis on introduit le fragment solide avec une pince ; on rapproche les lèvres de la plaie par un point de suture, ou on l'obture avec une goutte de collodion.

3. **Inoculation intra-péritonéale.** — L'animal étant maintenu sur le dos par un aide, on peut enfoncer simplement l'aiguille au niveau de la ligne blanche perpendiculairement à la peau ; on peut encore saisir avec la main gauche la paroi abdominale dans toute son épaisseur ; on fait un pli qu'on traverse de part en part avec l'aiguille ; on enlève la main gauche et on ramène l'aiguille dans la cavité péritonéale. L'injection faite, on peut cautériser l'orifice d'entrée de l'aiguille avec une tige de métal portée au rouge.

Lorsqu'il s'agit de fragments solides, on les abandonne simplement dans la cavité abdominale après laparotomie.

4. **Inoculation intra-pleurale.** — On enfonce l'aiguille obliquement dans un des premiers espaces intercostaux, au-dessous du creux axillaire.

5. **Inoculation intra-veineuse.** — Elle n'est applicable qu'aux liquides ou aux émulsions fines. La veine à choisir n'est pas la même chez les différents animaux.

Chez le *lapin*, cette inoculation est très facile ; elle se fait dans la *veine marginale externe de l'oreille.*

On découvre la veine en coupant les poils avec des ciseaux courbes. L'animal est maintenu sur ses pattes par un aide. Celui-ci comprime la base de l'oreille pour faire gonfler le vaisseau. La peau est soigneusement désinfectée. On enfonce alors l'aiguille dans la veine en évitant de la transfixer ; on maintient l'aiguille dans la veine au moyen du pouce gauche. On pousse alors lentement l'injection. Lorsque l'aiguille n'est pas dans la veine on s'en aperçoit immédiatement par l'apparition d'une boule d'œdème sous-cutané.

L'injection terminée, on retire l'aiguille en maintenant le pouce gauche en place pour éviter l'hémorragie. On obture l'orifice avec du collodion ou bien on cautérise avec une tige de métal rougie.

Chez le *chien*, on pratique l'injection dans la *veine saphène*. On découvre le vaisseau sur la face externe de la partie postérieure, au-dessus du jarret, sur une largeur de 2 centimètres environ. La veine est chargée sur deux fils. L'injection faite, on pratique une double ligature et l'on suture la peau.

Chez le *cobaye* et chez le *rat*, on injecte dans la *jugulaire externe* qu'on découvre par une incision parallèle à la trachée ; on opère ensuite comme ci-dessus.

Chez les *oiseaux*, on injecte, sans inciser la peau, dans la *veine axillaire* qu'on découvre en arrachant les plumes à la base de l'aile.

6. **Inoculation intra-oculaire.** — On lave l'œil à l'eau stérilisée, puis on instille quelques gouttes d'une solution de cocaïne à 2 pour 100 ; on attend 4 ou 5 minutes. On fixe alors le globe oculaire entre le pouce et l'index de la main gauche ; on cautérise légèrement un point de la circonférence de la cornée et on enfonce l'aiguille perpendiculairement à l'axe de l'œil. On aspire un peu d'humeur aqueuse, puis on pousse l'injection. Lorsque l'inoculation est bien faite, on voit se produire un trouble opalescent derrière la cornée.

7. **Inoculations rares.** — On peut encore pratiquer, dans certains cas spéciaux l'inoculation intra-rachidienne, intra-crânienne, intra-carotidienne, intra-trachéale.

L'inoculation par ingestion et l'inoculation par inhalation sont rarement employées en clinique.

IV. ***Observation de l'animal.*** — L'animal inoculé doit être isolé, c'est-à-dire mis dans une cage à part et observé jour après jour. Lorsqu'il survit un certain temps, il est bon de le peser tous les jours ou au moins deux fois par semaine. Il est quelquefois utile de prendre sa température matin et soir.

On peut ou bien attendre la mort du sujet, ou bien le sacrifier au bout d'un laps de temps déterminé.

Dans tous les cas, il faut pratiquer l'AUTOPSIE et cela aussitôt que possible après la mort. Le cadavre est attaché par les 4 pattes sur une table de zinc. On incise méthodiquement les téguments, puis les plans plus profonds en examinant attentivement chaque organe, qu'on conserve au besoin pour l'examen microscopique. Il y a souvent lieu de prélever certaines substances (sang, pus, caséum) pour l'examen bactériologique direct, pour l'ensemencement ou pour la réinoculation.

Causes d'erreur. — Il peut arriver, surtout en cas d'épidémie dans le chenil, qu'on inocule un *animal déjà malade.* Dans ce cas, l'expérience est à recommencer.

Lorsqu'on inocule des produits contenant des germes multiples, il se produit parfois une *septicémie* qui tue l'animal en quelques heures, avant qu'aient pu se produire les lésions considérées comme caractéristiques. Il faut alors pratiquer une nouvelle inoculation.

II. — TUBERCULOSE

I. ***Prélèvements.*** — D'une manière générale, l'asepsie peut être moins rigoureuse que pour les autres germes.

Pour les liquides de l'organisme, pas de règles spéciales. Pour les liquides séro-fibrineux, on injecte au moins 10-20 centimètres cubes; pour l'urine, le culot de centrifugation de la plus grande quantité possible; pour le liquide céphalo-rachidien, le culot de centrifugation de tout le liquide retiré par ponction ou la totalité du liquide tel quel.

Quant aux crachats, il faut les recueillir dans un récipient propre, ne contenant aucun liquide. On les injecte, soit tels quels, soit, lorsqu'ils sont trop épais et trop visqueux, après les avoir émulsionnés dans un volume égal d'eau stérilisée. On en injecte de 1 à 5 centimètres cubes.

II. ***Choix de l'animal.*** — Le cobaye est l'animal de choix, à cause de sa grande réceptivité. Le lapin est plus résistant à l'infection tuberculeuse.

Pour le *diagnostic*, on emploie généralement le cobaye. Chez cet animal, la tuberculose évolue du reste rapidement.

Pour le *pronostic*, lorsqu'on veut juger de la virulence d'un produit tuberculeux, on injecte à la fois, comme le conseille Arloing, un cobaye et un lapin.

Si le produit contient des bacilles de Koch, le cobaye devient sûrement tuberculeux. Si le lapin subit le même sort, on peut conclure que les bacilles sont très virulents. Au cas contraire, ils seraient jugés peu virulents,

III. ***Modes d'inoculation.*** — Diverses considérations doivent entrer en ligne de compte pour le choix de la voie à adopter.

L'*inoculation intra-péritonéale* a l'avantage de produire un effet rapide et de permettre l'introduction de grandes quantités de liquide. Malheureusement, on ne peut pas l'employer pour les produits contenant d'autres germes virulents, sous peine de voir l'animal mourir de péritonite septique dans les 48 heures.

Il est vrai qu'on a proposé, pour obvier à cet inconvénient, de chauffer le produit septique à 54° pendant une demi-heure deux jours de suite, afin de détruire les germes autres que le bacille de Koch. Mais c'est là un procédé peu recommandable.

Il est plus simple, dans ce cas-là, de recourir à l'*injection sous-cutanée*. Lorsque la quantité de liquide est trop considérable, on inocule seulement le culot de centrifugation ou bien l'on répartit la dose à injecter sur plusieurs animaux.

Avec l'injection sous-cutanée, lorsque les substances à injecter, les crachats et l'urine surtout, contiennent d'autres germes très virulents, l'animal meurt parfois de septicémie. Pour éviter cet inconvénient, on a proposé de recourir à l'*inoculation épidermique* (Osman-Nouri). Pour cela, on rase la peau de la région inguinale. On promène sur la région rasée un tampon d'ouate hydrophile trempé dans les crachats ou dans le culot de centrifugation de l'urine.

L'*inoculation intra-veineuse* n'est guère employée pour les liquides de l'organisme. On y recourt surtout pour les cultures.

Les indications de l'emploi de l'inoculation dans la *chambre antérieure de l'œil* sont rares en clinique.

Quelle que soit la voie d'introduction choisie, il est toujours bon d'injecter à la fois deux ou plusieurs animaux. Si l'un d'entre eux périt accidentellement, on n'a pas à recommencer l'expérience. En outre, lorsqu'on dispose de plusieurs animaux, on peut obtenir plus vite le résultat cherché, en sacrifiant le premier au bout d'un laps de temps plus court que d'ordinaire, quitte à en sacrifier un autre au bout de quelques jours, si les lésions n'étaient pas encore suffisamment caractéristiques chez le premier.

IV. ***Évolution chez le cobaye***. — L'évolution des lésions doit être envisagée séparément : chez le cobaye et chez le lapin, et suivant la voie d'introduction.

1. **Injection sous-cutanée**. — Lorsque l'injection a été pratiquée, comme c'est le cas le plus fréquent, à la racine de la

cuisse, il se produit dans les cas positifs un *empâtement* au point d'inoculation. Puis l'*abcès* s'ouvre au dehors ; il se forme une ulcération, un chancre, qui ne se cicatrise que lentement.

Les *ganglions* inguinaux du côté inoculé se tuméfient du 12e au 15e jour. On sent, par la palpation, de petites masses du volume d'un pois qui roulent sous les doigts.

La *rate* est envahie à partir du 20e jour, quelquefois plus tôt. Ce n'est guère qu'au bout du 2e mois que les ganglions inguinaux du côté opposé se tuméfient à leur tour. Les organes abdominaux se tuberculisent toujours avant les poumons.

La date de la *mort* est très variable : quelquefois l'animal succombe 3 semaines après l'inoculation ; d'autres fois, il survit pendant 8 ou 9 mois. Le plus souvent, il meurt au bout de 6 semaines à deux mois.

Lorsque l'injection a été faite à la base de l'oreille, les ganglions auriculaires, puis les ganglions cervicaux se tuméfient. La tuberculose envahit alors les poumons avant les organes abdominaux.

2. **Injection intra-péritonéale.** — Au bout d'une quinzaine de jours, il se produit une granulie généralisée du péritoine, Les organes abdominaux sont semés de granulations. L'animal meurt généralement de la 4e à la 6e semaine.

Appréciation du résultat. — On affirme ordinairement que tout cobaye inoculé sous la peau de la cuisse, qui présente 12 à 15 jours plus tard une induration marquée et unilatérale des ganglions inguinaux correspondants, est tuberculeux.

Cette assertion est certainement exacte dans la grande majorité des cas. Cependant, il est toujours préférable de ne se prononcer d'une façon définitive qu'après avoir pratiqué l'autopsie de l'animal.

Il y a naturellement intérêt à ce que cette vérification soit faite aussitôt que possible. Pour avoir un résultat certain, il ne faut pas sacrifier l'animal moins de *trois semaines* après l'inoculation sous-cutanée. En le sacrifiant avant ce délai, on risque de ne pas trouver de lésion caractéristique. Lorsqu'on a inoculé plusieurs animaux à la fois, on peut sacrifier le premier au bout de 15 à 18 jours déjà et les suivants à 3 ou 4 jours d'intervalle, si le résultat de la première autopsie paraît douteux.

Lorsque le résultat est positif, on trouve les ganglions remplis d'une masse caséeuse. La rate, augmentée de volume, est farcie de granulations. Le foie contient souvent des tubercules (fig. 126). Quand la tuberculose a évolué lentement et plus longtemps on trouve, outre les lésions ci-dessus, une infiltration des poumons.

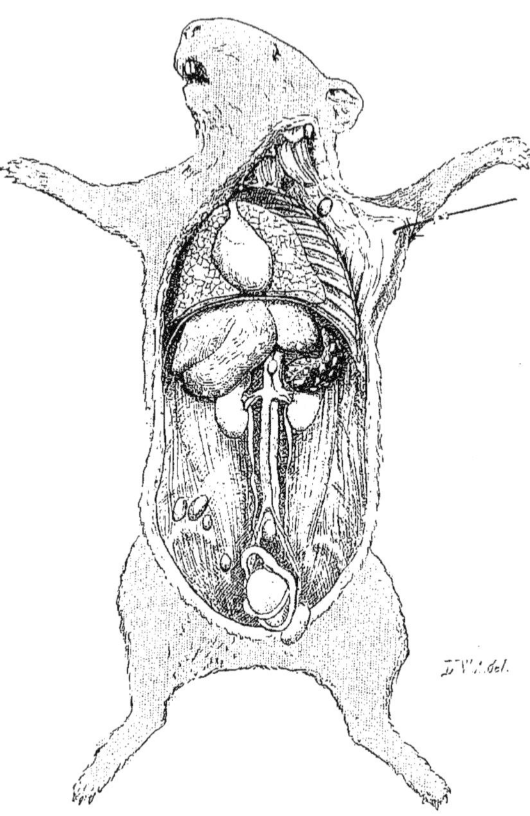

Fig. 126. — Tuberculose expérimentale du cobaye.

Lorsqu'on a pratiqué une inoculation intra-péritonéale, on peut sacrifier l'animal au bout de 15 à 18 jours. On trouve le péritoine et les organes abdominaux parsemés de fines granulations.

En général, les lésions macroscopiques sont suffisamment caractéristiques. En cas de doute cependant, on peut chercher les bacilles de Koch sur des frottis des masses caséeuses.

Pour abréger la période d'attente, on a proposé d'utiliser les réactions thermiques du cobaye.

Dans ce but, on peut injecter de la tuberculine au cobaye qui a reçu l'inoculation du produit suspect, lorsque l'effet commence à se produire, c'est-à-dire quelques jours après cette inoculation. Si le liquide est bacillaire, on observe vers la 8ᵉ ou la 10ᵉ heure une élévation de température de 2 ou 3°.

On peut encore injecter le produit suspect à un cobaye tuberculisé antérieurement par injection de culture de bacille de Koch. Si le liquide est bacillaire, il se produit une forte élévation thermique.

Ces procédés, très intéressants, ne peuvent encore être employés avec toute sécurité, car, comme on le sait, la température du cobaye est très instable et présente spontanément, d'un jour à l'autre, des variations considérables.

3. **Inoculation dans la mamelle.** — Les différents procédés ci-dessus ont cet inconvénient commun que le résultat est tardif. Nattan-Larrier a proposé d'employer l'inoculation intra-mammaire pour avoir une réponse plus rapide.

On choisit une femelle cobaye en pleine lactation, moins de 25 jours après qu'elle a mis bas. L'animal étant maintenu sur le dos, les cuisses écartées, on saisit la glande de la main gauche, et on la soulève au-dessus du plan musculaire. On enfonce alors doucement, suivant l'axe de l'organe, un peu en dedans du mamelon, une aiguille d'acier stérilisée, à laquelle on adapte une seringue stérilisée contenant le liquide à injecter. On pousse lentement l'injection ; on retire peu à peu l'aiguille à mesure que la glande se distend.

Du 5e au 10e jour après l'inoculation, les bacilles commencent à apparaître *dans le lait.*

Pour faire l'examen du lait, on place l'animal sur le dos et, saisissant la mamelle de la main gauche, on fait sourdre une goutte de liquide au niveau du mamelon. On recueille cette goutte sur une lame de verre ; on l'étale, on la fixe, et on recherche les bacilles par la méthode de Ziehl.

Le pus, les urines, le liquide céphalo-rachidien peuvent être inoculés directement. Quant aux crachats, il est nécessaire de les diluer dans du sérum artificiel, puis de tuer les germes autres que le bacille de Koch par chauffage discontinu à 54°, une heure le premier jour, 20 minutes le second.

Pour le sang, il faut employer d'abord l'hydrohémolyse, puis inoculer le culot de centrifugation.

V. ***Évolution chez le lapin.*** — L'inoculation de produits tuberculeux au lapin est beaucoup moins fréquemment pratiquée que l'injection au cobaye. Il faut savoir, en effet, qu'un liquide contenant des bacilles de Koch peu virulents peut parfaitement ne pas tuberculiser le lapin.

1. **Inoculation sous-cutanée.** — L'inoculation sous-cutanée ne produit pas de tuméfaction ganglionnaire. On constate seulement la formation d'un abcès froid. L'infection se porte directement sur le poumon. Cette tuberculose pulmonaire ne devient guère apparente qu'au bout de 6 semaines à 2 mois ; c'est au bout de ce laps de temps seulement qu'on peut sacrifier

l'animal. La *mort* spontanée ne survient guère qu'au bout de 3 ou 4 mois, souvent davantage.

2. **Inoculation intra-péritonéale.** — L'inoculation intra-péritonéale produit au bout d'un mois environ une péritonite généralisée avec semis de granulations dans les viscères abdominaux. La mort ne survient qu'au bout de 6 semaines à 2 mois, quelquefois davantage.

Appréciation du résultat. — On n'attend généralement pas la mort de l'animal. Si le lapin a été inoculé par voie sous-cutanée, on ne pratique pas l'autopsie avant le délai de 2 mois; si l'on a pratiqué une inoculation intra-péritonéale, on attend un mois au minimum avant de sacrifier l'animal.

Les lésions sont en général suffisamment caractéristiques pour permettre de faire un diagnostic macroscopique.

VI. ***Causes d'erreur.*** — On admet que le cobaye et le lapin ne deviennent pas spontanément tuberculeux. Mais il se produit parfois chez ces animaux de véritables épidémies de *pseudo-tuberculose* dont les lésions macroscopiques et même histologiques sont identiques à celles de la tuberculose vraie. L'agent microbien seul diffère. La recherche systématique du bacille de Koch dans les lésions lèvera tous les doutes.

En outre, on pourra toujours recourir à la culture, les divers agents de la pseudo-tuberculose poussant en quelques heures sur les milieux usuels.

Enfin, on peut pratiquer la réinoculation en série.

L'inoculation à l'animal constitue le procédé de choix pour mettre en évidence des bacilles peu abondants, étant données la difficulté et la lenteur des cultures. Elle doit être pratiquée dans tous les cas où l'on suppose avoir affaire à un produit tuberculeux, lorsque la recherche des bacilles par l'examen direct a donné un résultat négatif.

Pour les crachats, il arrive assez souvent que la seule coloration ne permet pas de constater la présence de bacilles de Koch, alors que l'inoculation donne un résultat positif.

Pour le liquide céphalo-rachidien et les liquides séro-fibrineux, les bacilles sont généralement si peu nombreux que l'inoculation reste le procédé le plus sensible et le plus fidèle.

Pour l'urine, la seule constatation de bacilles acido-résistants ne suffit pas. L'inoculation seule permet d'affirmer qu'on a bien affaire à des bacilles de Koch.

En outre, comme nous l'avons dit, l'inoculation permet seule de juger de la virulence d'un bacille, surtout lorsqu'on injecte simultanément un cobaye et un lapin.

III. — SUPPURATIONS

1. — Streptocoque.

I. ***Prélèvements***. — On n'inocule que des cultures pures liquides, obtenues par repiquage de colonies isolées sur milieu solide. Ces cultures doivent être jeunes, âgées de 48 heures au plus, car la virulence des streptocoques s'atténue très rapidement dans les milieux ordinaires. Pour éviter cette perte de la virulence on a conseillé de faire la culture dans l'un des milieux suivants (Marmorek) :

	Bouillon peptoné . . . . Sérum de sang humain.	} ââ 1 partie.
ou :	Bouillon peptoné . . . . Sérum d'ascite ou de pleurésie. .	} ââ 1 partie.
ou :	Bouillon peptoné . . . . Sérum de cheval	1 partie. 2 parties.

Le streptocoque se développe dans ces milieux comme dans le bouillon ordinaire, mais il y garde sa virulence antérieure et peut même la récupérer en partie lorsqu'il l'avait perdue.

II. ***Choix de l'animal***. — Le *lapin* est le réactif de choix pour l'inoculation du streptocoque; la marche de l'infection, suivant la virulence de la culture et suivant le mode d'inoculation choisi, suit un cours très caractéristique.

La *souris* est presque aussi sensible que le lapin, mais elle succombe plus rapidement, sans lésions caractéristiques, à la septicémie ou à la pyohémie.

Le *rat blanc* résiste à tous les modes d'inoculation. Le *cobaye* est peu sensible; il fait au point d'inoculation un petit abcès curable. L'*âne* et le *cheval* suppurent beaucoup et très facilement. Enfin le *mouton*, le *chien* et les *oiseaux* sont tout à fait réfractaires.

III. ***Modes d'inoculation***. — On peut utiliser à volonté l'injection sous-cutanée, l'injection intra-veineuse et l'inoculation intra-péritonéale.

1. **Injection sous-cutanée**. — L'inoculation type consiste à injecter de quelques gouttes (2 à 3) à 2 centimètres cubes,

suivant la virulence du streptocoque, sous la peau de la base de l'oreille du lapin; il suffit même quelquefois de faire quelques scarifications avec une lancette trempée dans la culture.

Si le streptocoque est très virulent, avec une très petite dose on obtient un véritable *érysipèle*, très caractéristique; 24 heures après l'inoculation, l'oreille inoculée est tombante, contrastant avec l'autre qui est droite; elle est très rouge, tuméfiée autour du point d'inoculation et présente, comme un véritable érysipèle, un bourrelet qui limite la zone inflammatoire. Au bout de 48 heures l'oreille est énorme et traîne à terre, l'animal est triste, fébrile et ne mange plus.

L'érysipèle devient ensuite *phlegmoneux*, il se forme une couche de pus sous la peau, qui s'ulcère; plus tard, elle se recouvre d'une croûte et dans la règle l'animal guérit.

Si la virulence est très faible, l'érysipèle se réduit à une simple *rougeur* de l'oreille, diffuse et fugace et tout rentre dans l'ordre.

Un streptocoque de virulence moyenne, à la dose de 1 centimètre cube de culture liquide, donne un érysipèle net mais curable.

En cas de virulence plus grande ou de dose plus forte, l'érysipèle peut s'accompagner d'autres manifestations (néphrite, arthrites suppurées, etc.) et amener la mort de l'animal.

On peut donc, suivant la virulence, ou suivant les doses injectées, faire varier les effets.

L'érysipèle obtenu par l'inoculation d'un streptocoque est spécifique, sans être cependant tout à fait caractéristique, car on a pu en obtenir avec le staphylocoque, le pneumocoque et même le bactérium coli.

De plus, il importe de savoir que l'érysipèle cesse de se produire à un second passage, car injecté sous la peau d'un autre point du corps du lapin ou d'un autre animal sensible, le streptocoque donne lieu alors à un abcès presque toujours curable ou, s'il est très virulent, à une septicémie, mais jamais il ne produit d'érysipèle.

2. **Injection intra-veineuse.** — L'injection intra-veineuse d'une culture très virulente peut amener la mort en six heures. Avec une virulence moyenne, à la dose de 1 centimètre cube, la mort arrive en 36 à 48 heures. L'animal a de la diarrhée et de la dyspnée, il tombe bientôt dans le coma.

A *l'autopsie* on ne retrouve aucune lésion, si ce n'est une hypertrophie plus ou moins marquée de la rate et de la congestion de tous les organes; le sang est très fluide et contient beaucoup de streptocoques très virulents.

Les streptocoques isolés du sang des animaux sont beaucoup plus virulents que ceux que l'on a injectés; on peut se servir de ce moyen, c'est-à-dire faire des inoculations successives au lapin, pour rendre à de vieilles cultures, la virulence qu'elles ont perdues. En combinant les passages successifs chez les animaux et les milieux spéciaux que nous avons indiqués plus haut, on peut exalter beaucoup la virulence des cultures.

Si on injecte de plus petites doses ou un streptocoque moins virulent, de manière à ce que le lapin survive 20 à 30 jours, il meurt, en général, porteur de 4 ou 5 *arthrites* purulentes volumineuses et d'*abcès* dans les reins. On a pu obtenir aussi des endocardites et des péricardites par le même mode d'inoculation.

Courmont et Jaboulay ont réussi à réaliser, par l'inoculation chez de jeunes lapins, une *ostéomyélite juxta-épiphysaire* qui, contrairement à celle produite par les staphylocoques, est plus médullaire que périostée.

3. **Injection intra-péritonéale.** — Elle tue presque aussi rapidement le lapin que l'injection intra-veineuse si la culture est très virulente. Si la virulence est moyenne, il y a production d'une péritonite purulente à fausses membranes sans ascite, qui guérit quelquefois.

L'inoculation de cultures de streptocoques a pour but, comme celle de staphylocoques, de distinguer les cas dans lesquels cet hôte presque habituel de la peau et des muqueuses à l'état normal joue réellement un rôle pathogène. Ce n'est qu'après l'avoir isolé de tous les autres microbes qui l'accompagnent qu'on peut juger, par la dose efficace à injecter, de la virulence qu'il possède. Lorsqu'il n'en possède pas ou qu'il n'en possède qu'une très atténuée, son rôle dans la pathogénie de l'affection doit être mis en doute.

En particulier, l'inoculation d'une culture de streptocoques retirés du sang dans les cas de septicémie ou de fièvre puerpérale permet d'établir le pronostic d'après le degré de virulence constaté. Dans les septicémies à localisations purulentes diverses et successives, on a recours aux inoculations pour suivre les changements et les variations de la virulence, ce qui peut donner certaines indications pour le pronostic et pour le traitement (sérum antistreptococcique).

2. — Staphylocoque pyogène.

I. ***Prélèvements.*** — L'injection directe des produits pathologiques ne donne pas de bons résultats car le staphylocoque est trop souvent associé à d'autres espèces microbiennes.

On inocule toujours une culture liquide pure, provenant d'une colonie pure sur milieu solide, isolée des autres microbes du produit pathologique ensemencé.

II. ***Choix de l'animal.*** — Tous les animaux de laboratoire réagissent à l'inoculation, mais le *lapin* est l'animal de choix. Il réagit, suivant la virulence du microbe et suivant le mode d'inoculation choisi, d'une façon parfaitement systématique. Le staphylococcus albus et l'aureus donnent des signes absolument semblables, le citreus est en général moins virulent que les deux autres.

La réceptivité du lapin peut être facilement modifiée. Ainsi, en diluant la culture à inoculer dans une solution de glycose à 25 pour 100, on obtient des abcès avec des doses beaucoup moins fortes. On peut d'ailleurs obtenir le même résultat en injectant la culture pure dans la veine et la solution de glycose dans la vessie. D'autres substances jouissent de la même propriété, ainsi la vaseline, le sublimé et l'acide phénique.

Les autres animaux de laboratoire sont tous sensibles au staphylocoque, mais à un moindre degré. Le *cobaye* présente les mêmes lésions mais à condition d'employer des doses plus fortes. Le chien, la souris et le rat réagissent assez bien à l'injection intra-péritonéale; l'abcès obtenu par injection sous-cutanée guérit presque toujours chez ces animaux, sans amener d'infection ou de septicémie.

III. ***Modes d'inoculation.*** — On peut utiliser les divers modes habituels, mais ils procèdent avec de très grandes inégalités d'action.

1. **Injection intra-veineuse.** — C'est le mode le plus sûr et le plus caractéristique; 2 gouttes d'une culture en milieu liquide, injectées dans la veine marginale de l'oreille du lapin, tuent cet animal à coup sûr.

Si la culture est très virulente, la mort se produit en quelques heures à deux jours, par *septicémie* sans localisation. A l'*autopsie*, les organes sont très congestionnés, surtout les reins; le sang fourmille de staphylocoques.

Si la virulence est moins grande, ou la dose plus faible, l'animal peut survivre 20 à 30 jours; il succombe en présentant des *suppurations* locales sans lésions viscérales caractéristiques; on a vu souvent des lésions articulaires, des endocardites ou même des myélites.

La dose qui réalise une infection typique est celle qui laisse survivre l'animal une trentaine de jours. Le lendemain de l'injection, le lapin est triste, le poil hérissé, il est fébrile (40°-41°) et le reste jusqu'à la mort. Les urines sont rares, albumineuses et contiennent des cylindres. La mort arrive par pyohémie.

A l'*autopsie*, on trouve constamment des abcès des reins, qui constituent souvent la seule lésion constatable. Ils sont disséminés en bouquets dans la substance corticale, à la surface de l'organe; ils présentent une forme conique, dont la base est à la périphérie. Ce sont de vrais infarctus suppurés. Les vaisseaux de la zone médullaire sont bourrés de staphylocoques, tandis que les parties suppurées en contiennent très peu. Ces mêmes petits abcès peuvent se retrouver à la surface du foie, du poumon et même dans les muscles. Ils sont très fréquents à la pointe du cœur, dans le myocarde. La rate est en général indemne. Le sang contient de très nombreux staphylocoques.

Chez des animaux jeunes, on a pu (Rodet) reproduire l'*ostéomyélite* à staphylocoques; il suffit pour cela d'injecter une dose très faible de culture, permettant une survie d'au moins 8 jours à un jeune lapin de 2 mois en voie de croissance. Au bout de 10 jours on trouve des lésions purulentes de toutes les articulations et des abcès sous-périostés des os longs. Il y a nécrose de la substance osseuse de l'os, tandis que dans les mêmes conditions avec le streptocoque, il y a au contraire nécrose de la substance médullaire.

2. **Injection sous-cutanée.** — L'injection sous-cutanée est très peu active; il faut injecter au moins 1 centimètre cube pour obtenir quelquefois un abcès sous-cutané, qui guérit presque toujours. Il n'y a jamais infection généralisée mortelle.

3. **Injection intra-péritonéale.** — Elle est également très peu active. L'animal résiste à des doses 20 fois plus fortes que celle qui le tue par voie intra-veineuse. Si la virulence

est suffisante, on obtient une péritonite fibrino-purulente et la mort en quelques jours; on trouve beaucoup de staphylocoques dans le sang et les viscères.

4. **Injection intra-pleurale.** — A la dose de un quart de centimètre cube elle provoque une pleurésie purulente rarement mortelle.

5. **Injection sous-arachnoïdienne.** — Elle donne lieu à une méningite purulente amenant souvent la mort.

6. **Injection dans la chambre antérieure de l'œil.** — Avec de très petites quantités de culture, on obtient une suppuration énorme de la chambre antérieure, qui amène souvent la fonte purulente de l'organe.

L'inoculation du staphylocoque est nécessaire en clinique pour pouvoir lui attribuer réellement un rôle pathogène, dans le cas où on le rencontre chez les malades. Il se trouve en effet constamment, à l'état de saprophyte non virulent, sur la peau et les muqueuses digestives et ce n'est que dans certaines conditions qu'il peut devenir virulent ou pyogène, et par conséquent pathogène.

De plus, les chances de contamination par les staphylocoques de la peau sont telles qu'elles ne permettent pas d'affirmer son origine sanguine même quand on l'obtient à l'état pur par l'ensemencement du sang.

Il importe, pour se mettre à l'abri de cette cause d'erreur, de dénuder la veine avant de la ponctionner ou bien de cautériser légèrement la peau au niveau de l'endroit où l'on veut piquer. Même en agissant ainsi, il faut avoir constaté des staphylocoques dans le sang par des prises successives et en avoir constaté chaque fois la virulence pour pouvoir leur attribuer avec une suffisante probabilité la pathogénie de l'affection étudiée.

3. — Pneumocoque.

I. ***Prélèvements.*** — Les crachats sont recueillis dans un flacon ou dans une boîte de Pétri stérilisée.

Le pus, les liquides d'exsudats, prélevés aseptiquement, sont inoculés aussitôt que possible. Dans certains cas, on inocule directement le produit à examiner, dans d'autres on inocule une culture de ce produit.

II. ***Choix de l'animal.*** — Le choix de l'animal dépend du but à atteindre. Lorsqu'on veut simplement mettre en évidence des microbes peu abondants, on s'adresse à la *souris*. C'est le procédé de choix, lorsqu'on veut isoler le pneumocoque d'un produit pathologique qui contient plusieurs espèces bactériennes.

Lorsqu'on veut au contraire déterminer le degré de virulence d'un pneumocoque on inocule un *lapin*, animal moins sensible que la souris.

III. ***Modes d'inoculation.*** — 1. Pour inoculer une *souris* on **scarifie** légèrement la peau du dos, au voisinage de la queue. On promène sur la surface scarifiée une aiguille de platine trempée dans le liquide à injecter. Lorsque le liquide contient du pneumocoque, l'animal succombe à une septicémie dans l'espace de douze à trente heures.

A l'*autopsie*, on constate un peu d'œdème local. Pas de lésion pulmonaire. La rate est hypertrophiée. Le sang du cœur contient un grand nombre de pneumocoques en culture pure.

2. Pour le *lapin*, on emploie l'**inoculation sous-cutanée** ou l'**inoculation intra-péritonéale** de 1 centimètre cube de culture. Lorsque celle-ci contient en grande quantité du pneumocoque virulent, elle amène la mort de l'animal en un à trois jours par septicémie. A l'*autopsie*, on constate des suffusions hémorragiques sur le gros intestin, les poumons, les reins; la rate est hypertrophiée. Dans le sang du cœur fourmillent les pneumocoques.

Lorsque le pneumocoque est peu virulent, la mort survient plus lentement, en cinq à six jours. Il se produit au point d'inoculation des fausses membranes épaisses. On trouve quelquefois de la pleurésie ou de la péricardite, rarement de la pneumonie.

Le *rat* est peu sensible au pneumocoque. Même avec une dose de 1 centimètre cube en injection sous-cutanée ou intra-péritonéale, il arrive que l'animal ne succombe pas lorsque le microbe est peu virulent. Lorsqu'il succombe, au bout de cinq à six jours, on constate à l'autopsie surtout des lésions locales : œdème très accusé au point d'inoculation, pneumonie lobaire. Les pneumocoques sont rares dans le sang.

Le *cobaye* est presque réfractaire au pneumocoque. Pour tuer l'animal, il faut un microbe très virulent. Par **inoculation intra-péritonéale** d'un pneumocoque très virulent, on peut déterminer de la septicémie. Lorsque le germe est moins virulent on observe des abcès, de la péricardite et de la pleurésie.

3. Le *mouton* et le *chien* sont très peu sensibles au pneumocoque. Par **inoculation dans la trachée** de ces animaux, on a pu reproduire la pneumonie expérimentale.

Il peut arriver que l'animal succombe à une septicémie produite par des agents bactériens autres que le pneumocoque. Cela ne se produit pas lorsqu'on utilise la souris. Chez cet animal, en effet, les autres germes sont retenus au point d'inoculation ; le pneumocoque seul passe dans le sang.

En tout cas, l'examen du sang du cœur de l'animal lèvera tous les doutes.

La recherche du pneumocoque dans les crachats se fait surtout par examen direct après coloration sur lames. Ce microorganisme a des caractères morphologiques suffisamment typiques pour être facilement reconnaissable. Il n'y a pas lieu de recourir à l'inoculation pour mettre en évidence des bacilles rares dans les crachats, attendu que chez les individus sains on trouve le pneumocoque dans la salive au moins une fois sur cinq (Netter).

Pour la recherche du pneumocoque dans le pus, les exsudats, le sang, etc., lorsque l'examen direct a donné un résultat négatif, on a recours à la culture.

La constatation de pneumocoques dans le sang de pneumoniques n'a pas jusqu'ici d'importance pronostique.

La détermination du degré de virulence des crachats pneumoniques n'a pas fourni jusqu'à présent de résultats utilisables en clinique.

En résumé, la détermination du degré de virulence des divers liquides contenant des pneumocoques peut être intéressante, mais elle n'a pas une grande importance clinique.

4. — Morve.

I. ***Prélèvements.*** — Le prélèvement du pus ou des mucosités est fait aseptiquement et surtout avec les plus grandes précautions de la part de l'opérateur. Le bacille de la morve est en effet très dangereux à manier.

II. ***Choix de l'animal.*** — L'*âne* est, de tous les animaux, le plus sensible au bacille de la morve. En pratique cependant, on utilise beaucoup plus fréquemment le *cobaye mâle*.

III. ***Modes d'inoculation.*** — 1. Chez l'*âne* on scarifie la peau du front ; on promène la matière morveuse sur la surface scarifiée. Il se produit de l'œdème local, des ulcérations, des adénites, du jetage. La température atteint 40° à 41°. L'animal meurt en dix à seize jours. A l'*autopsie*, on trouve des papules souvent ulcérées sur la muqueuse du nez et du pharynx, des lésions disséminées ressemblant à celles de la granulie, des abcès dans le poumon, quelquefois dans le foie.

L'inoculation sous-cutanée produit en trois ou quatre jours

un ulcère étendu, couvert de nombreux bacilles. La mort survient au bout de cinq à vingt jours. A l'*autopsie*, on trouve les mêmes lésions que ci-dessus.

2. Chez le *cobaye mâle*, le meilleur procédé est l'injection intra-péritonéale. On ne peut malheureusement l'utiliser que lorsque le produit à injecter ne contient pas d'autres germes. Lorsqu'il y a infection secondaire, comme c'est le cas le plus fréquent en clinique, il faut recourir à la scarification ou à l'inoculation sous-cutanée.

Quand on inocule par **scarification** de la peau du dos, la mort survient au bout de quarante jours environ. Il se produit une ULCÉRATION LOCALE; les ganglions se tuméfient. A l'autopsie, on trouve les viscères et les ganglions farcis de tubercules morveux.

L'**inoculation sous-cutanée** donne lieu à un chancre local, suivi d'une ulcération à bords nets, taillés à pic. Les ganglions s'engorgent et peuvent s'ulcérer. Il se produit quelquefois de l'orchite. L'animal succombe au bout d'un mois environ. A l'*autopsie*, mêmes lésions que ci-dessus.

Lorsqu'on a ainsi isolé les bacilles morveux ou lorsqu'on a affaire d'emblée à un produit pur, on peut pratiquer l'**inoculation intra-péritonéale** chez le cobaye mâle. Le résultat est beaucoup plus rapide et plus net.

Au bout de deux ou trois jours, on constate des symptômes d'*orchite* : saillie des testicules, tuméfaction du scrotum. La mort survient du 6e au 15e jour. A l'*autopsie*, on voit que la vaginale est couverte de tubercules; la séreuse renferme du pus épais contenant de nombreux bacilles. Le testicule lui-même n'est pas altéré.

3. Le chat, la souris, le mouton, la chèvre sont très sensibles à la morve. Le mulet et le cheval sont moins sensibles que l'âne. Le lapin et le chien sont très peu sensibles. Le porc et le rat sont réfractaires.

Quelles que soient la marche de l'affection expérimentale et la nature des lésions provoquées, il est nécessaire, avant de se prononcer, de faire un frottis du pus et une culture sur pomme de terre pour rechercher les caractères du bacille (coloration brun-chocolat de la pomme de terre). La vaginalite morveuse, regardée autrefois comme caractéristique, ne l'est pas en réalité, d'autres bactéries pouvant produire une lésion semblable (Nocard).

L'inoculation est le procédé de choix dans les cas de diagnostic douteux, lorsqu'on a à examiner des produits contenant d'autres germes. Ce procédé permet d'isoler le bacille. Lorsqu'on a affaire à un produit pur, on peut se contenter de la culture.

L'inoculation ne sert qu'à préciser l'action pathogène du bacille.

5. — Peste.

I. ***Prélèvements***. — Le maniement de produits pesteux ou de cultures du bacille de la peste doit se faire avec de très grandes précautions; l'expérimentateur et ses aides courent de grands risques d'infection. Les recherches avec ce bacille ne peuvent se faire que dans des locaux spécialement aménagés dans ce but et ne doivent pas être entreprises dans les laboratoires ordinaires.

On utilise pour l'inoculation soit l'*exsudat* ou les *crachats* de la peste pneumonique, soit le *pus* du bubon pesteux. On peut aussi injecter les cultures pures jeunes.

II. ***Choix de l'animal***. — Le *rat* et la *souris* sont les animaux les plus sensibles; le *cobaye* l'est un peu moins, mais réagit d'une façon très caractéristique. Le *lapin* exige de plus fortes doses. Le chien, le chat, le bœuf et le mouton sont très peu sensibles, les oiseaux sont réfractaires.

III. ***Modes d'inoculation***. — Tous les modes ordinaires sont utilisables.

1. **L'injection sous-cutanée** est très rapidement mortelle pour le rat et la souris. Il suffit de déposer par simple piqûre d'aiguille, enduite du produit pesteux, quelques bacilles sous la peau de l'animal pour provoquer une vraie peste bubonique et amener la mort en 24 à 72 heures. Les ganglions sont tuméfiés et suppurés et, si la survie a été assez longue, on retrouve dans le foie et la rate une véritable éruption de petits tubercules miliaires; le sang, présentant une mononucléose marquée, fourmille de bacilles.

Chez le cobaye, l'injection sous-cutanée donne des résultats schématiques. Il se forme en quelques heures un œdème local très marqué, les ganglions de la région se tuméfient et la mort survient au bout de 24 heures avec des crises convulsives.

A l'*autopsie*, on trouve un fort œdème tout autour du point d'inoculation et du ganglion tuméfié. Tous les viscères sont très congestionnés. La rate est molle, très grosse et montre à sa surface des tubercules miliaires. Il y a un peu de liquide louche dans le péritoine. Les bacilles sont très nombreux dans le sang et dans tous les viscères.

2, **L'injection intra-veineuse** est plus rapidement mortelle avec les mêmes symptômes.

3. **L'injection intra-péritonéale** donne lieu à une péritonite purulente mortelle.

4. **L'injection intra-nasale**, sous la muqueuse d'une des narines, détermine une pneumonie pesteuse.

5. **L'inhalation** simple de produits pesteux serait quelquefois suffisante chez le rat et la souris pour donner une pneumonie.

6. **L'ingestion** de ces produits n'est pathogène pour aucun animal.

Il faut faire l'inoculation à l'animal toutes les fois que les cultures des produits pesteux ne se sont pas montrées suffisamment caractéristiques. Le mieux est de faire la ponction du *bubon*, ponction qui ne présente aucune gravité, toutes les fois que sa nature pesteuse peut être soupçonnée. Avec une partie du pus recueilli, on fait des cultures et, avec le reste, des inoculations aux animaux.

L'inoculation du *sang* du malade ne donne de résultats positifs que dans la peste à forme septicémique.

Dans la peste pneumonique, l'injection des *crachats* donne des résultats peu certains à cause des associations microbiennes. Il est indispensable, dans ce dernier cas, de n'expérimenter ni sur le rat ni surtout sur la souris qui sont très sensibles au pneumocoque ; on utilise alors le cobaye.

L'intensité de la virulence pour les animaux n'est pas du tout en rapport avec la gravité du pronostic de la maladie chez l'homme.

IV. — SEPTICÉMIES

1. — Vibrion septique.

I. ***Prélèvements***. — On recueille aseptiquement de la sérosité de gangrène gazeuse avec une pipette ou une seringue. Le liquide doit être injecté le plus tôt possible après son prélèvement. On peut aussi injecter des cultures pures en milieux liquides anaérobies.

Pour isoler des vibrions septiques, il suffit d'inoculer à des cobayes de la terre de jardin, qui contient toujours beaucoup de ces bacilles.

II. ***Choix de l'animal.*** — Le *cobaye* est l'animal de laboratoire le plus sensible ; viennent ensuite dans l'ordre : le rat blanc, le lapin, la souris, le poulet et le canard. Le cheval, l'âne, le mouton, le porc, le chien et le chat sont aussi de bons réactifs dans l'ordre indiqué. Les bovidés sont absolument réfractaires.

Tous les animaux sensibles présentent à peu près les mêmes symptômes.

III. ***Modes d'inoculation.*** — Tous ne sont pas également utilisables, comme il résulte des détails qui suivent.

1. **L'injection sous-cutanée** au cobaye de 1/10e de centimètre cube de sérosité de gangrène gazeuse produit très rapidement, en quelques heures, au point d'inoculation, un œdème crépitant, très volumineux et étendu. L'animal fuit la lumière, hérisse son poil et crie dès qu'on le touche; le ventre est très douloureux ; puis apparaissent des mouvements convulsifs. La mort arrive après 12 à 15 heures, avec hypothermie. L'œdème est d'autant plus volumineux que la mort été plus lente.

A l'autopsie, le cadavre présente une odeur infecte, les poils tombent et la peau s'en va par lambeaux dès qu'on la touche. Sous la peau, il y a un œdème crépitant s'étendant très loin tout autour du point d'inoculation, surtout au ventre, aux aines et aux aisselles. Il s'en écoule une sérosité roussâtre, spumeuse, mélangée à des gaz fétides; les muscles voisins en sont infiltrés. Le péritoine, la plèvre et le péricarde en contiennent aussi. Le foie est décoloré, la rate hypertrophiée, molle et diffluente.

Le liquide de l'œdème et le sang contiennent peu de vibrions, mais si on les met à l'étuve pendant quelques heures, il s'en développe beaucoup. On peut aussi mettre le cadavre entier quelque temps à l'étuve, le sang et le liquide fourmillent alors de vibrions.

2. **L'injection intra-veineuse** ne donne de résultat chez aucun animal. Elle leur conférerait même une certaine immunité.

3. **L'ingestion et l'inhalation** constituent deux modes d'inoculation qui sont absolument négatifs.

Les cultures du vibrion septique, qui est strictement anaérobie, étant très difficiles à obtenir et très longues, on préfère en clinique recourir à l'expérimentation pour la recherche et l'identification de ce microbe. Le résultat de l'inoculation, avec ses symptômes si caractéristiques, est plus sûr et plus rapide que celui des cultures. Il suffit d'injecter à un cobaye une petite quantité de sérosité de la gangrène gazeuse; s'il présente les symptômes typiques et meurt dans les 15 heures, et que, après séjour du cadavre à l'étuve, on retrouve des vibrions dans le sang ou le liquide d'œdème, on peut être absolument certain du rôle pathogène de ce bacille, puisqu'il ne se rencontre jamais à l'état physiologique.

2. — Charbon.

I. ***Prélèvements***. — On peut utiliser le sang ou les organes d'animaux morts du charbon; c'est du reste par ces détritus que se propagent les épidémies (champs maudits). Le plus souvent, on se sert de cultures jeunes de deux ou trois jours.

II. ***Choix de l'animal***. — L'animal le plus sensible est le *mouton*.

Parmi les animaux de laboratoire, le *cobaye*, le *lapin*, la *souris*, succombent très rapidement. Le *rat* est moins sensible; le chien, le chat et le porc sont tout à fait réfractaires. Le *pigeon* n'est réceptif que lorsqu'il est jeune, et la *poule* que si, avant l'inoculation, on a soin de la refroidir (Pasteur). Ce phénomène serait dû à des propriétés bactéricides spéciales du sérum sanguin de ces animaux, que certaines circonstances pourraient faire disparaître.

III. ***Modes d'inoculation***. — Les modes à choisir diffèrent suivant l'animal employé comme réactif.

1. Le *mouton* est très sensible à l'**ingestion** de produits charbonneux ou de cultures pures mélangées à sa nourriture. Les bacilles pénètrent dans le sang par de petites érosions de la bouche et donnent lieu à une septicémie généralisée extrêmement intense.

A l'autopsie, les lésions sont celles d'une septicémie, c'est-à-dire que tous les organes sont très fortement congestionnés; la rate est très grosse, molle et diffluente; les organes et le sang fourmillent de bacilles.

Les *bovidés* sont aussi très sensibles à l'ingestion, tandis que les équidés le sont moins; les animaux de laboratoire, le *cobaye* surtout, sont réfractaires à ce mode d'inoculation.

2. Le *cobaye*, par contre, réagit d'une façon caractéristique à l'**injection sous-cutanée** d'une petite quantité de produits charbonneux, ou d'une culture liquide jeune. 15 à 20 heures après l'injection, il se produit un gonflement localisé à l'en-

droit de la piqûre avec augmentation de volume des ganglions voisins. La fièvre s'allume et reste très élevée. Après 24 heures, l'œdème local a considérablement augmenté; l'animal a de la dyspnée, de l'hypothermie (24 à 28°) ; il tombe dans le coma et succombe en 24 ou 36 heures.

A l'autopsie, on trouve un œdème local gélatineux sanguinolent; tous les ganglions voisins sont fortement tuméfiés ; tous les organes sont congestionnés : on ne trouve dans la vessie qu'un peu d'urine hématique. Le sang est noir, épais, poisseux; les globules rouges sont déformés, il existe une forte leucocytose polynucléaire ; les bacilles y sont très abondants ainsi que dans le liquide de l'œdème. La rate est très grosse, molle et friable. Tous les organes fourmillent de bacilles. C'est une septicémie intense et généralisée.

On utilise les jeunes cobayes pour déterminer la virulence d'une culture. On dit qu'une culture, à telle dose, tue en tant d'heures un cobaye d'un jour ou de deux jours, etc.

3. On a recours à l'**injection intra-veineuse** dans la veine de l'oreille du lapin, lorsqu'on suppose que le produit à inoculer peut contenir du vibrion septique, très pathogène pour le cobaye, tandis qu'il ne l'est pas en injection dans la veine du lapin. Les lésions sont les mêmes, moins l'œdème local.

L'expérimentation s'impose lorsqu'on examine des débris d'organes d'animaux ; en effet, certains bacilles de la putréfaction peuvent induire en erreur, simulant parfois des bacilles du charbon, tant par leur morphologie que par leurs cultures.

Chez l'homme, on rencontre la pustule maligne ou charbon cutané, le charbon gastro-intestinal et le charbon pulmonaire ; on fait l'inoculation de *produits de raclage*, de *crachats* ou de *selles*.

V. — INFECTIONS LOCALISÉES

1. — Diphtérie.

I. ***Prélèvements***. — Les produits diphtériques ne peuvent être directement injectés, les associations microbiennes sont trop fréquentes pour que les résultats soient exacts. On utilise une culture liquide, faite par repiquage d'une colonie pure, sur sérum gélatinisé, âgée de trois ou quatre jours.

II. ***Choix de l'animal***. — L'animal le plus sensible est le cobaye, puis viennent, par ordre décroissant, le lapin, le pigeon et le chien; les autres animaux sont réfractaires.

III. ***Modes d'inoculation***. — On peut utiliser, suivant les cas, les diverses voies habituelles des inoculations expérimentales.

1. **Injection sous-cutanée.** — Le *cobaye* y est très sensible et réagit d'une façon caractéristique. La mort se produit en 24 à 72 heures, selon le degré de virulence de la culture. Une culture de virulence moyenne tue un cobaye de 500 grammes en 24 heures à la dose de 1 centimètre cube, tandis qu'une culture très virulente le tue à la dose de 1/20e de centimètre cube. Ces doses parfaitement étudiées sont très importantes pour les recherches sérothérapiques de la diphtérie.

Tout de suite après l'injection sous-cutanée de la culture, il se produit, tout autour du point d'inoculation, un œdème mou très marqué, de la fièvre et de la dyspnée. L'animal est abattu, ne mange plus, son poil est hérissé; puis arrive le coma et la mort sans convulsions.

A l'*autopsie*, on constate un œdème très étendu autour du point d'inoculation, rouge, sanguinolent. Il est parfois très adhérent à la peau d'une part, et aux muscles d'autre part. Cet œdème peut être quelquefois remplacé par une vraie *fausse membrane* fibrineuse. Les vaisseaux sont dilatés, les ganglions tuméfiés, tous les organes abdominaux très congestionnés. Les capsules surrénales sont très grosses et gorgées de sang; cette injection, localisée surtout à la substance médullaire de ces organes, serait pathognomonique pour la diphtérie.

L'urine est albumineuse et les reins sont très congestionnés; on y constate histologiquement une abondante desquamation de l'épithélium des tubuli contorti et de la nécrose de l'épithélium de la capsule de Bowmann.

Il existe presque toujours une pleurésie double assez abondante avec épanchement sanguinolent, qui est très riche en lymphocytes (Courmont, Widal et Ravaut). On peut encore rencontrer de petites ulcérations gastriques.

Les bacilles manquent en général dans le sang des viscères et dans l'épanchement pleural; on n'en retrouve plus guère que dans l'œdème au point d'inoculation.

Le *lapin* est moins sensible que le cobaye, il faut lui injecter 1 centimètre cube d'une culture très virulente pour qu'il meure au bout de 4 à 5 jours. L'œdème local est peu marqué, les viscères sont très congestionnés, le foie présente de la dégénérescence graisseuse. Ce sont surtout les reins qui sont atteints et qui présentent les lésions indiquées ci-dessus.

Les *chiens* meurent avec un ictère souvent très intense.

Si la culture est assez peu virulente, ou inoculée à doses suffisamment faibles pour permettre la survie, les animaux peuvent présenter des *paralysies caractéristiques*. Le lapin a une paraplégie flasque de tout l'arrière-train ; les pigeons marchent les jambes écartées et ne peuvent se remettre sur leurs pattes lorsqu'on les a couchés.

2. **Injection intra-veineuse.** — La mort est plus rapide que par l'injection sous-cutanée et s'accompagne des mêmes lésions, moins l'œdème local. On retrouve des bacilles dans le sang.

3. **Injection intra-péritonéale.** — Elle donne lieu à une péritonite avec ascite et fausses membranes, mais elle est moins active que l'injection sous-cutanée.

4. **Inoculation sur la peau et sur les muqueuses.** — Elle ne réussit que s'il y a de petites ulcérations, qu'on peut provoquer en appliquant par exemple un vésicatoire sur la peau de l'oreille du lapin. On badigeonne ensuite avec la culture. On obtient ainsi de belles fausses membranes.

5. **Inoculation** dans le **larynx** et la **trachée.** — Pratiquée sur le *pigeon* ou le *lapin* après trachéotomie, elle donne lieu à un croup avec fausses membranes.

La virulence d'une culture de bacille diphtérique recueilli sur une angine, n'a pas de valeur pronostique pour cette angine. En effet, le même bacille, très virulent pour l'animal, peut aussi bien donner lieu chez l'homme à une angine simple avec rougeur de la gorge comme seul symptôme, qu'à une angine à fausses membranes épaisses ou à un croup. L'inoculation n'a donc pas de valeur pronostique en clinique. Cependant, elle permet de différencier les formes que l'on qualifie de *bacilles-pseudo-diphtériques* de Hoffmann ou bacilles courts, des *bacilles vrais*, les moyens et les longs (voy. p. 393). Les bacilles courts ou bacilles pseudo-diphtériques ne sont, en effet, pas virulents pour le cobaye.

Le degré de virulence des bacilles, qui persistent parfois si longtemps dans la gorge ou le nez des anciens diphtériques, permet, par sa constatation au moyen de l'inoculation, de juger de la nécessité et de la durée de la séquestration qu'on doit faire subir aux patients. Si les bacilles ne sont plus du tout virulents, l'isolement peut se relâcher un peu sans crainte de propagation de la maladie, tout au moins si les délais habituels d'isolement ont été déjà dépassés.

Enfin dans les cas de paralysies diphtériques, la constatation de quelques bacilles rares, mais encore virulents, dans la gorge ou le nez des malades peut mettre sur la piste du diagnostic et aider à la thérapeutique.

2. — Tétanos.

I. ***Prélèvements.*** — On inocule à l'animal choisi, en général la souris, un petit morceau de la plaie anfractueuse qu'on suppose avoir été la porte d'entrée du tétanos. C'est le procédé de choix pour le diagnostic; il est plus sûr que la recherche du bacille par coloration ou que la culture.

On peut employer aussi les cultures liquides jeunes. Mais il faut savoir que c'est la toxine sécrétée par les bacilles qui agit, et non les bacilles eux-mêmes ou leurs spores. Il suffit, en effet, de chauffer la culture à 80° pendant trois heures, ce qui détruit les bacilles et la toxine, en laissant les spores intactes, pour qu'elle devienne inoffensive, de très virulente qu'elle était.

Les substances qui empêchent la phagocytose de se produire aux dépens des spores favorisent l'intoxication tétanique par les cultures; c'est ainsi que si on injecte en même temps qu'une culture peu virulente de l'acide lactique, qui, on le sait, est doué d'un pouvoir chimiotaxique négatif, la dose mortelle de cette culture sera beaucoup moins grande. De même, si on injecte avec la culture tétanique une culture d'un autre microbe inoffensif, le micrococcus prodigiosus par exemple, sa virulence en sera beaucoup augmentée. Les leucocytes, occupés ailleurs par les substances à chimiotaxie négative ou par la culture de l'autre microbe, n'englobent et ne détruisent pas les spores tétaniques et leur permettent de se développer de sécréter leur toxine.

Ces faits expérimentaux démontrent la nécessité d'une infection mixte dans beaucoup de cas de tétanos, et expliquent pourquoi le tétanos est contracté par certains individus alors qu'il ne l'est pas par d'autres dans les mêmes circonstances.

Une culture virulente broyée avec de la substance cérébrale perd très rapidement sa virulence; il s'agit là d'un phénomène de fixation de la toxine tétanique.

La nécessité du développement des spores en bacilles avant la sécrétion de la toxine, ainsi que la phagocytose à laquelle les spores doivent résister, expliquent le temps relativement long d'incubation du tétanos.

II. ***Choix de l'animal.*** — Presque tous les animaux sont sensibles à l'inoculation du tétanos. Le plus sensible est la *souris blanche*, puis viennent dans l'ordre : le *cobaye*, le *lapin*, la *grenouille*, les *solipèdes*, le *chien*, la *chèvre*, le *pigeon* et la *poule*.

Une même culture tuera, sous la peau, la souris à 1/1000000e de centimètre cube, le cobaye à 1/10000e, le lapin à 1/8e, la grenouille à 1/2, le cheval à 2 centimètres cubes, le chien à 4, la poule à 10.

L'homme paraît devoir être placé en tête de la liste, avant la souris, au point de vue de sa réceptivité.

Si on compare la sensibilité des animaux par rapport à leur poids, cet ordre change, c'est le cheval qui devient le plus sensible. Il faut 13 fois plus de culture pour tuer un gramme de souris et 2000 fois plus pour 1 gramme de lapin que pour 1 gramme de cheval.

III. **Modes d'inoculation**. — Tous les modes d'inoculation peuvent être employés.

1. **L'injection sous-cutanée** de la dose mortelle de culture est toujours suivie d'une période d'incubation, variable suivant la virulence de la culture et la réceptivité de l'animal.

Le temps d'incubation pour chaque espèce ne peut être abaissé au-dessous d'un certain minimum ni par l'exaltation de la virulence, ni par l'augmentation des doses. Voici quelques-uns de ces minima : souris blanche, 12 heures; cobaye, 13 à 18; lapin, 18 à 36; chien, 36 à 48; poule, 4 jours; cheval, 5 jours; grenouille, 6 jours.

Le tétanos débute, après la période d'incubation, dans les muscles voisins du point d'inoculation, par des contractures qui, très vite, se généralisent à tout le corps. La mort arrive au bout de deux à dix jours, selon la virulence du produit inoculé.

En général, la maladie est d'autant plus grave et plus rapide que la période d'incubation a été moins longue.

A l'autopsie, on ne trouve aucune lésion au point d'inoculation; il y a parfois un peu d'œdème dans le liquide duquel on ne retrouve aucun microbe. Les organes viscéraux présentent de la congestion due à l'asphyxie terminale. On ne retrouve nulle part le bacille ou ses spores; ce n'est que dans des cas exceptionnels qu'on en a rencontré quelques-uns dans le sang, le foie, la rate et le cerveau.

La maladie est due à la toxine qui, elle, existe dans presque tous les organes. On peut le démontrer en inoculant ces organes à d'autres animaux qui contracteront la maladie.

2. **L'injection intra-veineuse** ou **intra-péritonéale** donne les mêmes résultats. L'incubation n'est pas plus courte que par l'injection sous-cutanée.

3. **L'injection intra-cranienne** donne une forme de tétanos spéciale se caractérisant par des convulsions intermittentes, presque continues, avec excitation, troubles moteurs et polyurie. Le lapin et le rat y sont le plus sensibles.

4. **L'ingestion** ne réussit chez aucun animal.

Le diagnostic clinique du tétanos est assez facile chez l'homme pour qu'on n'ait pas besoin d'y aider par les recherches de laboratoire. Cependant, si on doit y recourir, l'expérimentation sur l'animal est préférable à la culture; c'est elle qui donne les meilleurs résultats. On inocule à la souris ou au cobaye soit le pus de la plaie, soit un fragment de tissu de cette plaie.

On peut aussi faire une ponction lombaire et injecter le liquide à l'animal.

3. — Rage.

I. ***Prélèvements***. — Le plus souvent on inocule un fragment de bulbe recueilli à l'autopsie. On a encore inoculé des parcelles de glandes salivaires ou de troncs nerveux périphériques, de la salive, du liquide céphalo-rachidien.

En pratique, c'est presque toujours à des fragments de bulbe qu'on a affaire. Il est bon de ne pas inoculer le bulbe tel quel, surtout s'il n'est pas très frais, mais de le laisser séjourner pendant 24 à 48 heures dans de la glycérine stérilisée, pour éviter la mort de l'animal par septicémie. Il est bon aussi d'inoculer deux animaux.

II. ***Choix de l'animal***. — Les animaux de choix sont le lapin et le cobaye. On peut aussi inoculer le chien.

III. ***Modes d'inoculation***. — Chez le *lapin*, on inocule à la surface du cerveau après trépanation, ou dans la chambre antérieure de l'œil.

Vers le 6e ou le 7e jour, on observe de la parésie du train postérieur. L'animal est abattu, il a perdu l'appétit. Du 9e au 11e jour, on constate de la paraplégie. L'animal reste couché sur le flanc, il bave et mâchonne. On constate de la dyspnée, des contractions fibrillaires. La mort survient vers le

13e ou le 14e jour par asphyxie; on constate une forte rigidité cadavérique.

Chez le *cobaye*, on inocule en général dans les *muscles de la nuque*. On observe d'abord de l'excitation pendant une dizaine de jours. Puis survient une période paralytique. La mort arrive en général du 15e au 20e jour.

Chez le *chien*, l'inoculation se pratique soit par voie intracrânienne, soit par voie oculaire. L'animal présente des symptômes de rage tranquille et meurt vers le 15e jour.

L'inoculation est le procédé le plus sûr pour établir le diagnostic de la rage. Son défaut est qu'il ne donne que des renseignements tardifs. C'est pour cette raison qu'on a cherché à tirer des renseignements plus précoces de l'examen histologique du bulbe et des ganglions rachidiens (infiltration nucléaire et chromatolyse.)

VI. — PARASITES

I. **Teignes**. — Les inoculations expérimentales peuvent se faire de plusieurs façons : la plus simple consiste à frotter, avec une culture bien vivace, le dos d'un animal épilé et scarifié. On peut aussi déposer la culture dans une phlyctène de brûlure au deuxième degré.

Avec les teignes pyogènes, l'injection sous-cutanée d'une dilution de culture produit un abcès qui s'ouvre spontanément et dont le pus contamine les poils voisins.

Il est parfois nécessaire d'employer plusieurs méthodes d'inoculation avec la même culture, avant d'obtenir la contamination de l'animal, et, en somme, celle-ci ne présente d'utilité que pour ramener à son type primitif une espèce déviée par le pléomorphisme.

II. **Muguet**. — L'inoculation d'une culture pure sous la peau produit, au bout d'une quinzaine de jours, un abcès avec du pus blanc épais, crémeux, contenant le parasite en grande quantité.

L'inoculation de la culture dans la veine auriculaire du lapin produit une mycose généralisée, amenant la mort de l'animal en 3 ou 4 jours, avec des symptômes de paraplégie et de la fièvre.

DEUXIÈME SECTION

MESURES DE TOXICITÉ

Les mesures expérimentales de toxicité ne portent, en clinique, que sur les produits susceptibles de renfermer des toxines d'origine interne, et plus particulièrement sur les urines.

Originellement la recherche de la toxicité vraie consistait à injecter à une série d'animaux des quantités variées du liquide à examiner. Comme pour les médicaments, on notait les effets produits et l'on déterminait la dose mortelle. On a dû renoncer à cette méthode à cause de multiples inconvénients : nécessité d'une grande quantité de liquide, de nombreux animaux, inconstance et lenteur des résultats.

On doit à Bouchard un moyen détourné qui donne des résultats beaucoup plus rapides. C'est la détermination de la toxicité expérimentale par injection intra-veineuse.

I. — Injections intra-veineuses.

I. ***Prélèvements***. — Les urines des 24 heures sont recueillies dans un bocal stérilisé au fond duquel on place quelques centigrammes de naphtol.

La fermentation ammoniacale est ainsi entravée, sans que la toxicité soit modifiée (Roger). Il importe, malgré tout, de procéder à l'injection dès qu'on a fini de recueillir l'urine. Le vieillissement augmente en effet la toxicité dans de notables proportions (Bouchard).

L'urine est ensuite filtrée sur papier Joseph ; on peut l'injecter aussitôt. Il n'est pas nécessaire de la porter à la température de l'animal ni de la neutraliser, la température et l'acidité ne modifiant pas la toxicité (Bouchard).

Le sang est recueilli de préférence par ponction d'une veine, par saignée ou par application de ventouses scarifiées. Quel que soit le procédé employé, il est nécessaire d'observer toutes les précautions d'asepsie au cours des diverses manipulations. A cet égard, c'est sûrement la ponction veineuse qui donne le plus de sécurité.

Le sang, recueilli dans un vase stérilisé, est placé à la glacière ou à défaut dans un endroit frais pendant 24 heures.

On peut employer l'un des nombreux modèles de récipients utilisés en bactériologie pour la récolte du sérum. Le plus simple est de recueillir le sang dans un ballon d'Erlenmeyer muni d'un bouchon de coton. A la glacière, on incline le récipient en l'appuyant sur un bloc de bois. Au bout de 24 heures, lorsque le caillot s'est bien rétracté, on redresse le ballon et le sérum clair se rassemble au fond du vase. On le décante facilement au moyen d'une pipette.

On peut au besoin attendre plus de 24 heures, mais il importe de ne pas dépasser 4 jours, attendu qu'au bout de ce laps de temps la toxicité s'atténue (Dumarest).

En clinique on dose toujours la *toxicité du sérum* et non celle du sang total.

Les SÉROSITÉS PATHOLOGIQUES retirées par ponction sont recueillies dans un vase stérilisé et laissées à la glacière, comme le sang, pendant 24 heures jusqu'à formation du coagulum. On décante alors le liquide clair.

On pourrait aussi recueillir le liquide dans un flacon stérilisé contenant des perles de verre et procéder à la défibrination immédiate.

La SUEUR est recueillie dans le tissu d'une flanelle ; on l'extrait par des lavages à l'eau distillée et on ramène la solution aqueuse au volume de la sueur naturelle.

On peut encore soumettre les sujets à l'action d'un courant d'air chaud (55 à 60°) dans un appareil *ad hoc* (appareil de Berthe). En 15 à 20 minutes on peut ainsi recueillir 120 à 150 grammes de sueur. Ces deux procédés ont été surtout employés par S. Arloing.

On peut encore recueillir la sueur en faisant porter au malade un vêtement caoutchouté fermant hermétiquement aux chevilles et aux poignets (Charrin et Mavrojannis). La sueur s'accumule dans les parties déclives.

Les MATIÈRES FÉCALES sont recueillies de la manière suivante (Roger et Garnier) : on prélève 20 à 30 centimètres cubes de fèces qu'on délaie dans 1/3 d'eau salée ; après avoir agité le mélange, on centrifuge. Le liquide surnageant est décanté, puis filtré sur papier. On injecte comme l'urine.

II. **Choix de l'animal.** — Le *lapin* est l'animal de choix pour ces expériences. On pousse généralement l'injection dans la *veine marginale de l'oreille*. Cette veine présente l'avantage d'être superficielle, facilement accessible, et assez volumineuse pour permettre l'introduction de l'aiguille.

Quelques auteurs font l'injection dans la veine jugulaire.

Plus rarement on emploie le *chien* ; on injecte alors le liquide dans la veine saphène.

III. **Appareils à injection**. — Au début on se servait d'une seringue. On ne tarda pas à abandonner ce dispositif par trop primitif pour recourir à des appareils spéciaux permettant d'obtenir une *vitesse d'écoulement* constante et uniforme.

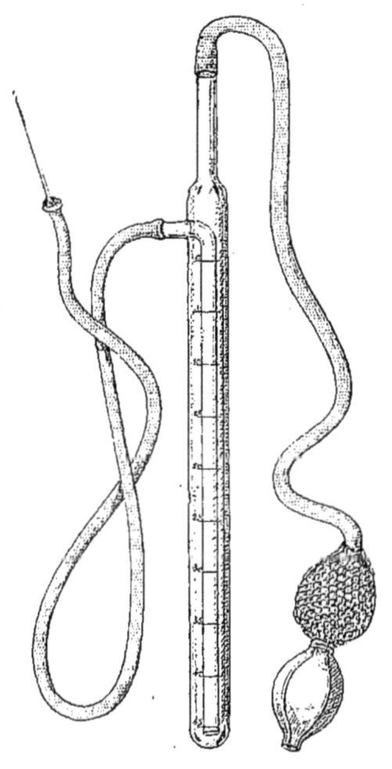

Fig. 127. — Appareil pour injection intra-veineuse. (Modèle Guyon.)

Avec l'appareil de Roger le liquide est chassé par l'air comprimé. Guinard, Hallion, Lesné ont imaginé des appareils plus ou moins compliqués destinés tous à soumettre le liquide à une *pression constante*.

Léon Bernard préconise l'emploi d'un appareil peu compliqué, en usage à la clinique du professeur Guyon, qui se compose d'une éprouvette de verre graduée, parcourue dans son axe par un tube de verre qui débouche latéralement à l'extrémité supérieure de cette éprouvette : en haut, celle-ci se termine par une extrémité de faible calibre à laquelle s'ajuste le tube d'une poire à insufflation. On adapte au tube latéral un tuyau de caoutchouc portant à l'autre extrémité une aiguille à injection (fig. 127).

Arloing emploie un dispositif très simple (fig. 128) et qui nous paraît réaliser tous les desiderata. Le liquide à injecter est introduit dans une burette à robinet B, maintenue par un support vertical. A l'extrémité inférieure de la burette est fixé un tuyau de caoutchouc T, qui porte à son extrémité libre une aiguille ordinaire *a*.

Cette aiguille n'est pas destinée à être introduite directement dans la veine. L'instrument qu'on place dans la veine est constitué par une petite canule C, prolongée par un tuyau de caoutchouc fermé par un fragment d'agitateur.

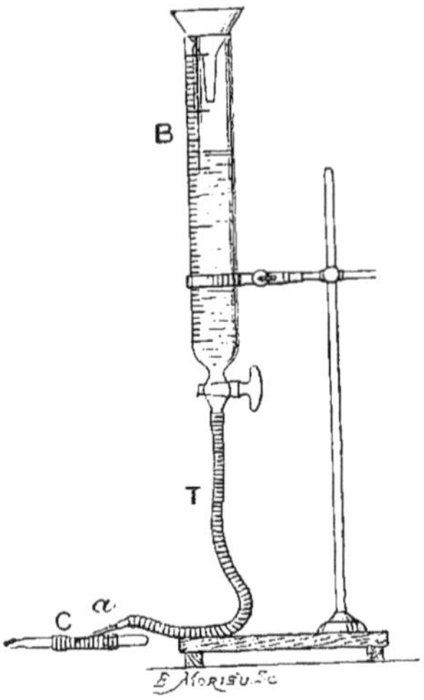

Fig. 128. — Dispositif d'Arloing pour les injections intra-veineuses.

La canule et le tube de caoutchouc sont remplis d'une solution de chlorure de sodium à 9 pour 1000. Une fois l'instrument en place, on enfonce simplement l'aiguille dans le tube de caoutchouc.

Enfin, dans le but d'obtenir une pression aussi constante que possible, Joffroy et Serveaux ont préconisé l'emploi du vase de Mariotte.

IV. ***Marche de l'expérience.*** — L'animal est d'abord pesé, puis attaché sur une planchette ou sur l'appareil de contention.

Le liquide introduit dans l'appareil, on en laisse d'abord écouler quelques gouttes, de façon à chasser complètement les bulles d'air. On introduit alors l'aiguille dans la veine où on la maintient au moyen d'une pince à forcipressure.

Il importe, comme nous l'avons déjà dit, d'obtenir une vitesse d'écoulement aussi uniforme et aussi constante que possible. D'autre part, il faut savoir qu'une même pression ne produit pas toujours une même vitesse d'écoulement. Car, au cours de l'expérience, l'animal réagit et ces réactions modifient d'une façon considérable la vitesse d'écoulement du liquide. Lorsqu'on emploie le vase de Mariotte ou d'autres appareils construits sur le même principe, la pression reste constante, mais la vitesse varie. En pratique, il est bon de suivre le conseil de Léon Bernard, de fixer une vitesse moyenne, tout en permettant à l'organisme de réagir à l'injection par une série d'actes fonctionnels. La pression doit donc pouvoir être modifiée de façon à régler la vitesse d'après les réactions de l'animal. En d'autres termes, il faut « obtenir un jeu oscillant entre la constance de la vitesse et celle de la pression et subordonné aux phénomènes présentés par l'animal. »

La vitesse moyenne varie un peu selon les auteurs. On tend actuellement à admettre qu'il ne faut généralement pas dépasser une vitesse d'écoulement de 5 centimètres cubes par minute.

Au cours de l'opération, l'animal présente une série de phénomènes, variables selon la nature du liquide injecté, phénomènes qu'il importe de noter. Il faut tenir compte, en particulier, de la quantité d'urine émise par l'animal pendant la durée de l'expérience. On continue l'injection jusqu'au moment où les mouvements respiratoires cessent. On note à ce moment la quantité de liquide qui a été introduite dans le système circulatoire.

On détermine ainsi la quantité du liquide nécessaire pour tuer un kilogramme de poids vif. En effet, avec les deux facteurs connus, quantité de liquide injecté, N, et poids de l'animal, P, on détermine facilement l'unité de toxicité, ou *toxie*, d'après la formule : $\frac{N \times 1000}{P}$.

Aussitôt après la mort, il faut, dans tous les cas, faire l'autopsie de l'animal. Cet examen permet de constater s'il s'est produit ou non des coagulations intra-cardiaques, de s'assurer qu'on n'a pas introduit d'air dans les vaisseaux, enfin de vérifier si des lésions ont été produites par l'injection.

V. **Causes d'erreur**. — La méthode fournit certainement des résultats intéressants; mais il faut savoir qu'elle comporte un nombre considérable de causes d'erreur.

Tout d'abord, pour avoir des résultats comparables, il est nécessaire d'employer toujours la même technique. Les conclusions dissemblables et souvent contradictoires établies par différents auteurs le prouvent suffisamment. Il y a en outre des fautes opératoires dont il faut soigneusement se garer.

1° L'introduction de bulles d'air dans la veine est l'une des plus importantes des causes d'erreur; ces bulles d'air produisent des embolies aériennes qui faussent complètement les résultats. Nous avons dit déjà qu'avant d'introduire l'aiguille il fallait laisser couler une certaine quantité de liquide. Malgré cette précaution, il arrive quelquefois qu'une petite quantité d'air pénètre dans le tube lorsqu'on met l'aiguille en place, surtout lorsque l'introduction ne réussit pas du premier coup. A cet égard, le dispositif d'Arloing nous paraît réduire cette cause d'erreur au minimum.

2° Nous avons déjà vu qu'il fallait obtenir une VITESSE MOYENNE FINE et ne pas la dépasser. Il arrive malheureusement que, en cherchant à régler cette vitesse, on détermine quelquefois des *à-coups de pression* qui précipitent les événements et modifient complètement les résultats.

3° Enfin, malgré toutes les précautions, on détermine assez fréquemment, surtout avec certains liquides, des COAGULATIONS, soit à l'intérieur du cœur, soit dans l'artère pulmonaire. A tel point que certains auteurs ont prétendu que la mort était toujours due à ce mécanisme. Il y a là une exagération manifeste. En pratiquant l'autopsie de l'animal dès que les mouvements respiratoires ont cessé, on peut toujours s'assurer qu'il n'y avait pas de coagulation ; dans le cas contraire, il est plus prudent de recommencer l'expérience.

Pour éviter cette cause d'erreur, on a proposé de rendre le sang incoagulable par l'injection préalable à l'animal, ou par l'addition au liquide, que l'on se propose d'injecter, d'une petite quantité d'extrait de têtes de sangsues (Joffroy et Serveaux). A cet effet on emploie une macération de trois têtes de sangsues dans 120 grammes d'eau salée à 8 pour 1000, que l'on prépare de la manière suivante : on détache le tiers antérieur des corps des sangsues, on les coupe en très petits morceaux et on les laisse macérer de 4 à 6 heures dans la solution salée. Il ne faut pas couper les sangsues trop loin, ni prolonger la macération, sans quoi le liquide devient un peu visqueux.

Lorsqu'il s'agit de l'injection de sérum sanguin, on peut utiliser les propriétés anti-coagulantes du chlorure de sodium à la dose de 0,50 centigrammes pour 50 à 60 grammes de sérum (Lesné).

4° Il est certain que l'action nocive d'un liquide organique quelconque est due à des phénomènes de nature et d'ordre divers. Il est très probable, entre autres, que le DEGRÉ DE TONICITÉ du liquide injecté doit jouer un rôle important. C'est ainsi que l'urine, dont la tension osmotique est très différente de celle du sérum, peut parfaitement provoquer de l'hémolyse chez l'animal. C'est pour cette raison que certains auteurs (Vaquez et Bousquet) ont proposé de ramener par dilution le liquide à injecter à l'isotonicité avec le sérum sanguin de l'animal, que d'autres (Claude et Balthazard) cherchent à faire la part de la toxicité proprement dite et celle de l'*osmonocivité*.

Cette osmonocivité serait due à la destruction par plasmolyse des globules rouges de l'animal. La mort serait alors produite par hémolyse et non par intoxication. L'urine agirait plus par ses propriétés globulicides que par ses propriétés toxiques.

5° Enfin on ne peut nier que l'acidité et la densité du liquide ne jouent un rôle dont il faudrait pouvoir tenir compte.

En résumé, nous voyons que, si l'on veut tirer de la méthode des renseignements utilisables en clinique, il y a lieu de tenir compte de divers facteurs ; en tout cas, il nous paraît rationnel, tant qu'on ne pourra pas faire la part des diverses inconnues, de ne pas attacher une valeur trop absolue aux chiffres obtenus.

Si l'on ajoute que cette méthode exige l'emploi d'appareils spéciaux et, il faut bien le reconnaître, un certain tour de main, on ne s'étonnera pas que pour l'usage journalier de la clinique elle doive céder le pas à d'autres procédés d'investigation.

Toxicité urinaire. — Les chiffres de la TOXICITÉ URINAIRE à l'état normal varient dans des limites considérables selon les auteurs, ainsi qu'on le voit par le tableau suivant, dans lequel les chiffres indiquent l'unité de toxicité :

Bouchard	45	centimètres cubes.
Guinard	132	—
Mairet et Bosc	67	—
L. Bernard.	30-60	

Il résulte de ces chiffres qu'il est nécessaire avant d'examiner des cas pathologiques de se faire une moyenne à soi, avec une technique déterminée, moyenne portant sur un certain nombre de cas normaux.

Pour l'urine, il ne suffit pas de connaître la « toxie », c'est-à-dire de savoir quelle est la quantité d'urine nécessaire pour tuer 1 kilogramme d'animal. Il faut encore déterminer la quantité d'urotoxies éliminées par le sujet. Ce calcul se fait très simplement d'après la formule $\frac{Q}{T}$ dans laquelle $Q =$ quantité d'urine éliminée en un nyctémère, $T =$ le chiffre de toxicité.

Bouchard appelle COEFFICIENT UROTOXIQUE le rapport de la quantité d'urotoxies fabriquées par l'individu en vingt-quatre heures avec son poids corporel. Si l'on représente par PP le poids de l'individu, par U la quantité d'urotoxies éliminées en vingt-quatre heures, le coefficient urotoxique est représenté par la formule $\frac{PP}{U}$.

Bouchard a proposé de tenir compte uniquement, pour établir cette formule, de ce qui vit et fabrique des poisons dans le corps humain, c'est-à-dire de la matière protéique constitutive des tissus, qu'il désigne sous le nom d'*albumine fixe*. 1 kilogramme d'homme normal renfermerait en moyenne 148 grammes d'albumine fixe.

Les substances toxiques de l'urine ont des origines différentes. Les unes proviennent de la désassimilation des tissus, d'autres des fermentations du tube digestif, d'autres enfin des aliments ingérés.

D'après Bouchard, la détermination de la toxicité urinaire permet de juger de la perfection de la destruction, c'est-à-dire de la capacité avec laquelle la matière qui se détruit parcourt toutes les phases de la métamorphose régressive, et arrive à être aussi complètement détruite que peut l'être la matière excrémentitielle.

On a signalé une *diminution* de la toxicité urinaire dans certaines néphrites, dans l'épilepsie, une *augmentation* de cette toxicité dans les troubles de la nutrition.

La toxicité urinaire, même si elle renseignait d'une façon exacte sur la teneur de l'urine en poisons, ne saurait indiquer l'état fonctionnel du rein. C'est tout au plus si l'on peut conclure à une diminution de perméabilité lorsqu'on trouve des chiffres excessivement bas.

On a cherché à utiliser pour la mesure de la perméabilité rénale le rapport entre la toxicité du sérum et celle de l'urine. Théoriquement, lorsque le rein est peu perméable, les produits toxiques devraient rester dans le sang; le sérum devrait donc être plus toxique qu'à l'état normal. L'expérience n'a pas confirmé complètement ces données. En réalité, lorsque le rein est imperméable, le sang ne reste pas chargé des principes toxiques, mais il les déverse, au moins en partie, dans le tissu interstitiel des différents organes.

Lorsqu'il y a altération de nombreuses cellules hépatiques, le pouvoir antitoxique du foie est diminué, le coefficient urotoxique est de ce fait augmenté; au contraire, lorsque la cellule hépatique est longtemps épargnée, la toxicité urinaire reste normale.

La constatation de l'hypertoxicité urinaire peut être attribuée à bien d'autres causes que l'insuffisance hépatique, mais, faite au cours d'une affection du foie, elle peut donner de précieuses indications sur l'état de la cellule hépatique.

Toxicité du sang. — Les chiffres de toxicité du SÉRUM humain varient suivant les auteurs. On a donné comme chiffres extrêmes 10 à 26 centimètres cubes par kilogramme d'animal.

La toxicité a été trouvée augmentée dans diverses maladies infectieuses, dans l'éclampsie. Dans les néphrites interstitielles chroniques, le sérum est hypertoxique, dans les néphrites aiguës il est hypotoxique.

Toxicité des humeurs. — La toxicité expérimentale des SÉROSITÉS PATHOLOGIQUES est presque toujours bien inférieure à celle du sérum humain normal. Dans certains cas, elle est cinq à six fois plus faible (Paul Courmont). La toxicité des exsudats tuberculeux est souvent moins élevée que celle des exsudats d'autre nature, sans qu'on puisse établir à cet égard de règle absolue.

Pour la SUEUR, chez l'homme sain, la dose toxique est de 20 à 25 centimètres cubes par kilogramme de lapin d'après Arloing, de 65 à 75 d'après Charrin et Mavrojannis. La fatigue augmente toujours la toxicité de la sueur.

2. — Injections intra-cérébrales.

Les liquides à expérimenter, sérum, urine, liquide céphalo-rachidien, sont recueillis aseptiquement et filtrés.

On peut employer le lapin ou le *cobaye*; c'est ce dernier qui est l'animal de choix, le lapin étant trop résistant.

On choisit un animal de 500 à 600 grammes. Au moyen d'un foret on pratique une ouverture dans les os du crâne en prenant garde de blesser la dure-mère. Le lieu d'élection est près de la partie moyenne de la suture longitudinale, un peu en avant de la ligne bi-auriculaire, un peu en dehors de la ligne médiane pour ne pas atteindre le sinus.

On enfonce l'aiguille de la seringue en pleine substance cérébrale, à 1/2 centimètre de profondeur; on peut, pour marquer le trajet, la tremper au préalable dans l'encre de Chine. L'injection doit être poussée lentement, par gouttes.

Pour déterminer la toxicité, on recherche non seulement la dose mortelle, mais encore la dose minima produisant des accidents; mais comme l'injection intra-cérébrale d'eau distillée détermine elle-même des accidents, même à dose peu élevée, il s'ensuit qu'on ne peut attacher d'importance avec ce procédé qu'à des différences considérables des phénomènes observés, et, par suite, qu'on ne peut déceler que de très fortes différences de toxicité.

En outre, le lieu de l'injection, sa profondeur, assez difficile à localiser exactement, ont une grande influence sur la production des phénomènes morbides.

Ce procédé est peu utilisé en clinique, autant à cause des erreurs toujours possibles qu'à cause de la faible valeur des écarts qu'il peut déceler.

Il est inutilisable pour l'*urine*. Il est à peine applicable au sérum sanguin, car le *sérum* de l'homme normal est convulsivant pour le cobaye à la dose de 1/4 de centimètre cube et tue l'animal 3 fois sur 12 (Lesné).

On a signalé cependant une augmentation de toxicité du sérum dans l'épilepsie et dans les maladies infectieuses.

Toxicité du liquide céphalo-rachidien. — Les injections intra-cérébrales ont été utilisées surtout pour le *liquide céphalo-rachidien*, en raison de ce double fait que ce liquide est à l'état normal pauvre en substances toxiques et qu'on ne dispose en général que d'une faible quantité de liquide.

La toxicité du liquide céphalo-rachidien serait en effet nulle à l'état normal (Widal, Sicard et Lesné), alors qu'on a trouvé cette toxicité augmentée dans l'urémie, dans l'épilepsie, dans la méningite tuberculeuse.

Malgré ces quelques faits positifs, il semble bien que, même à l'état pathologique, le liquide céphalo-rachidien n'est qu'exceptionnellement toxique, tout au moins en injection intra-cérébrale (Widal et Sicard).

3. — Épreuves sur les poissons.

Lesieur a proposé récemment de rechercher d'une manière approximative la toxicité d'une urine en y plaçant quelques poissons (goujons). On observe ensuite quels sont les phénomènes présentés par ces animaux et quelle est la durée de leur survie.

Une urine convulsivante pour le lapin serait aussi convulsivante pour les poissons. Une urine paralysante produirait chez ces animaux une perte rapide de l'équilibre.

L'urine de toxicité moyenne, tuant le kilogramme de lapin à 50 centimètres cubes, tue le goujon en 5 à 7 minutes.

L'urine hypertoxique pour le lapin, tuant un kilogramme à 15 centimètres cubes, tue le goujon en 1, 2 et 3 minutes.

L'urine hypotoxique, tuant 1 kilogramme de lapin à 80, 100, 150 centimètres cubes, tue le goujon en 1/4 d'heure, 1/2 heure, 1 heure ou plus.

L'avantage principal de ce procédé est sa grande simplicité ; de ce fait il serait à souhaiter que sa valeur pratique fût confirmée par des observations méthodiques.

SIXIÈME PARTIE
ÉPREUVES FONCTIONNELLES

PREMIÈRE SECTION
ESTOMAC

CHAPITRE PREMIER
CHIMISME GASTRIQUE

1. — Lavage et pompage de l'estomac.

Le plus souvent l'analyse du suc gastrique porte sur le produit de digestion d'un repas d'épreuve. Avant de faire ingérer ce repas d'épreuve au patient, il faut d'abord s'assurer que l'estomac est vide.

Le meilleur procédé consiste en un lavage préalable. Ce lavage se fait soit la veille au soir, soit une heure avant le repas d'épreuve. A la rigueur, lorsqu'il est impossible de faire un lavage préalable, on peut se contenter de laisser le patient à jeun pendant 12 heures avant le repas d'épreuve.

Instruments. — Le lavage de l'estomac exige une instrumentation spéciale (fig. 129) composée de :

1° Une *sonde* molle A de 10 à 11 millimètres de diamètre, percée à son extrémité inférieure d'un large orifice et munie d'un œil latéral ;

2° Un *entonnoir* en verre B d'une contenance de 1 litre ;

3° Un *tuyau de caoutchouc* C pouvant s'adapter à l'entonnoir, muni à l'une de ses extrémités d'un ajutage en verre D qu'on met en communication au moment voulu avec l'extrémité libre de la sonde ;

4° Il est bon d'avoir aussi à sa disposition une poire à insufflation E.

Marche de l'opération. — Le patient est assis sur une chaise ou dans son lit. On lui passe une toile cirée ou une serviette autour du cou. On lui explique la marche de l'opération, en le prévenant qu'elle ne présente aucun danger. On lui recommande de tenir la bouche ouverte, de respirer régulièrement et profondément.

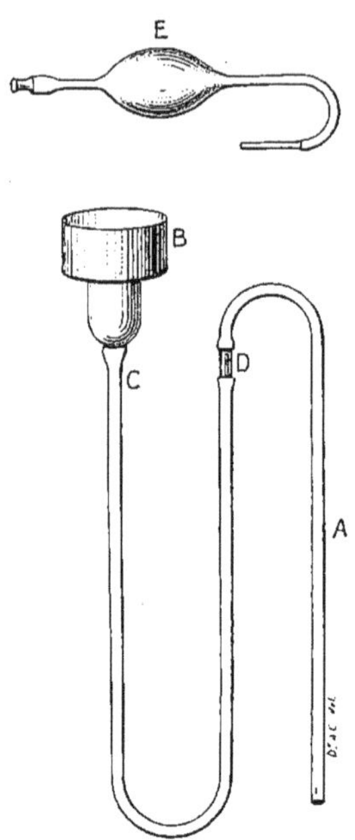

Fig. 129. — Dispositif pour le lavage de l'estomac.

Il ne faut jamais, même chez les sujets pusillanimes, recourir à l'anesthésie par la cocaïne, car cette anesthésie, en supprimant les efforts de vomissement, empêche l'ouverture large de l'œsophage.

Technique. — L'opérateur se place non en face du malade, mais à sa droite; il maintient la tête avec le bras gauche. De la main droite, on manœuvre la sonde préalablement trempée dans l'eau pour faciliter le glissement.

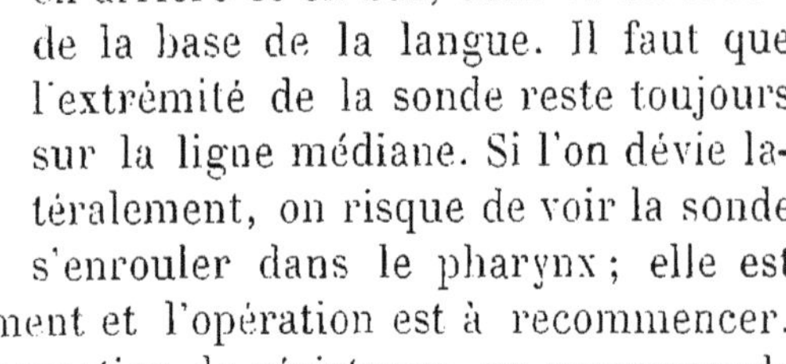

On introduit l'extrémité de la sonde en arrière et en bas, dans la direction de la base de la langue. Il faut que l'extrémité de la sonde reste toujours sur la ligne médiane. Si l'on dévie latéralement, on risque de voir la sonde s'enrouler dans le pharynx; elle est alors expulsée brusquement et l'opération est à recommencer. Lorsqu'on éprouve une sensation de résistance, on recommande au malade de faire un mouvement de déglutition. Il ne reste plus ensuite qu'à pousser rapidement la sonde jusque dans l'estomac.

Lorsque l'estomac n'est pas vide, le liquide s'échappe de la sonde dès qu'on a franchi le cardia.

Quand il est vide, on s'aperçoit que le but est atteint à une sensation de résistance spéciale.

La plupart des sondes portent du reste un index à 50 centimètres au-dessus de leur extrémité inférieure. Lorsque cet index atteint l'arcade dentaire, l'extrémité inférieure de la sonde a pénétré dans l'estomac.

Il arrive quelquefois qu'une certaine quantité de liquide s'échappe au moment où l'on introduit la sonde, puis que l'écoulement s'arrête. On retire alors légèrement l'instrument et l'écoulement recommence.

On recueille dans un récipient le liquide ou la bouillie qui s'écoule ainsi spontanément pour l'examiner s'il y a lieu.

Lorsque l'écoulement a cessé, on adapte à l'orifice de la sonde le tube de verre en communication avec le tuyau de caoutchouc relié à l'entonnoir. On remplit celui-ci d'eau. En l'élevant à une certaine hauteur, on fait pénétrer le liquide dans l'estomac. Lorsque l'entonnoir est à peu près vide, on l'abaisse et on le retourne au-dessus d'un seau. On siphonne ainsi le liquide qui a passé dans l'estomac. On recommence l'opération jusqu'à ce que le liquide ressorte parfaitement clair. Lorsque l'écoulement cesse, pour bien vider l'estomac, on retire légèrement la sonde, puis on l'enfonce de nouveau. On provoque ainsi quelques contractions gastriques qui finissent d'expulser le liquide.

2. — Repas d'épreuve.

I. ***Composition des repas.*** — Après avoir ainsi lavé l'estomac, et au plus tôt une heure après ce lavage, on fait ingérer au malade un des *repas d'épreuve* suivants, en lui recommandant de bien mastiquer le pain ainsi que les autres aliments solides.

Le plus souvent cette ingestion a lieu le matin. Dans quelques cas, particulièrement avec les repas un peu copieux, on préfère l'heure habituelle du repas du milieu du jour.

Repas d'Ewald. — 1 ou 2 petits pains (35 à 70 grammes). — 300 ou 400 centimètres cubes de thé léger non sucré ou d'eau pure. — L'extraction se fait une heure après le début du repas.

Repas de Riegel. — 1 assiette de bouillon de viande. — 1 beefsteak de 150 à 200 grammes. — Purée de pommes de terre, 50 grammes. — 1 petit pain. — Extraction au bout de quatre à cinq heures.

Repas de Klemperer. — 1/2 litre de lait et 2 petits pains. — Extraction deux heures après.

Repas de Germain Sée. — Viande hachée : 60 à 80 grammes. — Pain 100 à 150 grammes. — 1 grand verre d'eau. — Extraction au bout d'une heure et demie ou deux heures.

Repas de Bourget. — Bouillon, 200 centimètres cubes. — Viande hachée, 50 grammes. — Pain grillé, 20 grammes. — Extraction trois heures après.

Ou encore : 1 morceau de pain. — 1 blanc d'œuf cuit, coupé menu, assaisonné de poivre et de sel. — 200 grammes de thé léger et chaud, non sucré, alcoolisé par 20 grammes de rhum ou de cognac. — Extraction au bout d'une heure et demie.

Repas d'Albert Robin. — 1 œuf, un peu de pain, une tasse de thé. — Extraction au bout d'une heure.

Le repas d'épreuve le plus généralement employé est celui d'Ewald ; il présente l'avantage d'être facile à préparer et facile à ingérer. En outre, les résidus alimentaires bouchent moins facilement la sonde qu'avec les repas plus copieux.

II. ***Extraction***. — Pour retirer le chyme après le repas d'épreuve, on emploie les mêmes instruments que pour le lavage. On prépare deux vases gradués d'une contenance de 500 centimètres cubes. Dans l'un de ces récipients, on dispose une quantité donnée, 100, 200 ou 300 centimètres cubes d'eau distillée.

La sonde introduite dans l'estomac, comme il est dit plus haut, on recueille le chyme qui s'écoule dans le récipient vide. Lorsque, la sonde étant en place, il ne s'écoule rien, on recommande au malade de faire un effort de vomissement, de tousser ou de pousser comme s'il allait à la selle. Si le résultat est encore négatif, ce qui arrive surtout lorsque des débris alimentaires obstruent l'orifice, on adapte à l'extrémité libre de la sonde une poire en caoutchouc à soupape et l'on insuffle une certaine quantité d'air pour déboucher la sonde et pour provoquer des contractions. Il est bon aussi d'imprimer à la sonde des mouvements d'enfoncement et de retrait pour exciter l'estomac.

Il est généralement inutile de vider l'estomac par *expression*, en exerçant sur lui une pression avec la main. L'*aspiration*, employée par quelques auteurs, n'est pas sans inconvénients.

Le chyme une fois retiré, on adapte à la sonde le tube de verre relié à l'entonnoir par l'intermédiaire du tuyau de caoutchouc. On introduit dans l'entonnoir l'eau distillée préparée à l'avance ; on élève l'entonnoir ; lorsqu'il est à peu près vide, on l'abaisse, mais sans le renverser ; il se remplit alors de nouveau par siphonnage ; on l'élève encore, puis on recommence ainsi jusqu'à ce que le contenu de l'entonnoir ait passé trois ou quatre fois dans l'estomac, de façon à obtenir un mélange aussi parfait que possible de l'eau introduite et du résidu qui se trouvait encore dans l'organe. On renverse enfin l'entonnoir abaissé sur le récipient gradué et l'on recueille ainsi, en en mesurant exactement la quantité, l'eau de lavage qui servira ultérieurement pour le calcul de la quantité stomacale primitive.

Avant de procéder à l'analyse chimique, il est bon de faire un examen sommaire du chyme. On note la quantité retirée, son aspect, son odeur, la présence de particules non digérées.

L'analyse doit toujours être faite aussitôt que possible après l'extraction. Si l'on attend plus d'une heure ou deux, on court le risque de trouver des chiffres trop faibles d'acide chlorhydrique libre.

Le plus souvent, une seule extraction du chyme suffit pour permettre d'établir un diagnostic. Cependant, il est quelquefois nécessaire, pour étudier certains troubles évolutifs, de faire des analyses à différentes périodes de la digestion. On peut employer dans ce but deux procédés différents : l'examen en série interrompue et l'examen en série continue (Hayem).

Pour le premier procédé, on extrait le chyme à des jours différents, mais rapprochés, et à des moments de plus en plus éloignés de l'heure du repas d'épreuve.

Pour l'examen en série continue, on extrait à plusieurs reprises, à la suite d'un seul et même repas d'épreuve, et à des moments de plus en plus éloignés, une quantité de chyme suffisante pour une analyse.

3. — Recherche et dosage des acides.

L'analyse chimique du chyme porte sur les facteurs suivants :

1° Dosage de l'acidité totale;

2° Recherche et dosage de l'acide chlorhydrique (acide libre et acide combiné);

3° Recherche et dosage des acides organiques (lactique, butyrique, acétique);

4° Recherche et dosage des ferments (pepsine, ferment lab);

5° Recherche des produits de digestion (dextrine, acidalbumine, peptones).

L'analyse du chyme dilué par le liquide de lavage se borne au dosage de l'acidité totale.

Certains auteurs conseillent d'analyser le *liquide filtré*. Il est cependant préférable de doser l'acidité totale et l'acide chlorhydrique libre dans le chyme brut. Les résultats sont plus exacts, une partie de l'acide restant fixée sur le résidu. En outre, on gagne du temps, n'étant pas obligé d'attendre la filtration ; enfin on peut opérer sur une plus petite quantité de chyme.

Lorsque le chyme ne forme pas une bouillie homogène, il est nécessaire de le broyer au préalable dans un mortier.

I. ***Acidité totale.*** — Le dosage se fait au moyen de la burette de Mohr selon la technique usuelle. On opère généralement sur 10 ou sur 5 centimètres cubes. Comme indicateur, on emploie habituellement la phénolphtaléine.

On exprime généralement cette acidité totale en valeurs de HCl ; on peut aussi l'exprimer par la quantité de centimètres cubes de solution déci-normale de soude employés pour la neutralisation.

II. ***Acide chlorhydrique libre.*** — Suivant les cas, on procède au dosage ou l'on se contente de la recherche qualitative.

1. **Recherche qualitative.** — Pour la recherche qualitative de l'acide chlorhydrique libre, on emploie le réactif de Günzbourg ou le réactif de Boas.

Réactif de Günzbourg.

Phloroglucine.	2 grammes.
Vanilline	1 gramme.
Alcool absolu.	50 grammes.

Réactif de Boas.

Résorcine pure	1 gramme.
Sucre blanc.	5 grammes.
Alcool dilué.	100 —

Ces deux réactifs s'emploient de la même façon :

On dépose dans le fond d'une capsule de porcelaine 4 ou 5 gouttes de suc gastrique et une quantité égale du réactif. On chauffe, lentement et doucement pour éviter la carbonisation, sur la flamme d'un bec de Bunsen. Si le liquide contient de l'acide chlorhydrique libre, il se produit une belle coloration rouge vermillon au moment où l'évaporation est complète.

Ces deux réactifs sont les meilleurs, car ils ne sont influencés que par l'acide chlorhydrique libre. Les autres substances utilisées dans le même but sont moins fidèles, car elles indiquent non seulement l'acide chlorhydrique libre, mais encore l'acide chlorhydrique combiné aux matières albuminoïdes et même, quoique beaucoup plus faiblement, les acides organiques.

Il en est ainsi notamment : du vert brillant (Lépine) qui, en solution à 2 pour 100, a une coloration bleue et qui devient vert ou même jaune en présence de l'acide chlorhydrique ; de la tropéoline en solution alcoolique concentrée, qui vire du jaune au rouge ; du violet de méthyle qui passe au bleu ; du rouge Congo qui passe du rouge au bleu sombre, etc.

2. **Dosage.** — Le procédé le plus généralement employé est celui de Mintz. Il est basé sur ce fait que, lorsqu'un liquide, comme le suc gastrique, contient à la fois de l'acide chlorhydrique libre et combiné, des acides organiques et des sels acides, la soude neutralise en premier lieu l'acide chlorhydrique libre.

On verse dans un flacon de verre à expérience de forme cylindrique haute « Becherglas » 10 centimètres cubes du liquide à examiner. On fait tomber goutte à goutte de la burette de Mohr la solution déci-normale de soude jusqu'à ce que la réaction de Günzbourg cesse de se produire. Pour saisir ce moment précis, on prélève de temps à autre avec une baguette de verre une goutte de suc gastrique qu'on dépose dans le fond d'une capsule de porcelaine ; on ajoute une goutte de réactif et on chauffe doucement. Au moment où la réaction cesse de se produire, on note le nombre de centimètres cubes de solution déci-normale de soude employés et on calcule.

La seule cause d'erreur est qu'on enlève à chaque essai une petite quantité de suc gastrique. Lorsqu'on opère sur 10 centimètres cubes, ces soustractions n'ont pas d'importance.

Lorsqu'on n'a qu'une petite quantité de suc gastrique à sa disposition, on peut du reste doser l'acide chlorhydrique libre et l'acidité totale sur le même échantillon.

On opère sur 10 centimètres cubes de liquide, on dose l'acide chlorhydrique libre, comme il est dit ci-dessus. Lorsqu'on a atteint le point où la réaction de Günzbourg ne se produit plus, on ajoute quelques gouttes de solution de phénolphtaléine et un peu d'eau distillée, puis on laisse couler de nouveau la solution de soude jusqu'à obtention d'une teinte rose.

On peut encore employer le réactif de Linossier, qui a la composition suivante :

Diméthylamidoazobenzol	25 centigrammes.
Phénolphtaléine.	2 grammes.
Alcool.	100 centimètres cubes.

et qui permet aussi de doser l'acide chlorhydrique libre et l'acidité totale sur un seul échantillon.

On introduit dans un verre 5 centimètres cubes de suc gastrique auquel on ajoute une ou deux gouttes du réactif. Si la coloration reste jaune, c'est qu'il n'y a pas d'acide chlorhydrique libre. S'il y en a, la coloration vire au rose.

On laisse alors tomber de la burette de Mohr dans le verre la solution déci-normale de soude en agitant constamment, jusqu'à disparition de la coloration rose. On note à ce moment le nombre de centimètres cubes de soude employés, puis on continue jusqu'à réapparition de la coloration rose; on note également le nombre de centimètres cubes employés à ce moment-là. Le premier chiffre, multiplié par le coefficient de l'acide chlorhydrique, donne l'acide chlorhydrique libre, le second indique l'acidité totale.

III. ***Acide chlorhydrique total*** (***libre et combiné***). — Plusieurs méthodes ont été proposées et peuvent être employées :

Procédé de Hehner et Seemann. — On verse dans un verre 10 centimètres cubes de suc gastrique auquel on ajoute quelques gouttes de phénolphtaléine. On neutralise exactement avec la solution déci-normale de soude. On note la quantité employée. Tous les acides libres et même l'acide chlorhydrique combiné aux albuminoïdes sont transformés en sels de soude. Il se forme du chlorure de sodium, des lactates, des acétates, etc. On verse le liquide neutralisé dans une capsule de platine, on évapore à siccité, puis on calcine jusqu'à obtention de cendres blanches. La calcination transforme les sels organiques en carbonates. On dissout les cendres dans 10 à 20 centimètres cubes d'eau distillée. On ajoute à cette solution une quantité d'acide chlorhydrique déci-normal correspondant à la quantité de soude notée plus haut. Une partie de cet acide se combine à la soude des carbonates, formant des chlorures. On ajoute au liquide quelques gouttes de phénophtaléine et on dose l'acide restant. Cette quantité correspond à l'acidité de l'acide chlorhydrique libre et combiné.

Le seul désavantage de ce procédé, c'est qu'il compte comme HCl les phosphates acides, qui se comportent comme des acides minéraux pendant la calcination. Cet inconvénient n'a, du reste, pas d'importance pratique.

La différence entre la quantité d'acide chlorhydrique total et l'acide chlorhydrique libre, dosé d'autre part, indique l'acide chlorhydrique combiné.

Procédé de Sjöqvist. — Il est basé sur le fait que, si l'on sature les acides du suc gastrique par le carbonate de baryum, il se forme du chlorure de baryum et des sels organiques de baryum. Par calcination on détruit les sels organiques. Seul le chlorure reste intact; on le dose par le bichromate de potasse.

Procédé de Léo. — Il est basé sur la propriété que possède le carbonate de chaux sec pulvérisé de neutraliser à la température ordinaire un liquide dont l'acidité est due à un acide libre, tandis qu'il ne modifie pas la réaction d'une solution dont l'acidité provient des phosphates acides de soude et de potasse.

Méthode chlorométrique de Hayem et Winter. — Elle repose sur la séparation et le dosage des trois combinaisons différentes que le chlore peut former dans le suc gastrique : acide chlorhydrique libre, acide chlorhydrique combiné aux albuminoïdes, acide chlorydrique combiné aux bases minérales.

Dans ce but, l'acide chlorhydrique libre est chassé par une évaporation à 100 degrés; l'acide chlorhydrique combiné aux albuminoïdes est détruit par une calcination modérée (rouge sombre), à laquelle résiste l'acide chlorhydrique combiné aux bases minérales.

Dans trois petites capsules de porcelaine blanche, A, B et C, on verse également 5 centimètres cubes de suc gastrique filtré. Dans la capsule A, on ajoute un excès de carbonate de soude pur et sec qui transforme tous les éléments chlorés acides en chlorure de sodium. On porte les trois capsules à l'étuve à 100 degrés ou au bain-marie et on les évapore à siccité.

1° *Dosage du chlore total.* — Dans la capsule A tout le chlore est à l'état de chlorures fixes; c'est dans cette capsule qu'on va doser le chlore total. Pour cela, on la porte lentement et prudemment, en évitant les projections, au rouge sombre naissant. Pour hâter la destruction des matières organiques on agite avec une baguette de verre. La calcination est suffisante au moment où la masse devient pâteuse et où elle ne présente plus de points en ignition.

On reprend alors le résidu par l'eau distillée; la solution doit être incolore. Après refroidissement, on ajoute de l'eau distillée et de l'acide nitrique pur en excès ; on chasse l'acide carbonique par ébullition ; on ajoute du carbonate de soude pur de façon à alcaliniser légèrement. On chauffe ; les sels calcaires précipitent en entraînant le charbon. On filtre sur papier Berzélius, on lave le résidu à l'eau bouillante. On réunit toutes les liqueurs.

Le chlore est dosé par la solution déci-normale de nitrate d'argent en présence du chromate neutre de potasse (voy. *Chimie*). La quantité de chlore total est exprimée en HCl.

2° *Dosage du chlore de HCl libre.* — Les capsules B et C ont perdu tout leur HCl libre par évaporation, mais conservent tout le chlore combiné aux albuminoïdes et aux bases minérales. Dans la capsule B, on ajoute un excès de carbonate de soude ; on fixe ainsi tout le chlore restant et on dose ce chlore comme dans la capsule A. La différence du chiffre obtenu avec celui de l'opération précédente, qui représentait le chlore total, donne le chlore de l'acide chlorhydrique libre.

3° *Dosage du chlore minéral.* — Enfin, la capsule C est calcinée comme la capsule B, mais sans addition de carbonate de soude, pour chasser le chlore combiné aux albuminoïdes. Il faut éviter toute surchauffe. On hâte la calcination en écrasant le charbon avec un agitateur. On cesse l'opération dès que le charbon est sec et friable. Le résidu ne contient plus que les chlorures fixes qu'on dose par la même méthode.

La capsule A représentant le chlore total (T) ; la capsule B le chlore total moins l'acide chlorhydrique libre, c'est-à-dire le chlore combiné aux albuminoïdes et aux bases minérales (C) ; enfin, la capsule C représentant le chlore total moins l'acide chlorhydrique libre et l'acide combiné aux albuminoïdes, c'est-à-dire le chlore des chlorures fixes (F), on en déduit par les différences des capsules les valeurs séparées de HCl libre (H) = A — B et de HCl combiné (C) = B — C.

IV. **Total des acides organiques.** — *a.* On obtient facilement la quantité des acides organiques *in globo* en retranchant du chiffre de l'acidité totale le chiffre de l'acidité due à l'acide chlorhydrique, libre et combiné, déterminé par la méthode de Hehner et Seemann.

b. On arrive au même résultat par le procédé de *séparation par l'éther.* On agite à plusieurs reprises dans un entonnoir à séparation 5 centimètres cubes de suc gastrique avec un excès d'éther ; les acides organiques sont dissous par celui-ci ; les acides minéraux et leurs composés restent dans le suc. On laisse reposer; les deux liquides se séparent.

On évapore lentement la liqueur éthérée; le résidu est dissous dans l'eau; on dose l'acidité en présence de phénolphtaléine. On a ainsi la quantité des acides organiques. On dose de la même façon l'acidité du liquide épuisé par l'éther; ce chiffre représente les acides minéraux. Les chiffres obtenus ne sont jamais absolument exacts, car l'éther ne s'empare pas de la totalité des acides organiques.

V. ***Acide lactique.*** — On se contente le plus souvent de la recherche qualitative, quelquefois cependant on en pratique le dosage.

1. **Recherche qualitative.** — On emploie habituellement le réactif d'Uffelmann dont la composition est la suivante :

Solution aqueuse d'acide phénique à 4 pour 100.	10 centimètres cubes.
Eau distillée.	20 —
Solution de perchlorure de fer concentré.	I goutte.

Cette solution a une couleur bleu améthyste. Elle doit être préparée au moment de l'emploi. Lorsque le suc gastrique contient de l'acide lactique, la solution vire au jaune citron ou au jaune serin. Cette réaction se manifeste déjà avec une solution d'acide lactique à 0,1 pour 100.

On peut encore employer le perchlorure de fer en solution étendue (Bourget). On prépare une solution très diluée de perchlorure de fer, de manière que l'eau prenne une teinte jaune à peine perceptible. On verse cette solution dans deux éprouvettes. On prend une troisième éprouvette contenant de l'eau distillée. On ajoute à la première et à la troisième éprouvette un nombre égal de gouttes de suc gastrique. L'acide lactique manifeste sa présence par l'apparition d'une teinte allant du jaune serin au jaune brun dans la première éprouvette; les deuxième et troisième éprouvettes servent de termes de comparaison.

La même réaction se produit aussi avec les deux réactifs ci-dessus, en présence des lactates; par contre elle est entravée par six fois autant d'acide chlorhydrique (Grundzach). Aussi dans les cas douteux, est-il préférable d'extraire les acides organiques par l'éther.

On agite 5 centimètres cubes de suc en présence de 10 centimètres cubes d'éther ; on décante, on évapore et on reprend le résidu par l'eau. On procède ensuite comme ci-dessus.

Pour obtenir des résultats plus exacts, on peut employer la *burette spéciale de Strauss*. Cette burette porte deux traits marquant : l'inférieur 5 centimètres cubes, le supérieur 25 centimètres. On verse le suc gastrique jusqu'au trait 5, de l'éther jusqu'au 25 ; on agite énergiquement, à plusieurs reprises, puis on laisse reposer ; en ouvrant le robinet, on laisse écouler le suc épuisé ; on le remplace par de l'eau jusqu'au trait 25 ; on ajoute 2 gouttes de solution de perchlorure de fer au 1/10e, et on agite fortement. L'eau prend une coloration jaune vert.

2. **Dosage.** — En pratique, on ne dose guère l'acide lactique. On se contente de déterminer approximativement sa quantité d'après l'intensité de la réaction qualitative.

Pour le doser plus exactement, on peut employer le procédé de Cahn et Mehring modifié par Naught.

On additionne une quantité déterminée de suc gastrique filtré de quelques gouttes d'une solution étendue d'acide sulfurique ; on titre l'acidité, puis on chauffe, de façon à coaguler les albumines. Après filtration, on évapore au bain-marie jusqu'à consistance sirupeuse ; on ramène au volume primitif par addition d'eau distillée ; on titre ; la différence entre l'acidité totale initiale et le chiffre obtenu correspond à l'acidité des acides volatils.

D'autre part, on traite par l'éther 10 centimètres cubes de suc gastrique, on évapore l'éther, on dissout le résidu dans l'eau distillée et on dose l'acidité de cette solution. On a ainsi l'acidité des acides gras et de l'acide lactique en bloc. Si le liquide ne renferme pas d'autres acides organiques que l'acide lactique, le chiffre obtenu indique la quantité de ce dernier. Si le liquide contient des acides volatils, on retranche de ce chiffre celui qui a été obtenu par l'opération précédente.

VI. ***Acide butyrique.*** — Il se reconnaît en général suffisamment à son odeur de beurre rance.

On peut le rechercher en ajoutant au suc gastrique une égale quantité d'alcool absolu et quelques gouttes d'acide sulfurique concentré ; on chauffe prudemment dans une éprouvette ; il se dégage une odeur de fraise.

On peut encore traiter le suc gastrique par l'éther, puis évaporer ; le résidu repris par l'eau est additionné de quelques petits fragments de chlorure de calcium ; on voit surnager des gouttelettes graisseuses à odeur caractéristique.

VII. ***Acide acétique***. — Il se reconnaît facilement à son odeur caractéristique. Pour le mettre en évidence, on peut procéder de la manière suivante : on traite le liquide par l'éther, on évapore, on reprend par l'eau ; le résidu aqueux est neutralisé par le carbonate de soude. On ajoute quelques gouttes d'une solution neutre de perchlorure de fer ; il se produit une coloration rouge. Si l'on porte à l'ébullition, il se forme un précipité ocreux d'acétate ferrique (réaction commune aux acétates et à l'acide formique).

4. — Recherche et dosage des ferments.

I. ***Pepsine***. — On évalue la quantité de pepsine par la méthode des digestions artificielles.

La recherche du ferment doit toujours se faire sur le chyme et non sur le liquide filtré. La pepsine a tendance en effet à se fixer sur les substances insolubles avec lesquelles elle reste sur le filtre.

1. **Procédé approximatif.** — Pour rechercher le pouvoir digestif d'un liquide, on introduit quelques fragments de fibrine ou d'albumine colorées dans une quantité déterminée de suc gastrique et l'on place le tout à l'étuve à 37°. On juge de la quantité de pepsine d'après l'intensité de la coloration du liquide au bout d'une heure ou deux, intensité qui dépend de la quantité de la fibrine ou de l'albumine qui a été dissoute.

On procède de la même façon avec la fibrine ou avec l'albumine colorées, mais la digestion de l'albumine est environ 10 fois plus longue que celle de la fibrine. On prépare l'une ou l'autre de ces deux substances par les procédés suivants :

a. *Fibrine colorée.* — On obtient la fibrine par battage du sang de bœuf avec un balai de chiendent. On la lave à grande eau jusqu'à ce qu'elle soit complètement décolorée. On la coupe ensuite avec des ciseaux en petits fragments de grosseur égale. Ces morceaux sont placés pendant un jour ou deux dans l'alcool. On les plonge ensuite pendant 48 heures dans une solution concentrée neutre de carmin ; on les lave à l'eau jusqu'à ce que celle-ci ne soit plus colorée : on les exprime et on les conserve jusqu'au moment de l'usage dans de la glycérine carminée. Avant l'emploi, on les retire de la glycérine et on les lave de nouveau à l'eau jusqu'à ce que celle-ci ne soit plus colorée.

b. *Albumine colorée.* — On introduit 4 ou 5 blancs d'œufs dans un flacon carré avec 15 ou 20 centimètres cubes de solution de carmin ammoniacal. On agite jusqu'à ce que la masse soit uniformément colorée ; on plonge le flacon dans l'eau et on chauffe jusqu'à coagulation complète de l'albumine. Après refroidissement, on casse le flacon et on coupe l'albumine en tranches de 1 centimètre carré et de 1 millimètre d'épaisseur.

2. **Procédé de Mette.** — On prend des tubes de verre mince, comme les tubes à vaccin, de 20 à 30 centimètres de longueur et de 1 à 2 millimètres de diamètre. On aspire avec les tubes la partie fluide d'un blanc d'œuf frais. Avec le doigt, on bouche l'extrémité supérieure du tube pour empêcher l'écoulement de l'albumine et on l'immerge dans l'eau bouillante pendant 5 minutes. On essuie le tube et l'on plonge les deux extrémités dans de la paraffine fondue pour éviter la dessiccation. Le tube est d'abord rempli de petites bulles d'air ; mais celles-ci disparaissent et, au bout de deux jours, le tube peut être employé. On peut conserver dans la glycérine les tubes préparés à l'avance.

Au moment de l'emploi, on coupe avec un couteau à verre des fragments de 1 centimètre de longueur ; on jette les fragments dans lesquels l'albumine ne paraît pas homogène ou n'est pas adhérente au tube.

Les tubes étant ainsi préparés, on prend 5 centimètres cubes de chyme gastrique qu'on additionne de 50 centimètres cubes d'acide clorhydrique à 2 pour 100. On place dans le mélange deux ou trois tubes de 1 centimètre de longueur ; on porte à l'étuve à 55° pendant 24 heures. Au bout de ce laps de temps, on mesure la longueur d'albumine qui a été dissoute aux deux extrémités du tube.

Pour ce faire, on prend, comme le conseille Linossier, une réglette de bois ordinaire divisée en demi-millimètres, sur laquelle on colle avec du baume du Canada et de manière qu'elle déborde de quelques millimètres, une lame ordinaire de microscope. Le tube à mesurer est posé dans la rainure formée par l'accolement de la lame de verre et de la réglette ; en l'examinant au microscope avec un très faible grossissement, on apprécie facilement la longueur d'albumine dissoute, à 1/10e de millimètre près.

Toutes choses égales d'ailleurs, les longueurs d'albumine digérée croissent comme les racines carrées des quantités de pepsine contenues dans le liquide examiné (Borissow, Samoljow, Linossier). Pour exprimer la quantité de pepsine il suffit donc d'élever au carré la longueur de l'albumine dissoute.

3. **Procédé de Hammerschlag.** — On prépare une solution d'albumine à 1 pour 100 additionnée d'acide chlorhydrique à 0,4 pour 100. On place dans deux tubes 10 centimètres cubes de cette solution. Au premier tube on ajoute 5 centimètres cubes d'eau, au second la même quantité de suc gastrique. On porte les tubes à l'étuve pendant une heure. On dose alors l'albumine dans chaque tube par le procédé d'Esbach. La différence de hauteur entre les deux précipités indique la quantité d'albumine digérée. Pour avoir approximativement la quantité de pepsine, il faut élever ce chiffre au carré.

II. ***Ferment-lab.*** — Pour **rechercher** le FERMENT-LAB, on ajoute à 5 centimètres cubes de lait frais, cru, neutre ou amphotère, 3 à 5 gouttes de suc gastrique; on porte à l'étuve. S'il y a une quantité normale de ferment-lab, la coagulation est obtenue en 10 à 15 minutes.

Pour **doser** ce ferment on peut, comme le conseille Boas, diluer au 1/10e, au 1/100e, 1/500e, etc., le suc gastrique neutralisé; on mélange avec une quantité égale de lait et on observe à quelle dilution se produit encore la coagulation.

Pour **rechercher** le LABZYMOGÈNE, on alcalinise faiblement le suc avec une solution de soude à 1 pour 100 qui détruit le lab-ferment mais respecte le zymogène. On ajoute 2 à 3 centimètres cubes de solution de chlorure de calcium à 1 pour 100; on mélange le tout avec une égale quantité de lait. La coagulation se produit en quelques minutes à l'étuve (Boas).

III. ***Recherche des produits de digestion.*** — On distingue l'effet de la digestion pepsique et celui de la digestion salivaire.

1. **Digestion pepsique.** — On sait que sous l'influence de la pepsine, les substances albuminoïdes sont transformées en peptones. Elles peuvent rester à l'état intermédiaire (acidalbumine, syntonine, propeptones). On peut rechercher chacune de ces substances à l'aide de réactions spéciales, mais pratique-

ment cette recherche n'offre pas grand intérêt. Pour avoir une idée approximative de l'état de digestion des albuminoïdes on peut procéder de la façon suivante :

On mélange 5 centimètres cubes de suc gastrique avec une égale quantité de réactif picro-citrique qui précipite toutes les albumines. Le mélange est réparti dans 3 éprouvettes.

a. La première, dont le dépôt est constitué par l'ensemble des substances albuminoïdes, sert de terme de comparaison.

b. On chauffe la seconde jusqu'à l'ébullition ; les peptones et les propeptones se redissolvent. Les albumines non peptonisées restent précipitées et forment seules le dépôt.

c. On ajoute de l'acide nitrique à la troisième ; les peptones seules sont redissoutes. Le dépôt est constitué par les albumines non peptonisées et les propeptones.

2. **Digestion salivaire**. — On sait que sous l'action de la salive l'amidon se transforme d'abord en amidon soluble (amiduline ou amido-dextrine) qui donne avec l'iode une coloration violette, puis en érythro-dextrine qui donne dans les mêmes conditions une coloration rouge, enfin en achroo-dextrine et en maltose, qui ne donnent pas de coloration avec l'iode.

Pour rechercher l'état auquel est arrivée la dextrine on ajoute à 1 ou 2 centimètres cubes de suc gastrique filtré 1 à 2 gouttes de solution de Lugol très diluée (jaune clair). Il faut n'ajouter qu'une très petite quantité d'iode parce que le suc filtré contient presque toujours de l'amidon soluble ; or l'iode a la propriété de se fixer d'abord sur l'achroo-dextrine et seulement ensuite sur l'amidon.

Si la couleur du liquide ne change pas ou devient seulement jaunâtre, c'est que l'amidon est transformé en achroo-dextrine. Une coloration rouge violet indique la présence d'*érythro-dextrine*, une coloration bleue la présence d'*amidon soluble*.

La maltose réduit la liqueur de Fehling.

Le dosage de la glycose dans le suc gastrique n'a pas jusqu'ici de signification certaine.

IV. ***Recherche des produits étrangers***. — On peut avoir à rechercher dans le suc gastrique la BILE ou le SANG.

L'addition d'acide nitrique nitreux (réaction de Gmelin) pour la première substance, la réaction de Weber (teinture de gaïac et essence de térébenthine) pour la seconde sont suffisamment exactes.

L'examen microscopique des résidus alimentaires n'offre pas d'intérêt.

La recherche des ÉLÉMENTS CELLULAIRES et des MICRO-ORGANISMES se fait surtout dans le suc extrait à jeun.

5. — Quantité stomacale primitive.

Il est fort utile de connaître la quantité totale de chyme contenu dans l'estomac au moment de l'extraction. Or, on ne peut apprécier directement cette quantité, car il est impossible de vider l'estomac d'une manière absolument parfaite. Pour la déterminer, il faut avoir recours à un artifice.

Procédé de Mathieu et Rémond. — Nous connaissons par les méthodes précédentes : la quantité de chyme retiré A; son acidité totale a; l'acidité totale du liquide de lavage b; la quantité d'eau distillée introduite dans l'estomac pour ce lavage q.

L'acidité du liquide de lavage, b, est toujours plus basse que l'acidité initiale du chyme recueilli, a, par le fait de la quantité d'eau qui a été introduite dans l'estomac après l'extraction de ce dernier, et dans la mesure même où cette addition a dilué le chyme restant. Par suite, le rapport des deux acidités a et b est précisément inverse de celui des quantités respectives des deux liquides auxquels elles appartiennent : l'une de ces quantités est le chyme restant après l'extraction, qui est inconnue et que nous désignerons par x, l'autre est cette même quantité x plus l'eau ajoutée q.

De là la formule $\frac{a}{b} = \frac{x + q}{x}$, qui devient successivement

$$ax = bx + bq; \quad ax - bx = bq; \quad (a - b)x = bq;$$

d'où l'on tire la valeur de x par la formule

$$x = \frac{bq}{a - b}.$$

Or, la quantité stomacale primitive V n'est autre que le chyme retiré A, plus le chyme restant x, elle est donc fournie par la formule $V = A + x$ qui, par la substitution de la valeur de x, devient :

$$V = A + \frac{bq}{a - b},$$

dans laquelle n'entrent plus que des quantités connues.

Causes d'erreur. — Théoriquement le procédé est rigoureusement exact. Pratiquement il paraît très suffisamment juste, bien qu'il comporte plusieurs causes d'erreur : d'abord la quantité de liquide qui peut s'échapper par le pylore entre le moment de l'introduction de l'eau distillée et celui de l'extraction du liquide de lavage ; en second lieu la quantité de suc gastrique qui peut être sécrétée pendant ce temps ; enfin l'absence d'homogénéité du mélange de ces divers éléments.

A l'état normal, chez un individu bien portant, on trouve en moyenne après le repas d'Ewald les chiffres suivants :

Acide chlorhydrique libre	0,5 à 0,9 pour 1000
— total	1,5 à 2,2 —
Acidité totale	1,8 à 2,3 —
Acides de fermentation.	0
Ferments	Toujours présents.
Produits de digestion.	Médiocrement abondants.
Quantité stomacale primitive . . .	75 à 150 centimètres cubes.

Nous ne pouvons étudier ici les diverses modifications qui peuvent se produire à l'état pathologique.

Avec le procédé chlorométrique de Hayem et Winter, on trouve à l'état normal :

Chlore total.	T = 0,321 pour 100.
Chlorures fixes.	F = 0,109 —
HCl libre	H = 0,044 —
HCl combiné aux matières organiques. . .	C = 0,168 —
Acidité totale	A = 0,189 —

L'analyse du suc gastrique est fréquemment employée en clinique, pour le diagnostic du cancer, de l'ulcère et des troubles fonctionnels de l'estomac. Elle repose surtout sur la constatation de l'hyperchlorhydrie, de l'hypochlorhydrie et de l'anachlorhydrie (variations de l'acide chlorhydrique libre ou plus exactement libre et combiné).

L'hyperchlorhydrie, pouvant atteindre ou même dépasser 3 pour 1000 d'acidité totale, et 1,50 d'HCl libre, appartient à l'*ulcère simple* et à la *maladie de Reichmann*. L'hypochlorhydrie allant jusqu'à 0 d'HCl libre, mais avec conservation relative de l'acidité totale, est surtout le fait du *cancer*. L'anachlorhydrie complète avec acidité totale très basse, voisine de 0,10 pour 1000 appartient plutôt à l'*achylie* essentielle ou à l'achylie symptomatique des anémies pernicieuses.

La détermination de la quantité stomacale primitive permet de reconnaître les cas de rétention et d'hypersécrétion en rapport avec les *sténoses pyloriques*; la quantité stomacale primitive atteint alors 2 ou 500 grammes et peut dépasser très largement ces chiffres. Ces fortes rétentions se révèlent d'ailleurs déjà au cours du lavage préparatoire.

6. — Quantité et acidité réelle du suc sécrété.

Le procédé de Mathieu et Rémond pour le calcul de la quantité stomacale primitive ne permet pas de juger de la quantité de suc sécrété. Le chyme extrait de même que le chyme restant est en effet composé de deux éléments : le résidu des aliments ingérés et le suc sécrété par l'estomac. Or, pour connaître la part qui revient à chacun de ces éléments lorsque la quantité stomacale primitive est augmentée, il faut pouvoir distinguer l'hypersécrétion de la stase alimentaire.

De plus le dosage de l'acidité du chyme ne fournit pas la valeur exacte de l'acidité originelle du suc sécrété, puisque celui-ci est dilué dans le chyme par le repas ingéré ; or, il peut être utile de déterminer l'acidité réelle de ce suc.

C'est pour élucider ces questions qu'ont été institués les divers procédés suivants, tous basés sur l'addition au repas de substances spéciales, susceptibles d'être dosées dans le chyme extrait après le repas.

1. **Procédé de l'huile** (Mathieu et Halot). — On donne le repas d'Ewald comprenant 60 grammes de pain et 400 grammes de thé légèrement sucré. Au thé, on incorpore 16 grammes d'huile d'amandes douces aussi finement émulsionnée que possible à l'aide de la gomme arabique.

Huile d'amandes douces	16 grammes.
Gomme arabique.	5 —
Sirop simple	30 —
Thé léger. Q. S. pour	400 centimètres cubes.

Au bout d'une heure, on extrait un échantillon de liquide gastrique pur, puis on introduit 100 centimètres cubes d'eau distillée et l'on retire un second échantillon. On calcule la quantité stomacale primitive d'après le procédé de Mathieu et Rémond.

Pour doser l'huile que la première prise de chyme a ramenée, on triture une certaine quantité du liquide gastrique dans un mortier. On en prélève une quantité connue qu'on met à évaporer sur du sable fin. Le sable est ensuite traité par l'éther anhydre dans un appareil à déplacement. On lui enlève ainsi toute l'huile qu'il contient. L'éther est reçu dans une capsule préalablement tarée. Une fois l'éther évaporé, on pèse ; la différence des deux pesées donne la quantité d'huile contenue dans le liquide analysé.

La quantité stomacale primitive étant connue d'autre part, on calcule facilement la quantité totale d'huile restant dans l'estomac au moment de l'extraction du chyme. On sait d'autre part qu'il y avait 100 grammes de thé pour 4 grammes d'huile ; il est donc facile de déterminer à quelle quantité de thé correspond la quantité d'huile contenue dans l'estomac ; il suffit de multiplier par 25 le chiffre trouvé pour l'huile.

La différence entre le chiffre indiquant la quantité stomacale primitive et le chiffre indiquant la quantité du liquide ingéré restant représente le chiffre du suc gastrique sécrété.

Toutes les conclusions ci-dessus reposent toutefois sur l'admission *a priori* que le mélange de l'huile, du repas, et du suc sécrété a été d'une homogénéité parfaite ; ce qui est loin d'être parfaitement exact ; néanmoins l'idée initiale était heureuse et permettait de combler une lacune.

2. **Procédé de la soupe au beurre** (Sahli). — On fait rôtir dans une casserole en fer ou en nickel 25 grammes de farine avec 15 grammes de beurre cuit, jusqu'à obtention d'une coloration brune. On ajoute ensuite lentement et en remuant constamment environ 350 grammes d'eau, puis on laisse encore cuire le mélange pendant 1 à 2 minutes ; enfin on ajoute un peu de sel ; pendant la préparation de la soupe, on doit prendre garde qu'il ne se forme pas de grumeaux et que le mélange reste bien homogène.

Après lavage préalable de l'estomac, le malade prend 300 grammes de cette soupe ; on en garde 50 grammes pour le dosage comparatif de la graisse.

Après l'ingestion du repas, pour éviter la sédimentation de la graisse, il faut que le malade change de position toutes les 5 minutes, se plaçant tantôt sur le dos, tantôt sur le côté gauche. Le pompage se fait au bout de 1 heure.

Il est bon, pour diminuer la cause d'erreur tenant à la sédimentation de la graisse, de retirer avec la sonde, en faisant varier la profondeur de son introduction, deux portions différentes de chyme, prises l'une dans la couche supérieure et l'autre dans la couche inférieure du contenu de l'estomac. En outre il faut choisir pour le dosage des échantillons ne contenant pas de mucus.

Le liquide est d'abord soumis aux examens chimiques usuels et la quantité stomacale primitive est calculée par le procédé de Mathieu et Rémond.

On dose ensuite comparativement la graisse dans l'échantillon de soupe conservé à cet effet et dans le chyme retiré par le pompage. Ce dosage s'effectue au moyen du butyromètre de Gerber (fig. 130) de la manière suivante :

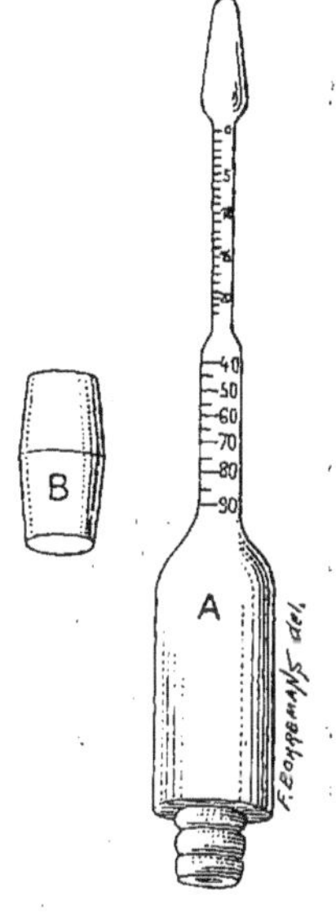

Fig. 130.
Butyromètre.

On introduit dans le butyromètre au moyen d'une pipette graduée 10 centimètres cubes d'acide sulfurique (poids spécifique 1820 à 1825 à 15°), puis au-dessus 1 centimétre cube d'alcool amylique pur et ensuite 11 centimètres cubes de soupe ou de chyme bien mélangé. Le butyromètre est alors soigneusement bouché au moyen d'un bouchon de caoutchouc en double cône (B, fig. 130), enveloppé dans un linge à cause de la chaleur dégagée, et agité énergiquement.

Le bouchon de caoutchouc ne doit pas être introduit trop profondément, mais seulement de façon que la couche supérieure du liquide atteigne la partie inférieure du col du butyromètre, de telle manière que la graisse se rassemble dans la partie intermédiaire au col et au corps, ceci afin d'éviter qu'elle ne soit entravée dans son ascension par le bouchon de cellulose insoluble qui se forme.

On place ensuite les tubes dans un centrifugeur spécial, l'extrémité graduée tournée vers l'axe. Par la centrifugation, le mélange de graisse et d'alcool amylique se sépare sous forme de couche transparente au-dessus du liquide brun. On centrifuge jusqu'à ce que la hauteur de cette couche n'augmente plus.

Lorsqu'on ne peut pas centrifuger immédiatement, on plonge les tubes dans de l'eau à 70° au maximum pour empêcher la solidification de la graisse.

La lecture du résultat doit s'opérer pendant que le mélange est encore chaud. Pour cette lecture, le bouchon de caoutchouc est enfoncé jusqu'à ce que la limite supérieure de la couche de graisse arrive au 0. On lit ensuite sur l'échelle graduée le chiffre correspondant à la limite inférieure de cette couche; ce chiffre représente en pour cent la quantité de graisse.

Il arrive quelquefois qu'une couche de cellulose insoluble se place à la partie inférieure de la colonne de graisse et empêche la lecture exacte. Il faut dans ce cas retirer puis enfoncer de nouveau le bouchon; on centrifuge encore une fois jusqu'à ce que la couche de graisse soit bien séparée.

Lorsqu'on n'a pas à sa disposition le centrifugeur spécial de Gerber, on emploie un autre modèle de butyromètre ouvert à ses deux extrémités. Le tube rempli est bien agité. On enlève ensuite le bouchon supérieur; on place le butyromètre verticalement, le col tourné en haut, dans un vase en métal contenant de l'eau et l'on fait bouillir pendant 5 à 10 minutes, jusqu'à ce que la séparation de la graisse soit complète.

Causes d'erreur. — On a beaucoup critiqué ce procédé à cause de la sédimentation qui peut se produire dans l'estomac. En prenant les précautions que nous avons indiquées : changements de position du malade et prises successives de liquide que l'on mélange exactement, ou que l'on dose séparément pour en prendre la moyenne, on atténue cette cause d'erreur.

L'ingestion de soupe au beurre ne paraît pas modifier de façon sensible la sécrétion gastrique (Habel et Humbert).

Quantité du suc. — Connaissant la quantité stomacale primitive Q, déterminée par le procédé de Mathieu et Rémond, la quantité totale de graisse contenue dans la soupe ingérée G, la quantité de graisse contenue dans le chyme g, on établit la formule $\frac{S}{Q}=\frac{g}{G}$, dans laquelle S représente la quantité de soupe présente dans l'estomac au moment de l'extraction; on en tire : $S=\frac{gQ}{G}$.

La différence entre le chiffre de la quantité stomacale primitive et le chiffre de la soupe qui reste représente la quantité de suc sécrété.

Le rapport de la quantité de suc sécrété à la quantité de soupe restée peut être désigné comme quotient de sécrétion; chez les sujets normaux, il se rapproche de 1.

Le rapport entre la quantité de soupe qui a franchi le pylore au bout d'une heure et la quantité de soupe introduite dans l'estomac représente le quotient de motricité. Chez les normaux il oscille entre 3/4 et 9/10.

Acidité réelle du suc. — La soupe introduite n'étant pas acide, il est évident que le chiffre de l'acidité doit être rapporté non à la quantité totale du chyme, mais bien au suc sécrété seul. Un calcul très simple permet d'établir le chiffre de cette acidité réelle du suc.

Chez les individus normaux, la quantité de soupe qui reste dans l'estomac au bout d'une heure est d'environ 60 centimètres cubes ; la quantité de suc sécrété atteint en moyenne le même chiffre. L'acidité réelle est alors le double de l'acidité dosée, c'est-à-dire qu'elle est voisine de 3,5 pour 1000.

3. **Procédé du sulfate ferrique** (Meunier). — On donne au malade un repas d'épreuve composé de 60 grammes de pain et 250 grammes d'eau. A la fin du repas, on fait prendre 30 centimètres cubes d'une solution ferrique contenant 1 milligramme de fer par centimètre cube, ce qui représente, en tenant compte de l'eau du pain, 30 milligrammes de fer pour 300 centimètres cubes de solution ou 1 milligramme pour 10 centimètres cubes.

La solution ferrique mère est préparée de la façon suivante : 1 gramme de fer pur (fil d'archal) est dissous à chaud dans environ 10 centimètres cubes d'eau distillée additionnée de 2 centimètres cubes d'acide sulfurique pur. Après dissolution, on peroxyde avec environ 2 centimètres cubes d'acide nitrique pur. La solution est évaporée lentement pour chasser l'excès d'acide, et étendue à 1000 centimètres cubes d'eau distillée. Cette solution se conserve indéfiniment.

Le repas est extrait au bout d'une heure. On détermine la quantité stomacale primitive par le procédé de Mathieu et Rémond. Avant la filtration, le liquide extrait est divisé en deux parties : la première servant à l'analyse usuelle, la deuxième au dosage du fer.

Pour doser le fer, on procède de la manière suivante : on additionne le chyme de quelques gouttes d'acide chlorhydrique pur (8 ou 10 gouttes pour 20 centimètres cubes). 10 centimètres cubes de suc filtré sur papier sans fer sont chauffés jusqu'à ébullition en présence de 10 gouttes d'acide azotique pour peroxyder le fer. On ramène ce volume à 10 centimètres cubes par addition d'eau distillée. Une fois la solution refroidie, on ajoute 5 centimètres cubes d'une solution de sulfocyanate d'ammoniaque au 1/20e. Le liquide est prêt pour le dosage colorimétrique.

Pour cela, on prépare une solution titrée de fer en étendant au 1/20e la solution mère (donnée au patient). 10 centimètres cubes de cette solution, qui contiennent 5 milligrammes de fer, sont étendus de 5 centimètres cubes de la solution de sulfocyanate d'ammoniaque et versés dans un des godets du colorimètre (épaisseur 4 millimètres environ). Dans le deuxième godet, on verse la solution de fer à titrer et on modifie l'épaisseur jusqu'à égalité des teintes. Si l'on représente par *e* cette épaisseur, les quantités de fer étant en raison inverse des épaisseurs observées, la quantité de fer contenue dans les 10 centimètres cubes de la solution est

$$x = \frac{4 \times 0,5}{e}.$$

On peut, au lieu d'employer le colorimètre, comparer le liquide avec des tubes contenant des solutions de fer titrées.

Causes d'erreur. — Ce procédé comporte les causes d'erreur inhérentes aux méthodes de dosage colorimétrique.

En outre, une certaine quantité de fer peut être retenue par la muqueuse gastrique. Enfin, comme on doit opérer sur le suc filtré, on ne tient pas compte du fer qui peut rester sur le filtre avec les résidus solides.

On peut, comme avec le repas de Sahli, déterminer avec ce procédé :

1° Le quotient de motricité par le rapport entre le volume du repas évacué de l'estomac et le volume du repas ingéré.

Chez les normaux, il varierait entre 0,75 et 0,90; au-dessous de 0,75, on pourrait considérer l'estomac comme atteint d'insuffisance motrice.

2° Le quotient de sécrétion par le rapport entre le volume du suc gastrique pur et le volume du repas d'épreuve qui se trouvent réunis dans l'estomac.

Chez les normaux, ce rapport varierait de 1,2 à 1,5. Au-dessus ou au-dessous de ces chiffres, on pourrait considérer un estomac comme atteint d'hyper ou d'hyposécrétion.

4. **Procédé du phosphate** (Roux et Laboulais). — On fait ingérer au malade un repas d'épreuve composé de 60 grammes de pain et d'une quantité déterminée de solution faible de phosphate disodique.

Pompage au bout d'une heure. Pour le calcul, on procède comme avec les procédés ci-dessus.

Cause d'erreur. — Ce procédé comporte une cause d'erreur qui le rend peu utilisable en clinique. Le suc gastrique contient toujours une certaine quantité, d'ailleurs variable, de phosphate acide. Comme, d'autre part, on ne peut employer une solution forte, à cause de l'absorption possible, le procédé est infidèle.

7. — Recherche de la rétention.

On peut se rendre compte du degré de rétention par les procédés que nous venons d'énumérer.

On peut aussi avoir recours à un procédé plus simple : réunir tous les résidus alimentaires contenus dans l'estomac obtenus par le lavage et peser le résidu sec (Schüle).

On peut encore répartir les liquides extraits dans des cylindres gradués, laisser déposer 24 heures et lire au bout de ce laps de temps le volume du résidu solide (Elsner). Après repas d'Ewald et extraction au bout d'une heure, le volume de ce dépôt ne doit pas dépasser 100 centimètres cubes.

Le plus souvent, on se contente de faire ingérer le soir au malade un repas copieux, le repas de Leube par exemple, composé de :

Bouillon	400 grammes.
Bifteck	200 —
Pain	100 —
Eau	200 centimètres cubes.

Le lendemain matin, au bout de 8 à 10 heures, on procède au lavage. Si l'estomac contient des débris alimentaires, c'est qu'il y a rétention.

Bourget emploie dans le même but un repas au riz : 200 grammes de riz au lait; 200 centimètres cubes de soupe ou de thé au lait; 100 grammes de pain.

Rétention des particules solides. — La rétention peut être due soit à la perte de la motricité gastrique, soit à l'obstacle apporté par un rétrécissement pylorique. Pour apprécier la part de ce dernier il est bon de faire ingérer au malade, avec son repas du soir, des raisins de Corinthe ou des pruneaux cuits entiers (Strauss, Bourget). Le péricarpe de ces fruits n'est pas altéré par le suc gastrique; leur évacuation est lente et difficile; de plus, ils sont facilement reconnaissables dans le liquide de lavage. Si au bout de 10 heures l'estomac contient encore ces fruits, on pourrait affirmer, d'après ces auteurs, qu'il y a rétention par rétrécissement pylorique.

8. — Examen du suc à jeun.

On fait le soir un lavage aussi complet que possible. On

recommande au malade de ne rien ingérer du tout pendant la nuit, ni solides, ni liquides. On procède au pompage le lendemain matin.

Cet examen a pour but principal la distinction de l'hyperchlorhydrie simple d'avec l'hypersécrétion permanente.

Chez les sujets normaux, on ne trouve pas de liquide ou on n'en trouve qu'une très petite quantité. On peut admettre qu'il y a hypersécrétion permanente lorsque l'estomac à jeun contient plus de 100 centimètres cubes de liquide.

1. **Examen chimique**. — Le suc gastrique à jeun est acide. Son acidité est en moyenne de 1 à 1,5, sa densité de 1,004 à 1,005.

Il ne contient pas toujours de l'HCl libre.

Pas d'acide lactique. Pas de produits de la digestion.

2. **Examen cytologique**. — On trouve souvent des cellules épithéliales desquamées, d'autres fois de petits fragments de muqueuse provenant du cathétérisme, quelquefois enfin des fragments cancéreux.

Il faut toujours être très prudent avant d'affirmer l'existence d'un cancer, surtout lorsque l'examen porte sur un petit fragment. Il faut, en tout cas, pratiquer des coupes après durcissement de la pièce et ne pas se contenter de la dissocier.

3. **Examen bactériologique**. — L'étude de la flore bactérienne par la méthode des cultures n'offre pas d'intérêt.

A l'examen direct, on trouve toujours beaucoup moins de bacilles dans le suc à jeun que dans les liquides de stase; mais leur recherche est facilitée par l'absence de résidus alimentaires.

On trouve fréquemment des sarcines groupées sous forme de ballots de marchandises; quelquefois des bacilles lactiques dont on a voulu faire à un moment donné un micro-organisme spécifique du cancer; on trouve encore le bacillus mesentericus, l'entérocoque, le bacterium coli commune, etc.

Les levures se rencontrent assez souvent dans les liquides de stase. Exceptionnellement, on peut trouver dans l'estomac des micro-organismes pathogènes : bacille de Koch, bacille typhique, etc.

En somme, l'examen bactériologique ne fournit aucune indication diagnostique.

CHAPITRE II

INSUFFLATION DE L'ESTOMAC

1. L'insufflation peut se pratiquer par administration de poudres effervescentes. On fait ingérer successivement au patient 4 à 5 grammes d'acide tartrique dissous dans un verre d'eau et ensuite une égale quantité de bicarbonate de soude. L'acide carbonique mis en liberté distend les parois de l'estomac.

Ce procédé simple est facilement accepté par les malades. Malheureusement, il ne permet pas de graduer à volonté la distension. En outre, l'acide carbonique excite la muqueuse et provoque la contraction de l'estomac.

2. Un autre procédé consiste à insuffler de l'air directement

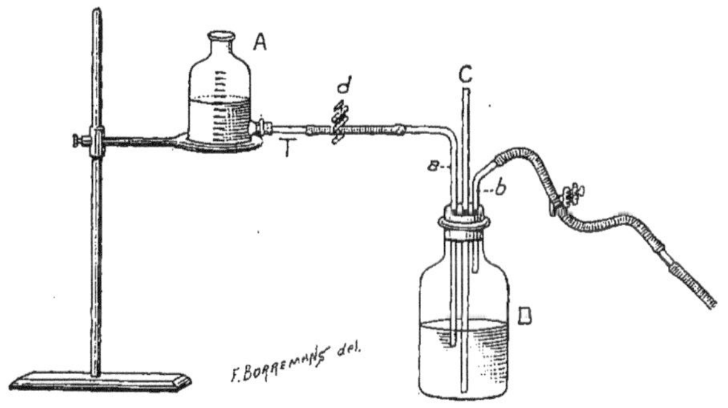

Fig. 151. — Dispositif de Jaworsky pour l'insufflation de l'estomac.

avec la bouche dans la sonde introduite dans l'estomac après avoir adapté un tube de verre à l'extrémité libre de la sonde.

On peut encore insuffler l'air à l'aide d'une poire d'insufflateur. Connaissant la quantité d'air contenue dans la poire, il est facile, en comptant les coups donnés, de connaître le volume d'air qu'on insuffle. L'inconvénient est qu'on ne connaît pas exactement la pression subie par l'air contenu dans l'estomac.

3. Il est préférable d'employer pour cette mesure le dispositif de Jaworsky (fig. 151).

On prend deux flacons en verre, d'une contenance de 3 à 4 litres. L'un d'eux, A, porte une graduation; il est muni d'une tubulure, T, à la partie inférieure. L'autre, B, a un large goulot dans lequel on place un bouchon de caoutchouc à trois ouvertures. Par chaque ouverture passe un tube coudé. L'un, à branche intérieure courte (*b*), est muni d'un tuyau de caoutchouc qui le met en relation avec la sonde stomacale. L'autre (*a*), à branche intérieure longue, communique par un tuyau de caoutchouc, qu'on peut fermer avec une pince, avec la tubulure du flacon A. Par le troisième orifice passe un tube vertical C, plongeant jusqu'au fond du flacon et servant à mesurer la pression de l'air qui communique avec celui de l'estomac.

Lorsqu'on veut employer l'appareil, on remplit d'eau le flacon A. Le flacon B reste vide. Le premier est placé sur un support plus élevé de 50 centimètres que le second. La sonde en place, et la communication établie, on ouvre la pince *d*. L'eau du flacon supérieur coule dans l'inférieur B en chassant l'air dans l'estomac; l'élévation de l'eau dans le tube C indique la pression atteinte. Lorsqu'on est arrivé à un degré de distension suffisant, on serre la pince et l'écoulement s'arrête. On lit sur le flacon A la quantité d'eau écoulée correspondant à la quantité d'air introduit dans l'estomac.

Chez l'adulte normal, on ne peut guère introduire dans l'estomac plus de 700 à 1000 cc. d'air. Lorsque l'organe est très dilaté et les parois atones il en tolère jusqu'à 4 et 5 litres.

CHAPITRE III

EXPLORATION SANS LE SECOURS DE LA SONDE

I. — Activité du suc gastrique.

On a préconisé d'abord l'administration de substances facilement décelables, telles que l'iodure de potassium, enfermées dans un *sachet de fibrine* (Sahli) ou dans une membrane de caoutchouc nouée au moyen d'un filament de fibrine (Günzbourg). Lorsque le suc gastrique est suffisamment actif l'iode apparaît dans la salive 3 à 4 heures après l'ingestion du sachet. Lorsque le chimisme est insuffisant, en particulier lorsque l'acide chlorhydrique libre manque, l'iode peut n'apparaître qu'au bout de 12 heures ou plus.

Ces procédés sont abandonnés à l'heure actuelle, car ils présentaient une série de causes d'erreur dont la plus grave est la suivante : la digestion pancréatique agit au moins aussi fortement sur la fibrine que celle du suc gastrique ; de telle sorte qu'on ne peut jamais savoir si la dissolution s'est opérée dans l'estomac ou dans l'intestin.

Desmoïde-réaction. — Avec ce procédé, dû à Sahli, on remplace la fibrine par un fil de catgut inattaquable par les sucs intestinaux. Son application demande un certain nombre de précautions qu'il faut exposer en détail.

On commence par mettre tremper un fil de catgut 00, long de 20 centimètres, dans un verre contenant de l'eau froide, jusqu'à ce qu'il soit devenu parfaitement souple.

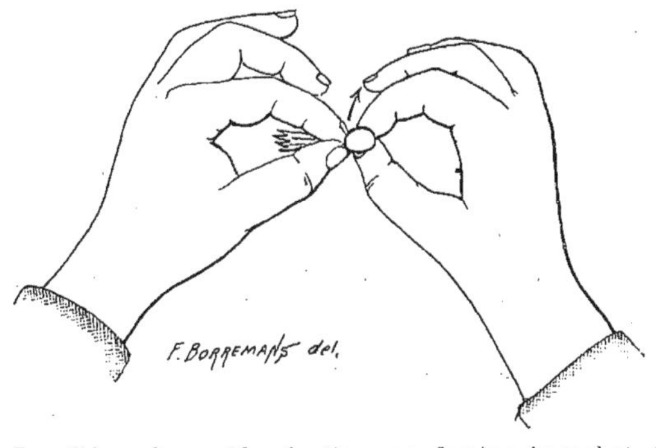

Fig. 152. — Desmoïde-réaction : confection du sachet.

Ceci fait, on confectionne un sachet au moyen d'une lamelle de caoutchouc épaisse de 2 millimètres et taillée en carré de 4 centimètres de côté. Après en avoir saupoudré de talc la face supérieure pour éviter l'accolement ultérieur des points en contact, on dépose au milieu la pilule indicatrice bien sèche contenant, outre 4 centigrammes d'extrait et de poudre de réglisse, 10 centigrammes d'iodoforme ou 5 centigrammes de bleu de méthylène ou ces deux substances à la fois. On réunit entre le pouce et l'index de la main gauche les quatre coins de la lamelle de caoutchouc que l'on tord ensuite en spirale, comme l'indique la figure 152, de façon que la membrane s'applique bien de toute part sur la pilule ; lorsqu'il en est ainsi, le caoutchouc prend un reflet mat particulier.

La *ligature* du sac demande une certaine habitude. Comme l'indique la figure 153, on saisit le sachet entre le pouce et l'index gauches, un des chefs du fil placé entre le pouce et le sachet. Avec la main droite restée libre, on enroule le fil dans le sens où l'on a tordu le sachet ; on fait 3 circulaires en s'éloignant à chaque tour de la pilule. Si l'on faisait un seul tour, le fil se creuserait dans le caoutchouc un sillon au fond duquel il resterait soustrait à l'action du suc gastrique. On noue ensuite les deux chefs par un double nœud sur le même côté, comme l'indique la figure 134 A, et non sur deux côtés différents comme en B.

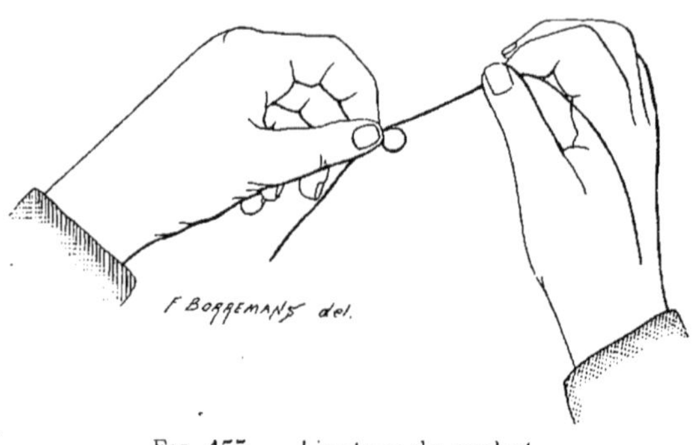

Fig. 133. — Ligature du sachet.

Les bouts du fil de catgut sont ensuite coupés à 3 ou 4 millimètres de la ligature. On ne doit pas couper le caoutchouc d'un seul coup de ciseaux, mais bien circulairement, car les bords du sachet pourraient ainsi adhérer et la pilule, malgré la dissolution du catgut, n'entrerait pas en contact avec le suc gastrique. Il ne faut pas laisser trop de caoutchouc dépassant le sachet, car de cette façon celui-ci pourrait flotter sur le liquide et franchir le pylore avec les premiers aliments.

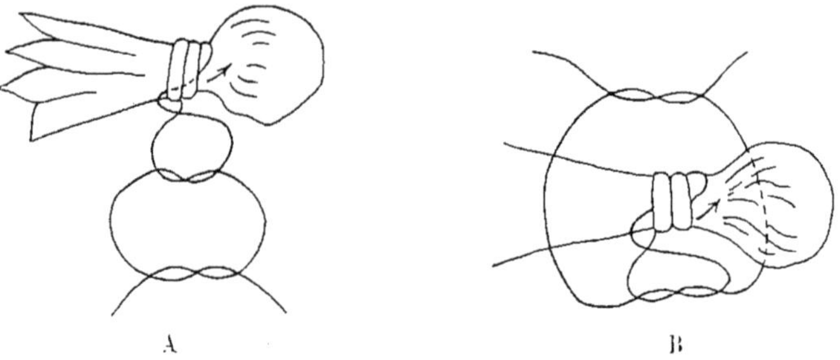

Fig. 134. — Manière de faire le double nœud.
A, nœud correctement fait. — B, nœud mal fait.

Jusqu'à ce qu'on ait acquis une certaine expérience, on fera bien de s'assurer en l'immergeant dans un verre d'eau que le sachet une fois préparé tombe au fond du liquide. De même, pour s'assurer que la fermeture est parfaite, on peut laisser le sachet dans un verre d'eau à l'étuve à 37 degrés pendant vingt-quatre heures. Au bout de ce laps de temps, on voit si la substance indicatrice a diffusé ou non.

Le sachet ainsi préparé est administré au patient immédiatement après le repas de midi. On l'avale, comme une pilule, avec une gorgée d'eau.

La vessie doit être chaque fois complètement vidée au préalable. L'urine est ensuite recueillie le soir à 5 et à 7 heures et le lendemain matin. Si le malade est forcé d'uriner avant 5 heures, il doit conserver l'urine émise.

Si l'urine ne présente pas de coloration bleue, on recherche le chromogène. L'expérience est positive si le bleu, son chromogène, ou l'iode, sont décelables dans l'urine du soir même ou du lendemain matin; au cas contraire, elle est négative.

Pour avoir une appréciation plus exacte du temps qu'a exigé l'ouverture du sachet, on peut rechercher l'iode dans la salive qu'on recueille à courts intervalles. Pour faciliter la salivation, on peut humecter la langue avec de l'acide acétique dilué.

Causes d'erreur. — Pour le bleu de méthylène, la perméabilité rénale pourrait modifier les résultats si l'on tenait compte de différences faibles, mais il n'en est pas ainsi lorsqu'on examine seulement l'urine du soir ou celle du lendemain matin. Au reste, en cas de doute, il est toujours préférable de rechercher l'iode dans la salive.

Dans quelques cas exceptionnels, le bleu peut être détruit dans l'organisme.

En général, un résultat positif coïncide avec la présence d'HCl libre, mais ce n'est pas toujours le cas; d'autre part, il arrive que l'épreuve soit négative et que le suc contienne cependant de l'HCl libre.

La motricité exagérée n'est pas une cause d'erreur absolue; car, si les aliments restent trop peu de temps dans l'estomac, et que par conséquent le sachet passe dans l'intestin avant d'être digéré, c'est évidemment que la digestion est insuffisante. La recherche peut alors être négative : gastro-entérostomie (Sahli), fistule gastro-colique (fait personnel).

Lorsqu'il y a rétention, l'épreuve peut être tardivement positive, c'est-à-dire que la coloration peut apparaître seulement dans la nuit.

Cette épreuve renseigne sur le fonctionnement de l'estomac et non pas uniquement sur le chimisme proprement dit; elle ne montre pas seulement comment s'opère la digestion du catgut, mais bien comment s'opère la digestion du repas ordinaire avec lequel le sachet a été ingéré.

Toutefois elle est positive dans l'hyperchlorhydrie comme à l'état normal, et par suite elle ne peut servir qu'indirectement au diagnostic de cette affection en montrant l'absence d'anachlorhydrie.

Bien qu'elle ne soit pas toujours fidèle, cette méthode est précieuse par la possibilité de son emploi dans les cas où l'usage de la sonde est contre-indiqué ou refusé par les malades.

De plus dans quelques cas elle peut avoir une utilité propre, même après les procédés ordinaires d'analyse. C'est ainsi que la desmoïde-réaction est particulièrement importante, dans les faits où l'on ne trouve pas d'HCl libre avec le repas d'épreuve, pour distinguer les cas légers où cette absence d'HCl n'a pas d'importance particulière, des cas graves dus surtout à l'anémie pernicieuse et au cancer. Dans les cas du premier groupe, la recherche peut être positive; elle est toujours négative dans ceux du second.

2. — Motricité de l'estomac.

Tous les procédés reposent sur le mélange aux repas de substances que la digestion gastrique ne modifie pas et dont l'absorption ne commence que dans l'intestin.

1. **Procédé du salol.** — On administre au malade 1 gramme de salol trois quarts d'heure après l'ingestion d'un repas d'épreuve. On recueille ensuite l'urine toutes les heures. Dans ces divers échantillons, on recherche l'acide salicylurique au moyen du perchlorure de fer (Ewald et Siewers).

Chez l'individu normal, l'acide salicylurique apparaît dans l'urine 45 à 75 minutes après l'ingestion du salol.

D'après Ewald et Siewers, il y a insuffisance motrice quand la réaction tarde à paraître.

Le procédé a été modifié en ce sens qu'on ne cherche pas le moment de l'apparition de l'acide salicylurique dans l'urine, mais la *durée de son élimination* (Huber). Cette modification a été inspirée par la pensée que l'élimination durait aussi longtemps que le salol était évacué de l'estomac dans l'intestin. Chez l'individu normal, cette élimination dure de 26 à 27 heures. Il suffirait donc d'examiner l'urine 28 heures après l'ingestion du salol pour savoir si oui ou non il y a insuffisance motrice, le malade ayant uriné une demi-heure auparavant, de façon à expulser de la vessie l'urine antérieurement sécrétée.

Causes d'erreur. — Il n'est pas prouvé que le dédoublement du salol ne puisse jamais s'opérer dans l'estomac lui-même.

Les sucs intestinaux sont d'activité variable, ils décomposent plus ou moins rapidement le salol; enfin, la muqueuse intestinale absorbe plus ou moins vite l'acide produit.

De plus les différences de perméabilité rénale modifient les résultats d'une façon très marquée, fait qui enlève au procédé une grande partie de sa valeur.

2. **Procédé de l'iodipine** (Winkler et Stein). — Au lieu

de salol, on administre au malade, un quart d'heure ou une demi-heure après le déjeuner, une cuillerée à café d'iodipine. Cette substance ne se décomposerait pas dans l'estomac.

On recherche l'iode dans l'urine, ou mieux dans la salive de quart d'heure en quart d'heure. Chez les sujets normaux, la réaction apparaît au bout de 60 à 75 minutes.

3. **Procédé de l'iodoforme** (Fleischer). — On donne au malade, au moment du repas d'épreuve, $0^{gr},10$ d'iodoforme dans une capsule de gélatine. L'iodoforme n'est pas décomposé dans l'estomac, mais seulement dans l'intestin.

On recherche l'iode dans l'urine ou dans la salive. Chez les normaux, la réaction est positive au bout d'une heure trois quarts au plus.

3. — Pouvoir d'absorption de l'estomac.

On a conseillé, pour apprécier le pouvoir d'absorption de la muqueuse gastrique, l'emploi de l'iodure de potassium.

On fait ingérer au malade, avec un repas d'épreuve, une capsule de gélatine renfermant $0^{gr},10$ d'iodure de potassium. On recueille la salive de 5 en 5 minutes dans des verres numérotés. On recherche l'iode dans la salive par les procédés usuels.

Chez l'individu sain, l'iode apparaît dans la salive de 5 à 25 minutes après l'ingestion de la capsule. Lorsque le pouvoir de résorption de la muqueuse gastrique est diminué, l'iode apparaîtrait beaucoup plus tard.

L'utilisation clinique de ce procédé est incertaine, parce que les expériences chez l'animal montrent que l'iodure de potassium n'est pas encore résorbé dans l'estomac au bout de 1 à 2 heures. Peut-être cette résorption s'opère-t-elle seulement dans l'intestin.

DEUXIÈME SECTION

INTESTIN

CHAPITRE PREMIER

MOTRICITÉ

On administre au malade, avec un *repas d'épreuve*, un cachet contenant une *substance colorante* inoffensive, par exemple 0gr,25 de poudre de carmin, ou 1 gramme de charbon végétal pulvérisé. Il est bon que le repas d'épreuve contienne à la fois des graisses, des hydrates de carbone et des albuminoïdes, par exemple : pain, 200 grammes; viande, 60 grammes; beurre, 30 grammes (Gaultier).

On note le temps qui s'écoule entre l'ingestion de la substance colorante et son apparition dans les selles.

Chez l'individu sain, ce laps de temps varie entre 26 et 40 heures.

L'épreuve de la **traversée digestive** renseigne non pas sur le transit intestinal seul, mais sur la traversée de tout le tube digestif.

Le retard peut donc provenir d'une insuffisance motrice de l'estomac. Dans les cas douteux, il est nécessaire de déterminer au préalable l'état de la motricité gastrique par les procédés qui lui sont spéciaux.

L'épreuve de la traversée digestive renseigne cependant sur la motricité intestinale d'une façon plus exacte que la simple constatation de diarrhée ou de constipation.

L'allongement de la traversée digestive indique une insuffisance motrice de l'intestin. D'après Gaultier, il s'observerait aussi lorsque la sécrétion biliaire manque ou est très diminuée.

Le raccourcissement de la traversée digestive est l'indice d'une motricité exagérée. On le rencontrerait aussi lorsque la sécrétion pancréatique fait défaut ou lorsque l'absorption intestinale est insuffisante (Gaultier).

Lorsque le raccourcissement est très marqué, que la traversée digestive ne dure que deux à quatre heures, on est en droit de soupçonner l'existence d'une fistule gastro-colique.

Enfin, d'après Gaultier, une traversée digestive prolongée avec réaction acide des matières fécales indiquerait un défaut de motricité de l'intestin grêle ; avec une réaction alcaline, elle serait l'indice d'un défaut de motricité du gros intestin.

CHAPITRE II

DIGESTION INTESTINALE

1. — Délimitation des matières à analyser.

Pour apprécier la digestion intestinale, on détermine quelle est la quantité de telle ou telle substance que l'intestin est capable d'utiliser. Pour ce faire, il faut connaître la quantité ingérée et la quantité éliminée par les fèces. La différence entre les deux chiffres indique la quantité utilisée.

Pour connaître la quantité ingérée de la substance dont on se propose d'étudier l'utilisation, il faut donc toujours mettre le malade à un régime déterminé ou, tout au moins, lui faire prendre un repas d'épreuve qui varie selon la substance dont on veut étudier l'absorption. De plus, quel que soit le mode adopté, il est nécessaire de savoir à quel moment les matières ingérées commencent à s'éliminer par l'intestin et à quel moment cette élimination cesse. En d'autres termes, il faut *délimiter les fèces*.

1. **Régime d'épreuve.** — On peut se contenter de délimiter les fèces par la coloration que leur donnent certains aliments. C'est ainsi, par exemple, qu'on peut intercaler le régime d'épreuve entre deux régimes lactés. La disparition ou la réapparition de la coloration grisâtre indiquent le commencement et la fin de l'élimination du régime d'épreuve. Ce procédé a, entre autres inconvénients, celui d'être inapplicable dans les cas d'absence de sécrétion biliaire, les matières étant alors uniformément argileuses.

Aussi est-il plus exact et plus sûr de faire prendre au malade, au commencement et à la fin du régime, c'est-à-dire avec le premier et le dernier repas, un cachet de poudre de carmin ou de poudre de charbon végétal.

2. **Repas d'épreuve.** — Lorsqu'on ne peut soumettre le malade à un régime spécial, on se contente d'un repas d'épreuve unique. On administre alors, au commencement, au milieu et à la fin du repas, trois cachets de carmin.

Dans ce cas, on ne recueille, pour les soumettre à l'examen, que les matières fécales qui présentent la coloration rose caractéristique.

Le régime doit, du reste, toujours être préféré au repas d'épreuve. Dans les cas de diarrhée, par exemple, il est difficile avec ce dernier de déterminer la portion colorée des selles et de la recueillir séparément.

2. — Analyses et dosages.

I. ***Digestion des graisses***. — Le régime d'épreuve peut être quelconque, pourvu qu'il ne comporte pas une quantité de graisse plus élevée que celle qui correspond à 350 grammes de beurre.

Le régime lacté absolu peut parfaitement être utilisé; 3 litres de lait contiennent environ 110 grammes de graisse.

Comme repas d'épreuve, on donne, le matin, à jeun, 40 à 50 grammes de viande froide maigre et deux tartines de pain, beurrées avec 30 à 50 grammes de beurre. Le tout est arrosé de thé léger ou d'eau de Vichy. On donne un cachet de carmin au début, un autre à la fin du repas.

La graisse est dosée dans les selles par les procédés usuels.

Il est utile de doser non seulement la quantité totale de graisse éliminée, mais encore la quantité des diverses sortes de graisses : graisses neutres, acides gras et savons (voy. *Examens chimiques*, p. 69).

Chez les individus normaux, on ne retrouve dans les selles que 4 à 5 pour 100 des graisses ingérées; 95 à 96 pour 100 sont donc absorbés. Les quantités respectives de graisses neutres, d'acides gras et de savons sont, pour 100 parties, de 24,2, 38,8 et 37 environ: ou, ce qui revient au même, 75 pour 100 des graisses excrétées ont été dédoublées et sont, par conséquent, considérées comme facilement absorbables.

La recherche de l'absorption de la graisse renseigne sur l'absorption intestinale, mais seulement lorsqu'on est sûr que le foie et le pancréas fonctionnent bien. L'absence de bile et de suc pancréatique a, en effet, pour résultat d'empêcher l'utilisation des graisses.

En cas de doute sur le fonctionnement du foie et du pancréas, la comparaison de la quantité totale de graisse non utilisée et de la quantité de graisse dédoublée qu'elle comprend donne des indications utiles.

En effet, lorsque la bile est absente, les graisses excrétées représentent le 55 pour 100 des graisses ingérées; le 1/5 de ces graisses est dédoublé.

Lorsqu'il y a à la fois absence de bile et de suc pancréatique, les graisses excrétées sont de 87 pour 100 environ; le 1/5e seulement est dédoublé.

Par contre, lorsqu'il s'agit seulement de troubles de la résorption intestinale, la quantité des graisses excrétées est de 27 pour 100 environ, mais les 3/4 sont dédoublées.

II. ***Digestion des hydrates de carbone.*** — On ne peut pas utiliser ici la même manière de procéder que pour les graisses : doser en bloc les hydrates de carbone dans les ingesta et dans les excreta; il faut distinguer entre eux.

Le sucre en effet est toujours résorbé, quelle que soit la quantité ingérée.

La cellulose est difficilement attaquable par les sucs digestifs, mais elle est transformée par les bactéries de l'intestin.

L'amidon est le seul aliment du groupe des hydrocarbones capable d'être transformé par les sucs digestifs, le seul, par conséquent, dont il soit utile d'étudier les transformations digestives pour connaître la valeur de ces sucs.

Épreuve de la fermentation (Schmidt). — On soumet d'abord le malade à un régime déterminé, dont on connaît l'effet sur les selles à l'état normal. Le malade doit, si possible, garder le lit pendant la durée de l'épreuve.

Schmidt a institué trois régimes différents qu'il appelle régimes I, II et III. En pratique, on peut se contenter du régime n° II.

Ces régimes sont ainsi composés :

Régime I. — 6 heures 1/2 : 3/8e de litre de lait, 3 zwiebacks. — 9 heures 1/2 : 3/8e de litre de bouillon. — 11 heures : 3/8e de litre de lait, 1 œuf. — Midi : 3/8e de litre de gruau d'avoine avec œuf, 3/8e de litre de lait, 10 grammes de sucre. — 3 heures 1/2 : 3/8e de litre de lait, 1 œuf. — 6 heures 1/2 : 3/8e de litre de soupe (farine de gruau), 3/10e de litre de lait, 10 grammes de sucre, 1 œuf.

Soit, au total : un peu plus de 1 litre 1/2 de lait, 4 œufs, 40 grammes de gruau, 25 grammes de farine, 20 grammes de sucre, 100 grammes de zwiebacks.

Régime II. — Comme le premier, avec, en plus, à midi : viande hachée, 60 grammes; purée de pommes de terre, 190 grammes; lait, 60 grammes; beurre, 7 grammes.

Ce régime a été modifié pour les estomacs français par Roux et Riva de la manière suivante :

Le matin : un potage. Prendre 2 cuillerées à soupe rasées au couteau, mais bien pleines, de farine de gruau d'avoine; les délayer dans 1/4 de litre d'eau et verser dans 1/4 de litre de lait bouillant. Laisser cuire 10 minutes. Ajouter 10 grammes de beurre. Sucrer ou saler à volonté.

A midi : 125 grammes de viande de bœuf finement hachée ; la manger crue, en boulettes ; ou, après avoir réuni la viande hâchée en gâteau aplati, la faire frire dans 20 grammes de beurre fondu très chaud pendant 1 minute à peine ; l'intérieur de la viande doit être rouge ; 250 grammes de purée de pommes de terre au lait, avec 10 grammes de beurre ; biscotte, 50 grammes ; 1/2 litre de lait en boisson.

A 7 heures : un potage de farine de gruau d'avoine, comme le matin ; 2 œufs à la coque à peine cuits ; biscotte, 50 grammes ; 1/2 litre de lait en boisson.

Au bout de 3 à 4 jours de régime, on peut rechercher la fermentation.

Appareil. — Dans ce but, on prend 5 grammes de fèces de consistance moyenne, 8 à 10 grammes si elles sont liquides, 3 à 4 grammes si elles sont très dures : on mélange bien avec de l'eau au moyen d'une spatule en bois jusqu'à consistance molle ; on introduit le mélange dans le récipient inférieur de l'appareil A qui contient environ 30 centimètres cubes (fig. 135) ; on bouche avec un bouchon de caoutchouc percé d'un orifice, en évitant la formation de bulles d'air. Par l'orifice, passe un tube de verre C qui porte à son extrémité un bouchon en caoutchouc plus petit D. Sur celui-ci, s'adapte un tube rempli d'eau E. Le bouchon porte un second orifice par lequel passe un tube de verre en U. F. Celui-ci porte à l'autre extrémité un bouchon G sur lequel s'adapte un second tube H pareil au premier. Ce dernier reste vide ; il porte à son extrémité supérieure un trou du diamètre d'une aiguille à tricoter.

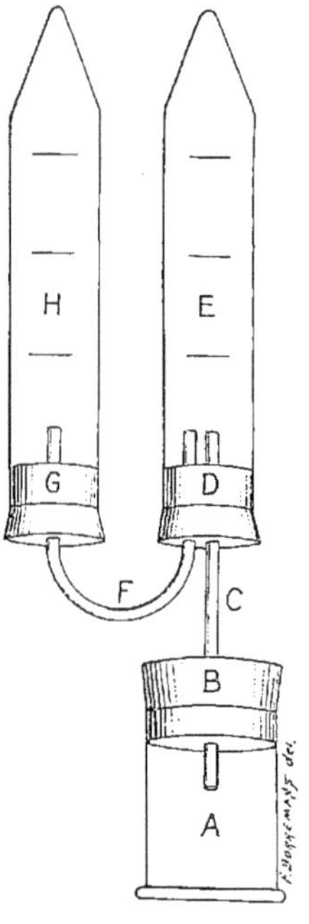

Fig. 135. — Appareil à fermentation de Schmidt.

L'appareil est placé, pendant vingt-quatre heures, à l'étuve à 37°. S'il y a fermentation, le gaz s'est réuni, au bout de ce laps de temps, dans le premier tube ; une quantité d'eau d'égal volume a passé dans le second tube. On dit que l'épreuve est positive quand un quart à un tiers de l'eau du premier tube a passé dans le second.

On s'assure que l'acidification des fèces s'est produite, et, avec du papier de plomb, on vérifie s'il ne s'est pas formé une trop grande quantité de SH^2.

Une partie de l'acide carbonique est absorbée par l'eau; cette cause d'erreur n'est pas grave, car l'eau ne peut absorber plus d'une quantité fixe d'acide carbonique.

L'épreuve repose sur le fait que les substances amylacées contenues dans les selles subissent une fermentation sous l'influence des microbes, dans un milieu nutritif approprié, en présence des sucs intestinaux. Les gaz dégagés par la fermentation peuvent donner une mesure de la quantité des amylacés qui ont échappé à la digestion et par conséquent, en tenant compte du régime suivi, du degré de déficit de la digestion intestinale, dans l'intestin grêle et la partie supérieure du gros intestin.

Avec le régime I, à l'état normal, il n'y a jamais de fermentation des selles; dès lors, l'épreuve est positive, quel que soit le degré de fermentation constaté; avec le régime II, on se trouve à la limite de la normale, l'épreuve ne doit être regardée comme positive que si la fermentation dépasse un certain minimum; avec le régime III, la fermentation est la règle, aussi n'a-t-il pas d'utilisation clinique.

Au moyen de ce procédé, Schmidt et Strassburger ont étudié un état particulier qu'ils nomment « dyspepsie de fermentation ».

Dans les cas où il s'agit de lésions organiques de l'intestin, la fermentation est beaucoup plus forte que lorsqu'il ne s'agit que de troubles fonctionnels, alors même que les symptômes sont parfois beaucoup moins accusés que dans ces derniers (Habel.)

III. ***Digestion des albuminoïdes.*** — Le dosage comparatif de l'azote total dans les aliments et dans les fèces ne renseigne pas sur le fonctionnement de l'intestin, d'autant plus que, d'après Schmidt, le 30 pour 100 de l'azote excrété proviendrait de la sécrétion propre de l'intestin.

En pratique, on se contente de chercher dans les fèces l'albumine ou les peptones, après les avoir diluées dans l'eau. Il n'est pas nécessaire, pour cela, de mettre le malade à un régime particulier, car, à l'état normal, les fèces ne doivent contenir ni albumine, ni peptones.

Schmidt dose les albumoses par un procédé spécial de digestion secondaire :

Le malade est tout d'abord mis au régime indiqué plus haut.

Au bout de deux ou trois jours de ce régime, on prélève 10 grammes de fèces qu'on broie dans un mortier; puis, on les mélange avec de l'eau, et l'on centrifuge, reprenant ensuite par l'eau à plusieurs reprises. Le culot de centrifugation est traité par l'acide chlorhydrique à 4 pour 100 et par l'éther, qui dissolvent les sels et les graisses; on centrifuge de nouveau à plusieurs reprises en lavant chaque fois à l'acide chlorhydrique et à l'éther. Enfin, le culot, qui ne contient plus que des débris de cellulose et d'albuminoïdes non digérés, est soumis à la digestion artificielle de 8 centimètres cubes d'une solution de suc gastrique, obtenu par la macération d'une muqueuse d'estomac de porc hachée menu dans 5 litres de solution chlorhydrique à 2 pour 100 et conservée par addition de 0gr,50 de thymol par litre. Le tube à essai est placé pendant vingt-quatre heures à l'étuve à 37°. La diminution du volume du dépôt indique quelle est l'étendue de la digestion et, par là, quelle quantité d'albumose il contenait.

IV. ***Quantité d'eau des fèces.*** — Pour estimer le pouvoir d'absorption ou de transsudation de l'intestin pour l'eau, on examine les matières provenant d'un repas d'épreuve de composition analogue à celui qu'on donne pour la traversée digestive.

On prélève une petite quantité de matières qu'on pèse dans une capsule de porcelaine préalablement tarée. On obtient ainsi le poids des substances fraîches à examiner.

Il faut éviter de prendre une trop grande quantité de matières si l'on veut obtenir une dessiccation parfaite, autrement il se forme à la surface une sorte de croûte.

Lorsque les matières sont très riches en graisses, on peut les triturer d'abord avec du sable lavé à l'acide chlorhydrique, puis à l'eau, et séché, de façon à exposer à l'air toutes les parties constituantes des matières; il est bon, en outre, de remuer de temps à autre. La dessiccation doit se faire lentement, dans une étuve maintenue au bain-marie à 96° ou 97°. Lorsqu'on juge la dessiccation terminée, on pèse de nouveau la capsule; pour être sûr que la dessiccation est tout à fait complète, on reporte la capsule à l'étuve, puis on pèse à nouveau, et cela jusqu'à ce que le chiffre obtenu reste constant. On obtient ainsi le poids des substances sèches.

La différence entre les deux poids exprime la quantité d'eau contenue dans les matières fécales. Chez l'individu normal, les fèces contiennent environ 78 pour 100 d'eau.

La quantité d'eau est augmentée lorsqu'il existe soit des troubles de l'absorption intestinale ou des sécrétions glandulaires, soit des phénomènes de transsudation séreuse, comme par exemple dans le diabète.

TROISIÈME SECTION

FOIE

CHAPITRE PREMIER

SIGNES URINAIRES

1. — Modifications de quantité.

A l'état physiologique, la quantité d'urine émise dans la journée est plus abondante que celle émise la nuit, et cette abondance est plus marquée pendant la période digestive. On s'en rend facilement compte en faisant uriner un sujet toutes les quatre heures ; on mesure la quantité de chaque émission, et on divise par le nombre d'heures écoulées entre chacune d'elles ; on obtient ainsi le quotient horaire. Le quotient est beaucoup plus élevé pendant les périodes digestives que pendant les périodes de jeûne et pendant la nuit.

Gilbert et Lereboullet ont montré que dans certaines affections hépatiques ce rythme était changé, qu'il y avait ce qu'ils ont appelé **opsiurie**, c'est-à-dire retard de l'élimination urinaire. Au contraire de l'état physiologique, le quotient horaire est alors plus élevé la nuit et dans les périodes de jeûne que pendant le jour et les périodes digestives.

Il est évident qu'il faut, pour que l'opsiurie ait au point de vue hépatique toute sa valeur, que l'intégrité de la perméabilité rénale ait été reconnue et que le myocarde soit sain.

Gilbert a trouvé l'opsiurie très marquée surtout dans les cirrhoses biliaires, mais on peut aussi la rencontrer dans les cirrhoses alcooliques avec ou sans ascite.

Ce signe serait très précieux dans l'hypertension portale au début et pourrait rendre de grands services pour la diagnostiquer.

2. — Modifications de coloration.

A l'état physiologique, les urines émises après les repas sont claires, celles du jeûne sont foncées, surtout celles du réveil. On peut s'en rendre compte facilement en recueillant séparément chaque émission et en comparant les teintes.

Chez certains hépatiques, ce rythme est changé ; ce sont les urines émises 4 à 5 heures après les repas qui sont le plus foncées, et celles de la nuit ou du réveil qui sont le plus claires (Gilbert et Lereboullet).

Cette inversion du rythme colorant serait due à un passage anormal plus marqué de bile ou de pigments anormaux dans le sang et ensuite dans l'urine pendant les périodes digestives. On retrouve, en effet, des pigments biliaires ou de l'urobiline en grande quantité dans ces urines plus fortement colorées.

3. — Présence de substances anormales.

Leur valeur est subordonnée à l'analyse préalable des autres causes susceptibles de déterminer leur présence.

I. ***Glycosurie spontanée.*** — Le foie transforme tout le sucre alimentaire en glycogène, qu'il emmagasine pour le céder à l'organisme au fur et à mesure des besoins. Il a, en outre, la propriété de fabriquer lui-même du sucre avec les aliments hydrocarbonés. Deux causes peuvent donc donner lieu à la glycosurie : d'une part, s'il y a perte de la fonction glycogénique du foie, le sucre non retenu passe dans l'urine : *glycosurie anhépatique* ; d'autre part, si cet organe fabrique trop de sucre, il s'en élimine par les urines : *glycosurie hyperhépatique*.

1. La glycosurie par diminution de la fonction glycogénique du foie se manifeste par certains points spéciaux. Elle est le plus souvent temporaire et passagère. Il faut, pour la constater, examiner isolément chaque miction des vingt-quatre heures. Au début, elle apparaît après les principaux repas, elle disparaît complètement pendant la nuit. Elle peut devenir constante, mais il y a toujours une augmentation marquée après les repas et une diminution nette du taux du sucre pendant la nuit. Cette glycosurie est, en général, peu considérable, de 8 à 15 grammes pour 1000 ; elle ne dépasse pas 50 grammes

pour 1000; elle ne s'accompagne ni de polyphagie, ni de polydypsie; elle est très rapidement influençable par le régime et lui cède d'ordinaire très facilement.

2. La glycosurie par hyperfonctionnement du foie est, au contraire, très stable et permanente; son taux est beaucoup plus élevé; elle s'accompagne de polyphagie et de polydypsie et n'est que très peu influencée par les repas; elle est même souvent plus forte pendant la nuit que dans les mictions qui suivent les repas. Le régime sans aliments hydrocarbonés influence cette glycosurie, mais à la longue seulement; ce n'est que plusieurs jours ou plusieurs semaines après l'institution du régime qu'on en voit baisser le taux.

II. ***Urobilinurie***. — Nous avons vu (p. 101) les diverses significations de l'urobilinurie. Sa présence est fréquente dans les maladies du foie, mais, pour avoir une valeur certaine au point de vue du fonctionnement de la cellule hépatique, elle doit être constatée dans certaines conditions. Elle doit être permanente et persistante, c'est-à-dire qu'on doit en retrouver, avec des oscillations de quantité, dans toutes les émissions des vingt-quatre heures et qu'elle doit persister pendant longtemps, avec un régime fixe tel que le régime lacté. Il faut enfin s'assurer qu'il n'y a pas d'autres causes pouvant provoquer l'urobilinurie (grandes hémorragies, néphrite, état fébrile). Dans ces limites, l'urobilinurie est l'indice d'une altération de la cellule hépatique, mais elle n'indique pas l'abolition de toute fonction hépatique, car elle disparaît dans l'acholie.

III. ***Substances albuminoïdes***. — L'ALBUMINE peut être constatée dans l'urine dans beaucoup d'affections hépatiques. Elle a pour caractéristique d'être très peu abondante, elle dépasse rarement 0gr,50 pour 1000. Mais pour qu'elle ait une valeur diagnostique, il faut avoir reconnu la parfaite intégrité des reins par tous les moyens possibles.

Les PEPTONES et les ALBUMOSES peuvent apparaître dans l'urine des hépatiques, mais ce n'est jamais qu'en petites quantités.

La TYROSINE et la LEUCINE se retrouvent dans les cas graves d'insuffisance hépatique de la façon suivante : On concentre un volume donné d'urine, déféquée au sous-acétate de plomb, par évaporation jusqu'au 1/10e de son volume primitif. On laisse refroidir : la tyrosine et la leucine se précipitent. La tyrosine se présente sous l'aspect de fines aiguilles réunies en houppes ou en doubles pinceaux (fig. 62); la leucine apparaît en petites sphères amorphes ou striées, se distinguant des gouttelettes de graisse par leur solubilité dans l'alcool bouillant et leur insolubilité dans l'éther.

CHAPITRE II

ÉLIMINATIONS PROVOQUÉES

I. — Glycosurie alimentaire.

On sait qu'à l'état physiologique tout le sucre ingéré est emmagasiné par le foie et transformé en glycogène, afin d'être cédé au sang au fur et à mesure des besoins de l'économie. La dose que le foie peut emmagasiner s'abaisse notablement lorsque cet organe ne fonctionne pas normalement; une partie du sucre ingéré est alors éliminée en nature par l'urine. On a basé sur cette donnée un procédé d'exploration du foie consistant à donner à un malade une dose fixe de sucre, inférieure à la dose normale retenue par le foie physiologique. Si l'urine du malade contient du sucre pendant cette épreuve, on en conclut que son foie n'est pas normal et la quantité du sucre urinaire permettra une estimation de son altération.

Le but de la glycosurie alimentaire est donc de déterminer la capacité d'emmagasinement du foie pour le sucre ingéré.

1. **Choix du sucre à ingérer.** — Le choix du sucre a une grande importance pour cette épreuve.

Au début, on utilisait la SACCHAROSE sous forme de sirop de sucre ordinaire; mais les résultats obtenus ne sont pas très exacts. La saccharose doit, en effet, être intervertie dans l'intestin, sous l'influence des sucs digestifs et transformée en glycose; mais cette transformation se fait souvent très incomplètement, surtout dans les affections hépatiques, qui s'accompagnent presque toujours de troubles digestifs plus ou moins marqués. Par suite, l'ingestion de saccharose donne lieu tantôt à de la saccharurie, tantôt à de la glycosurie, ce qui peut fausser complètement les résultats, d'autant plus que la saccharose passe beaucoup plus rapidement dans l'urine que la glycose.

Sachs a proposé d'employer la LÉVULOSE, qu'il considère comme le genre de sucre dont la tolérance dépend le plus de l'intégrité du foie. Il passe dans l'urine après dédoublement, sous forme de lévulose et de dextrose, qui toutes deux donnent la réaction de Fehling. Le seul inconvénient de ce sucre est son prix élevé et la difficulté de se le procurer parfaitement pur dans le commerce. Lépine a proposé pour cette raison de le remplacer par le *miel*, dans lequel il forme 80 pour 100 de la matière sucrée.

On a aussi recommandé la LACTOSE ; mais sa transformation en glycose dans l'intestin serait encore plus irrégulière que celle de la saccharose et, par conséquent, son absorption trop inégale chez les hépatiques.

Actuellement, presque tous les auteurs recommandent l'emploi de la GLYCOSE, qui ne subit pas de transformation intestinale et est absorbée en nature, et qui a de plus l'avantage qu'on peut se la procurer pure et à peu de frais.

2. **Dose à ingérer.** — La dose qu'il convient de faire prendre pour provoquer la glycosurie alimentaire a aussi une grande importance. La limite d'assimilation, sans glycosurie, chez l'homme sain, oscille entre 150 et 200 grammes de glycose pure. D'après Linossier, il existerait pour chaque personne et pour chaque espèce de sucre un coefficient d'utilisation individuel. D'après cet auteur, avec les doses ci-dessus, chez des hommes sains, on aurait de la glycosurie, dans 16 pour 100 des cas. Il est cependant nécessaire de choisir une dose fixe uniforme comme base, quitte à refaire l'expérience avec des doses plus petites, quelques jours plus tard.

Technique. — On fait prendre au malade, le matin à jeun, 150 grammes de glycose pure, dissoute dans 300 centimètres cubes d'eau. L'ingestion doit être terminée en moins d'un quart d'heure. On avait proposé, pour faciliter cette absorption, d'additionner la solution d'une substance aromatique (menthe, vanille, etc.), mais ces substances peuvent avoir sur la muqueuse digestive et sur le système nerveux une certaine action qu'il est préférable d'éviter. Depuis le moment où l'ingestion est terminée, on recueille l'urine d'heure en heure, pendant dix heures, dans des vases séparés, soigneusement étiquetés. Pendant tout ce temps, le malade doit être soumis au régime lacté absolu, ou tout au moins à un régime fixe ne contenant pas de sucre. On recherche alors le sucre dans les différentes émissions d'urine, par la liqueur de Fehling ou par tout autre procédé. Si cette recherche est positive, on note l'heure de son début et de sa disparition dans les échantillons prélevés. Puis, pour estimer la quantité de glycose éliminée, on réunit toutes les quantités d'urine contenant de la glycose et on en fait le dosage par la liqueur de Fehling ou par le polarimètre.

Pendant la saison chaude, lorsque le dosage ne peut pas être fait immédiatement, il est bon d'additionner chaque émission d'urine d'une petite quantité d'une solution alcoolique de thymol à 1 pour 100, ou de fluorure de sodium, pour empêcher l'action de la glycolyse microbienne.

Causes d'erreur. — Il est évident qu'il faut s'assurer que le malade ne présente pas de glycosurie spontanée, même intermittente; sans cela, l'épreuve de la glycosurie alimentaire n'aurait qu'une valeur relative. Cette épreuve perd, en outre, beaucoup de sa signification lorsqu'il existe des troubles digestifs, diarrhée ou constipation, ou lorsque l'absorption intestinale elle-même ne se fait plus normalement, comme c'est souvent le cas dans les affections hépatiques.

L'intégrité des reins doit être également absolue, car si le sucre, qui n'est pas emmagasiné par le foie, n'est pas éliminé de suite par les reins, l'épreuve n'a plus de valeur.

En outre, l'insuffisance hépatique n'est pas la seule cause possible de glycosurie alimentaire; en effet, il peut arriver que le foie retienne suffisamment bien le sucre alimentaire, mais que le sucre du sang ne soit pas suffisamment détruit dans les tissus et passe dans l'urine, c'est-à-dire qu'il y ait hyperglycémie avec glycosurie. Pour éviter cette cause d'erreur, il faut faire la recherche de l'insuffisance glycolytique des tissus par injection sous-cutanée d'une solution sucrée (voy. p. 597); on évite ainsi l'action du foie.

Enfin, dans les cas où l'affection hépatique s'accompagne d'ascite, il arrive souvent que par l'épreuve de la glycosurie alimentaire, l'on ne retrouve pas de glycose dans l'urine, parce qu'elle passe presque toute par osmose dans le liquide épanché; c'est donc là qu'il faut la rechercher lorsqu'on n'en trouve pas dans l'urine.

Malgré les nombreuses causes d'erreur qu'elle comporte, l'épreuve de la glycosurie alimentaire doit être considérée comme un des bons signes de l'insuffisance hépatique; d'après son intensité, on peut se rendre compte de l'altération plus ou moins grande de cet organe. Elle a autant de valeur que la glycosurie spontanée intermittente et permet de mettre celle-ci en évidence lorsqu'elle n'existe qu'à l'état latent. On a même vu des glycosuries intermittentes devenir permanentes temporairement après l'épreuve de la glycosurie alimentaire.

Dans les cirrhoses atrophiques, qui s'accompagnent presque toujours de troubles digestifs ou rénaux, cette épreuve donne des résultats très variables.

D'après Lereboullet, dans les cirrhoses hypertrophiques, la glycosurie alimentaire est positive pendant les périodes de crises et négative dans les intervalles; dans certains cas au contraire, le foie aurait un pouvoir absorbant exagéré pour la glycose.

Dans l'atrophie grave aiguë, il y a toujours une glycosurie intense. Pendant les coliques hépatiques, on a trouvé souvent une glycosurie légère et passagère.

La glycosurie alimentaire ne dépend cependant pas uniquement du foie, on l'a trouvée positive dans presque toutes les fièvres infectieuses, soit par leur action sur le foie, soit par leur action sur la glycolyse dans les tissus.

2. — Ammoniurie expérimentale.

Cette épreuve est basée sur le même principe que la glycosurie alimentaire. A l'état physiologique, le foie transforme en urée toute l'ammoniaque, ingérée ou produite par la digestion. S'il est altéré, il est évident que son pouvoir d'élaboration pourra être diminué et que, dans ce cas, la quantité d'ammoniaque qu'on trouve normalement dans les urines sera augmentée.

L'épreuve consiste donc à faire prendre une dose déterminée d'ammoniaque au malade, et à constater si la quantité d'ammoniaque éliminée par ses urines a augmenté.

Technique. — On dose pendant deux ou trois jours la quantité totale d'ammoniaque éliminée dans l'urine des vingt-quatre heures, le malade étant à un régime fixe toujours le même. On prend la moyenne de ces divers dosages. Puis le jour suivant, à jeun, on fait prendre au malade, après l'avoir fait uriner, 6 grammes d'acétate d'ammoniaque. On recueille la quantité totale des urines des vingt-quatre heures suivantes, et on fait le dosage de l'ammoniaque.

La différence des résultats du dernier dosage et de la moyenne des précédents permet d'estimer l'énergie uropoiétique du foie, vis-à-vis de l'ammoniaque.

S'il fait chaud, l'urine doit être conservée à la glacière

ou additionnée de thymol pour empêcher les fermentations.

Il est évident que le régime doit être strictement le même pendant toute l'expérience, puisque des aliments différents donnent lieu à des quantités variables d'ammoniaque.

Causes d'erreur. — Comme pour la glycosurie alimentaire, l'état de la digestion et celui de la perméabilité rénale jouent un grand rôle pour la valeur à attribuer à cette épreuve.

Les applications cliniques de l'ammoniurie expérimentale sont les mêmes que celles de la glycosurie alimentaire, mais sa valeur est plus discutée que celle de cette dernière. Il est probable d'ailleurs que certaines lésions ont une action différente sur la fonction glycogénique et sur la fonction uropoiétique, de sorte que les deux épreuves ne sont pas exactement équivalentes.

On a prétendu que l'action uropoiétique du foie était si énergique qu'elle serait à peine diminuée même dans les altérations les plus marquées de la cellule hépatique. Nous avons cependant souvent employé cette épreuve et nous estimons qu'après l'ingestion de la dose d'ammoniaque indiquée ci-dessus, si on retrouve dans l'urine une augmentation notable de l'ammoniaque, on doit conclure à une altération de la cellule hépatique ; par contre, le fait de n'en pas trouver n'implique pas son intégrité. Cette épreuve n'a donc de valeur que lorsqu'elle est positive ; négative elle n'a pas de signification précise.

3. — Élimination polycyclique du bleu de méthylène.

En dehors de toute altération rénale, l'élimination du bleu de méthylène, injecté sous la peau, est en quelque mesure sous la dépendance du foie.

Technique. — La technique est la même que celle employée pour l'exploration rénale ; les mêmes précautions doivent être prises pour l'injection et pour les prélèvements de l'urine (voy. p. 606). Chauffard a montré que, en cas d'altération manifeste du foie, la courbe d'élimination, établie suivant le même principe que pour la perméabilité rénale, montre des intermittences très manifestes, si bien qu'on trouve plusieurs maximums, séparés par des absences complètes de bleu ou de chromogène (2, fig. 156). La quantité de bleu éliminée importe peu, c'est la « glaucurie intermittente », le rythme avec à-coups, qui a seule une importance au point de vue hépatique.

Les intermittences sont de nombre variable. Les maximums, qui varient de 1 à 5, peuvent être précoces, de la troisième à la cinquième heure, ou tardifs, jusqu'à la quarante-cinquième heure après l'injection; leur durée varie entre deux et treize heures. Plus les intermittences sont précoces et nombreuses, plus l'insuffisance hépatique est marquée.

D'après Gilbert, l'élimination polycyclique du bleu de méthylène ne serait qu'un moyen de mettre en évidence l'intermittence du rythme colorant des urines chez les hépatiques.

Causes d'erreur. — Il est évident que pour que le rythme de la courbe d'élimination du bleu de méthylène ait une valeur quelconque au point de vue hépatique, il faut que la perméabilité rénale ait été reconnue intacte par les autres procédés d'investigation.

De plus, nous avons constaté à plusieurs reprises que le nervosisme seul, en dehors de tout autre état pathologique, donne lieu à une élimination nettement polycyclique; il faut donc, dans l'appréciation des résultats, toujours tenir compte de l'état nerveux du sujet.

Cette épreuve est applicable à tous les cas où l'on soupçonne l'insuffisance hépatique, sans différence d'étiologie ou d'altération histologique. Elle n'a de valeur que lorsqu'elle est positive, c'est-à-dire que lorsqu'elle donne une courbe nettement polycyclique; négative, elle n'implique pas l'intégrité du foie. On l'a trouvée positive dans presque toutes les affections hépatiques mais jamais régulièrement dans aucune d'entre elles.

Elle n'a pas de valeur pour le pronostic de l'affection.

QUATRIÈME SECTION

PANCRÉAS

I. — PROCÉDÉ DES CUBES DE VIANDE

Ce procédé est basé sur cette donnée que, en l'absence de suc pancréatique dans l'intestin, on retrouve dans les selles des débris de fibres musculaires non digérées. Pour faciliter la recherche de ces débris, on a proposé la technique suivante.

Technique. — On coupe de petits cubes de viande crue, fraîche, qu'on enferme dans de petits sacs de gaze fermés par un fil solide. On en fait avaler un au malade pendant son repas ordinaire. On recueille les selles suivantes et on y retrouve facilement le sac. On en retire la viande qu'on prépare pour en faire des coupes microscopiques. S'il n'y existe plus de noyaux, si tous ont été détruits et digérés, on conclut à la présence de suc pancréatique dans l'intestin; s'ils sont intacts, le suc pancréatique est absent. On peut, d'après le degré de digestion des noyaux, estimer l'abondance du suc pancréatique.

Cependant il n'est pas bien sûr que seul le suc pancréatique digère les noyaux de la viande crue; il est très possible que le suc intestinal agisse aussi sur eux. C'est l'abondance plus que la simple présence des noyaux non digérés qui indiquera le déficit de la sécrétion pancréatique.

II. — PROCÉDÉ DES CAPSULES DE GLUTOIDE

Ce procédé, proposé par Sahli, est basé sur le principe suivant : faire avaler au malade une substance facilement reconnaissable dans les urines ou dans la salive, et rapidement absorbée par la muqueuse intestinale, enrobée dans une matière qui ne se dissout que dans le suc pancréatique et non dans l'estomac.

Technique. — On utilise pour cela le *glutoïde*, c'est-à-dire une gélatine traitée pendant un certain temps par du formol; cette substance a la propriété de n'être digérée que très lentement *in vitro* par le suc gastrique, tandis qu'elle se dissout presque immédiatement dans le suc pancréatique. On en fabrique de petites capsules (n° 3 de Sahli, chez Hausmann, à Saint-Gall), dans lesquelles on met de l'iodoforme (0,15 centigrammes). Une capsule avalée par le malade à jeun traverse intacte l'estomac, et est immédiatement dissoute dans le duodénum; l'iodoforme est absorbé. On fait alors cracher le malade toutes les heures dans des vases séparés, en notant l'heure exacte sur le vase. A partir de la quatrième heure le malade peut manger. On recueille la salive jusqu'à la dixième, quinzième heure, ou plus tard si la recherche a été négative.

Pour rechercher l'iode dans la salive, on en prélève 1 à 2 centimètres cubes dans un tube, puis on ajoute 1 centimètre cube d'acide nitrique pur et 1 centimètre cube de chloroforme; en présence d'iode, le chloroforme se colore en rouge; on peut aussi se servir de papier amidoné (voy. *Examens chimiques*).

A l'état physiologique, on doit déjà retrouver de l'iode dans la salive au bout de une heure et demie à deux heures.

A l'état pathologique, cette apparition peut être très retardée, ou peut même manquer complètement; dans ce cas la capsule se retrouve intacte dans les selles suivantes.

Deux causes d'erreur importantes peuvent troubler les résultats de cette épreuve. La première provient de l'estomac; il est évident que s'il existe de la dilatation marquée de cet organe ou des troubles de motilité manifestes, la capsule y restera très longtemps, puisqu'elle n'en est pas expulsée. Elle pourra s'y dissoudre à la longue, l'iodoforme sera un peu absorbé et l'iode apparaîtra dans la salive après un temps assez long. Dans ce cas le résultat est faussé puisque la capsule s'est ouverte dans l'estomac. Pour éviter cette cause d'erreur il faut donc s'assurer par les procédés indiqués plus haut de l'intégrité de l'estomac et notamment de l'absence de dilatation de cet organe.

La seconde cause d'erreur est l'existence de diarrhée chez le malade au moment de l'expérience. La capsule est alors chassée à travers le tube digestif par les mouvements péristaltiques trop rapidement pour avoir le temps d'être dissoute par le suc pancréatique. On la retrouve intacte dans les selles. Cette cause d'erreur peut être facilement évitée en choisissant un moment favorable.

III. — PREUVE DE LA GLYCOLYSE

Par le fait de la glycolyse qui se produit au niveau de chaque cellule de l'organisme, une certaine dose de glycose peut être injectée sous la peau, sans donner lieu à de la glycosurie. Par contre, si cette glycolyse fait défaut par le fait de certaines conditions pathologiques, la même injection donnera naissance à de la glycosurie.

L'insuffisance pancréatique est une de ces conditions pathologiques.

Technique. — Après avoir fait uriner le malade, on lui injecte sous la peau, ou de préférence dans les masses musculaires de la fesse, car c'est moins douloureux, 20 centimètres cubes d'une solution à 50 pour 100 de glycose, stérilisée par chauffage discontinu. On recueille alors séparément toutes les émissions d'urine pendant les vingt-quatre heures suivantes, et on y recherche et dose la glycose.

Les plus grandes précautions d'asepsie doivent être prises pour cette injection, afin d'éviter les infections, assez fréquentes chez les malades cachectiques, et facilitées par l'excellent milieu de culture qu'est la solution de glycose. L'injection n'est pas très douloureuse, si on a soin de la pousser très lentement.

A l'état physiologique, dans ces conditions, on ne doit jamais avoir de glycosurie. On a même pu injecter 100 grammes de glycose sans l'obtenir.

Causes d'erreur. — Il est évident qu'il faut s'assurer, avant cette épreuve, que le malade n'est pas spontanément glycosurique par intermittences et que sa perméabilité rénale est normale. Il faut conserver les diverses émissions d'urine au frais pour éviter les pullulations microbiennes qui peuvent produire la destruction du sucre.

La glycosurie sous-cutanée indique l'insuffisance de la glycolyse tissulaire, c'est-à-dire de la destruction du sucre au niveau des cellules des divers tissus de l'organisme. Cette destruction est, d'après les travaux les plus récents (Lépine, Blumenthal), en relation intime avec la sécrétion interne du pancréas. Lorsque cette dernière manque ou est troublée, la glycolyse tissulaire ne se fait plus normalement.

La glycosurie sous-cutanée peut donc servir à révéler des diabètes latents par insuffisance pancréatique, dans des maladies chroniques cachectisantes ou dans des maladies aiguës. Positive, elle indiquera que le pancréas est plus ou moins lésé et son intensité renseignera sur la gravité des lésions. Il faut savoir que l'épreuve de la glycosurie sous-cutanée peut quelquefois rendre permanentes des glycosuries intermittentes d'origine hépatique; dans ces cas, on peut être sûr que la sécrétion interne du pancréas n'est pas normale.

CINQUIÈME SECTION

REINS

I. — MÉTHODES CRYOSCOPIQUES

La simple détermination du point de congélation de l'urine n'a pas à elle seule grande signification.

Dans le cas d'affection d'un seul rein, lorsqu'on recueille séparément l'urine de chaque uretère, la comparaison des deux points cryoscopiques peut fournir des renseignements sur l'état du rein malade. A part ce seul cas, il faut toujours tenir compte parallèlement d'autres signes que la simple détermination du Δ urinaire.

Les procédés que nous allons étudier peuvent donner quelques indications utilisables en clinique. Nous ne croyons pas cependant qu'ils permettent à eux seuls de déterminer exactement l'activité fonctionnelle du rein. Tous ces procédés ont eu à un moment donné un certain retentissement, mais nous ne saurions garantir qu'ils résistent beaucoup à l'épreuve du temps.

I. ***Procédé de Koranyi.*** — On détermine à la fois la concentration moléculaire de l'urine et sa teneur en chlorure de sodium. Le rapport $\frac{\Delta}{NaCl}$ doit permettre d'apprécier l'activité fonctionnelle du rein. Chez les individus normaux, ce rapport varierait entre 1,23 et 1,69.

Ce procédé est basé sur la théorie suivante : A l'état physiologique, lorsque la circulation rénale est ralentie, l'urine séjourne longtemps dans les canalicules ; elle perd des molécules de chlorure de sodium et reçoit en échange des molécules d'autres substances; inversement, lorsque la circulation est accélérée, l'urine traverse rapidement les canalicules et conserve ses molécules de chlorure de sodium.

Causes d'erreur. — Indépendamment des causes d'erreur tenant à la cryoscopie, on peut faire au procédé de Koranyi les reproches suivants :

Tout d'abord, une alimentation plus ou moins riche en chlorure de sodium modifie notablement le rapport $\frac{\Delta}{NaCl}$. En effet, si la quantité des chlorures ingérés est faible, ce rapport augmente, sans qu'il y ait de modification de la circulation rénale.

En outre, pour que ce rapport ait une réelle valeur, il faut que le rein soit sain, c'est-à-dire que les glomérules et l'épithélium fonctionnent comme à l'état normal. Or, dans la plupart des cas où l'on cherche à déterminer l'activité fonctionnelle du rein, cet organe est plus ou moins lésé.

En somme, on peut dire que ce procédé ne renseigne guère que sur la vitesse de sécrétion. L'état fonctionnel du rein doit être déterminé par d'autres méthodes.

II. ***Procédé de Claude et Balthazard.*** — Par ce procédé, on a tenté de déterminer, d'une part l'activité glomérulaire, d'autre part l'activité des épithéliums urinaires.

Les auteurs admettent par convention que « le nombre de centièmes de degré dont est abaissé le point de congélation représente le nombre de molécules dissoutes dans 1 centimètre cube d'urine. Si l'abaissement du point de congélation est de 1°,50, on dira qu'il y a dans cette urine 150 molécules par centimètre cube ». Par suite de la même convention, dans les formules qui vont suivre, les valeurs de Δ et de δ sont comprises en prenant pour unité le centième de degré, c'est-à-dire que le chiffre cryoscopique indiqué par le thermomètre doit être multiplié par 100.

1° *Diurèse moléculaire totale.* — Pour avoir le nombre total des molécules, on multiplie le degré cryoscopique Δ par le volume de l'urine émise en vingt-quatre heures V. On obtient le nombre des molécules éliminées par l'unité de poids, c'est-à-dire par le kilogramme du sujet, en divisant le produit par le poids de l'individu P. Le nombre de ces molécules est donc indiqué par la formule $\frac{\Delta V}{P}$. C'est ce que les auteurs nomment la diurèse moléculaire totale.

Cette diurèse moléculaire totale mesurerait l'activité glomérulaire.

2° *Diurèse des molécules élaborées.* — D'après la théorie de Koranyi exposée plus haut, l'épithélium des canalicules substitue aux molécules de chlorure de sodium des molécules d'urée, de phosphates, d'acide urique, c'est-à-dire des molécules élaborées (Bouchard). Pour déterminer l'activité des épithéliums, il faut donc connaître le nombre de molécules élaborées contenues dans l'urine, nombre qu'on désigne par δ.

Ce δ est obtenu en déduisant du Δ de l'urine ce qui dans ce Δ dépend du chlorure de sodium. Or, une solution aqueuse de NaCl à 1 pour 100 congèle à — 0,605. Si donc l'on représente par p, le nombre de grammes de chlorure de sodium contenus dans l'urine établi par un dosage chimique, on a la formule : $\delta = \Delta - (p \times 0{,}605)$.

La diurèse totale des molécules élaborées sera alors représentée par δV et la diurèse des molécules élaborées par kilogramme d'individu par $\frac{\delta V}{P}$.

3° *Activité des épithéliums*. — Elle est indiquée par le rapport $\frac{\Delta}{\delta}$.

En somme, il faut tenir compte de trois formules :

1° $\frac{\Delta V}{P}$ = diurèse moléculaire totale par kilogramme de poids, mesure de l'activité glomérulaire. Sa valeur varie entre 3000 et 4000 à l'état normal chez l'adulte; chez les enfants elle varie de 5 à 8000;

2° $\frac{\delta V}{P}$ = diurèse des molécules élaborées par la même unité de poids, variant à l'état normal chez l'adulte entre 1800 et 2500, plus élevée chez les enfants;

3° $\frac{\Delta}{\delta}$ = taux des échanges moléculaires, mesure du travail utile du rein, variant entre 1,49 et 1,69 chez les normaux.

L'insuffisance rénale est dite *absolue* quand on constate de faibles valeurs de $\frac{\Delta V}{P}$ et de $\frac{\delta V}{P}$, tandis que $\frac{\Delta}{\delta}$ est plus élevé qu'il ne devrait l'être par rapport à $\frac{\Delta V}{P}$.

Elle est dite *relative* quand les valeurs de $\frac{\Delta V}{P}$ et de $\frac{\delta V}{P}$ sont élevées et que $\frac{\Delta}{\delta}$ est relativement plus élevé.

Dans l'hypersthénie cardiaque $\frac{\Delta V}{P}$ augmente, atteint 5000 ou 6000. En même temps, les échanges sont moins actifs et le rapport $\frac{\Delta}{\delta}$ croît proportionnellement à $\frac{\Delta V}{P}$.

Dans l'hyposthénie cardiaque $\frac{\Delta V}{P}$ diminue, mais les échanges sont plus complets, donc $\frac{\Delta}{\delta}$ diminue.

Les quatre valeurs dont dépendent toutes ces formules sont plus ou moins sujettes à caution. C'est ainsi notamment que la quantité de chlorures éliminés par les reins malades présente de grandes variations.

En somme, il semble qu'il y a lieu de tenir compte, avec ce procédé, seulement des formules très nettes et de laisser de côté les faibles variations.

III. ***Procédé de Claude et Mauté***. — Les auteurs étudient les variations cryoscopiques de l'urine à la suite de l'ingestion de doses variables de chlorures.

On met d'abord les malades à un régime fixe pauvre en chlorures. Au bout de deux ou trois jours, on ajoute à l'alimentation pendant quatre jours 10 grammes de chlorure de sodium en cachets ou en solution. On continue les examens d'urine jusqu'à ce que les effets de l'ingestion aient disparu.

Les auteurs distinguent quatre variétés de néphrites chroniques :

1° Dans une première variété, on obtient pendant l'ingestion du chlorure une courbe d'insuffisance rénale artificielle : les valeurs $\frac{\Delta V}{P}$ et $\frac{\delta V}{P}$ vont s'éloignant l'une de l'autre ; le rapport $\frac{\Delta}{\delta}$ augmente.

2° Dans la deuxième variété, on constate une élévation de $\frac{\Delta V}{P}$, l'élimination du NaCl augmentant. Mais, les échanges moléculaires augmentant aussi $\frac{\Delta V}{P}$ s'élève de même, de sorte que $\frac{\Delta}{\delta}$ est à peine augmenté.

3° Dans la troisième variété l'augmentation du NaCl urinaire ne se fait sentir qu'au bout d'un jour ou deux, mais persiste un certain temps. Le rapport $\frac{\Delta}{\delta}$ s'élève, mais il ne redescend pas brusquement ; il ne revient aux chiffres antérieurs qu'au bout de quatre ou cinq jours.

4° Dans la quatrième variété, l'absorption de NaCl n'augmente pas le taux des chlorures urinaires ; on n'obtient pas de courbe d'insuffisance rénale ; le rapport $\frac{\Delta}{\delta}$ s'il était trop élevé se rapproche de la normale.

De l'étude de ces diverses variétés les auteurs croient pouvoir conclure que dans la dernière le pronostic est fatal à bref délai.

IV. ***Procédé de Léon Bernard.*** — On détermine à la fois le Δ du sérum sanguin Δs, le Δ de l'urine Δu, et le volume de l'urine des vingt-quatre heures.

Le rapport $\frac{\Delta u}{\Delta s}$ permet d'apprécier le rôle de la perméabilité rénale dans les variations de la concentration moléculaire de l'urine. Ce rapport varie chez les normaux entre 2,3 et 3,9.

Mais ce rapport diffère sans imperméabilité rénale, selon qu'il y a oligurie ou polyurie. Aussi est-il nécessaire de multiplier le rapport $\frac{\Delta u}{\Delta s}$ par le volume de l'urine des vingt-quatre heures. Cette valeur, qui représente l'élimination à l'état normal, est de 3000 à 5000.

Le premier rapport vise surtout l'activité épithéliale ; le second les effets utiles de cette activité.

Causes d'erreur. — Le Δ urinaire varie dans de larges limites, alors que le Δ du sérum varie peu, ce qui modifie fortement leur rapport ; aussi l'auteur conseille-t-il dans ces faits d'envisager les valeurs en elles-mêmes, plutôt que leur rapport.

D'autre part, ce procédé n'aurait toute sa valeur que s'il était prouvé que les substances non éliminées par le rein restent dans le sérum ; or, il paraît certain à l'heure actuelle que le sérum a, au contraire, une composition remarquablement fixe et qu'il cède facilement aux tissus les matériaux en excès.

II. — ÉPREUVES ALIMENTAIRES

I. ***Chlorurie***. — Il suffit d'établir la comparaison entre la quantité de chlorures ingérés et la quantité de chlorures excrétés pour juger de la perméabilité du rein à ce sel.

On met le malade à un régime fixe pauvre en chlorures, au régime lacté par exemple. Au bout de 3 ou 4 jours de ce régime, lorsqu'on suppose que l'équilibre chloré est atteint, on procède aux dosages quotidiens des chlorures du régime et des chlorures urinaires.

On peut se contenter de doser ainsi parallèlement les chlorures ingérés et les chlorures excrétés. Ou bien on peut, au bout de 3 ou 4 jours, faire prendre au malade une quantité fixe de chlorure de sodium (10 grammes par exemple), en cachets, ou en potion dans 125 grammes d'eau, à absorber en 3 ou 4 fois dans la journée pendant 4 jours au moins.

A l'état normal, la majeure partie du sel ingéré passe dans l'urine en 24 heures. Le dosage doit être continué pendant 3 ou 4 jours après la fin de l'ingestion du sel.

C'est ainsi, par exemple, qu'un individu soumis au régime lacté, absorbant 3 litres de lait en 24 heures (5 à 6 grammes de chlorure de sodium), élimine normalement une quantité à peu près équivalente par l'urine. Si on lui administre en plus de son lait 10 grammes de chlorure de sodium, on verra, dans les 24 heures qui suivent, la quantité de chlorures urinaires monter à 12 ou 15 grammes.

Il est bien entendu que cette épreuve ne doit pas être faite dans les maladies fébriles, car certaines d'entre elles, la pneumonie par exemple, s'accompagnent de rétention chlorurée à la période d'état avec décharge au moment de la crise.

L'imperméabilité au chlorure de sodium n'est jamais que relative. Elle varie d'un sujet à l'autre et varie chez le même sujet d'une période à l'autre de la maladie (Widal).

Dans les néphrites épithéliales, la perméabilité rénale aux chlorures est tantôt normale, tantôt diminuée.

Dans les néphrites interstitielles, on constate en général une diminution permanente de perméabilité aux chlorures.

L'étude de la chlorurie alimentaire a pris ces dernières années une grande importance, surtout depuis qu'on connaît le rôle que joue ce sel dans la formation des œdèmes.

Au point de vue pronostique, il est intéressant de connaître le bilan de l'élimination chlorurée. Il faut se rappeler cependant que le rein ne se comporte pas de la même façon à l'égard de toutes les substances à éliminer.

L'épreuve de la chlorurie alimentaire ne renseigne que sur un point : la perméabilité au chlorure de sodium. On n'est nullement en droit d'en tirer une conclusion quelconque pour la perméabilité à d'autres substances. C'est ainsi, notamment, que le rein se comporte de façon très différente vis-à-vis du chlorure de sodium et de l'urée (Widal et Javal).

Les chlorures et l'urée peuvent être simultanément ou isolément retenus au cours de l'insuffisance rénale. Leur accumulation dans l'organisme se fait par des mécanismes différents.

Cette étude de la chlorurie alimentaire serait très importante dans les néphrites, en ce sens qu'elle permettrait de prévoir et de prévenir dans certains cas la formation d'œdèmes. Le bilan des chlorures donne d'utiles indications pour régler la chloruration.

Chez les cardiaques asystoliques, on constate une diminution manifeste de l'élimination chlorurée. Cette diminution se produit même souvent chez les cardiaques avant l'asystolie. La constatation de ce fait acquiert donc une valeur considérable au point de vue pronostique (Vaquez et Digne).

Dans la néphrite interstitielle chronique, il y a lieu de distinguer, à côté de la rétention chlorurée avec œdème, une rétention chlorurée sèche (Ambard et Beaujard).

L'étude de la chlorurie alimentaire, en permettant de régler le degré de chloruration; a fourni, surtout entre les mains de Widal et de ses élèves, d'importantes déductions thérapeutiques sur lesquelles nous n'avons pas à insister ici.

II. ***Azoturie***. — La technique est la même que pour la chlorurie, c'est-à-dire qu'on commence par mettre le sujet en état d'équilibre azoté au moyen d'un régime pauvre en azote. Au bout de 3 ou 4 jours, on commence les dosages de l'urée contenue dans l'urine. Après avoir pratiqué ces dosages pendant quelques jours, on administre 20 grammes d'urée au patient. On cherche ensuite si la quantité d'urée de l'urine s'est élevée d'un chiffre correspondant (Achard et Paisseau).

Chez l'individu sain, une grande quantité de l'urée passe dans l'urine dans les quarante-huit heures.

La perméabilité à l'urée est diminuée dans la néphrite interstitielle et dans l'asystolie.

La dissociation de la perméabilité aux chlorures et à l'urée est fréquente.

III. ***Albuminurie***. — On fait ingérer au malade six blancs d'œufs ; on recueille ensuite séparément les urines et l'on cherche si elles contiennent de l'albumine.

Au lieu de faire ingérer l'albumine, on peut injecter 2 centimètres cubes de blanc d'œuf dans le tissu cellulaire souscutané.

Il va de soi que cette épreuve ne peut être faite qu'après s'être assuré de l'absence d'albuminurie spontanée, même pendant les périodes digestives et dans le milieu de la journée.

Cette épreuve de l'albuminurie provoquée peut mettre en évidence des altérations latentes du rein. Chez les individus qui ne présentent plus d'albuminurie spontanée, mais dont l'épithélium rénal est encore débile, on obtient souvent des résultats positifs.

III. — ÉLIMINATIONS PROVOQUÉES

Pour étudier l'élimination provoquée, on procède de la manière suivante :

Une substance déterminée est introduite à dose fixe dans l'organisme; on étudie ensuite le mode d'élimination de cette substance par l'urine, soit en précisant le rythme de cette élimination, soit en dosant la quantité éliminée en un temps donné. De ces constatations, on déduit des considérations sur la valeur physiologique de la sécrétion rénale.

Depuis 1820 déjà on avait constaté que chez les goutteux ni la térébenthine, ni les asperges, ne communiquaient à l'urine d'odeur caractéristique. Puis on établit (Beauvais) que le défaut d'élimination des substances odorantes par l'urine est un signe pathognomonique du mal de Bright.

On commença seulement beaucoup plus tard à employer des substances colorées. La première en date est la fuchsine. On l'administrait en pilules et l'urine de chaque miction était recueillie à part.

Mais ce n'est que depuis l'emploi du bleu de méthylène en injection sous-cutanée, par Achard et Castaigne (1897), que l'étude de l'élimination provoquée est devenue une méthode réellement clinique.

La substance dont on veut étudier l'élimination peut être introduite dans l'organisme soit par la voie buccale, soit par injection sous-cutanée ou intra-musculaire.

Actuellement, c'est cette dernière voie qui est presque exclusivement adoptée. On a reconnu, en effet, que les procédés par ingestion comportaient de nombreuses causes d'erreur. L'élimination dépend alors notamment de l'état fonctionnel du tube digestif, car on ne sait jamais au juste quelle est la quantité de substance absorbée par l'intestin et quelle est la quantité éliminée par les fèces.

De plus, avec certaines substances, il est très important de noter les différents modes de début de l'élimination. Ces distinctions ne sauraient être nettement établies lorsque le début de l'élimination peut être retardé par une foule de facteurs indépendants de l'état du rein.

1. — Bleu de méthylène.

Technique. — On injecte dans les muscles fessiers 1 centimètre cube d'une solution aqueuse de bleu de méthylène à 5 pour 100, stérilisée à l'autoclave à 100°. Il est bon de faire l'injection le matin. Au moment de l'injection, on fait uriner le patient, de façon qu'il ne reste pas dans la vessie d'urine antérieurement sécrétée. On recueille l'urine au bout d'une demi-heure, puis d'une heure, et ensuite d'heure en heure jusqu'au soir. Au-delà, on peut la recueillir seulement toutes les deux heures. Chaque échantillon doit être recueilli dans un verre séparé et immédiatement étiqueté.

Il n'est pas nécessaire que le malade reste couché pendant toute la durée de l'élimination, bien que l'attitude du sujet exerce une certaine influence sur le mode d'élimination du bleu de méthylène (Linossier et Lemoine).

I. ***Rythme d'élimination.*** — On apprécie ce rythme par les variations de l'intensité de coloration des émissions successives. A cet effet les divers échantillons d'urine, recueillis dans des verres séparés portant l'indication de l'heure de l'émission, sont rangés dans l'ordre de leur émission.

Pour apprécier la quantité éliminée dans chaque échantillon, on pourrait recourir au dosage par la méthode colorimétrique, mais ce dosage est long, compliqué, et somme toute peu exact. En pratique, l'inspection suffit, à condition qu'on examine l'urine sous une même épaisseur et qu'on tienne compte, le cas échéant, des trop grandes variétés horaires de la quantité d'urine émise.

Il ne faut tenir compte que de l'élimination franche du bleu, et ne recourir à aucun artifice pour mettre en évidence une coloration douteuse.

L'urine doit être examinée et les résultats enregistrés au fur et à mesure, sans attendre que l'élimination soit complètement terminée, avant que l'urine ne devienne trouble par fermentation.

On ne considérera l'élimination comme terminée que lorsque l'urine sera restée incolore pendant vingt-quatre heures consécutives. Il arrive, en effet, comme nous le verrons plus loin, que le bleu s'élimine d'une façon irrégulière et qu'il disparaisse pendant plusieurs heures consécutives pour réapparaître plus tard.

Les causes qui régissent l'influence de la station sur l'élimination du bleu ne sont pas encore élucidées d'une façon nette : si elles venaient à être établies, il deviendrait nécessaire, pour avoir des résultats comparables, de laisser les malades au lit.

II. ***Dosage de la quantité éliminée***. — On recueille et on réunit la quantité totale de l'urine des premières vingt-quatre heures. La plupart des procédés de dosage sont basés sur la colorimétrie (voy. p. 213). D'une manière générale, ces procédés colorimétriques ne nous inspirent qu'une confiance limitée, par suite des difficultés qui résultent, dans le cas particulier, de la teinte verte que donne la superposition du bleu éliminé au jaune normal de l'urine.

Un autre procédé de dosage repose sur le pouvoir réducteur du bleu de méthylène sur la glycose. Ce procédé est compliqué et, par conséquent, peu utilisable en clinique.

III. ***Recherche du chromogène***. — Le bleu de méthylène n'est pas toujours éliminé en nature par le rein ; il peut aussi se retrouver dans l'urine sous forme de dérivé incolore, de chromogène. Pour rechercher ce leucodérivé, il suffit de verser quelques centimètres cubes d'urine dans une éprouvette et d'ajouter quelques gouttes d'acide acétique. Lorsque l'urine contient du chromogène, on voit apparaître une coloration bleue.

L'élimination du bleu sous forme de chromogène, bien loin d'être importante, comme l'ont prétendu certains auteurs, est plutôt une cause d'erreur.

Il peut arriver que le bleu soit complètement détruit dans

l'organisme, sans régénération possible dans les urines. Ces cas de destruction complète sont heureusement rares; on ne peut les attribuer à un état pathologique déterminé.

Dans les cas de cystite ou de pyélo-néphrite où l'urine est fermentée, la matière colorante se détruit partiellement dans les voies urinaires et les résultats de l'élimination du bleu n'ont pas grande valeur.

Rythme d'élimination. — Pour apprécier les résultats de l'élimination du bleu, il importe d'envisager le rythme de cette élimination, en se basant sur les points suivants :

1° Le début de l'apparition franche du bleu;

2° Le moment du premier maximum d'intensité de la coloration;

3° Les détails des intermittences et des reprises de la coloration;

4° La durée totale de l'élimination.

Chez l'individu normal (1, fig. 136), l'apparition du bleu a lieu entre une demi-heure et une heure après l'injection.

Le maximum d'intensité de la coloration se manifeste à la troisième ou à la quatrième heure.

La durée totale de l'élimination varie de trente-cinq à soixante-douze heures.

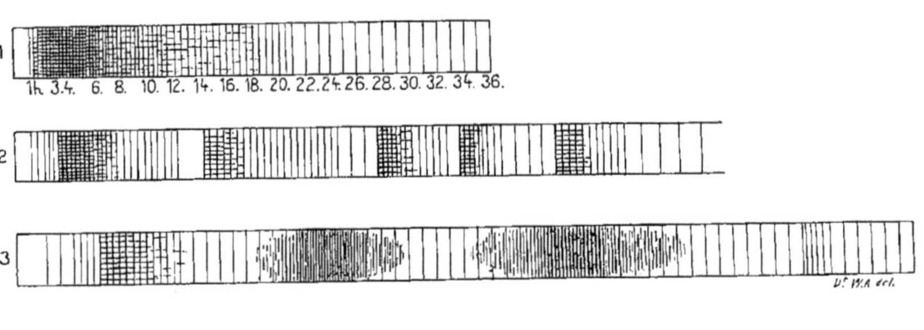

Fig. 136. — Rythmes d'élimination du bleu de méthylène.

Les *hachures* indiquent les variations d'intensité de la coloration; les *chiffres* indiquent les heures écoulées depuis l'injection.

1, rythme normal. — 2, rythme polycyclique. — 3, rythme retardé, irrégulier et prolongé. — 4, rythme accéléré.

Le rythme consiste en une courbe rapidement ascendante, puis lentement et progressivement décroissante.

Dans la *néphrite épithéliale aiguë* (4, fig. 136), l'élimination du bleu est manifeste dès la première émission, abondante dès le début; son maximum est précoce et prolongé, sa durée souvent abrégée (Bard).

Dans la *néphrite épithéliale chronique*, la perméabilité rénale est encore augmentée (Bard); le début de l'élimination est également précoce, mais le maximum est un peu plus tardif. Dans ces deux cas, la courbe est très analogue à celle des cas normaux, la perméabilité étant normale ou exagérée (Bard et Bonnet).

Dans la *néphrite épithéliale avec atrophie secondaire*, l'élimination n'est pas retardée ; souvent même elle est précoce, mais moins abondante au début que dans la néphrite aiguë ; de plus elle est prolongée et présente des oscillations irrégulières.

Dans la *néphrite interstitielle* (3, fig. 136), localisation rénale, d'une inflammation interstitielle polyviscérale, dans la *cirrhose du rein* et dans la *néphrite glomérulaire artéritique*, le procédé du bleu indique une diminution plus ou moins accusée de la perméabilité rénale caractérisée par le début tardif, le maximum retardé et la longue durée totale.

En outre, on peut observer une élimination polycyclique (2, fig. 136), par à-coups, dans les trois catégories suivantes :

1° Néphrite interstitielle; 2° Affections du foie (sclérose, ictère chronique, foie cardiaque à un degré avancé) ; 3° Accidents nerveux, émotivité exagérée.

Quantité éliminée. — On peut aussi doser en bloc dans l'urine la quantité totale de bleu éliminée, mais, pour notre part, nous ne pensons pas que ce dosage ait une réelle importance pratique. Le bleu peut en effet être détruit en partie dans l'organisme sous des influences indéterminées, chez des sujets sains comme chez des rénaux; de plus le dosage est loin de donner des chiffres d'une valeur absolue; enfin, même dans les cas où aucune cause d'erreur n'intervient, le chiffre de la quantité éliminée est loin de fournir des renseignements cliniques de la valeur de ceux que donnent les détails du rythme d'élimination.

Quoi qu'il en soit, on admet généralement que sur 50 milligrammes de bleu injecté, il s'en élimine à l'état normal 25 à 30 dans les premières vingt-quatre heures, 35 à 40 pendant la durée totale. Dans les néphrites ces chiffres sont plus ou moins abaissés.

IV. ***Élimination du bleu par les deux reins séparément.*** — Dans les cas où l'on soupçonne une lésion unilatérale du rein, on peut, à l'aide des procédés cliniques de séparation des urines que nous n'avons pas à décrire ici, étudier comparativement l'élimination du bleu de chaque côté.

Pour utiliser les différents éléments habituels de l'épreuve, il faudrait pouvoir recueillir isolément chaque urine pendant toute la durée de l'élimination; malheureusement, cela n'est pas réalisable en pratique. Il faut donc choisir la période où l'élimination est le plus caractéristique. Comme on cherche surtout à savoir si l'élimination est retardée, on pratique l'injection de bleu trois quarts d'heure avant la récolte de l'urine. On arrive à un résultat suffisant si l'on recueille séparément l'urine pendant deux heures; on tient compte alors surtout du début de l'élimination et de son intensité.

La séparation de l'urine doit être faite par cathétérisme uretéral plutôt que par cloisonnement vésical, le séparateur étant difficilement toléré pendant deux heures.

Pour avoir des résultats plus rapides, on peut remplacer le bleu de méthylène par du carmin d'indigo; cette substance s'administre aussi par la bouche, à la dose de 0gr,40; son élimination est plus rapide, et le cathétérisme n'est pas aussi longtemps nécessaire.

Dans ces conditions, si le rein est sain, on voit la plupart du temps, mais non toujours, que l'urine est déjà teintée lorsqu'on commence à la recueillir ou qu'elle le devient bientôt. Dans la deuxième heure de la récolte d'urine (Albarran) qui correspond à la troisième heure après l'injection, la coloration bleue est plus forte du côté où le rein est normal.

En injection sous-cutanée, l'élimination du carmin d'indigo commence normalement après 7 à 12 minutes et atteint son maximum au bout d'une demi-heure.

2. — Rosaniline.

Comme pour le bleu, l'injection doit être faite le matin. On injecte dans les muscles de la fesse 1 centimètre cube d'une solution aqueuse à 1 pour 100 de rosaniline trisulfonate de soude. Comme pour le bleu, on fait uriner le malade au moment de l'injection, puis toutes les heures jusqu'à complète disparition du rouge. Les urines de chaque miction sont recueillies dans des vases séparés; de chaque vase, on prélève une égale quantité d'urine à laquelle on ajoute un même nombre de gouttes d'acide chlorhydrique pour renforcer la coloration rosée.

L'élimination du rouge est comparable à celle du bleu. Les différences sont les suivantes :

Le rouge s'élimine plus rapidement que le bleu. La durée totale de l'élimination ne dépasse pas vingt-quatre heures.

Il ne s'élimine pas sous forme de chromogène, de sorte qu'on n'a pas besoin de rechercher les leucodérivés dans l'urine.

Enfin, il ne présente jamais une élimination polycyclique.

Le rouge a l'inconvénient de se décolorer assez rapidement à l'air et à la lumière, ce qui introduit une importante cause d'erreur, le dosage en étant purement colorimétrique.

En somme, le seul avantage du rouge sur le bleu, c'est qu'il ne s'élimine pas sous forme de chromogène; toutes les autres différences constituent une infériorité, parce qu'elles suppriment d'importants éléments d'appréciation.

Tandis qu'avec le bleu il faut attacher la signification prépondérante au rythme d'élimination, avec le rouge c'est principalement la quantité éliminée en une période donnée qui doit être prise en considération. A l'état normal, cette quantité atteint en vingt-quatre heures 80 à 90 pour 100 de la quantité injectée ; elle tombe au-dessus de 75 dans les néphrites (Dreyfus).

3. — Iodure de potassium.

On fait une injection sous-cutanée de 0gr,04 d'iodure de potassium dissous dans 1 centimètre cube d'eau ; à cette dose, l'injection est peu douloureuse. L'iodure étant très diffusible, l'iode apparaît presque immédiatement dans l'urine.

Le rythme de l'élimination ne donne pas de renseignements utilisables.

Aussi n'est-il pas nécessaire de recueillir chaque échantillon d'urine. Il suffit de rassembler toute l'urine éliminée dans les premières vingt-quatre heures et d'y doser l'iode éliminé.

Cause d'erreur. — Avant de pratiquer l'injection, il faut s'assurer que le malade n'a pas pris d'iode depuis une dizaine de jours au moins.

Chez l'individu normal, l'élimination est rapide et massive, atteignant tout de suite son maximum et se prolongeant pendant quarante-huit heures. Dans les premières vingt-quatre heures, il s'élimine de 18 à 29 milligrammes d'iodure.

Pour apprécier les résultats, le point important est de voir si l'élimination est rapide et excessive ou si, au contraire, elle se fait d'une manière traînante et prolongée (Bard et Bonnet). Le rythme de l'élimination dépend moins que celle du bleu de l'imperméabilité rénale ; il est beaucoup moins utile à connaître que la quantité éliminée dans les premières vingt-quatre heures.

Dans la *néphrite épithéliale*, la perméabilité à l'iodure est augmentée, c'est-à-dire qu'il s'élimine dans les vingt-quatre premières heures une quantité de sel supérieure à la normale.

Dans la *néphrite interstitielle* chronique, la perméabilité est diminuée, c'est-à-dire que la quantité d'iodure éliminée dans les vingt-quatre premières heures est inférieure à la normale.

Dans la *néphrite épithéliale avec atrophie secondaire*, il y a de même diminution marquée de la perméabilité à l'iodure.

Comparée à celle du bleu, l'épreuve de l'iodure a l'inconvénient d'exiger un dosage chimique, par conséquent une technique plus compliquée. De plus elle n'a pas la même sensibilité.

Par contre l'élimination de l'iodure est surtout un acte de filtration, elle semble indiquer plutôt l'état des glomérules que celui des épithéliums.

Il résulte de ce fait que dans les néphrites le bleu et l'iodure donneront des renseignements concordants dans les néphrites épithéliales, aiguë et chronique, sans atrophie (élimination augmentée) et dans les néphrites interstitielle et artérielle (élimination diminuée), et par contre des indications différentes dans la néphrite épithéliale avec atrophie secondaire; dans cette dernière, si l'on emploie l'iodure seulement, l'élimination diminuée et prolongée accentue le diagnostic dans le sens de la néphrite interstitielle. Si l'on recourt au bleu de méthylène, l'élimination normale ou même augmentée fera rejeter ce diagnostic.

Pour constater cette opposition entre les résultats des épreuves du bleu et de l'iodure de potassium, dans les néphrites épithéliales avec atrophie secondaire, il est nécessaire, tout en jugeant l'élimination de l'iodure par son dosage, de juger l'élimination du bleu par son rythme et non par le dosage de sa quantité éliminée qui n'a pas la même signification; c'est pour n'avoir pas tenu compte de cette règle qu'Achard a pu contester notre opinion sur ce point.

4. — Salicylate de soude.

On pratique une injection intra-musculaire de 1 centimètre cube de solution de salicylate de soude à 50 pour 100, à laquelle on peut ajouter 0gr,01 de cocaïne pour diminuer la douleur assez vive produite par l'injection. On peut aussi faire une injection sous-cutanée de 10 centimètres cubes d'une solution à 5 pour 100.

On recueille ensuite l'urine toutes les heures, jusqu'au moment où l'élimination est complètement terminée, pour doser ultérieurement le salicylate qu'elle contient.

Pour apprécier les résultats, il faut prendre en considération la durée totale de l'élimination et la quantité éliminée dans les cinq premières heures.

En somme, le salicylate se comporte comme l'iodure, avec cette différence que la durée d'élimination est plus courte, que la courbe est moins étalée (8-12 heures). Le seul avantage qu'il présente, c'est que son dosage est plus rapide et moins compliqué que celui de l'iodure.

La quantité éliminée est très faible par rapport à la quantité injectée, 5 à 8 centigrammes à l'état normal sur les 50 injectés, par suite du grand nombre des voies ouvertes à l'élimination de cette substance.

Les indications données par l'épreuve du salicylate tiennent le milieu entre celles données par le bleu et celles données par l'iodure de potassium, tout en se rapprochant beaucoup plus de ces dernières; son élimination est moins influencée que celle du premier par l'état des épithéliums, moins dépendante de l'état des glomérules que celle du second.

IV. — GLYCOSURIE PHLORIDZIQUE

La phloridzine est un glycoside retiré de l'écorce de racine de pommier. L'ingestion ou l'injection sous-cutanée de cette substance provoque chez l'individu sain une glycosurie transitoire. Il paraît démontré aujourd'hui que cette glycosurie est d'origine rénale. Pour éliminer ainsi du sucre, le rein agit comme une véritable glande et non comme un simple filtre.

On commence par s'assurer que l'urine du sujet ne contient pas de sucre, même pendant la digestion.

On pratique alors une injection sous-cutanée de 1 centimètre cube de solution aqueuse de phloridzine à 1/200. Pour dissoudre la phloridzine, il convient de chauffer modérément, ou d'ajouter à l'eau distillée un peu de bicarbonate de soude. La solution doit être stérilisée par simple ébullition, car elle s'altère à l'autoclave.

Il ne paraît pas nécessaire de déterminer le rythme d'élimination du sucre. Il suffit de recueillir l'urine émise pendant les premières heures qui suivent l'injection et de doser la quantité totale de glycose éliminée.

Causes d'erreur. — Pour être active la solution doit être fraîche. Il convient d'employer une dose de 5 milligrammes. Si l'on injecte une quantité plus élevée, on s'expose à provoquer une glycosurie marquée, même avec un rein malade.

Chez l'individu sain, la limite inférieure de la glycosurie phloridzique se trouve comprise entre $0^{gr},50$ et 1 gramme de sucre total, sa limite supérieure entre 2 grammes et $2^{gr},50$.

Dans les *néphrites*, on observe tantôt une absence complète de glycose, tantôt une quantité très faible.

L'épreuve de la phloridzine renseigne sur l'activité glandulaire du rein, mais elle ne peut fournir de données utiles au diagnostic différentiel des espèces de néphrites, parce qu'elle se comporte de la même façon dans tous les cas de néphrite.

L'emploi de ce procédé est indiqué toutes les fois qu'on soupçonne une lésion du rein, sans imperméabilité au bleu, car il peut mettre en évidence une insuffisance des épithéliums sécrétoires.

Un autre procédé, tout à fait comparable, pour déterminer cette activité glandulaire consisterait à rechercher comment s'opère la synthèse de l'acide hippurique aux dépens de l'acide benzoïque et du glycocolle, synthèse qui s'effectue en effet par l'activité du rein.

Il serait dès lors intéressant de chercher si cette synthèse est entravée dans les cas de lésion rénale. Malheureusement, ce procédé n'est pas clinique, car le dosage de l'acide hippurique dans l'urine est compliqué et difficilement exact. D'autre part on n'est pas absolument sûr que ce corps soit formé uniquement par le rein.

QUATRIÈME SECTION

SÉREUSES

CHAPITRE PREMIER

PLÈVRES

En cas de pleurésie, il se fait, au niveau de la plèvre, des échanges entre le sang et le liquide épanché, dans les deux sens, de dedans en dehors et de dehors en dedans, suivant les conditions de l'épanchement. On appelle *pouvoir absorbant de la plèvre* la mesure de ces échanges de dedans en dehors, et *perméabilité* la mesure de ceux qui se produisent de dehors en dedans.

1. — Perméabilité de dehors en dedans.

Pour étudier cette perméabilité, on utilise les procédés employés dans l'exploration rénale : l'injection sous-cutanée d'une substance non toxique, facilement reconnaissable soit dans les urines, soit dans le liquide épanché. Le bleu de méthylène a l'inconvénient de donner avec le liquide pleural une coloration verte qu'il est souvent difficile de constater exactement ; l'iodure de potassium s'absorbe trop rapidement et est d'un dosage trop difficile dans un liquide aussi albumineux que celui des épanchements. La substance de choix est le *salicylate de soude*.

Technique. — On injecte sous la peau du malade 10 centimètres cubes d'une solution à 3 pour 100 de salicylate de soude contenant 0,01 centigramme de cocaïne pour éviter la douleur. On peut aussi faire prendre par la bouche au malade 1 gramme de salicylate. On recueille les urines d'heure en heure, et dès que le salicylate y apparaît, on fait une ponction pleurale de 10 centimètres cubes. Dans le liquide retiré, on recherche et l'on dose l'acide salicylique à l'aide des procédés indiqués plus haut.

Ordinairement, dans les pleurésies simples, on retrouve de l'acide salicylique dans le liquide de trois à cinq heures après l'injection ou l'ingestion.

2. — Pouvoir absorbant.

Sa recherche et sa mesure consistent à injecter dans le liquide épanché une substance non toxique, facilement reconnaissable dans les urines et pouvant y être dosée. On utilise le *bleu de méthylène* à la dose de 0,10 centigrammes, ou l'iodure de potassium à celle de 0,04 centigrammes, ou le salicylate de soude à celle de 0,30 centigrammes. L'injection faite, on recueille les urines de demi-heure en demi-heure, puis d'heure en heure ; dès que la substance y a fait son apparition, on note avec soin le début de cette apparition et sa fin; on dose la quantité totale éliminée suivant les procédés indiqués plus haut.

Toutes ces substances s'éliminent moins rapidement et d'une façon moins complète que lorsque l'injection en est faite sous la peau.

Le bleu de méthylène n'apparaît que très tardivement dans l'urine, et son élimination dure quatre ou cinq jours. De plus, nous ne le recommandons pas; malgré toutes les précautions d'asepsie, il peut déterminer parfois la suppuration d'épanchements séreux.

L'iodure possède les mêmes inconvénients de lenteur d'élimination que le bleu de méthylène.

Le *salicylate de soude* est, là encore, la substance de choix. Il s'élimine plus rapidement que les deux autres et joue en outre un rôle thérapeutique. Son élimination est complète en quinze à vingt heures, et la quantité éliminée est de 0,19 à 0,20 centigrammes; le maximum d'élimination est dans les six premières heures.

Cause d'erreur. — Ces divers procédés étant basés sur l'élimination d'une substance étrangère, il est indispensable, avant d'y avoir recours, de s'assurer par tous les moyens possibles de l'intégrité absolue de la perméabilité rénale; de préférence en faisant au préalable une exploration de cette perméabilité avec la même substance que celle qu'on compte utiliser pour la recherche de la perméabilité pleurale. Il est évident que si les reins ne sont pas largement perméables, les résultats de l'exploration fonctionnelle de la plèvre n'auront aucune valeur.

L'exploration fonctionnelle de la plèvre peut donner des indications pour le diagnostic de la nature de l'épanchement, mais elle renseigne surtout sur le pronostic et sur la conduite thérapeutique à adopter.

Dans une pleurésie séro-fibrineuse, lorsqu'on constate, à plusieurs reprises, d'une façon permanente, une perméabilité de dehors en dedans augmentée et un pouvoir absorbant diminué, on doit affirmer la nature tuberculeuse de l'épanchement; les pleurésies hémorragiques tuberculeuses en particulier ont un pouvoir absorbant très diminué.

Les pleurésies cancéreuses, au contraire, ont un pouvoir absorbant normal ou exagéré et une perméabilité de dehors en dedans diminuée.

Parmi les pleurésies purulentes chroniques, les tuberculeuses et les pneumococciques ont un pouvoir absorbant très diminué, celles dues aux streptocoques ont un pouvoir absorbant normal.

Si dans un grand épanchement on constate un pouvoir absorbant normal ou très peu diminué, le pronostic est bon, le liquide peut se résorber; si au contraire le pouvoir absorbant est très diminué et la perméabilité de dehors en dedans augmentée, le pronostic est moins favorable, le liquide ne se résorbera pas ou se résorbera très tardivement.

Le stade d'évolution de la pleurésie peut être décelé par les résultats de l'exploration pleurale. Lorsque les phénomènes inflammatoires de la plèvre cessent, la perméabilité de dehors en dedans disparaît en même temps. Si à ce moment le pouvoir absorbant s'accentue, le liquide se résorbe rapidement.

D'après les auteurs qui se sont occupés de cette étude, il ne faudrait jamais intervenir par la thoracentèse avant que la perméabilité de dehors en dedans ait complètement disparu et même à ce moment, à moins d'urgence absolue, il ne faudrait agir que si le pouvoir absorbant est très nettement diminué.

CHAPITRE II

MÉNINGES

I. — Ponction lombaire.

L'exploration fonctionnelle des méninges exige l'emploi de la ponction lombaire.

1. **Instruments.** — Ils doivent comprendre :

1° Une *aiguille* suffisamment longue pour pénétrer dans l'espace arachnoïdien ; assez solide pour ne pas se briser si elle rencontre un os ; à biseau assez court pour que tout l'orifice pénètre dans le sac arachnoïdien. Généralement, nous employons l'aiguille

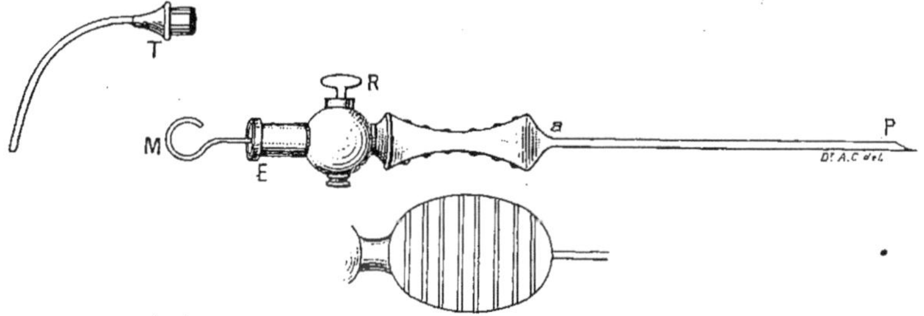

FIG. 137. — Aiguille à ponction lombaire. (Modèle du docteur Vallette.)

de Vallette, qu'il a fait construire dans notre service (fig. 137).

Cette aiguille, longue de 75 millimètres de l'aileron *a* à la pointe P, est munie d'un robinet R qui permet de régler à volonté l'écoulement du liquide, et d'un embout recourbé T qui facilite sa récolte.

2° Trois ou quatre tubes à centrifuger à bout effilé (fig. 138), stérilisés, bouchés à l'ouate.

Enfin, il est bon de tenir prêts à l'avance, de façon à les ensemencer séance tenante, des tubes de bouillon, de gélose, etc.

2. **Mode opératoire.** — Le malade est couché sur le côté droit ou sur le côté gauche, suivant l'éclairage, en chien de fusil, la tête légèrement soulevée par un coussin. On lui recommande de faire le « gros dos », de façon à écarter autant que possible les lames vertébrales.

Le *décubitus latéral* est la position de choix pour la ponction lombaire. C'est celle qui expose le moins aux accidents. Elle n'est pas fatigante pour le malade ; elle rend le maintien des malades agités plus facile. En outre, elle permet de mesurer la pression du liquide céphalo-rachidien.

La ponction est toutefois plus facile dans la *position assise* que certains auteurs recommandent. Dans ce cas, on place le patient sur le bord de son lit les jambes pendantes, ou à califourchon sur une chaise. On lui recommande aussi de se pencher en avant, de faire le « gros dos ».

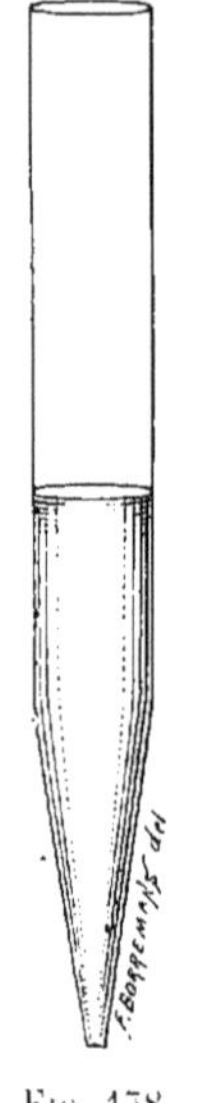

Fig. 158. Tube à centrifuger à bout effilé.

Le malade en bonne position, on repère l'espace à ponctionner. Le lieu d'élection est le 4e *espace lombaire*. On le trouve très facilement, car il est situé sur une ligne horizontale passant par les deux crêtes iliaques.

Au besoin, on peut ponctionner sans danger soit un espace au-dessus (3e), soit un espace au-dessous (espace lombo-sacré). Dans ces régions, une blessure de la moelle n'est pas à craindre, celle-ci s'arrêtant, comme on le sait, à la hauteur de la deuxième vertèbre lombaire ; à ce niveau-là, on ne trouve que le sac de l'arachnoïde au milieu duquel flottent les nerfs de la queue de cheval.

Il va sans dire que l'aiguille doit être soigneusement stérilisée soit à l'autoclave, soit par ébullition pendant dix minutes dans une solution de borax.

L'espace repéré, on procède à la *désinfection* de la région. On lave d'abord à la brosse et au savon, puis à l'éther et enfin au sublimé.

L'opérateur, après s'être désinfecté les mains, saisit de la main droite l'aiguille stérilisée, le robinet ouvert. L'index gauche est placé au-dessus du tubercule de la cinquième lombaire. On enfonce l'aiguille immédiatement au-dessus, à 1/2 centimètre de la ligne médiane, en la dirigeant légèrement en haut et en dedans. Il faut perforer la peau d'un seul coup, sans hésitation. On continue ensuite à avancer plus lentement. L'aiguille traverse d'abord la masse musculaire, puis elle est arrêtée par un léger obstacle ; en appuyant un peu, on traverse le ligament jaune, puis l'extrémité de l'aiguille pénètre dans la cavité arachnoïdienne. Le liquide s'écoule aussitôt au dehors.

Lorsque l'aiguille butte contre un os, il faut la retirer un peu en arrière, puis l'enfoncer de nouveau en rectifiant la direction. Il arrive quelquefois que, bien que l'aiguille soit en place, le liquide ne s'écoule pas. C'est qu'elle a fait emporte-pièce et s'est bouchée, ou bien qu'une des racines de la queue de cheval oblitère l'orifice. Dans les deux cas, il suffit d'introduire dans la lumière de l'aiguille un fil métallique stérilisé, coudé à angle droit à la longueur de l'aiguille.

Lorsque la ponction ne réussit pas du premier coup, il ne faut pas prolonger les tâtonnements; il est préférable de retirer complètement l'aiguille et de recommencer entièrement l'opération. La ponction est d'autant plus facile à réussir que le liquide a plus de pression et tend davantage le cul-de-sac, ce qui est la règle dans les méningites aiguës.

Une ponction faite comme nous venons de l'indiquer n'est jamais blanche, à moins d'anomalie anatomique.

Les débutants ont, en général, la tendance de s'écarter de la ligne médiane ou de diriger l'aiguille trop en bas. Lorsqu'on s'aperçoit qu'on fait fausse route, il est toujours facile de modifier la direction de l'aiguille.

3. **Écoulement du liquide.** — Lorsqu'il s'écoule par l'aiguille quelques gouttes de *sang* pur provenant de la blessure d'une veine rachidienne, il suffit d'enfoncer légèrement l'aiguille pour faire cesser l'hémorragie.

Lorsque le liquide est mélangé de sang, il faut le laisser couler pendant quelques secondes; souvent la coloration diminue, puis le liquide redevient limpide. Si la teinte rouge persiste, mieux vaut retirer l'aiguille et ponctionner un autre espace ou remettre l'intervention au lendemain.

Dès que le liquide limpide s'écoule, on ferme le robinet et l'on adapte l'embout métallique. On approche le tube et l'on règle à volonté l'écoulement du liquide.

Le robinet a encore l'avantage de permettre de recueillir le liquide sans précipitation et de l'ensemencer sans commettre de faute d'asepsie.

Pour un examen ordinaire, 5 centimètres cubes de liquide suffisent. On peut sans inconvénient en retirer davantage lorsque la pression est forte, mais en évitant tout écoulement trop brusque. Il ne faut, en tout cas, jamais faire d'aspiration.

Lorsque l'opération est terminée, on ferme le robinet, puis on retire brusquement l'aiguille. On déplace un peu la peau au voisinage de la piqûre en appuyant avec l'index, puis on applique sur la petite plaie un morceau d'emplâtre à l'oxyde de zinc ou un peu d'ouate imbibée de collodion.

Lorsqu'on veut prendre la pression au moyen du tube de Quincke, on adapte tout simplement l'extrémité de celui-ci à l'aiguille, à la place de l'embout. Le robinet permet d'exécuter ces manœuvres sans précipitation (voy. p. 140).

4. **Accidents.** — Au cours de la ponction, les malades accusent quelquefois une douleur ou une sensation de tiraillement dans une jambe. Ce fait n'a aucune gravité; la douleur provient du tiraillement d'un des filets de la queue de cheval.

Après la ponction, les malades se plaignent parfois de céphalées ou de nausées. Ces accidents s'observent surtout lorsque la quantité de liquide retiré est trop forte, la décompression trop brusque ou lorsque le patient s'est levé trop tôt après l'opération. Il est toujours préférable, en effet, de le laisser au lit pendant vingt-quatre heures après l'intervention; on peut même, pendant quelques heures, le laisser en position déclive, la tête plus basse que le siège.

Contre-indications. — Il n'y a pas de contre-indications à la ponction lombaire lorsqu'on prend les précautions que nous venons d'indiquer : décubitus latéral, écoulement lent du liquide, soustraction d'une quantité modérée.

On sera particulièrement prudent et l'on ne retirera qu'une minime quantité de liquide lorsqu'on soupçonnera une tumeur cérébrale; c'est en pareil cas qu'ont été observés tous les accidents graves et les quelques cas mortels qui ont été publiés.

La ponction lombaire est actuellement d'un usage courant en clinique. Les indications qu'on peut en retirer sont multiples.

Elle permet surtout de reconnaître l'existence d'une méningite, de la différencier de troubles fonctionnels (méningisme) par l'étude du cytodiagnostic, la recherche des microbes, le chromodiagnostic, la détermination du point cryoscopique ou celle du pouvoir hémolytique, toutes recherches qui ont été l'objet de descriptions spéciales dans les parties précédentes. Grâce à ces méthodes, on peut aussi différencier les diverses variétés de méningite aiguë (tuberculeuse, septique). Par leur emploi, on peut de même reconnaître l'existence de méningites chroniques, de la paralysie générale, du tabes, etc.

La ponction lombaire permet encore de diagnostiquer une hémorragie cérébrale ou méningée, de reconnaître une fracture du crâne, etc.

2. — Recherche de la perméabilité.

A l'état physiologique, le liquide céphalo-rachidien a une composition chimique toujours la même; il varie très peu, même par les changements de composition du sang. Les méninges sont imperméables de dehors en dedans; dans certains cas pathologiques, cette imperméabilité peut disparaître.

1. ***Perméabilité de dehors en dedans.*** — Le principe de l'épreuve consiste à faire pénétrer dans le sang une substance facilement reconnaissable, et à la rechercher dans le liquide céphalo-rachidien obtenu par la ponction lombaire.

a. *Iodure de potassium.* — On donne une dose un peu forte d'iodure de potassium, 1 à 2 grammes par jour pendant trois ou quatre jours, au malade dont on veut étudier la perméabilité méningée. Puis on pratique la ponction lombaire, et l'on recherche dans le liquide obtenu la présence d'iode. Il est évident que si le liquide est fortement mélangé de sang, la présence d'iode n'aura pas de valeur, puisque celui-ci peut provenir du sérum sanguin. Cette recherche se fait avec un acide fort (acide nitrique) et du chloroforme (voy. *Chimie*, p. 30). Si la première recherche a donné un résultat négatif, il faut refaire une ponction un ou deux jours après, la quantité d'iode pouvant n'avoir pas été encore suffisante.

b. *Bleu de méthylène.* — On fait une injection sous-cutanée de 0,10 centigrammes de bleu de méthylène; cinq à six heures après, on pratique la ponction lombaire, et l'on recherche si le liquide obtenu contient du bleu ou de son chromogène.

2. ***Pouvoir absorbant.*** — La recherche de la perméabilité des méninges de dedans en dehors n'a pas été entreprise au point de vue du diagnostic, à cause du danger que présente l'injection de substances étrangères et souvent irritantes dans le canal rachidien. Cependant, d'après les recherches thérapeutiques (rachicocaïnisation, etc.), on peut admettre que le pouvoir absorbant ou perméabilité de dedans en dehors est la règle à l'état physiologique.

A l'état normal, la recherche de la perméabilité méningée de dehors en dedans est toujours négative, jamais on ne retrouve d'iode ou de bleu de méthylène dans le liquide. On n'en retrouve que dans les cas de méningite chronique, lorsque les membranes sont très altérées depuis un temps assez long et que leur épithélium est fortement desquamé. C'est surtout dans les méningites tuberculeuses et syphilitiques de vieille date et à évolution lente que cette perméabilité est manifeste. Elle n'existe dans aucune des autres affections du névraxe.

La recherche de la perméabilité aide donc au diagnostic, mais est d'un moins grand secours que la cytologie, qui donne des résultats plus rapides et plus exacts.

On a aussi adapté ce procédé de recherche à la différenciation de l'hydrorrhée nasale, fausse ou vraie. On sait que l'hydrorrhée nasale fausse est une simple hypersécrétion de la muqueuse nasale, tandis que la vraie est due à un écoulement de liquide céphalo-rachidien à travers la lame criblée de l'ethmoïde. En comparant, après l'injection sous-cutanée d'iodure ou de bleu de méthylène, les résultats obtenus par l'examen du liquide s'écoulant par le nez et par celui du liquide retiré par ponction lombaire, on peut, si tous les deux sont positifs, affirmer l'hydrorrhée vraie, et la nier au contraire si la recherche dans le liquide nasal est seule positive.

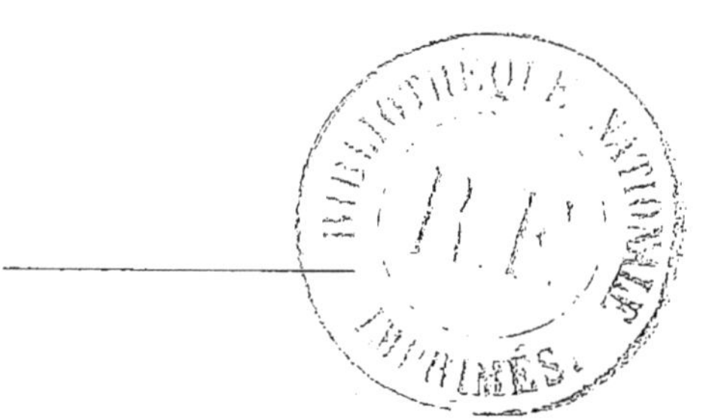

INDEX ALPHABÉTIQUE

D

E

F

G

T

U

V

X

Z

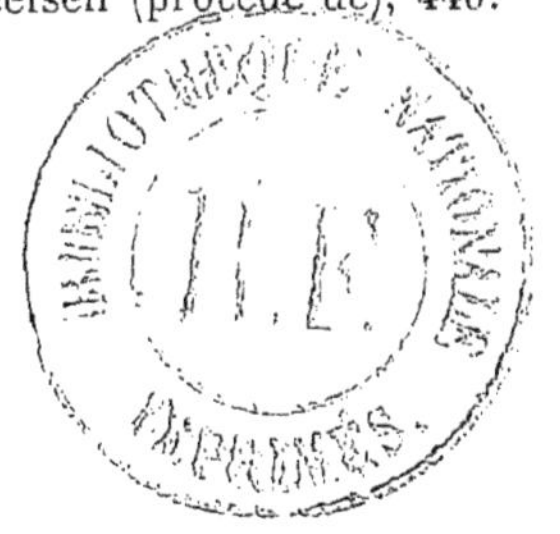

59103. — Imprimerie Lahure, 9, rue de Fleurus, à Paris.

COLLECTION DE PRÉCIS MÉDICAUX

Cette nouvelle collection s'adresse aux étudiants, pour la préparation aux examens, et à tous les praticiens qui, à côté des grands Traités, ont besoin d'ouvrages concis, mais vraiment scientifiques, qui les tiennent au courant. D'un format maniable, ces livres sont abondamment illustrés, ainsi qu'il convient à des livres d'enseignement.

Précis de Chirurgie infantile

Par E. KIRMISSON

Professeur de Clinique chirurgicale infantile à la Faculté de Médecine de Paris, chirurgien de l'hôpital des Enfants-Malades, Membre de l'Académie de Médecine.

1 vol. petit in-8° de XII-800 pages, avec 462 figures dans le texte Cartonnage souple . . . . **12** fr.

Précis de Médecine légale

Par A. LACASSAGNE

Professeur de Médecine légale à la Faculté de Médecine de Lyon.

1 vol. petit in-8° de XVIII-892 pages, avec 112 figures en noir et en couleurs et 2 planches hors texte en couleurs, cart. souple. . **10** fr.

Précis de Dissection

Par Paul POIRIER

Professeur d'Anatomie à la Faculté de Paris Chirurgien des hôpitaux, Membre de l'Académie de Médecine

et Amédée BAUMGARTNER

Prosecteur à la Faculté de Médecine de Paris

1 vol. in-8° de XX-280 pages, avec 169 figures toutes originales, cartonnage souple . . . . **6** fr.

Vient de paraître :

Précis de Diagnostic médical
ET D'EXPLORATION CLINIQUE

PAR

P. SPILLMANN et P. HAUSHALTER

Professeurs à la Faculté de Médecine de Nancy

et L. SPILLMANN

Professeur agrégé à la Faculté de Médecine de Nancy.

1 volume petit in-8 de 532 pages, avec 153 figures en noir et en couleurs, cartonnage souple. . . . . **7** fr.

Exploration des Fonctions rénales

(Étude Médico-chirurgicale)

PAR

J. ALBARRAN

Professeur agrégé à la Faculté de Médecine de Paris; Chirurgien des Hôpitaux.

1 vol. grand in-8°, de x-604 pages, avec 143 figures et graphiques en couleurs . . . . **12** fr.

Les Tumeurs du Rein

PAR MM.

J. ALBARRAN, Agrégé de la Faculté de Paris ET L. IMBERT, Agrégé de la Faculté de Montpellier.

1 vol. grand in-8°, avec 106 gravures en noir et en couleurs. . **20** fr.

Vient de paraître :

EXPLORATION de l'Appareil Urinaire

PAR

le Dr GEORGES LUYS

Ancien assistant du service des voies urinaires à l'hôpital Lariboisière lauréat de la Faculté de Médecine de Paris.

---

1 volume in-8° de XII-522 pages, avec 165 figures dans le texte et 5 planches en couleurs, relié toile anglaise . . . . **15** fr.

Précis de Technique opératoire

PAR LES PROSECTEURS DE LA FACULTÉ DE MÉDECINE DE PARIS

Avec Introduction par le Professeur Paul Berger

Le *Précis de Technique opératoire* est divisé en 7 volumes.

Vient de paraître :

Pratique courante et Chirurgie d'urgence, par VICTOR VEAU, 2e *édition*.

Tête et cou, par CH. LENORMANT. — **Thorax et membre supérieur**, par A. SCHWARTZ. — **Abdomen**, par M. GUIBÉ. — **Appareil urinaire et appareil génital de l'homme**, par PIERRE DUVAL. — **Membre inférieur**, par GEORGES LABEY. — **Appareil génital de la femme**, par R. PROUST.

Chaque volume, cart. toile et illustré d'environ 200 fig., la plupart originales. . . . . **4 fr. 50**

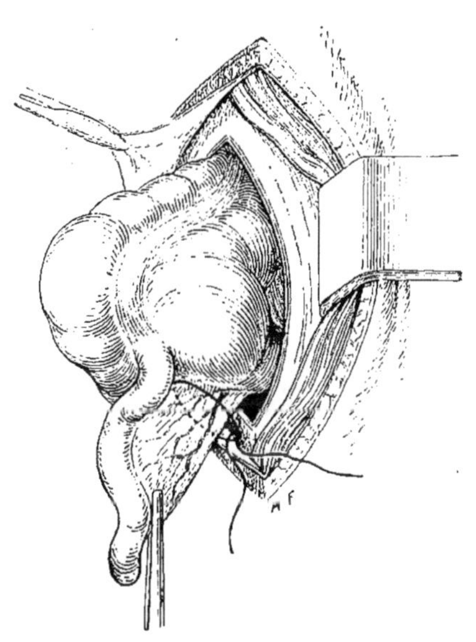

Ligature du méso-appendice.

Manuel de Pathologie externe

Par MM. RECLUS, KIRMISSON, PEYROT, BOUILLY

Professeurs et agrégés à la Faculté de Paris, Chirurgiens des Hôpitaux

Septième édition, entièrement refondue et largement illustrée.

I. **Maladies des tissus et des organes**, par le Pr P. RECLUS.
II. **Maladies des régions, Tête et Rachis**, par le Pr KIRMISSON.
III. **Maladies des régions, Poitrine, Abdomen**, par le Dr PEYROT.
IV. **Maladies des régions, Organes génito-urinaires**, par le Dr BOUILLY.

4 volumes in-8°, avec nombreuses figures dans le texte . **40** fr.
Chaque volume séparément. **10** fr.

Ouvrage complet :

Traité des Maladies de l'Enfance

Deuxième Édition, revue et augmentée

PUBLIÉE SOUS LA DIRECTION DE MM.

J. GRANCHER	J. COMBY
Professeur à la Faculté de Paris	Médecin
Membre de l'Académie de médecine.	de l'Hôpital des Enfants-Malades

5 volumes grand in-8°. . . . . **112** fr.

TOME I — 1 vol. de 1060 pages, avec fig. . . . . **22** fr.
TOME II — 1 vol. de 964 pages, avec fig. . . . . **22** fr.
TOME III — 1 vol. de 994 pages, avec fig. . . . . **22** fr.
TOME IV — 1 vol. de 1076 pages, avec fig. . . . . **22** fr.
TOME V — 1 vol. de 1196 pages, avec fig. . . . . **24** fr.

LEÇONS CLINIQUES sur la Diphtérie et quelques maladies des premières voies

Par A.-B. MARFAN

agrégé à la Faculté de Paris. Médecin de l'Hôpital des Enfants-Malades.

1 volume grand in-8°, de IV-488 pages, avec 68 figures dans le texte . . . . **10** fr.

Les Maladies Populaires

Maladies vénériennes — Alcoolisme, Tuberculose

Par L. RÉNON

Professeur agrégé à la Faculté de Médecine de Paris,
Médecin de l'hôpital de la Pitié, Membre de la Société de Biologie.

Deuxième édition revue et augmentée

1 volume in-8° de VIII-510 pages. . . . . **5** fr.

TRAITÉ ÉLÉMENTAIRE
de
Clinique Médicale

PAR

G.-M. DEBOVE

Doyen de la Faculté de Médecine de Paris,
Professeur de Clinique médicale,
Médecin des hôpitaux,
Membre de l'Académie de Médecine.

ET

A. SALLARD

Ancien interne des hôpitaux.

1 volume grand in-8° de 1296 pages, avec 275 figures, relié toile. . **25** fr.

Condenser en un volume les principales notions théoriques et pratiques nécessaires au diagnostic, tel est le but de ce livre. Outre la description des procédés de recherche et d'exploration par lesquels le médecin s'efforce d'arriver à la rigueur scientifique, les auteurs y exposent, avec l'étude générale des grands syndromes propres à chacun des appareils organiques, le tableau clinique de chaque maladie.

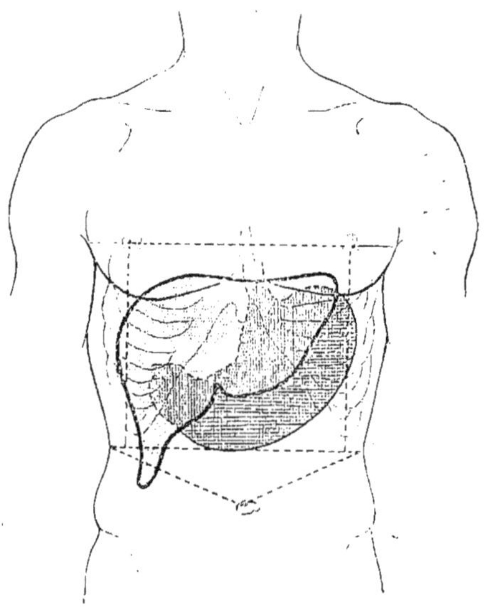

Fig. 168. — Rapports de l'estomac avec le foie et la cage thoracique. Repères permettant de les déterminer par la percussion.

Vient de paraître :

LES

Évolutions pathologiques
de la Digestion stomacale

Par Georges HAYEM

Professeur de clinique médicale à la Faculté de Médecine de Paris,
Membre de l'Académie de Médecine.

1 vol. in-16 de 240 pages, cartonné toile souple. . . . . **5** fr.

Traité de Physiologie

PAR

J.-P. MORAT
Professeur à l'Université de Lyon.

Maurice DOYON
Professeur adjoint à la Faculté de Médecine de Lyon.

5 volumes gr. in-8°, avec figures en noir et en couleurs dans le texte.
En souscription : **60** fr.

TOME I. **Fonctions élémentaires.** — Prolégomènes, contraction. — Sécrétion, milieu intérieur, avec 194 figures . . . . **15** fr.

TOME II. **Fonctions d'innervation,** avec 263 figures . . . . **15** fr.

TOME III. **Fonctions de nutrition.** — Circulation. — Calorification, avec 173 figures . . . . **12** fr.

TOME IV. **Fonctions de nutrition** (*suite et fin*). — Respiration, excrétion. — Digestion, absorption, avec 167 figures . . . . **12** fr.

Sous presse : TOME V ET DERNIER
Fonctions de relation et de reproduction.

Pathologie générale expérimentale

Les
Processus généraux

PAR LES

Dr CHANTEMESSE
Professeur à la Faculté de Paris.

Dr PODWYSSOTZKY
Professeur à l'Université d'Odessa.

Le plan suivant lequel a été conçu cet ouvrage, la méthode de son développement en font une œuvre entièrement différente de tout ce qui a été publié en langue française sur la pathologie générale. La séméiologie a été mise de côté et, en revanche, l'anatomie pathologique générale, étudiée avec les nouvelles méthodes de l'histologie fine et de la cytologie, occupe une place prépondérante.

TOME I. — Histoire naturelle de la maladie. — Hérédité. — Atrophies. — Dégénérescence. — Concrétions. — Gangrènes.

1 vol. grand in-8°, avec 162 figures en noir et en couleurs. . . **22** fr.

TOME II. — Hypertrophies — Régénérations. — Tumeurs. — Pathologie de la circulation sanguine. — Pathologie du sang. — Pathologie de la lymphe et de la circulation lymphatique. — Inflammation. — Hypothermie. — Hyperthermie. — Fièvre.

1 vol. grand in-8° avec 91 figures en noir et en couleurs. . . **22** fr.

Clinique Médicale de l'Hôtel-Dieu de Paris

PAR

G. DIEULAFOY

Professeur de clinique médicale à la Faculté de médecine de Paris, Médecin de l'Hôtel-Dieu, Membre de l'Académie de Médecine.

Vient de paraître :

Cinquième série, 1905-1906 :

1 volume in-8° avec figures dans le texte et 14 planches hors texte en noir et en couleurs. . . . . **10** fr.

Déjà publiés :

I. — 1896-1897, 1 volume in-8°. . . . . **10** fr.
II. — 1897-1898, 1 volume in-8°. . . . . **10** fr.
III. — 1898-1899, 1 volume in-8°. . . . . **10** fr
IV. — 1901-1902, 1 volume in-8°. . . . . **10** fr.

Clinique Médicale de l'Hôtel-Dieu

Professeur G. DIEULAFOY

CLINIQUE ET LABORATOIRE

CONFÉRENCES DU MERCREDI

PAR MM.

L. NATTAN-LARRIER et **O. CROUZON**, Chefs de Clinique.
V. GRIFFON et **M. LOEPER**, Chefs de Laboratoire.

1 *vol. in-8° de* 330 *pages, avec* 37 *fig. et* 2 *planches hors texte.* **6** *fr.*

Manuel de Pathologie interne

PAR

G. DIEULAFOY

Quatorzième édition, entièrement refondue.

1 vol. in-16, avec figures en noir et en couleurs, cartonnés à l'anglaise. **32** fr.

CHARCOT — BOUCHARD — BRISSAUD

BABINSKI — BALLET — P. BLOCQ — BOIX — BRAULT — CHANTEMESSE — CHARRIN
CHAUFFARD — COURTOIS-SUFFIT — CROUZON — DUTIL — GILBERT — GRENET
GUIGNARD — GEORGES GUILLAIN — L. GUINON — GEORGES GUINON — HALLION — LAMY
CH. LAUBRY — LE GENDRE — A. LERI — P. LONDE — MARFAN — MARIE
MATHIEU — H. MEIGE — NETTER — ŒTTINGER — ANDRÉ PETIT — RICHARDIÈRE
H. ROGER — ROGUES DE FURSAC — RUAULT — SOUQUES — THOINOT
THIBIERGE — TOLLEMER — FERNAND WIDAL

OUVRAGE COMPLET

TRAITÉ DE MÉDECINE

DEUXIÈME ÉDITION (ENTIÈREMENT REFONDUE)

PUBLIÉE SOUS LA DIRECTION DE MM.

BOUCHARD
Professeur à la Faculté de médecine de Paris,
Membre de l'Institut.

BRISSAUD
Professeur à la Faculté de médecine de Paris
Médecin de l'Hôtel-Dieu.

10 volumes grand in-8°, avec figures dans le texte . . . . . 160 fr.

Chaque volume est vendu séparément.

TOME Ier

1 vol. grand in-8° de 845 pages, avec figures. . . . . **16** fr.

Les Bactéries. — Pathologie générale infectieuse.— Troubles et maladies de la nutrition. — Maladies infectieuses communes à l'homme et aux animaux.

TOME II

1 vol. grand in-8° de 896 pages, avec figures . . . . **16** fr.

Fièvre typhoïde. — Maladies infectieuses. — Typhus exanthématique. — Fièvres éruptives. — Érysipèle. — Diphtérie. — Rhumatisme articulaire aigu. — Scorbut.

TOME III

1 vol. grand in-8° de 702 pages, avec figures. . . . . **16** fr.

Maladies cutanées. — Maladies vénériennes. — Maladies du sang. — Intoxications.

TOME IV

1 vol. grand in-8° de 680 pages, avec figures. . . . . **16** fr.

Maladies de l'estomac. — Maladies du pancréas. — Maladies de l'intestin. — Maladies du péritoine. — Maladies de la bouche et du pharynx.

TOME V

1 vol. grand in-8° de 943 pages, avec figures en noir et en couleurs. **18** fr.

Maladies du foie et des voies biliaires. — Maladies du rein et des capsules surrénales. — Pathologie des organes hématopoiétiques et des glandes vasculaires sanguines, moelle osseuse, rate, ganglions, thyroïde, thymus.

TOME VI

1 vol. gr. in-8° de 612 pages, avec figures.

14 fr.

Maladies du nez et du larynx. — Asthme. — Coqueluche. — Maladies des bronches. — Troubles de la circulation pulmonaire. — Maladies aiguës du poumon.

TOME VII

1 vol. gr. in-8° de 550 pages, avec figures.

14 fr.

Maladies chroniques du poumon. — Phtisie pulmonaire. — Maladies de la plèvre — Maladies du médiastin.

TOME VIII

1 vol. gr. in-8° de 580 pages, avec figures.

14 fr.

Maladies du cœur. — Maladies des vaisseaux sanguins.

TOME IX

1 vol. gr. in-8° de 1092 pages, avec figures.

18 fr.

Maladies de l'encéphale. — Maladies de la protubérance et du bulbe. — Maladies intrinsèques de la moelle épinière. — Maladies extrinsèques de la moelle épinière. — Maladies des méninges. — Syphilis des centres nerveux.

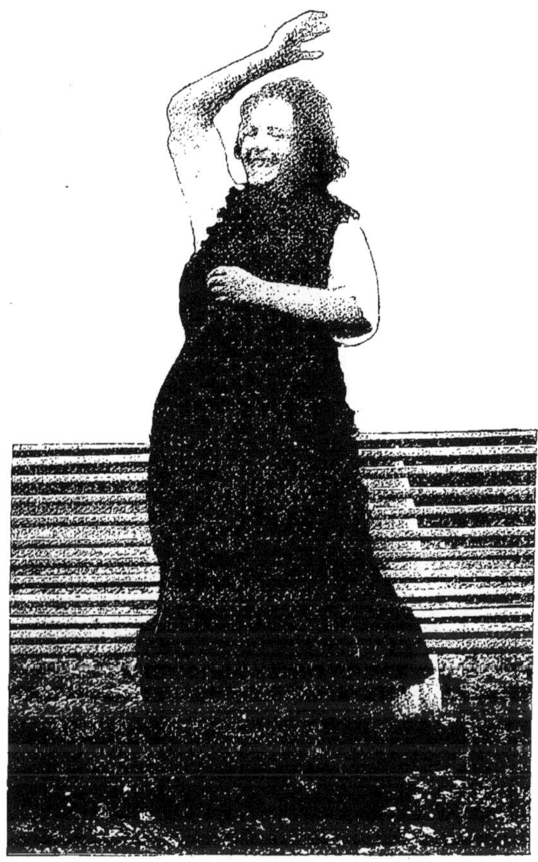

TOME X, fig. 207. — Paralysie générale.

TOME X ET DERNIER

1 vol. grand in-8° de 1048 pages, avec figures en noir et en couleurs et 3 planches hors texte en couleurs. . . . . **18** fr.

Des Névrites. — Pathologie des différents muscles et nerfs moteurs. — Tics. — Crampes fonctionnelles et professionnelles. — Chorées, Myoclonies. — Maladie de Thomsen. — Paralysie agitante. — Myopathie primitive progressive. — Amyotrophie Charcot-Marie et Werdnig-Hoffmann. — Acromégalie, Gigantisme, Achondroplasie, Myxœdème. — Goitre exophtalmique. — Pathologie du grand sympathique. — Neurasthénie. — Épilepsie. — Hystérie. — Paralysie générale progressive. — Les Psychoses.

Table analytique des 10 volumes.

Syphilis et Tuberculose

PAR

Émile SERGENT

Médecin des Hôpitaux de Paris.

1 volume in-8° de VI-316 pages. . . . . **5** fr.

L'Alimentation et les Régimes

chez l'homme sain et chez les malades

Par le Pr Armand GAUTIER

de l'Institut

DEUXIÈME ÉDITION REVUE ET CORRIGÉE

1 volume in-8°. . . . . **10** fr.

Les Aliments usuels

Composition — Préparation
Indications dans les Régimes

Par Alf. MARTINET

Ancien interne des hôpitaux

1 volume in-8° de VIII-328 pages avec figures. . . . . **4** fr.

L'Ankylostomiase

Maladie sociale (Anémie des Mineurs)

Biologie, Clinique, Traitement, Prophylaxie

PAR

A. CALMETTE
Directeur de l'Institut Pasteur de Lille.

M. BRETON
Assistant à l'Institut Pasteur de Lille.

AVEC UN APPENDICE PAR **E. FUSTER**

1 vol. in-8° cartonné toile anglaise, avec figures dans le texte. **5** fr.

La Pratique Dermatologique

Traité de Dermatologie appliquée
PUBLIÉ SOUS LA DIRECTION DE MM.
ERNEST BESNIER, L. BROCQ, L. JACQUET

PAR MM.

AUDRY, BALZER, BARBE, BAROZZI, BARTHÉLEMY, BÉNARD, ERNEST BESNIER BODIN, BRAULT, BROCQ, DE BRUN, COURTOIS-SUFFIT, DU CASTEL, A. CASTEX, J. DARIER, DEHU, DOMINICI, W. DUBREUILH, HUDELO L. JACQUET, JEANSELME, J.-B. LAFFITTE, LENGLET, LEREDDE, MERKLEN, PERRIN, RAYNAUD, RIST, SABOURAUD, MARCEL SÉE, GEORGES THIBIERGE, TRÉMOLIÈRES, VEYRIÈRES.

4 volumes reliés toile formant ensemble 3870 pages, et illustrés de 823 figures en noir et de 89 planches en couleurs. . . . . . **156** *fr.*
Chaque volume est vendu séparément.

TOME I. — 1 vol. avec 230 fig. et 24 planches . . . . **36** fr.

Anatomie et Physiologie de la Peau. — Pathologie générale de la Peau. — Symptomatologie générale des Dermatoses. — Acanthosis nigricans à Ecthyma.

TOME II — 1 vol. avec 168 fig. et 21 planches. . . . . . . **40** fr.

Eczéma à Langue.

TOME III. — 1 vol. avec 201 fig. et 19 planches. . . . . **40** fr.

Lèpre à Pityriasis.

TOME IV. — 1 vol. avec 213 fig. et 25 planches . . . . . **40** fr.

Poils à Zona.

Recherches et diagnostic de l'Hérédo-Syphilis tardive

par
Edmond FOURNIER

Licencié ès sciences ; ex-chef de clinique de la Faculté de Médecine de Paris
1 *vol. gr. in-8° de 412 pages, avec 108 figures dans le texte et 1 planche hors texte en couleurs. . . . .* **12** *fr.*

MANUEL ÉLÉMENTAIRE
de
Dermatologie topographique régionale

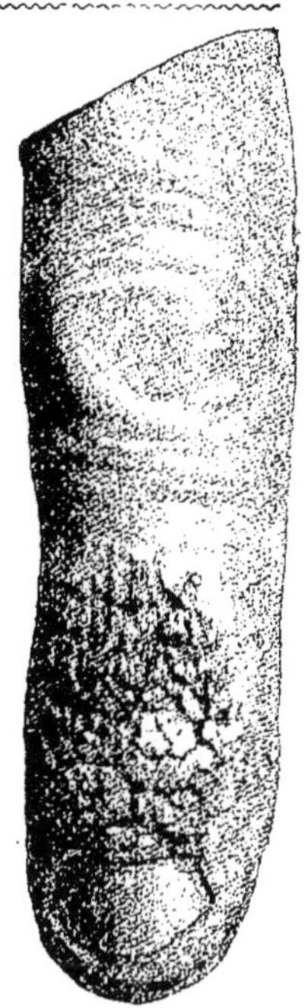

PAR

R. SABOURAUD

Chef du laboratoire de la Ville de Paris
à l'hôpital Saint-Louis.

1 volume grand in-8° de XII-736 pages, avec 231 figures dans le texte.

Broché. . . . . **15** fr. | Relié toile . . . **16** fr.

Ce livre, le premier ainsi conçu, réalise dans l'étude des maladies cutanées ce que représentent, pour la botanique élémentaire, les flores dichotomiques qui donnent le moyen de reconnaître une plante alors même qu'on la rencontre pour la première fois.

Thérapeutique des Maladies de la peau

PAR LE

Dr LEREDDE

Directeur de l'Établissement dermatologique de Paris.

1 vol. in-8° de 700 pages, broché . . . . **10** fr.

Les Maladies du Cuir chevelu

PAR LE

Dr R. SABOURAUD

Chef du Laboratoire de la Ville de Paris à l'hôpital Saint-Louis.

I. — Maladies séborrhéiques : Séborrhée, Acnés, Calvitie

1 vol. in-8°, avec 91 figures dont 40 aquarelles en couleurs. **10** fr.

II. — Maladies desquamatives : Pytiriasis et Alopécies pelliculaires

1 vol. in-8°, avec 122 fig. dans le texte en noir et en couleurs. **22** fr.

OUVRAGE COMPLET

Traité d'Anatomie Humaine

PUBLIÉ SOUS LA DIRECTION DE

P. POIRIER ET **A. CHARPY**

Professeur d'anatomie à la Faculté de médecine de Paris. Chirurgien des hôpitaux.

Professeur d'anatomie à la Faculté de médecine de Toulouse.

AVEC LA COLLABORATION DE

O. AMOEDO — A. BRANCA — A. CANNIEU — B. CUNÉO — G. DELAMARE — PAUL DELBET
A. DRUAULT — P. FREDET — GLANTENAY
A. GOSSET — M. GUIBÉ — P. JACQUES — TH. JONNESCO — E. LAGUESSE
L. MANOUVRIER — M. MOTAIS — A. NICOLAS — P. NOBÉCOURT — O. PASTEAU — M. PICOU
A. PRENANT — H. RIEFFEL — CH. SIMON — A. SOULIÉ

5 volumes grand in-8°, avec figures noires et en couleurs. 160 fr.

TOME I. — (2° *édition refondue*) : Introduction. Notions d'embryologie. Ostéologie. Arthrologie, *avec 807 figures* . . . . **20** fr.

TOME II. — 1er Fasc. (2° *édition refondue*) : Myologie, *avec 331 fig.* . . **12** fr.

2° Fasc. (2° *édition refondue*) : Angéiologie. Cœur et Artères. Histologie, *avec 150 figures* . . . . **8** fr.

3° Fasc. (2° *édition refondue*) : Angéiologie. Capillaires. Veines, *avec 83 figures* . . . . **6** fr.

4° Fasc. : Les Lymphatiques, *avec 117 figures* . . . . **8** fr.

TOME III. — 1er Fasc. (2° *édition refondue*) : Système nerveux. Méninges. Moelle. Encéphale. Embryologie. Histologie, *avec 265 figures* . . . **10** fr.

2° Fasc. (2° *édition refondue*) : Système nerveux. Encéphale, *avec 131 figures* . . . . **10** fr.

3° Fasc. (2° *édition refondue*) : Système nerveux. Les Nerfs. Nerfs crâniens. Nerfs rachidiens, *avec 228 figures* . . . . **12** fr.

TOME IV. — 1er Fasc. (2° *édition refondue*) : Tube digestif, *avec 201 fig.* **12** fr.

2° Fasc. (2° *édition refondue*) : Appareil respiratoire, *avec 121 fig.* . . **6** fr.

3° Fasc. (2° *édition refondue*) : Annexes du tube digestif. Péritoine. *1 vol. avec 448 figures* . . . . **16** fr.

TOME V. — 1er Fasc. : Organes génito-urinaires (2° *édition revue*), *avec 431 fig.* . . . . **20** fr.

2° Fasc. : Les Organes des sens. Les Glandes surrénales, *avec 544 figures* . . . . **20** fr.

TRAITÉ
de
GYNÉCOLOGIE
Clinique et Opératoire

PAR **Samuel POZZI**

Professeur de Clinique gynécologique à la Faculté de Médecine de Paris, Membre de l'Académie de Médecine, Chirurgien de l'hôpital Broca.

QUATRIÈME ÉDITION ENTIÈREMENT REFONDUE

AVEC LA COLLABORATION DE F. JAYLE

2 vol. grand in-8° formant ensemble 1500 pages avec 891 figures dans le texte. Reliés toile . . . . **40** fr.

Tome I. — Asepsie et Antisepsie. — Anesthésie. — Moyens de réunion et d'hémostase. — Exploration gynécologique. — Métrites. — Adénomes et adénomyomes de l'utérus. — Cancer de l'utérus. — Sarcomes et endothéliomes de l'utérus. — Tumeurs utérines d'origine placentaire. — Déviations de l'utérus — Prolapsus des organes génitaux. — Inversion de l'utérus. — Difformités du col de l'utérus. — Atrésie. — Sténose. — Atrophie. — Hypertrophie.

Vient de paraître :

Tome II. — Des troubles de la menstruation ; inflammation des annexes de l'utérus ; péri-métro-salpingite ; kystes de l'ovaire ; tumeurs solides de l'ovaire ; tumeurs des trompes et des ligaments ; tuberculose génitale ; hématocèle pelvienne ; grossesse extra-utérine ; vaginites ; tumeurs du vagin ; fistules vaginales ; vaginisme ; déchirures du périnée ; inflammation ; œdème, gangrène ; érysipèle, eczéma, herpès de la vulve ; esthiomène de la vulve ; tumeurs de la vulve ; kystes et abcès des glandes de Bartholin ; prurit vulvaire, coccygodinie ; plaies de la vulve et du vagin, sténoses et atrésies acquises, corps étrangers ; leucoplasie ; kraureosis vulvæ ; malformations des organes génitaux : accidents de rétention consécutifs aux atrésies génitales ; index analytique : table des noms propres.

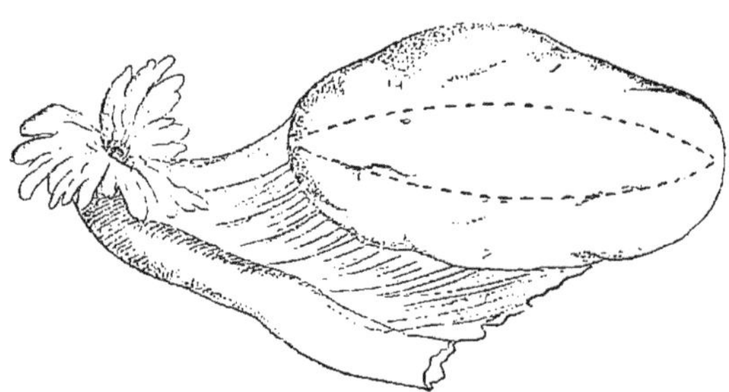

Fig. 583. — Résection de l'ovaire. Tracé de l'incision au bistouri.

Le tome II formant un volume de 733 pages avec 368 figures dans le texte, relié toile, est vendu aux acheteurs du tome I. . . . . . **15** *fr.*

A dater de ce jour le tome Ier n'est plus vendu séparément

L'ŒUVRE MÉDICO-CHIRURGICAL (Dr CRITZMAN, Directeur)

Suite de Monographies Cliniques

SUR LES QUESTIONS NOUVELLES

EN MÉDECINE, EN CHIRURGIE ET EN BIOLOGIE

Chaque Monographie est vendue séparément. . . . . **1** fr. **25**

Il est accepté des Abonnements pour une série de 10 Monographies consécutives, au prix à forfait et payable d'avance de **10** francs pour la France et **12** francs pour l'Etranger (port compris).

DERNIÈRES MONOGRAPHIES PUBLIÉES :

27. **Traitements modernes de l'hypertrophie de la prostate**, par E. Desnos.
28. **La Gastro-entérostomie**, par les professeurs Roux et Bourget.
29. **Les Ponctions rachidiennes accidentelles** et les complications des plaies du rachis, par E. Mathieu, directeur du Val-de-Grâce.
30. **Le Ganglion lymphatique**, par M. Dominici.
31. **Les Leucocytes.** *Technique (Hématologie, Cytologie)*, par MM. le professeur Courmont et F. Montagnard.
32. **La Médication hémostatique**, par le Dr P. Carnot, Dr ès sciences.
33. **L'Élongation trophique**, par le docteur A. Chipault.
34. **Le Rhumatisme tuberculeux** *(pseudo-rhumatisme d'origine bacillaire)*, par le professeur Antonin Poncet et Maurice Mailland.
35. **Les Consultations de nourrissons**, par Ch. Maygrier, agrégé.
36. **La Médication phosphorée**, par le Pr Gilbert et le Dr Posternak.
37. **Pathogénie et traitement des névroses intestinales**, par le Dr Gaston Lyon.
38. **De l'Enucléation des fibromes utérins**, par Th. Tuffier, professeur agrégé, chirurgien de l'hôpital Beaujon.
39. **Le Rôle du sel en pathologie**, par Ch. Achard, professeur agrégé.
40. **Le Rôle du sel en thérapeutique**, par Ch. Achard.
41. **Le Traitement de la Syphilis**, par le professeur E. Gaucher.
42. **Tics**, par le Dr Henry Meige.
43. **Diagnostic de la Tuberculose par les nouveaux procédés de laboratoire**, par le Dr Nattan-Larrier.
44. **Traitement de l'hypertrophie prostatique par la prostatectomie**, par R. Proust, professeur agrégé à la Faculté de Paris.
45. **De la Lactosurie** (*Études urologiques de médecine comparée sur les états de grossesse, de puerpéralité et de lactation chez la femme et les femelles domestiques*) par M. Ch. Porcher, professeur à l'Ecole vétérinaire de Lyon.
46. **Les Gastro-entérites des nourrissons**, par A. Lesage, médecin de l'Hôpital des Enfants (Hérold).
47. **Le Traitement des Gastro-entérites des nourrissons et du Choléra infantile**, par A. Lesage.
48. **Les Ions et les médications ioniques** par S. Leduc, professeur à l'Ecole de médecine de Nantes.

Encyclopédie Scientifique des Aide-Mémoire

Publiée sous la direction de **H. LÉAUTÉ,** Membre de l'Institut

Au 1er Juillet 1907, 383 VOLUMES publiés

Chaque ouvrage forme un volume petit in-8°, vendu : Broché, **2** fr. **50**
Cartonné toile, **3** fr.

DERNIERS VOLUMES PUBLIÉS DANS LA SECTION DU BIOLOGISTE

MALADIES DES VOIES URINAIRES, URÈTRE, VESSIE, par le Dr BAZY, chirurgien des hôpitaux, membre de la Société de chirurgie, 4 vol.
I. *Moyens d'exploration et traitement.* 2e édition. II. *Séméiologie.* III. *Thérapeutique générale. Médecine opératoire.* IV. *Thérapeutique spéciale.*

GUIDE DE L'ÉTUDIANT A L'HOPITAL, par A. BERGÉ, interne des hôpitaux. 2e édit.

BIOLOGIE GÉNÉRALE DES BACTÉRIES, par le Dr E. BODIN, professeur de Bactériologie à l'Université de Rennes.

LES BACTÉRIES DE L'AIR, DE L'EAU ET DU SOL, par E. BODIN.

LES CONDITIONS DE L'INFECTION MICROBIENNE ET L'IMMUNITÉ, par E. BODIN.

L'OREILLE, par PIERRE BONNIER, 5 vol.
I. *Anatomie de l'oreille.* II. *Pathogénie et mécanisme.* III. *Physiologie : Les Fonctions.* IV. *Symptomatologie de l'oreille.* V. *Pathologie de l'oreille.*

PRÉCIS ÉLÉMENTAIRE DE DERMATOLOGIE, par MM. BROCQ et JACQUET, médecins des hôpitaux de Paris. 2e édition, entièrement revue. 5 vol.
I. *Pathologie générale cutanée.* II. *Difformités cutanées, éruptions artificielles, dermatoses parasitaires.* III. *Dermatoses microbiennes et néoplasies.* IV. *Dermatoses inflammatoires.* V. *Dermatoses d'origine nerveuse. Formulaire.*

POISONS DE L'ORGANISME, POISONS DU TUBE DIGESTIF, par A. CHARRIN. 2e éd.

LA PELADE, par A. CHATIN, membre de la Société de Dermatologie, et F. TRÉMOLIÈRES, ancien interne à l'hôpital Saint-Louis.

LE BÉRIBÉRI par E. JEANSELME, agrégé à la Faculté de Médecine de Paris.

LE PÉRIL VENÉRIEN, par H. LABIT et H. POLIN, médecins principaux de l'armée.

LA LEUCÉMIE MYÉLOIDE, par P. MENETRIER, professeur agrégé, Médecin de l'hôpital Tenon, et Ch. AUBERTIN, ancien interne des hôpitaux de Paris.

EXAMEN ET SÉMÉIOTIQUE DU CŒUR, par PIERRE MERKLEN, médecin de l'hôpita Laënnec. 2 vol.
I. *Inspection, palpation, percussion, auscultation.*
II. *Le Rythme du cœur et ses modifications.*

MOUSTIQUES ET MALADIES INFECTIEUSES. Guide pratique pour l'étude des moustiques, par les Drs EDMOND et ETIENNE SERGENT, de l'Institut Pasteur de Paris.

L'INANITION CHEZ LES DYSPEPTIQUES ET LES NERVEUX, par A. MATHIEU, médecin à l'hôpital Andral, et J.-CH. ROUX, ancien interne des hôpitaux.

L'HÉRÉDITÉ DE LA TUBERCULOSE, par J. VIRES, professeur agrégé à la Faculté de Montpellier.

CÉRUSE ET BLANC DE ZINC, par G. PETIT, ingénieur civil.

BARD. — Précis d'anatomie pathologique (*Deuxième édition*). 1 vol., avec 125 figures, cartonné toile . . . . **7 fr. 50**

BRISSAUD. — Leçons sur les Maladies nerveuses (*Deuxième série*; hôpital St-Antoine), recueillies par HENRY MEIGE. 1 vol. grand in-8°, avec 105 figures. . . . . **15 fr.**

BROCA. — Leçons cliniques de Chirurgie infantile, par A. BROCA, chirurgien de l'hôpital Tenon (Enfants-Malades), professeur agrégé. *Deuxième série.* 1 vol. in-8° broché, avec 99 figures. . . . . **10 fr.**

CALOT. — Traité pratique de Technique Orthopédique, par le Dr CALOT, chirurgien en chef de l'hôpital Rothschild, etc.

I. *Technique du Traitement de la Coxalgie*, avec 178 fig. 1 vol.. . **7 fr.**

II. *Technique du Traitement de la Luxation congénitale de la hanche*, avec 206 figures et 5 planches. 1 vol. . . . . **7 fr.**

III. *Technique du traitement des Tumeurs blanches*, avec 192 fig. 1 vol. **7 fr.**

CALMETTE (A.). — Recherches sur l'Épuration biologique et chimique des Eaux d'égout, *effectuées à l'Institut Pasteur de Lille et à la station expérimentale de la Madeleine*, par A. CALMETTE, membre correspondant de l'Institut et de l'Académie de Médecine avec la collaboration de MM. E. ROLANTS, E. BOULLANGER, F. CONSTANT, L. MASSOL.

Tome I. Avec la collaborationdu Pr A. BUISINE, 1 vol, in-8° de IV-194 pages avec 39 figures et 2 planches hors texte . . . . **6 fr.**

Tome II. 1 vol. gr. in-8, de IV-314 pages, avec 45 figures et 11 graphiques dans le texte et 6 planches hors texte. . . . . **10 fr.**

DUCLAUX. — Traité de Microbiologie, par E. DUCLAUX, membre de l'Institut, directeur de l'Institut Pasteur.

Tome I. *Microbiologie générale.* — Tome II. *Diastases, toxines et venins.* — Tome III. *Fermentation alcoolique.* — Tome IV. *Fermentations variées des diverses substances ternaires.* Chaque volume gr. in-8°, avec fig. **15 fr.**

GAUTIER (A.). — Cours de Chimie minérale et organique, par M. ARM. GAUTIER, membre de l'Institut, professeur de chimie à la Faculté de médecine de Paris. 2 vol. grand in-8°, avec figures dans le texte.

I. *Chimie minérale. Deuxième édition.* 1 vol. grand in-8°, avec 244 fig. dans le texte . . . . **16 fr.**

Vient de paraître.

II. *Chimie organique. Troisième édition*, mise au courant des travaux les plus récents, avec la collaboration de MARCEL DELÉPINE, professeur agrégé à l'École supérieure de Pharmacie de Paris. 1 vol. grand in-8°, avec figures. . . . . **18 fr.**

— Leçons de Chimie biologique normale et pathologique. — *Deuxième édition*, publiée avec la collaboration de M. ARTHUS, professeur de physiologie à l'Université de Fribourg. 1 vol. in-8°, avec 110 figures . . . . **18 fr.**

HAYEM. — Leçons sur les Maladies du sang (*Clinique de l'hôpital Saint-Antoine*), par GEORGES HAYEM, professeur, médecin des hôpitaux, membre de l'Académie de médecine, recueillies par MM. E. PARMENTIER, médecin des hôpitaux, et R. BENSAUDE, chef du laboratoire d'anatomie pathologique à l'hôpital Saint-Antoine. 1 vol. in-8°, avec 4 planches en couleurs. . . **15** fr.

HENNEQUIN et LŒWY. — Les Fractures des Os longs (*leur traitement pratique*), par les Drs J. HENNEQUIN, membre de la Société de chirurgie, et ROBERT LŒWY, ancien interne des hôpitaux, lauréat de l'Institut. 1 vol. grand in-8°, avec 215 fig. dont 25 planches représentant 222 radiographies originales . . . . **16** fr.

KENDIRDJY. — L'Anesthésie chirurgicale par la Stovaïne, par le Dr LÉON KENDIRDJY, ancien interne des hôpitaux. 1 vol. in-12 de 206 pages, broché. **3** fr.

KIRMISSON. — Leçons cliniques sur les Maladies de l'appareil locomoteur (*os, articulations, muscles*), par le Dr KIRMISSON, professeur à la Faculté de médecine, chirurgien des hôpitaux, membre de la Société de chirurgie. 1 vol. in-8°, avec figures dans le texte . . . . **10** fr.

— **Traité des Maladies chirurgicales d'origine congénitale**, par le Pr KIRMISSON. 1 vol. in-8°, avec 311 figures et 2 planches en couleurs. . . . **15** fr.

— **Les Difformités acquises de l'appareil locomoteur pendant l'enfance et l'adolescence**, par le Pr KIRMISSON. 1 vol. in-8°, avec 430 figures dans le texte. . . . . **15** fr.

LAVERAN. — Traité d'Hygiène militaire, par le Dr LAVERAN. 1 vol. in-8°, avec 270 figures . . . . **16** fr.

LETULLE. — La pratique des autopsies. 1 vol. in-8° cavalier, de 548 pages, avec 136 figures. Broché, **10** fr. — Cartonné . . . . **12** fr.

MEIGE (HENRY) ET **FEINDEL** (E.). — **Les Tics et leur Traitement.** Préface de M. le professeur BRISSAUD. 1 vol. in-8° de 640 pages . . . . **16** fr.

RANVIER. — Traité technique d'Histologie, 2e éd., entièrement refondue et corrigée, par M. L. RANVIER, de l'Institut, professeur au Collège de France. 1 vol. grand in-8° de 880 pages, avec 414 gravures et 1 planche . . . **12** fr.

RECLUS. — L'Anesthésie localisée par la Cocaïne, par P. RECLUS, professeur à la Faculté de Paris. 1 vol. petit in-8°, avec 59 figures. . . . . . **4** fr.

RUDAUX (P). — Précis élémentaire d'Anatomie, de Physiologie et de Pathologie, par P. RUDAUX, ancien chef de clinique à la Faculté de Médecine de Paris. Avec préface de M. RIBEMONT-DESSAIGNES. 1 vol. in-16 avec 462 figures, cartonné toile. . . . . **8** fr.

THIBIERGE — Syphilis et Déontologie, par GEORGES THIBIERGE, médecin de l'hôpital Broca. 1 vol. in-8°, broché. . . . . **5** fr.

TRIPIER. — Traité d'Anatomie pathologique générale. 1 vol. grand in-8°, avec 230 figures en noir et en couleurs. . . . . **25** fr.

WEISS. — Leçons d'Ophtalmométrie (*Cours de perfectionnement de l'Hôtel-Dieu*), par G. WEISS, ingénieur des Ponts et Chaussées, professeur agrégé à la Faculté de médecine. Avec une Préface de M. le Professeur DE LAPERSONNE. 1 vol. petit in-8°, avec 149 figures. . . . . **5** fr.

REVUE NEUROLOGIQUE

Organe officiel de la Société de Neurologie de Paris

Publiée 2 fois par mois sous la direction de

E. BRISSAUD et P. MARIE

Secrétaire de la Rédaction : **Dr Henry MEIGE**

ABONNEMENT ANNUEL : Paris et Départements, **30** fr. — Union postale, **32** fr.
Le N° 1 fr. 50

Forme chaque année 1 *volume in*-8° *d'environ* 1000 *pages, avec de nombreuses figures et contenant environ* 70 *mémoires originaux, plus de* 1600 *analyses et environ* 3500 *indications bibliographiques cataloguées par fiches détachables.*

Nouvelle Iconographie de la Salpêtrière

J.-M. CHARCOT

GILLES DE LA TOURETTE, PAUL RICHER, ALBERT LONDE

FONDATEURS

ICONOGRAPHIE MÉDICALE ET ARTISTIQUE

Patronage scientifique :

J. Babinski, G. Ballet, E. Brissaud, Dejerine, E. Dupré, A. Fournier, Grasset, Joffroy, Pierre Marie, Pitres, Raymond, Régis, Séglas, et Société de Neurologie de Paris

Direction : **Paul RICHER.** *Rédaction* : **Henry MEIGE**

Abonnement annuel : Paris, **30** fr. Départ., **32** fr. Union post., **33** fr. Le numéro, **6** fr.

La *Nouvelle Iconographie de la Salpêtrière* tient à honneur de demeurer la publication scientifique la plus richement et la plus artistiquement illustrée ; elle forme, à la fin de chaque année, un volume d'environ six cents pages, avec de nombreux dessins et près de *cent planches* hors texte. Elle est publiée sous le patronage de la Société neurologique de Paris et des principales notabilités françaises de la Science neuro-psychiatrique.

Archives de Médecine des Enfants

PUBLIÉES TOUS LES MOIS PAR MM.

J. COMBY — J. GRANCHER — V. HUTINEL — O. LANNELONGUE
A.-B. MARFAN — P. MOIZARD — A. SEVESTRE

Dr **J. COMBY**, Directeur de la Publication.

ABONNEMENT ANNUEL : Paris et Départements, **14** fr. Union postale, **16** fr.

Les Archives sont le plus important des recueils français de pédiatrie. Elles forment chaque année un volume d'environ 800 *pages contenant des mémoires, des recueils de faits, des revues générales et plus de* 250 *pages de bibliographie et d'analyses.*

Revue d'Hygiène et de Police sanitaire

Fondée par E. VALLIN

PUBLIÉE TOUS LES MOIS SOUS LA DIRECTION DU

Dr A.-J. MARTIN

Inspecteur général de l'assainissement de la Ville de Paris.

ABONNEMENT ANNUEL : Paris, 20 fr. — Départements, 22 fr. — Étranger, 23 fr.

5046. — Imprimerie LAHURE, rue de Fleurus, 9, à Paris.

www.ingramcontent.com/pod-product-compliance
Ingram Content Group UK Ltd.
Pitfield, Milton Keynes, MK11 3LW, UK
UKHW022317190726
13856UKWH00001B/62